本书编写人员（按汉语拼音排序）：

金　涛　刘　军　王世伟　徐　伟

周东坡、赵　凯、周晓辉

“十二五”普通高等教育本科国家级规划教材

生物制品学

第二版

周东坡　赵 凯　周晓辉　等编著

化学工业出版社

·北京·

本书是作者在总结多年教学与科研工作经验的基础上，结合大量国内外生物制品学的文献，尤其突出了在此领域中的理论和实践的新进展、新技术撰写而成的。本书内容丰富，结构系统完整；既注重少而精，又注重由浅入深、循序渐进；既保证学生必须掌握的基础知识、基本理论和基本技能，又注重知识的前瞻性、科学性、先进性，便于适当开阔学生的视野，掌握生物制品学的国内外动态与发展趋势。

全书共12章，包括绪论、生物技术与生物制品的国内外研究进展、生物制品的制备、人源性生物制品、动物源性生物制品、免疫学基础与传统疫苗生产的基本技术、基因工程病毒疫苗、基因工程菌苗、基因工程寄生虫疫苗、治疗性疫苗、治疗性抗体、重组细胞因子。每章后均列出了该章的主要参考文献，供深入查阅。

本书可供生物制药、生物工程、生物技术、生物教育、食品工程等专业的本科生及研究生教学使用，也可供相关专业的教师和科技人员参考。

图书在版编目（CIP）数据

生物制品学/周东坡．赵凯，周晓辉等编著．—2版．—北京：化学工业出版社．2014.5（2025.2重印）

“十二五”普通高等教育本科国家级规划教材

ISBN 978-7-122-19980-5

Ⅰ.①生…　Ⅱ.①周…②赵…③周…　Ⅲ.①生物制品-高等学校-教材　Ⅳ.①R977

中国版本图书馆CIP数据核字（2014）第042359号

责任编辑：赵玉清　　　　文字编辑：张春娥

责任校对：蒋　宇　　　　装帧设计：尹琳琳

出版发行：化学工业出版社（北京市东城区青年湖南街13号　邮政编码100011）

印　　装：北京盛通数码印刷有限公司

787mm×1092mm　1/16　印张 $25\frac{3}{4}$　字数662千字　　2025年2月北京第2版第10次印刷

购书咨询：010-64518888　　　　售后服务：010-64518899

网　　址：http：//www.cip.com.cn

凡购买本书，如有缺损质量问题，本社销售中心负责调换。

定　　价：58.00元

序　一

随着21世纪的到来，人类社会已悄然步入了生命科学的新时代。

在生物技术、现代信息技术、新能源技术、新材料技术等发展腾飞的新世纪里，人类预期在生命科学的发展上将会有崭新的重大突破。例如，生物技术就是在诸多相近的基础学科发展、融合的基础上得以创立并逐步发展而成为现代生物技术。在短短的几十年中，现代生物技术经历了第一代生物技术阶段、第二代生物技术阶段，现在又形成了第三代生物技术体系。生命科学的发展速度真是风驰电掣，令人赞叹不已！

生物制品学是生物制药、生物工程、生物技术等专业的重要专业课。该学科是以分子生物学的基本原理为指导，利用现代生物技术手段，借助各种生物体的组织或细胞来生产各种高附加值的生物制品的一门学科。在过去二十几年全球生物技术发展的第一个浪潮中，该学科及其诸多的产品，在发展行业和提高各国的综合国力方面已经代表了前进的方向，起到了带头兵的作用。可以预见，在今后的几十年中，该学科的发展必将会对振兴地方经济和提高综合国力起到更大的推动作用！

生物制品学是一门年轻的学科，但它同时又是一门发展很快的学科，该学科无论是在广度还是在深度上都已经发生了并且将继续发生着巨大的变化。生物制品学即将变为分子生物制品学。广大师生均需要有一个适应的过程。除兽医专业外，全国目前尚无一本与生物制品相适应的教科书。因此，编著一部适合相关院校、相关专业的生物制品学教科书是一项亟待解决的重要课题。

周东坡教授等从事生物制品教学与科研工作多年，治学严谨，勤于钻研，勇于拼搏，敢于创新，积累了丰富的教学经验与科研经验。周东坡教授与他的课程和科研小组会同哈尔滨商业大学与齐齐哈尔大学的骨干教师一起，搜集、参考了大量的国内外文献，并结合自己多年使用的讲稿，编著了这部生物制品学教材。该教材既注重知识的先进性和科学性，又注重知识结构的系统性、完整性与前瞻性；既注重理论阐述的深入浅出，又注重某些重要技术环节的操作方法；既注意内容的少而精，又对重点章节和段落不乏施以浓墨重彩。

总之，该书的内容取舍适当，条理清晰，语言通顺流畅，图文并茂，是一部代表时代前沿的不可多得的学术之作。为此，我愿意向各位生物制品学的同行和生物制药、生物工程、生物技术、食品科学与工程等学科的年轻学子们推荐这部书，故为之序。

中国工程院院士

2006年6月

序 二

正如前美国科学院院长 Handley 于20世纪在《生命科学与人类的未来》一书中所讲的那样:“大约25年前，由于生物化学、微生物学和遗传学的融合，使得生命科学进入了分子生物学时代”，而21世纪则是生命科学时代。

在现代生物技术、现代信息技术、新能源技术、新材料技术等发展腾飞的21世纪，人类社会预期在生命科学领域的发展上将会有许多崭新的突破。尤其现代生物技术本身在短短的几十年中已经历了三代生物技术阶段，如从第一代的基因工程发展到第二代的蛋白质工程，乃至第三代的代谢途径工程；从细胞水平深化至分子水平直至亚分子水平；从以基因芯片、基因组学等为代表的核酸研究发展至以抗体工程、蛋白质组学等为代表的蛋白质研究，直至发展到糖链科学；从传统的单纯预防性疫苗发展至现代的基因工程疫苗，以及治疗性疫苗、计划生育疫苗等；从传统的多克隆抗体发展至第二代的单克隆抗体，直至第三代的基因工程抗体；从基因治疗至生物导弹药物，乃至自动生化药物筛选技术；从一般生物技术发展至海洋生物技术和宇航生物技术。随着生物技术的飞速发展，依赖于现代生物技术手段而发展起来的生物制品学也得到了飞速的发展。

生物制品学是一门新兴学科，在几十年中经历了初创、发展与腾飞的几个发展时期。由于该学科所研究的对象是针对多种恶性传染病的预防、诊断和多种疾病的治疗剂，以及为达到某种特殊医学目的或保健用的生物制品，这对于保障人们的健康、益寿延年具有重大意义。为振兴生物制品产业而深入研究和建设生物制品学这一新兴学科，其经济效益和社会效益均是巨大的。所以，目前我国各类院校的生命科学相关专业，如生物技术、生物工程、生物制药、生物教育科学、食品科学与工程、制药工程、中药学等专业均纷纷开设了生物制品学，并分别将其制定为专业必修课或选修课。但遗憾的是，目前国内尚未见到一部适合于上述相关专业的生物制品学教科书。

本书作者之一博士生导师周东坡教授从事生物制品教学和科研工作多年，一向治学严谨，勤于钻研，勇于创新，积累了丰富的教学和科研经验，他总结教学成果并参阅了大量的国内外文献，精心雕琢、撰写成本部教科书。

本书的特点是系统、完整，具有知识的先进性、科学性和前瞻性，以及举例的新颖性，深入浅出、重点突出，语言通顺流畅，图文并茂，内容简明扼要，并特别突出了本学科国内外的发展动态和我国本行业的发展趋势，有利于学生站在学科的前沿居高临下地领略学科的知识并把握学科的专业技能。据此，我愿意向各位同行和生物制药、制药工程、中药学、生物工程、生物技术、生物教育科学、食品科学与工程专业的本科生、研究生们推荐这部著作。

国家973首席科学家

2006年6月

前　言

众所周知，21 世纪是生命科学时代，也是生物经济兴起并飞速发展的时代，生物制药被誉为 21 世纪发达国家的“朝阳产业”和“支柱产业”之一。其中生物制品行业则又是该“朝阳产业”中的先锋或领军行业。生物制品多为重要的高新技术产品，其不但可以创造巨大的经济价值，又可防治人们的疾病，缓解患者的病痛，让百姓益寿延年。生命科学同时也成了自然科学中的带头学科。

生物制品学在当今大众化高等教育的影响下，除了医药院校的生物制药专业外，综合性大学、师范院校、商业大学、农业院校、工业大学等的制药工程、生物医学工程、生物技术、生物工程、生物科学等专业也相继开设了生物制品学专业课程。为了适应急缺，在 2007 年我们编著了《生物制品学》(第一版)，该书作为“十一五”高等学校规划教材由化学工业出版社正式出版。

第一版教材出版以来受到了国内同行的喜爱，许多兄弟院校将其列为指定教材或主要参考教材，对本书给予了充分肯定，一些老师也提出了宝贵的修改意见，在此深表感谢！

时间如梭，转瞬间第一版教材已问世六年了。时代在快速前行，科学在不断发展，知识在急剧更新，技术在飞速进步，信息在骤然爆炸，第一版教材必须要修订更新了。加之化学工业出版社的关心，教育部教材编审指导委员会及评审专家组的厚爱，2012 年该教材被教育部评为“十二五”普通高等教育本科国家级规划教材。

第二版的修订原则仍按照第一版的主旨，力求保持前瞻性、科学性、系统性、先进性与可读性的有机统一；在知识体系上，加大对本学科最新研究成果的介绍，同时注意由浅入深，循序渐进；语言上力求通俗易懂，简明扼要；内容上尽量追求少而精，同时又不乏介绍本学科国内外发展动态及我国在本行业的发展趋势及其政策，以扩展学生的视野。在章节体例上，新增加了第六章免疫学基础与传统疫苗生产的基本技术，以增强教材的完整性；为追求精练，避免前后重复与脱节，将第一版中的第四章人源性生物制品与第十一章血液代用品合并精减为一章(第四章)，同时新加了一节脐带血干细胞；为体现新版教材的先进性，将现代生物技术的第二代和第三代分别由原版中的 5 种增加至 7 种工程或技术，供读者参考。现代生物技术的主要发展和进展表，后续已跟踪到 2012 年诺贝尔生理或医学奖的获奖成果及 2013 年的重大突破性成果。第一章新加了一节生物制品行业的发展趋势；在国际现代生物技术中出现的新技术由第一版中的 2 种（细胞移植、基因治疗）增加至 6 种（新增了 RNAi 技术、McAb 与靶向治疗技术、iPSC 或组织工程、合成生物技术），它们代表了时代前瞻性的正在研发和待研究的新技术；生物技术与生物制品学的国内外研究进展数据已更新至 2012 年。各章内容及参考文献均有更新，反映了时代与学科的发展变迁。第七章之后的各章包括各类疫苗、抗体、细胞因子等均重点反映了当代最新成果和高新技术的原理、知识与工艺等。第三章至第六章介绍了各类生物制品制备工艺等，理论联系实际，重点章节注意浓墨重彩，一般章节强调画龙点睛。同时，修订版教材还增加了一些最新研究成果（如紫杉醇、基因工程 DNA 病毒疫苗、微胶囊可控缓释疫苗、骨桥蛋白 OPN 单抗等论文、专利、奖项），更加方便读者学习使用。

本书第一章由黑龙江大学周东坡教授撰写，负责全书内容策划、组稿，并审阅了全书各章节修订稿；第六章第二节、第八章、第十章由黑龙江大学赵凯教授撰写，参与全书内容策划并负责全书组稿与整体编排；第二章、第四章、第七章由河北科技大学周晓辉教授撰写，参与全书内容策划、协助组稿；第九章和第十一章由哈尔滨商业大学徐伟教授撰写；第六章第一节、第十一章和第九章由黑龙江大学金涛副教授撰写，同时负责最后的统校工作；第三章、第五章由齐齐哈尔大学刘军撰写；第十二章和第四章第五节由齐齐哈尔大学王世伟副教授撰写完成。

本教材第二版的顺利出版首先要感谢黑龙江大学教务处、生命科学学院和校领导给予的帮助；其次是感谢教育部教材编审指导委员会的关心和厚爱，将本教材列为“十二五”普通高等教育本科国家级规划教材并予以指导；同时感谢化学工业出版社的热情支持和大力合作。对多所高校和科研院所同行专家的热情帮助以及提出的宝贵意见，在此由衷地表示谢意！由于信息时代知识和技术更新神速，而编著者的水平所限，加之时间仓促，不当之处在所难免，恳请各位批评指正！

周东坡
2013 年 10 月于黑龙江大学

第一版前言

生物制品学是依托现代生物技术发展起来的一门新兴学科。是一门涉及领域宽、涵盖范围广、基础性强且应用性突出的学科，是借助于现代生物技术的飞速发展并与相关学科间相互交叉、融合的产物。现代生物技术本身正经历着从第一代生物技术发展到第二代生物技术乃至第三代生物技术的过程，其技术水平正在从细胞水平深化至分子水平乃至亚分子水平；其研究的深度从第一代的基因工程发展到了第二代的蛋白质工程乃至第三代的代谢途径工程；其研究的层面从核酸（如基因工程、基因组芯片、人类基因组计划等）至蛋白质（如发酵工程、抗体工程、人类蛋白质组计划等）乃至糖链工程、自动生化药物筛选技术；其研究内容从上游工程、发酵工程延伸到了下游分离纯化的加工工程；其研究的范围也从大陆的生物体扩展到了浩瀚的海洋和硕大的天体行星。应运而生的生物制品学虽然是一门新兴学科，却又是一门发展神速、孕育着巨大生命力的学科。各种生物制品的概念、理论、技术与应用几乎均在悄然地发生着变化。如疫苗从传统疫苗发展为现代疫苗乃至基因工程的多种疫苗，从单纯预防性疫苗发展到了治疗性疫苗（还包括非传染病的治疗性疫苗）以及计划生育疫苗；又如抗体从最初的多克隆抗体发展至单克隆抗体，进而发展至鼠源抗体的人源化，现在又发展成基因工程人源化抗体。这些均为通过研制生物导弹，医治人类的多种疾病（包括肿瘤等顽症）奠定了基础。总之，生物制品学研制的是各类预防严重威胁人类健康的恶性传染性疾病、达到某种特殊医学目的或保健用的生物制品，是属于现代化生物技术制药的重要组成部分，具有巨大的经济效益，对于繁荣生物制药工程这一黄金产业，起着重大的作用；而且，对于不断提高人类的生活质量、健康水平、延年益寿具有巨大的社会效益。

21 世纪是生命科学的世纪，生命科学成为了自然科学中的带头学科，生物制药被誉为 21 世纪发达国家的“朝阳产业”、“支柱产业”之一。生物制品则是其中最重要的高新技术产品。随着大众化高等教育形势的发展，除了医药院校的生物制药专业外，综合大学、师范院校、商业大学、农业院校等制药工程、生物技术、生物工程、生物科学等专业也相继开设了生物制品学专业课，但迄今我国急缺相适应的生物制品学教材。为适应课程体系和教学内容改革的需求，作者花费了将近 4 年时间搜集、整理资料，参阅了大量的国内外文献，结合其多年的教学、科研实践经验编著了本教科书。

本书力求保持基础性、前瞻性、系统性、先进性与可读性的有机统一；在知识体系上，加大对本学科最新研究成果的阐述力度和篇幅，同时注意由浅入深、循序渐进；语言上力求通俗易懂，简明扼要；内容上尽量追求少而精，同时又不乏介绍本学科国内外的发展动态及我国对本行业的发展趋势与政策，以扩展学生的视野。

本书第一章～第三章由黑龙江大学周东坡教授撰写，第四章由黑龙江大学马玺博士、赵凯博士撰写，第五章由马玺博士撰写，第六章由马玺博士、金涛博士撰写，第七章由黑龙江大学赵凯博士、金涛博士撰写，第八章由哈尔滨商业大学副教授徐伟博士撰写，第九章由赵凯博士撰写，第十章由徐伟博士、金涛博士撰写，第十一章、第十二章由齐齐哈尔大学王世伟讲师撰写。由周东坡教授、赵凯博士、马玺博士负责全书的内容策划、组稿和定稿，周东坡教授审阅了全书各章的初成稿，赵凯博士负责全书的整体编排，金涛博士负责第一稿的校对，马玺博士负责最后的统校工作。

本书在撰写过程中征求了多所高校和科研院所同行们的意见，得到了从事本专业工作多年的老先生们的指导和帮助，在此深表感谢。对黑龙江大学生命科学学院教材建设指导委员会对编写本书的申请和立项给予的帮助，对教育部教材编写指导委员会给予的关注，对化学工业出版社热情支持和大力合作，对同行专家的热情支持并提出许多宝贵意见，在此由衷地表示谢意，对研究生王颖、王旋、朱婧、李珊珊等同学在本书编著过程中进行的资料搜集、整理等基础工作所付出的辛劳也在此一并表示真诚的感谢！

周东坡
2006 年 6 月于黑龙江大学

目　录

第一章　绪　　论

第一节　生物制品学概述

一、概念

1. 生物制品

采用现代生物技术手段来人为地创造一些条件，借用某些微生物、植物或动物体或利用生物体的某一组成部分，来生产某些初级代谢产物(primary metabolites)或次级代谢产物(second metabolites)，制成作为诊断(diagnosis)、治疗(cure)、预防疾病(precaution)或达到某种特殊医学目的的医药用品，统称为生物制品(biopreparate，biological products)。

广义的生物制品还包括一些保健用品，如微生态制剂(双歧杆菌、丽珠肠乐、三株口服液、金双歧、威特四联、贝飞达、聚克、五株口服液、昂利一号、酪酸梭菌活菌片、乳酸菌素片、乳酸杆菌、整肠生、促菌生、爽舒宝、波迪佳和太太口服液、胶原蛋白口服液等)、畜禽益生素、饲料添加剂等。

2. 生物制品学

生物制品学(biologics)是指研究各类生物制品的来源(source)、结构特点(structure character)、应用(application)、生产工艺(productive process)、原理(principle)、现状(present situation)、存在问题(standing problem)与发展前景(prospects of development)等诸方面知识的一门科学。

二、现代生物技术的起源与发展

生物技术的发展是在数门基础学科的发展和融合的基础上发展起来的，它本身又经历了几代发展过程，不断向纵深发展，之后，又形成了若干个分支学科。

前美国科学院院长 Handley 于 20 世纪 70 年代末，在其所著的《生命科学与人类的未来》这部专著的序言中写道："大约在二十五年前，由于生物化学(biochemistry)、微生物学(microbiology)和遗传学(genetics)的融合，使生命科学进入了分子生物学(molecular biology)时代。随之而来的细胞生物学(cytobiology)渐渐地发展成为了分子细胞生物学(molecular cytobiology)；由于化学工程学(chemical engineering)与生命科学(life science)的交叉和融合创立了生化工程学(biochemical engineering)；当物理学(physics)与生物学(biology)融合后，就形成了生物物理学(biophysics)；而最近的计算机科学(computer science)与生命科学(life science)的交叉融合，则创立了生物信息学(bioinformatics)这一新兴学科。如此，种种新兴学科的诞生与发展，都为现代生物技术的发展奠定了可靠的理论基础。"

而现代生物技术本身依据其所产生的时间和深度、广度，按照笔者的观点又可分为第一代、第二代和第三代现代生物技术(详见图 1-1)。对现代生物技术中的某些领域简介如下。

1. 基因工程

基因工程(gene engineering)又称 DNA 的体外重组技术，即重组 DNA 的实际应用。它是把细胞中的 DNA 分离(isolation)出来，在体外进行切割、拼接(cutting splicing)和重新组合(recombination)后，引入到适当的细胞中进行复制和表达。其所依托的基础理论为 Watson-Crick 的 DNA 模板学说、Crick 的中心法则与 Monod 和 Jacob 的操纵子学说。它们之间相辅相

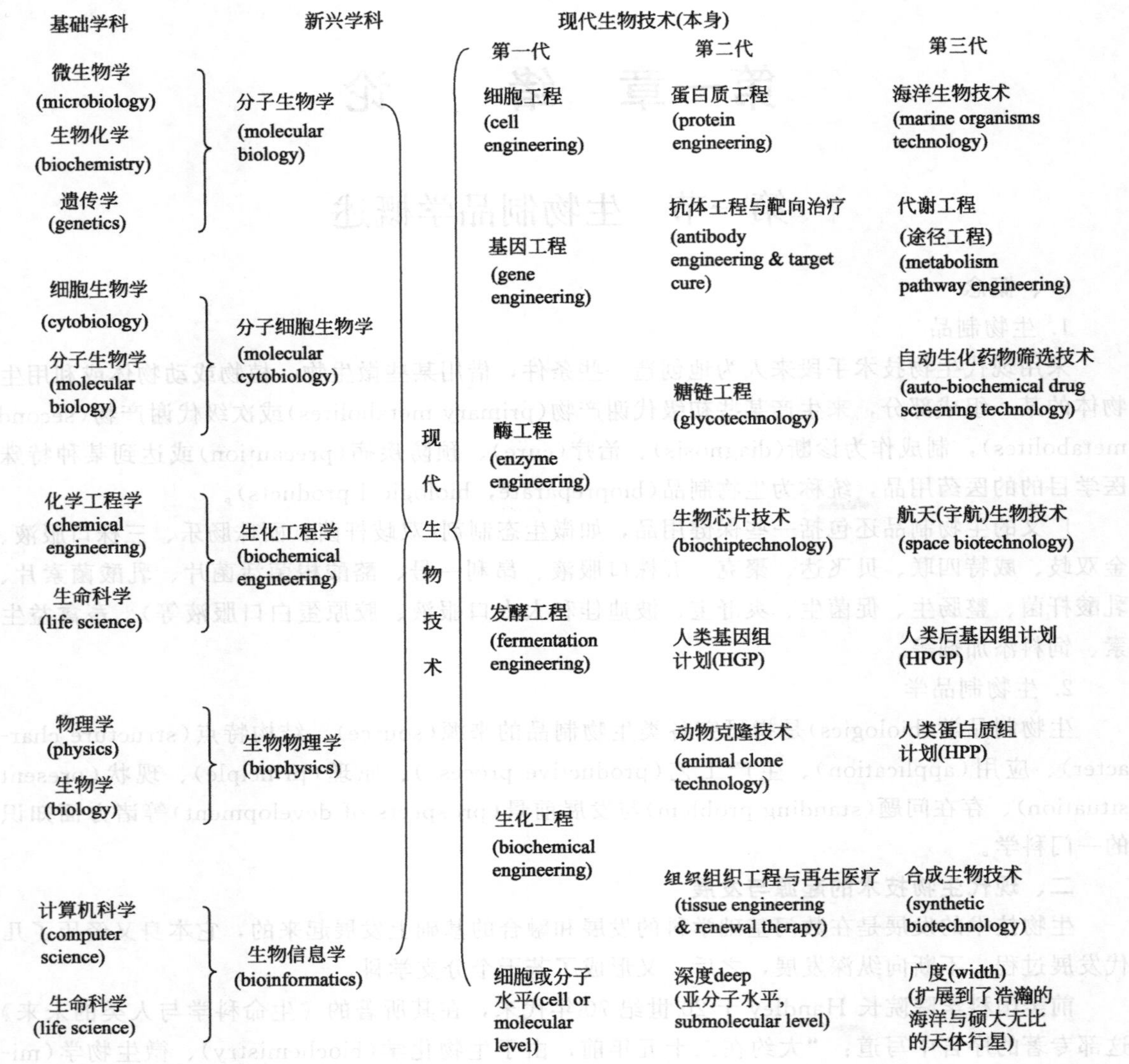

图 1-1　基础学科与现代生物技术的种类

成地从分子水平上揭开了遗传密码及其复制、转录、转译、突变、调节与控制的奥秘，使人们对生命的基本现象的实质的认识大大地具体化和深入了一步，揭开了生物遗传变异的奥秘，堪称划时代的成就。这些理论也成为基因工程研究的理论基础，依此创立了基因工程的基本程序。基因工程技术为人们广泛的利用和改造生物，适应人类的需要开辟了新的途径。基因工程技术在医药与生物制品工业中的应用主要有以下内容与实例。

（1）生长激素释放抑制激素　提取 1mg 生长激素释放抑制激素（somatostatin）需要用 10 万只羊的下丘脑（hypothalamus）。而用基因工程方法生产这一激素只需要 10L 大肠杆菌基因工程菌株的发酵液，其价格大约为每毫克 0.3 美元。

还有 40 余种基因工程药物在 2000 年底前已经正式上市，截止 21 世纪初销售额已达 140 多亿美元，其中 EPO（红细胞生成素）、G-CSF（粒细胞集落刺激因子）已超过 10 亿美元。

（2）建立新药的筛选模型　日益广泛使用的各种酶、受体筛选模型所需的靶酶和受体往往来自动物体内，因而数量有限且不利于采用机器人进行大量筛选。应用基因重组技术将一些靶酶的活性中心或受体的配体、亚基等基因在微生物细胞中大量表达，则可以解决这一难题。

(3) 改良菌种产生新的微生物药物 改良菌种产生新的微生物药物，改造产生新的生物制品，为微生物药物提供了一个新的来源。

在改进药物与生物制品生产工艺中的应用为：

① 用带关键酶基因的质粒转化菌种，增加关键酶基因拷贝数和转录水平及其表达量。

② 通过抑制菌种其他非必要基因的表达，提高产量。

③ 将血红蛋白基因克隆并转化至基因工程菌株后以提高其对缺氧环境的耐受力，节约能量，并提高产量。

④ 利用转基因动、植物生产蛋白类药物，发展成为“新一代药厂”。

⑤ 基因工程抗体在医药工业中的应用，可作为研究抗体工程导向药物——生物导弹(biomissile)的载体。

⑥ 利用基因工程技术生产各种疫苗，包括预防各类传染性疾病和治疗用疫苗。

2. 细胞工程

细胞工程(cell engineering)是指以细胞为基本单位，在体外条件下进行培养、繁殖，或人为地使细胞某些生物学特性按人们的意愿发生改变，从而达到改良生物品种或创造新品种，加速繁育动、植物个体或获得某种有用的活性物质或生物制品的过程。

细胞工程包括组织培养(tissue culture)、细胞培养(cell culture)、原生质体融合(protoplast fusion)、核移植(nucleus transplantation)、细胞器移植(organelle transplantation)、染色体附加系(chromosome addition line)、多倍体(polyploid)、单倍体(haploid)、三倍体(triploid)、四倍体(tetraploid)、缺体(nullisome)、三体(trisome)等技术。

例如，1976 年法国的 Scheaffer 和匈牙利的 Fodor 分别对枯草芽孢杆菌(*Bacillus subtilis*)和巨大芽孢杆菌(*Bacillus megaterium*)实现了种内株间的原生质体融合选育新菌株，为微生物的育种开辟了新途径；1997 年，英国的 Wilmut 将一雌羊乳腺细胞核移植至另一母羊的去核卵细胞中，体外培养发育后再置于第 3 只母羊的子宫中借腹怀胎，最后终于在 247 例中生出了世间第一只克隆羊(多莉)，从此开创了高等动物体细胞克隆的新纪元；1975 年，德国的 Kohler、阿根廷与英国双重国籍的 Milstein 共同创立了杂交瘤技术(hybridoma technique)，即用经绵羊红细胞免疫的鼠脾脏 B 淋巴细胞与鼠骨髓瘤细胞融合后，筛选出用于生产某单克隆抗体的融合细胞株，开辟了单克隆抗体(monoclone antibody)和导向药物——“生物导弹”生产的新时代，以单克隆抗体为基础的各种诊断试剂、试剂盒和治疗试剂在全球的销售已超过了 400 亿美元。

在微生物细胞工程方面，笔者及其所领导的团队于 2002 年通过双亲灭活原生质体融合，后于 2008 年又通过 4 轮基因组重排 (genome shuffling) 各选育出 1 株高产重组子，该工程菌株紫杉醇产量较出发菌株提高了 64.41%。此论文已发表并获中国发明专利，2011 年完成了 300L 发酵罐的中试。本成果被鉴定会专家一致认定为国际领先水平，荣获 2012 年黑龙江省科学技术 (自然科学类) 二等奖。

通过植物细胞培养可生产出多种有生物活性的次生代谢产物。通过发酵罐培养需经过细胞系筛选、条件优化、有经济价值的次生代谢产物的发酵生产下游工程的提取纯化，即可获得代谢产物。如 1983 年日本开始用紫草细胞培养来工业化生产紫草素。1989 年达到了用 $72m^3$ 的细胞培养罐来大规模培养植物细胞，到目前人们已可以生产出数种植物药物或生物制品，如人参皂苷、喜树碱、紫杉醇、三尖杉碱、银杏碱、新长春碱等；以动物细胞培养来获得细胞产品，如多种细胞因子、蛋白质药剂、抗原、疫苗、基因工程疫苗或抗体等。

3. 酶工程

酶工程(enzyme engineering)是酶学与化工技术二者结合的产物，是利用酶、细胞器或细胞所特有的生物催化功能，或对酶分子进行改造或修饰，并借助生物反应器和工艺过程来生产人类所需要的产品的一项技术。该技术利用酶与底物作用的专一性、高效性，为酶工程中利用酶转化廉价底物生成高价值的产物奠定了基础，为利用酶进行生产生物制品提供了可能。化工技术方面则得益于新型酶固定化材料的研制与应用，使酶反应更为有序，使生产工艺更为简单、紧凑、有效。

酶作为生物催化剂，其区域和立体选择性强，反应条件温和，操作简便，成本较低，公害少且对促进医药工业传统技术改造具有极大潜力。随着当代生物技术的发展，将固相酶（固定化细胞）、酶膜反应器、溶剂工程、原生质体融合、诱变和基因重组等新技术引入酶催化反应体系，不仅可使微生物转化的效率成倍增长，而且可使整个生产过程连续化、自动化，为微生物转化应用于有机合成展现了广阔的前景。微生物转化已广泛用于各类重要药物，如抗生素、维生素、甾体激素、多肽、蛋白类激素和氨基酸等的合成。

酶工程对于促进医药工业传统技术改造具有极大潜力，它包括酶的固定化（immobilized enzyme）、细胞固定化（immobilized cell）、酶的修饰改造（modified enzyme or engineering enzyme）技术以及酶反应器（enzyme-reactor）的设计等技术。传统发酵工艺为无法控制的低密度转化，反应器体积大，菌体及产物浓度低，能耗、粮耗高，产品收率低，污染严重，效益低下。酶工程是传统发酵工艺在技术上的更新换代，从而导致其技术的根本变革。

目前医药工业原料有相当比例来自化学工业。如有25%化工产品来自酶工程技术，到时其设备投资将减少30%，其能耗也将下降30%，其产值将达到数百亿美元，将占有机化工产品产值的43%。

4. 发酵工程

发酵工程（fermentation engineering）也曾被称为微生物工程（microbes engineering），即利用微生物生长速度快、生长条件简单以及代谢过程特殊等特点，在合适条件下，通过现代化工程技术手段，由微生物的某种特定功能生产出人类所需的产品。近年来，又发展了动物细胞培养和植物细胞培养的新型发酵工程，是在原有发酵技术的基础上又采用了新技术，使工艺水平大大提高。所采用的新技术主要应用于3个方面：工艺改进、新药研制和菌种改造。工艺改进主要依赖于计算机理论及技术的发展；新的生物制品研制则得益于医学研究中对疾病机理的深入了解；菌种改造主要利用基因工程、蛋白质工程、代谢途径工程等高新技术。这也反映出了当今各门学科之间相互渗透、相互支持，促进科学技术加速发展的趋势。以下对这三方面作一简述。

在工艺改进方面主要是在发酵过程中，通过发酵动力学（fermentation kinetic）、系统工程学（system engineering）、过程工艺自动化研究（process automatization），新型生物反应器（new bioreactor）的设计与研发，实现计算机控制以及各项生理指标应用生物传感器（biosensor）等加以检测。

近年来，随着基础生命科学的发展和各种新的生物技术的应用，由微生物产生的具有除抗感染（antiinfection）、抗肿瘤（antitumor）作用以外的其他活性物质的报道越来越多，如酶抑制剂（enzyme-inhibitor）、免疫调节剂（immune-regulator）、受体拮抗剂（receptor-agonist）和抗氧化剂（antioxidant）等，其生物活性均超过了传统的抗生素研究的基础。这类物质和一般抗生素均为微生物的次级代谢产物，其在生物合成机制、筛选研究及生产工艺等多方面具有共同的特点，因此将它们统称为生物制品，即在微生物生命活动过程中产生的具有生理活性（或称药理活性）的次级代谢产物及其衍生物。微生物生物制品的新时代是以酶抑制剂的研究为开端，目前已经拓展到免疫调节剂、受体拮抗剂、抗氧化剂等多种生理活性物质的筛选和开发研究，其研究成果令人瞩目。

利用基因工程技术构建能够产生新物质及改善生产工艺的基因工程菌株，是20世纪70年代末和80年代初开始形成的新领域，现已经构建了许多能够产生新的次级代谢产物的基因工程菌以及具有优良特性的能用于生产的基因工程菌，还有基因工程疫苗、基因工程抗体等。有些也需要在构建基因工程菌株或毒株之后，再通过发酵工程技术来生产。

此外，近年来发酵工程朝着规模化、大型化方向发展，如英国SCP的生产罐已有的高度达100m，罐容近3500m^3；而污水处理有容积达13000m^3者。

5. 蛋白质工程

蛋白质工程(protein engineering)是指在基因工程的基础上发展起来的一项新技术，又被称之为第二代基因工程技术；属亚分子水平的基因工程技术，结合蛋白质结晶学、计算机辅助设计和蛋白质结构化学及蛋白质功能等多学科的基础知识，通过操纵基因内部的一至几个核苷酸来人为定向突变或改造等手段，从而达到对蛋白质的修饰、改造、拼接以产生能满足人类需要的新型蛋白质的目的。

定位(点)诱变(site-directed mutagenesis)，包括删除(△，knock-out)、插入(Ω，insertion)、置换(substitute)特定的核苷酸序列。其方法包括如下几种：

(1) 寡聚核苷酸指导的诱变　即先合成一段含有拟改变的碱基在内的寡聚核苷酸(oligo)引物，再使之与目的基因的ssDNA配对，其中有短的错配区，有充足的四种脱氧核糖核苷酸原材料，再加入DNA聚合酶使单链延伸，完成单链DNA复制。

(2) 盒式诱变(cassette mutagenesis)　即用一段人工合成的具有突变序列的DNA片段，取代野生型的基因的相应序列。这种盒式突变必须在目的基因的合适的限制酶切位点间插入，类似于盒式磁带插入收录机中一样。

(3) 重组PCR定位诱变法　重组PCR(recombinant PCR)进行定位诱变的方法，即可以在DNA片段的任意部位产生定点突变。它在需要诱变的位置合成两个带有变异基因碱基的互补引物，然后分别与5′引物和3′引物作PCR，这样得到的两个PCR产物分别带有变异碱基，并且彼此重叠，在重叠部位经重组PCR就能得到诱变的PCR产物。

6. 抗体工程

抗体工程(antibody engineering)是指利用各种抗体分子或靶向药物治疗多种疾病的工程。最早的抗体又称为多克隆抗体(polyclonal antibody)，即第一代抗体，它是由具有多种抗原决定簇(antigen determinant)的病原微生物或抗原，刺激人或动物机体后，其B淋巴细胞产生的多种抗体分子的混合物，分泌入血清中，即称为多克隆抗体。

笔者及其课题组在微生物发酵法生产抗癌药物紫杉醇的研究中，通过制备紫杉醇单克隆抗体（做配机）的自主发明专利技术，在中试的下游工程亲和色谱中发挥了高效率、高纯度地提取紫杉醇的功效。

第二代抗体又称为单克隆抗体(monoclonal antibody)或单抗。如前文所述是由Kohler与Milstein在1975年首创，是将可在体外无限繁殖的鼠骨髓瘤细胞与针对某一特定抗原决定簇能产生的单一抗体的脾脏B淋巴细胞融合后，筛选出来的特定融合子细胞系，经进一步培养和发酵后，即可获得针对某一抗原决定簇的特异性强、亲和力高、均一性好、便于大规模生产的单克隆抗体。

第三代抗体是针对单克隆抗体的免疫原性过强、会产生人抗鼠抗体(HAMA)、半衰期短、靶吸收差、生产复杂等缺点，而研发出来的新一代抗体，即基因工程抗体。它包括人-鼠嵌合抗体(human-mouse chimeric Ab)、改型抗体或人源化抗体(humanization Ab)、小分子体(small molecular Ab)如Fab抗体、单链抗体(single chain Ab，ScAb)、单域抗体(single domain Ab，SdAb)、超变区多肽(hypervariable region polypeptide)或CDR多肽抗体以及特殊类型的基因工程抗体，如双功能抗体或双特异性抗体(bispecific Ab，BsAb)、免疫粘连素(immunoadhesin)、催化抗体(catalytic Ab)或抗体酶(Ab enzyme)以及抗体库(antibody library)技术等。

7. 生物芯片技术

生物芯片技术(biochip technology)是在计算机技术(computer technology)与生物传感器技术(biosensor technology)相结合的基础上发展起来的，至今不过二十几年的历史，但其进展神速。最初的生物芯片主要适用于DNA的测序、基因表达谱鉴定和基因突变体的检测与分析，所以又被称为DNA芯片或基因芯片。现已扩展至免疫反应、受体结合等非核酸领域中。目前，除DNA芯片外，还有蛋白质芯片、药物筛选用的生物芯片等。

生物芯片可用于DNA的测序、绘制基因图谱、检测基因的多肽性、基因表达分析、全基因组的平行分析、表观差异分析、克隆筛选与文库筛选、检测基因突变体，并且已用于诊断遗传病和诊断肿瘤病等。基因芯片还可用于微生物的菌种鉴定，研究其致病机制。生物芯片也可用于炎症相关基因的观察，dsDNA芯片库可用于研究DNA-蛋白质的相互作用。生物芯片又可用于水质控制的检测、药物筛选、遗传药理学与合理用药、毒理学研究，也可用于农林业及军事医学等领域。

芯片的分析实质是在面积不大的基片表面上，有序地点阵排列了一系列固定于一定位置的可寻址的识别分子。反应结果用同位素法、化学荧光法、化学发光法或酶标法显示，然后用精密的扫描仪或CCD摄影技术记录。再通过计算机软件分析，综合成可读的IC总信息。芯片分析也是传感器分析的组合，其分析步骤如图1-2所示。

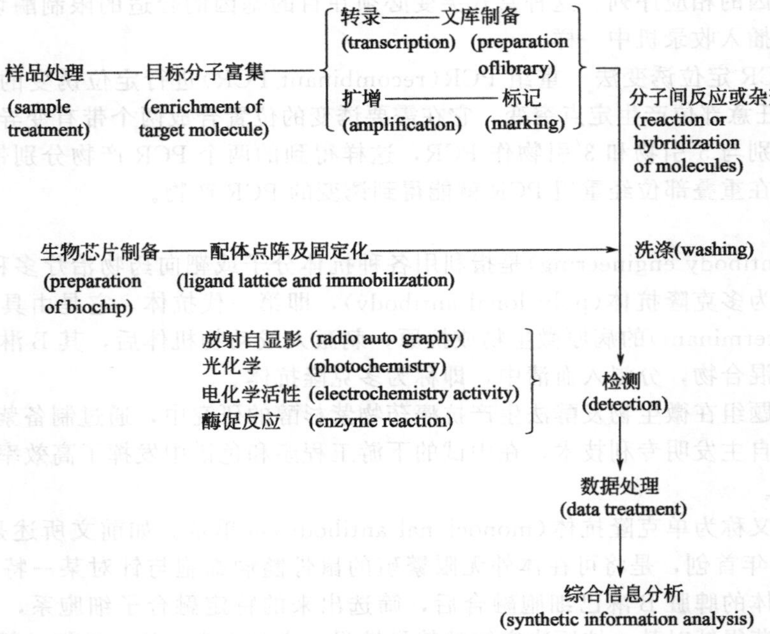

图1-2　生物芯片分析步骤

8. 人类基因组计划

1979年，英帝国癌症研究基金会(ICRF)的Solomon和Bodmer指出，研究人类基因序列的变动是基因作图的强有力的新工具，这导致了HGP的产生。1986年，美国生物学家诺贝尔奖金获得者Dulbecco首先倡议，全世界的科学家联合起来，从整体上研究人类基因组，分析人类基因组的全部序列，以获得人类基因所携带的全部遗传信息。1990年春，美国国立卫生研究院(NIH)和能源部(DOE)联合发表了美国的人类基因组计划，1990年10月1日正式启动，计划15年，耗资30亿美元。

人类基因组计划(human genome project，HGP)是一项国际性的合作研究课题，最终目的预计到2005年得到全部人类基因组序列。由于20世纪90年代的人类基因组计划的科学意义可以同20世纪60年代的阿波罗登月计划相提并论，因此，继美国之后，英国、德国、法国、日本、中国等国家也相继加盟，这就使得HGP提前5年，在2000年6月正式宣告人类基因组草图完成，即在人类基因组中，23对染色体的核苷酸序列已经全部解密。美国的塞莱拉私人基因公司从1998年起，计划耗资2亿美元独立开展了HGP研究工作，几乎同时于2000年6月向世人宣告完成了人类史上的这一伟大使命。

HGP的具体研究是分成许多独立的研究小组，每个研究小组负责一条染色体或染色体上的一段区域。在国际上，HGP由人类基因组织(HUGO)松散协调，它的作用是促进HGP的研究人员之间的合作。HUGO没有研究经费，大多由英国的医学研究会(MRC)、美国的国立卫生研究院(NIH)和法国的医学慈善会Gene-thon的人员组成。我国科学家研究并完成了第3号染色体的短臂的测序任务，占人类基因组的1%工作量。按照HUGO的要求，各研究小组的工作草图误差率应低于1‰～1%，而我国研究小组提交的草图片段实际误差只有6×10^{-6}。

人类基因组约由30亿对碱基排列组成，其中人类生存所必需的遗传信息的基因单位总数为3万～5万个，其中1900个已定位于某些染色体上，600余个已克隆分离出来。现在已不仅仅局限于对一个个基因信息的了解，而且正在着手从网络和级联的相互关系上去了解。

9. 糖链工程

糖科学(glycoscience)或糖链工程(glycotechnology)是1988年才开始使用的新词。糖科学亦即糖生物学(glycobiology)，它是与人类健康有关的，与医药有着极其密切关系的学科。

糖类是自然界中广泛存在的一大类生物活性分子，长期以来不受重视。人们把研究与关注的重点均集中放在了核酸和蛋白质分子上。近年来，糖生物学的发展，提示了糖类在生命过程中起着很重要的作用，参与了许多生理和病理现象。在细胞表面的大量受体分子几乎都是糖蛋白或糖脂类等糖链化合物，对生物信息的传递起着重要的作用。但糖链的功能很微妙，难以定量。比如将某些人或高等动物的基因与载体在体外重组后，转入原核细胞中，却难以正确表达，经研究证实，其原因除了蛋白质的空间构型与折叠不准确外，主要是由于缺乏糖基化和不能形成糖链的缘故。

随着对促红细胞生成素(EPO)的深入研究，对糖链的了解逐步明朗。EPO的糖链含量很高，其糖链功能与生物活性直接相关。现在已采用重组体动物细胞来制备带有糖链结构的这类物质，如用于生产治疗血友病A的重组人凝血因子Ⅷ(rFⅧ)。

通过对微生物感染与糖链关系的研究，弄清了微生物感染的第一阶段是微生物与宿主细胞表层受体结合。天然的和合成的受体糖链，可引起竞争性结合，从而达到抑制作用。目前正从糖链角度研究抑制AIDS病的糖抑制剂，也有人在研究糖链化合物，如研究凝集素(lectin)对癌症的治疗与对癌细胞的转移抑制作用刚刚起步，并初见成效。

有关这方面的有机化学、生物化学甚至分子生物学和分子遗传学方面的研究非常活跃。近几年来，糖工程设计的药物已经出现在实验室中，美国成立了一些制药公司，它们以“glycol”开头，或是以“ose”结尾，或含“carbo”词根，表明它们是与糖类有关的，而且几乎都是致力于糖类药物的。原有大的制药公司，则在扩展它们的糖类研究计划。

10. 组织工程

组织工程(tissue engineering)是综合应用细胞生物学、发育生物学、材料学、工程学、生命科学和外科医学的基本原理、基本技术和基本方法，在体外预先构建一个有生物活性的种植体，然后植入体内，修复组织缺损，代替组织、器官的一部分或全部功能，或作为一种体外装置，暂时代替器官部分功能，达到提高生活质量、延长寿命的目的。可用干细胞定向诱导成某组织或器官；或由皮肤成纤维细胞或肌肉细胞诱导成多功能的干细胞(induced pluripotent stem cells，iPS)进而又可定向诱导成某组织或器官。这一内涵的核心是活的细胞、可供细胞进行生命活动的支架材料以及细胞与支架材料的相互作用，这是组织工程学研究的主要问题。一旦在体外能成功地制造出“组织”或“器官”，则通过医师的创造性劳动，将“组织”、“器官”植入人体，完成复制或修补人体组织、器官的艺术创作，即现代“再生医疗”的工程。

11. 代谢工程(代谢途径工程)

代谢工程(metabolism pathway engineering)是继第一代基因工程和第二代基因工程(即蛋白质工程)之后的第三代基因工程。它综合了分子生物学、微生物学、分子反应动力学、热力学、生化工程学、数学理论、分析检测、信息控制技术等领域的最新成果，通过某些特定生化反应的修饰来定向改善细胞的特性或应用重组 DNA 技术来创造新的化合物。代谢工程即应用重组 DNA 技术和应用生物信息学相关的遗传学手段来进行有精确目标的基因操作，改变微生物原有的调控系统，通过有目的地对细胞代谢进行修饰(功能性修饰)以改变细胞的特性，从而改变代谢途径中的通量分布状况，以达到实现目的产物及其代谢活性提高这一预期目标的崭新的工程技术。

(1) 代谢工程或途径工程的主要研究内容包括：

① 生物合成相关代谢调控和代谢网络理论。

② 代谢流的定量分析。

③ 代谢网络的重新设计。

④ 中心代谢作用机理及相关代谢分析。

⑤ 基因操作。

(2) 系统研究代谢流及其控制机制，包括如下几个基本步骤：

① 建立一种尽可能多的观察代谢网络并测定其流量的方法。

② 在代谢网络中加一个已知的扰动(disturbing)，以确定在系统松散之后达到新的稳态时的代谢流。常用的扰动方式包括启动子的诱导、底物流加、特定碳源消除或物理因素变化等。扰动须定位于近邻途径节点的酶分子上。

③ 要系统分析代谢流扰动的结果。

12. 自动生化药物筛选技术

自动生化药物筛选技术(auto-biochemical screening technology of drugs)即是大规模测试化合物的方法，是采用机器人自动寻找特殊生物靶，如某个细胞表面受体或一个代谢有关酶的抑制剂(拮抗剂)(inhibitor，agonist)或激动剂(兴奋剂)(protagonist，excitant)的技术。它反映了高技术的进展，包括对疾病机理的了解、生物测试、机器人、计算和数据处理。最近，由于新酶和新的受体结合测试技术的应用，再加上组合化学库技术缺少独特的新结构化合物的创新能力，现在又兴起了高通量筛选技术(high throughput screening，HTS)，可从丰富的生物界化合物库中寻找结构独特的化合物。HTS 每年能处理一千万个样品，这大大加速了先导化合物的发现进程。

HTS 的进一步发展和完善包括三个方面：首先是采用更加灵敏的检测方法，如荧光检测法等，同时将常用的 96 池板换成 384 池板或 864 池板；第二是寻找新靶，将提供更多的酶和受体以建立单靶和多靶检测系统；第三是数据处理，现倾向于从生态学、人种药物学和化学分类学角度寻找新药。

13. 人类后基因组计划与人类蛋白质组计划

2000 年 6 月 26 日，美国、日本、德国、英国、法国、中国等国的科学家共同宣布了人类基因组计划胜利完成，即人类的 23 对染色体的全部基因组测序的草图已经绘制完成；同时，也是向世人宣告了人类的后基因组时代的开始，即人类后基因组计划(human-post genome project，HPGP)的启动与人类蛋白质组计划(human proteome project，HPP)的启动。2003 年 4 月 14 日，美国联邦国家人类基因组研究项目负责人弗朗西斯·柯林斯博士在华盛顿隆重宣布，人类基因组序列图绘制成功，人类基因组计划的所有目标全部实现。

如果说 HGP 是研究人类基因组的结构，即全部核苷酸(3×10^9 bp)的序列，那么 HPGP 则是研究人类的基因组功能。即大约 3 万～5 万个基因的精确定位、转录、转译、表达功能的系统工程；而 HPP 则是研究人类各器官系统与细胞中的蛋白质种类、来源、产量、合成过程、结构、性质、功能、应用、网络(network)、级联关系(cascade effect)领域的系统工程。后者远比前两者复杂得多。

2004 年底，我国科学技术部正式启动了“国际人类肝脏的蛋白质组计划”，有 18 个国家的 100 多个实验室研究人员参与了此项计划。这表明我国科学家在此研究领域中的研究水平已达到世界领先水平。

14. 海洋生物技术、宇航生物技术

海洋生物技术(marine biotechnology，MB)是积极开发利用各国领海或公海海域中的海洋生物(微生物、动物、植物等)，繁殖、改良、养育海洋生物，并提取分离其中的各类生物活性物质，如蛋白质、酶类、糖蛋白、凝集素、细胞因子等，以用于保健、防病、治疗各种疑难疾病等。

宇航生物技术(space biotechnology，SB)是利用太空中的失重环境条件进行生化分离，以获得大量的生物活性物质或生物制品，并降低成本，同时，可在太空中进行生物诱变，以期获得理想的生物变种或新种；并可在航天飞行物上进行生物生活规律变化的研究。

15. 合成生物技术

合成生物技术(synthetic biotechnology)是分子生物学、基因组学、RNA 聚合酶功能修饰技术、核糖体工程技术、生物芯片技术、生物信息技术、代谢途径工程、高通量药物筛选技术等交叉融合而产生的一系列新的工具和方法。一般而言，合成生物技术的目标是通过自然与合成遗传物质的某些具体组分的组合来设计、研制和制造功能生物体。根据英国皇家学会的定义，合成生物技术是一个新兴的研究领域，它是指新的人工生物路径、有机体或生物组件的设计和构建，或者对自然生物系统进行重新设计。

合成生物技术旨在利用高通量测序技术、计算机建模及模拟技术、基因工程、蛋白质工程、途径工程技术、化学合成技术等，在工程学思想的指导下，从头设计并构建新的生物原件(unit)、生物组件(device)和生物系统(system)，目标是人工合成生命细胞。它可“自上而下(top down)”地大规模敲除微生物基因组序列，或“自下而上(bottom up)”地从头全合成或拼接成完整的微生物基因组，第一是可应用于现有的、天然存在的生物系统的重新设计与改造，修改已存在的生物系统，使该系统增加代谢旁路，增添结构新颖的具有生物活性的新代谢产物，增加新功能；第二是通过设计和构建新的生物元件、组件和系统，创造自然界中尚不存在的人工生命系统，即创造出新的超级生命细胞乃至全新的生物体(功能更新、更强大)，可生产出“非天然”的化合物，为药物筛选拓宽了来源。

16. 生化工程

生化工程(biochemical engineering)包括生物反应器、各种生物传感器等的设计与应用、发酵动力学研究、反应过程条件优化、发酵工艺、过程检测与控制、反应规模建立、过程自动化以及产品的提取纯化和包装在内的下游加工工艺等。

17. 下游工程或高效分离纯化系统

下游工程(down stream engineering)或高效分离纯化系统(high efficiency separate and purification system)包括菌体细胞破碎技术与设备、固液分离、萃取技术、纯化介质、膜分离介质与器件、色谱分离技术与方法、电泳分离技术、生物工程产品的质量监控与分析检测方法等。其中常用的色谱分离方法有离子交换色谱、亲和色谱、疏水色谱、反相色谱、凝胶过滤色谱、高效液相色谱等，而最新发展起来的色谱有如下几种：

(1) 固相化金属亲和色谱(immobilized metal affinity chromatography，IMAC) IMAC是最新发展起来的一种亲和色谱技术。其原理是利用蛋白质分子中的咪唑基和巯基与一些金属元素(如 Cu^{2+}、Zn^{2+}等)配位结合，使蛋白质得到分离纯化。此法比传统的凝胶过滤-离子交换简单、省时，适于实验室规模纯化。如蛋白质或多肽中的组氨酸(histidine)中就有咪唑基[图1-3 (a)]、半胱氨酸(cysteine)中就有巯基[图1-3 (b)]。

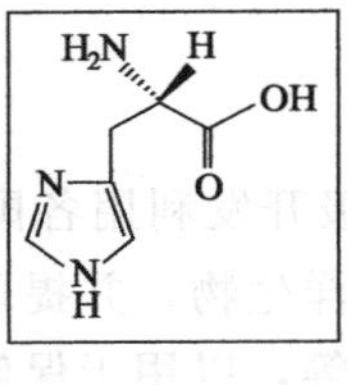

(a)

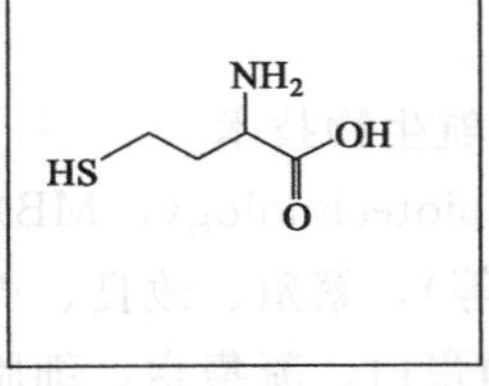

(b)

图1-3　蛋白质分子中可与二价金属元素配位结合的分子结构示意图

(a) His中的咪唑基；(b) Cys中的巯基

(2) 超扩散色谱(super diffusion chromatography)　这种色谱所用介质是Biosepara公司生产的HyperD，该色谱介质的颗粒由刚性框架结构中填充官能化的软凝胶组成。它具备了软凝胶的高上样量和普通刚性介质的高流速。这种结构可使色谱操作在高流速下进行而保证高上样量和高分辨率，并且无反压产生。HyperD具有化学惰性，可用酸碱进行再生和杀菌，可用于纯化免疫球蛋白、白蛋白、激素、酶、细胞培养或发酵产生的蛋白质。适用于实验室小试直至工业化生产。

(3) 灌注色谱(perfusion chromatography)　1987年由F. Regnier和D. Wang等人发明的灌注填料技术使快速分离纯化生物大分子得以实现。1989年，与之相配套的灌注色谱系统(BioCADworkstation)问世，为生物制药领域的科学家提供了强有力的工具。它所采用的PO-ROS介质以苯乙烯基二乙烯基苯基的聚合物构成，为双模式孔结构，在介质上有80～150nm的扩散孔和600～800nm的贯穿孔。它允许液体对流到分离介质的内表面，从而大大加快了分离速度。灌注色谱系统可有效、快速地纯化各种蛋白质、多肽、核酸等生物大分子。它比传统柱快10～100倍，分析一个样品只需要30s～3min。

(4) 其他快速分离纯化系统

① AKTA explorer 快速纯化工艺开拓系统　能高效地纯化各种蛋白质、肽、寡核苷酸和核酸等。该系统有预编程序，放好样品，按启动按钮，系统就会完成余下的工作：自动取样、制备适当 pH 缓冲液、选择适当的柱、在线显示分离流程和检测状况、收集峰、自动进行数据处理及打印纯化报告。该预编程序可从分析到小试乃至中试生产(见图 1-4)。

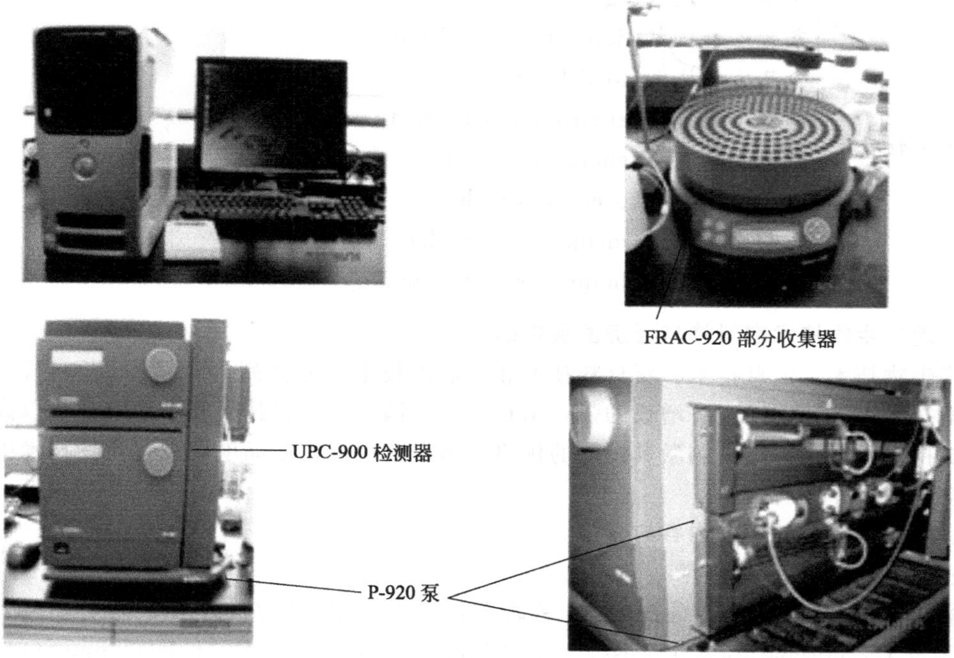

图 1-4　快速蛋白质液相色谱系统 AKTA

② 层流(streamline)扩张柱床吸附技术　已广泛应用于 *E. coli* 包涵体、胞内、周膜、胞外分泌和酵母、动物、杂交瘤细胞、昆虫细胞等表达的重组蛋白的纯化，也被用于单抗及天然酶的纯化中。

③ 快速蛋白质液相色谱(FPLC)　已用于蛋白质、多肽、核酸等 400 余种生物分子的纯化。利用 FPLC 发展的纯化流程可直接放大到中试或大规模生产。如图 1-4、图 1-5 所示。

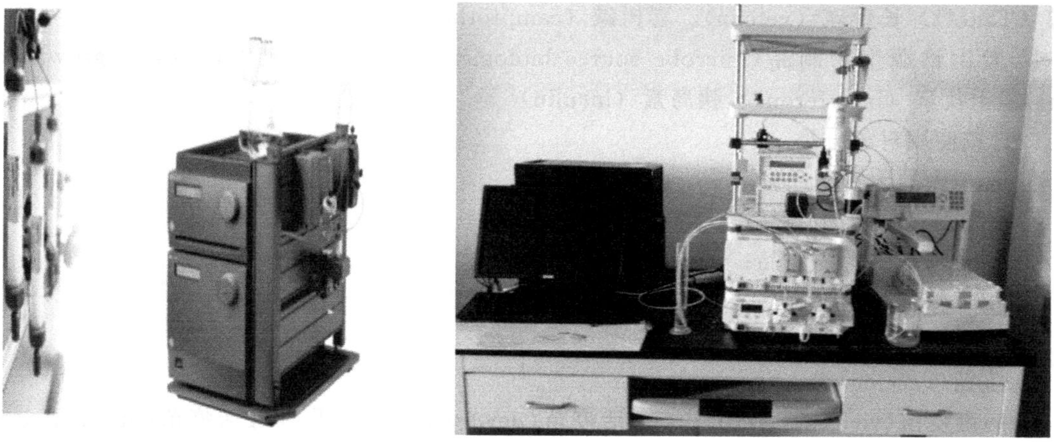

图 1-5　快速蛋白质液相色谱 FPLC

④ The biological system 它是为高分辨生物分子纯化而设计的色谱系统。其软件充分利用了微软视窗操作系统的优良图形界面，加速了开发和优化生物分子分离流程的方案。

三、现代生物技术分类

现代生物技术按照其所属的行业，可分为如下分支技术：

现代生物技术：
- 农业生物技术(agriculture bio-tech)
- 家畜生物技术(domestic animal bio-tech)
- 食品生物技术(food bio-tech)
- 环保生物技术(environment protection bio-tech)
- 能源生物技术(energy bio-tech)
- 海洋生物技术(ocean bio-tech)
- 医药生物技术(medicine bio-tech)
- 生物制品技术(biopreparate technology)

四、现代生物技术在科技与经济发展中的地位

现代生物技术、信息技术、新材料技术和新能源技术一起并列为21世纪影响国计民生的四大科学技术支柱和国民经济增长的强劲增长点，各国政府、科技界和企业家都予以高度重视和大力支持，并纷纷制定了刺激其发展的优惠政策。其中生物制品就属现代生物技术中的主要研发内容。

五、生物制品学的研究内容与分类

1. 生物制品学的研究内容

生物制品学的研究内容（content）是研究各类生物制品的结构(structure)、功能(function)、制备工艺(preparation process)、开发现状(present situation of development)与发展战略(strategy of development)等内容。

2. 生物制品的分类(classify)

(1) 按来源分类

① 人源生物制品(human source biological products)，如各种血液成分、尿液成分等；

② 动物源生物制品(animal source biological products)，如干扰素（interferon)、激素(hormone)、蛇毒（snake venom）等；

③ 植物源生物制品(plants source biological products)，如植物激素（plant hormone)、紫杉醇（Taxol)、长春碱（velban)、喜树碱（camptothecine）等；

④ 微生物源生物制品(microbe source biologica products)，如生长激素（growth hormone)、干扰素（interferon)、胰岛素（insulin）等。

(2) 按使用对象分类

① 用于人的生物制品；

② 用于家畜的生物制品；

③ 用于家禽的生物制品；

④ 用于作物的生物制品。

(3) 按结构与功能分类

① 疫苗(vaccine)类

a. 病毒疫苗(virus vaccine) ⓐ灭活疫苗(dead vaccine)；ⓑ减毒活疫苗(attenuated vaccine)；ⓒ亚单位疫苗或成分苗(subunit vaccine)；ⓓ基因工程疫苗(gene engineering vaccine)；ⓔ遗传重组疫苗(genetic recombinant vaccine)；ⓕ合成肽疫苗(synthetic peptide vaccine)；ⓖ

抗独特型抗体疫苗(anti-idiotype Ab vaccine)。

b. 细菌菌苗(bacteria vaccine) ⓐ灭活菌苗(dead bacterial vaccine)；ⓑ减毒活菌苗(attenuated bacterial vaccine)；ⓒ亚单位苗或成分苗(subunit bacterial vaccine)；ⓓ合成肽苗(synthetic peptide bacterial vaccine)；ⓔ基因工程菌苗(gene engineering bacterial vaccine)；ⓕ核酸菌苗(nucleic acid bacterial vaccine)。

c. 寄生虫疫苗(parasite vaccine)

d. 治疗性疫苗(cure vaccine)

② 抗体类(antibody)

a. 多克隆 Ab(polyclone antibody)。

b. 单克隆(monoclone antibody)。

c. 基因工程 Ab(gene engineering antibody)。

d. Ab 诊断试剂(Ab diagnostic reagent)或 Ab 诊断试剂盒(Ab diagnostic kit)。

e. Ab 治疗药(Ab cure drug)。

③ 人血代用品 (human blood substitute)

a. 血浆(blood plasma)：预先加入抗凝剂采血离心后，弃掉有形成分，即为血浆。

b. 血细胞(blood cell)。

c. 血浆白蛋白与 γ-球蛋白(plasma albumin & γ-globulin)。

d. 修饰血红蛋白(modified hemoglobin)。

④ 重组细胞因子(recombinant cell factor or cytokine)

a. 干扰素(interferon)。

b. 集落刺激因子(colony stimulating factor，CSF)。

c. 白细胞介素(interleukin，IL)。

d. 肿瘤坏死因子(tumor necrosis factor，TNF)。

e. 趋化因子(chemokine)。

f. 转化生长因子 β(transforming growth factor β，TGFβ)。

g. 生长因子(growth factor，GF)。

⑤ 反义寡核苷酸(antisense oligonucleotide)

a. 硫代反义寡核苷酸(sulphur antisense oligonucleotide)。

b. 2′-甲氧/乙氧基反义寡核苷酸(2′-methoxy/acetoxy antisense oligonucleotide)。

c. 肽核酸(peptide nucleic acid，PNA)。

d. 其他。

⑥ 重组激素类(recombination hormone)。

a. 多肽蛋白类激素(polypeptide protein hormone)。

b. 类固醇激素(steroid hormone)。

c. Aa 类激素(amino acid hormone)。

d. 脂肪酸的衍生物类激素(derivative of fatty acid hormone)。

六、生物制品的生产特点

① 起步晚、发展速度快，前景美好。

② 有巨大的科研价值、重大的经济效益和巨大的社会效益，因为生物制品多涉及国民的健康、长寿，以及社会的稳定和经济的快速发展。

③ 研发的产品面广，具有高速的成长性和广阔的发展空间。

第二节　生物制品学的发展简史

生物制品学的发展史即生物技术的发展史，大致可划分为如下三个阶段。

一、经典生物技术阶段

8000 年前　20 世纪 30 年代属于经典生物技术阶段（classic biotechnology stage）。

1. 特点

(1) 人们在自觉不自觉地利用各种生物资源(微生物，动物、植物等)，使之成为人类生产的各种产品以为人类服务，通过实践积累经验，掌握了一些古老的生物技术，如酿酒、制醋、发面等。

(2) 在长期的生产实践活动中，人们对生物的认识逐渐深化，如 1676 年 Levewenhoek、Anton Van 发明了显微镜才真正感受到了微生物的存在；后来渐渐从“感性—理性—感性”，即“实践—理论—实践”，认识了许多的生理变化过程，指导了生物技术实践的发展。

(3) 在实践探索中，19 世纪中叶时，建立了纯培养技术，逐渐出现了一些有代表性的生物产品(如疫苗、酒精、乳酸、丙酮、柠檬酸、淀粉酶等)，但尚未形成生物制品学。

2. 代表(representative)

(1) 8000—5000 年前就出现了酿酒、制醋、泡菜等酿造技术。

(2) 1857 年，利用实验方法证明了酒精发酵是活酵母的作用；1897 年，发现了磨碎的“死”酵母也能发酵糖成为酒精，并将其中包含的活性物质称为“酶”；揭示了酵母菌发酵的生理学实质；L. Pasteur 还证实了果酒变酸与食物腐败是有害微生物繁殖的结果。

(3) 公元 1000 年宋真宗时期，“峨眉神人”就开始使用当朝宰相王达的儿子所患的天花病毒结痂做自体接种，通过免疫治疗，结果救治痊愈；后来发展为用轻症的天花患者身上分离的疫毒(天花痂粉)给健康人鼻孔吸入接种来预防天花。这是人类用以预防传染病最早使用的疫苗。

15 世纪，人痘法传至中东，改为皮下接种。1796 年英国医生 Jenner Edwarrd 给人接种牛痘病毒疫苗预防天花，后人均公认 Jenner 的历史功绩。直到 1998 年，Fenner 在其著作中承认我国宋代祖先用轻度患者的天花结痂粉给健康人吸入接种以预防天花，这是人类史上最早使用疫苗来预防疾病的记载。法国学者 Louis Pasteur 在 1885 年发明了减毒的狂犬病毒疫苗，接着又发明了减毒的畜炭疽菌苗、禽霍乱菌苗等。

(4) 免疫机制研究的启动

1883 年俄国，Mechinikoff 发现了白细胞的吞噬作用，并提出了细胞免疫学说；

1890 年德国，Bejering 创造了用白喉抗毒素治疗白喉，这是世界上最早的抗体治疗的记载；

1897 年德国，Ehrlich 提出了以抗体为主的体液免疫学说，引出了两种学说且争论不休；

1903 年英国 Wright 在研究吞噬细胞时，发现了调理素，才将两个学说统一了起来；

1905 年用马的白喉抗毒素血清法治疗白喉病时发现了血液病(发烧、皮疹、水肿、关节痛、蛋白尿等)，以及血型不符可引起输血反应等，从此开始了免疫应答的病理反应与医学免疫学研究；

1916 年，世界上第一部免疫学杂志“Journal of Immunology”的创刊，宣告了免疫学进入了新的发展时期，生物制品的品种和数量也随着人民生活的需要与科学的发展而不断增加。

（5）19 世纪末　—20 世纪 30 年代，陆续出现了许多产品的工业发酵，开创了工业微生物的新世纪。生产出的新产品有乳酸、酒精、柠檬酸、丙酮、丁醇、淀粉酶等。

这些产品的特点是：

① 生产过程比较简单，大多数属于嫌气性发酵或表面培养，生产设备要求也不高。

② 产品的化学结构也比较简单，属于微生物的初级代谢产物。

二、近代生物技术阶段

近代生物技术阶段（recent biotechnology stage）是在 20 世纪 30 年代—1953 年。

1. 特点(specialty)

（1）生物制品的产品类型很多，除初级代谢产物(primary metabolites)，如蛋白质（proteins)、有机酸（organic acids)、酶制剂（enzyme products)、多糖（polysaccharid)等外，还有次级代谢产物(second metabolites)，如抗生素（antibiotics)、嘌呤（purine)、生物碱（alkaloid）等，生物转化(biotransformation)产品，如甾体（steroid）化合物等的转化物，酶反应(enzyme reaction)(如 6-氨基青霉烷酸的酰化反应)等产品。

（2）生产技术要求高了。如在发酵生产过程中，要求纯化或无杂菌的条件下进行运转；大多数生物体为需氧菌，需要通入无菌空气(空压机)进行好氧发酵，对产品（医药或诊断用与食用)质量要求严格。

（3）生产设备规模巨大。如发酵罐(tank)，常用搅拌通气罐可大至 $500m^3$；SCP 用的气升式发酵罐最大的可达 $2000m^3$；英帝国化工公司有 $3500m^3$ 罐；污水处理最大达 $5500m^3$，最近还有 $13000m^3$ 规模的污水处理生物反应器的报道。

（4）技术发展速度快，以发酵工业中提高产品的产量与质量所需的关键物质——菌种为例，其活力与性能均得到了惊人的提高。如 penicillin 的发酵菌种，初期效价仅 20U/mL 多，后来至 200U/mL，现已高达 10×10^4 U/mL，可见发酵控制技术与菌种选育水平均已获得了前所未有的提高。

（5）由于生命科学与化工学科的相互渗透与交叉，生物学家和化工学者的联合开发研究发酵过程，一个新兴学科——生化工程诞生了，并得到了迅速的发展。

2. 代表(representative)

（1）1929 年，英国伦敦圣玛丽学院细菌学博士、讲师 A. Fleming 发现了青霉菌可产生青霉素(penicillin)；1940 年，生于澳大利亚的英国牛津大学 Florey、Chain 等提纯了青霉素，又经临床证明了其卓越的抗感染且低毒的疗效，明显优于当时的磺胺类药物(sulfanilamide)。这三人后来共同获得了诺贝尔奖。

当时，生产 1kg 含量为 20%的青霉素需要用约 8 万个 1L 培养瓶(茄子瓶)的培养法生产，工作量大，价格昂贵。后经研究使用 $5m^3$ 的搅拌通气式发酵罐沉没培养法生产技术，使产品的产量、质量、效果均大幅度提高，成本明显下降。这就为发酵工业带来了革命性的变化，所以，微生物发酵技术成为了近代生物技术的基础。后来，又开发了一系列发酵新技术，如无菌技术、控制技术、补料技术等，使近代微生物工业更加兴旺发达。

（2）链霉素[1944 年，美国的土壤微生物学家 S. Waksman，首次分离出链霉菌并发现它可产生链霉素（streptomycin)，后来，他因此也获得了诺贝尔奖]、四环素(tetracycline)、土霉素(terramycin or oxytetracycline)、氯霉素(chloromycetin)、红霉素(erythromycin)、金霉素(aureomycin)等抗生素的相继问世，兴起了抗生素工业。

（3）20 世纪 50 年代出现了多种 Aa 发酵工业(Glu、Gly、Arg、Leu 等)。

（4）20 世纪 60 年代出现了多种酶制剂与维生素、甾体激素(steroid hormone)等工业制品。

(5) 许多固体发酵法改为深层发酵(deep layer fermentation)培养法，即表面培养(surface layer culture)法生产产品改为沉没培养(sinking culture)法。

(6) 出现了更多品种的人、畜疫苗，以及多克隆抗体与抗血清的广泛应用。

三、现代生物技术阶段

1953年至今为现代生物技术阶段(modern biotechnology stage)。现代生物技术阶段又可分为三个阶段：

① 代谢控制发酵技术阶段(1953年～20世纪60年代)。

② 开拓发酵原料时期(20世纪60～70年代)。

③ 基因工程阶段(20世纪70年代以来)。

1. 特点(specialty)

(1) 由于微生物学、遗传学、生物化学的融合使得生命科学进入了分子生物学时代，DNA分子结构的揭秘、功能的研究，带动了基因工程技术的诞生。

(2) 由于产生了基因工程技术，许多新的生物制品就不断出现。如：1972年，美国的Boyer & Cohen等利用*E. coli*生产人的基因重组激素——人脑生长激素释放抑制激素(Somatostatin)；1978年，Gilbert克隆了鼠胰岛素基因，1982年，人的基因重组胰岛素(insulin)等产品上市。如图1-6所示。

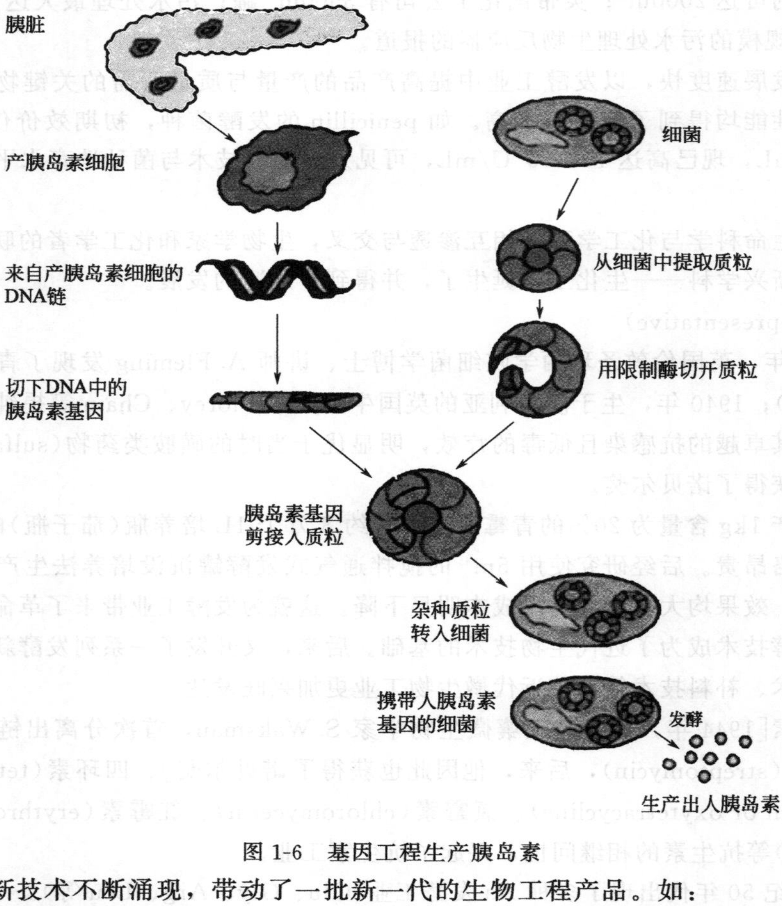

图1-6 基因工程生产胰岛素

(3) 许多新技术不断涌现，带动了一批新一代的生物工程产品。如：

① 细胞或原生质体融合技术出现。1975年英国的Milstein和德国的Kohler等发明了杂交

瘤(hybridoma)技术，即用鼠脾脏的B淋巴细胞(可产Ab)与可高速繁殖的鼠骨髓瘤细胞进行融合获得杂交瘤细胞，进而可产生单克隆抗体，用于人疾病的诊断与治疗——第二代Ab。

② 后来的基因工程抗体Ab，则为第三代Ab。如嵌合Ab、改型Ab、完全人源化的Ab(由于开始兴起的鼠源化McAb易引起人的过敏反应，所以最终应遵循的目标为人源化的McAb)以及小分子Ab等。统称为基因工程Ab或第三代Ab。

③ 细胞工程中的细胞培养(cell culture)技术。利用微生物的大量培养技术来生产各种酶、维生素、抗生素、蛋白质等；利用动物细胞培养技术，可生产大量的疫苗(包括转基因的动物细胞来生产基因工程疫苗)，还可用以转基因的动物细胞来生产人的生长激素、人胰岛素、干扰素等，动物细胞的产物与转基因的微生物细胞相比，不仅蛋白质的Aa序列一级结构准确，而且立体空间结构也无错误(微生物细胞的产物有时空间折叠错误)，可保持其生理活性，而且又不像微生物细胞的转录和修饰所存在的缺乏糖基化的缺陷。

继20世纪的30～50年代的生物学家Gautheret、Nobercourt与Steward等分别对烟草和胡萝卜的体细胞培养成功，克隆出了新的完整的植株以来，1956年Nickell和Routin等利用组织培养法生产出化学活性物质，生产出许多有用的次生代谢产物；近年来，美国的Phyton公司已在75000L的生物反应器中利用红豆杉细胞生产紫杉醇，显示了光明的前景。

④ 酶的固定化技术(immobilized enzyme technology)虽是早在1953年Grubhofer & Schleith就提出的，但在近30年来才广泛应用。如目前广泛用固定化异构酶生产果葡糖浆，用固定化酰化酶生产6-氨基青霉烷酸。有人将固定化酶用于临床诊断和治疗上；也用于传感器上，以测定酶的底物浓度。

⑤ 在发酵工程中出现了一些发酵新技术(new fermentation technology)、新型发酵设备(new fermentation equipment or bioreactor)、控制装置(controller)等，如高密度发酵、连续发酵、动植物细胞培养的新型发酵罐和自动控制装置等等。

⑥ 现代生物反应工程(bioreaction engineering)和分离工程技术(separation technology)：现代生物反应工程，既包括以往的微生物工程，也包括人与植物动物细胞培养等现代生产过程，目前是利用系统工程与动力学原理完全自动控制生物反应过程与产物合成过程；分离工程即下游工程，是利用各种现代化的生化工程手段来萃取，分离和纯化生物制品的技术。例如日本的Otsuka公司使用博大生物技术(Perspective biosystem)的POROS50介质和大规模生产系统(Autopolot)生产单克隆抗体，从320L样品中纯化出13g抗体，只花费80min，收率为95%。

⑦ 蛋白质工程技术(protein technology)、代谢途径工程技术(metabolic pathway technology)：分别被称做第二代基因工程和第三代基因工程。前者是通过操纵并定向改变编码某蛋白质分子的目的基因的某一至几个核苷酸而定向改变蛋白质分子的工程技术；后者是通过定向操纵代谢途径中的某些基因，而打破代谢途径中的瓶颈因素，并封闭代谢旁路，从而扩大目的产物的代谢流量的工程技术。近年来人类已创造出了一些成功的实例。

⑧ 海洋生物技术(marine biotechnology)、宇航生物技术(space biotechnology)等：海洋生物技术如俄罗斯科学院远东分院从多种海洋生物中提取分离出了糖蛋白、凝集素等多种生物活性物质，用于防治癌症在内的多种疾病；宇航生物技术，在太空失重环境中可降低生化分离过程的成本，并可进行生物的太空诱变。

2. 代表(representative)

具体见表1-1～表1-4。

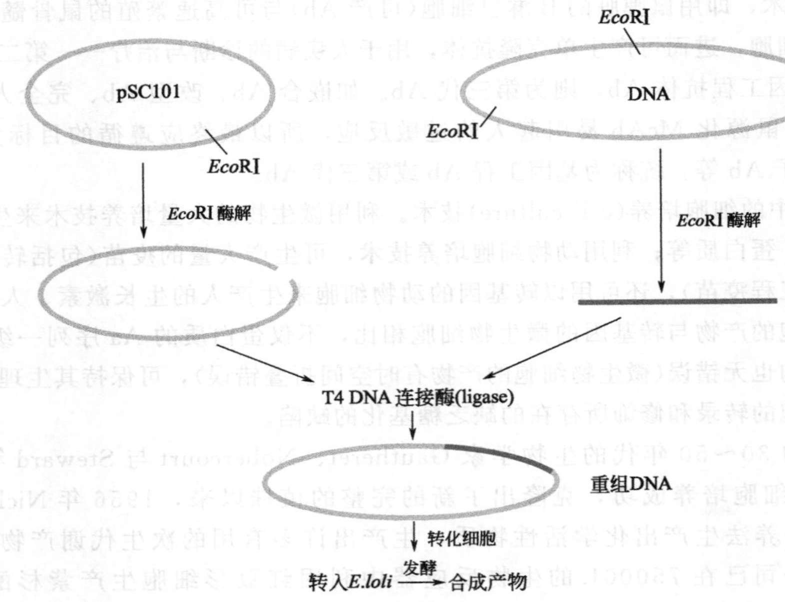

图 1-7　Boyer 和 Cohen 的 DNA 重组实验

表 1-1　1953 年以来现代生物技术的主要发现和进展

年代	主要发现和进展	研究者
1953 年	提出了 DNA 互补双螺旋结构模型	Watson, Crick, Wilkins(1962 年获诺贝尔生理或医学奖)
1956 年	提出了遗传信息是通过 DNA 碱基对顺序来传递的理论	
1957 年	论证了 DNA 的复制过程包括双螺旋互补链的分离	Korenberg
1958 年	分离得到 DNA 多聚酶 I，用它在试管内合成得到 DNA	Korenberg, Meselson, Stahel
1960 年	发现信使 RNA(mRNA)，并证明 mRNA 传递信息指导蛋白质的合成，提出了中心法则	Crick
1966 年	破译了全部遗传密码	Crick, Nirenberg, Khorana, Holley 等(1968 年获奖诺贝尔奖)
1967 年	分离得到 DNA 连接酶(ligase)	
1970 年	发现第一个限制性内切酶，发现反转录现象	Temin, Baltimor, Dulbecco(1975 年获诺贝尔奖)
1971 年	用限制性内切酶酶切产生 DNA 片段，用 DNA 连接酶得到第一个重组 DNA 分子(图 1-7)	Boyer, Cohen
1972 年	合成了完整的 tRNA 基因	Khorana
1973 年	建立了 DNA 重组技术	Cohen, Boyer
1975 年	建立了鼠源性单克隆抗体技术	Kohler 和 Milstein (1984 年获诺贝尔奖)
1976 年	DNA 测序技术诞生	Sanger, Gilbert(1983 年获诺贝尔奖)
1977 年	利用基因工程大肠杆菌表达出了人脑生长激素释放抑制激素(somatostatin)	Boyer
1978 年	Genentech 公司在大肠杆菌中表达出胰岛素	Gilbert
1981 年	第一个单克隆抗体诊断试剂盒在美国被批准使用	
1982 年	用 DNA 重组技术生产的第一个动物疫苗（康球虫病）在欧洲被批准使用	
1983 年	基因工程 Ti 质粒用于植物转化	Bevan, Flavell 和 Chilton
1978—1982 年	发现核酶(ribozyme)	Altman, Cech(1989 年获诺贝尔化学奖)
1988 年	PCR 方法问世	Mullis,(1993 年获诺贝尔奖)

续表

年代	主要发现和进展	研究者
1990 年	美国批准第一个体细胞基因治疗方案	
1997 年	英国培养出第一只克隆羊多莉	Wilmut
1998 年	美国批准艾滋病疫苗进行人体实验	
2000 年	人类基因组计划(human genome project,HGP)草图完成 人类蛋白质组计划(human proteome project,HPP)同时启动	
2004 年	我国主持的人类肝脏蛋白质组计划正式启动(18 国、100 多个实验室参与研究)	贺福初
1984 年	发现了幽门螺旋杆菌是胃炎、胃十二指肠溃疡与癌症的罪魁	Marshall,Warren(2005 年获诺贝尔生理或医学奖)
1998 年	发现了 RNAi 干扰机制	Fire,Mello(2006 年获诺贝尔生理或医学奖)
1989 年	建立了基因打靶技术并对干细胞进行研究	Capecchi,Smithies,Evans(2007 年获诺贝尔生理或医学奖
1984 年	1. 发现 HPV 是导致宫颈癌的罪魁及致病机理 2. 发现了 HIV 是 AIDS 的病原体,并阐明了其分子生物学特征	Hausen,Sinoussi,Montagnier(2008 年获诺贝尔生理或医学奖)
1980—1997 年	发现了端粒和端粒酶是如何保护染色体的。有助于攻克"癌症、特定遗传病和衰老"难题	Blackburn,Greider,Szostak(2009 年获诺贝尔生理或医学奖)
1978 年	通过体外受精治疗多种不育症,被称为"试管婴儿之父"	Edwards(2010 年获诺贝尔生理或医学奖)
1998 年	发现免疫系统激活的关键原理。认定免疫系统中的"受体蛋白",发现了免疫系统中的 DC 及其适应性免疫反应、调控方式,适应并清除微生物的作用	Beutler,Hoffmann,Steinman(2011 年获诺贝尔生理或医学奖)
2006 年	利用小鼠皮肤细胞诱导出了 iPS 细胞,推动了再生医疗的研究	Yamanaka,Gurdon(2012 年获诺贝尔生理或医学奖)
2013 年	用小鼠表皮细胞诱导 iPS 细胞,进而培育出"贝贝"新个体	邓宏魁等

表 1-2　2002 年世界排名前 5 位的基因工程生物制品

药品	排名	全球销售额/亿美元	主要厂家	国内主要厂家	销售额(人民币)/亿元
促红细胞生长素(EPO)	1	81	Amgen,J&J	北大未名、沈阳三生、南京华欣	3.5
胰岛素(insulin)	2	43	Novo,Eli Lilly	北大未名、通化东宝	1
粒细胞集落刺激因子(G-CSF)	3	35	Amgen,Roche	北大未名、杭州九源、深圳新鹏	5
干扰素 α(IFN-α)	4	29	Shering-Plough,Roche	北大未名、沈阳三生、天津华立达	8
人生长激素(hGH)	5	20	Pharmacia,Genentech,Serono,Eli Lilly	北大未名、长春金赛、上海联合赛尔	0.6

表 1-3　2003 年 6 月～2004 年 6 月销售额位列前 50 位的全球生物制品药物

商品名	上市时间	2003 年 6 月～2004 年 6 月销售额排位	2003 年度销售额/千美元	在 2003 年度生物制药市场所占份额/%	2003 年 6 月～2004 年 6 月销售额/千美元	2003 年 6 月～2004 年 6 月生物制药市场所占份额/%	说明	表达系统
全球生物制药市场			37500460	100	40385640	100		
Erypo	1988.9	1	4133330	11	4113476	10.2	EPO-α	动物细胞
Epogen	1989.6	2	3035175	8.1	3026940	7.5	EPO-α	动物细胞
Remicade	1998.9	3	2078091	5.5	2273026	5.6	anti-TNF-α 嵌合抗体	动物细胞

续表

商品名	上市时间	2003年6月～2004年6月销售额排位	2003年度销售额/千美元	在2003年度生物制药市场所占份额/%	2003年6月～2004年6月销售额/千美元	2003年6月～2004年6月生物制药市场所占份额/%	说明	表达系统
Enbrel	1998.11	4	1616895	4.3	2022048	5	TNF-αR-Fc融合蛋白	动物细胞
Aranesp	2001.5	5	1428999	3.8	1990823	4.9	EPO突变体	动物细胞
Rituxan	1997.12	6	1752079	4.7	1933963	4.8	anti-CD20嵌合抗体	动物细胞
Neulasta	2002.3	7	1231303	3.3	1528998	3.8	PEG化G-CSF	大肠杆菌
Neupogen	1991.1	8	1425713	3.8	1362278	3.4	G-CSF	大肠杆菌
Avonex	1996.5	9	1177403	3.1	1261842	3.1	干扰素β1a	动物细胞
Herecptin	1998.10	10	708032	1.9	826801	2	anti-EGF RⅡ人源化抗体	动物细胞
Humalog	1996.2	11	773302	2.1	809715	2	胰岛素突变体	大肠杆菌
Lantus	2000.6	12	557127	1.5	775917	1.9	胰岛素突变体	大肠杆菌
Betaferon	1993.10	13	754966	2	773993	1.9	干扰素β1b	大肠杆菌
Rebif	1994.12	14	641050	1.7	737376	1.8	干扰素β1a	动物细胞
Reconrmon	1990.5	15	703129	1.9	717462	1.8	EPO-β	动物细胞
Genotropin	1987.2	16	645191	1.7	679047	1.7	生长激素	大肠杆菌
Pegasys	2001.9	17	430326	1.1	661507	1.6	PEG化干扰素α2a	大肠杆菌
Epogin	1990.4	18	622858	1.7	633545	1.6	EPO-β	动物细胞
Viraferon PEG	2000.6	19	826372	2.2	603448	1.5	PEG化干扰素α	大肠杆菌
Synagis	1998.9	20	625730	1.7	601747	1.5	抗呼吸道合胞病毒人源化抗体	动物细胞
INS. Protaphane HM	1983.8	21	621843	1.7	600991	1.5	胰岛素	酵母
Actraphane HM	1982.10	22	496144	1.3	496527	1.2	胰岛素	酵母
Humira	2002.9	23	258912	0.7	482214	1.2	anti-TNF-α人源抗体	动物细胞
Humulin NPH	1982.9	24	502700	1.3	466731	1.2	胰岛素	大肠杆菌
Novoseven	1995.7	25	411727	1.1	443416	1.1	凝血因子Ⅶ	动物细胞
Gonal-F	1996.3	26	433024	1.2	403773	1	促滤泡素	动物细胞
Novorapid	1999.9	27	301725	0.8	391911	1	胰岛素突变体	酵母
Intron A	1986.3	28	417136	1.1	382602	0.9	干扰素α	大肠杆菌
Espo	1990.4	29	341660	0.9	367200	0.9	EPO	动物细胞
Humalog MIX	1999.1	30	380794	1	362901	0.9	胰岛素突变体	大肠杆菌
Humulin MIX	1982.9	31	373187	1	358816	0.9	胰岛素	大肠杆菌
INS. Actrapid HM	1982.6	32	360811	1	355607	0.9	胰岛素	酵母
Humatrope	1987.7	33	341509	0.9	351850	0.9	生长激素	大肠杆菌
Reopro	1995.2	34	354359	0.9	327530	0.8	anti-GPⅡb/Ⅲa嵌合抗体	动物细胞

续表

商品名	上市时间	2003年6月～2004年6月销售额排位	2003年度销售额/千美元	在2003年度生物制药市场所占份额/%	2003年6月～2004年6月销售额/千美元	2003年6月～2004年6月生物制药市场所占份额/%	说明	表达系统
Norditropin	1988.12	35	294803	0.8	311760	0.8	生长激素	大肠杆菌
Natrecor	2001.8	36	228475	0.6	305030	0.8	治疗心力衰竭的多肽	大肠杆菌
Puregon	1996.7	37	337252	0.9	303551	0.8	人溶膜促性腺激素	动物细胞
Engerix B	1985.1	38	265488	0.7	268478	0.7	乙肝疫苗	酵母
Pulmozyme	1994.1	39	237178	0.6	256660	0.6	DNA酶	动物细胞
Cerezyme	1998.2	40	238077	0.6	238810	0.6	葡糖脑苷脂酶	动物细胞
Koate	1991.10	41	201118	0.5	228932	0.6	凝血因子Ⅷ	动物细胞
Neutrogin	1991.12	42	219813	0.6	220350	0.5	G-CSF	大肠杆菌
Pediarix	2003.1	43	128582	0.3	193019	0.5	5种疫苗混合物	酵母
INS. Humulin REG.	1982.9	44	188793	0.5	181791	0.5	胰岛素	大肠杆菌
Asellacrin	1988.12	45	177123	0.5	179051	0.4	生长激素	大肠杆菌
Novomix	2002.2	46	105821	0.3	169084	0.4	胰岛素突变体	酵母
Benefix	1997.6	47	153075	0.4	164701	0.4	凝血因子Ⅸ	动物细胞
Xigris	2001.11	48	141337	0.4	155739	0.4	活化的蛋白C	动物细胞
Gran	1991.12	49	154461	0.4	154013	0.4	不详	不详
Forteo	2002.12	50	78253	0.2	152628	0.4	骨质疏松多肽	大肠杆菌
Top50产品			33932252	90.5	36609618	90.7		
其余534种产品			3568208	9.5	3776021	9.3		

表 1-4 2004 年度几种重要治疗性抗体的市场

商品名	销售额/百万美元	年增长率/%	公司	适应证	说明
Rituxan	2965	28	Genentech/Roche	非霍奇金淋巴瘤	anti-CD20 嵌合抗体
Enbrel	2580	61	Amgen/Wyeth	类风湿关节炎;银屑病	TNF-αR-Fc 融合蛋白
Remicade	2145	24	Johnson&Johnson	Crohn's病类风湿关节炎	anti-TNF-α 嵌合抗体
Herceptin	1259	26	Genentech/Roche	乳腺癌	anti-EGF RⅡ人源化抗体
Synagis	942	11	MedImmune	小儿呼吸道合胞病毒	anti-F-protein 人源化抗体
Humira	852	204	Abbott	Crohn's病类风湿关节炎	anti-TNF-α 人源抗体
Avastin①	555	—	Genentech/Roche	结直肠癌	anti-VEGF 人源化抗体
ReoPro	362.8	0	Johnson&Johnson	抗凝	anti-GPⅡb/Ⅲa 嵌合抗体
Erbitux	261	—	Bristol-Myers Squibb	结直肠癌	anti-EGF RⅠ嵌合抗体
Xolair	189	645	Genentech/Roche	中重度持续性哮喘	anti-IgE 人源化抗体
Raptiva	56.3	3921	Genentech/Roche	慢性中重度银屑病	anti-CD11a 人源化抗体
Campath	76	6	Ⅰlex/Genzyme	B细胞慢性淋巴细胞白血病	anti-CD52 人源化抗体

① Avastin 的销售额指 2004 年 2 月 26 日至 2004 年 12 月 31 日的销售额。

据 Pharmaprojecets 数据库显示，2010 年全球总共首次上市新活性物质药物(NAS)43 个(见表 1-5)，其中除 10 个疫苗制品外，抗肿瘤药是最为引人关注的一大领域，其中 10 个新活性物质，针对 8 类肿瘤的治疗；其次是心血管系统药物、消化系统药物和内分泌系统药物，这几类也是目前研发的重点领域之一。

表 1-5　2010 年全球首次上市的新活性物质药物

药品名称	原研企业	适应证	首次上市国家和地区	首次上市日期
fimasartan	Boryung	高血压	韩国	2010 年 1 月 1 日
伊潘立酮(iloperidone)	Titan Pharmaceuticals	精神分裂症	美国	2010 年 1 月 11 日
miriplatin hydate	Dainippon Sumitomo Pharma	肝癌	日本	2010 年 1 月 20 日
Peramivir	BioCryst Pharmaceuticals	流感病毒感染	日本	2010 年 1 月 27 日
普卢卡必利(prucalopride)	Johnson&Johnson	便秘	德国	2010 年 1 月 27 日
Ecallantide	Dyax	遗传性血管性水肿	美国	2010 年 2 月 1 日
米伐木肽(mifamurtide)	Takeda	骨恶性肉瘤	欧盟	2010 年 2 月 1 日
长春氟宁(vinflunine ditartrate)	Pierre Fabre	膀胱癌	英国	2010 年 2 月 25 日
Dalfampridine	Elan	多发性硬化	波多黎各和美国	2010 年 3 月 2 日
胶原酶溶组织梭菌(collagenae *Clostridium histolyticum*)	Auxilium	Daucher 病	美国	2010 年 3 月 4 日
Velaglucerase alfa	Shire	Gaucher 病	美国	2010 年 3 月 9 日
脑膜炎球菌 ACWY 菌苗(meningococcal ACWY vaccine)	Novartis	脑膜炎奈瑟菌感染预防	美国	2010 年 3 月 15 日
13 价肺炎球菌菌苗(13-valent pneumo coccal vaccine)	Pfizer	肺炎球菌感染预防	美国	2010 年 3 月 23 日
amifampridine phosphate	EUSA Pharma	Lambert-Eaton 肌无力综合征	英国	2010 年 4 月 1 日
二盐酸组胺(histamine dihydrochloride)	EpiCept	急性白血病	英国	2010 年 4 月 20 日
Romidepsin	Celgene	T 细胞淋巴癌	美国	2010 年 4 月 29 日
绒促卵泡素 α (corifollitropin alfa)	Merck&Co	女性不孕症	英国	2010 年 5 月 27 日
H1N1 流感疫苗(H1N1 influenza vaccine)	Zydus Cadila	流感病毒感染预防	印度	2010 年 6 月 3 日
Denosumab	Amgen	骨质疏松症	美国	2010 年 6 月 14 日
alogliptin benzoate	Takeda	2 型糖尿病	日本	2010 年 6 月 15 日
AG-1321001	Ahn-Gook Pharmaceutical	咳嗽	韩国	2010 年 6 月 22 日
流感疫苗(influenza vaccine)	Green Cross	流感病毒感染预防	韩国	2010 年 7 月 6 日
H1N1 LAIV 流感疫苗(H1N1 LAIV influenza vaccine)	BioDiem	流感病毒感染预防	印度	2010 年 7 月 12 日
Cabazitaxel	Sanofi-Aventis	前列腺癌	美国	2010 年 7 月 19 日
CreaVax-RCC	CreaGene	肾癌	韩国	2010 年 8 月 11 日
H1N1 流感疫苗(H1N1 influenza vaccine),肌内注射	Serum Institute of India	流感病毒感染预防	印度	2010 年 8 月 15 日
Vitespen	Agenus	肾癌	俄罗斯	2010 年 8 月 15 日
罗氟司特(roflumilast)	Nycomed Pharma	慢性阻塞性肺疾病,哮喘,季节性过敏性鼻炎	德国	2010 年 9 月 1 日
H1N1 流感疫苗(H1N1 influenza vaccine)	ADImmune	流感病毒感染预防	中国台湾	2010 年 9 月 15 日
流感疫苗(influenza vaccine)	Baxter International	流感病毒感染预防	奥地利	2010 年 9 月 29 日
vernakalant hydrochloride	Cardiome	心房纤维颤动	欧盟、冰岛和挪威	2010 年 9 月 29 日

续表

药品名称	原研企业	适应证	首次上市国家和地区	首次上市日期
iron isomaltoside	Pharmacosmos	贫血,铁缺乏症	英国	2010年10月1日
fingolinod hydrochloride	Mitsubishi Tanabe Pharma	复发-缓解型多发性硬化	美国	2010年10月11日
bazedoxifene acetate	Ligand	骨质疏松症	西班牙	2010年10月13日
ianinamivir	Daiichi Sankyo	流感病毒感染	日本	2010年10月19日
H1N1流感疫苗(H1N1 influenza vaccine)	Bharat Biotech	流感病毒感染预防	印度	2010年10月19日
sipulecel-T	Dendreon	前列腺癌	美国	2010年10月28日
eribulin mesylate	Eisai	乳腺癌	美国	2010年11月30日
pegloticase	Mountain View	高尿酸血症	美国	2010年12月1日
地夸索林四钠(diquafosol tetrasodium)	Inspire Pharmaceuticals	干眼症	日本	2010年12月13日
tesamorelin acetate	Theratechnologies	脂肪营养障碍	美国	2010年12月15日
conestat alfa	Pharming	遗传性血管性水肿	丹麦	2010年12月28日
日本脑炎病毒疫苗(Japanese encephalitis virus vaccine)	Boryung	日本脑炎病毒感染预防	德国	2010年12月31日

第三节 生物制品产业的发展趋势

一、生物制品产业发展迅速

21世纪已经进入了生物经济时代，各国纷纷把现代生物技术放在了优先发展的战略地位上，列为国际科技竞争乃至经济竞争的重点，无论美欧、日本等政府均先后出台了有关生物产业发展的中、长期规划以及各种专项发展规划、专项发展计划等政策文件；我国于2012年产业政策集中出台，如《国家战略性新兴产业发展“十二五”规划》、《生物产业发展“十二五”规划》、《医药体制改革“十二五”规划》、《农业科技发展“十二五”规划》、《全国现代农作物种业发展规划(2011-2020)》、《可再生能源发展“十二五”规划》等一批相关规划相继出台，各级地方政府也纷纷把生物产业作为规划和投资重点，力争尽快使其发展成为国民经济和社会发展的重要支柱产业。

由于生物制品行业是现代生物技术发展的先锋行业和重点行业之一，它也是处在现代生物技术发展的第一个浪潮之中，即得到了快速发展的行业。所以，目前已进入了飞速发展期，据IMS Health报告，2010年全球医药市场达8746亿美元，增长率为4.5%，2015年将达到1.1万亿美元，年复合增长率将达3%～6%；据IMS预测，2011～2015年新兴医药市场将以11%～14%的速度增长；生物制品药将由2010年所占市场比重的18%增长到2015年的28%。2009年在全球十大畅销药物排行榜上有5个生物技术产品名列其中，且有逐年增长的趋势。目前，在国际医药市场上有25%的新药是生物制品药，仅抗体类药物就占了近1/3。在美国食品及药物管理局（FDA）批准的26种抗体药物中，有4种药物的销售额超过了40亿美元，这是真正的“重磅炸弹”，超过30亿美元的就有9种G蛋白偶联受体靶向药物，超过20亿美元的就有20种。2010年全球计有6种销售额超过50亿美元的抗体类药物之“重磅炸弹”（包括Remicade、Avastin、Rituxan、Humira、Enbrel、Herceptin）。

我国在2011年底，生物产业实现总产值近2万亿元；生物医药总产值累计16369亿元，年增长24.8%，其中生物制品产业以每年26%的惊人速度在增长。这在全球经济危机的时代，形成了极其鲜明的反差。另外，生物发酵产品产值已突破2500亿元，生物质能源规模达2676万吨标煤，我国已成为了全球第二大非处方药物市场和第三大药品市场，且很快就会超过日本，成为第二大药品市场。这说明我国生物制品产业发展潜力巨大。

二、我国生物制品产业发展的总思路与总目标

1. 总思路

首先，我国的生物医药或生物制品产业要保持以每年26%的速度增长；第二，是要突出自主创新；第三，是要突出我国的核心竞争力，让新药更多、大药更大，平台能够国际化，能够被美国FDA或者OECD认可，要突破关键技术，培育大型企业，这是我们的总思路。

2. 发展目标

第一阶段，到2015年，该战略性新兴产业形成健康发展、协调推进的基本格局，产业创新能力大幅提升，创业、创新环境更加完善，引领带动作用显著增强，国际分工地位明显提高，增加值占国内生产总值的比重从2010年的约4%力争达到8%左右。第二阶段，到2020年，该战略性新兴产业增加值占国内生产总值的比重达到15%左右，吸纳、带动就业能力显著增强。第三阶段，到2030年左右，该战略性新兴产业的整体创新能力和产业发展水平达到世界先进水平，为经济社会可持续发展提供强有力的支持。

在创新药物研发方面，一方面支持全新、创新药物的研发；另一方面大力支持四期临床试验，重点支持10类重大疾病四期临床药物的研发。

三、我国生物制品产业面临的战略机遇和挑战

我国具有自主知识产权的药品和生物制品为数极少，在国际药品和生物制品产业中缺乏竞争力。但是，未来10年，世界原创药专利保护到期高峰即将到来，陆续有大批国家的原创药品将失去专利保护，仿制药领域已经成为全球新的竞争制高点和新的增长点，许多国家纷纷出台了鼓励使用仿制药的政策，促使国际仿制药市场需求不断扩大。欧洲已经提前布局，通过出台生物相似药指导原则，批准一批生物相似药，确立了先发优势。美国对发展生物相似药的严谨态度也开始转变，推出了“2013—2017生物相似药发展计划”，包括生产351种生物相似药。加拿大通过成立仿制药联盟、简化批报程序、鼓励首仿药品等政策措施带动仿制药产业快速发展。这对我国仿制药产业发展是前所未有的机遇，必然将为我国提升人民群众用药水平、参与国际竞争创造良好机会。

四、推进我国生物制品产业发展的举措与特点

1. 提升自主创新能力，建设国家工程研究中心和国家工程实验室

近10年来，国家发展和改革委员会在生物技术和产业领域中建设了30个国家工程研究中心、19个国家工程实验室，还在相关企业集团中认定了153个企业技术中心。在12个国家级生物产业基地建设了包括实验动物、公共测试、中试等在内的32个生物技术公共服务平台。这些大大地提高了生物制品产业的研发水平，提升了自主创新的能力。

2. 促进自主创新成果产业化，实施高技术产业化示范工程

国家发展和改革委员会通过实施高技术产业化示范工程，对涵盖生物医药、生物医学工程、生物疫苗和诊断试剂、生物育种、生物质工程、生物基材料、现代中药等领域的重大科技成果产业化予以重点扶持，在国家投资的引导下，吸引社会投资近900亿元，支持了1000多项生物高技术产业化项目。生物领域高技术产业化专项的实施，对引导产业发展方向、促进拥有自主知识产权的科技成果产业化、促进产学研结合、引导社会资金投向对推动生物制品行业技术进步发挥了积极作用。

3. 投资与金融资本运作力度加大，促进了生物制品行业发展

为促进生物制品行业发展和创新药物战略方面发展，“十一五”时期，国家投资66亿元，配套200亿元；“十二五”时期，国家下拨100亿元，配套300亿元，这是基本的投资保证。在“十一五”时期和“十二五”时期国家科技计划中，围绕着许多重大新药创制以及肝炎、艾滋病等重大传染病防治课题及国家863、973重大专项等，投资斐然，截止2011年底，国家已设立了14支生物产业创投资金，一批创投公司、私募基金投向了生物制品产业(包括医药企业)，从1999年以来，在国家发展和改革委员会的平台建设和国家投资的引导下，吸引了社会投资近900亿元，其中相当大的部分用于支持生物制品行业的项目，这就大大地激发了企业的创新和创业活力。这几年来，国家商业银行对中、小企业(包括生物制品行业)加大了借贷投资倾斜力度，对行业发展均起到了促进作用。

4. 促进集聚发展，推动了生物制品行业的发展

生物制品行业属现代生物产业，是知识高度密集的产业，集聚化发展态势需要不断加强。2010年国务院发布了《关于加快培育和发展战略性新兴产业的决定》，提出要促进生物产业基地向专业化、特色化、集群化方向发展。国家发展和改革委员会共授牌了22个国家生物产业基地，这些基地的产值占全国的60%以上，这批基地目前是我国生物产业发展的主要集聚区，产业集聚效应明显，其中长江三角洲地区是我国生物产业最大的聚集区，围绕上海、杭州等基地逐步形成了产业链，是下游配套较好的产业集群；珠江三角洲地区围绕广州、深圳等基地形成了商业网络发达的产业集群，环渤海地区生物科技力量雄厚，各省市医药产业链和价值链方面具有较强的互补性，围绕北京、天津等基地形成了创新能力最强的产业集群，中西部和东北地区利用当地动植物资源丰富的优势，迅速发展，现代中药产业和生物农业，生物产业兼具知识经济和循环经济的特征，具有产业集聚发展的鲜明趋势。生物产业集群化的目的是以营造良好的创新创业环境为重点，以形成具有高水平研究开发能力和大规模生产能力为目标，促进生物企业、大学、科研院所以及相关中介机构集聚，形成从基础研究、应用开发到生产制造的技术链和上下游相互配套、相互支撑的产业链，加速知识创造、扩散，培育生物产业增长点，鼓励与生物产业相关的企业、人才、资金等向生物产业基地集聚，促进生物产业基地向专业化、特色化、集群化方向发展，形成比较完善的产业链。

5. 企业并购依然活跃，开始形成全产业链

2011年，《关于加快医药行业结构调整的指导意见》新版药品生产质量管理规范(GMP)开始实施，生物产业集中度因此延续了2010年积极变化的信号，得到了进一步优化。2011年医药企业兼并重组活跃，已披露并购案例103起，交易金额23.26亿美元，百亿元企业达到14家，上海医药工业研究院、国家(上海)新药安全评价研究中心等6家国内知名的科研与产业化机构进行整合，成立了中国医药工业研究总院，标志着我国本土大型企业开始进行全产业链布局。生物制造领域呈现出以大成集团、中粮集团、西王集团、梅花集团、英轩集团等百亿元大型企业为主导的格局，主要以产品集中度达到50%以上、部分产品集中度达到85%。

6. 产业外延不断扩展

一是从研发到终端产品的专业化分工越来越细，产业链条不断延伸完善，出现了药明康德等百亿元企业，以生物基有机醇、有机烃、生物基材料、化工中间体等大宗或高值化学品为代表的新增长点也在形成。二是新技术引发新业态，如干细胞技术应用为神经退行性疾病、遗传性疾病等疑难病症的治疗，快速基因测序、功能基因组研究加速了精确诊断、快速诊断和治疗一体化的新型诊疗模式发展。三是传统诊断技术向分子诊断技术的转变，生物技术与计算机、成像、网络、移动通信等新技术融合，正在改变疾病的诊疗模式并加快个体化医疗的发展。

如上所述，政府引导融技术、人才、资金为一体，这就促进了本行业的企业高新技术创新

特色，规模化、国际化、集群化特点，以应对本行业的国际化战略竞争。

五、重点发展方向

1. 抗体与靶向治疗药物

如前所述，目前在全球的医药行业中发展速度最快的就是现代生物药物，而创新药物中所占比例最大的也是现代生物药，其中的抗体药物则独占鳌头，占了1/3的比例。2010年，全球超过50亿美元年销售额的抗体类“重磅炸弹”药物计达6种，仅美国FDA批准的抗体药物中有四种超过了40亿美元，在G蛋白偶联受体靶向药物中，年销售额超过20亿～30亿美元的就有20多种。

抗体类药物除抗感染、抗肿瘤外，在抗器官移植的排斥作用、抗血栓形成，解毒、自身免疫病等防治中有着广泛的应用。足见这类重磅炸弹药物的研发潜力与空间巨大，遗憾的是，我国目前尚无一个这类成功的重磅炸弹药物。希望我国加大此方面的研发力度，争取早出硕果。目前这类药物的研发重点是各类单抗药、双功能抗体药、G蛋白偶联受体的靶向药物（即生物导弹）以及小分子抗体或基因工程抗体等。

2. 疫苗类

由于疫苗从传统的传染病预防已扩展到了关节炎、癌症、心血管疾病、糖尿病、胃肠道疾病、高血压、肾病、肥胖症、气管炎和哮喘等各领域疾病的预防和治疗性疫苗，所以近年来疫苗是生物制品中的一支新的生力军。目前全球疫苗市场规模已超过220多亿美元，仅我国就达16亿美元，占7%。而且其发展潜力很大，“十一五”以来，我国疫苗行业取得了很大进展，无论是在创新疫苗的种类、疫苗的质量、生产数量和市场占有的规模等方面，均有了很明显的成果。多种创新疫苗获准上市，3种乙肝治疗疫苗已进入临床试验，受到了国际同行和WHO的高度认可。

疫苗类的近期重点研究方向为基因工程疫苗、核酸疫苗，重点发展的为成人疫苗、多联多价疫苗。目前尚无可用疫苗的传染病、新发和突发传染病疫苗、治疗疫苗（如抗端粒酶疫苗、抗前列腺癌的基于自体细胞回输的细胞治疗性疫苗、乙肝治疗性疫苗）等。

3. 各种重组细胞因子、重组激素、血液制品

多种重组细胞因子如白细胞介素、多重集落刺激因子、趋化因子、促红细胞生成素、肿瘤坏死因子、干扰素、生长因子、转化生长因子等对肿瘤治疗、贫血病和抗感染等多种疑难病均有作用。所以，近年来是国际研发的热点，这类高技术药绝大多数是美国研发FDA批准上市，我国只有α-1b干扰素等少数自主知识产权的制品上市。这是今后重点研发的方向之一。胰岛素等重组激素时常需求量较大，产量也在逐年提升。

血液中的各种分离血细胞、血浆白蛋白、免疫球蛋白、补体蛋白、凝血蛋白、tPA、蛋白酶抑制剂等，在医药市场中也是应用很广泛，且供不应求，需求量与生产量也在逐年增加。

4. 诊断试剂与试剂盒

随着体外诊断（IVD）和转化医疗（TM）的兴起与发展，目前全球IVD市场实际已接近500亿美元，随之应运而生的免疫、临床化学、分子诊断、血液分析、尿液分析、微生物、血凝、组织配型、流式细胞、即时检验或床旁检验（point of care testing，POCT）-血糖、POCT-心肌等检验，所需的各种诊断试剂、试纸、试剂盒已经可形成产业化。如目前我国每年临床化学市场约计40亿元，化学发光免疫分析、酶联免疫分析市场约计60亿元，微生物检测市场约10亿元。全球分子诊断市场达40亿美元，POCT市场约130亿美元。

5. 氨基酸、抗生素、药物制剂

随着酶工业的发展，对传统产业的提升，我国的氨基酸产业总产值已达322万吨（包括几

种药用氨基酸)，稳居世界第一位；我国的抗生素生产，如青霉素、头孢类产量最大，在国际市场上占有一定份额；人源性、动物源性、植物源性的生物制品市场需求在增加，尤其以中药材的提取活性成分为先导化合物创制新药投入较少，成功率较高，风险低，可成为新药创制的重要来源。

6. 特殊新型生物制品

如 RNAi、Stem Cell、基因治疗、组织工程、生物芯片、生物信息等，正在兴起，已经进入研究的热点，相信在不远的将来可能会有较好的开发应用前景。

参考文献

[1] Bernard Guilhon. The Dynamics Of Knowledge in the Pharmaceutical Industry. A Microeconomic Illustration，Paper to the conference On National Innovation Systems. Industrial Dynamics and Innovation Policy.

[2] Biotechnology Industry Organization. Biotechnology——A New Link To Hope，2003.

[3] Brekke O H，Sandlie I. Therapeutic antibodies for human diseases at the dawn of the twenty first century. Nature Reviews Drug Discovery，2003，2：52-62.

[4] Donoghue M，Hsieh F，et al. A novel angiotensin-converting enzyme-related carboxypeptidase(ACE2)converts angiotensin I to angiotensin l-9. Circulation Research，2000，87：E1-E9.

[5] Goldstein J Burgers，Chips，et al. Great Issues for Medicine in the Twenty first Century. Annals New York Academy of Sciences，1999，1882：9-21.

[6] Green L L. Antibody engineering via genetic engineering of the mouse：XenoMouse strains are a vehicle for the facile generation of therapeutic human monoclonal antibodies. J Immunol Methods，1999，231：11-23.

[7] Herrera S. Biogenenics standoff. Nature Biotechnology，2004，22(11)：1343-1346.

[8] Holmer A F. 371 Biotechnology medicines in testing promise to bolster the arsenal against disease. 2002 Survey：New medicines in development，2003.

[9] Htising B，Btihrlen B，et al. Human Tissue Engineered Products -Today' s Markets and Future Prospects，2003，4：28.

[10] Hu Xianwen，Xiao Chengzu，et al. Pilot production of u-PA with porous microcarrier cell culture. Cytotechnology，2000，33(143)：13-19.

[11] Hudson P J，Souriau C. Engineered antibodies. Nature Medicine，2003，9(1)：129-134.

[12] Internal Co-ordination Group for Biotechnology(ICGB). Responding to the Request of the G8 Heads of State and Government. Biotechnology Update，2000，7.

[13] Jacqueline Senker，Orietta Marsili. Literature Review for European Biotechnology Innovation Systems (EBIS). EC TSER Project (SOEl-CT98-1117).

[14] Johnson I S. The trials and tribulations of producing the first genetically engineered drug. Nature Reviews Drug Discovery，2003，2：747-751.

[15] Jones P T，Dear P H，et al. Replacing the complementarity determining regions in a human antibody with those from a mouse. Nature，1986，321：522-525.

[16] Kretzmer G. Industrial processes with animal cells. Appl Microbiol Biotechnol，2002，59：135-142.

[17] Iain M Cockburn，Rebecca Henderson，et al. The Diffusion Of Science Driven Drug Discovery：Organizational Change In Pharmaceutical Research. NBER Working Paper，7359.

[18] Lawrence M Rausch. International Patenting Trends In Biotechnology：Genetic Engineering，Division of Science Resources Studies. ISSUEBRIEF，1999，6.

[19] Liptrot C. High content screening-from cells to data to knowledge. Drug Discov Today，2001，6(16)：832-834.

[20] Lynne G Zucker，Michael R Darby，et al. Intellectual Capital and the Birth Of U S Biotechnology Enterprises. NBER working Paper，4653.

[21] Martin Fransman. Biotechnology：Generation，Diffusion and Policy-An Interpretive Survey. UNU/INTECH Working Paper，No. 1.

[22] Minoru Kanehisa. Post-Genome Informatics. Oxford University Press，2001，25(4)：425-426.

[23] Minoru kanehisa. Post-Genome Informatics. OXFORD University press，UK，2002.
[24] Fire A Z，et al. Inducible systemic RNA silencing in Caenorhabditis elegans. Mol Bio Cell，2003，14(7)：2972-2983.
[25] Smithies O，et al. Gene Targeting in Nice：Functional Analysis of the Mammalian Genome for the Twenty-first Centary. Nature Rev Genet，2005，6(6)：507-512.
[26] Yamanaka S，et al. Induction of Pluripotent Stem cells from Mouse Embryonic and Adult Fibroblast Cultures by Defined Factors. Cell，2006，126(4)：663-676.
[27] Yamanaka S，Nakao K，et al. Induction and Enhancement of Cardiac Cell Differentiation from Mouse and Human Induced Plurpotent Stem Cell With Cyclosporin-A. PloS one，2011，6(2)：e16734.
[28] Yamanaka S，Oshmura M，et al. Complete Genetic Correction of IPS Cell from Duchenne Muscular Dystrophy. Mol Ther，2010，18(2)：386-393.
[29] Zhao K，Ping W，et al. Screening and Breeding of High Taxol producing Fungi by Genome Shuffling. Science in China Series C：life Sciences，2008，51(3)：222-231.
[30] Wilfried Weber，Martin Fussenegger. Emerging biomedical applications of synthetic biology Nat Rev. Genet，2012，13：21-35.
[31] Thomas Vogl，Franz S Hartner，et al. New opportunities by synthetic biology for biopharmaceutical production in Pichia pastoris. Current Opinion in Biotechnology，2013，24：1-8.
[32] Kaleb M Pauley，Seunghee Cha. RNAi Therapeutics in Autoimmune Disease. Pharmaceuticals，2013. 6：287-294.
[33] Lisa Timmons，Hiroaki Tabara，et al. Inducible Systemic RNA Silencing in Caenorhabditis elegans. Molecular Biology of the Cell，2003，14：2972-2983.
[34] Leonard Both，Ashley C Banyard，et al. Monoclonal antibodies for prophylactic and therapeutic use against viral infections. Vaccine，2013，31(12)：1553-1559.
[35] 曹军卫，马辉文．微生物工程．北京：科学出版社，2002.
[36] 岑沛霖、蔡谨．工业微生物学．北京：化学工业出版社，2001.
[37] 岑沛霖主编．生物工程导论．北京：化学工业出版社，2004.
[38] 陈朝晖．1976—2003年美国中医药专利申请．中国中医药信息杂志，2004，11(3)：276-277.
[39] 陈坚，李寅．发酵过程优化原理与实践．北京：化学工业出版社，2002.
[40] 陈来同．生物化学产品制备技术．北京：科学技术文献出版社，2004.
[41] 陈竺，强伯勤等．基因组科学与人类疾病．北京：科学出版社，2002.
[42] 储炬，李友荣．现代工业发酵调控学．北京：化学工业出版社，2003.
[43] 崔大付，陈翔．生物传感器的研究与发展．电子产品世界，2003，1：55-57.
[44] 董志伟．抗体工程．第2版．北京：北京医科大学出版社，2002.
[45] 冯德荣．生物传感器的开发和应用进展．生物工程进展，1996，16(3)：13-15.
[46] 顾健人．基因治疗．北京：科学出版社，2001.
[47] 贺小贤主编．生物工艺原理．北京：化学工业出版社，2003.
[48] 郭晓珍，周增垣．对我国中药产业发展现状与趋势的分析．卫生软科学，2004，3：145-147.
[49] 郭勇．生物技术制药．北京：中国轻工业出版社，2001.
[50] 国家发改委高技术产业司，中国生物工程学会等．中国生物技术产业发展报告．北京：化学工业出版社，2003.
[51] 国家经济贸易委员会．国家级化学医药与制剂产品开发指南．1998，2000，2002.
[52] 国家经济贸易委员会医药工业信息中心站．医药科技发展资料汇编．2002.
[53] 国家医药管理局科学技术情报研究所．2000年医药工业发展规划基础资料．
[54] 胡显文，肖成祖．细胞工程在生物制药工业中的地位．生物技术通讯，2001，12(2)：117-122.
[55] 黄大昉，苏敏．药品微生物基因工程．北京：科学出版社，2002.
[56] 技术预测与国家关键技术选择课题组．国家技术前瞻报告．北京：科技文献出版社，2003.
[57] 姜平．兽医生物制品学．北京：中国农业出版社，2004.
[58] 焦瑞身主编．微生物工程．北京：化学工业出版社，2003.
[59] 科技部中国生物工程开发中心等．迈向21世纪生物产业．北京：学苑出版社，1999.
[60] 李建华．现代生物产业发展模式初探．经济管理，2000，11.
[61] 李津，俞泳霆等．生物制药设备和分离纯化技术．北京：化学工业出版社，2003.
[62] 林建平．小生命大奉献——微生物工程．杭州：浙江大学出版社，2002.

[63] 刘国诠．生物工程下游技术、第 2 版．北京：化学工业出版社，2003.
[64] 伦世仪．生化工程．北京：中国轻工业出版社：1993.
[65] 马大龙主编．生物技术药物．北京：科学出版社，2001.
[66] 马立人，蒋中华．生物芯片．北京：化学工业出版社，2000.
[67] 马述忠，黄祖辉．关于生物技术发展的若干思考．中国软思考，2001，8.
[68] 马绪荣，苏德模．药品微生物学检验手册．北京：科学出版社，2001.
[69] 毛忠贵．生物工程下游技术．北京：中国轻工业出版社，1999.
[70] 梅乐和，姚善泾等．生化生产工艺学．北京：科学出版社，2001.
[71] 宋思扬，楼士林．生物技术概论．北京：科学出版社，1998.
[72] 王宏广主编．2002 中国生物技术发展报告．北京：中国农业出版社，2003.
[73] 王军志．生物技术药物的研究开发和质量控制．北京：科学出版社，2002.
[74] 魏尔清．药理学前沿——信号、蛋白因子、基因与现代药理．北京：科学出版社，1999.
[75] 吴芳芳．浅谈中药产业存在的问题和 21 世纪面临的挑战．中医药信息，2003，5：61-62。
[76] 熊宗贵．发酵工艺原理．北京：中国医药科技出版社，2001.
[77] 熊宗贵．生物技术制药．北京：高等教育出版社，2005.
[78] 胥彬，许建华．抗癌药物与肿瘤化学治疗进展．北京：科学出版社，2001.
[79] 杨晓，黄培堂等．基因打靶技术．北京：科学出版社，2003.
[80] 杨晓耘．我国中药产业市场结构分析．中药研究与信息，2004，6(1)：31-33.
[81] 尹光琳，战立克等．发酵工业全书．北京：中国医药科技出版社，1992.
[82] 俞俊棠．新编生物工艺学．北京：化学工业出版社，2003.
[83] 张蓓编著．代谢工程．天津：天津大学出版社，2003.
[84] 张惠展编著．基因工程概论．上海：华东理工大学出版社，2003.
[85] 张延龄，张晖主编．疫苗学．北京：科学出版社，2004.
[86] 赵学明．搅拌生物反应器的结构模型、放大及搅拌器改型．化学反应工程与工艺，1996，12(1)：80-90.
[87] 甄永苏．抗体工程药物．北京：化学工业出版社，2002.
[88] 中国大百科全书总编辑委员会生物学编辑委员会．中国大百科全书．生物学 I．北京：中国大百科全书出版社，1991.
[89] 国家发展和改革委员会高技术产业园，中国生物工程学会．中国生物产业发展报告(2003)．北京：化学工业出版社，2004.
[90] 国家发展和改革委员会高技术产业园，中国生物工程学会．中国生物产业发展报告(2004)．北京：化学工业出版社，2005.
[91] 国家发展和改革委员会高技术产业园，中国生物工程学会．中国生物产业发展报告(2005)．北京：化学工业出版社，2006.
[92] 国家发展和改革委员会高技术产业园，中国生物工程学会．中国生物产业发展报告(2009)．北京：化学工业出版社，2010.
[93] 国家发展和改革委员会高技术产业园，中国生物工程学会．中国生物产业发展报告(2010)．北京：化学工业出版社，2011.
[94] 国家发展和改革委员会高技术产业园，中国生物工程学会．中国生物产业发展报告(2011)．北京：化学工业出版社，2012.
[95] 中国科学院生命科学与生物技术局编著．2010 工业生物技术发展报告．北京：科学出版社，2010.
[96] 中国科学院生命科学与生物技术局编著．2011 工业生物技术发展报告．北京：科学出版社，2011.
[97] 孙剑秋，周东坡等．树状多节孢的双亲天活原生质体融合．菌物系统，2002，21(3)：430-436.
[98] 刘晓兰，周东坡等．树状多节孢发酵生产紫杉醇工艺条件的初步研究．菌物系统，2002，21(2)：246-251.
[99] 周东坡，平文祥等．中国发明专利．紫杉醇基因组重排菌株 HDFS4～26 及紫杉醇高产菌株的选育方法．专利授权号：ZL200810064048.

第二章　生物技术与生物制品的国内外研究进展

第一节　世界各国生物技术与生物制品发展的总特点

20 世纪 70 年代出现的基因工程和单克隆抗体技术孕育和启动了现代生物技术，20 世纪 90 年代启动的人类基因组计划又大大地扩展了现代生物技术，21 世纪开展的人类后基因组计划与人类蛋白质组计划和系统生物学，推动了生物技术及其产业的发展，并成为了高新技术的支柱产业。1982 年重组人胰岛素批准上市是医药生物技术产业崛起的标志，至今医药生物技术产品的市场占生物技术市场的 70%以上，占药物市场的 9%，已经有基于 48 个重组蛋白的 100 多种药物批准上市，500 余种药物正处于临床试验，至 2010 年世界生物技术药物和疫苗市场已由 2000 年的 600 亿美元增加到 1400 多亿美元。基因组学、系统生物学、细胞工程开拓和推动着医药生物技术新的生长点的产业化，基因治疗、生物导弹药物、基因诊断等都将逐步形成产业化。生物经济即将发展成为 21 世纪的支柱经济。

一、基础研究不断深入

1953 年，美国的 Watson 和英国的 Crick 共同提出了生命基本物质 DNA 的双螺旋结构模型，这项 20 世纪生命科学的重大发现揭开了生命科学划时代的一页。这之后的 20 年，重组 DNA 技术的创建，使得人们可以对不同生物的基因在体外进行剪切、拼接、重新组合成新的遗传物质，再通过适宜的载体转入到微生物或动植物细胞内，生产出人类所需要的物质或创造出新的生物，也可以对人类的遗传疾病进行治疗。这一技术的建立，促成了一个新兴领域的诞生，这就是基因工程，这是科学技术史上的一个新的里程碑。从此，人类摆脱了只能利用自然界生物体与生俱来的遗传性的情况，进入了可以自由构建具有人们所希望的遗传性状的新生物体的时代。

此后，以遗传工程为核心的生物技术产业迅速发展起来。遗传工程学的发展是 20 世纪生命科学界最大的成就之一。在 21 世纪的今天，遗传工程学的发展更使得我们有可能在这一世纪改写人类物种演化的过程。广义的遗传工程包括：①细胞工程(cellular engineering)，通过细胞融合(cell fusion)即细胞杂交(cell hybridization)来探索遗传变化或通过细胞器的转移来研究其功能。②染色体工程(chromosomal engineering)，即分离提取某一染色体或某一段染色体，然后将其转移至另一细胞来分析其遗传效应，或通过染色体的附加系、三体、多倍体等进行遗传育种。③基因工程(genetic engineering)，是建立在分子遗传学理论基础之上，以控制性状遗传的基因为操作对象，按照预先的构想，在严格控制条件下完成基因转移，达到改造遗传性目的的过程。

在基础研究方面，新基因的克隆和基因表达调控的研究也已全面展开。以 DNA、RNA 和蛋白质为轴心的分子生物学理论和技术两大体系已基本完成，Crick 提出的生物学的中心法则所体现的遗传信息的转移规律，奠定了遗传工程的理论基础；有关基因表达的各种研究结果，尤其是 Baltimor 和 Temin 等发现了反转录酶，又丰富和发展了中心法则。在重组 DNA 技术出现的同时，DNA 转化和测序也得到应用，所有这些研究成果的综合应用，开创了生命科学的一个新时代，使生物各学科都进入了分子生物学时代。利用生物技术和自动化药物筛选技术能有效地研制出对付各种“不治之症”的新药，它正吸引和激励着越来越多的科学家进行医药生物技术的基础和应用研究。

人类基因组的研究也是近几年重要的基础研究，其目的就是要定位所有的基因和测定它们的核苷酸序列。已知人类基因组有 3 万～4 万个左右的基因、30 亿个核苷酸对，完成这项研究是一项空前浩大的工程，它的实施对人类了解自身和医学发展有着划时代的意义。大多数生物的基因是在基因组中，基因的复制、传递、转录、表达、重组和变异都是在基因组中完成的，通过基因组的研究，最终可以阐明生命现象的奥秘。从 1990 年开始，预期 15 年、计划耗资 30 亿美元的人类基因组研究计划，经多国学者的共同努力，至 2000 年 6 月已经提前 5 年完成。这充分说明基因组序列所提供的生物学信息是非常重要的，并且是常规分子生物学研究无法取得的。基因组的研究也开始对医学生物学产生巨大影响：与人类疾病相关的基因约有 5000 个，其中一些重要的遗传病基因已经被分离测序；另一些常见病，如乳腺癌、结肠癌、高血压、糖尿病和阿尔茨海默病症等涉及遗传倾向的基因也被精确地定位在染色体图谱上。现代科学证实，人类所有疾病都能在基因水平上找到原因，据报道，目前已有 1500 个相关基因被分离和确认，其中帕金森症的基因已定位在第 4 号染色体的长臂上一个大约有 100 个基因的基因组内。在这个基因组中，还有一个控制 α-共核蛋白的合成并与早老性痴呆症有关的基因。可以预测，随着大量的与人类健康有关的基因的定位、鉴定和分离，遗传诊断、遗传修饰和基因治疗都将成为现实。人类基因组和其他生物基因组提供的生物学信息不断促进新药开发、动植物改良、工业微生物育种、环境保护和工业生产各个领域开拓新的有应用价值的基因。在人类基因组研究计划中，自动化和计算机技术的应用，使得可以在一周内分析 3 万个 cDNA 克隆。美国人类基因组科学公司(HGS)声称，它们已经分离和鉴定了几乎所有的人类基因，并开始以此为基础开发新药，很有希望在不久的将来发展成为世界最大的生物制药企业之一，这些都为医学新纪元的到来奠定了基础。基因组学的发展已经改变了生物技术商品化的内涵，基因本身已经成为具有重要商业价值的高技术产品。一个重要基因的专利转让费可达数千万美元，并在美国相继出现了基因测序公司、基因克隆公司，其影响与规模不亚于基因工程产业。

20 世纪 70 年代科学家们在生命科学领域创造的另一项对人类生活和经济生活具有深刻影响的技术是淋巴细胞杂交瘤技术。淋巴细胞杂交瘤技术，是将可以分泌单一抗体的淋巴细胞与可以无限增殖的骨髓瘤细胞融合，获得兼具两种细胞特性的杂交细胞。这种细胞可以大量增殖并产生纯一的抗体，即所谓的单克隆抗体。单抗给人类以及畜禽疾病的诊断和治疗提供了一种新的手段。这一技术被誉为免疫学上的一次重大革命，是一种重要的细胞工程技术。随后又深入研究了鼠单抗的人源化和基因工程抗体(第三代抗体)。

20 世纪 70 年代以来还相继发展起来了一些其他的相关技术，即酶或细胞固定化技术、细胞原生质体融合技术、细胞大规模培养技术、生物反应器技术、植物快速繁殖技术、动植物转基因技术、蛋白质工程技术、动物胚胎工程技术、动植物生物反应器技术、动物克隆技术、基因组测序分析技术、基因治疗技术、DNA 扩增技术和生物芯片技术等一系列先进技术，形成了一个全新的现代生物技术群。

现代生物技术发展至今不过 30 多年，其应用已经遍及生物医药、农业食品、生物化工、生物环保、生物能源、海洋生物开发等各个领域，显示了它对解决人类所面临的粮食、健康、计划生育、资源、能源和环境等重大问题上的巨大作用。一个全球性的现代生物技术产业正在蓬勃发展，并且被公认为 21 世纪最重要的产业之一。

二、新产品不断出现

近十几年来，生物技术在新型生物药剂与生物制品开发中的应用，取得了颇有成效的进步，特别是基因工程技术的应用，使生物技术药物品种不断增多。自 20 世纪 80 年代以来，仅美国和日本开发的生物新技术、新药物就达到了 200 多种，其中大多是重组蛋白质类药物和重组 DNA 类药物。美国已经有 50 多种生物药物、疫苗和生物制剂投放市场，还有 500 多种生物制品正在临床试验阶段。美国已经批准上市的部分基因工程药物见表 2-1。

在世界范围内，用途最广的生物制品主要有几大类，即基因工程疫苗、各类抗体、激素、诊治试剂盒和细胞因子。其中销路最好的药物有干扰素、白细胞介素、乙型肝炎疫苗、集落刺激因子、红细胞生成素以及肿瘤坏死因子等。有的已经广泛用于医疗卫生工作中，如基因工程乙型肝炎疫苗用于乙肝的预防和治疗，取得了很好的效果；基因工程干扰素和白细胞介素-2 在治疗多发性硬化症、肿瘤和病毒性传染病方面也取得了很好的疗效。集落刺激因子、红细胞生成素和肿瘤坏死因子等基因工程制品正在进行临床疗效观察。大量资料表明，这些生物制品在临床治疗上有很大的潜力，可以成为对人类威胁较大的某些顽症的新克星。

表 2-1　至 2004 年年底美国 FDA 已批准上市的生物制品

药物	商品名	公司	首次批准时间	适应证
大肠杆菌表达产品				
多肽(polypeptides)				
Teriparatide，甲状旁腺激素 1-34	Forteo	Eli Lilly	2002. 11	骨质疏松
Ncsiritide，利尿钠肽，hBNP	Natrecor	Scios	2001. 8	充血性心力衰竭
激素(hormones)				
human somatropin，人生长激素	Bio Tropin	Biotech General	1995. 5	矮小症
	Geno Tropin	Pharmacia	1995. 8	
	Humatrope	Eli Lilly	1996. 8	
	Norditropin	Novo Nordisk	1995. 5	
	Nutropin Depot	Genentech	1999. 12	
	Nutropin AQ	Genentech	1993. 11	
	Protropin	Genentech	1985. 10	
	Somavert(PEG 化)	Nektar/Pfizer	2003. 3	肢端肥大症
human insulin，胰岛素	Humulin	Eli Liilly	1982. 10	糖尿病
insulin lispro，胰岛素突变体	Humalog	Eli Liilly	1996. 6	糖尿病
	Humalog Mix75/25	Eli Liilly	1996. 6	糖尿病
insulin glargine，胰岛素突变体	Lantus	Sanofi-aventis	2000. 4	糖尿病
insulin glulisine，胰岛素突变体	Apidra	Sanofi-aventis	2004. 4	糖尿病
酶(enzymes)				
Reteplase，tPA 突变体	Retavase	Centocor	1996. 10	急性心肌梗死
细胞因子(cytokines)				
rhG-CSF，粒细胞集落刺激因子	Neupogen	Amgen	1991. 2	白细胞减少
	Neulasta(PEG 化)	Amgen	2002. 1	
rh IL-1Ra，IL-1 拮抗剂	Kineret	Amgen	2001. 11	类风湿关节炎
interleukin eleven，IL-11	Neumega	Wyeth	1997. 11	血小板减少
interleukin two，IL-2	Proleukin	Chiron	1992. 5	肾瘤、黑色素瘤
interferon α2a，干扰素 α2a	Roferon-A	Hoffmann-La Roche	1986. 6	乙肝、丙肝、白血病、Kaposi's 肉瘤等
	Pegasys(PEG 化)	Roche/Nektar	2002. 10	
interferon α2b，干扰素 α2b	Intron A	Schering-Plough	1986. 6	乙肝、丙肝、非甲非乙型肝炎、白血病、Kaposi's 肉瘤等
	PEG-Intron(PEG 化)	Enzon/Schering-Plough	2001. 8	
	Rebetron(联合病毒唑)	Schering-Plough	1998. 6	

续表

药物	商品名	公司	首次批准时间	适应证
interferonβ1b,干扰素 β1b	Betaseron	Berlex/Chiron	1993.8	多发性硬皮病
interferonγ1b,干扰素 γ1b	Actimmune	InterMune	1990.12	慢性肉芽肿病；重度恶性骨骼石化症
KGF,角化细胞生长因子	Kepivance	Amgen	2004.12	血癌化疗引发的重度口腔黏膜炎
疫苗(vaccine)				
OspA lipoprotein,OspA 脂蛋白	LYMErix	GlaxoSmithKline	1998.12	预防莱姆病
其他				
denileukin diftitox,白喉毒素-IL2 融合蛋白	Ontak	Ligand Pharmaceuticals	1999.2	T 细胞淋巴瘤
酵母表达的产品				
多肽(polypeptides)				
Glucagon,胰高血糖素	GlucaGen	Novo Nordisk	1998.6	低血糖症
激素(hormones)				
human insulin,胰岛素	Novolin Novolin L Novolin N Novolin R Novolin 70/30 Velosulin	Novo Nordisk Novo Nordisk Novo Nordisk Novo Nordisk Novo Nordisk Novo Nordisk	1982.10 1991.6 1991.7 1991.6 1991.6 1999.7	糖尿病
insulin aspart,胰岛素突变体	Novolog	Novo Nordisk	2000.5	糖尿病
酶(enzymes)				
Rasburicase,尿酸水解酶	Elitek	Sanofi-Synthelabo	2002.7	血浆尿酸症
细胞因子(cytokines)				
rhGM-SCF	Leukine (sargarmostim)	Berlex Laboratories	1991.3	自体骨髓移植；急性髓性白血病化疗引起的白细胞中毒
rhPDGF-BB,血小板衍生生长因子	Regranex Gel (gel be-caplermin)	Chiron	1997.12	糖尿病足溃疡
疫苗(vaccine)				
hepatitis Bviccine,乙肝疫苗	Engerix-B Recombivax-HB	GlaxoSmithKline Merck	1989.9 1986.7	预防乙肝
其他				
Lepirudin,水蛭素	Refludan	Berlex Laboratories	1998.3	抗凝血,栓塞
哺乳动物细胞表达的产品(商品名后括号中为宿主细胞)				
激素(hormones)				
human somatropin,人生长激素	Saizen(Mouse C127) Zorbtive(Mouse C127)	Serono S. A. Serono S. A.	1996.10 1996.8	矮小症
follitropin beta,促滤泡素-β	Follistim(CHO)	Akzo Nobel	1997.9	不孕症
follitropin alfa,促滤泡素-α	Gonal-F(CHO)	Serono S. A.	1998.9	不孕症
human chorionic 人绒毛膜促性腺激素	Ovidrel	Serono S. A.	2000.9	不孕症
thyrotropin alfa,促甲状腺素	Thyrogen(CHO)	Genzyme	1998.12	血清甲状腺球蛋白测试
Lutropin alfa,促黄体素	Luveris(CHO)	Serono	2004.10	不孕症

续表

药物	商品名	公司	首次批准时间	适应证
酶(enzymes)				
alteplase,tPA	Ativase(CHO)	Genentech	1987.11	急性心肌梗死；肺栓塞，急性脑中风
urokinase,尿激酶	Abbokinase(胎肾细胞培养)	Abbott	2002.10	肺栓塞
Laronidase,黏多糖-α-L-艾杜糖醛酸水解酶	Aldurazyme(CHO)	Genzyme	2003.4	黏多糖贮积病
Imiglucerase,葡萄糖苷脂酶	Cerezyme(CHO)	Genzyme	1994.5	Gaucher's 病
Algasidase beta,半乳糖苷酶-β	Fabrazyme(CHO)	Genzyme	2003.4	Fabry's 病
dornase(alfa),DNA 酶	Pulmozyme(CHO)	Genentech	1993.12	囊性纤维化
Tenecteplase,tPA 突变体	TNKase(CHO)	Genentech	2000.6	急性心肌梗死
凝血因子(blood clotting factors)				
凝血因子Ⅶa	NovoSeven(BHK)	Novo Nordisk	1999.3	血友病 A 或 B
凝血因子Ⅸ	BeneFix(CHO)	Wyeth	1997.2	血友病 B
凝血因子Ⅷ	Bioclate	Aventis Behring	1993.12	血友病 A
凝血因子Ⅷ	Helixate(BHK) Kogenate FS(BHK)	Aventis Behring Bayer	1994.2 1989.9	血友病 A
凝血因子Ⅷ	Recombinate rAHF(CHO)	Baxter Healthcare	1992.2	血友病 A
凝血因子Ⅷ	ReFacto(CHO)	Wyeth	2000.3	血友病 A
细胞因子(cytokines)				
interferon αn3,干扰素 αn3	Alferon(人白细胞培养与诱导)	Interferon Sciences	1989.10	生殖器疱疹
interferon αn1,干扰素 αn1	Wellferon(人类淋巴母细胞培养与诱导)	Glaxo Smith Kline	1993.3	丙肝
interferonβ1α,干扰素 β1α	Avonex(CHO) Rebif(CHO)	Biogen/Idec Serono S. A./Pfizer	1996.5 2002.3	多发性硬皮病
darbepoetin alfa,EPO-α 突变体	Aranesp(CHO)	Amgen	2001.9	肾性贫血
epoietin alfa,EPO-α 促红细胞生成素	Epogen(CHO) Procrit	Amgen Ortho Bioech	1989.6 1990.12	肾性贫血
rh bone morphogenetic protein-2,rhBMP-2	INFUSE Bone Graft/LT-CAGE(CHO)	Wyeth and Medtronic Sofamor Danek	2002.7	脊骨退行性病变的脊骨融合
rh osteogenic protein 1,BMP-7	Osigraft(CHO)	Stryker	2001.5	脊骨融合修复
治疗性抗体(therapeutical monoclonal antibodies)				
Bevacizumab(antiVEGF)	Avastin(人源化,CHO)	Genentech	2004.2	转移性结肠癌或直肠癌
I-131 Tositumomab (anti-CD20)	Bexxar(鼠源,杂交瘤)	Corixa Corp. and Glaxo Smith Kline	2003.6	非霍奇金淋巴瘤
Alemtuzumab(anti-CD52)	Campath(人源化,CHO)	Ilex Oncology/Millennium pharmaceuticals/Berlex Laboratories	2001.5	B 细胞慢性淋巴细胞白血病
Cetuximab(anti-EGFR)	Erbitux(嵌合,鼠骨髓瘤)	ImClone/BMS	2004.2	转移性结肠癌或直肠癌
Trastuzumab(anti-HER2)	Herceptin(人源化,CHO)	Genentech	1998.9	转移性乳腺癌
Adalimumab(anti-TNF-α)	Humira(人源)	CAT/Abbott	2002.12	重度类风湿关节炎
Gemtuzumab ozogamicin (anti-CD33)	Mylotarg(人源化,NS0)	Cell tech/Wyeth	2000.5	$CD33^+$ 急性髓性白血病
Muromomab- CD3(anti-CD3)	Orthoclone OKT3(鼠源,杂交瘤)	Ortho Biotech	1986.6	肾移植急性排斥
Efalizumab(anti-CD11a)	Raptiva(人源化,CHO)	Xoma/Genentech	2003.10	慢性中重度银屑病
Infliximab(anti-TNF-α)	Remicade(嵌合,NS0)	Centocor	1998.8	Crohn's 病；类风湿关节炎
Abciximab(anti-GPⅡb/Ⅲa)	Reopro(嵌合,NS0)	Centocor	1994.12	抗凝

续表

药物	商品名	公司	首次批准时间	适应证
Rituximab(anti-CD20)	Rituxan(嵌合,CHO)	IDEC/Genentech	1997.11	$CD20^+$ B细胞非霍奇金淋巴瘤
Basiliximab(anti-CD25)	Simulect(嵌合,NS0)	Novartis	1998.5	肾移植急性排斥
Palivizumab (anti-Fprotein of RSV)	Synagis(人源化,NS0)	MedImmune	1998.6	防治小儿下呼吸道合胞病毒感染
Natalizumab (anti-α_4-integrin)	Tysabri(人源化,CHO)	Biogen Idec	2004.11	复发的多发性硬皮症
Omalizumab(anti-IgE)	Xolair(人源化,CHO)	Genentech/Tanox/Novartis	2003.6	中重度持续性哮喘
Daclizumab(anti-CD25)	Zenapax (人源化,CHO)	Hoffmann-La Roche	1997.12	肾移植急性排斥
Ibritumomab tiuxetan (anti-CD20)	Zevalin(鼠源,杂交瘤)	IDEC	2002.2	B细胞非霍奇金淋巴瘤
体内诊断用鼠源单抗成像剂(imaging agents of murine monoclonal antibodies)				
Indium-111 satumomab pendetide, anti-TAG-72, a tumor-associated glycoprotein	OncoScint CR/OV(未上市)	Cytogen	1992.12	结肠直肠、卵巢癌成像
Technetium-99 actitumomab anti-CEA	CEA-Scan	Immunomedics	1996.6	转移性直肠癌成像
Indium-111 Imciromab pentetate, antihuman cardiac myosin	MyoScint(未上市)	Centocor	1996.5	心肌梗死成像
Technetium-99 Nofetumomab, anti-carcinoma associated antigen	Verluma(未上市)	Boehringer Ingelheim/NeoRx	1996.8	小细胞肺癌成像
Indium-111 Capromab pendetide, anti-PSMA, a tumor surface antigen	ProstaScint	Cytogen	1996.10	前列腺癌成像
Tc-99 fanolesomab, anti-PMNs 抗体	NeutroSpec	Palatin Technologies	2004.7	难确诊的阑尾炎体内诊断
细胞治疗或组织工程产品				
living human skin substitute, 组织工程皮肤	Apligraf	Organogenesis/Novartis	1998.5	胫静脉溃疡;糖尿病足部溃疡
autologous cultured chondrocytes, 组织工程软骨	Carticel	Genzyme	1997.8	重建受损膝盖关节软骨
human dermal substitute, 组织工程软骨	Dermagraft	Advanced Tissue Sciences Inc/Smith&Nephew plc	2001.9	糖尿病足部溃疡
composite cultured skin, 组织工程皮肤	OrCel	Ortec International	2001.2	烧伤
其他				
Alefacept, LFA3-Fc 融合蛋白	Amevive(CHO)	Biogen/Idec	2003.1	中重度银屑病
Etannercept, TNFR-Fc 融合蛋白	Enbrel(CHO)	Amgen/Wyeth	1998.11	中重度类风湿关节炎;银屑病
Drotrecogin alfa, 活化蛋白 C	Xigris(不详)	Eli Lilly	2001.11	脓毒症

注：引自《中国生物技术产业发展报告 2005》68～72 页。

现对一些重要的基因工程疫苗和细胞因子作以下介绍。

1. 基因工程乙肝疫苗

目前，基因工程乙肝疫苗（HBV）在两种表达系统中获得成功。一种是酵母系统，另一种是哺乳动物细胞系统。这些基因工程乙肝疫苗为预防乙型肝炎提供了重要措施。酵母乙肝疫苗发酵工艺较为成熟，但乙肝抗原不能分泌，需要破碎菌体后纯化抗原，因此需要发酵一批、纯化一批，而且纯化工艺复杂、回收率低。我国生产的哺乳动物细胞乙肝疫苗，表达量较酵母低，细胞培养成本较高，但其纯化工艺简单，加上哺乳动物表达的乙肝抗原分泌良好，一次接种细胞后可连续培养收集产物达 60 天以上，因此综合成本并不太高。

基因工程乙肝疫苗已获得良好的免疫效果，无论是哪种类型的基因工程乙肝疫苗，高效廉价、使用方便是其发展的重要方向。提高抗原本身的免疫原性是获得高效廉价基因工程乙肝疫苗的重要途径，发展新的佐剂是提高基因工程乙肝疫苗免疫效果的另一重要途径。提高工程菌种和细胞的原始表达水平、改进发酵工艺也是降低成本、获取廉价疫苗的重要途径。联合疫苗也是基因工程乙肝疫苗的重要发展方向。目前白喉-百日咳-破伤风＋乙肝病毒(DPT＋HBV)的四联疫苗及甲肝病毒＋乙肝病毒(HAV＋HBV)二联疫苗已获成功。这类联合疫苗虽不一定能增强原有疫苗的免疫效果，但其使用方便、降低了生产成本。发展治疗性乙肝疫苗，将疫苗的使用从预防乙肝扩展到治疗慢性乙肝病毒患者，是基因工程乙肝疫苗研究的另一个重要发展趋势。在这方面，含 PreS1 的乙肝疫苗和强细胞免疫佐剂的结合使用是这类疫苗研究开发的重要途径。

2. 基因工程干扰素

干扰素(IFN)是一类重要的细胞因子，在同种细胞上具有广谱抗病毒、抗细胞分裂和免疫调节等多种生物学活性。20 世纪 70 年代末 DNA 重组技术兴起，80 年代产生了基因工程干扰素，从此干扰素的研究、生产和临床应用出现了新的转折。基因工程干扰素的研制成功为干扰素的工业化生产开辟了前景，保证了干扰素的临床研究和应用。

目前已有 60 多个国家政府批准上市干扰素，治疗的病种有 40 余种，其中对有些疾病的临床有效率可达 90%以上。在我国具有自主知识产权的基因工程干扰素 α1b 滴眼液，于 1990 年经卫生部批准投放市场。这是我国问世的第一个基因工程产品，从此我国生物制品得到迅速发展。接着基因工程干扰素 α1b 注射剂和基因工程干扰素 α2a 注射剂、基因工程干扰素 γ 注射剂和基因工程干扰素 α2b 注射剂也投入市场。近年来，随着分子生物学技术的发展和制备工艺的改进，第二代基因工程干扰素开始问世，它的分泌型大肠杆菌表达系统更有利于纯化，易形成规模化生产；剂型改为液体剂型方便了医生和患者的使用，易于普及推广。

3. 重组人促红细胞生成素

细胞因子是人类或动物的各类细胞分泌的具有多种生物活性的因子。它们是可溶性物质，是一组不均一的蛋白质分子，能调节细胞的生长和分化。促红细胞生成素（EPO）是其中的一大类。促红细胞生成素是由肾脏分泌的一种重要的生物活性糖蛋白，其相对分子质量约为 34000～38000。它是一种重要激素，在正常生理情况下，能促进红细胞系列的增殖、分化和成熟；在病理情况下，与多种贫血，尤其与终末期肾脏疾病贫血密切相关。1977 年，Miyake 首先从再生障碍性贫血病人的尿中提纯出促红细胞生成素，但是得量极微，难以大量制备。随着 20 世纪 70 年代基因重组技术的兴起，人们开始尝试用基因工程的方法生产。1985 年，Jacobs 和 Lin 等人分别成功地分离了 EPO 基因，并在哺乳动物细胞中高效表达，EPO 基因克隆成功。1989 年，美国的 Amgen 公司的重组人红细胞生成素获 FDA 批准上市销售。

哈药集团生物工程公司等多家药厂从 21 世纪初就开始用转基因的动物细胞发酵生产基因重组人的 EPO，并已获 SFDA 批准大量生产上市销售。

临床证明，重组人红细胞生成素对肾脏衰竭贫血、透析性贫血以及手术后贫血、肿瘤治疗所引起的贫血等具有显著疗效，不仅能使血红蛋白和血红细胞比容升高，而且能够使患者自觉症状改善，降低输血的依赖性。

4. 重组人白细胞介素-2

白细胞介素是淋巴因子家族的一类，分别由单核-巨噬细胞、淋巴细胞及其他多种细胞产生。白细胞介素能激活免疫活性细胞，使之增殖分化，介导细胞间的相互作用，调节免疫功能，增强抗体免疫力。目前已发现的白细胞介素有 20 种左右，其中最早作为药物进入市场的是白介素-2(IL-2)。白介素-2 能使体内细胞毒性 T 细胞和自然杀伤细胞等增殖，具有杀伤和清除肿瘤细胞和病毒感染细胞的功能，在体内是免疫监视功能的基础。这也是白介素-2 能治疗肿瘤和病毒性感染的基础。但是由淋巴细胞产生的白介素-2 量太少，难以满足治疗量的要求。由于生物化学、分子生物学的进展，科学家弄清了白介素-2 的分子结构和它的基因结构，1984 年很快构建了能表达白介素-2 的基因工程菌株。

由于白介素-2 在人体滞留时间短的缺点，目前国外已研究了“延时制剂”，这样既能省药和减轻多次注射的麻烦，又能提高药效。国内已着手研究重组人白介素-2 的脂质体、M-PEG 复合剂型，但仍未进入临床试验。目前国内的重组人白介素-2 的总体水平与国外的差距并不大，基本达到了国际先进水平。

此外，近年来重组人的白介素-3、白介素-6、白介素-12、白介素-18 等相继研发成功。

5. 重组人粒细胞集落刺激因子

20 世纪 80 年代，有学者发现膀胱癌细胞的培养液有促进骨髓细胞增生的活性作用，进一步进行分离鉴定，证明活性成分是一种蛋白质，并且其活性仅限于刺激造血细胞中的中性粒细胞系统增生，因此命名为粒细胞集落刺激因子(G-CSF)。由于这种方法得到的量极小，无法进行工业化生产。到了 20 世纪 80 年代中期，基因工程技术发展成熟起来，开始开发以基因工程技术生产的药品。美国 Amgen 公司成功地将粒细胞集落刺激因子基因转入大肠杆菌细胞中，并且通过筛选得到了稳定高效表达的菌株，使得规模化生产粒细胞集落刺激因子蛋白质成为可能。通过基因工程技术生产重组的人粒细胞集落刺激因子，其生产效率比传统的获取蛋白质的方法提高了数百万倍，同时由于机体对该因子所需的量很小，因此由该方法生产的粒细胞集落刺激因子可以很好地满足临床需要。

由于国内基因工程技术的发展，重组蛋白的生产在技术上已经较为成熟，随着进一步的开发，一些已实现了产业化，在生产技术和药物剂型等方面也有所增强与丰富。

6. 重组人肿瘤坏死因子

重组人肿瘤坏死因子(TNF)α 衍生物 3a 是一种新的肿瘤坏死因子 α，其主要特征是通过蛋白质工程技术，将重组人肿瘤坏死因子 α 结构的第 80 位、90 位和 92 位的 Ile、Lys 和 Asn 分别置换为 Ser、His 和 Val，得到的重组人肿瘤坏死因子 α 衍生物 3 体内抗肿瘤活性提高了 1.4 倍，但毒性仅为原来药物的 1/10。

肿瘤坏死因子 α 是由激活的单核-巨噬细胞等多种细胞产生的一种多功能细胞因子，因为它对肿瘤组织和肿瘤细胞具有特异性杀伤作用，曾被认为是一种很有潜力的抗癌药物。除此之外，它还在免疫调节、抗病毒、代谢调控以及炎症反应等方面发挥着重要作用。20 世纪 80 年代中期，人肿瘤坏死因子 α 基因 cDNA 克隆成功在大肠杆菌中获得表达，从此开始对重组人肿瘤坏死因子 α 进行临床应用研究。但是研究发现肿瘤坏死因子 α 并不是对所有的肿瘤均表现出预想的治疗效果，并发现其具有严重的全身毒性作用。因此需要进一步研究重组人肿瘤坏死因子 α 的生物学作用机制，并采用蛋白质工程技术对其进行改造，以提高抗肿瘤活性，降低甚至消除其毒性作用。蛋白质工程研究的核心就是对重组人肿瘤坏死因子α进行蛋白质分子改造，在基因水平上进行分子设计，期望实现提高活性、降低毒性或活性、毒性分离的目的。改造肿瘤坏死因子α的分子主要通过以下两个途径：一是重组人肿瘤坏死因子α基因进行缺失突变或定点突变，形成重组人肿瘤坏死因子α衍生物；二是针对肿瘤坏死因子α的受体结合位点进行突变，获得TNFR55受体选择特异性的突变蛋白，使细胞毒活性和毒性得到分离。

随着生物技术领域内的一些基础研究的不断深入，以及现有生物技术药物的开发和临床使用，又出现了一些新问题和新知识，激励科学家不断研制更新一代的生物制品和生物药物以及更新的应用方法，来改变生物制品的使用效果。如将粒细胞、巨噬细胞集落刺激因子(GM-CSF)与白细胞介素-3(IL-3)的基因构建到酵母菌中，使其表达产生融合蛋白，成为第二代重组集落刺激因子。它对造血细胞的活性比单独使用的活性之和还要高10～20倍，对增加白细胞和血小板数有明显效果。产生这种明显协同效果的产品有可能成为粒细胞集落刺激因子(G-CSF)的替代品。另外，在癌症治疗中，使用PIXY-321后，可以加大抗癌药的用量，减轻因为抗癌药导致中性粒细胞和血小板减少的副作用，则是其他任何因子所达不到的。此外，IL-6和G-CSF合用于晚期非小细胞肺癌病人化疗后，具有促进血小板和中性白细胞恢复的效果。细胞因子与化学药物合用还可以提高治疗效果，α-干扰素与抗癌药retinoids合用于上皮癌治疗中，取得了一定疗效。

生物技术药物与生物制品的生产方法也取得了进展，以前一般是利用重组DNA的微生物来进行生产，但是现在可以利用动、植物来生产蛋白质类药物，如利用α-抗胰蛋白酶基因定位于转基因绵羊的乳腺组织中，绵羊就可以随乳汁分泌α-抗胰蛋白酶，产量可达35g/L，其生物活性与天然产品是一样的。

7. 基因工程多价活疫苗、基因工程治疗疫苗

利用基因工程技术构建新型多价活疫苗，是生物技术的又一个新进展。活疫苗在预防接种中占有重要地位。将外源DNA插入能在宿主内以同样方式复制的载体，作为减毒活疫苗，并可发展成为多价活疫苗，如以脊髓灰质炎Ⅰ型病毒疫苗株为载体，同时重组插入其他两型病毒基因，已经构建成能产生Ⅰ型、Ⅱ型、Ⅲ型免疫力的脊髓灰质炎三价疫苗株；我国成功研发了福氏和宋内氏基因工程双价痢疾菌苗；还有其他多价活疫苗的构建。随着基因工程的进一步应用，预计今后还会有更多新型疫苗的出现，如乙肝病毒等多种基因工程治疗性疫苗和乙肝抗原-抗体复合物治疗疫苗等。

三、新试剂、新技术不断出现

1. 新技术

继细胞工程和基因工程的应用之后，又产生了6种医疗新技术——细胞移植、基因治疗、McAb与导向治疗、RNAi技术、iPSC以及合成生物技术，目前虽然有的还处于试验阶段，但是随着各种技术和研究的发展，在不久的将来有可能陆续成为治疗疾病的生物药物制品。

(1) 细胞移植技术　用于骨髓移植，治疗白血病、淋巴病、免疫缺陷、再生障碍性贫血以及放疗和化疗后的肿瘤病人有一定疗效，目前还在研究之中。

造血干细胞移植(HSCT)泛指将各种来源的正常造血干细胞在患者接受超剂量化(放)疗后，通过静脉输注移植入受体内，以替代原有的病理性造血干细胞，从而使患者正常的造血及免疫功能得以重建。

① 骨髓干细胞移植　通过多点骨髓腔穿刺，抽吸含造血干细胞的骨髓血混合液，是经典的移植方法，效果可靠。但采髓需在全麻或硬膜外麻醉状态下进行，通常需采集骨髓血混合液600～1000mL，具体数值随患者体重而定。

② 外周血干细胞移植　使用药物动员剂促使造血干细胞从骨髓释放到外周血，然后通过血细胞分离机从循环血中收集造血干细胞。与骨髓移植相比，具有采集方便、供者不需麻醉、移植后造血恢复快等优点。

③ 脐带血干细胞移植　胎儿脐带血中含有大量具有增殖活力的造血干细胞，且免疫原性不成熟，在同胞兄妹中人白细胞抗原(HLA)配型不完全相合者也能植活，不过无关供者脐带血干细胞移植仍需要作 HLA 配型。

(2) 基因治疗　基因治疗研究开始于 20 世纪 80 年代中期，取得了显著的进展。已由治疗单基因缺陷的遗传病，扩展到了治疗非单基因遗传病。由于疾病的分子生物学研究已经取得了很大的进展，所以基因治疗在短时间内从理论设想进入了人体实验。至 2000 年，全世界已经批准了 600 个基因治疗的临床试验方案，其中癌症治疗居首位，其次是单基因疾病、心血管病、传染性疾病、基因标记和其他疾病治疗。

目前治疗的疾病有三类：致死性遗传病，用传统方法很难根治的癌症、艾滋病、心脏病。1989 年首次对人体进行基因标记或转移实验，1990 年首次用人体腺苷脱氨酶(ADA)基因来治疗严重联合免疫缺陷症(SCID)，效果良好。现在已经快速扩展到对癌症、艾滋病、乙型肝炎、心血管病等严重疾病的治疗，有望能够治愈。如果在心脏内直接注入外来基因，使之在两三个星期内长出新血管，负担起心脏供血的任务，这就是起到了外科冠状动脉搭桥手术的作用，还可能对有些动脉严重堵塞的患者免除截肢的危险。因此，基因治疗还有可能成为防治心脏病的重要手段。

基因治疗是将外源基因或核酸导入人体，实施防治疾病的一种新技术和新治疗方法。它能从根本上治愈一些现有的常规疗法不能解决的疾病。因此，基因治疗被认为是 21 世纪最重要的医学革命之一。

从理论上讲，基因治疗有两个基本目的：一是恢复异常表达或缺失的体细胞基因的功能；另一个是引入有治疗价值的其他来源的基因。第一个目的包含的内容较广泛，如恢复肿瘤局部的抗肿瘤免疫功能，阻止异常表达的癌基因，恢复肿瘤抑制基因功能，恢复细胞周期调节基因和恢复机体对肿瘤转移的抑制等。第二个目的包括引入前药转换基因，去除或转移多种药物的耐药基因等。因此，肿瘤的基因治疗除了干扰肿瘤细胞的生长规律，纠正其恶性表型外，尚有恢复和加强肿瘤局部微环境和全身的抗肿瘤系统的功能。针对以上目的，基因治疗目前主要集中在免疫基因治疗、肿瘤抑制基因治疗和药物敏感基因治疗等方面。

基因治疗的关键技术，是如何将有用的基因引入到靶组织中，并使之在合适的地方以及合适的时间表达适量的活性肽或蛋白质。现在已经有一种方法，使那些需要系统性传递治疗蛋白质的疾病，无需系统传递而只需通过口腔传递进行基因治疗。这个方法已经获得世界独家专利和许可，适用于血友病、糖尿病和癌症等疾病的治疗。另外，近期在肥胖症基因治疗、血液替代品的开发和把人基因转化的猪器官移植给人体等方面也都取得了重大进展。人类基因组作图也为基因治疗技术和生物技术药物研制开发提供了理论依据。

(3) McAb 与导向治疗　自 1975 年 Milstein 与 Kohler 发明了杂交瘤技术之后，在全球引起了广泛关注，对 McAb 与导向治疗药各国纷纷抓紧研发抢占先机，仅美国 FDA 就批准了一大批 McAb 药，有的已成为年销售额达 40 亿美元以上的“重磅炸弹”，G 蛋白偶联受体靶向药物(生物导弹)也有一批年销量在 20 亿～30 亿美元以上的畅销药。美国和中国等许多国家均已有一大批类似的开发新药物获准进入不同阶段的临床试验，所以，这项新技术大量进入临床治疗的时日已经为期不远。

(4) RNA 干扰　RNA 干扰(RNAi)是指小分子的 dsRNA 抑制同源序列的基因表达的现

象。RNAi 技术既可用于分析基因的功能，又可用于开发治疗恶性肿瘤和某些病毒病。该项研究的开创人曾获 2006 年诺贝尔生理和医学奖。其中，siRNA 是从外界进入细胞的 dsRNA 或合成后由核内通过转运蛋白输送到胞浆的 dsRNA，被 RNaseⅢ中的 Dicer 酶识别并加工成 21～23nt 长度的短链 RNA（具有 5′-磷酸末端和 2 个 nt 突出的 3′-末端），在 RNA 沉默通道中发挥中心作用，是使特定 mRNA 降解的主要因素，被称为 siRNA。与目标 mRNA 互补的 siRNA 链介导 RNA-induced silencing complex（RISC）特异性地降解与之完全或几乎完全互补的靶 mRNA，从而抑制靶基因的表达。siRNA 属逆基因技术，可特异、高效、简便而安全地抑制目标基因。最初在体外培养系统完成的试验，几乎所有基因都可被沉默（如图 2-1 所示）；miRNA 是真核细胞中发现的内源性的另一种非编码小分子 RNA。miRNA 是一类长度为 21～23nt的小分子 RNA，也是参与基因转录后的水平调控，在肿瘤发生、发展、转归中起重要作用。内源性的 miRNA 被 RNaseⅢ中的 Drosha 识别并加工成长度为 70nt 的发夹结构的前体——miRNA（pre-miRNA），当其被 Dicer 酶识别后再被加工成长度为 21～23nt 的短双链 RNA，其中反义链 miRNA 可与目标 RNA 的 3′UTR 区或编码区形成不完全互补结合介导 RISC 特异性降解靶 mRNA，从而抑制靶基因的表达（如图 2-2 所示）。肿瘤患者往往多是由于 miRNA 的异常表达导致癌基因和抑癌基因的表达失衡，从而诱发了肿瘤。所以，通过导入降解或缺失的 miRNA 可望控制肿瘤或转为正常；之外，miRNA 本身也可作为癌基因或抑癌基因，因而成为肿瘤治疗的靶标。通过导入抗 miRNA 的寡聚核苷酸可降低肿瘤组织中的具有癌基因特性的 miRNA 的表达。利用病毒或脂质体表达系统输送具有抑癌基因作用的 miRNA，可用于治疗特定的肿瘤。我国的宋尔卫率先研究发现 miRNA-let-7 对乳腺癌干细胞的调控作用，论文发表于“Cell”杂志，且入选为 2008 年度中国高校十大科技进展，进一步证明了 miRNA 作为癌症治疗的巨大潜能。

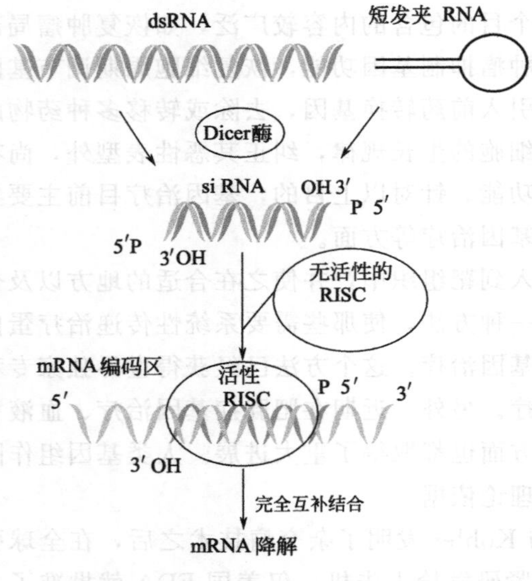

图 2-1　siRNA 的 RNA 干扰作用机制
（引自《中国生物产业发展报告（2009）》）

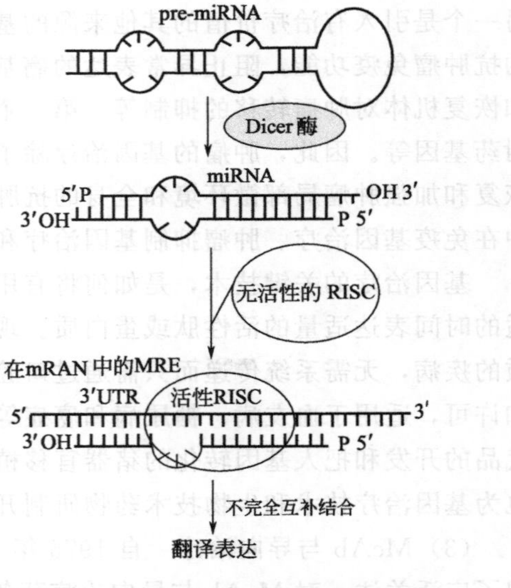

图 2-2　miRNA 的 RNA 干扰作用机制
（引自《中国生物产业发展报告（2009）》）

（5）诱导多功能干细胞（IPSC）　此 IPSC 技术是 2012 年日本京都大学山中伸弥（S. Yamanaka）的诺贝尔生理或医学奖的获奖成果。他于 2006 年首次利用鼠皮肤细胞加 4 种转录因子培植出了诱导多功能干细胞（induced pluripotent stem cell，IPSC）。该细胞可像受精卵或像胚胎干细胞(ES细胞)一样生长为人体所有的细胞或组织。即皮肤或肌肉等成熟的细胞又可像时针逆转一样恢复成“初期化”状态。根据此方法，可望在不久的将来通过“再生医疗”来医治诸如脊髓损伤、脑帕金森病等。

(6) 合成生物技术　合成生物技术是20世纪末有人提出，最近几年才引起重视的全新技术。合成生物技术是利用基因组学、蛋白质组学、代谢途径工程、生物信息技术、微排基因组技术、高通量基因测序、高通量药物筛选等系统工程技术，重新设计与改造，修改现有的生物系统，以增加其代谢旁路产生“非天然”的新代谢产物，或通过设计和构造新的生物元件、组件和系统，创造出人工生命系统，即新的超级生命细胞，以生产出新的非天然产物。这种全新的生物工程技术虽然刚刚问世，但研究和开发应用的历程还是比较遥远的。但它为人们展现出了一缕绚丽的曙光。

2. 新试剂

生物试剂开发，是医药生物技术取得的又一个重大进展。利用细胞工程制备的单克隆抗体和分子水平的基因工程抗体及其相应试剂是20世纪70～80年代免疫学重大的技术突破之一。

(1) 单抗

① 特点　单抗最主要的特点是专一性和单克隆性，是针对一个抗原决定簇的、单一的、特异的、均质的抗体。它在医学生物学的各个领域中有着极为广泛的用途，因而得到广泛的研究，并且取得了很大的进展。通过鼠源性单抗的改造和真正的人源性单抗制造两大途径来获得人源性单抗，可望改变鼠源性单抗会产生人抗鼠抗体(HAMA)的这一局面。

② 应用　由于有上述的特点，单抗得到了广泛的应用。目前美国FDA批准使用的单抗试剂已经超过了100多种，不但用于基础研究，还用于诊断、体内显像定位、食品和环境监测以及体内治疗和导向治疗等；在工业方面利用单抗进行亲和色谱，可以高效地纯化天然基因工程基因的表达产物。单抗还可以与放射性核素、酶、荧光素等先进标记技术相结合，广泛地用于检测和治疗等方面。如可用于病毒、细菌、寄生虫和某些肿瘤的诊断；也可以用于免疫学、激素、酶和环境污染因子等方面的检测。由放射性核素(如^{131}I、^{111}In等)标记的相关单抗，不仅可用于体外检测诊断，也可用于体内肿瘤显像，进而对肿瘤在体内定位。抗心肌球蛋白(myosin)单抗-放射性核素偶合物，可用于确定心肌梗死的位置和范围，组织型纤维蛋白溶酶原激活剂的单抗偶合物可用于血栓显像定位。这就为体内定位诊断或揭示定位手术提供了新的手段。单抗的偶合物不仅用于体内显像，还可用于治疗，如用抗铁蛋白单抗与^{131}I的偶合物治疗肝癌、用相应的单抗与^{131}I偶合物治疗卵巢癌都获得了较好的疗效。单抗与蓖麻毒素等毒素偶合形成的免疫毒素，可用于治疗结肠癌、胰腺癌、乳腺癌、黑色瘤等。单抗与抗癌药物(如丝裂霉素、阿霉素、氨基嘌呤等)偶合后，由于其靶向作用，可以减少副反应，从而可以加大药物剂量，可大大提高治疗效果。用固相化的高特异性并具有合适亲和力的单抗作亲和色谱，可以从复杂的混合生物材料中提纯到微量的相应抗原物质，这种理想的纯化方法现已被广泛地用于基因工程蛋白质纯化中。

(2) 基因工程抗体　基因工程抗体是第三代抗体，尤其是多种小分子的基因工程抗体，由于其抗原性弱，不易产生人抗鼠抗体，故在试剂中有替代单抗的趋势（见表2-2）。

分子生物学检测技术，如荧光抗体法、化学发光免疫检测技术、DNA探针和聚合酶链式反应等先进分子生物学检测技术的建立，极大地提高了诊断方法的敏感性和特异性，促进了诊断试剂的发展。

(3) 试剂盒　随着分子生物学和现代生物技术的进步，研发了多种针对传染病、肿瘤病、免疫病、心脑血管疾病等普通病类的诊断试剂盒和生物导弹类等治疗试剂盒。

表 2-2 美国 FDA 批准的治疗性单抗

药 物	抗 原	商品名	公 司	制造技术	批准上市时间	适应证
Natalizumab	α-intergrin	Tysabri	Biogen/Elan	人源化	2004.11	抗炎症反应；多发性硬化症
Bevacizumab	VEGF	Avastin	Genentech	人源化，CHO	2004.2	转移性结肠癌或直肠癌
Cetuximab	EGFR	Erbitux	ImClone/BMS	嵌入，鼠骨髓瘤	2004.2	转移性结肠癌或直肠癌
Efalizumab	CD11a	Raptiva	Xoma/Genentech	人源化，CHO	2003.10	慢性中重度银屑病
Omalizimab	Lge	Xolair	Genentech/Tanox/Novartis	人源化，CHO	2003.6	中重度持续性哮喘
1-131 Tositumomab	CD20	Bexxar	Corixa Corp. and GlaxoSmith Kline	鼠源，杂交瘤	2003.6	非霍奇金淋巴瘤
Adalimumab	TNF-α	Humira	CAT/Abbott	人源化，噬菌体展示	2002.12	重度类风湿性关节炎
Ibritumomab tiuxetan	CD20	Zevalin	ScheringAG/IDEC	鼠源，杂交瘤	2002.2	B细胞非霍奇金淋巴瘤
Alemtuzumab	CD52	Campath	Ilex/Millennium/ScheringAG	人源化，CHO	2001.5	B细胞慢性淋巴细胞白血病
Gemtuzumab ozogamicin	CD33	Mylotarg	Celltech/AHP	人源化，CHO	2000.5	$CD33^+$急性骨髓淋巴瘤
Trastuzumab	HER2/neu	Herceptin	Roche/Genentech	人源化，CHO	1998.9	转移性乳腺癌
Infliximab	TNE-α	Remicade	Centocor/J&J/Schering-Plough	嵌合，NSO	1998.8	Crohn's 病；类风湿关节炎
Pailvixumab	Protein of RSV	Synagis	MedImmune	人源化，CHO	1998.6	RSV 引起的幼儿呼吸道疾病
Basiliximab	CD25	Simulect	Novartis	嵌合，鼠骨髓瘤	1998.5	肾移植急性排斥
Daclizumab	CD25	Zenapax	Hoffmann-La Roche	人源化，CHO	1997.12	肾移植急性排斥
Rituximab	CD20	Rituxan	Roce/IDEC/Genentech	嵌合，CHO	1997.11	$CD20^+$B 细胞非霍奇金淋巴瘤
Abciximab	GPⅡb/Ⅲa	ReoPro	Centocor/Eli Lilly	嵌合，CHO	1994.12	抗血小板凝集剂
Muromomab-CD3	CD3	Orthoclone OKT3	Ortho Biotech/J&J	鼠源，杂交瘤	1986.6	肾移植急性排斥

注：引自《中国生物技术产业发展报告（2005）》104 页。

四、新型生物反应器和新分离技术

要得到大量的高纯度的生物制品，必须要利用大型的生物反应器和相应的生产技术进行批量生产。

单克隆抗体、组织型纤维蛋白溶酶原激活剂、脊髓灰质炎病毒疫苗、干扰素、尿激酶和其他新型生物制品均已经可以用生物反应器进行生产。

1. 新型生物反应器

近年来，随着微生物发酵工业和动、植物细胞大量培养技术的发展，新型生物反应器(new bioreactor)正在不断出现。在传统的搅拌式生物反应器的基础上，又发展出了塑料袋、填充床等增殖器、气生式生物反应器、流化床式生物反应器、固定床式生物反应器、袋式或膜式生物反应器、中空纤维生物反应器，以及可同时制备巨载体和微囊等固定化培养的生物反应器等，使生产规模越来越大。传统搅拌式生物反应器的搅拌器形状得到发展，分别有桨式、棒式、船帆式、笼式通气、双层笼式通气等10余种搅拌器。

(1) 机械搅拌式生物反应器　医药工业中第一个大规模的微生物发酵过程青霉素生产是在机械搅拌式反应器中进行的。到目前为止，对于新的生物过程，首选的生物反应器仍然是机械搅拌式反应器。机械搅拌式反应器能适用于大多数的生物过程，是形成标准化的通用产品。对于工厂来说，使用通用设备，对不同的微生物过程具有更大的灵活性。因此，通常只有在机械搅拌式反应器的气液传质性能或剪切力不能满足生物过程时才会考虑使用其他类型的反应器。

机械搅拌式反应器大多数用于间歇反应。

机械搅拌式发酵罐的结构外形为圆柱形，高径比为(1～3)：1，为承受消毒时的蒸汽压力，盖和底封头为圆柱形，中心轴向位置上装有搅拌器。反应器的结构包括筒体、搅拌装置、换热装置、挡板、消泡装置、电动机与变速装置、空气分散装置，在壳体的适当部位设置溶氧电极、CO_2 电极、热电偶、压力表等检测装置，排气、取样、放料和接种口，酸、碱管道接口和补料口视镜等部件。

搅拌器分为轴流式搅拌器和径向式搅拌器(又可分为开式和闭式两种，如图 2-3 所示)，各种不同类型的搅拌桨形状详见图 2-4。

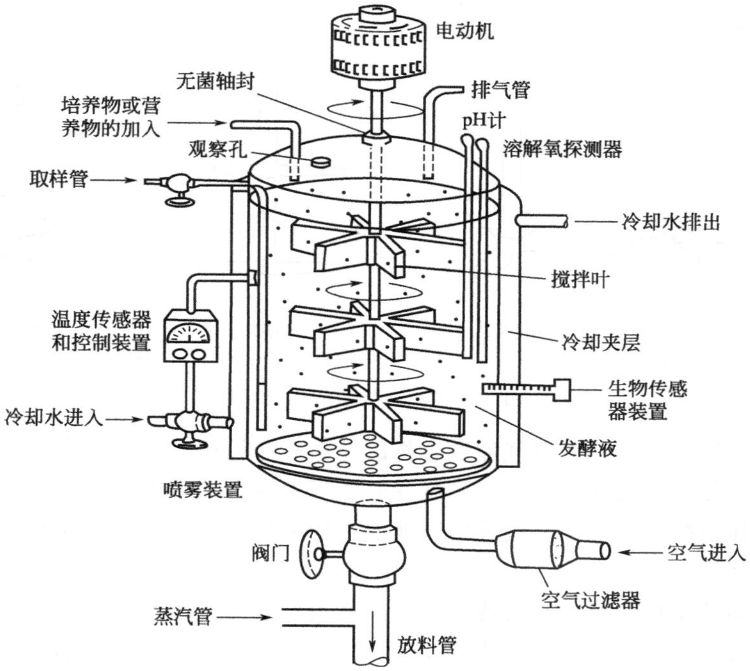

图 2-3　大型机械搅拌式生物反应器

由于生物反应的复杂性，没有通用的物理或化学定理可用来描述发酵过程中流体性质的变化，因此在机械搅拌反应器的设计中不得不经常采用经验公式。流体的重要性质之一是黏度，黏度是发酵时间的函数，因此能量传递、氧传递系数和其他的发酵过程参数也必须表达成时间的函数，但是严格地说这是不可能的。所以模拟发酵过程很重要的一点是将过程合理地简化。

(2) 鼓泡式生物反应器　鼓泡反应器是以气体为分散相，液体为连续相，涉及气液界面的反应器。液相中常包含悬浮的固体颗粒，如固体营养基质、微生物等。鼓泡反应器结构简单，易于操作，操作成本低，混合和传质传热性能较好，因此广泛应用于生物工程中。例如，乙醇发酵、单细胞蛋白发酵、废水处理、废气处理的功能。鼓泡反应器内无传动部件，容易密封，对保持无菌条件有利。

鼓泡反应器的高径比一般较大，高径比大的反应器习惯上称为塔，鼓泡塔的高径比通常大于 6。通常气体从塔底的气体分布器进入，连续或循环操作时液体与气体以并流的方式进入反应器，气泡的上升速度大于周围的液体上升速度，形成流体循环，促使气体表面更新，起到混合的作用。通气量较大或泡沫较多时，应当放大塔体上部的体积，以利于气液分离。

(3) 气升式生物反应器　气升式反应器是在鼓泡式反应器的基础上发展起来的。它以气体

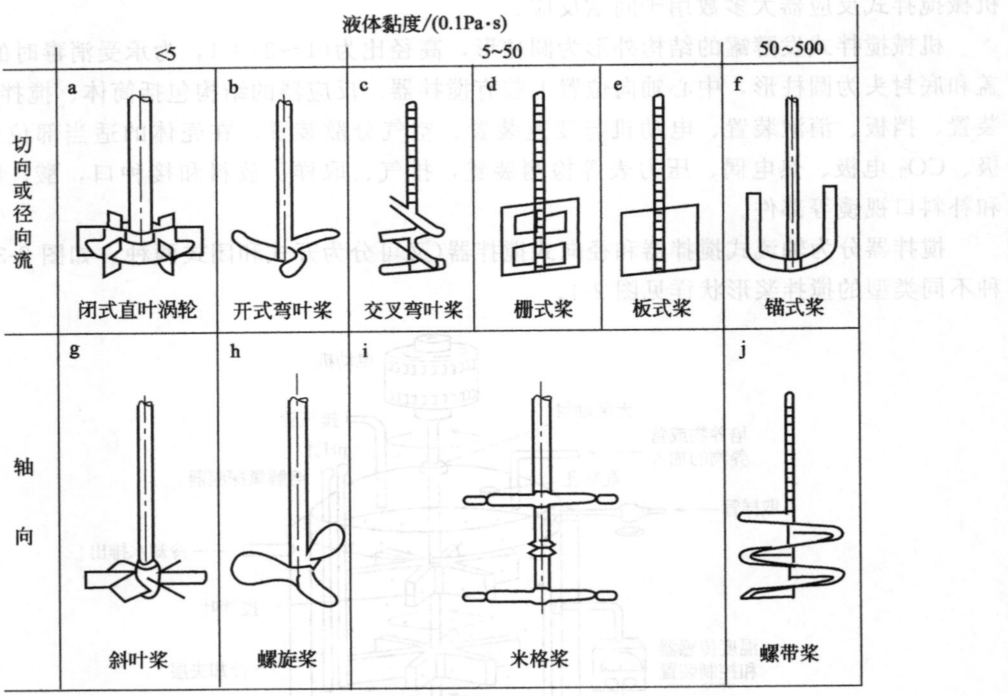

图 2-4 各种不同类型的搅拌桨形状

为动力，靠导流装置的引导，形成气液混合物的总体有序循环。器内分为上升管和下降管。向上升管通入气体，使管内气含率升高，密度变轻，气液混合物向上升，气泡变大，至液面处部分气泡破裂，气体由排气口排出。剩下的气液混合物密度较上升管内的气液混合物大，由下降管下沉，形成循环。

气升式反应器的结构简单，不需要搅拌，因此造价较低，易于清洗、维修，不易染菌，能耗低，装量系数可达到80%～90%，但是，要求的通气量和通气压力较高，使空气净化工段的负荷增加，对于黏度较大的发酵液，溶氧系数较低。

(4) 膜生物反应器 膜反应器是近些年来研究的热点。

① 开发膜反应器的目的

a. 增大反应器速率。许多反应为产物抑制型，随反应的进程，产物浓度提高，反应速率下降。采用膜反应器可在反应过程中移去产物，使产物浓度保持恒定，反应速率因此会比原来提高。

b. 提高反应的最终选择性。具有多个副反应的体系，可以通过选择适当的膜，在反应过程中将所需的产物移出，截留反应物和副反应产物来提高选择性。

c. 及时移出产物使可逆反应的平衡右移，提高最终转化率。

d. 简化生产步骤使可逆反应和分离同时在一个单元中完成。

e. 截流生物催化剂，使细胞或酶在高浓度下运行，提高反应速率和产物浓度，减轻下一工段的负荷。同时可以重复利用酶或细胞，以降低成本。

② 膜反应器的用途 通过膜的作用，使反应和产物分离同时进行。故此这种反应器也被称为反应和分离偶联反应器。膜反应器的用途很广，可用于截留细胞或者酶；选择性地供应和除去不同的化学物质；保护细胞和酶；以及迅速更换培养基等。

③ 膜反应器的分类

a. 根据反应器内生物催化剂的状态分：可分为游离态和固定态反应器。

b. 根据底物和产物通过膜的传质推动力分：可分为压差推动和浓差推动的膜反应器。

c. 根据膜材料的特性分：可分为微滤膜反应器、反渗透膜反应器、超滤膜反应器、纳滤膜反应器和透析膜反应器，以及对称膜反应器和非对称膜反应器等。

d. 根据膜反应器的结构型式分：可分为平板膜、螺旋卷绕膜、管状膜及中空纤维膜等膜反应器。

e. 根据反应和分离的偶合方式不同分：可分为循环式和一体式膜反应器。

f. 根据反应器内流体与生物催化剂的接触形式分：可将膜反应器分为直接接触式、扩散式和多相膜三类。

(5) 固定床和流化床生物反应器　固定床和流化床反应器主要用于固定化酶反应、固定化细胞反应和固态发酵。

固定化的主要优点是可以重复利用生物催化剂，便于将生物催化剂与反应产物分离。通过固定化酶技术可以将酶截流在反应器内以便连续进行酶反应。有些酶固定化后化学性质和物理性质发生变化，选择性增强，寿命延长。适用于固定床和流化床的固定方法有物理吸附、共价结合、交联和包埋等。

微胶囊法一般不适用于固定床和流化床反应器。通常用以固定化的载体强度较差，其压力稳定性以及承受固定床压缩和流化床磨损的性能等都很重要，在反应器设计中必须充分予以考虑。与游离细胞相比，固定化细胞的优点为便于将细胞与发酵液分离，可防止细胞洗出，达到较高的细胞密度。固定化细胞反应器的设计比固定化酶反应器的设计复杂，还应考虑氧的传递和染菌问题。

固态发酵是最古老的生物技术之一。固态发酵的成本低，排放废水少，故在生物杀虫剂、纤维素酶、饲料、单细胞蛋白、曲种以及调味品等生产中广泛应用。

固态发酵的缺点是：受菌种的限制，有些菌种不适宜在固相中培养；受传质和传热的限制；模拟和控制较为困难。固态发酵与深层液体发酵有很大的区别，前者的底物是固态的，几乎不溶于水，而后者的大部分底物溶解于水。在固态发酵中，细菌或酵母附着于固体培养基颗粒的表面生长，而丝状真菌可以穿透固体颗粒基质，进入颗粒深层生长。在固态培养中，微生物是在接近于自然条件的状况下生长的，有可能产生一些通常在液体培养中不产生的酶和其他代谢产物，如黄曲霉毒素，应予以重视。微生物生长和代谢所需的氧大部分来自气相，也有部分存在于与固体基质混合在一起的水中。所以固态发酵常涉及气、固、液三相，使情况变得复杂。固态发酵的气体传递速率比液体发酵高得多，因为固态发酵中固体颗粒提供的物体表面积比深层发酵中气泡提供的界面大得多。由于固态发酵是非均相的反应，测定和控制都较困难，可以用于工程设计的参数较少，因此过去大部分发酵的过程都依赖经验。随着科学技术的发展和计算机的应用，近年来关于固态发酵过程的传质、传热、数学模型和放大方面的研究有显著进展。

(6) 自吸式生物反应器　自吸式生物反应器的主要部分为三棱形空心涡轮搅拌器。它在容器中旋转时，促使液流激烈湍动，使搅拌器叶轮周围的动能增加而势能减少，形成一定程度的真空，通过与搅拌器动心涡轮连接的导管吸入外界气体，实现气液接触和混合传质。

应用自吸式生物反应器能节省空气净化系统中的空气压缩机、冷却器、油水分离器、空气储罐、总过滤器等设备，也减少了厂房占地面积。自吸式生物反应器由国外率先成功地应用于食醋的工业生产中。

(7) 各种反应器应用的原则　一般是：进行悬浮培养，可用气升式、搅拌式、中空纤维管及陶质矩式通道蜂窝状生物反应器；进行贴壁培养，可用搅拌式、中空纤维管及陶质矩式通道蜂窝状生物反应器；进行包埋培养，可用流化床、固定床生物反应器。

2. 新型生物传感器

生物传感器(biosensor)与生物信息学、生物芯片、生物控制论、仿生学、生物计算机等学科一起，处在生命科学和信息科学的交叉区域。它们探索和揭示了生命系统中信息的产生、存储、传输、加工、转换和控制等基本规律，探讨应用于人类经济生活的基本方法。生物传感器中应用的生物活性材料对象范围包括生物大分子、细胞、细胞器、组织、器官等，以及人工合成的分子印迹聚合物。由于研究DNA分子或蛋白质分子的识别技术已经形成生物芯片(DNA芯片、蛋白质芯片)这一独立学科领域，对这些将不进行讨论。

对生物传感器的研究起源于20世纪60年代，1967年Updike和Hicks把葡萄糖氧化酶(GOD)固定化膜和氧电极组装在一起，首先研制成了第一种生物传感器，即葡萄糖酶电极。到80年代生物传感器研究领域已经基本形成。1985年《生物传感器》国际刊物在英国创刊。

最初，生物传感器一般由固定化生物催化剂膜和电化学装置两个基本部分构成，将固定化生物催化剂膜安装在电化学装置上，就构成了最简单的生物传感器如图2-5所示。

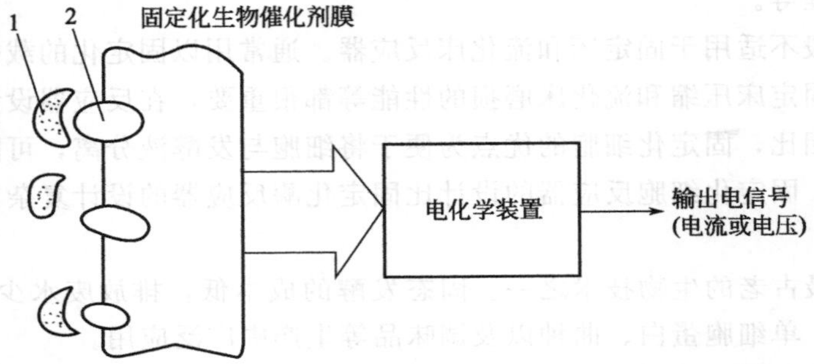

图2-5　生物传感器简图

1—被测物质；2—生物催化剂

这里所使用的生物催化剂有酶、微生物、抗体或抗原、细胞器、细胞组织等。常用的电化学装置有氧电极、pH电极、CO_2电极、铵离子电极等，其输出信号为电流或电压。

生物传感器的分析原理是把具有特异性的酶(或微生物)固相化成酶膜(或微生物膜)紧贴在探头表面上，再用一种半渗透膜与被测溶液隔离。溶液中待测的成分越过半渗透膜，被固相生物催化剂膜吸附、形成复合体，随之进行生物化学和电化学反应，产生普通电化学装置能够感知的产物，如O_2、H_2、NH_4^+和CO_2等，并通过电化学装置转换为电信号输出。由于测得的电信号与待测物质的浓度相关联，故通过标准曲线或标定过的指示仪表即可确定待测物质的浓度。

酶传感器的生物传感器从用一种或多种酶作为分子识别元件的传感器，逐渐发展设计出其他的生物分子作为识别元件的传感器，例如酶-底物、酶-辅酶、酶-抑制剂、抗原-抗体、激素-受体、DNA双螺旋拆分的分子等，把它们的一方固定化后都可以作为分子识别元件来选择性地测量另一方。除了生物大分子以外，还可以用细胞、细胞器、组织、微生物等具有对环境中某些成分识别功能的元件来作为识别元件，甚至可以用人工合成的受体分子与传感器结合来测定微生物、细胞和相关的生物分子。

与生物活性材料组合的传感器可以是多种类型的物理或化学传感器，如电化学(电位测定、电导测定、阻抗测定)、光学(光致发光、共振表面等离子体)、机械(杠杆、压电反应)、热(热敏电阻)或者电(离子或者酶场效应晶体管)等。所有这些具有生物识别功能的组合体通称为生物传感器，包括核酸传感器和DNA芯片、免疫传感器、酶传感器、组织和全细胞传感器以及生物印迹生物传感器等。

当前中国生物传感器产业表现的空前繁荣代表了当前世界生物传感器产业的主要潮流，并出现了一些新型的生物传感器。

(1) 用于环境检测的生物传感器 用于环境检测的微生物传感器种类很多，包括BOD传感器和毒物传感器。BOD微生物分析仪对于中国环境废水的排放监控具有很大的意义，一旦时机成熟，它将成为一类有一定市场规模的重要的环境生物传感器。

测定有机磷的生物传感器实际上是胆碱酯酶传感器，因为专一性不高、没有价格便宜的酶源以及成本较高等方面的原因，目前还无法用生物传感器取代传统的化学分析测定有机磷的方法。

(2) 表面等离子共振生物传感器(surface plasm resonance biosensor，SPRB) 药物分析用生物传感器的典型代表产品是SPR生物传感器，这是一种表面等离子共振分析实时测试生物分子结合的技术，在20世纪90年代初由法玛西亚公司引入，以抗原抗体结合分析为例，将抗原通过表面化学方法固定在芯片的金箔表面，然后让抗体流过，通过抗原抗体的结合来改变膜表面液体性状，从而影响金箔共振性质。这一改变可以被实时检测并记录下来。如果改让缓冲液流过，结合的抗体将解离并被带走，这同样会改变膜表面液体性质，检测并记录下来的金箔共振性质改变就是解离相。SPR生物传感器是一种昂贵的生物传感器分析仪，它主要用于部分新药研究中药物作用的分子活性基团的识别。

(3) 与生物反应器相连的生物传感器 与生物反应器相连的生物传感器包括：温度传感器、转速传感器、pH传感器、消泡传感器、罐压传感器、溶氧传感器、空气传感器、O_2流量传感器、CO_2流量传感器、N_2流量传感器、尾气分析传感器、葡萄糖传感器、氨基氮传感器、总氮传感器等，分别使用力敏元件、热敏元件、光敏元件、磁敏元件、电化学传感元件等。

按测量方式可分为：

① 原位传感器 即传感器安装在发酵罐内，直接接触发酵液，可给出连续的响应信号，显示于计算机屏幕上。如温度、压力、pH、溶解氧等。

② 在线传感器 传感器与自动取样系统相继对过程变量连续自动测定。如对发酵液成分进行测定的流动注射分析(FIA)系统和高效液相色谱(HPLC)系统，对尾气成分进行测定的气体分析仪如质谱仪等。

③ 离线传感器 传感器不安装在发酵罐内，由人工取样进行手动或自动检测，再将测得的数据通过人机对话输入计算机。

3. 新分离技术

生物制品的分离纯化技术，即下游加工过程，包括发酵液的预处理和固液分离方法，如凝胶和絮凝技术、杂蛋白质的其他去除法(调pH、加热、吸附、加沉淀剂等)、高价无机离子的去除法；以过滤和离心分离法实现固液分离。经破碎细胞后，进行吸附、离子交换、沉淀(盐析、调等电点、加入有机溶剂、加入非离子型聚合物、加入聚电解质等)、离心；初步纯化(提取)，包括溶剂萃取、双水相萃取、超临界萃取、凝胶萃取、反胶束萃取、膜过滤法；高度纯化(精制)，包括多种色谱分离、电泳分离结晶；以及最后纯化(purification)。

(1) 膜分离技术 膜分离过程作为一门新型的高分离、浓缩、提纯、净化技术，在近30年来发展迅速，已成为解决当前能源、资源和环境污染问题的重要手段及可持续发展技术的基础。

超重力场中液膜分离技术利用撞击流-旋转填料床高湍流、高传质性能的特点，研究开发了连续制备乳化液膜和液膜提取的成套技术，克服了传统的制膜方法以及利用塔式设备进行提取的方法存在的缺点。与传统搅拌槽的制备技术相比，该技术制备的液膜稳定性高、连续制膜的工艺实现了提取用膜的及时化，避免了液膜储备过程中稳定性降低的问题，节约了设备投资。液膜的制备及液膜提取的时间大大缩短，为连续化操作提供了可靠的保证。其在工业化生产中具有广阔的应用前景。

膜过滤法包括微滤（MF）、超滤（UF）、纳滤（NF）和反渗透（RO）四种方法。

（2）旋流分离技术　旋流分离技术被普遍认为是一种高效节能分离技术，其关键部分是旋流分离器，简称旋流器。旋流器可用于液/液、固/液、气/液、固/气、液/气以及固/固等非均相混合物的澄清、增浓或脱水、分级、洗涤等分离过程，甚至还可集强化、传热、传质和分离于一身。旋流分离器结构简单，没有运动部件，制造成本低，工作可靠，维护费用低，能耗少，所占空间小，效率高，应用广，无污染。因此，推广旋流分离技术对增效节能、减少环境污染、提高社会经济效益具有重要意义。现以研究开发用于废助滤剂回收和造纸厂纸浆去杂（包括去粗和去砂）的高剪切旋流器为目标，开发旋流器在我国工业中的应用。助滤剂是大部分过滤过程，特别是生物物料的过滤过程不可或缺的辅助材料，包括硅藻土、珍珠岩粉、纤维素、活性炭等。硅藻土为主要的助滤器，据《过滤与分离》1997年第三期报道，全世界硅藻土年耗量为160万吨，但用于啤酒过滤的硅藻土年耗量1994年约为2.8万吨，到2000年，达4万吨。这些助滤剂用过一定的时间以后，由于助滤剂颗粒上粘了生物颗粒（如蛋白质、纤维、生物细胞等）以后其助滤作用下降，从而只能废弃。废助滤剂自然干燥后的粉末会随风飘扬，它对环境和人类健康的影响尚不十分明了，但粘在人的皮肤上或进入人的呼吸道后会产生瘙痒的感觉。如果能回收助滤剂，则一方面能使助滤剂重复循环使用，减少助滤剂耗量，降低生产成本；另一方面，又能减少环境污染。不同于其他类型的分离设备，旋流器内的流动具有剪切作用，因此，旋流器可设计成一种洗涤器，对废助滤剂进行洗涤回收。旋流分离技术用于啤酒厂硅藻土回收，以年产12万吨啤酒厂的废硅藻土回收为例，可创净利润约70万元/年。

（3）各种新型色谱分离技术　色谱种类很多，包括离子交换色谱、凝胶过滤色谱、反相色谱、疏水色谱、亲和色谱、高效液相色谱、气相色谱等。也可再与核酸共振仪联用。

（4）新型电泳技术　新型电泳技术除了垂直板电泳、平板电泳外，还有连续凝胶电泳、等电点聚焦电泳、双向电泳、连续流动电泳、无载体连续流动电泳、脉冲电泳、毛细管电泳等。

总之，生物技术制药生物制品从形成现代产业以来，无论在基础研究上，还是在新品种、新技术以及新设备的开发研究上，都取得了明显的进展。今后还会得到很大发展，21世纪必将成为生物技术药物和生物制品发展的黄金时代。

第二节　国外生物技术产业的发展概况

近十年以来，全球现代生物技术产业的产值以每三年增加3～5倍的速度增长。目前，就广义的生物产业来说，2002年，全世界有生物企业2万多家，年销售收入估计在8000～10000亿美元；就狭义的生物产业来说，全球现代生物技术企业有4000多家，年销售收入约为413亿美元。截止2005年，全球生物经济规模已达到3万亿美元。

一、国外生物技术产业的基本特点

1. 现代生物技术产品销售额增长迅速

自从1982年世界上第一个基因工程药物重组人胰岛素获准生产销售之后，以基因工程药物为主的各种基因工程产品和细胞工程产品陆续商品化。到1998年，仅美国就有53种生物技术药品获FDA批准上市，已使全球上亿人受益。生物技术产品的销售额迅速增长。

据美国的一份报告表明，1980年时现代生物技术产品的销售额还是零增长，但是到了1991年时为59亿美元，1996年已达到101亿美元，1997年为130亿美元。2003年6月24日美国生物技术产业组织公布了《2003年全球生物技术报告》，报告中介绍了2002年4362家生物技术公司的收入增加了15%，达到了413亿美元，2003年达600亿美元(见表2-3，图2-6)。全球的生物技术药物占整个医药行业销售额的比例从1995年的不足4%，至2005年提高到了10%。

据日本《日经生物技术》编辑部的市场调查，1991年日本市场的生物制品销售额为2648亿日元，至1996年的5年内就增长了一倍，多达6552亿日元。2002年日本的生物技术市场规模达1.8万亿日元，比2001年约增长20%，其中医药诊断试剂居首，占总值的46%。

表2-3 2001～2002年全球生物技术产业数据比较

项目	2002年	2001年	百分比变化/%
上市公司数据			
收入/百万美元	41369	35985	15
研发费用/百万美元	22012	16456	34
净损失/百万美元	12483	5774	116
雇员数量/人	193753	191864	1
公司数量			
上市公司/家	613	631	−3
未上市公司/家	3749	3636	3
上市和未上市公司/家	4362	4267	2

注：引自《中国生物技术产业发展报告(2003)》，66页。

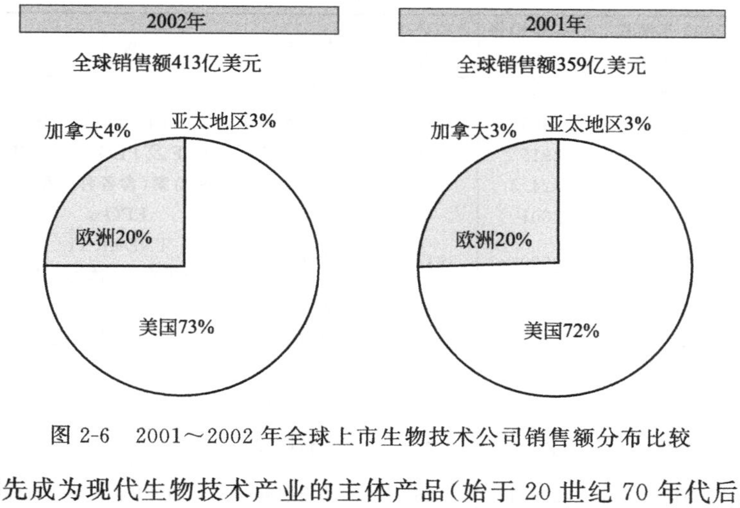

图2-6 2001～2002年全球上市生物技术公司销售额分布比较

2. 新医药率先成为现代生物技术产业的主体产品(始于20世纪70年代后期)

单克隆抗体诊断试剂是应用现代生物技术(淋巴细胞杂交瘤技术)最先商品化的一类产品。自1981年美国批准第一种单抗诊断试剂进行商品化生产，至今全世界销售的已达数百种之多。美国单抗诊断试剂销售额1985年仅为2亿美元，到1996年已增至18亿美元。但是，鉴于医药对于人类健康的重要性和巨大的商业利润，应用现代生物技术研究最多、发展最快的是治疗药物。目前，美国大约1400多家生物技术公司的60%以上、欧洲大约700家生物技术公司的

43%以上都在从事生物药品的研究开发。应用现代生物技术，主要是开发那些可用于治疗癌症、心脑血管疾病、艾滋病、遗传病等各种重大疾病而用常规方法又难于获得的药物。美国FDA批准的以基因工程产品、抗体工程产品和细胞工程产品为主要代表的生物技术药物共79种(18种为大肠杆菌表达，8种为酵母表达，53种为哺乳动物细胞培养生产)，其中基因重组蛋白质药物为64种。欧盟批准了49种基因重组酶、激素或细胞因子、11种基因重组治疗性抗体和5种基因重组疫苗。在欧美60%～70%的产品由哺乳动物细胞表达。中国批准了27种生物技术药物。至2005年底，全球研制中的生物制品和生物技术药物已超过2200种，而其中有1700余种则是处于不同临床阶段的生物技术药物，主要治疗的疾病包括肿瘤、艾滋病、心脑血管疾病、传染病、血液病、自身免疫病、糖尿病、神经系统疾病、呼吸系统疾病、皮肤病、生长发育障碍、眼部疾病、遗传性疾病、器官移植等，其中43%是用于治疗肿瘤及相关疾病的。

自1982年美国FDA批准第一个基因工程生物制品重组人胰岛素正式生产以来，美国现已有基因重组人生长激素、红细胞生成素、干扰素、白细胞介素、集落刺激因子、疫苗、单抗等上百种生物制品获FDA批准上市。日本到1995年底已批准31个产品(其中80%为基因工程药物)上市。1996年，美国基因工程药物的销售额为80亿美元，年均增长13%，截止到2006年已超过250亿美元。目前，美国生物技术药物的销售额占其生物技术产品总销售额的70%以上；日本1996年基因工程药物销售额约为3000亿日元，占其生物技术产品总销售额的50%；英国大约占60%。据预测，世界生物技术药物的销售额将以年均10%～15%的速度增长，到2010年，基因工程药物在世界药物市场中的占有量已经增长到15%。至2010年全球医药市场已超过了8746亿美元，世界生物技术药物和疫苗市场已增至1400多亿美元。据IMS预测2015年全球医药市场将达1.1万亿美元，2020年，利用基因重组技术研制的生物制品和新药可达3000种之多。2004年生物制品中的“重磅炸弹”见表2-4。

表2-4　2004年生物制品中的“重磅炸弹”①

商品名	2003年销售额/百万美元	2004年销售额/百万美元	2003～2004年增长率	表达系统	说明	数据来源②
Procrit/Eprex	3984	3589	−9.9%	动物细胞	EPO-α	Johnson&Johnson
MabThera/Rituxan	2128	2965	28%	动物细胞	anti-CD20嵌合抗体	Roche③
Neulasta+Neupogen	2522	2915	16%	大肠杆菌	G-CSF及PEG化G-CSF	Amgen
Novolin	2448.6	2624.3	−0.7%	酵母	胰岛素(含各种剂型)	Novo Nordisk④
Epogen	2435	2601	7%	动物细胞	EPO-α	Amgen
Enbrel	1600	2580	61.2%	动物细胞	TNE-αR-Fc 融合蛋白(抗体类产品)	Amgen,Wyeth
Aranesp	1544	2473	60%	动物细胞	EPO突变体	Amgen
Remicade	1729	2145	24.1%	动物细胞	anti-CD20嵌合抗体	Johnson&Johnson
NeoRecormon/Epogin	1662	1827	1%	动物细胞	EPO-β	Roche③
Avonex	1168	1417	21%	动物细胞	干扰素β1a	Biogen IDEC
Pegasys+Copegus	732.3	1370.9	72%	大肠杆菌	PEG化干扰素α2a，及其与病毒唑联用新剂型	Roche③
Herceptin	918.4	1259.4	26%	动物细胞	Anti-EGFRⅡ人源化抗体	Roche③
Lantus	590.1	1143.8	79.7%	大肠杆菌	胰岛素突变体	Sanofi-Aventis⑤
Humalog	1021.3	1101.6	8%	大肠杆菌	胰岛素突变体	Eli Lilly
Rebif	819.4	1090.6	50.1%	动物细胞	干扰素β1a	Serono,Pfizer
Humulin	1060.4	997.7	−6%	大肠杆菌	胰岛素	Eli Lilly
Synais	849.3	942.3	11%	动物细胞	anti-呼吸道合胞病毒人源化抗体	Medlmmune
PEG-Intron+Intron A	1211	881	−27.3%	大肠杆菌	β2b-人源化抗体	Schering-Plough

续表

商品名	2003 年销售额/百万美元	2004 年销售额/百万美元	2003～2004 年增长率	表达系统	说明	数据来源②
Humira	280	852	204.3%	动物细胞	anti-TNF-α	Abbott
Cerezyme	733.8	839.4	14%	动物细胞	葡萄糖脑苷脂酶	Genzyme
Novolog	431.4	822.3	76.5%	酵母	胰岛素突变体	Novo Nordisk④
NovoSeven	649.3	795.4	13.4%	动物细胞	凝血因子Ⅶ	Novo Nordisk④
Avastin	—	675.9	—	动物细胞	anti-VEGF 人源化抗体	Genentech⑥

①“重磅炸弹”指年销售额大于 10 亿美元的产品。最可能成为“重磅炸弹”的产品指年销售额大于或接近 8 亿美元的产品。

② 根据各公司 2003 年和 2004 年年度报告中的数据整理。

③ Roche 公司的年度报告使用的货币单位为瑞士法郎(CHF)，2004 年销售额换算为美元(USD)的汇率为：1CHF＝0.87765USD(2005 年 1 月 1 日)，2003 年销售额换算为美元的汇率为：1CHF＝0.80639USD(2004 年 1 月 1 日)，年增长率以瑞士法郎计算。Roche 已成为 Genentech 的最大股东。

④ Novo Nordisk 公司的年度报告使用的货币单位为丹麦克朗(DKK)，2004 年销售额换算为美元的汇率为：1DKK＝0.18246USD(2005 年 1 月 1 日)，2003 年销售额换算为美元的汇率为：1DKK＝0.16896USD)(2004 年 1 月 1 日)，年增长率以丹麦克朗计算。

⑤ Sanofi-Aventis 公司的年度报告使用的货币单位为欧元(Euro)，2004 年销售额换算为美元的汇率为：1Euro＝1.3569USD(2005 年 1 月 1 日)，2003 年销售额换算为美元的汇率为：1Euro＝1.2582USD(2004 年 1 月 1 日)。年增长率以欧元计算。

⑥ Avastin 为 2004 年 2 月 26 日上市的新产品，其 2004 年销售额指的是上市 12 个月内的销售额(2004 年 3 月至 2005 年 3 月)。

注：引自《中国生物技术产业发展报告（2005)》。

2010 年全球二十大畅销品牌药(含生物技术药物)现展示如表 2-5 所示。在畅销药的前 10 强中，生物技术药物有三席，有 2 个生物技术药物被挤出了前十强。预计 2015～2020 年生物技术药物还会有进一步增长的趋势。据 Evaluate Pharma 预测，至 2014 年后，全球前六大畅销药物将均为生物技术药物，分别是 Avastin、Enbrel、Humira、Rituxan 及赛诺菲安万特的 Lantus[甘精胰岛素 (insulin glargine)]和 Hereceptin，而 Remicade 将占第 9 位。届时全球十大畅销药物中将有 7 个是生物技术药物，而全球前 100 位畅销药物中，将有超过 50%以上的是生物技术药物。

表 2-5　2010 年全球 20 大畅销品牌药

排名	商品名	中文通用名	企业名称	销售额/亿美元	变化率/%	大类
1	Lipitor	阿托伐他汀	辉瑞/安斯泰来	126.57	5.2	心血管系统用药
2	Plavix/Iscover	氯吡格雷	百时美施贵宝/赛诺菲-安万特	88.17	−3.4	血液和造血系统用药
3	Advair/Seretide	氟替卡松丙酸酯＋沙美特罗,复方	葛兰素史克	84.69	4.4	呼吸系统用药
4	Nexium	埃索美拉唑	阿斯利康	83.62	1.3	消化系统用药
5	Seroquel	喹硫平	阿斯利康/安斯泰来	68.16	13.2	精神障碍用药
6	Crestor	瑞舒伐他汀钙	阿斯利康	67.97	24.0	心血管系统用药
7	Enbrel	依那西普	安进/惠氏/辉瑞/武田	61.67	5.2	生物技术用药
8	Remicade	英夫利昔单抗	强生/默克/先灵葆雅/田边三菱	60.39	10.3	生物技术用药
9	Humira	阿达木单抗	雅培/卫材	59.60	19.7	生物技术用药
10	Zyprexa	奥氮平	礼来	57.37	6.6	精神障碍用药
11	Avastin	贝伐单抗	罗氏/基因技术/日本中外制药	55.32	11.1	生物技术用药

续表

排名	商品名	中文通用名	企业名称	销售额/亿美元	变化率/%	大类
12	Singulair	孟鲁司特纳	默克	54.66	9.2	呼吸系统用药
13	Abilify	阿立哌唑	百时美施贵宝	54.30	16.3	精神障碍用药
14	Rituxan/Mab Thera	利妥昔单抗	罗氏/基因技术/Biogen Idec/日本中外制药/Zenyaku Kogyo	50.34	7.8	生物技术用药
15	Lantus	甘精胰岛素	赛诺菲-安万特	46.86	16.7	内分泌系统用药
16	Aricept	多奈哌齐	卫材	44.32	8.5	神经系统用药
17	Actos	吡格列酮	礼来/武田	43.17	3.9	内分泌系统用药
18	Lovenox	依诺肝素钠	赛诺菲-安万特	42.82	−5.3	血液和造血系统用药
19	Hercepin	曲妥珠单抗	罗氏	41.65	6.7	生物技术用药
20	Diovan and Diovan HCT/Co-Diovan	缬沙坦/缬沙坦+氢氯噻嗪,复方	诺华	41.57	3.5	心血管系统用药

注：引自《中国生物产业发展报告（2011）》120页

3. 生物技术及产业发展成为“第二个浪潮”（始于20世纪80年代）

现代生物技术产业起始于医药领域。在过去的十几年间，生物技术研究开发的60%～80%集中在医药领域，占重要地位的是基因工程药物的研究和商品化，被称为生物技术及产业发展的“第一个浪潮”。但近年来，这一形势开始发生变化。随着动植物转基因技术的不断成熟和发展，以及迄今尚未出现人们所担心的向环境中释放的安全性问题，因此农业生物技术迅速发展起来，并且围绕转基因农作物的竞争越来越激烈，在全世界范围内已掀起了生物技术及产业发展的“第二个浪潮”。

1986年时，全世界批准进入田间试验的转基因植物只有5种，到1992年时已增加到675件。从1987年到1999年1月底为止，美国共批准了4779项基因工程农作物进入大田试验，其中仅1998年一年内就批准了1077项，增加速度之快，已超过了人们的预料。目前，研究转基因植物的主要目的在于培育抗性强、品质好的农作物新品种，以及作为生物反应器生产贵重药物和疫苗。自1994年可延长货架寿命的耐贮藏转基因番茄最先获准上市以来，至1997年短短的三年时间里，国外已有包括抗虫棉花和玉米、抗除草剂大豆和油菜、耐贮番茄等十数种植物的46件转基因植物获准商品化上市销售。1996年，美国的转基因大豆、玉米、棉花，加拿大的转基因油菜已开始大规模种植。美国转基因抗虫棉种植面积已占其棉花总种植面积的13%，据称现已达50%左右，并显示出明显的抗虫增产效果。美国孟山都公司、杜邦公司等抢占了全球种业竞争的制高点，前者仅2008年就投入了研发经费（R&D）9.8亿美元。

自1996年起，转基因植物已进入国际市场，仅在日本的销售额即为44亿日元左右。2000年前，美国的农业生物技术产品销售额年均增长率可达到50%。到2000年，农业生物技术产品的销售额增长到110亿～150亿美元，占传统农产品市场的15%。

1983年第一个转基因植物在美国问世，1993年转基因的晚熟番茄在美国上市，1996年转基因的玉米和大豆在美国上市后，农业生物技术产业才进入快速成长期。2010年全球转基因作物种植面积已达1.48亿公顷，比1996年(15年)的面积增长了87倍。16个国家的600万农民以种植转基因作物为主；其中美国占全球总转基因作物面积的68%，2004年美国转基因作物市场达200亿美元。目前，全球的转基因植物有100余种，转基因动物有10余种。预计到2020年，40个国家转基因作物的种植面积会达到2亿公顷以上，将超过天然作物的面积。2010年全球仅作物种子的收入达3000亿美元，相关农产品总收入近3万亿美元。

我国从2008～2010年大量投入资金支持转基因抗虫棉花(已推广1.67亿亩)、玉米、水稻；抗除草剂水稻、玉米；抗旱小麦、玉米等，并已在国际上首次克隆出了水稻的理想、高产、抗虫基因以及奶牛的高品质基因和猪的抗病基因等，打破了跨国公司对基因专利垄断的局面。即已见到了我国在此领域竞争的曙光与前景。

4. 工业生物技术产业发展成为“第三个浪潮”（始于20世纪90年代后期）

工业生物技术产业涉及对传统化工、发酵工业、造纸工业、制药工业技术水平的提升和对生物材料、生物能源、环保、生物技术新兴产业的发展。

（1）生物材料　在世纪之交，以生物材料聚交酯、聚羟基脂肪酸酯（PHA）、聚乳酸（PLA）和生物钢（转基因山羊奶中提取的蜘蛛丝蛋白，再经强化而成纤维）等相继上市为标志的工业生物技术产业兴起，相继出现了人工骨、人工关节、人工支架、人工瓣膜、人工眼角膜等生物材料。据Ernst和Young报道，2005年全球生物工业的市场规模达161亿美元（不包括环境与海洋生物技术）。

（2）生物能源　随着石油、煤炭等非再生资源日趋枯竭，世界各国对可再生能源越来越重视，其中生物能源则是最主要的可再生能源。

目前生物能源的研究集中在6个方面：

① 生物酒精　由生物秸秆、作物纤维、玉米芯、甘薯、废弃木材等及其生物酶降解产物制造酒精。如在2005年，国家科技部能源专项中就有关于用甜高粱秸秆制造酒精的重大项目立项。中国、巴西等已开始利用生物酒精部分替代汽油。在2007年颁布的《可再生能源长期发展规划》中，我国已确定了力争2020年年产1000万吨生物乙醇的目标。2010年1月，英国谢菲尔德大学研制出了专门用于生物燃料生产的气升式生物反应器，产生等量微泡可节能18%；2010年9月，日本石川岛公司（IHI）开发了连续生物反应器，生物乙醇生产提速4倍。

② 生物柴油　用油料作物生产生物柴油，如欧洲已用菜籽为原料年生产100t生物柴油，美国2001年用玉米胚生产8.5×10^4t生物柴油，我国2005年已用城市地沟废油和酸化油生产出了生物柴油。2010年，中国科学院兰州化学物理研究所发明了用钴盐催化剂从废弃食用油中制备生物柴油的专利；中国科学院又研发了利用西双版纳的小桐子连续生产生物柴油的新工艺；2010年，中海油公司在海南建成了年产6万吨生物柴油的工厂，并将陆续以酸化油、油藻和麻风果油为原料生产柴油。我国生产生物柴油将在原料上开发油茶、麻风果、文冠果、光皮树果等。预计2020年年产200万吨生物柴油。

③ 生物制氢　利用多种微生物进行生物制氢的研究，在国内外均已成为新型生物能源的研究热点。哈尔滨工业大学在此方面的研究中已取得了阶段性成果。2010年8月任南琪院士主持的国家“863”计划“有机废水发酵法生物制氢技术生产性示范工程”，在哈尔滨国际科技城——日产1200m^3氢——一次性成功启动。

美国华盛顿大学与普渡大学的学者在2012年12月宣布，利用单细胞的藻青菌Cyanothece 51142在需氧条件下产生生物氢，论文发表于《自然通讯》（Nature Communications）杂志上。

④ 航空生物燃料　世界上许多发达国家均在研发利用油藻、微藻、小球藻等来生产生物燃料，如美国生物燃料催化剂公司——Catilin公司宣布自2010—2013年投资530万美元，用于开发海藻生物燃料项目；日本石油公司2010年3月宣布拟用5个月时间开发出从单细胞微藻大量生产可再生的喷气燃料技术；中科院海洋所于2010年4月研制出了适宜藻类细胞工程培养的大型封闭式管道光生物反应器，解决了限制微藻资源开发产业化的瓶颈问题；美国的Gevo公司2010年7月宣布，从纤维素生物质原料生产由异丁醇转化成可再生的喷气燃料（异丁烯和石蜡基煤油）；美国的Great Plains公司与Bio Jet公司合作，从2010年起研发从亚麻荠生产可再生可加氢的喷气航空生物燃料，拟向大西洋航空公司（Alt Air）和美空军的A-10C

ThunderboltⅡ飞机和“绿色大黄蜂”战斗机提供生物燃料。

⑤ 生物沼气与生物质发电　我国科技部和各省科技厅曾多年来投资（自2006年起，每年约投资25亿元）支持各地农村利用作物纤维、秸秆、农业废弃物、畜禽粪便等建设沼气池，利用厌氧古细菌（甲烷菌）来大量生产沼气，解决能源，截止2010年全国已有约2700万户以上（占总农户数的10%以上）建设了沼气池。2010年3月宁夏回族自治区正式启动了首个生物质发电项目——中卫美利生物质（沼气）发电，利用污水处理厂厌氧沼气实现发电回用的循环经济工程，建成后可实现年发电量达3500×10^4kW·h；湖北宜城市安能生物质热电厂正式投产，年发电量达1.56×10^8kW·h，产值超亿元；2010年3月江苏遂溪县开工建设全国最大的生物质能发电厂，总投资25亿元；同年3月在广西柳州市柳城县我国首个甘蔗叶生物质发电厂正式投产，年发电量约1.8×10^8kW·h，与同等电力的火电厂相比，一年可减排CO_2量约10万吨，减排SO_2 600t，减排烟尘约400t。未来纤维素乙醇技术有所突破后，可实现“醇电联产”，即将木质纤维素中约60%的纤维素与半纤维素用来生产高附加值的乙醇，而剩余约40%无法转化成乙醇的高热值木质素用以发电。预计2020年，西方工业国家15%的电力将来自生物发电（目前只占1%左右）。

⑥ 微生物发电　2009年美国麻省理工学院的D. R. Lovley发现“泥菌”属是亲沉淀的厌氧微生物，在污泥与废水中可产生电流，同年，马萨诸塞大学的学者分离出了一种表面带有大量微小突起的细菌，其表面突起有很强的导电性，用此菌做成的生物燃料电池，具有很强的发电能力；2009年12月，美国南加州大学K. Nealson等发现了细菌*Shewanella oneidensis*的应电运动；德国洪堡大学B. Friedrich在研究真养产碱菌（*Ralstonia eutropha*）产生的氢化酶时，证明该菌可使电子表走动。该论文发表于“Nature Biotechnology”杂志。这表明未来用微生物发电是很有研发前景的。

（3）环境生物技术　由于各国政府和公众对环境问题的日益重视，环境整治已成为一个较大的产业。例如，美国有12000个、欧洲有40000个污染源仍需整治，1988年环境整治产业市场已达到150亿～180亿美元，并呈快速增长的势头。生物整治比物理整治、化学整治具有成本明显降低的优点，一般生物整治成本只有传统方法的20%～50%，但目前生物整治还只占环境整治市场的很小份额，随着工业生物催化技术的进步，环境生物整治产业将有巨大的发展空间。据报道，2005年全球环境生物技术的市场规模达66亿美元。2010年我国环境产业年收入总值约8800亿元以上，年均增长15%～17%。目前，环保生物技术营业额仅占整体生物技术产业的2.2%。美国生物技术环保企业是全球环保市场的第一竞争者，其出口占营业额的15%～40%。

（4）海洋生物技术　多种海洋生物（包括动物、植物和微生物）的开发利用，尤其是利用现代生物技术开发海洋生物中的多种生物活性物质，具有巨大的潜力，并即将成为一个大产业。据Ernst和Young研究报告，2005年全球海洋生物技术的市场达144亿美元。

（5）信息生物技术　将计算机科学技术与现代生物技术融合在一起，制备出多种现代生物材料、生物芯片、生物试剂盒、生物传感器、生理监控仪、生理代谢调控仪器等，其未来产业的发展空间极其广阔。

（6）生物制造（提升传统产业）　生物催化技术在化工、制药、采矿、造纸、发酵等传统产业广泛应用是这些产业的一场绿色革命，更多对环境无害的工业过程用于生产，用于降低生产成本、提高产品的品质与数量、减少污染的发生和排放，对于这些产业的可持续发展必将是至关重要的。美国在“21世纪发展规划”中提出的化学工业中通过生物催化技术使原材料单耗、水耗、能耗、污染、排放和扩散均下降30%是可以实现的，其他产业也有可能达到相当水平。

二、国外的发展模式

生物技术的发展与其他高技术一样受到很多因素的影响，除了众所周知的研究经费、研究力量、学术气氛等条件外，还有风险机制、税收政策、投资环境、产权制度、技术转移、公司数量、政治气候等。研究和分析国外生物技术发展的模式和特点，对我国生物技术及其产业的发展将有重要的借鉴意义。

1. 美国的模式与特点

美国生物技术及其产业的发展在世界上居领先地位。目前美国生物技术公司总数约1466个，迄今为止，已经有100多种的生物技术药品通过美国FDA批准上市，其中超过65种药品和疫苗已经使全球上亿人受益，另外有超过295种药品和疫苗正在进行人体临床试验，正在研究和开发的药品和疫苗则已经达到2200多种。2002年美国生物技术产业销售额为303亿美元，占全球销售总额的73%；美国的上市公司为318家，占全球的52%，产值达1900亿美元左右。

(1) 发展模式　促使美国生物技术及其产业蓬勃发展的主要原因有：

① 政府和私人对生物技术研究与开发的持续和大量的资金投入是至关重要的后盾；

② 政府、大学和企业间的密切伙伴关系以及完善的技术转移机制是研究成果得以迅速商品化应用的桥梁；

③ 学术界的敬业精神和企业界的创业精神是发展的动力；

④ 日趋成熟的风险投资和股票市场是产业化的保障。

(2) 策略　美国政府在发展生物技术上的策略主要有三个方面：

① 把握前沿，高度重视基础研究，特别是与生命科学相关的医学生物学研究　美国国立卫生研究院（NIH）的R&D经费一直占联邦政府生命科学与生物技术R&D总经费的大头，平均约占60%以上。充足的基础研究经费，使得美国在生命科学领域尤其是在医学和健康领域保持技术源头和优势，致使美国拥有世界上约一半的生物技术专利。

② 创造良好的机制和环境

a. 机制　首先是竞争的机制，优胜劣汰规则渗透到美国的任何一个角落，不论是学术机构、公司以及个人，如果没有实力和竞争力，不论是谁，或过去如何，均要面临被淘汰的威胁。

其次就是激励的机制。对于优秀的人才以及有贡献的研究、开发和管理人员给予良好的发展机会和优厚的待遇，激发和保护了他们的创造性和积极性。

b. 环境　同时注重营造良好和配套的政策环境，诸如鼓励企业向高技术投入的税收减免政策和风险投资基金；鼓励科技人员创办高技术企业的中小企业研究开发基金和贷款；鼓励高技术企业尽快上市的优惠政策；鼓励专利发明人和技术持有人可以占有股份的激励政策等，有效地推动了技术的发展和成果的转化。

(3) 鼓励形成集中区域和扎堆效应　生物技术是基于多种系列的综合性技术，而知识的流动与信息的交汇和使用是高技术不断发展的重要因素。因此，美国政府给予配套的鼓励政策，促使在大学和大公司的周围形成众多的小公司，比较突出的是西海岸的加州和东海岸的麻州。如加州拥有加州大学、斯坦佛大学，其周围有Genetech、Chiron等大的生物公司，而麻州则拥有麻省理工学院、哈佛大学等一流大学，其周围又有Amgen、Genetics Institute、Genzyme等大公司。上述两个区域由于政策的鼓励和优良的环境，使一些具有特殊技术的人才与投资者一起建立起众多的小公司，东西两个海岸的生物技术公司约占美国生物技术公司总数的一半。在这些区域大小公司之间以及公司和大学之间形成了良好的互动关系。这种生物技术聚集的状况一方面促进了信息、技术和资金的相互作用和流动，另一方面小公司在合作中得到发展或逐步变为中型公司或被大的公司兼并，而大公司和大学又不断甩出新的小公司，促进了知识主体或群体的自我更新和良性循环。从整体效果看，其投资的效应及研究开发的效率大大提高。对加州和麻州生物技术的发展以及全美生物技术及其产业的发展起到了巨大的带动作用。

美国是现代生物技术发展最早的国家，生物技术产业化已经具有了一定的规模，在世界占据领先位置。目前美国生物技术公司总数1400余家，按照数量的多少，依次分布于加州、马萨诸塞州、新泽西州、北卡罗来纳州、马里兰州、宾夕法尼亚州、威斯康量州、纽约州、德克萨斯州、华盛顿州，其中大多数集中在加州，约260余家。1997年，美国生物技术产业销售额达到130亿美元，年总收入达174亿美元，就业总人数达到14万人。至2002年底美国已经有1460多家生物技术公司，产值为303亿美元。生物技术产业包括了医学和非医学两大类。前者主要包括治疗、诊断和非诊断生物制品；后者则包括农业和工业等方面应用的生物技术产品。目前批准上市的生物技术产品有70%集中在生物药品。而其中的治疗生物药品一直是生物技术工业中生产规模最大和获利最多的产品。

1993年，美国生物技术产业销售额为77亿美元，1996年其产品在全球市场上的销售额为108亿美元，到今年已达到324亿美元。据美国商务部的调查和预测，用于治疗的生物技术产品市场十年来得到了快速增长，从1996年的75.5亿美元增长到2001年的140亿美元，到2006年达到了246亿美元，年销售市场增长率为13%；用于诊断的生物药品以9%的年均增长速度从1996年的18亿美元增长到2001年的27亿美元，2006年达到了41亿美元。整个医学领域生物技术产品总市场从1996年的93亿美元增长到2001年的167亿美元，2006年已达到了286亿美元。

① 治疗生物制品　目前上市的治疗生物技术药品主要为具有抗感染或某种特定功能的蛋白质。美国FDA已经批准的治疗药物，主要用于贫血、囊性纤维化、生长激素缺乏症、血友病、白血病、肝炎、生殖病、移植排斥和各种癌症的治疗。

② 诊断生物制品　诊断生物制品的应用，简化了原来复杂的检测和诊断疾病的程序，也使得某些疾病的检测结果更为精确。截止到目前为止，临床实践中使用的诊断生物制品开发的装置有400多种。其中具有重要意义的有血产品筛选检验装置，可以保证提供的血液不被艾滋病毒、乙肝和丙肝病毒所污染。诊断生物制品多在人体以外可以使用，其临床试验要求标准较松一些，较容易获得美国FDA的批准，因此，诊断生物制品上市的品种比治疗生物药品多。

③ 非诊断生物制品　这类生物制品包括环境检测剂、食品工业检测剂和清洁剂等。如应用单克隆抗体技术开发的杀虫剂检查试剂已在食品加工业中广泛应用，用来检测食品中杀虫剂污染程度。

这类生物制品对提高食品质量和保障人类身体健康发挥了重要作用。此外，上市的还有多种生物清洁剂生物制品，主要是应用微生物完成清洁任务。如石油清除剂就是利用吞石油的微生物降解石油，达到清洁环境的目的。此类产品中还有生物杀虫剂，如BT生物杀虫剂，用它控制害虫效果很好。这类非诊断生物药品在美国有着广阔的市场，1996年的销售额为2.25亿美元，年均销售增长率约为8%，2006年已达到5亿美元。

生物技术产业的发展面临着研究开发周期长、投入大、产品进入市场时间慢等问题，特别是生物药品。目前在美国，一种生物药品由基础研究产生概念产品开始到美国FDA批准该药品商品化平均需要12年时间，投入费用约2.5亿美元。在此期间是费时和费钱的阶段，且都与临床试验有关，特别是进入人体的生物药品，单是这一阶段就平均需要七年的时间。从概念产品到临床前开发成功率仅为18%。进入临床试验则成功率大大提高，第一阶段为57%、第二阶段为75%、第三阶段为80%。从基础研究到产品进入市场成功率大约是5%～7%，属高风险投入。此外，美国FDA对药物的审批有严格的程序和手续。FDA审批新药申请(NDA)一般需要1～3年时间。产品进入市场需要产品许可证，FDA审批产品许可证申请需要1～2年时间。因此，一个产品从研究开发到临床试验、批量生产，一直到最终投放市场周期很长。

另外，生物技术产品研究开发的资金需求量很大。据《商业周刊》1995年的调查，人均研究花费最大的前10个公司中有5个是生物技术公司。1995年，生物技术公司人均研究花费为6.9万美元，是各类公司人均研究花费的平均数(0.76万美元)的9倍。据估计，美国生物技术产业每年R&D投入在79亿～100亿美元之间，约占所有生物技术公司总成本的36%。美国联邦政府对生物技术的投资主要用于健康研究。联邦政府1994年生物技术R&D预算为42.98亿美元，其中76.7%拨给国立卫生研究院(NIH)，其次为能源部(5.7%)、国家科学基金会(5.0%)和农业部(4.4%)。1997年，政府向NIH的投资额达69.87亿美元，占联邦政府R&D总经费的56.5%。其中相当一部分资金用于生物技术研究、开发和商业化。

截止到2003年底，美国已有生物技术公司2000多家，其中有300多家公司上市，市场资本总额达到3308亿美元，生物技术已经成为美国高技术产业发展的核心动力之一，甚至有人预言五年内美国生物技术的发展要超过信息技术。根据美国安永会计师事务所2004年发布的《2004年全球生物技术报告》，现在接近赢利边缘的生物技术公司数目比以往任何时候都要多，美国生物技术产业作为一个整体，有望在未来几年内首次实现全面赢利。随着目前190多种生物技术产品获准上市，美国生物技术产业已从单纯强调技术潜力发展到创造出一流的新药物、疫苗与诊断产品，具体见表2-6。

表2-6 2000年后美国FDA批准的生物制品创新药物

产　品	商品名	公　司	说　明	适应证(批准时间)	表达系统
Insulin glargine	Lantus	Aventis	胰岛素突变体	糖尿病(2000年4月)	E
Rh IL-1Ra	Kineret	Amgen	IL-1拮抗剂	类风湿关节炎(2001年11月)	E
nesiritide	Natrecor	Scios	利尿钠肽	充血性心力衰竭(2001年8月)	E
teriparatide	FORTEO	Eli Lilly	甲状腺激素1-34	骨质疏松(2002年11月)	E
insulin glulisine	Apidra	Sanofi-aventis	胰岛素突变体	糖尿病(2004年4月)	E
KGF	Kepivance	Amgen	角化细胞生长因子	重度口腔黏膜炎(2004年12月)	E
insulin aspart	NovoLog	Novo Nordisk	胰岛素突变体	糖尿病(2000年5月)	Y
Rasburicase	Elitek	Sanofi-aventis	尿酸酶	血浆高尿酸(2002年7月)	Y
Gemtuzumab	Mylotarg	Wyeth	anti-CD33抗体	$CD33^+$急性髓性白血病(2000年5月)	M
tenecteplase	TNKase	Genentech	tPA突变体	急性心肌梗死(2000年6月)	M
hCG	Ovidrel	Serono S. A.	绒毛膜促性腺激素	不孕症(2000年9月)	M
Alemtuzumab	Campath	Ilex/Berlex	anti-CD52抗体	慢性B细胞淋巴瘤(2001年5月)	M
Dermal substitute	Dermagraft	ATS	真皮替代物	糖尿病足底溃疡(2001年9月)	M
Bi-layered skin	OrCel	Ortec	双层人造生物皮肤	烧伤(2001年2月)	M
Darbepoetin alfa	Aranesp	Amgen	EPO突变体	肾性贫血(2001年9月)	M
Drotrecogin alfa	Xigris	Eli Lilly	蛋白C	脓毒症(2001年11月)	M
Ibritumomab tiuxetan	Zevalin	Biogen Idec	^{91}Y标记anti-CD20抗体	非霍奇金淋巴瘤(2002年2月)	M
rhBmp-2	INFUSE Bone Graft	Wyeth	骨成形蛋白2	脊柱退行性疾病(2002年7月)	M
urokinase	Abbokinase	Abbott	尿激酶	肺栓塞(2002年10月)	M
Adalimumab	Humira	Abbott	anti-TNE-α人源抗体	重度类风湿关节炎(2002年12月)	M
Alefacept	Amevive	Biogen/Idec	LFA3-Fc融合蛋白	中重度慢性银屑病(2003年6月)	M

续表

产　品	商品名	公　司	说　明	适应证(批准时间)	表达系统
Antihemophilic factor Ⅷ	ReFacto	Wyeth	凝血因子Ⅷ	血友病A型(2003年3月)	M
^{131}I Tositumomab	Bexxar	GlaxoSmithKline	^{131}I标记 anti-CD20 抗体	非霍奇金淋巴瘤(2003年6月)	M
Omalizumab	Xolair	Genentech	anti-IgE 抗体	中重度哮喘(2003年6月)	M
Laronidase	Aldurazyme	Genzyme	酶替代治疗	黏多糖病(2003年4月)	M
Algasidase beta	Fabrazyme	Genzyme	酶替代治疗	Fabry's 病(2003年4月)	M
Efalizumab	RAPTIVA	Genentech	anti-CD11a 抗体	中重度慢性银屑病(2003年10月)	M
Bevacizumab	Avastin	Genentech	anti-VEGF 抗体	转移性直、结肠癌(2004年2月)	M
Cetuximab	Ekrbitux	ImClone	anti-EGFR 抗体	转移性直肠癌(2004年2月)	M
^{99}Tc fanolesomab	NeutroSpec	Palatin Techologies	anti-PMNs 抗体	难确诊的阑尾炎体内诊断(2004年7月)	M
Lutropin alfa	Luveris	Serono	促黄体素	不孕症(2004年10月)	M
natalizumab	Tysabri	Biogen Idec	anti-a_4-integrin 抗体	复发的多发性硬化症(2004年11月)	M

注：E为大肠杆菌表达产品；Y为酵母表达产品；M为哺乳动物细胞表达产品。引自《中国生物技术产业发展报告(2005)》55～56页。

2. 日本的模式与特点

2002年日本的生物技术市场规模达1.8万亿日元，比2001年增长了20%。日本的生物技术及其产业的发展水平仅次于美国。这与日本政府的高度重视和大力支持密切相关。

(1) 日本政府高度重视与大力支持生物技术的发展。1996年的日本生物技术研究预算达2050亿日元，比1995财年增长11.6%，是继1993年度增长16%之后的又一次较大幅度的增长。

(2) 日本发展生物技术的模式。如果说美国重视基础研究，开发新技术和新产品，日本则采用引进、合作而应用的模式。一方面，日本利用其资金优势，大量从美国等技术发达国家引进先进技术，以弥补其基础研究的不足；同时通过购买许可证方式或与国外公司通过联盟合作方式加快其技术和产业的发展速度。

(3) 重点支持应用研究，鼓励在应用中创新。

(4) 通过税收优惠等政策鼓励大公司向生物技术公司投资。虽然日本没有风险投资，也没有太多的新公司，但是日本公司迫于市场竞争压力及善于多种经营的能力，促使日本的公司不断地向高技术投以巨资，弥补了专门风险投资的不足。

(5) 日本政府通过努力，加强官、产、学的有效结合是政府协调成功的范例，日本现有的一些大公司是推动生物技术研究开发的主力。

总之，日本采用了引进、合作而应用的模式，这与美国的重视基础研究与研发新技术、新产品的模式迥然不同。

3. 欧洲国家的模式与特点

(1) 欧洲国家如德国、英国、法国等国家均具有良好的工业基础、巨大的投资商、众多的跨国公司和高水平的研究开发队伍，这对欧洲国家发展生物技术提供了良好的环境。

(2) 整体来说，欧洲具有一流的研究工作和二流的开发应用，一个主要的原因是由于绿党及一些宗教人士反对重组DNA技术，限制了生物技术的广泛应用。但近些年来，这种状况发生了巨大的改变。德国是反对DNA重组技术最强烈的国家之一，但看到生物技术的快速发展对经济发展的重大推进作用，以及生物技术产品被广泛应用后，并没有带来不良的"危害后果"，已开始调整原来的政策。1998年，德国政府已把生物技术列为重要的关键技术，并确定了在今后若干年内其生物技术要在欧洲居领先地位的目标。欧洲联盟成立以来，十分重视生物技术的发展，在其确定的15个重点研究开发领域中，有三个与生物技术有关。

(3) 欧洲各个国家发展生物技术的模式不尽相同，但其主要的模式是政府投资建立研究中心，通过这些中心加强研究工作并协调研究与产业的结合。

(4) 一些大公司如德国的Bayer公司、英国的Glaxo公司、Smith Kline Beecham等公司的带动作用十分明显，促进了欧洲生物技术和产业的发展。

4. 亚洲一些国家的发展模式与特点

总的来说，亚洲不同国家的政府均对生物技术非常重视，发展模式也各有特点，这里仅对印度和新加坡做一简单分析。

(1) 印度

① 印度对生物技术的定义十分广泛　他们认为，凡是将科学和工程原理运用于下述活动的均属生物技术范畴：

a. 利用有生命的或无生命的、天然的或改造的生物制剂进行材料和基质的加工合成；

b. 利用生物材料进行活性成分或浓缩物的分离；

c. 生物体、器官及其分泌物的鉴定与识别；

d. 生物体或器官(包括细胞)的转化；

e. 通过对遗传结构发生改变的生物体、细胞以及目前已知或未知的产品使用遗传工程、核酸化学和蛋白质工程技术而进行的生物材料的转化。

② 生物技术的规模不断扩大、条件不断改善　生物技术的规模1997年达到105亿元，国家级高新技术产业开发区基本建设投资的规模由1991年的16亿元增加到1997年的40亿元；1998年即启动中小企业创新基金和重大基础研究规划，新增投入40亿元以上。

③ 印度政府的高度重视和有力协调是其发展生物技术的突出特征　印度政府于1982年在科技部内成立了国家生物技术委员会，1986年2月进一步独立出来而升格为国家生物技术部，全面负责和协调全国的生物技术工作。同时还成立了科学顾问委员会，其成员由科学家和管理专家组成。另外，还成立了16个生物技术特别工作组。政府大幅度地增加了对生物技术的投资。这些经费除实施一系列生物技术的专门计划外，还重点建立了12个生物技术研究开发中心和实验室。

政府的大力支持使印度的生物技术得到了快速发展，一些研究工作如避孕疫苗的研制取得了世界瞩目的进展。

(2) 新加坡　新加坡是一个岛国，其在国际上备受重视。经济合作与发展组织(OECD)认为，新加坡是一个先进的发达国家，因为自其独立以来，经济发展的年增长率为8.5%，人均收入已达到2.4万美元。

新加坡政府十分重视生物技术的发展。早在1988年，新加坡经济发展局(EDB)会同国家科学技术局(NSTB)就制定了国家生物技术发展计划，其主要目标不是基础研究，而是要建立一个有竞争性的生物技术产业，为了达到这一目的，新加坡政府重点做了以下几项工作。

① 建立一批研究开发中心。新加坡在国立新加坡大学的基础上，投资新建了大约10个生物技术研究中心。

② 创立风险投资基金，主要包括生物技术创新基金和生物技术发展基金。

③ 吸引大批跨国公司，这也是新加坡发展生物技术的一个突出特点。新加坡政府通过优惠的税收政策和给予一定的风险补偿方式，成功地吸引了一些大的公司到新加坡投资和合作，如德国的Boehringer公司、美国的D&G公司、英国的Glaxo公司等均投资达到数千万美元以上。这种与跨国大公司的紧密合作有力地带动了生物技术及其产业在新加坡的发展。

总之，生物技术产业与生物制品行业的发展特点是：高投入、高产出、高风险、高利润。该行业的发展策略是：

① 各国建立战略联盟以增加竞争力，是国外发展生物技术产业的一个重要策略；

② 向中小生物技术公司投资、收购、兼并等国际策略；

③ 联合研发等国际化策略。

全球十大药品市场 2010 年销售额见表 2-7。

表 2-7 全球主要药品市场 2010 年销售额

区域	2010 年销售额（按恒定汇率计算）/亿美元	2010 年增长率/%	2009 年增长率/%	2006～2010 年复合年增长率/%	2011 年增长率/%	预测 2011～2015 年复合年增长率/%
北美地区	3351	1.9	5.4	4.6	2～3	0～3
欧洲	2532	2.4	4.9	5.6	2～3	2～5
亚洲/非洲/欧洲	1297	14.0	15.5	14.5	12～13	11～14
日本	1023	0.1	7.6	2.6	1～3	2～4
拉美	543	14.2	10.3	12.1	11～12	11～14
全球	8746	4.5	7.0	6.2	4～5	3～6

注：引自《中国生物产业发展报告（2011）》116 页。

第三节 我国的生物技术与生物制品发展概况

一、战略条件分析

为了发展我国的生物技术和生物制品产业，必须首先对总体的战略条件做一个确切的分析，现将其优势和劣势分别简述如下。

1. 优势

（1）政府高度重视　目前我国正在实施的国家科技攻关计划、“863”计划、“973”计划、自然科学基金、火炬计划、星火计划等各类层次的科学技术及产业发展计划，均把生命科学和生物技术放在重要地位。最近已经把生物技术、信息技术、新材料技术、新能源技术等并列为重中之重，列为优先发展的高技术和高技术产业，而其中生物技术则被列为国家科技与研发计划的首位。

（2）研究开发条件明显改善　我国生物技术产业自 20 世纪 80 年代初起步以来，得到了迅速发展，已涉及医药、农业、食品、环保、轻化工、材料、能源等领域。我国目前已经基本建立起完善的生物技术研究开发体系，对生物科技投入不断增加，从 2000 年到 2005 年，仅政府就投入 50 亿元；目前从事生物技术开发、生产经营的公司有 500 多家，从业人员超过 5 万人，具有生产能力的公司有 300 个，生物医药制品的年销售额已达 200 多亿元，而且每年以 33.58%的速度增长。有 60 多家上市公司直接或间接从事生物技术产业，出现了深圳科新、天津泰达等一批生物基因龙头企业。在北京、上海、广州、深圳等地 20 多个生物技术园的建立，为生物技术产业发展搭建了平台。可见，我国发展生物产业已具有坚实的基础。同时，近十几年来已经建成了一批国家重点实验室、工程研究中心等研究开发基地，为生物产业高科技进一步发展提供了较好的条件。

（3）人才和技术已有相当的储备　我国目前从事生物技术研究开发的人员已有 2 万人，一批优秀的青年科技人员已逐步成长起来，开始在重大的研究开发项目中承担起重任；越来越多的出国留学人员学成回国，支撑了国家的百、千、万人才计划，继续留在国外的海外学子也非常积极地为国家的建设服务。近十几年来，我国的生物技术研究开发水平有了明显的提高，一些基本的技术手段已被广大科技人员掌握。植物基因图谱、两系法杂交水稻、动植物转基因技术、基因治疗技术以及重大疾病相关基因研究的突破，使我国生物技术的发展在某些方面接近发达国家，在发展中国家处于领先地位。

(4) 生物、遗传资源丰富 我国地域广阔、人口众多，悠久的历史和独特的文化背景，形成了一些特殊的遗传隔离人群；由于经济发展的不平衡，形成了广泛的疾病谱，同时具有发达国家和发展中国家的各种疾病，加之长期以来不好迁徙的习惯，形成了众多的不同疾病的高发、低发现场，以及多种遗传性疾病的家族、家系。这些状况给疾病的病因和发病机理的研究，尤其是与疾病相关基因的研究提供了得天独厚的资源。同时，由于不同地理、环境、气候等因素，我国具有丰富的动植物及微生物资源。另外，中国传统中医药的理论和实践以及品种繁多的中草药资源等均为生物技术产品的研究开发，特别是新药的开发提供了十分宝贵的条件。

2. 劣势

(1) 科技投入明显不足 必要的资金投入是加快高科技及其产业发展的基本条件之一。虽然我国 R&D 经费投入也在逐年增加，至 2011 年政府、企业与其他来源总计投入已达 8687 亿元，该 R&D 经费的投入，仅占当年国内生产总值 GDP 的 1.84%，还远远低于世界上的发达国家(占国内生产总值的比例均超过 2.0%，如美国 2.8%、日本 3.3%、德国 2.58%、英国 2.08%、法国 2.42%)。

(2) 技术储备相对不足，创新成果不多 创新性的成果需要强大的基础性研究的支撑，只有基础性研究达到相当的广度和深度才可能促成“点”上的突破。由于长期以来资金的投入不足，加上机制、意识等方面的原因，导致我国创新性的成果甚少。虽然近些年来我国基础性研究的经费得到大幅度增长，面上的支持已有相当的规模，可以说已经取得了一些成效。比如，1997 年以来我国的国际论文有了较大增长，国际学术地位进一步提高。但应清醒地看到，由于研究的深度和积累不够，我国论文的质量还不够高，在国际上被引证数量还不多。另外，目前我国在国际上获得的专利还为数不多。这些都是创新性不够的具体表现。

(3) 科技体制尚不能适应市场经济的需要 计划体制所留下的封闭发展状况还没有得到最大程度的改善。力量分散、低水平重复的现象在某些方面还比较严重。不同学科间、单位间缺乏交流和合作。一方面存在资源短缺的问题，另一方面也存在不必要的浪费。加上研究单位的负担较重，缺乏有效的激励机制，也导致了一些局部研究工作和投资的效益不高。

(4) 发展高技术产业的政策环境和机制尚不够完善 高科技产业的发展需要有良好的成果转移机制、风险投资机制、人才激励机制、税收优惠机制等。虽然我国目前在上述各方面均有一些政策，但在系统性和有效性方面尚有差距。

二、总体战略和目标

1. 总体战略

根据我国的具体状况，我国发展生物技术及产业总的战略原则应是：准确把握国际生物技术的发展趋势，结合我国的具体国情，围绕实现两个根本转变和实施“两个战略”的历史任务，应从我国国民经济和社会发展中的重点、难点抓起，充分利用我国丰富的生物资源，重点发展关键技术的创新和已有技术的集成应用，实施“立足创新、集成应用、需求导向、重点突破”的战略。

(1) 立足创新 创新是高技术以及高技术产业的基本立足点。没有创新的高技术事实上也就失去了灵魂，更谈不上在竞争中争取主动权。由于生物技术在经济效益上的巨大潜力，因而也成为国际知识产权竞争的焦点之一。据统计，全世界每年授予的 1 万多项专利技术中，有近三分之一出自生物技术。而目前全世界 3000 多个生物技术公司中，能够在竞争中占据主导地位的公司，无一不是掌握了专利技术和专利产品。因此，创新问题应该是我们发展生物技术的出发点。在制定规划、计划时必须认真地考虑和研究专利问题。由于我国生物技术的创新能力不太高，在技术发展方面，在相当一段时期内还要采取“跟踪与创新并举”的方针，但这种跟踪不应是简单的跟随和复制，而应该是主动的跟踪，在学习、消化和应用中创新。同时，要认真研究创新工作的突破点，比如要充分利用我国特有的资源。另外，创新也不仅仅局限在研究开发工作上，在管理上也应突出创新意识。我国独特的国情和体制，在管理上的创新同样可以有力地促进技术的创新。

(2) 需求牵引 生物技术与其他高技术一样，其出发点和落脚点均是要促进新的产业形成和对传统产业的改造。只有能够满足需求的高技术才能可望形成高新技术产业，而高新技术产业的发展进一步增强了对高技术的需求。事实上，高技术与高技术产业是密不可分的双向牵引、相互需求的关系。

需求有两个层次，一个是市场需求，或说是企业需求，另一个是国家的战略需求。后者有时不能获得短期的经济效益，需要有国家的扶持。这也是为什么一些国家对一些高技术企业有政府补贴或政府采购的政策加以保护的原因。但无论何种需求，都要落实到科技与产业/企业的互动，类似于我国所提倡的“面向”和“依靠”。但这种“面向”和“依靠”绝不能是单向的。好的双向关系使技术上的进展开拓了新商机，潜在的利益吸引企业的投资，投资使新的技术尽快完善，而成熟配套的技术增强了企业的实力，或是增加了再投资的能力。研究机构在得到更多的投入后又促进了新的技术开发，如此周而复始，形成良性循环。只有这种科技和企业之间的双向需求机制，才能焕发双方的需求动力。这就是为什么高技术发展的主体应该是企业的原因。企业迫于市场竞争的压力是企业对技术需求的原动力，这种动力推动了技术与市场和经济的联系。任何一个生物技术发达国家，企业对高技术的投入也高(美国企业界对R&D的投入占总投资额的60%～70%)。同时，国际上在反映一个国家生物技术实力时，总是要用产业指标。这些都从另一个侧面说明了需求牵引、企业为主在发展高技术及其产业中的重要性。

(3) 集成应用 这里有两层含意，一是要集成优势；二是要集成应用。

我国是一个发展中的大国，近50年来已经建立起一个门类比较齐全的研究开发体系。但从经济实力和技术储备的整体看，我国目前还不具备与发达国家抗衡的实力。然而也应该看到，我们并不全部都是劣势，在一些局部还有一定的优势或潜在的优势。如果我们在把握方向和机遇的前提下，集一些分散的技术、资金、管理、资源等要素于一体，就可能变整体的劣势为局部的优势，就可能在一些重要的目标上取得突破。生物技术不是一个单一的学科，而是一个基于分子生物学、细胞生物学、分子遗传学、蛋白质学、生物信息学等多种学科的综合性技术系统。生物技术的诱人之处就是可以广泛地应用于不同的领域，并发展成新的产品乃至新的产业。生物技术的这种特性，也要求我们以系统工程的观念和方法，加强学科间、单位间、项目间的协同与配合。另一方面，加强基础研究、开发创新性的技术固然重要，但充分地集成应用已有的技术亦十分重要。美国著名的“阿波罗”登月计划的总指挥韦伯曾说过，阿波罗登月飞船用的都是现成技术，没有一项新技术，把众多的已有的先进技术集成起来的本身就创造了新技术。日本经济发展的道路也是集成应用的成功范例。因此，当今世界许多人认为：能在多大程度上借助和合理利用现代世界科学技术进步，是影响到一个国家、一个民族发展的重要因素。就我国目前的经济、技术实力状况和发展需求而言，强调集成应用显得很重要。

(4) 重点突破 生物技术的多学科性、应用领域的广泛性和投资的风险性决定了任何国家、任何研究开发机构，必须确定其发展的重点。就我国的具体情况而言，坚持有限目标、突出重点是我们能否有所作为的关键。即在紧紧抓住我国基础好、有一定优势、有较大发展潜力以及可缓解未来20年经济社会发展瓶颈约束的生物产业领域或方向，去重点研发。从表面上看，突出重点是一个不争的共识，但在具体工作中能真正做到并非一件易事。

根据国家科技部、中国生物工程开发中心、中国科技促进发展研究中心在世纪之交对全国400多所研究开发机构和企业的调查情况看，还存在着大量的重复研究开发、重复投资的现象。某些产品竟有20～30家企业或联合体竞相开发，产品的生产能力已大大超过市场容量，造成了恶性竞争、效益低下的状况。

出现这种状况的主要原因：一是视野不宽、信息不灵，只知自己做什么，而不知别人也在做；二是缺乏科学的分析和预测，决策前没有认真地分析优势和劣势，而是人云亦云，人"热"已"热"，简单趋同；三是政策法规不够完善，缺乏正确的引导。在当前国际竞争十分激烈、国内资源相对不足的情况下，我们必须采取必要的措施，切实把"有所为，有所不为"的原则落到实处。为此，做好关键技术选择十分重要。

(5) 协调发展 重点改造高能耗、高物耗、高水资源消耗以及环境污染等问题，坚持产业的经济效益、环境效益和社会效益的全面体现，坚持产业发展与资源的可持续协调发展。

2. 战略目标

我国生物技术发展的战略目标是：努力提高生物技术在我国国民经济和社会发展中的贡献率，增强我国生物技术的创新能力和国际竞争能力。争取在21世纪初的15年内(至2015年)使我国生物技术的整体水平跻身于世界先进行列，使我国生物产业集群化和国际化，生物产业产值年均增速保持在20%以上，到2015年生物产业增加值占国内生产总值的比重比2010年翻一番，生物工业增加值显著提升。至2020年生物产业发展成为我国的支柱产业之一，届时将成为世界生物产业大国，实现生物产业总值达4万亿元以上，占我国GDP的7%～8%，主要经济指标名列世界前三位，部分领域居国际领先地位。在战略生物技术领域掌握自主知识产权。在战略全球产业竞争的格局中占据有利位置。

三、发展模式

各国生物技术产业的发展模式不尽相同，但归纳起来大致分为三种类型：

① 企业带动型，其中又分为以大企业为主和中、小企业为主两种方式；

② 技术先导型；

③ 政府主导型。

事实上各国所采用的均不是单一类型，区别在于三种类型所占的比重。企业带动型，尤其是大企业带动型的典型例子是日本和美国。美国的政府投入主要用于支持基础性研究，技术创新和产业发展则是以企业为主。技术先导也是美国发展高技术产业的主要策略，政府长期稳定地投入大量资金支持科学研究，使得知识不断地创新。迅速发展的前沿科学和技术，成为了技术创新和产业发展的不竭源泉。在这方面，另一个取得突出成效的国家是芬兰，芬兰政府采取了与美国政府不同的方法，政府投入直接支持企业的研究与开发，虽然其投入资金的比例仅占企业投入研究与开发资金总数的30%，但有效地激发了企业投入技术创新的积极性，同时政府的投入还对企业的研发起到了良好的导向作用，因而大大提高了企业技术创新的成效。政府主导型主要为计划经济体制的国家所采用，典型的例子如前苏联以及印度、巴西等国家。实践证明，主要靠政府投入支持研究开发和产业发展的模式显然不能适应市场竞争的需要。

我国改革开放20多年来，已初步建立了市场机制，但到目前为止尚不完善，科技体制的改革还没有真正到位，研究开发机构与产业发展脱节的问题尚没有从根本上解决；国有大型企业的负担较重，尚没有有效的激励政策使其加大对技术创新的投入。部分新兴的高科技企业这些年有了较快的发展，但毕竟资金和技术的积累较少，尚不具备带动技术创新的能力和动力。因此，借鉴国外高科技产业发展的成功经验，结合中国的具体国情，我国在今后10～15年内采用：政府引导，企业为主体，产、学、研、资相结合，创新为主、引进为辅的模式。

1. 政府引导

世界各国发展生物技术及其产业的经验表明，政府主导型的发展模式已不能适应市场竞争的需要，但政府引导型的作用仍是重要和不可替代的。我国处于高技术产业建立和发展的起始阶段，且在国际竞争的大环境下，企业自身还不具备足够的能力去收集信息、准确判断、应对快速的市场变化，因此，需要政府通过引导企业的投资和发展目标，准确地把握国家发展的轻重缓急，并有效地调动地方和民间的经济力量，促进我国高技术产业的健康发展。

归纳起来，政府引导的作用主要包括三个方面：一是政策引导，二是规划引导，三是资金引导。

其中政策引导是最主要和有效的引导。政府通过制定一系列配套的政策，如税收优惠以及激励科技人员、研究机构、企业及金融界之间形成良好的互动关系，有效地调动各方面的积极性。良好的运行机制使它们在各个环节上自觉地集成优化资源。

规划引导是政府应该对整个研究开发及产业化的发展方向、目标、策略和措施进行系统的规划和设计，对各类各层次不同机构的研究开发工作给予重要的引导。

资金引导是对于一些重要的领域，国家应给予一定的资金支持，可以更加有效地引导企业界、金融界以及地方政府的资金和支持，各方面力量形成的合力将加速目标的实现。

2. 企业为主

高技术是基于多种学科的综合技术，而高技术产业则必须加上科学的经营管理和营销策略。高技术研究与高技术产业突出的一个区别是，前者相对而言追求的是“点突破”，而后者是将各类技术与商机“结连环”。发展高技术产业只有以企业为主，才能有效地将分离的科学与技术、科技与产业、产品与市场紧密地、有机地联系在一起。

根据国外发展的成功经验以及中国的国情，应特别重视中小企业的发展。中小企业具有投资小、应变能力强、技术创新成功率高、技术转移扩散快等特点，已成为市场经济中非常活跃的力量。据美国联邦中小企业管理局资料，中小企业占美国就业人数的54%，但就技术创新的成效而言，在一般中小企业的工作人员对技术创新所做的人均贡献较大企业工作人员的人均贡献要大2倍之多，若就高科技中小企业而言，则每位科技人员对技术创新所做出的贡献就更大。在这方面，德国、新加坡、以色列、巴西和中国也取得了明显的成效。虽然一些成功的大企业在国民经济尤其是国际竞争中的贡献也十分突出，但应注意到所有这些成功的大公司，事实上都是众多机制灵活、效率很高的中小公司的集合，而不是机构庞大、机制不健全的臃肿的大公司。从前几年亚洲金融危机中也可以看出，韩国、印尼的一些大公司，经不起金融风波的冲击。就中国的具体国情，大型企业受体制、机制的限制，技术创新的整体效率不高。因此，一方面应加速大型企业的改革，另一方面应特别重视中小企业的发展，使它们逐渐成为科技创新的生力军。

近几年来，国家加强了对中小企业投资与贷款的力度。各类商业银行均有向中、小企业贷款倾向的优惠政策，截止2011年10月末，仅邮政储蓄银行累计向中小企业放贷7493亿元，截止2012年10月末，仅农业银行放贷5500亿元。这些均有力地推动了生物技术中小企业的快速发展。

3. 产、学、研、资结合

众所周知，产、学、研的结合是促进科技进步、加速经济增长、提高研究开发效率的良好方式，而先进国家发展高技术产业的实践也充分证明，政府的参与以及资本运营和金融的支持是发展高技术产业必不可少的条件。以美国为例，始于第二次世界大战中以赶制原子弹为目标的“曼哈顿计划”，20世纪60年代以赶超苏联为目标的“阿波罗登月计划”，80年代的“星球大战计划”和“超高速集成电路计划”以及90年代的“人类基因组计划”等，政府不仅给予了大量的资金支持，更重要的是在目标的选定、规划与计划的制订以及组织实施的全过程，包括人力、物力的调集等，政府均起到了重要的不可替代的作用。日本也是如此，从20世纪60年代开始，日本的高技术计划的管理体制一直都是以官产联合体制为主导。中国“两弹一星”的研制成功，“神五”(2003)、“神六”(2005)、“神七”(2008)、“天宫一号”(2011)、“神八”(2011)、“神九”(2012)升天，人类肝脏蛋白质组计划(2004)的成功启动，也是政府强有力地组织协调的典型范例。

据报道，美国高技术企业10年生存率仅为5%～10%，而目前美国大约1400家生物技术公司，能够赚钱的大公司也就是10%左右。众多的高科技公司如何能在风险如此之大的条件下不断地成长壮大呢？主要的条件之一就是走产、学、研结合之路，企业必须依靠高校与科研院所的高科技来武装自已，形成企业自身的系列专利以用来不断更新高科技产品；其主要条件之二就是良好的投资、融资机制及完善的股票市场。

因此，在我国高技术产业的发展中，应注意产、学、研、资的结合。

4. 创新为主，引进为辅

面对知识经济的来临，人们对创新给予了更加关切的重视。创新是知识经济的本质，也是提高国家和企业竞争力的基础。对知识和技术的开发利用程度将决定一个国家的综合国力和国际地位。因此，我们必须比以往任何时候都要更加高度地重视自主创新，加大具有自主知识产权的高新技术及产品开发的力度。然而，必须看到我国高新技术产业起步较晚，知识和技术储备不足，在一些重要的技术领域还落后于发达国家。因此，强调自主创新并不应排斥引进。引进的重点应逐步由硬件为主转为以软件为主，即不能单纯地引进设备，而应加大技术引进的比重，并在引进技术、设备的基础上，加强消化吸收的能力，在消化吸收的过程中不断创新，形成新的专有技术或特色。除此之外，还要进一步引进外资、引进人才、引进先进的管理经验。

第四节 我国生物技术与生物制品的主要成就

现代生物技术的研究与开发已经成为世界性的主流，无论是科学技术发达的国家还是发展中国家都在生物技术领域的开发上进行了百倍努力。现代生物技术的研究与开发不仅有可能使产业结构发生重大的改变，也可能给一些传统的生物技术产业带来新的希望。

我国在20世纪80年代初就把生物技术定为科技和产业发展的重要新领域之一。1985年国家有关部门组织制订了国家《生物技术发展策略》，1986年被批准实施；1989年组织制订了1990～2000年和2020年期间生物技术中长期发展纲要。医药生物技术是我国生物技术发展的三大重点之一，1987年开始实施包括生物技术的“863”国家高技术发展计划，随后又实施了“973”国家高技术发展计划，另外，国家的其他科技攻关计划项目，也对生物技术的发展给予了大力的支持。至2003年统计，全国生物产业规模约为7850亿元，其中生物农业规模约为3200亿元、生物工业约为967亿元、生物医药为3659亿元。而现代生物产业的产值大约为300亿～400亿元。截止2011年，全国生物产业的产值计近2万亿元，年均增速为22.9%。其中生物医药总产值计近1.6万亿元(比上年增长24.8%)，生物发酵产品产值突破2500亿元，生物质能源规模达到2676万吨标煤，可减少CO_2排放约3800万吨。

一、固定化酶

我国生物技术的研究工作开始于20世纪70年代，首先是进行固定化酶技术的研究，之后固定化酶和固定化细胞的研究与应用得到扩展。固定化酶是20世纪60年代开始发展起来的一项新技术。最初主要是将水溶性酶与不溶性载体结合起来，成为不溶于水的酶的衍生物，所以也曾称过水不溶性酶和固相酶。但是后来发现，也可以将酶包埋在凝胶内或置于超滤装置中，高分子底物与酶在超滤膜的一边，而反应产物可以透过膜溢出。在1971年第一届国际酶工程会议上，正式建议采用固定化酶的名称。所谓固定化酶，是指限制或固定于特定空间位置的酶。具体来说，是指经物理或化学方法处理，使酶变成不易随水流失即运动受到限制，而又能发挥催化作用的酶制剂。制备固定化酶的过程称为酶的固定化。固定化所采用的酶，可以是经提取分离后得到的有一定纯度的酶，也可以是结合在菌体或细胞碎片上的酶或酶系。我国的固定化酶和固定化细胞在20世纪70～80年代最先在啤酒行业推广，后来逐渐扩展，应用于某些制药行业中(如Asp、GSH、抗生素等)。

二、基因工程疫苗、细胞因子

20世纪70年代后期，我国开始跟踪国外基因工程技术的某些基础性工作，80年代初期，开始乙型肝炎基因工程疫苗、基因工程干扰素等的开发研究，中国参与并完成了人类基因组的计划，主持国际人类肝脏蛋白质组计划的研究项目也正式启动。除了课题和资金资助外，我国还十分注重国际交流与合作，每年都派出大批的科技人员去国外学习和交流，积极地参与国际学术会议，并与国外单位进行不同形式的合作。在国内投入大量资金建立了30个生物技术领域的国家重点实验室，吸收了一批高水平的科技人才从事范围广泛的研究。这些重点实验室分布在中国科学院、教育部、卫生部等所属单位。

基因工程活性多肽药物是另一类研制进展较快的生物技术药物。我国已经研制成功或正在研制的有基因工程干扰素、白介素、心钠素、人组织纤溶酶原激活因子(tPA)、肿瘤坏死因子(TNF)等20多种多肽药物，其中已经有12种基因工程药物和疫苗被批准上市(表2-8)。而其中的α1b型干扰素为我国科学家侯云德院士首创的新药物，干扰素α1b和干扰素α2a 1992年获新药证书并获准生产文号。1993年侯云德院士获国家科技进步一等奖。另外有白介素-2和白介素-3、肿瘤坏死因子、人表皮生长因子、促红细胞生成素(EPO)、粒细胞-巨噬细胞集落刺激因子(GM-CSF)等10余种基因工程药物在进行中试或药理药效试验。

在国家科技部、基金委、卫生部等部门的大力支持下，我国的科技人员在医药生物技术的课题研究中辛勤工作，取得了比较明显的成果，比如在新型疫苗上的研制进展比较突出，已经研制成功的基因工程乙型肝炎疫苗，年产100万人份的生产线已经通过国家验收，产品也已经投入市场。正在研制的疫苗中，病毒性乙型肝炎疫苗和流行性出血热疫苗等7种，细菌性疫苗有痢疾疫苗等、福氏-宋内氏双价基因工程痢疾菌苗，1998年获新药证书，是国内外首创；寄生虫疫苗有日本血吸虫疫苗、疟疾疫苗，计划生育有避孕疫苗(即人绒毛膜促性腺激素HCG疫苗)。其中疟疾、霍乱、儿童免疫多价疫苗已经获准进入人体试验，血吸虫疫苗进展明显。目前，我国正在研制的疫苗主要集中于对AIDS、SARS、禽流感等新发疾病的治疗性疫苗。国际上进行临床试验的艾滋病疫苗，多是在发达国家流行的毒株，对我国流行的艾滋病疫情并不一定适用，因此研究基于我国流行病毒株的疫苗，对预防中国的艾滋病的流行具有更大的意义。目前，我国正在进行研究的艾滋病疫苗有5种类型，分别为VLP、DNA疫苗、活载体疫苗(疫苗病毒及腺病毒载体)、P24蛋白和EIAV，已经分别完成了小动物免疫学试验、分子克隆、基因改造和病毒重组、毒株的序列分析和专利申请及比较研究阶段。我国SARS病毒灭活疫苗是世界上第一个进入临床试验的。2004年末SARS疫苗Ⅰ期临床研究结果显示，36位受试者均未出现异常反应，其中 24 位接种疫苗的受试者全部产生了抗体。这表明，我国自主研制的 SARS 灭活疫苗Ⅰ期临床试验已经顺利完成，取得了阶段性的重大进展。我国 SARS 病毒灭活疫苗已攻克疫苗研究的技术难题，建立了疫苗生产工艺和质量控制方法，完成了疫苗中试生产研究，具备了疫苗小批量生产的技术能力。2005 年末，我国宣布“人用禽流感疫苗研制”项目完成临床前研究。这标志着我国在这一领域取得了重大突破，具有国际先进水平的新型高效重组禽流感病毒灭活疫苗(H5N1 亚型)和禽流感重组鸡痘病毒载体活疫苗，抗原针对性更强，对鸡的有效免疫保护期更长，对鸭、鹅等水禽能够实现有效的免疫保护。在实验条件下对鸡的有效免疫保护长达 10 个月以上，比原有疫苗延长至少 4 个月。

表 2-8 我国 SFDA 已批准上市的基因工程生物制品

序号	名称	生产单位(剂型、年份)
1	干扰素 α1b(IFN-α1b)(滴眼液)①	长春生物制品研究所(1996)
2	干扰素 α1b(IFN-α1b)	深圳科兴(注射剂、1997；冻干制剂、2002)、上海生物制品研究所(冻干制剂、1995)、丽珠生物(冻干制剂、1998)
3	干扰素 α2a(IFN-α2a)	注射剂：沈阳三生(2001)、上海罗氏(2000)、海南新大洲一洋(2002) 栓剂：武汉天奥(1998；2003)、长春长生(1999) 冻干制剂：长春生物制品研究所(1996)、海南贝尔特(1996)、沈阳三生(1997) 喷雾剂：天津华丽达(2003)
4	干扰素 α2b(IFN-α2b)	上海华新(注射剂、1999；冻干制剂、2001)、天津华丽达(注射剂、2000；冻干制剂、1996)、合肥兆峰科大(凝胶剂、2000)、安徽安科(乳胶剂、2002)、长春长生(栓剂、1999)、上海万兴(注射剂、2002；粉针剂、2001) 冻干制剂：北京远策(1999)、中国预防医学院病毒所(1999)、山东鼎立(1999)、长春生物制品研究所(1999)、哈尔滨金亚哈尔(1996)、丽珠苏州新宝(2000)、安徽安科(2001)、深圳海王英特龙(2001)、安徽安科(1997)
5	干扰素 γ(IFN-γ)	冻干制剂：上海生物制品研究所(1999)、上海克隆(1998)
6	白细胞介素(IL-2)①	注射剂：南京军区后勤医学所(1996)、威海安捷医药生物技术(2002) 冻干制剂：上海克隆/成都地友(1997)、北京瑞德合通(1998)、江苏金丝丽(1997)、深圳科兴(1997)、山东金泰(1997)、沈阳三生(1995)、山东泉城(1998)、沈阳康丽(1995)、四环生物/上海华新(1994)、长春生物制品研究所(1994)、北京双鹭药业(1999)、沈阳恩世(2000)
7	粒细胞集落刺激因子(G-CSF)	注射剂：深圳新鹏(2002)、长春金赛(1998)、北京双鹭药业(1998)、军科院放射研究所/上海三维(1998)、北海方洲(1998)、杭州九源(1996)、山东泉城生物技术研究所(1999)、华北制药(1999)、苏州中凯(1999)、济南金鲁(1999)、北京九九艳阳(1999)、哈尔滨里亚哈尔(2000)、广州南方(1998)、山东科兴(2001)、成都蓉生(2001)、四环生物(2001)、齐鲁制药(1999)、厦门特宝(1999)、山东格兰百克(2000)
8	粒细胞-巨噬细胞集落刺激因子(GM-CSF)	冻干制剂：长春金赛(2002)、海南华康(1998)、厦门特宝(1998)、辽宁卫星(2002)、广州顺德南方制药(1997)、华北制药(1997)、海口制药厂(1997)、医科院医学生物研究所(1999)、四军大(1999)、北京鑫金淼(1999)、上海海济(1999)、淮海福寿(2000)、哈尔滨里亚哈尔(1999)、长春生物制品研究所(2000)、南方制药(1998)、上海东昕(2001)、中科院上海生化所(2001)
9	人胰岛素(insulin)	深圳科兴(注射剂、原料药、1999)、通化东宝(注射剂、1998)、徐州生化制药(注射剂、1997)、诺和诺德(注射剂、1996)
10	人生长激素(HGH)	冻干制剂：长春金赛(1998)、上海生化所(1998)、上海阿尔法(1998)、中科院上海细胞所(1998)、深圳科兴(1999)、上海联合赛尔(1999)
11	促红细胞生成素(EPO)	注射剂：大鹰药业(2001)、上海华新(1999)、大鹰药业(开封)(1999)、深圳雷克(2000)、广州白云山制药(2001)、沈阳三生(2001)、南京华欣药业(2001)、四环生物(2001)、山东阿华生物(1998)、深圳斯贝克(2001)、华北制药(2001)、山东科兴(1997)、山东东阿阿胶(1997)、上海克隆(1998)、成都地奥(1998)
12	重组链激酶(rSK)③	上海医大实业(粉针、1997)、山东金泰(冻干制剂、2000)
13	重组葡激酶(rSAK)③	上海医大实业等

续表

序号	名称	生产单位（剂型、年份）
14	重组牛碱性成纤维细胞生长因子(rb-bFGF,外用)	冻干制剂：珠海东大生物(1998)、长春长生基因(1999)
15	重组人碱性成纤维细胞生长因子(rh-bFGF,外用)	北京双鹭药业(冻干制剂、2000、2002)
16	重组人表皮生长因子(EGF)③	冻干制剂：上海长江(1998)、中国科学院上海生化所、军科院生物工程研究所(2000) 深圳华生元(液体、1998)，桂林神龙(凝胶剂、2002、滴眼液、2002)，桂林华诺威(凝胶剂、2002、滴眼液、2002)
17	重组人表皮生长因子(EGF)衍生物③	深圳华生元(液体、2001)
18	乙肝疫苗(病毒)	上海生物制品研究所(1998)、长春生物制品研究所(1996)
19	乙肝疫苗(CHO)	北京华尔盾(注射剂、2001)、华北制药(注射剂、2002)、长春生物(吸附制剂、2002)
20	痢疾双价活菌苗	兰州所(1998)
21	乙肝疫苗(酵母)	天坛生物(2001)、深圳康泰(2002)
22	口服重组霍乱菌苗③	军事医学科学院生物工程研究所(2000)
23	口服重组B亚单位/菌体霍乱菌苗③	军事医学科学院生物工程研究所(肠溶胶囊、2002)
24	IL-11	北京双鹭药业(注射剂、2002，冻干制剂、2002)、齐鲁制药(注射剂、2002)
25	注射用重组改构人肿瘤坏死因子	上海赛达(冻干制剂、2002)
26	重组腺病毒p53注射液③	深圳赛百诺(2003)治疗肿瘤
27	抗EGFR人源化单抗①	百泰生物治疗鼻咽癌
28	anti-CD3鼠源单抗①	武汉生物所等，抑制移植排斥
29	抗IL-8鼠源单抗乳胶剂③	东莞宏远逸士
30	[^{131}I]肿瘤细胞核嵌合抗体注射液③	上海华晨
31	rhTNF-α②	三九等

① 欧美已有同类产品，但中国产品在蛋白质序列上略有不同的创新药物。

② TNF-α，欧盟已批准但未获美国FDA批准。

③ 欧盟和美国都尚未批准的生物技术药物。

注：引自《中国生物技术产业发展报告（2003），(2005)》。

中国药品生物制品检定所(中检所)完成或正在进行的生物技术制品药物质量研究情况见表2-9。

表2-9 中检所完成或正在进行的生物技术制品药物质量研究情况

产 品	状 况
重组产品类	
1. 重组人干扰素α(rhIFN-α)	进口2家，国内13家生产
2. 重组人干扰素β(rhIFN-β)	进口1家，国内3家申报或临床
3. 重组人干扰素γ(rhIFN-γ)	国内3家生产
4. 重组复合干扰素(rhIFN-con)	进口1家，国内2家申报
5. 重组人白介素2(rhIL-2)	国内11家生产
6. 突变型重组人白介素2(rhIL-2)	进口1家，国内5家临床或生产
7. 重组人白介素3(rhIL-3)	国内3家申报，临床停止
8. 重组人白介素11(rhIL-11)	进口1家，国内11家申报或临床

续表

产　品	状　况
9. 重组人白介素 1 受体拮抗剂(rhIL-1Ra)	国内 4 家临床
10. 重组人粒细胞集落刺激因子(rhG-CSF)	进口 3 家,国内 18 家申报、临床或生产
11. 重组人粒细胞-巨噬细胞集落刺激因子(rhGM-CSF)	进口 1 家,国内 19 家申报、临床或生产
12. 重组人干细胞生长因子(rhSCF)	国内 2 家临床
13. 重组人红细胞生成素(rhEPO)	进口 2 家,国内 16 家中试、临床或生产
14. 重组人血小板生成素(rhTPO)	国内 1 家临床
15. 重组人表皮生长因子(rhEGF)	进口 1 家,国内 4 家生产
16. 重组人碱性成纤维细胞生长因子	国内 1 家临床
17. 重组牛碱性成纤维细胞生长因子	国内 2 家生产
18. 重组人生长激素(rhGH)	进口 3 家,国内 5 家生产
19. PEG-人生长激素(PEG-rhGH)	国内 1 家申报
20. 重组人胰岛素(rhinsulin)	进口 6 家,国内 5 家生产
21. 重组链激酶(rSK)	进口 1 家,国内 3 家生产
22. 重组葡激酶(rSAK)	国内 8 家申报、临床或生产
23. 突变型重组人 tPA(r-PA)	进口 2 家,国内 8 家中试和临床
24. 重组人尿激酶原(rhpro-UK)	国内 3 家临床
25. 重组水蛭素(rhrd)	国内 8 家申报
26. 重组人肿瘤坏死因子 α(rhTNF-α)	国内 8 家临床或生产
27. 重组人肿瘤坏死因子 β(rhTNF-β)	国内 1 家临床
28. 重组血管生成抑制因子(endostatin)	国内 2 家临床
29. 重组人脑钠肽(rhBNP)	国内 2 家临床
30. 重组人骨形成蛋白(rhBPM-2)	国内 2 家临床
31. PEG-干扰素(rhIFN)	进口 1 家
32. 重组 TNFR:Fc(Enbrel)	进口 1 家,国内 3 家申报或临床
33. 重组人 HGF	国内 1 家临床前
34. 重组枯草芽孢杆菌纤溶酶	国内 1 家临床前
35. 天花粉蛋白突变体	国内 1 家临床前
36. 重组人溶菌酶	国内 1 家申报
37. 重组人凝血因子Ⅸ	国内 1 家临床前
38. 重组人凝血因子Ⅷ	国内 1 家临床前
39. 重组人血小板衍生生长因子(rhPDGF)	国内 1 家申报
40. TRAIL-突变体	国内 1 家申报,2 家临床前
41. 重组人 PEG-IL-6	国内 1 家临床前
42. 重组人纽表位肽	国内 1 家申报
43. 重组人纽兰格林	国内 1 家申报
44. 人降钙素基因相关脂质体	国内 1 家临床
45. 重组病毒趋化因子 vMIP(抗 HIV)	国内 1 家申报
46. 重组人甲状旁腺激素 PTH1-34	国内 5 家申报或临床
47. 重组天冬酰胺酶	国内 1 家申报
48. 重组人促滤泡激素	进口 1 家
49. 重组人绒促性素	进口 1 家
50. 鲑鱼降钙素注射液	进口 1 家
51. 重组人促黄体激素	进口 1 家
疫苗类	
52. 重组乙肝疫苗	国内 3 家生产
53. 重组痢疾双价疫苗	国内 1 家生产
54. 重组幽门螺旋杆菌亚单位疫苗	国内 1 家临床
55. 重组霍乱毒素 B 亚单位疫苗	国内 1 家临床
56. 合成肽乙肝疫苗	国内 1 家申报
57. 重组戊肝疫苗	国内 1 家申报

续表

产品	状况
抗体类	
58. 治疗用鼠抗人T淋巴细胞单抗(WuT3)	国内1家生产
59. 诊断用鼠抗人T淋巴细胞单抗(WuT1、WuT6、WuT9、WuT11)	国内1家生产
60. 肝癌单抗片段注射液[[3]I HAb18F(ab′)2]	国内1家临床
61. 莫罗莫那CD3	国内1家生产
62. 抗人白介素8单抗冷霜	国内1家生产
63. 注射用鼠抗人T淋巴细胞单抗(CD3)	国内1家生产
64. 抗胃癌细胞单抗(3H11)	国内1家申报
65. 鼠抗人乙脑单抗(TEV)	国内1家申报
66. 鼠抗人干扰素单抗	国内1家申报
67. 肿瘤坏死因子单克隆抗体注射液	进口1家
基因治疗药物	
68. Bcl-2反义硫代磷酸寡脱氧核苷酸	国内1家临床前
69. HIV DNA疫苗	国内1家临床
70. VEGFDNA基因缝线	国内1家临床
71. 重组腺病毒-IL-2基因治疗制剂	国内1家临床
72. 腺相关病毒-Ⅸ因子	国内1家临床
73. 重组腺病毒-p53	国内1家生产
74. 重组腺病毒-Endostatin	国内1家临床前，1家申报
75. 重组增殖腺病毒	国内1家申报
76. 重组腺病毒空壳	国内1家临床
体细胞治疗产品	
77. 自体CIK细胞	国内1家
78. 自体免疫活细胞	国内1家
79. 自体树突状细胞	国内1家
80. 异体羊胎免疫活细胞	国内1家
81. 白介素2基因工程化胃癌细胞	国内1家

注：1. 数据来源于王军志．生物技术药物质量控制基本原则及1CH6新进展．基因治疗相关产品质量标准、检测技术建立及安全性评价研讨会论文汇编(国家“863”重大课题——“生物技术目标产品质量标准和检测技术平台研究”和“临床前安全性评价、关键技术及平台研究”)，2004：14-26。

2. 引自《中国生物技术产业发展报告（2005）》75～77页。

三、单克隆抗体、生物导弹、诊断试剂盒

1. 单克隆抗体

从20世纪70年代末，我国就开始研究单克隆抗体与导向药物——杂交瘤单克隆抗体，现在已经获得了大量杂交瘤细胞系和大批单克隆抗体诊断试剂盒。其中包括病原微生物方面、人体免疫系统方面、抗肿瘤相关抗原方面和人口控制方面的单克隆抗体和试剂盒。我国国内企业已先后推出了被SFDA批准上市的6个单抗药物和2个受体Fc融合蛋白药物(见表2-10)。其中有一种鼠源性单抗利卡汀具有完全自主的知识产权。

2. 生物导弹(导向药物)

在抗肿瘤方面，还利用单克隆抗体和毒素(如蓖麻毒素、血喉毒素、铜绿假单胞菌外毒素等)、放射性核素或抗肿瘤药物(如阿霉素、丝裂霉素、甲氨蝶呤、长春新碱等)等进行偶联，制成导向药物，进行大量临床前的研究。

3. 定位诊断与试剂盒

此外，还进行了人-人单抗研究。抗体工程也取得了多项成果，并开始应用于临床。我国开发的肝癌单克隆抗体定位诊断试剂盒填补了国内外空白；还获得了16类38种抗人白细胞分

化抗原的单克隆抗体，并得到“国际人白细胞分化抗原大会”的确认，其中，部分抗体结合免疫毒素已经用于异基因骨髓移植治疗多例白血病，效果明显。

四、对抗生素生物合成及结构修饰的研究

我国利用基因工程技术对医用抗生素的生物合成和结构修饰进行了研究。一方面，从基因结构和组成出发，深入了解其生物合成机制，已经分离出麦迪霉素的碳霉糖-4-羟基-*O*-丙酰基转移酶基因和硫霉素-*N*-合成酶(IPNS)基因；另一方面，有目的地进行了基因遗传操作，改造抗生素结构，获得了新品种的药物。我国已经将产麦迪霉素的生米卡链霉菌的碳霉糖-4-羟基-*O*-丙酰基转移酶基因克隆到螺旋霉素产生菌中，构建成基因工程菌，表达的发酵产物为4-丙酰螺旋霉素。碳霉糖-4-羟基-*O*-丙酰基转移酶基因，被克隆到螺旋霉素产生菌中，得到的产物为抗菌活性增强的4-异戊酰螺旋霉素，创造出了新的抗菌化合物。

表 2-10　国产单抗药物(6个)及Fc融合蛋白(1种2个)

分类	序号	批准文号(批准日期)	商品名	产品名称	抗体类型	靶标	生产商	适应证
抗体药物	1	国药准字 S19990012 (2002-12-18)	WuT3	鼠抗人T淋巴细胞CD3抗原单克隆抗体	鼠源	CD3	武汉生物制品研究所	肾脏移植、器官移植急性排斥反应的治疗和预防
	2	国药准字 S20030093 (2003-12-10)	奥博克	抗人白介素-8单克隆抗体乳膏	鼠源	白介素-8	大连亚维药业有限公司	寻常型银屑病
	3	国药准字 S20060061 (2006-8-31)	唯美生	碘[^{131}I]肿瘤细胞核人鼠嵌合单克隆抗体注射液	嵌合	肿瘤坏死的细胞核	上海美恩生物技术有限公司	放化疗不能控制或复发的晚期肺癌的放射免疫治疗(肿瘤坏死疗法,TNT)
	4	国药准字 S20060064 (2002-10-12)	利卡汀	碘[^{131}I]美妥昔单抗注射液	鼠源 $F(ab')_2$	HAb18G抗原	成都华神生物技术有限责任公司	中晚期原发性肝细胞肝癌的放射免疫治疗
	5	国药准字 S20080001 (2008-01-07)	泰欣生	尼妥珠单抗注射液	人源化	EGFR	百泰生物药业有限公司	与放疗联合适用于治疗表皮生长因子受体(EGFR)阳性表达的Ⅲ/Ⅳ期鼻咽癌,头颈部肿瘤
	6	国药准字 S20110001 (2011-01-12)	健尼哌	重组抗CD25人源化单克隆抗体注射液	人源化	CD25	上海中信国健药业股份有限公司	预防器官移植后急性排斥反应
Fc融合蛋白	7	国药准字 S20050058 (2005-06-20)	益赛普	注射用重组人Ⅱ型肿瘤坏死因子受体-抗体融合蛋白	Fc融合蛋白	TNFα	上海中信国健药业股份有限公司	类风湿关节炎、强直性脊柱炎、银屑病
	8	国药准字 S20110004 (2011-04-11)	强克	注射用重组人Ⅱ型肿瘤坏死因子受体-抗体融合蛋白	Fc融合蛋白	TNFα	上海赛金生物医药有限公司	治疗强直性脊柱炎

注：引自《中国生物产业发展报告（2011)》167页。

五、诊断酶、试剂盒、酶电极与诊断测试仪的研发

肝炎、糖尿病和心血管病临床治疗急需对甘油三酯、胆固醇、谷丙转氨酶(GPT)、谷草转氨酶(GOT)等许多生化指标进行检测，需要大量诊断用酶。我国应用酶工程技术研究出了一批相应的诊断酶、试剂盒、酶电极以及诊断测试仪器。现已投入生产的有新型乙肝病毒表面抗原凝集诊断试剂(乙肝病)、丙肝病毒抗酶联免疫试剂盒(丙肝病)、血糖酶试剂盒(糖尿病)、尿酸酶试剂盒(肾病)、谷丙转氨酶试剂盒(肝炎)、谷草转氨酶试剂盒(心肌梗死)、甘油三酯酶试剂盒(心血管病)等多种诊断试剂，并已经形成了中国自己的新型诊断试剂工业。

六、基因治疗的进展

1. B型血友病的基因治疗

在基因治疗研究方面，1991年我国已经对B型血友病进行了首次临床试验，两例血友病B的基因治疗临床实验已经取得了明显疗效，并获准扩大临床试验。

2. 首例基因治疗药

深圳市赛百诺基因技术有限公司开发的重组腺病毒-p53注射液，用于肿瘤治疗，于2003年10月获准新药证书和生产批文，是世界上第一个批准上市的基因治疗药物，为我国创造了生物高技术发展的新的里程碑，对世界和我国均有重大意义，并受到了“基因治疗之父”——W. F. Anderson（诺贝尔奖的提名人）的关注，他于2003年7月亲自专访了赛百诺公司。

3. 自杀基因（TK）等用于肿瘤治疗

国际先进水平的针对恶性肿瘤的基因治疗，已经开展了多方面的实验室研究，构建了TK、CD两种基因及病毒载体与高效导向的非病毒载体，奠定了治疗技术基础，并获准进行临床试验。从HSVⅠ株病毒中分离克隆的TK为“自杀基因”——导入脑恶性胶质瘤中——已治10余例，取得了较好的疗效。

目前，我国基因治疗的研发和产业化可分为5大类：

（1）深圳赛百诺基因技术有限公司从事的重组腺病毒制品，用于肿瘤和心血管的基因治疗。

（2）上海肿瘤研究所的重组反转录病毒，用于肿瘤基因治疗。

（3）中国疾病预防控制中心病毒研究所和北京的本元正阳基因技术股份有限公司的腺相关病毒载体技术，与国内多家合作，用于肿瘤、遗传病的基因治疗。

（4）复旦大学与本元正阳公司合作，进行血友病的基因治疗。

（5）北大医学院用裸DNA对外周血管病进行基因治疗。

七、蛋白质工程的研究达世界领先水平

在蛋白质工程的研究方面，对人胰岛素、人尿激酶原、葡萄糖异构酶、凝乳酶的蛋白质工程研究已经达到世界最好水平。在蛋白质分子设计计算方法上有我国自己的独创，从而可以合理地设计药物，发现了一批有价值的前导化合物。

2004年底，我国的贺福初院士开始主持“国际人类肝脏蛋白质组计划的项目”。已有18个国家100多个实验室的学者参与研究。表明了我国在人类肝脏蛋白质工程的研究方面已真正达到了世界领先水平。

八、应用基础研究

在应用基础研究方面，也取得了一些突出进展，现在已经构建了15种新基因工程载体，并且已经在实际中应用。

在消除慢性肝炎免疫耐受状态技术、建立人类染色体专一特性探针池、人类染色体Xp11.2—21.3区段YAC库的构建方面都达到了国际先进水平。我国分离克隆的人新基因已有16种，见表2-11。

表2-11 我国首次发现的新型基因

类别	代码	cDNA长度/bp	NCBI数据登记号
白血病	PML		
	PLZF		
避孕	RSD-1	2069	U26723
	RSD-2	1837	M31322
	BS-84	2324	U12978
	BS-17	791	U26724

续表

类别	代码	cDNA 长度/bp	NCBI 数据登记号
癌	RA578 RA5 RA28 RA42 HP8 N2A3B C2L2	3～8k 1859 1475 709 2480 2095 2395	U37688 U28249 U28250 U34343
连接酶		1077	
同工酶		2000	
调控	P53BP3	1312	

九、发酵工程的研发

应用发酵工程技术，研究出了大批氨基酸、微生物多糖等系列产品，如氨基酸系列产品就有 L-谷氨酸、L-赖氨酸、L-缬氨酸、L-苏氨酸、L-异亮氨酸、L-脯氨酸等 10 余种。特别是，通过对发酵工艺的优化、发酵过程控制技术和发酵产物后处理技术的研究，使发酵工程获得了新的发展动力，不仅研制出了大批发酵工程新产品，还对已有的头孢菌素 C、维生素 C、柠檬酸等发酵产品的生产工艺进行了重大技术革新，大大提高了技术水平，取得了明显的经济效益。我国味精、柠檬酸、维生素 C、青霉素等发酵产品的规模目前稳居世界第一位，各种氨基酸、维生素、有机酸在 2011 年的总产值超过 1000 亿元(我国氨基酸的总产量高达 322 万吨；有机酸的总产量计达 140 万吨)；维生素 C、泛酸、丙烯酰胺、乳链菌肽等产品占据世界市场 50%～70%的份额。我国还建立了用枯草杆菌工程菌来替代传统的阿舒假囊酵母(*E. ashbyii*)生产核黄素的方法，使生产成本降低了 42%。

十、海洋生物技术的开发

海洋生物技术中的一个重要方面，就是对海洋生物活性物质的利用研究，从海洋动物、植物、微生物中提取具有药物或保健作用的生理活性物质。包括海洋生物抗肿瘤活性物质、海洋生物抗心血管疾病活性物质以及海洋生物抗菌、抗炎活性物质和海洋生物毒素、海洋生物抗病毒活性物质等。我国在这方面也已经取得了大批重要的科技成果，有一部分已经进入产业化阶段。

十一、生化工程的进展

生化工程也是生物技术体系中的重要组成部分，对促进生物技术产业化十分重要。它包括生化反应工程技术、生化分离工程技术、过程自动控制工程技术以及生化工程关键设备等。我国已经先后研制了 7 个类别的生物反应器(表 2-12)和十多种检测系列反应过程传感器。

表 2-12　我国研制的生物反应器

反应器类别	反应器名称
大规模细胞培养生物反应器	微载体培养反应器系统 中空纤维培养反应器
高黏度培养生物反应器	微生物多糖用气升式生物反应器
固定化增殖细胞生物反应器	外循环流态化生物反应器 喷射循环移动床生物反应器 悬浮床生物反应器 并流固定床生物反应器
新型大规模生物反应器	新型气升双环流生物反应器
动物细胞生物反应器	20L、50L 动物细胞生物反应器

续表

反应器类别	反应器名称
植物细胞生物反应器	10L 植物细胞生物反应器
中小型自控通用生物反应器	2.5L、5L、10L、30L、300L、3000L 系列生物反应器

注：引自熊宗贵《生物技术制药》。

十二、动植物细胞培养的进步

1. 植物细胞培养取得了一定的进展

已经可以进行人参细胞大量培养，建立日产 20～30kg 人参皂苷的生产规模装置；已经着手进行保健品和日用化妆品的开发研究。利用紫草细胞培养技术生产紫草宁，并已经用于化妆品，以及用于药品中的实验研究。

2. 利用动物细胞培养技术生产药用生物活性物质方面，也取得一批成果

1998 年 2 月已经获得了可以在乳汁中表达生产出药用蛋白凝血因子Ⅸ的转基因山羊。目前国内外十大生物技术前沿领域的比较见表 2-13。

表 2-13 国内外十大生物技术前沿领域比较一览表

序号	领域	世界领先主要研究机构	国内领先主要研究机构
1	基因组学	Human Genome science Inc. MD；Incyte genomics Inc.，CA；Celera Genomics Corp. MD	华大基因研究发展中心、国家人类基因组南方研究中心、国家人类基因组北方研究中心（在 HGP 中研究了人类基因组的 1%）
2	后基因组学（蛋白质组学、功能基因组学）	Proteome，Inc. Beverly，MA；Large scale Biology Corp，Rockville，MD；橡树岭国家实验室、劳伦斯伯克利国家实验室、桑迪亚国家实验室、马萨诸塞大学、哈佛大学医学院和麻省理工学院	军事医学科学院、北京大学医学院等（作为人类肝脏蛋白质组计划研究的首席科学家和领军实验室）
3	干细胞技术	美国的杰龙公司、威斯康星大学、琼斯-霍普金斯大学、加州大学、爱丁堡大学、哥德堡大学先进细胞医药公司等；Acorda Therapeutics Inc.；Ariad Pharma-ceuticals Inc.；Geron Corp	中南大学、天津血液研究所、上海长征医院、北京大学干细胞研究中心等
4	克隆技术	英国 PPL 公司、ROSLIN 研究所、美国夏威夷大学、佐治亚大学	中国农业科学院、西北农业大学、内蒙古大学、中国科学院发育生物研究所、中国科学院动物研究所、东北农业大学等（克隆牛、猪成功）
5	组织工程	美国威斯康肯大学、麻省理工学院	军事医学科学院、上海第二医科大学附属第九人民医院等
6	生物芯片	美国 Affymetrix 公司、斯坦福大学、麻省理工学院等；Nanogen Inc. CA；Agilent Techologies Inc. CA	国家生物芯片技术北京工程中心（北京博奥生物芯片有限责任公司）、上海生物芯片有限公司和生物芯片工程研究中心、清华大学生物芯片研究与开发中心等
7	生物信息学	国际四大生物信息中心、美国国家生物技术信息中心（NCBI）、基因组序列数据库（GSDB）、欧洲分子生物学实验室（EMBL）、日本 DNA 数据库（DDBJ）	北京大学、中国科学院生物物理研究所等
8	医药生物工程技术	美国 Genentech 公司、美国 Amgen 公司	军事医学科学院、中国医学科学院、北京大学、中国疾病控制中心（CDC）、中国科学院上海生命科学研究院等
9	农业生物工程技术	Monsanto Com MI；Pioneer Hi-Bred International Inc. ID	中国农业科学院、北京大学、中国农业大学、华中农业大学等

续表

序号	领域	世界领先主要研究机构	国内领先主要研究机构
10	基因操作技术	Genzyme Corp,MA;University of Connecticut,CT	北京大学、中国科学院、中国疾病控制中心(CDC)等

第五节　我国生物技术与生物制品的发展展望

20世纪的生物技术还处在科研阶段，产业建设尚在初期。21世纪将是进入广泛的大规模产业化、对人类做出更大贡献的时期。包括基因工程药物、疫苗和基因治疗等的生物技术药物研制将会得到迅速发展，生物技术药物与化学药物和中药形成三足鼎立，有效地为人类健康服务。预计发展比较迅速的医药生物技术有下列几个方面。

一、利用新发现的人类基因开发新型药剂

2000年刚刚完成的人类基因组测定计划和随之启动的人类后基因组计划均已经清楚表明，每个新基因的发现都具有商业开发的潜力，都有可能产生作为人类疾病的检测、治疗和预防的新药，包括治疗性蛋白质、医用诊断剂、基因治疗和小分子治疗剂等新型药剂。

由于与疾病有关的或直接参与疾病的基因具有最大的新药开发潜力，因而首要目标是要发现与疾病有关的基因。如前所述，已发现了帕金森症疾病基因是定位在第4号染色体上的基因组内的α-共核变异基因，变异发生在该基因的一个碱基对上。预计在不久的将来，还会发现更多的与疾病有关的新基因，并开发出许多新的医疗用途，推动基因工程向纵深发展。因此，目前国外有些公司已专门以基因治疗或小分子治疗剂作为生物药物的开发领域。正如有些医药学家预言，在21世纪，将有50%～70%的新药来自基因工程研究的成果。

二、新型疫苗的研制

疫苗在大量疾病的预防、治疗中起着其他药物无法代替的重要作用。已有的几十种细菌性疫苗和病毒性疫苗，如预防结核的卡介苗、用于免疫和控制脊髓灰质炎的脊髓灰质炎疫苗等，都已取得了良好的效果。但目前仍有许多难治之症(如癌症、艾滋病等)没有疫苗或现有疫苗不够理想，需要进行更加深入的研究。正在进行的艾滋病及二十多种的基因型癌疫苗的研制，多数已处于Ⅰ期至Ⅱ期临床试验阶段，有的已完成Ⅲ期临床试验，临床效果比较好。如对非何杰金氏B细胞淋巴瘤，有数名患者经标准化疗后，接受了基因型疫苗治疗，其中有半数以上患者产生特异的免疫反应；对如黑素瘤的治疗性基因型疫苗，也进入后期临床试验，不久的将来就可商品化。

据美国1996年的统计，该年度新开发的生物技术预防与治疗性疫苗的数量比1995年增长了44%，达到62种，广泛用于防治癌症、艾滋病、风湿性关节炎、镰刀状细胞贫血、骨质疏松、百日咳、多发性硬化、性疱疹、乙型肝炎和其他疾病等。21世纪，不断开发的新型疫苗将在控制和治疗一些难治之症中发挥更大作用，造福于人类。

三、基因工程活性肽的生产

目前国内外生产或正在研制的淋巴因子、生长因子、激素和酶等基因工程药物已达几十种，其中多数是基因工程活性肽。它包括：有的是淋巴细胞产生的细胞因子，有的是不同种类细胞的生长因子，有的是激素，有的是酶等。其共同特点如下：

1. 特点

(1) 都是肽，包括由2条以上肽链构成的蛋白质、单链多肽和某些仅由10个氨基酸所组

成的小肽。

(2) 常以微量存在于人体内，却有很强的生物活性和生理学作用。

(3) 多以基因工程方法来制备。

由于有前两个特性，故称活性肽；由于有第三个特性，只能用基因工程来制备，故又称为基因工程活性肽。

2. 应用

(1) 其应用有5个方面

① 在体外或离体研究中作为细胞培养的补充剂。

② 作为基础研究的对象。

③ 作为研究其他现象(如在免疫方面)的一种辅助剂。

④ 作为诊断剂。

⑤ 用于生物治疗药剂的研究与开发。其中尤其在治疗疑难疾病方面具有突出的重要作用。

在人体内存在的维持正常生活的生理调控机制和对疾病的防御机制中，可能有极其丰富的活性肽等物质，但在这些大量活性肽中，我们仅了解很少几种。基因工程的兴起，一方面使这些活性肽的生产成为可能，另一方面应用基因工程技术又发现了许多新的活性肽。仅神经肽一类已发现50多种，胃肠肽类发现了10多种，作用于心血管的活性肽和生长因子也发现了10多种。今后还将探索生长因子更广泛的生理作用，研究它与组织工程、感染性疾病、抗药性和糖尿病等可能的千丝万缕的联系。这些活性肽各有其细胞受体，受体的性质属于各类蛋白质。对人体多肽目前人们所知仍然甚少，可能人体还有90%以上的活性肽尚待发现与开发利用。因此，发展基因工程活性肽药物的前景是十分光明的。

(2) 在活性肽类药物的生产改进途径方面，采用如下措施：

① 新型活性肽突变体的研究，如已有人对降钙素突变体、重组水蛭突变体、白介素-3突变体等进行了研究。

② 融合蛋白的研究，如目前研制的TNF/IL-6融合蛋白、水蛭素12肽/尿激酶融合蛋白等。

③ 克隆天然活性肽基因，重组表达活性肽类药物，如人胰岛素、白介素、干扰素、生长激素等。

④ 利用表面展开技术生产多肽类药物。利用新的基因操作技术，使表达的外源肽以融合蛋白的形式展现于噬菌体或细胞的表面。其中每一个噬菌体粒子或细胞表面展示一种外源肽。

⑤ 利用酶工程生产多肽类药物。

⑥ 利用植物细胞工程生产活性肽。

⑦ 利用转基因动植物生产活性肽。

四、其他生物制品和生物药物将得到不断改造和发展

1. 诊断

生物技术的应用将使医疗技术得到更大的发展。比如，疾病的早期诊断技术将会日新月异。采用聚合酶链式反应(PCR)方法，做肿瘤的早期诊断，可了解肿瘤的现状和转移情况，是一条简便可靠的新途径；单克隆抗体的利用，也会促进诊断业的发展。

2. 转基因药材

采用生物技术手段可以改变现存的传统药材的有效成分，使现存植物成为“转基因药材”。比如已使像脑啡肽、表皮生长因子、促红细胞生成素、生长激素、人血清蛋白、血红蛋白和干扰素等的外源基因在转基因植物中得到表达；在人参、紫草、丹参等40余种传统药材中，已建立起用发根农杆菌(*Agrobacterium rhizogenes*)感染的新的、具有良好特性的毛状根培养系统，并用于一些根部药材有效成分的研究生产中。

生物技术的应用有可能彻底改变传统药材和人类生物药物的生产和加工，使之适合新时代的要求。如21世纪，利用转血红蛋白基因的烟草植物来大量生产人造血浆将成为现实，从而会彻底改变现行的供血状况。

3. 转基因动物药

转基因动物药的开发和应用，也将促进医药事业的进一步发展。如利用转基因山羊的奶头生产凝血蛋白酶因子等。

21世纪，现代生物技术定将会得到蓬勃发展，推动全球许多问题的解决。与人类生存密切相关的医药生物技术的发展，必将为保障人类健康做出更大的贡献。

参考文献

[1] Biotechnology Industry Organization. Biotechnology—A New Link To Hope. Washington DC，2003.

[2] Bonetta L. Systems biology—the new R&D buzzword. Nat Med，2002，8(4)：315-316.

[3] Brekke O H，Sandlie I. Therapeutic antibodies for human diseases at the dawn of the twenty first century. Nature Reviews Drug Discovery，2003，2：52-62.

[4] Buchdunger E，Zimmermann J，et al. Inhibition of the abl protein-tyrosinekinase in vitro and in vivo by a 2-phenylaminopyrimidine derivative. Cancer Res，1996，56：100-104.

[5] Class S. Health care in focus. Chemical & Engineering News，2004，82 (49)：18-29.

[6] Datar R V，Cartwright T，et al. Process Economics of animal cell and bacterial fermentations：a case study analysis of tissue plasminogen activator. BioTechnology，1993，11：349-357.

[7] Donoghue M，Hsieh F，et al. A novel angiotensin-converting enzyme-related carboxypeptidase(ACE2) converts angiotensin I to angiotensin 1-9. Circulation Research，2000，87：E1-E9.

[8] Edwards B S，Oprea T，et al. Flow cytometry for high-throughput，high-content screening. Curr Opin Chem Biol，2004，8(4)：392-398.

[9] Elliott S，Lorenzini T，et al. Enhancement of therapeutic protein *in vivo* activities through glycoengi neering. Nature Biotechnology，2003，21：414-421.

[10] Ellis K，Brener S. New fibrinolytic agents for MI：As effective as current agents，but easier to administer. Cleveland Clinic Journal of Medicine，2004，71 (1)：20-37.

[11] Frredrich B，et al. Genome Sequence of the Bioplastic-Producing "Knallgas" Bacterium *Ralstonia eutropha* H16. Nature Bioteachnology，2007，24：1257-1262.

[12] Gao H，Nealson K H，et al. Reduction of Nitrate in *Shewanella oneidensis* depend on a Typical NAP and NRF Systems with Nap B as a Preferred Electron Transport Electron Transport Protein from Cym A to Nap A. the ISME J，2009，3：966-976.

[13] Goldstein J Burgers. Chips，and genes，Great Issues for Medicine in the Twenty first Century. Annals New York Academy of Sciences，1999，1882：9-21.

[14] Green L L. Antibody engineering via genetic engineering of the mouse：XenoMouse strains are a vehicle for the facile generation of therapeutic human monoclonal antibodies. J Immunol Methods，1999，231：11-23.

[15] Harris J M，Chess R B. Effect of pegylation on pharmaceuticals. Nature Reviews Drug Discovery，2003，2：215-221.

[16] Herrera S. Biogenenics standoff. Nature Biotechnology，2004，22 (11)：1343-1346.

[17] Holmer A F. 371 Biotechnology medicines in testing promise to bolster the arsenal against disease. 2002 Survey：New medicines in development，2003.

[18] Htising B，Btihrlen B，et al. Human Tissue Engineered Products -Today' s Markets and Future Prospects，2003，4：28.

[19] Hu Xianwen，Xiao Chengzu，et al. Pilot production of u-PA with porous microcarrier cell culture. Cytotechnology，2000，33 (143)：13-19.

[20] Hudson P J，Souriau C. Engineered antibodies. Nature Medicine，2003，9 (1)：129-134.
[21] Iain M Cockburn，Rebecca Henderson，et al. The Diffusion of Science Driven Drug Discovery：Organizational Change In Pharmaceutical Research. NBER Working Paper，7359.
[22] Ideker T，Galitski T，et al. A new approach to decoding life：systems biology. Annu Rev Genomics Hum Genet，2001，2：343-372.
[23] Internal Co-ordination Group for Biotechnology(ICGB). Responding to the Request of the G8 Heads of State and Government. Biotechnology Update，2000，7.
[24] Jacqueline Senker，Orietta Marsili. Literature Review for European Biotechnology Innovation Systems (EBIS). EC TSER Project (SOE1-CT98 -1117).
[25] Johnson I S. The trials and tribulations of producing the first genetically engineered drug. Nature Reviews Drug Discovery，2003，2：747-751.
[26] Jones P T，Dear P H，et al. Replacing the complementarity determining regions in a human antibody with those from a mouse. Nature，1986，321：522-525.
[27] Kaleb M Pauley，Seunghee Cha. RNAi Therapeutics in Autoimmune Disease. Pharmaceuticals，2013，6：287-294.
[28] Kitano H. Systems biology：a brief overview. Science，2002，295(5560)：1662-1664.
[29] Kretzmer G. Industrial processes with animal cells. Appl Microbiol Biotechnol，2002，59：135-142.
[30] Orsenigo L，Pammolli F，et al. Technological Change and Network Dynamics Lessons From The Pharmaceutical Industry. Research Policy，2001，30：485-508.
[31] Langer R，Vacanti J P. Tissue Engineering. Science，1993，260：920-926.
[32] Lawrence M Rausch. Int ernational Patenting Trends In Biotechnology：Genetic Engineering，Division of Science Resources Studies. ISSUEBRIEF，1999，6.
[33] Leonard Both，Ashley C Banyard，et al. Monoclonal antibodies for prophylactic and therapeutic use against viral infections. Vaccine，2013，31(12)：1553-1559.
[34] Liptrot C. High content screening—from cells to data to knowledge. Drug Discov Today，2001，6(16)：832-834.
[35] Lisa Timmons，Hiroaki Tabara，et al. Inducible Systemic RNA Silencing in Caenorhabditis elegans. Molecular Biology of the Cell，2003，14：2972-2983.
[36] Lynne G Zucker，Michael R Darby，Marilynn B Brewer. Intellectual Capital and the Birth of U S Biotechnology Enterprises. NBER working Paper，4653.
[37] Martin Fransman. Biotechnology：Generation，Diffusion and Policy-An Interpretive Survey. UNU/INTECH Working Paper，No. 1.
[38] Susanne Giesecke. The Contrasting Roles of Government in The Development Of Biotechnology industry in the US and Germany Research Policy，2000，29：205-223.
[39] Thomas Vogl，Franz S Hartner，et al. New opportunities by synthetic biology for biopharmaceutical production in Pichia pastoris. Current Opinion in Biotechnology，2013，24：1-8.
[40] Wilfried Weber，Martin Fussenegger. Emerging biomedical applications of synthetic biology Natur Reviews. Genetics，2012，13 ：21-35.
[41] Yamanaka S，et al. Induction of Pluripotent Stem Cell from Mouse Embryonic and Adult Fibroblast Cultures by Defined Factors Cell，2006，126(4)：663-676.
[42] Yamanaka S，Nakao K，et al. Induction and Enhancement of Cardiac Cell Differentiation from Mouse and Human Induced Pluripotent Stem Cell With Cyclosporin-A. PloS One，2011，6(2)：e16734.
[43] Yamanaka S，Oshmura M，et al. Complete Genetic Correction of IPS Cell from Duchenne Muscular Dystrophy. Mol Ther，2010，18(2)：386-393.
[44] Yu F，Yao H，et al. Let-7 Regulates Self Renewal and Tumorigenicity of Breast Cancer Cell. Cell，2007，131(6)：1109-1123.
[45] 陈朝晖.1976～2003年美国中医药专利申请、授权情况分析.中国中医药信息杂志，2004，11(3)：276-277.
[46] 陈洪章，李佐虎.生物反应器工程.生物工程进展，1998，18(4)：46-49.
[47] 崔大付，陈翔.生物传感器的研究与发展.电子产品世界，2003，1：55-57.
[48] 冯德荣.生物传感器的开发和应用进展.生物工程进展，1996，16(3)：13-15.
[49] 郭晓珍，周增桓.对我国中药产业发展现状与趋势的分析.卫生软科学，2004，18(3)：145-147.

[50] 国家发展和改革委员会高技术产业，中国生物工程学会．中国生物技术产业发展报告(2004)．北京：化学工业出版社，2005.
[51] 国家发展和改革委员会高技术产业司，中国生物工程学会．中国生物技术产业发展报告（2003)．北京：化学工业出版社，2004.
[52] 国家发展和改革委员会高技术产业司，中国生物工程学会．中国生物技术产业发展报告(2005)．北京：化学工业出版社，2006.
[53] 国家发展和改革委员会高技术产业司．中国生物工程学会．中国生物产业发展报告 2009．北京：化学工业出版社，2010.
[54] 国家发展和改革委员会高技术产业司．中国生物工程学会．中国生物产业发展报告 2010．北京：化学工业出版社，2011.
[55] 国家发展和改革委员会高技术产业司．中国生物工程学会．中国生物产业发展报告 2011．北京：化学工业出版社，2012.
[56] 国家经济贸易委员会．国家级化学医药与制剂产品开发指南．1998，2000，2002.
[57] 国家经济贸易委员会医药工业信息中心站．医药科技发展资料汇编．2002.
[58] 国家医药管理局科学技术情报研究所．2000 年医药工业发展规划基础资料．2000.
[59] 胡显文，肖成祖．细胞工程在生物制药工业中的地位．生物技术通讯，2001，12(2)：117-122.
[60] 胡显文．治疗用单克隆抗体药物的研发．中国医药情报，2000，6(5)：11-14.
[61] 技术预测与国家关键技术选择课题组．国家技术前瞻报告．北京：科技文献出版社，2003.
[62] 刘国诠主编．生物工程下游技术．第 2 版．北京：化学工业出版社，2003.
[63] 伦世仪．生化工程．北京：中国轻工业出版社，1993.
[64] 马述忠，黄祖辉．关于生物技术发展的若干思考．中国软科学，2001，8：61-65.
[65] 瞿礼嘉，顾红雅．现代生物技术导论．北京：高等教育出版社，2003.
[66] 宋思扬，楼士林．生物技术概论．北京：科学出版社，1998.
[67] 王宏广主编．2002 中国生物技术发展报告．北京：中国农业出版社，2003.
[68] 王军志．生物技术药物的研究开发和质量控制．北京：科学出版社，2002.
[69] 吴芳芳．浅谈中药产业存在的问题和 21 世纪面临的挑战．中医药信息，2003，20(5)：61-62.
[70] 熊宗贵主编．发酵工艺原理．北京：中国医药科技出版社，2001.
[71] 熊宗贵主编．生物技术制药．北京：高等教育出版社，2004.
[72] 杨晓耘．我国中药产业市场结构分析．中药研究与信息，2004，6(1)：31-33.
[73] 尹光琳，战立克等．发酵工业全书．北京：中国医药科技出版社，1992.
[74] 俞俊棠，唐孝宣．新编生物工艺学．北京：化学工业出版社，2003.
[75] 张克旭主编．氨基酸发酵工艺．北京：中国轻工业出版社，1995.
[76] 张元兴，许学书．生物反应器工程．上海：华东理工大学出版社，2002.
[77] 赵学明．搅拌生物反应器的结构模型、放大及搅拌器改型．化学反应工程与工艺，1996，12(1)：80-90.
[78] 中国大百科全书总编辑委员会生物学编辑委员会．中国大百科全书．生物学Ⅰ．北京：中国大百科全书出版社，1991.
[79] 中国科学院生命科学与生物技术局编著．2010 工业生物技术发展报告．北京：科学出版社，2011.
[80] 周永春．迈向二十一世纪的生物技术产业．北京：学苑出版社，1999.
[81] 中国科学院生命科学与生物技术局编著．2010 工业生物技术发展报告．北京：科学出版社，2011.
[82] 中国科学院生命科学与生物技术局编著．2011 工业生物技术发展报告．北京：科学出版社，2012.

第三章　生物制品的制备

第一节　传统生物制品的制备方法

一、原料的选择、预处理和保存方法

生物制品的原材料具有生物活性，其组成成分十分复杂，在生物制品制备工艺研究的过程中，起始原料的质量是生物制品制备研究工作的基础，直接关系到终产品的质量和工艺的稳定，并可为质量研究提供有关的杂质信息，原料中不慎掺入杂质，就会给下游过程的分离提取带来不小的困难，增加下游操作成本，也涉及工业生产中的劳动保护和安全生产问题，例如，2004 年 8 月 23 日卫生部在国务院新闻办举行的新闻发布会上明确宣布，中国艾滋病疫情的上升与 90 年代初期中部部分省份内的部分地区违反规定采集人体血浆用于制造生物制品的原料有关。因此，生产生物制品必须对起始原料提出尽可能高的要求。

1. 原料的选择

生物原料可来源于人体、动物、植物、微生物及海洋生物的天然生物组织和分泌物，也可来源于人工构建的工程细菌、工程细胞及人工免疫的动、植物。

(1)对于原料的选择应遵循原则

① 其有效成分应含量高，新鲜。

② 原料来源丰富，产地接近。

③ 其中杂质含量尽可能的少，对由起始原料引入的杂质，必要时应进行相关的研究并提供质量控制方法。

④ 原料的成本要低。

⑤ 起始原料应质量稳定、可以控制，富含所需目的物并易于获得。原材料还应有来源、标准和供货商的检验报告，必要时应根据制备工艺的要求建立内控标准。

⑥ 对具有手性的起始原料，应制订作为杂质的对映异构体或非对映异构体的限度，同时应对该起始原料在制备过程中可能引入的杂质有一定的了解。

(2)原料选择注意事项　生物在不同的生长、发育期合成不同的生化成分，所以生物的生长期对生理活性物质的含量影响很大。对于不同来源的原料，要注意选取其最佳的生长时期。

① 植物原料要注意它的生长的季节性；

② 微生物原料最好选取对数生长期的，因为这时的微生物生长代谢能力最强；

③ 动物原料要选取适当的年龄与性别。

2. 原料的预处理

生理活性物质易失活与降解，采集时必须保持材料的新鲜，防止腐败、变质与微生物污染。因此生物材料的采摘必须快速、及时地做预处理，并进行保存。

① 动物原料　采集后要立即处理，去除结缔组织、脂肪组织等，并迅速冷冻贮存。

② 植物原料　要择时采集并就地去除不用的部分，保鲜处理。

③ 微生物原料　要及时将菌细胞与培养液分开，进行保鲜处理。

3. 原料的保存方法

原料的保存通常使用以下几种方法：

(1) 冷冻法　该方法适用于所有生物原料。常用−40℃速冻，如在−80～−70℃保存则时间更长。

(2) 有机溶剂脱水法　常用的有机溶剂是丙酮。该法适用于原料少而价值高、有机溶剂对活性物质没有破坏作用的原料，如脑垂体等。

(3) 防腐剂保鲜法　常用乙醇、苯酚、甘油等。该法适用于液体原料，如发酵液、提取液等。对于不同的生物还有不同的保存方法，例如，对于动物细胞，可以有组织块保存法、组织悬液保存法、单层细胞保存法等，对于微生物菌种的保存有斜面保存法、矿油法、索氏法、干硅胶法、真空冷冻干燥法、砂土管法等。

二、生物制品的提取

目的是除去与产物性质差异较大的杂质，为后道精制工序创造有利条件。提取操作中，通常是目的产物要求有较大浓缩比的过程，可选技术也比较多。

1. 生物组织与细胞破碎

生物制品大部分存在于生物组织或细胞中，要分离或提取这些产物或为了提高提取率，进行生物组织与细胞破碎(obtrite of tissue and cell)过程是非常重要的。破碎细胞是为了破坏细胞壁，使细胞内容物有效地释放出来，从而获得有效的提取。破碎的方法有很多，按照是否存在外加作用力可分为机械法和非机械法两大类，其中机械法主要靠剪切力来破碎细胞，包括高速匀浆破碎法、高速搅拌珠磨破碎法、超声波振荡破碎法等，但要注意高强度剪切力有时可以使蛋白质变性。非机械法相对来说比较温和，细胞可能被全部破碎，或是细胞膜部分被通透而释放出目标蛋白质等活性生物制品，包括渗透压冲击破碎法、反复冻融法、自溶法和酶解法等。非机械破碎法往往不能破坏 DNA，但从细胞中释放出来的 DNA 会发生聚合，大大增加液体的黏度。常用的细胞破碎方法包括以下几种：

(1) 磨切法　该法属于机械破碎方法，设备有组织捣碎机、胶体磨、匀浆器、匀质机、珠磨机、乳钵等。现已用于包括大肠杆菌(*E. coli*)、铜绿假单胞菌、巨大芽孢杆菌等微生物的破碎，也有人在试验中尝试用来破碎真菌和含有包涵体的大肠杆菌。珠磨机是将玻璃小珠与细胞一起高速搅拌，带动玻璃小珠撞击细胞，作用于细胞壁的碰撞作用和剪切力使细胞破碎。破碎程度取决于振动速度、菌体浓度以及助磨剂用量、大小和接触时间等。采用该法大规模破碎细胞的效果好，特别是对于有大量菌丝体的微生物和一些有亚细胞器(质地坚硬)的微生物细胞。

(2) 压力法　有渗透压法、高压法与减压法三种。高压法是用几百万至几千万帕斯卡的压力反复冲击物料；减压法是对菌体缓缓加压，使气体溶入细胞，然后迅速减压使细胞破裂；渗透压法是一种较温和的细胞破碎法，它是使细胞在浓盐中平衡，再投入水中，水迅速进入细胞内，引起细胞膨胀破裂，于是细胞内容物释放出来。渗透压法仅适用于细胞壁较脆弱的细胞，或者细胞壁预先用酶处理，或者在培养过程中加入某些抑制剂，使细胞壁有缺陷，强度减弱。

(3) 反复冻融法　该法是将细胞放在低温下冷冻，然后在室温中融化，如此反复多次，使细胞壁破裂的细胞破碎技术。其原理主要有两点：一方面，在冷冻过程中会促使细胞膜的疏水键结构断裂，从而增加细胞的亲水性；另一方面，冷冻使细胞内的水结晶，形成冰晶粒，使细胞膨胀而破裂。影响破碎细胞的因素有冷冻温度、冷冻速度、细胞年龄及细胞悬浮液的缓冲液成分。该方法具有设备简便、活性保持好等优点，但用时较长，只适用于细胞比较脆弱的菌体，破碎率低，且反复冻融以使一些蛋白质变性。

(4) 超声波振荡破碎法　超声破碎(ultrasonication)是当今应用较多的一种细胞破碎方法，该方法破碎效果较好，但由于局部发热，对活性物质有损失。其原理是利用当声波达到

20000C/s[即循环/秒(Cycles/second)]（150W，20kHz)时，使液体产生非常快速的振动，在液体中产生空穴效应而使细胞破碎的技术。超声破碎的效率与声频、声能、处理时间、细胞悬浮液的温度、pH值、离子强度、细胞浓度及菌种类型等因素有关。

（5）酶溶破碎法　是利用酶反应分解细胞壁上的特殊连接键，破坏细胞壁结构，进而达到破碎细胞使细胞内含物溶解出来的目的。该法分为外加酶法和自溶法。外加酶法，即在细胞悬浮液中加入一些酶使细胞壁破碎，单一酶不易降解细胞壁，需要选择适宜的酶及酶反应体系。常用的酶有溶菌酶(lysozyme)、β-1,3-葡聚糖酶(glucanase)、β-1,6-葡聚糖酶、蛋白酶(protease)、甘露糖酶(mannanase)、糖苷酶(glycosidase)、肽键内切酶(endopeptidase)、壳多糖酶(chitinase）等。细胞自溶是利用微生物自身产生的酶来溶解自己的细胞壁结构。控制一定条件，可诱发微生物产生过量的溶壁酶或激发自身溶壁酶的活力，以达到使细胞自溶的目的。影响自溶过程的因素有很多，包括温度、时间、pH、激活剂和细胞代谢途径等。与其他破碎法相比，酶溶破碎法具有容易控制(pH、温度)、专一性好和经济等优点，但它可使细胞悬浮液黏度增大，过滤速度下降，所以应用较少。

2. 提取(extraction)

生物组织与细胞破碎后要立即进行提取。提取是分离纯化物质的第一步，其目的和作用是除去与目的物性质差异大的杂质，浓缩目的物。

（1）提取注意事项

① 选择提取试剂。提取试剂主要有：水、缓冲溶液、盐溶液、乙醇、其他有机溶剂(如氯仿、丙酮等)等。

② 考虑提取溶剂的用量及提取次数和提取时间。

③ 注意提取的温度、pH、变性剂等因素。

（2）保护措施　在提取过程中，保持目的物的生物活性十分重要。因此，通常要采取一些保护措施。

① 采用缓冲系统　这样可以防止提取过程中某些酸碱基团的解离导致溶液pH值的大幅度变化，使某些活性物质失活，或因pH值变化影响提取效果。常用的缓冲液有柠檬酸盐缓冲液、醋酸盐缓冲液、磷酸盐缓冲液、碳酸盐缓冲液、硼酸盐缓冲液、Tris缓冲液和巴比妥缓冲液等。

② 添加保护剂　防止活性破坏的一种方法是在提取时加入某些还原剂(如半胱氨酸、α-巯基乙醇、二巯基赤藓糖醇、还原型谷胱甘肽等)。对于易受重金属离子抑制的活性物质，可在提取时添加某些金属螯合剂。

③ 抑制水解酶的作用　另一个保护提取产物中活性物质的措施是抑制水解酶活力。根据水解酶的性质采用不同的方法：需要金属离子激活的水解酶常加入EDTA或柠檬酸盐缓冲液，以降低或除去金属离子，使酶活力受到抑制；根据酶的溶解性质不同，还可用pH值不同的缓冲体系提取，以减少酶的释放或根据酶的最适pH值，选用酶活力最低时的pH值进行提取。最有效的方法是在提取时，添加酶抑制剂，以抑制水解酶的活力。如提取RNA时添加核糖核酸酶抑制剂，常用的有十二烷基磺酸钠、脱氧胆酸钠、萘-1,5-二磺酸钠、三异丙基萘磺酸钠、4-氨基水杨酸钠以及皂土、肝素、(二乙基焦碳酸盐DEP)、蛋白酶K等。

④ 其他保护措施　此外，还要避免紫外线、强烈搅拌、过酸、过碱或高温、高频振荡等。有些活性物质还应防止氧化，如固氮酶、铜-铁蛋白提取分离时要求在无氧条件下进行；有些活性蛋白对冷、热变化也十分敏感，如免疫球蛋白就不宜在低温冻结。所以提取时要根据目的物的不同性质具体对待。

三、生物制品的分离、纯化

生物制品经提取后，要对其进一步进行分离纯化。分离和纯化是生产生物制品过程中既有区别又关系密切的两个步骤，很难把它们完全区分开来。一般认为，分离就是对两相或者两相以上含有目的物的混合物，利用过滤、沉降、离心分离等方法获取目的物，而纯化是指样品经粗级分离以后，杂质大部分已被除去，仍需使用包括凝胶过滤、离子交换色谱、吸附色谱以及亲和色谱等色谱分离法，继续对分离得到的目的物进一步纯化的过程。

1. 分离纯化的基本过程

分离纯化是极其重要的一环，分离纯化一般不应超过 4～5 个步骤，包括细胞破碎、固液分离、浓缩与初步纯化、高度纯化直至得到纯品以及成品加工。一般生物制品分离纯化的流程如图 3-1 所示。

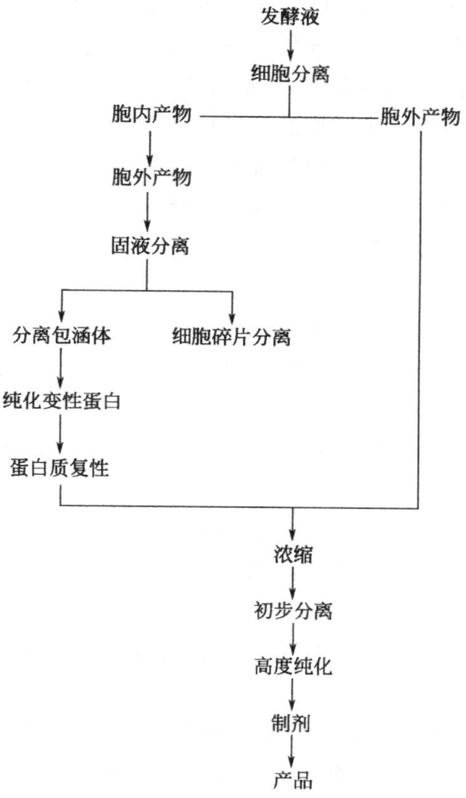

图 3-1 一般生物制品分离纯化的流程图

2. 分离纯化的基本技术

分离纯化是生物制品制备的核心操作，由于生化物质种类繁多，因此分离纯化的实验方案也是千变万化的，没有一种分离纯化的方法可适用于所有物质的分离纯化，一种物质也不可能只有一种分离纯化方法。所以，具体的分离纯化方法是根据目的物的物化性质与生物学性质和具备的实验条件而定。

（1）分离纯化技术的基本要求

① 技术条件要温和，要抑制宿主细胞或分泌产物中相应的酶活性，防止其消化降解待提纯产物以保持目的产物的生物活性。

② 选择性要好，优化选择与组合各种分离纯化技术方法以达到较高的纯化倍数。

③ 去除细胞或分泌产物中非目标产物成分，同时尽量保持较高的目标产物成分的回收率。非目标成分对于拟提纯的目的产物来说是杂质成分，对人体可能是有害的物质，如外源蛋白和多肽等可引起过敏反应，而脂多糖类可导致发热等。

④ 要能直接衔接，不需要对物料加以处理或调整。

⑤ 整个分离纯化过程要快，时间短，能够满足高生产率的要求。

⑥ 保持环境清洁，防止杂物污染。

(2) 细胞破碎与固液分离　以大肠杆菌为宿主的产品多为胞内产物，分离需经细胞收集、细胞破碎和细胞碎片分离等步骤。

① 细胞收集　发酵液中菌体的分离特别是细菌的分离一直是生物制品提取的难点。可供细胞收集的手段主要有离心分离和过滤技术。离心技术可以将发酵液中较高密度的细胞沉淀至远心端，同时将发酵液中较低密度的细胞浮升至近心端。过滤和离心相比，无论是投资费用还是运转费用，前者都要小得多，因而首选的方法是过滤。选用适当型号、孔径和材质的滤器亦可以收集细胞。但发酵液中的不溶性固形物和菌体细胞均是柔性体，细胞体积小，特别是细菌，过滤时形成的滤饼均是高度可压缩型的，所以滤器使用存在发酵液过滤后期堵塞问题，单纯使用一种技术可能难以达到较彻底的收集细胞，综合运用离心及过滤技术收集细胞，可达到很好的效果。在分离机械方面，也出现了一些性能优良的新型机械，如带式过滤机、连续半连续板框过滤机、螺旋沉降式离心机等。

② 细胞破碎　当产物存在于胞内时，收集细胞后还需要进行细胞的破碎和细胞碎片的分离。细胞破碎是工业化生产胞内物质所必需的技术，分为机械破碎法和非机械破碎法。现在细胞破碎技术逐渐成熟，使得胞内生物物质的大规模工业化生产成为可能。

机械破碎法的优点是速度快，处理量较大，不会带入其他化学物质；其缺点是会产生热量，要采取冷却措施，防止失活。现常用方法有：高压匀浆法、超声波破碎法、高速珠磨法、高压挤压法等。

非机械破碎法包括酶溶法、化学渗透法、热处理法、渗透压冲击法等。酶溶法就是利用生物酶将细胞壁和细胞膜溶解的方法。常用的酶有溶菌酶、葡聚糖酶、蛋白酶、甘露糖酶、糖苷酶、肽链内切酶、壳多糖酶等。酶溶法必须选择合适的酶，控制好温度、pH 和酶用量。化学渗透法需用一些有机溶剂(苯、甲苯)、抗生素、表面活性剂(SDS、Triton)、金属螯合剂(EDTA)、变性剂(脲、盐酸胍)等。

③ 固液分离　一般待提取的生物制品成分在提取液中以溶解状态存在，如提取液为器官或组织匀浆或细胞破碎液，这种提取液中有大量组织细胞碎片及颗粒性杂质存在，在此种情况下，需要对提取液进行固液分离，除去细胞碎片。固液分离是生物产品生产中经常遇到的重要单元操作，培养基、发酵液、某些中间产品和半成品等均需进行固液分离。其中发酵液由于种类多、黏度大和成分复杂，其固液分离最为困难，而分离方法有很多，可以用离心、膜过滤或双水相分配的方法等。双水相分配法使细胞碎片分配在一相(通常为下相)而分离，也起部分纯化的作用。离心包括高速离心和超速离心。膜过滤技术有微滤、超滤和反渗透等，微滤用于分离细胞、细胞碎片、包涵体和蛋白质沉淀物等固体颗粒；超滤用于浓缩蛋白质、多糖和核酸等大分子物质；反渗透用于脱去抗生素、氨基酸等小分子中的水分。

双水相分配法是向水相中加入溶于水的某种高分子化合物(如葡聚糖、聚乙二醇等)后，形成密度不同的两相。双水相萃取系统是由两种水溶性高聚物或一种高聚物与无机盐在水溶液中混合而成，一相中含一种高聚物较多，而另一相中含另一种高聚物较多，这就是双水相系统。溶质在两相中有不同的溶解度，从而达到分离和提纯某种高分子化合物的目的。常用的双水相系统有聚乙二醇-葡聚糖和聚乙二醇-无机盐，聚乙二醇-无机盐应用广泛。聚乙二醇富集的上相一般会有目的产物和其他杂蛋白，下相含有细胞碎片、核酸、多糖等。双水相系统分配的机理很复杂，现在还不太清楚，氢键力、离子力、疏水作用力、其他弱作用力都可能包括在内。影响生物分子和生物颗粒分配的因素很多，包括聚合物的种类、分子量和浓度以及系统中加入的盐的种类和浓度、离子强度、pH 和温度等。双水相分配法既能克服离心分离中设备投资大、能耗高的缺点，也不存在膜过滤中的泄漏和堵塞问题等。

(3) 目的产物的分离纯化　固液分离之后，各种成分均以溶解状态分散在提取液中，相对于产品成分，其他成分则属于杂质性质，这类杂质可能有病毒、多肽与蛋白质类、热原质、脂类、多糖类、多酚类、氧化产物、核酸、脂多糖、盐类、多聚体、杂蛋白以及与目的物类似的异构体等，需采用各种适宜的技术手段去除。

分离纯化的实质与最终目的是在去除各种杂质的同时将目的产品成分进行富集与浓缩。纯化工艺的每一步均应有纯度、提纯倍数、收获率等资料。纯化工艺中应尽量不加入对人体有害的物质，若不得不加入时，应设法除净，并在最终产品中检测残留量，其最低限量的规定除应远远低于有害剂量，还要考虑到多次使用后的累积作用。

分离纯化过程中，常用沉淀、吸附、萃取、超滤等初步纯化技术和电泳、色谱等高度纯化技术，其中主要依赖色谱分离方法。俄国化学家茨维特于 1903 年首先使用色谱(chromatography)一词，随后，Matin 和 Synge 于 1941 年发表了液相分配色谱理论，为色谱的发展奠定了基础。

(4) 目的产物的精制　目的产物的精制也就是成品加工的过程，已经分离纯化的目的产物还需要进行无菌过滤，并通过喷雾干燥、气流干燥、冷冻干燥等方法进行干燥结晶，最终成为目的生物制品。

3. 影响分离、纯化的因素

通常用离心分离的方法来浓缩目的产物，离心机的分离能力与它的机械特性和输入物料的性质有关，由于细胞破碎后，颗粒减小，密度差也减小，同时有高聚物分泌出来，使黏度增加，即物料的性能变差，所以分离非常困难，虽然可通过改变机械特性如提高离心机的角速度来克服这些困难，但角速度的增加常受到安全性的限制，所以通常采用有机溶剂法。要选择好的提取效果，最重要的是针对生物材料和目的物的性质选择合适的溶剂系统与提取条件。提取时的难易程度取决于生物材料和目的产物与提取有关的一些性状，包括目的产物的溶解性质、相对分子质量、等电点、存在方式、稳定性、相对密度、粒度、黏度、含量、主要杂质种类及性质以及相关酶类的特性等。其中最重要的是要考虑到活性物质的性质，使其不发生改变。前已叙及，通常所选取的试剂有：水、缓冲溶液、盐溶液、乙醇、其他有机溶剂(如氯仿、丙酮等)等。除此之外，还要考虑提取溶剂的用量及提取次数、提取时间。另外，影响提取的因素还有很多，主要包括温度、酸碱度、盐浓度、变性剂等。在提取过程中要尽量增加目的物的溶出度、减少杂质的溶出度，同时关注生物材料及目的物在提取过程中的活性变化。多数物质的溶解度随提取温度的升高而增加，同时较高的温度还可以降低物料的黏度，有利于分子扩散和机械搅拌。因此，一些植物成分和耐热的生化成分可采用浸煮法提取，温度为 50～90℃。但对多数不耐热的生物活性物质，要在 0～10℃进行提取。大多数物质在中性条件下较为稳定，所以提取时采用的溶剂系统应避免过酸或过碱，通常 pH 值控制在 4～9 范围内。对酶类生物制品的提取要防止辅酶的丢失和其他失活因素的干扰；对蛋白质类生物制品的提取要注意其高级结构被破坏，所以应尽量避免高热、强烈搅拌、大量泡沫、强酸、强碱及重金属离子等不利因素对其空间构象的影响；多肽类生物制品和核酸类生物制品应避免酶的降解作用，并添加酶的抑制剂；对脂类生物制品的提取应特别注意防止氧化，减少与空气接触等措施，可以向其中添加抗氧化剂、通入氮气及避光等。

第二节　各类传统生物制品的分离纯化方法

生物制品是应用传统方法或以基因工程（gene engineering）、细胞工程（cell engineering）、蛋白质工程（protein engineering）、发酵工程（fermentation engineering）等生物技术获得的微生物、植物组织细胞及各种动物或人源的组织细胞与生物活性成分等生物材料制备的，用于疾病预防、治疗和诊断的医药用品。生物制品（biological product）是现代医学中发展较早的一个领域。随着相关科学技术的发展，生物制品由最初的有关疫苗和抗体发展到目前包括重组DNA产品（recombination DNA product，rDNA product）在内的已批准上市的各类生物制品200多种。

一般在生化产品的制备中，都要选用动物、植物、微生物及海洋生物为原料，但在这些生物材料中，除了含有要制备的目的物外，还含有其他生化物质如蛋白质、酶、多糖、脂类和核酸等杂质。因此，要制备某种生化产品或研究某一种生化产品的结构、理化性质及其功能，就必须进行分离纯化。

在日常实验中，首先要根据生化产品的分子结构和理化性质的差异，制定出可行的分离纯化方法；然后，就要破碎生物材料的组织细胞、提取生化产品的混合物，利用盐析法、有机溶剂沉淀及其他沉淀剂沉淀等方法对相应的生化产品粗提；再利用电泳技术、色谱技术和膜分离等技术对粗提产品进行进一步的分离纯化；最后，可对纯化的生化产品进行分析鉴定并制成制剂，即完成了对生化产品的制备。

一、蛋白质类制品的分离纯化方法

1. 概述

蛋白质通过分离纯化得到纯的或比较纯的蛋白质，是制备蛋白质生化产品的首要步骤。故必须掌握蛋白质特有的理化性质，进而确定合适的分离制备方案。这包括生物材料的选择与处理，目的蛋白质的提取、分离、纯化和鉴定。蛋白质分离纯化的目的是得到足够量的具有天然生物学活性的蛋白质，因此，必须在整个分离纯化过程中避免蛋白质变性和降解。

蛋白质抽提的第一步是将组织粉碎、破坏细胞，常用低浓度的缓冲液提取。另外，具体的溶剂系统与提取条件因不同组织而异。如因为肌肉中含有乳酸，所以有时用稀碱提取肌肉中的蛋白质（如乳酸脱氢酶），而最后提取液却是中性的；又如提取膜蛋白时加入表面活性剂来增加溶解度。在提取中要注意低温操作，并避免强烈搅拌，防止产生大量泡沫，避免与强酸、强碱等的作用，还要添加相应的蛋白酶抑制剂，如二异丙基氟磷酸、甲苯磺酰氟等。

2. 分离纯化方法

现将常用的蛋白质分离纯化方法简介如下：

（1）盐析法和有机溶剂沉淀法

① 盐析法（salting out）　是将硫酸铵或硫酸钠等中性盐加入到蛋白质溶液中，破坏蛋白质的胶体颗粒在溶液中的稳定因素而沉淀的方法。它有许多优点，如操作简便、不需要特殊的设备、重复性较好、对蛋白质有保护作用等。但同时，它的分辨率低，分离物中混杂有大量的中性盐。

② 有机溶剂沉淀法（precipitation of organic solvent）　用有机溶剂如乙醇、丙酮等来沉淀蛋白质，操作方便，分辨力较高，但对蛋白质有变性作用。所以必须在低温下进行，且蛋白质

沉淀后要立即分离。

(2) 按分子大小分离的方法　有微滤法、超滤法、透析法(即膜分离法)、凝胶色谱法、超速离心法等。

① 微滤法　滤膜孔径为0.1～10μm，常用的规格有0.2μm、0.45μm和0.6μm，可用于去除细胞、细胞碎片、包涵体等，浓缩蛋白质。

② 超滤法　滤膜孔径为0.001～0.1μm，用于不同大小的蛋白质分子浓缩和分级分离。

③ 透析法　是用于去除蛋白质提取液中的盐类和其他小分子化合物，也可用于蛋白质溶液浓缩。首先将待去盐的蛋白质溶液放置于透析袋内，扎紧口后置于去离子水或低浓度缓冲溶液中，盐类或小分子物质即可被透析出来，若不断更换袋外透析液则可完全去除盐类或小分子物质，当袋外放吸水剂时，则水伴同小分子物质一起透出袋外而达到浓缩的目的。

④ 超速离心法　按分离因数划分，当分离因数大于50000时为超速离心，可用于分离浓缩不同大小的蛋白质分子。

(3) 选择性沉淀法　选择性沉淀法(selective precipitation)包括等电点沉淀法、变性沉淀法等。

① 等电点沉淀法(isoelectric precipitation)　原理是由于各种氨基酸、肽、蛋白质、酶等均为两性电解质，具有其等电点，在离开等电点（p*I*）时，便会带正电荷或负电荷。如某蛋白质的p*I*为7.0，在pH5.0的溶液中，分子即会带正电荷；反之，在pH9.0的溶液中，分子即会带负电荷。在等电点时，化合物最稳定，最易沉淀，故设计了等电点沉淀法。

② 变性沉淀法(denaturation precipitation)　变性沉淀是根据各种蛋白质在不同理化因子作用下稳定性不同的原理，而常用于除去提取液中的杂蛋白，其选择性较强，方法简单，但使用范围较窄。

(4) 各种色谱方法

① 离子交换色谱法　离子交换色谱分辨力强，分离量大，尤其对于p*I*值处于极端位置($pI<5$或$pI>8$)的生物制品分离应首选此法。

② 凝胶过滤色谱法　基于分子筛的排阻效应，选用不同大小的凝胶，小分子物质可进入孔径，缓慢移动，而大分子物质则不能进入孔径，快速流出。该方法用于分离相对分子质量有明显差异的蛋白质，分辨力强不会引起蛋白质变性，但将引起样品溶液的大量稀释，此外还可用于除盐。

③ 亲和色谱法　用于蛋白质与配体分子之间特异的非共价结合的特性进行分离，专一性强，分辨力强，操作简便，但一种配体只能用于一种或一类蛋白质。如酶与底物(或抑制剂)、抗原与抗体、激素与受体、DNA与cDNA或RNA等。所以，亲和色谱是当前应用很广泛的分离方法之一。

④ 疏水色谱与反相色谱法　对疏水蛋白质类目的产物也可选用疏水色谱(HIC)或反相色谱(RPC)两种方法，疏水色谱和反相色谱分离活性物质的依据是一致的，即利用固定相载体上偶联的疏水性配基与流动相中的一些疏水分子发生可逆性结合而进行分离。在实验室或小试中可以选用。

⑤ 高效液相色谱法(HPLC)　高效液相色谱是色谱法的一个重要分支，其基本原理是以液体为流动相，采用高压输液系统，将具有不同极性的单一溶剂或不同比例的混合溶剂、缓冲液等流动相泵入装有固定相的色谱柱，在柱内各成分被分离后，进入检测器进行检测，从而实现对试样的分析。HPLC的出现不过几十年的时间，但这种分离分析技术的发展十分迅猛，目前应用十分广泛。

(5) 电泳法　电泳法种类很多，包括平板电泳、垂直板电泳、双向电泳(dimensional electrophoresis)、双相脉冲电泳(diphasic pulse electrophoresis)、毛细管电泳(capillary electrophoresis)、等电聚焦电泳(isoelectric focusing electrophoresis)、聚丙烯酰胺凝胶电泳(PAGE)等，其基本原理都是根据蛋白质在电场中移动的速率与电场强度和蛋白质颗粒表面的静电荷成正比。但是蛋白质的移动速率既决定于分子本身的性质，还受电泳介质性质的影响。色谱和电泳都是生物化学中最常用的手段，广泛用于各类分子的分离和分析，两者各有优缺点，相对而言，色谱在大量制备方面具有更强的优势，而制备电泳要求有大功率电源，必须同时具有有效的散热装备。

二、核酸类制品的分离纯化方法

1. 概述

核酸(nucleic acid)分为脱氧核糖核酸(DNA)和核糖核酸(RNA)两类。DNA主要存在于细胞核的染色体中，RNA主要存在于细胞质中。组成DNA的核糖为D-2-脱氧核糖，嘌呤碱有腺嘌呤、鸟嘌呤等，嘧啶碱有胞嘧啶、胸腺嘧啶等。而组成RNA的核糖为D-核糖。碱基与核糖组成了核苷，之后再与磷酸结合形成核苷酸，而不同的核苷酸又连接形成了DNA或RNA。

核酸类药物可以分为两大类，一类是具有天然结构的核酸类药物，另一类是天然核酸的类似物及其衍生物，属于天然大分子，是结构复杂的一类生物制品。常采用生物材料为原料，再经过预处理、提取和纯化等工艺制造；而对于部分衍生物，它们属小分子，并且是结构简单的化合物，可采用化学合成的方法；对于某种单核苷酸的生产，目前最常用的方法是通过微生物发酵法来生产。

原则上，各种生物材料均可作为核酸类生物制品的原料。在不同类型的细胞中，核酸含量及其存在形式不同，如面包酵母含4%、酿酒酵母含6%。

2. 分离纯化方法

(1) 分离　提取核酸的一般原则是先用各种方法破碎细胞、提取核蛋白使其与其他细胞成分分离，然后用蛋白质变性剂如苯酚、去垢剂(十二烷基磺酸钠)，或蛋白酶处理去除蛋白质。并且这种提取与去蛋白质过程要重复几次，最后所获得的核酸溶液，再用乙醇等使其沉淀。核酸纯化的原理是根据分子大小、二级结构和碱基成分的差别来分离纯化。分离核酸可以用葡聚糖柱进行凝胶过滤，也可以用聚丙烯酰胺凝胶电泳和梯度离心法。同时，按照二级结构纯化可以用甲基化白蛋白硅藻土柱(MAK)，因为单链DNA比双链DNA结合更牢固；或者用羟基磷灰石柱，它能保留双链而允许单链DNA通过。另外，利用碱基组成的不同也可以纯化核酸，例如不同tRNA的碱基比例不同，可以用逆流分溶法分离，而碱基组分不同的DNA浮力密度不同，因而可用氯化铯密度梯度平衡离心法进行分离。

细胞内有三类以上的RNA，常是将细胞匀浆进行差速离心，制备出叶绿体、线粒体、核蛋白体等细胞器和细胞溶质，之后再从这些细胞器中分离某一类RNA。

同时，对于制备具有生物活性的大分子核酸，必须采取温和的制备条件，避免过酸、过碱的反应环境和剧烈的搅拌，以及防止核酸酶的作用，并要求在低温下进行操作。但由于体内核酸都是与蛋白质结合并以核蛋白体的形式存在，所以在制备核酸时要去除蛋白质。一般在提取DNA、RNA的过程中，先是利用DNP和RNP在不同浓度的盐溶液中的溶解度不同，而将DNP和RNP分开，如DNP、RNP都溶于1～2mol/L的NaCl溶液中，而DNP在0.14mol/L的NaCl溶液中几乎不溶，故将其分开。

分离核酸的方法较多，有苯酚法、氯仿-异戊醇法、SDS法等，因为它们都是蛋白质变性剂，所以能将核酸与蛋白质分开。同时，可根据不同的目的和要求采用不同的方法。最为常用的方法是用苯酚法提取核酸，它具有操作条件比较温和、能迅速使蛋白质变性并同时抑制核酸酶的活性、可得到具有生物活性的高聚合度的核酸等优点。但同时其操作步骤较为烦琐，去除蛋白质需要反复进行多次，费时，而且得到的核酸仍有部分降解。另外，砷盐、氟化物、柠檬酸、EDTA 等能抑制 DNase 的活性，皂土等可抑制 RNase 的活性。

(2) 纯化 核酸类制品的纯化过程，包括细胞、细胞核、核苷酸、蛋白质等多种复杂成分的分离，所以要针对不同的物质，采用不同的纯化技术，并达到对所需产品的分离和精制。其中，有这样几种分离纯化的方法：

① 盐析法及沉淀法 把这两种方法结合起来使用，一般是在起始的分离中，其优点是设备简单、应用范围广、沉淀易过滤等。如在 RNA 的制备中，一般是先捣碎组织，然后制成匀浆，待用氯化钠溶液提取出核糖核蛋白后，再调节到 pH4.5，以沉淀各种核蛋白，而后用乙醇沉淀法、盐酸胍和去污剂提取法、酚抽提法分离蛋白质和 RNA。

② 离心法 此法是广泛用于核酸类生物制品的分离方法，如在胞二磷酸胆碱的提取中，需要离心除去菌体，而在生产转移因子时，以离心法除去细胞碎片。总之，很多的核酸类生物制品的粗制品是采用离心法制备的。

③ 膜分离法 此法包括透析、微孔过滤和超滤等。膜的孔径有很多种，一般在 0.001～10μm 之间。并且若分离高分子制成的膜，孔径可控制在 0.2～10μm 之间，可过滤一般介质不能截留的细菌和微粒。ATP 和辅酶 A 的除菌过程即可以采用微孔滤膜技术。

三、糖类制品的分离纯化方法

1. 概述

糖类广泛分布于生物体中，可以分为单糖、低聚糖和多糖，目前已发现不少糖类及其衍生物具有很高的药用价值，并且有些已经在临床上得到了广泛的应用。

多糖类药物近来非常引人注目，尤其在抗凝、降血脂、提高机体免疫和抗肿瘤、抗辐射方面都具有显著的药理作用与疗效。

2. 糖类生物制品制备的一般方法

(1) 单糖及其衍生物的制备 游离单糖及小分子寡糖易溶于冷水及温乙醇，单糖类如葡萄糖、果糖、半乳糖、阿拉伯糖、鼠李糖，双糖类如蔗糖、麦芽糖，三糖类如棉子糖、龙胆糖，四糖类如来苏糖等。

可在水中或中性条件下以 50%乙醇为提取溶剂，也可以用 82%乙醇，在 70～78℃下回流提取。溶剂的用量一般为材料的 20 倍，需要多次提取。植物材料磨碎经过乙醚或石油醚脱脂，拌加碳酸钙，以 50%乙醇温浸，浸液合并，于 40～45℃减压浓缩至适当体积，再用中性醋酸铅去杂蛋白及其他杂质，铅离子可通过硫化氢除去，再浓缩至黏稠状。可用甲醇或乙醇温浸，除去不溶物如无机盐或残留的蛋白质等。醇液经活性炭脱色、浓缩、冷却、滴加乙醚，或置于硫酸干燥器中旋转，以析出结晶。另外，单糖或小分子寡糖也可以在提取后，用吸附色谱法或离子交换法进行进一步的纯化。

(2) 多糖的分离与纯化 多糖(polysaccharide)是由 20 个以上的单糖以糖苷键相连组成的聚合物。由同一种单糖组成的多糖称为同多糖或同质多糖或纯多糖；由两种以上的单糖构成的多糖称为杂多糖或复杂多糖。两个以上的至 20 个以下的单糖聚合成寡糖。寡糖或多糖可通过共价结合与肽链形成糖蛋白，蛋白聚糖通过肽聚糖与脂类形成糖脂或脂多糖。这些含有糖成分的复合分子种类繁多，结构复杂，统称为糖复合物(glycoconjugates)或复合碳水化合物(complex carbohydrates)。糖与核酸也可以共价结合成为复合物。

多糖广泛存在于动植物和微生物中，植物多糖包括细胞内储存多糖、植物特有的细胞壁成分——果胶、半纤维素、树胶与黏胶等。海藻中的多糖具有水溶性、高黏性或凝固特性，又称海藻胶，多含硫酸根。微生物多糖按其分布可分为细胞壁多糖、细胞内多糖和细胞外多糖3类。生物技术制药中对微生物来源的多糖的研究比较多。

制取多糖类生物制品的原料十分丰富，从动植物器官组织、菌类及微生物发酵产物中可得到不同种类的多糖。按原料来源与多糖性质不同，分离纯化工艺不尽相同。不同的提取分离工艺也影响多糖产物的分子量和结构。多糖以与蛋白质共价结合的形式存在，有时还伴随着其他成分共存于组织中，尤其是糖胺聚糖类，多以蛋白聚糖的形式存在。碱溶液虽然可以较完全地将多糖提取出来，但一些糖苷键可在提取过程中发生断裂或糖基结构发生改变，应优先选用适宜的碱浓度和碱解温度。用专一性较低的蛋白酶，如用中性蛋白酶、碱性蛋白酶等降解蛋白质，释放与之结合的多糖。也可以用复合酶(果胶酶、纤维素酶和蛋白酶)制剂，促使多糖从结合或共存的胶质、纤维素和蛋白质中溶出。以下介绍一般多糖的分离纯化工艺。

① 分离

a. 脱脂　动植物多糖或微生物细胞内多糖常被脂质包围，提取前通常应先脱脂，释放多糖。常用醇或醚回流脱脂。

b. 提取　脱脂后的残渣多用水性溶剂提取多糖。依多糖的性质采用冷水、热水，冷或热的氢氧化钠，乙酸或苯酚等溶液提取。用热水提取胞内多糖效果较佳。但单用热水提取细胞壁多糖效果不明显，还需要用弱碱或酶解方法。溶剂性质、浸提温度、时间等均影响提取效果。用超声波技术可提高多糖提取率。

多糖的提取：对于不同的多糖，其提取分离方法也不尽相同。植物体内含有水解多糖衍生物的酶，所以必须抑制或破坏酶的作用后，才能提取天然存在形式的多糖。并且供提取多糖的材料必须新鲜或干燥保存，不宜受高温，以免破坏其原有形式，或因为温度升高而使多糖受到内源酶的作用。故速冻冷藏是保存提取多糖材料的有效方法。

提取方法依照不同种类多糖的溶解性质而定，如昆布多糖、果聚糖、糖原易溶于水，而壳多糖与纤维素溶于浓酸。

几种常用的多糖提取方法如下所述。

ⓐ 对于难溶于冷水、热水，但可溶于稀碱液的多糖的提取方法　这类多糖主要是不溶性胶类，如木聚糖、半乳聚糖等。用冷水浸润材料后用0.5mol/L NaOH提取，并且提取液用盐酸中和浓缩后，加乙醇沉淀得到多糖。若在稀碱中仍然不易溶出者，可加入硼砂，对于甘露聚糖、半乳聚糖等能形成硼酸络合物的多糖，此法可得到相当纯的物质。

ⓑ 对于易溶于温水、难溶于冷水和乙醇的多糖的提取方法　这类材料需要先用冷水浸过，再用热水提取，必要时可加热至80～90℃，搅拌提取，提取液用正丁醇与氯仿混合液除去杂蛋白，离心除去杂蛋白后的清液，透析后用乙醇沉淀即可得到多糖。

c. 除去杂质　上述提取液含有无机盐、小分子有机物质和大分子蛋白质、木质素等需要除去的杂质。工业化生产中一般采取离子交换、凝胶过滤或超滤来除去这些杂质。对于大分子杂质，可用酶法(如蛋白酶、木质素酶、果胶酶、纤维素酶等)降解，再用乙醇、丙酮溶剂沉淀或络合物法除去。

脱蛋白质是分离多糖的一个重要步骤，经常用以下几种方法：

ⓐ Seveg法　是利用蛋白质在氯仿中变性的特点，以正丁醇与氯仿按(4～5)∶1混合，混合溶液按照1∶5加入到多糖提取液中，再经剧烈振摇后离心，变性蛋白即可从水层中分出，位于水与氯仿层的界面。

ⓑ 三氟三氯乙烷法　将三氟三氯乙烷按1∶1的比例加到多糖提取液中，搅拌后离心，蛋

白质即可从水溶液转到溶剂层中。

ⓒ 三氯乙酸法 利用三氯乙酸沉淀蛋白质的原理，用3%～5%三氯乙酸，在低温下搅拌加入到等体积的多糖提取液中，离心弃沉淀，即可达到脱蛋白质的目的。存在于溶液中的三氯乙酸经中和后，再用透析或超滤等方法除去。

ⓓ 酶法 即用蛋白酶将蛋白质水解，再通过透析、凝胶过滤或超滤除去。

ⓔ 等电点沉淀法 此法是逐步调节粗糖溶液pH至酸性(pH2～5)，这样可以有效地去除大部分酸性蛋白质。其优点是适合于工业化生产，但宜在低温下进行，以防止在酸性条件下某些基团或糖苷键被破坏。

以上几种方法中，酶法是目前认为比较好的脱蛋白质方法。

② 纯化 由以上步骤，即经过脱蛋白质和去除小分子杂质的提取液是含有多种组分的多糖混合物，因此要得到单一的多糖组分，还需要经过纯化的步骤。常用的纯化方法有：

a. 沉淀法 就是利用不同分子量的多糖在不同浓度低级醇或低级酮中溶解性不同的原理，来逐步提高溶液中醇或酮的浓度，以使不同组分的多糖依分子量由大至小的顺序沉淀，最终达到分离的目的。其中，乙醇沉淀是分离纯化多糖的经典方法。

而在实际应用中，一定要控制好溶液中多糖的浓度，若糖浓度过低，则沉淀不很完全，而若糖浓度过高，则沉淀物趋向黏稠糖浆状，则难以进行分离操作。另外，在高浓度下，进行多糖分级容易造成重叠。

一般来说，乙醇浓度的递增幅度应根据糖混合物的性质来确定，常采用大幅度间隔，因为若间隔太小(5%)，则分离效果常常不太明显。

而为了使多糖沉淀完全，要求溶液中有一定的离子浓度。在含盐不是很足的糖液中，加入乙醇也不会发生沉淀，而此种现象易发生在反复使用乙醇沉淀的情况下，解决的方法是向溶液中加入乙酸钠、乙酸钾或乙酸铵等，其中，浓度不超过5%，即可以使多糖完全沉淀。

而对于有些盐类，如氯化钠，在高浓度醇中溶解度降低，在醇析时有可能同时析出，可通过反复乙醇沉淀，使多糖脱盐，也可在乙醇沉淀前先行除去。

b. 盐析法 就是利用不同多糖与金属离子成盐后在水溶液中的特异性沉淀作用，用硫酸铵、乙酸钾、氯化钾等盐析剂，将不同的多糖逐步析出。

c. 季铵盐沉淀法 酸性多糖在溶液中，以聚阴离子形式存在，这样就与碱性表面活性剂长链季铵盐或其碱形成水不溶性络合物而沉淀。对于酸性强、分子量大的酸性多糖首先沉淀。通过控制季铵盐的浓度，便能够分离不同的酸性多糖。

季铵盐多糖络合物沉淀可以溶于不同的盐溶液、酸溶液或有机溶剂，以使多糖游离出来。季铵盐多糖络合物在离子强度低的水溶液中不溶解，增加离子强度，达到临界盐浓度时发生解离而溶解。不同的多糖解离所需临界盐浓度不同，与聚阴离子电荷密度有关。通常酸性越强，其临界盐浓度越高。中性多糖除在硼酸络合物存在下或强碱溶液条件下，不与季铵盐形成沉淀。利用这些性质，可以将中性多糖与酸性多糖分开，也可以对混合多糖各组分进行分级分离，或从提取液、组织消化液以及其他溶液中进行多糖的大量回收。由于沉淀的络合物溶解度非常低，所以即使在多糖浓度低至万分之一时，仍可通过沉淀回收。

常用的季铵盐化合物有十六烷基三甲基溴化铵(cetyl trimethyl ammonium bromide，CTAB)、十六烷基三甲基羟化铵(cetyl trimethyl ammonium hydroxide，CTAOH)和十六烷基溴化吡啶(cetyl pyridinium bromide，CPB)。其纯度要求大于95%，可配制1%～10%的水溶液，或溶解与多糖溶液相同浓度的盐溶液。

季铵盐沉淀法要求溶液中多糖浓度在0.1%～1%为宜，过高，沉淀过程中易吸留杂质；

过低，微量沉淀难于定量回收。由于中性多糖在硼砂存在下及强碱性环境中也与铵盐络合形成沉淀，为避免中性多糖沉淀析出，应注意严格控制混合多糖溶液的 pH 小于 9，并且无硼砂存在，为了使多糖沉淀完全，必须保持溶液中离子强度低于 0.1mol/L，过低也不利，因为适量盐的存在可以促进络合物凝聚。无其他盐类的条件下，0.03mol/L 氯化钠即可，SO_4^{2-} 比 Cl^- 效果更好。加温也可加速络合物的凝聚，一般在40℃下，0.5～1h 可完成。但是低分子多糖沉淀需要放置过夜。沉淀以离心的方法收集。针对络合物沉淀的溶解性，可以用盐溶液、酸溶液或有机溶剂溶解，再用乙醇或盐使多糖或其盐析出，达到回收多糖的目的。通过重复沉淀，或加碘酸、硫氰酸盐等方法除去残留的季铵盐。如果要进行多糖的分级分离，可以将其溶于高于临界盐浓度的盐溶液中，加季铵盐后，逐步以水稀释，使临界盐浓度不同的多糖组分依次沉淀出来；或者选择某一特定的起始盐浓度，使某一组分多糖先行沉淀下来，另一组分留在溶液中，再通过醇析法回收。

d. 纤维素柱色谱法　与分级沉淀相反，利用不同的多糖在不同浓度乙醇中溶解性不同的特点，先用 4 倍体积的乙醇将混合多糖溶液沉淀在惰性的多孔纤维素柱上，再按由高至低的顺序，用不同浓度的乙醇洗脱，将不同多糖分开。多糖经乙醇沉淀于介质上，大大增加了洗脱溶剂与沉淀的接触面积，避免了乙醇沉淀时可溶性成分被沉淀包裹的现象，使分离效果得以改善。本法已用于分离硫酸皮肤素。

也可以根据与季铵盐络合法同样的原理，将其用于制备目的的柱色谱法。即将多糖混合溶液加到预先经季铵盐溶液处理的纤维柱上，使之形成络合物沉淀，再以逐步递升浓度的盐溶液，同时改变 pH，进行分级洗脱，达到纯化的目的。

e. 离子交换色谱法　利用不同多糖分子电荷密度的不同，而与离子交换剂中的离子或某些基团发生电性结合。其亲和力随着多糖结构与电离性质而不同，一般随着分子中酸性基团的增加而增强，线状分子、分子量较大的多糖亲和力较强，支链多糖较直链多糖更易吸附，而后使用不同浓度的盐溶液取代多糖离子，便能获得不同级分的多糖。常用的离子交换剂有树脂类、纤维素类和葡聚糖类等。

阴离子交换剂柱色谱法适用于各种酸性、中性多糖和糖胺聚糖的分离纯化。酸性多糖在 pH6 时被吸附在离子交换剂上，而中性多糖不被吸附。被吸附的酸性多糖混合物，因其酸性强弱程度不同，而可以用相同 pH，但是离子强度不同的缓冲液分别洗脱下来。如果是用碱性离子交换剂，则中性多糖也被吸附。利用中性多糖与硼砂形成络合物的特性，用硼砂型交换柱吸附中性多糖，再以不同浓度硼砂溶液洗脱，将中性多糖组分分开。

f. 金属络合物法　不同多糖能与铜、钙、铁、铅等金属离子形成络合物而沉淀。根据这一性质，可使用各种络合剂沉淀多糖。经水充分洗涤后，用体积分数为 5% 的无机酸、乙醇或硫化氢处理，使络合物分解，得到游离多糖。常用的络合剂有氯化铜、氢氧化钡、乙酸铅和硫酸铜等。

g. 凝胶柱色谱法　常用的凝胶有葡聚糖凝胶和琼脂糖凝胶。以不同浓度的盐溶液和缓冲液作为展层剂，其离子浓度最好高于 0.02mol/L。本法除了进行多糖分级外，还可以用于小分子杂质的去除，或者在采用乙醇沉淀法进行分级后，再根据分子大小进一步分级。

h. 其他方法　如利用不同多糖分子大小、形状及电荷不同而在电场作用下达到分离的目的。制备性区域电泳，分离效果较好。用已知超滤膜分离不同形状与分子量大小的多糖的超滤法，以多糖与抗血清产生选择性沉淀为原理的亲和色谱法，和具有快速高效特点的制备性高效液相色谱法等，已有效地应用于小规模纯品制备中。

(3) 黏多糖类生物制品的制备技术

① 概述　黏多糖(mucopolysaccharides)是动物组织中的一类重要的化学物质。随着生物学、生物化学及生化分离技术等的发展，对黏多糖类的理化性质、生理功能、生物活性及药理作用有了较以前更新、更全面的认识，并公认是一类比较有发展潜力的新型生化药物或生物制品。

黏多糖是广泛存在于动物体内的复合多糖。1938 年 Meyer 提出把动物来源的含有氨基己糖的多糖称为黏多糖。总的来说，黏多糖多指含糖醛酸和氨基糖残基的多糖，由于含有较多的羧基并多含硫酸基，所以具有较强的酸性，所以也称为酸性黏多糖。

构成黏多糖的糖残基，中性糖有 D-半乳糖、D-甘露糖、L-岩藻糖等，糖醛酸有 D-葡萄糖醛酸、D-半乳糖醛酸、L-艾杜糖醛酸等，氨基己糖有氨基半乳糖、氨基葡萄糖等。

黏多糖基本上由特定的重复双糖结构构成，在此双糖单位中，包含一个氨基己糖。黏多糖因组成所含单糖的种类、比例等的多少以及 *O*-硫酸基等的位置而异；还因组成所含糖苷键的类型、不同糖苷键的比例以及与此相关的支链程度等有所不同。并且这些结构因素可能与生理功能的实现都有关。

② 黏多糖的分离纯化方法　在生物制品制备生产中，黏多糖大多与蛋白质以共价键相结合，常是先用酶降解蛋白质部分或用碱使多糖-蛋白质间的键裂开，目的是促进黏多糖在提取时的溶解。另外，碱性提取可避免黏多糖中硫酸基团水解而破坏。目前，多采用在碱性提取的同时用蛋白质水解酶来处理组织。提取液中存在的蛋白质可用普通蛋白质沉淀法使之沉淀，也可用其他的方法进行变性沉淀，如适当调节 pH 和加热等。

因为一般组织中存在多种黏多糖，因而需要对黏多糖混合物进行分级分离。常用的分离方法有：

a. 有机溶剂分离法　因为黏多糖有较强的极性，在其水溶液中加入乙醇、丙酮或甲醇等有机溶剂即可产生沉淀，并且不同的黏多糖所含极性基团及分子量不同，产生沉淀所需的乙醇浓度也不同。Meyer 等曾将黏多糖溶于 5%醋酸钙和 0.5mol/L 醋酸缓冲液中，用不同浓度的乙醇溶液分别将硫酸皮肤素(18%～25%乙醇沉淀)、硫酸软骨素 A(30%～40%乙醇沉淀)、硫酸软骨素 C(40%～45%乙醇沉淀)逐一分开；45%～65%乙醇可将硫酸角质素分离出来。

Lasker 和 Stivala 于 1966 年按 2%乙醇级差由 61%～65%浓度递减，将商品肝素分成 11 种组分，测定各组分的分子量、微分比容、特性黏度及抗凝血活性等，发现其理化特性及生物学特性各不相同。

b. 季铵化合物沉淀法　黏多糖是一类高分子物质，含有大量的酸性基团，并且在溶液中以聚阴离子形式存在，这样就与表面活性剂，如十六烷基三甲基溴化铵(CTAB)等形成了季铵络合物。而这些络合物在低离子强度的水溶液中不溶解，只有增大离子强度才可解离并溶解。不同多糖的酸性不同，解离所需的临界盐浓度也不同，利用此性质可分离多糖。

另外，一般硫酸基含量越高，所需解离的离子强度越大。比如，肝素的临界电解质浓度较高，而只含羧基的透明质酸，其临界电解质浓度最低。

c. 离子交换色谱法　因为黏多糖在溶液中是以聚阴离子的形式存在，所以可用阴离子交换剂进行交换吸附。其中，阴离子交换剂如 DEAE-纤维素、Dowex1-X_2、ECTEOLA-纤维素、TEAE-纤维素、DEAE-葡聚糖凝胶、Amberlite IRA-93、Amberlite IRA-410、Amberlite IRA-900 等；阳离子交换剂如 CM-纤维素、纤维素-柠檬酸盐、Amberlite CG-50、IRC-50、IR-200、DOMEX-50 等。洗脱时可用氯化钠溶液进行梯度洗脱。

比较以上几种方法可知，这几种方法都具有成本低、操作简便、适于当前的生产等优点。

d. 凝胶过滤法(gel filtration)　Bianchinid 等曾经用 Sephadex-G50 对胰肝素进行色谱分离

得到生物活性(胰蛋白脂酶、抗补体、凝血活素和凝血酶)不同的4种成分。

Lane用凝胶过滤法得到的高分子肝素(相对分子质量20000)具有强的部分凝血活素时间活性，但是其Ⅹa因子的抑制效应却很弱，若长期使用可能会引起血小板减少症。而得到的低分子肝素(相对分子质量5000～6000)其部分凝血活素时间活性虽然很低，但其Ⅹa因子抑制效应很强，即使长期用于防治血栓也不易引起出血等副作用。这就提示我们，对于引起副作用的特殊组分也是可分离的。

e. 亲和色谱法(affinity chromatography) 亲和色谱的方法也适合于黏多糖的分离，这是因为黏多糖是一类生物高分子物质，它可与某些对应物质发生专一的可逆结合，如肝素与抗凝血酶Ⅲ(简称ATⅢ)和脂蛋白脂酶有高度亲和性等。Lindahi于1979年将肝素酶解后，得到对ATⅢ高亲和性的最小片段(为12～16个糖残基)，并且其艾杜糖醛酸含量较高。

f. 等电聚焦法(isoelectric focusing) Nader在pH3.0～5.0梯度介质的聚丙烯酰胺凝胶中对肝素酶解液进行等电聚焦，至少可以分出21种组分。将凝胶载体各区带切下洗脱后，测定各组分的相对分子质量和抗凝血活性，发现只有相对分子质量大于7000的组分才具有抗凝性。

随着近代生化分离技术和分析技术的发展，使人们对黏多糖的认识得以不断深入。而采用高效、可靠的分离技术，并为临床提供具有专一作用、副作用小的组分是完全可行的。

四、脂类制品的分离纯化方法

1. 概述

脂类是生物体内的一类重要的有机物质，由于分子中碳、氢的比例都很高，所以它们共同的物理性质是能够溶解在乙醚、氯仿、苯等有机溶剂中，不溶或微溶于水。对于脂质能溶于有机溶剂而不溶于水的这种性质，称之为脂溶性。所以，生物体中的许多脂质化合物，正是由于脂溶性这一特征，才能够一起被有机溶剂提取出来。根据化合物具有脂溶性这个共同特点可归为一大类，称为脂类化合物，包括脂肪(fat)和类脂(lipoid)及其衍生物。

(1) 脂肪(fat) 又称为真脂、中性脂肪及甘油三酯，是由一分子的甘油和三分子的脂肪酸组成的三酰甘油酯，其中甘油的分子比较简单，而脂肪酸的种类和长短却并不相同，因此脂肪的性质和特点主要取决于脂肪酸。

脂肪酸一般由4～24个碳原子组成，分为饱和脂肪酸、单不饱和脂肪酸、多不饱和脂肪酸三类。

(2) 类脂(lipid) 它包括磷脂类、糖苷和萜式脂类、固醇和类固醇等。磷脂是含磷的类脂化合物，广泛分布在动植物中，是细胞原生质的固定组成成分。它主要存在于脑、神经组织、骨髓、心、肝及肾等器官中。另外，在蛋黄、植物种子、胚芽及大豆中都含有丰富的磷脂。最为常见的磷脂是磷脂酰胆碱、磷脂酰乙醇胺和神经鞘磷脂。

2. 脂类的分离纯化方法

由以上概述可知，脂类的共同性质是不溶或微溶于水，具有特定生理、药理效应的为脂类生化药物，它们可通过生物组织抽提、微生物发酵、动植物细胞培养、酶转化及化学合成等方法进行制备，并且在日常的生化产品生产中，常按其存在的形式及各组分的性质采取不同的提取、分离纯化技术。

(1) 脂类生物制品制备的一般方法

① 直接抽提法 在生物体或生物转化反应体系中，一些脂类药物是以游离形式存在的，如卵磷脂、脑磷脂、亚油酸、花生四烯酸和前列腺素等。对于这类物质，通常是根据各种成分的溶解性质，采用相应的溶剂系统从生物组织或反应体系中直接抽提出粗品，然后再经各种相应的技术分离纯化和精制获得纯品。

② 水解法(hydrolysis) 在体内有一些脂类生化产品与其他物质会形成复合物，对于含有这些成分的组织需经过水解或适当处理后再水解，然后分离纯化。比如，脑干中胆固醇经丙酮抽提后，其残留物用乙醇结晶，之后再用硫酸水解和结晶才能获得胆固醇。

③ 化学合成或半合成法(chemical synthesis and semisynthesis) 对于来源于生物的某些脂类生化产品可以相应的有机化合物或生物体的某些成分为原料，采用此法制备。如用香兰素及茄尼醇为原料可合成辅酶 Q_{10} (CoQ_{10})，做法是先将茄尼醇延长一个异戊烯单位，其目的是形成10个异戊烯重复单位的长链脂肪醇；再将香兰素经乙酰化、硝化、甲基化、还原和氧化合成2,3-二甲氧基-5-甲基-1,4-苯醌(CoQ_{10})。以上两个化合物在 $ZnCl_2$ 或 BF_3 的催化下生成氢醌衍生物，再经 Ag_2O 氧化得 CoQ_{10}。另外，以胆酸为原料经氧化或还原反应可分别合成去氢胆酸、鹅去氧胆酸及熊去氧胆酸，这称为半合成法。以上三种胆酸分别与牛磺酸缩合，就能获得具有特定药理作用的牛磺去氢胆酸、牛磺鹅去氧胆酸及牛磺熊去氧胆酸。再如血卟啉衍生物是以原卟啉为原料，经氢溴酸加成反应，其产物再经水解后所得的产物。

④ 生物转化法(biotransformation) 通过发酵微生物、动植物细胞以及酶工程技术来转化生产某些生物制品可统称为生物转化法。即来源于生物的多种脂类生化产品，都可采用生物转化法生产。例如用微生物发酵法或烟草细胞培养法生产 CoQ_{10}；用紫草细胞培养法生产紫草素，现产品已商品化；另外，以花生四烯酸为原料，以及用绵羊精囊，借助 *Achlya Amerlcana*(ATCC 10977)及 *Achlya bisexualis*(ATCC 11397)等微生物以及大豆(Amsoy 种)的脂氧化酶-2为前列腺素合成酶的酶源，并且通过酶转化合成前列腺素。再如以牛磺石胆酸为原料，利用 *Mortie rella ramanniana* 菌细胞的羟化酶为酶源，使原料转化成具有解热、降温和消炎作用的牛磺熊去氧胆酸。

(2) 脂类生物制品的分离 因为脂类生化药品的种类较多，结构多样化，性质差异大，通常用以下方法分离。

① 水解法(hydrolysis) 也叫溶解度法，是根据脂类生化产品在不同的溶剂中的溶解度差异进行分离的方法。例如，游离胆红素在酸性条件下溶于氯仿及二氯甲烷，所以胆汁经碱水解及酸化后用氯仿抽提，其他物质难溶于氯仿，而胆红素则溶出，因此得到分离；再如，卵磷脂溶于乙醇、不溶于丙酮，脑磷脂溶于乙醚而不溶于丙酮和乙醇，所以脑干丙酮抽提液用于制备胆固醇，不溶物用乙醇抽提得卵磷脂，最终把三种成分分离开来。

对于中性和非极性脂类是通过分子中的烃链以很弱的分子间引力与其他脂类分子或蛋白质分子的疏水区结合，而极性脂类如磷脂、胆固醇等通过氢键或静电力与蛋白质分子相结合，对于脂肪酸类则是以酯、酰胺、糖苷等方式与多糖分子结合。另外，在选择提取溶剂时，疏水结合的脂类常用非极性溶剂提取，如乙醚、氯仿和苯等。

而对与生物膜结合的脂类，要用相对极性较强的溶剂提取，以断开蛋白质分子与脂类分子之间的氢键或静电力。对于共价结合的脂类不能用溶剂直接提取，而是要先用酸或碱水解，使脂类分子从复合物中解离出来后再提取。

② 吸附分离法(adsorptive separation) 也叫色谱分离法，是依据吸附剂对各种成分吸附力的差异进行分离的方法，例如从家禽胆汁提取的鹅去氧胆酸粗品经硅胶柱色谱以及乙醇-氯仿溶液梯度洗脱就可以与其他杂质分离。前列腺素粗品经硅胶柱色谱及硝酸银胶柱色谱分离得到精品。CoQ_{10} 粗制品经硅胶柱吸附色谱，以石油醚和乙醚梯度洗脱，就可以将其中的杂质分离。胆红素粗品也可通过硅胶柱色谱、氯仿-乙醇梯度洗脱分离。

其原理是通过极性和离子力、分子间引力等，把各种化合物结合到固体吸附剂上。

另外，脂类混合物的分离条件是依据单个脂类成分的相对极性而决定的，还受分子中极性基团的数量和类型及非极性基团的数量和类型等影响。一般是，通过极性逐渐增大的溶剂进行洗脱，部分脂类的极性顺序是蜡、固醇酯、脂肪、长链醇、脂肪酸、固醇、二甘油酯及卵磷脂。

同时，对于极性磷脂用一根色谱柱是不能达到完全分离的目的的，而是需要进一步地使用薄层色谱或另一色谱柱进行分级分离，才有可能得到纯的单个脂类组分。

常用的吸附剂有硅胶、氧化铝、氧化镁和硅酸镁等。而离子交换色谱是常用的纯化方法。

③ 蒸馏法(distillation)　此法是依据不同脂类制品的沸点不同而进行分离的方法，适于分离 C_{12}～C_{20} 的脂肪酸酯，当前，广泛应用的是减压下(13.33～133.3Pa)蒸馏。

(3) 脂类生物制品的精制(refinement)　经分离后的脂类生物制品中常有微量杂质，所以要用适当方法精制。其方法有结晶法、重结晶法和有机溶剂沉淀法。例如色谱分离的前列腺素 E_2(PGE_2)经乙酸乙酯-乙烷结晶，以及用色谱分离后的 CoQ_{10} 经无水乙酸结晶均可得到相应的纯品。经过色谱分离的鹅去氧胆酸以及自牛羊胆汁中分离的胆酸需分别用乙酸乙酯和乙醇结晶和重结晶精制，半合成的牛磺熊去氧胆酸经分离后需用乙醇-乙醚结晶和重结晶精制。

又如，饱和脂肪酸在室温下呈固态，可在适宜的溶剂中，在室温或低于室温的条件下，进行过滤、分离。而对不饱和脂肪酸，它们的熔点较低而溶解度较高，需要在低温下结晶以及在相应的温度下过滤和分离。

五、氨基酸类制品的分离纯化方法

1. 氨基酸的生产

目前，全世界的天然氨基酸的年总产量在百万吨左右，其中，产量较大的有谷氨酸、蛋氨酸及赖氨酸，其次为天冬氨酸、苯丙氨酸及胱氨酸等，它们主要用于医药、食品、饲料以及化工行业中。目前构成天然蛋白质的20种氨基酸的生产方法有天然蛋白质水解法、发酵法、酶转化法及化学合成法等四种。氨基酸及其衍生物类产品已有百种之多，但主要是以20种氨基酸为原料经脂化、酰化、取代及成盐等化学方法或应用酶转化法生产。

现仅将二十多种L-型氨基酸的生产方法及用途列表3-1供参考。

表3-1　氨基酸及其衍生物的生产方法与用途

品名	生产方法	用途
L-谷氨酸	发酵	医药、食品
L-谷氨酰胺	发酵、酶工程	医药
L-甲硫酰胺	合成、酶工程	医药
DL-甲硫酰胺	合成	医药、饲料
L-赖氨酸盐酸盐	发酵、酶工程	医药、食品、饲料
甘氨酸	合成	食品
DL-丙氨酸	合成、发酵	食品
L-丙氨酸	酶工程	医药、食品
L-半胱氨酸	提取、合成、酶工程	食品、医药、化妆品
L-精氨酸	发酵、提取	医药、食品
L-天冬氨酸	酶工程	医药、食品、化工
L-天冬酰胺	提取、合成、酶工程	医药
L-缬氨酸	发酵、酶工程	医药、食品
L-亮氨酸	发酵、提取	医药、食品
L-异亮氨酸	发酵、酶工程	医药、食品
L-苏氨酸	发酵、合成、酶工程	医药、食品
L-色氨酸	酶工程、发酵	医药、食品、饲料
L-组氨酸	发酵、提取	医药、食品
L-酪氨酸	提取、发酵	医药、食品

续表

品名	生产方法	用途
L-脯氨酸	发酵、提取、合成	医药
L-丝氨酸	发酵、提取、酶工程	医药、化妆品
L-鸟氨酸	发酵、合成	医药
L-瓜氨酸	发酵、酶工程	医药

(1) 天然蛋白质水解法　把以动物的蹄、爪、角、毛发、血粉及废蚕丝等蛋白质为原料，通过酸、碱或酶水解成多种氨基酸混合物，经分离纯化获得各种药用氨基酸的方法称为水解法。目前用水解法生产的氨基酸有L-胱氨酸、L-精氨酸、L-亮氨酸、L-异亮氨酸、L-组氨酸、L-脯氨酸及L-丝氨酸等。

水解法生产氨基酸的主要过程为水解、分离和结晶精制三个步骤。目前蛋白质的水解分为酸水解法、碱水解法及酶水解法三种。

① 酸水解法(acid hydrolysis)　蛋白质原料用6～10mol/L盐酸或8mol/L硫酸于110～120℃水解12～24h，除酸后即得多种氨基酸混合物。

此法优点是水解迅速而彻底，产物全部是L-型氨基酸，无消旋作用；缺点是色氨酸全部被破坏，丝氨酸及酪氨酸部分被破坏，且产生大量废酸污染环境。此法以前工业生产中应用较多。

② 碱水解法(alkali hydrolysis)　蛋白质原料经6mol/L氢氧化钠或4mol/L氢氧化钡于100℃水解6h即得多种氨基酸混合物。

该法优点是水解迅速彻底，且色氨酸不被破坏；缺点是因为含羟基或巯基的氨基酸全部被破坏，且产生消旋作用。工业上多不采用此法。

③ 酶水解法(enzyme hydrolysis)　蛋白质原料在一定pH和温度条件下经蛋白酶水解作用，分解成氨基酸和小肽的过程称为酶水解法。

此法优点为反应条件温和，无需特殊设备，氨基酸不被破坏，无消旋作用；缺点是水解不彻底，产物中除氨基酸外，尚含较多肽类。工业上很少用该法生产氨基酸而主要用于生产水解蛋白及蛋白胨。

(2) 发酵法　通过选育出可特异产生某种氨基酸的菌株，经发酵后，再从培养液中分离提纯某种氨基酸的方法。这是目前工业生产中应用最广泛的方法。

2. 氨基酸的分离

氨基酸的分离方法较多，常有溶解度法、等电点沉淀法、特殊试剂沉淀法、吸附法及离子交换法等。

(1) 溶解度差异沉淀法　是一种依据不同氨基酸在水中或其他溶剂中的溶解度差异而进行分离的方法。如胱氨酸和酪氨酸均难溶于水，但在热水中酪氨酸溶解度较大，而胱氨酸溶解度变化不大，故可将混合物中的胱氨酸、酪氨酸及其他氨基酸彼此分开。另外，各种氨基酸在其等电点时的溶解度最小，故可调整至等电点时沉淀出来。

(2) 特殊试剂沉淀法　是采用某些有机或无机试剂与相应氨基酸形成不溶性衍生物的分离方法。如邻二甲苯-4-磺酸能与亮氨酸形成不溶性盐沉淀，后者再用氨水分解，又可获得游离亮氨酸；组氨酸可与$HgCl_2$形成不溶性汞盐沉淀，后者经处理后又可获得游离组氨酸；精氨酸可与苯甲醛生成水不溶性苯亚甲基精氨酸沉淀，后者用盐酸除去苯甲醛即可得精氨酸。又如脯氨酸、丝氨酸、丙氨酸等在pH2～7能与四氯邻苯二甲酸生成难溶性加成化合物；再如组氨酸、精氨酸和鸟氨酸等碱性氨基酸与五氯酚，还有苯丙氨酸等芳香族羧酸可生成难溶性加成化合物；苏氨酸通过镍与醛生成难溶性加成化合物。

因此可从混合氨基酸溶液中分别将亮氨酸、组氨酸及精氨酸分离出来。本方法操作方便，针对性强，故至今仍用于生产某些氨基酸。

(3) 吸附法(adsorption) 是利用吸附剂对不同氨基酸吸附力的差异进行分离的方法。如苯丙氨酸、酪氨酸、色氨酸等的分离就可利用活性炭来吸附。

(4) 离子交换色谱法(ion exchange chromatography) 是利用离子交换剂对不同氨基酸吸附能力的差异进行分离的方法。氨基酸为两性电解质，在特定条件下，不同氨基酸的带电性质及解离状态不同，故同一种离子交换剂对不同氨基酸的吸附力不同，因此可对氨基酸混合物进行分组或实现单一成分的分离。由于氨基酸是两性电解质，当介质的pH值低于等电点时以阳离子形式存在，这时，几乎所有的氨基酸都能用强酸型离子交换树脂进行交换。其等电点越高，亲和力越大，交换吸附力越强，越容易交换吸附。离子交换法提取氨基酸多采用强酸型阳离子交换树脂如磺酸树脂，洗脱时主要用pH梯度洗脱，如氨水或氢氧化钠。

(5) 化学合成与酶促合成法 化学合成法要求较高的合成条件，且得到的多为DL-型氨基酸，尚需对异构体拆分；酶促合成法是酶工程的应用，具有工艺简单、转化率高、副产物少、易提纯等优点。

3. 氨基酸的精制与纯化方法

分离出的特定氨基酸中常含有少量其他杂质，因此需进行精制，常用的有结晶和重结晶技术，也可采用溶解度法或结晶与溶解度法相结合的技术。如丙氨酸在稀乙醇或甲醇中溶解度较小，且p*I*值为6.0，故丙氨酸可在pH6.0时，用50%冷乙醇结晶或重结晶加以精制。此外，还可用溶解度与结晶技术相结合的方法精制氨基酸。

在氨基酸分子中同时含有氨基和羧基，并且氨基处在羧基的*a*位置，但所含氨基和羧基的数目不一定相等。氨基和羧基数目相等的氨基酸近于中性，称为中性氨基酸，而氨基数目多于羧基数目时呈碱性，称为碱性氨基酸；氨基数目少于羧基数目时称为酸性氨基酸。氨基酸是两性化合物，在酸性介质中以阳离子形式存在，在碱性介质中以阴离子形式存在。中性氨基酸其等电点小于pH7.0，一般在5～6之间，这是由于羧基解离度大于氨基解离度。酸性氨基酸等电点在pH2.8～3.2之间，碱性氨基酸等电点一般在pH7.6～10.8之间。由于侧链存在其他基团(如羧基、氨基、胍基、酚基等)，都会对p*K*和p*I*有一定影响。

总之，目前氨基酸主要通过从生物材料经水解或发酵方法制得，再从水解液或发酵液分离纯化氨基酸。

第三节 基因工程生物制品的分离纯化方法

基因工程产物的分离纯化费用占整个生产费用的80%～90%，因此，该工艺过程理所当然地受到了高度重视。另外，基因工程产物的分离纯化过程与传统发酵产物相比，具有以下特点：

① 产物大多数处于细胞内，故提取前需将细胞破碎，这就增加了很多的困难。

② 产物浓度较低、杂质多，而最后产品需要达到的纯度高，所以提取较为困难，且收率低，常需要几步操作，并需采用高分辨力的精制方法。

③ 产物多是大分子蛋白质，通常不稳定，遇热、极端pH、有机溶剂和剪切力等易引起

失活。

一、影响基因工程生物制品分离纯化工艺设计的主要因素

1. 含目的产物的起始物料(如发酵醪)的特点

在利用基因工程菌进行发酵生产时，其上游过程中的各种因素均会对分离纯化技术和工艺产生直接影响。这些因素包括：

(1) 菌种类型及其代谢特性　包括菌种的各种生物学性质，产物和副产物种类、代谢物种类，产物类似物、毒素和能降解产物的酶等。

(2) 原材料和培养基的来源及其质量。

(3) 生产工艺和条件　包括灭菌方法和条件，生产方式(连续、批式、半连续)，生产周期，生产能力，工艺控制条件、因素及方式等。

(4) 初始物料的物理、化学和生物学特性　包括产物浓度、主要杂质种类和浓度、盐的种类和浓度、溶解度、pH、黏度、流体力学性质和热力学性质等。

2. 目的产品的活性、纯度和杂质

首先应建立基因工程产物活性、纯度和可能含有杂质以及允许的杂质种类与最大允许含量的有效检测方法。同时，活性的测定可以指导和评价整个分离纯化工艺中各单元的操作，是分离纯化工作的前提。纯度和杂质不仅可以评价分离纯化单元操作的效率，而且也可以作为产品质量控制的要求，需要有灵敏的分析手段，通常采用的方法为 SDS-PAGE、HPLC、毛细管电泳、等电聚焦、肽谱分析和氨基酸分析等。

3. 目的产物的表达特性

由于不同宿主本身具有不同的蛋白质合成、转运和后加工机制，因此基因表达产物通常以不同形式存在。真菌和动植物细胞一般以分泌的形式表达，产物表达水平每升培养基中有 1～100mg，差别很大。*E. coli* 由于本身的特点，其表达基因产物的形式有分泌型表达、胞内不溶性表达(包涵体)、胞内可溶性表达、细胞周质表达等多种形式。由于不同表达形式具有不同的表达水平及完全不同的杂质，因此分离纯化的策略有很大差别，故其对工艺设计的影响是显而易见的。

4. 目的产物本身的分子特性

蛋白产物分子的理化参数和生物学特性，包括相对分子质量、等电点、溶解性、稳定性、疏水性、聚合性、扩散性、分配系数、吸附性能、亲和性、配基种类、表面活性和生物学活性等，对分离纯化工艺的设计具有不同的影响和意义。此外，在真核表达系统中，糖基化可能会引起产物分子特性的改变，而糖基化程度不同，则会引起分子理化性质的改变。

5. 目的产物的用途和需求量

产物的用途决定了产品所要达到的纯度，如体外诊断试剂允许存在一定的杂质，一般要求纯度在 80%以上，而用作体内治疗的产品应具有较高的纯度，一般需要达到 98%以上的纯度。

体外诊断试剂的纯化工艺较为简单，主要是分离去除影响蛋白质产物保存期的蛋白水解酶杂质；而体内治疗产品的纯化工艺就较为复杂，要求毒素、免疫原和其他残存的有害物质都应该分离去除。

另外，产品的需求量则决定了工艺应具有的规模，为确定合适的分离纯化规模，必须在工艺设计前对产品的市场需求量进行调查研究。

二、基因工程生物制品选择分离纯化方法的依据

1. 根据产物表达形式来选择

① 分泌型表达产物的发酵液的体积很大，但浓度较低，因此必须在纯化前进行浓缩，可采用沉淀和超滤的方法。

② 产物在周质表达是介于细胞内可溶性表达和分泌型表达之间的一种形式，它可避开细胞内可溶性蛋白质和培养基中蛋白质类杂质，在一定程度上有利于分离纯化。为了获得周质蛋白，*E. coli* 经低浓度溶菌酶处理后，可采用渗透压休克的方法来获得。

③ *E. coli* 细胞内可溶性表达产物破菌后的细胞上清液，首选亲和分离方法。如果没有可以利用的单克隆抗体或相对特异性的亲和配基，一般选用离子交换色谱，处于极端等电点的蛋白质用离子交换分离可以去除大部分的杂质。

2. 根据分离单元之间的衔接选择

应选择不同机制的分离单元来组成一套分离纯化工艺，尽早采用高效的分离手段，先将含量最多的杂质分离去除，将费用最高、最费时的分离单元放在最后阶段，即通常：

① 用非特异、低分辨的操作单元(如沉淀、超滤和吸附等)，以尽快缩小样品体积，提高产物浓度，去除最主要的杂质(包括非蛋白类杂质)；

② 随后采用高分辨率的操作单元(如具有高选择性的离子交换色谱和亲和色谱)；

③ 凝胶排阻色谱这类分离规模小、分离速度慢的操作单元放在最后。

色谱分离次序的选择同样重要，一个合理组合的色谱次序能够提高分离效率，同时条件做较少改变即可进行各步骤之间的过渡。

当几种方法连用时，最好以不同的分离机制为基础，而且经前一种方法处理的样品应能适合于作为后一种方法的料液，不必经过脱盐、浓缩等处理。如经盐析后得到的样品，不适于离子交换色谱，但对疏水色谱则可直接应用。离子交换色谱、疏水色谱及亲和色谱通常可起到蛋白质浓缩的效应，而凝胶过滤色谱常使样品稀释，在离子交换色谱之后进行疏水色谱就很合适，不必经过缓冲液的更换，但不能放在第一步：一方面因为杂质多，易受污染，降低使用寿命；另一方面，体积较大，需用大量的介质，而亲和色谱介质一般较贵。因此亲和色谱多放在第二步之后。

3. 根据分离纯化工艺的要求来选择

在基因工程制品分离纯化过程中，由于在待分离的原液中(如发酵醪)，目的产物成分的含量可能处于极低水平，而其他杂质的相对含量则很高，这为分离纯化工作增加了许多困难。尤其是基因工程类生物制品是由转化细胞而非正常细胞生产的，故对产品的纯度要求也高于传统产品。因此，基因工程制品通常需要综合使用多种分离纯化技术，一般来说，分离纯化工艺应遵循以下原则：

① 具有良好的稳定性和重复性，条件要温和。工艺的稳定性包括不受或少受发酵工艺、条件及原材料来源的影响，必须明确工艺中需严格控制的步骤和技术，以及允许的变化范围。严格控制的工艺步骤和技术越少，工艺条件可变动范围越宽，工艺重复性越好。

② 尽可能减少组成工艺的步骤。步骤越多，产品的后处理收率越低，但必须保证产品的质量。这就要求组成工艺的技术具有高效性。一般分离原理相同的技术在工艺中不要重复使用。

③ 组成工艺的各技术或步骤之间要能相互适应和协调，工艺与设备也能相互适应，从而减少步骤之间对物料的处理和条件调整。

④ 在工艺过程中要尽可能少用试剂，以免增加分离纯化步骤，或干扰产品质量，并尽可能采用低价材料以降低成本。

⑤ 分离纯化工艺所用的时间要尽可能短，因稳定性差的产物随工艺时间增加，收率特别

是生物活性收率会降低，产品质量也会下降。

⑥ 工艺和技术必须高效，收率高，易操作，对设备条件要求低，能耗低。

⑦ 具有较高的安全性。在选择后处理技术、工艺和操作条件时，要能确保去除有危险的杂质，保证产品质量和使用安全，以及生产过程的安全。药品生产必须保证安全、无菌、无热原、无污染。

⑧ 采用成熟技术和可靠设备。

⑨ 以适宜方法检测纯化过程、产物产量和活性，对纯化过程进行监控等。

分离纯化工作最终目标是实现工艺便捷、加工容量适宜、可重复性和可靠性优良，试剂与设备等成本经济，目标产物高产、高纯度并保持生物活性。结合对终产物纯度和活性的要求，工艺研发过程还要注意对各工序目的物纯度的要求应科学合理，对杂质的去除有针对性，应根据原材料来源确定目的产物的特点及含量，明确主要混杂物的性质及在分离步骤中的分布变化规律，以保护、浓缩目的物，破坏、稀释去除混杂物为中心设计纯化方案。

三、基因工程中不同表达形式产物的分离纯化方法

纯化方法的选择多根据发酵液中的有效成分和杂质之间的理化性质存在的差异来考虑选择。例如存在较大溶解度差异可选择沉淀法，电荷差异大可选用离子交换，分子量差异大可选择凝胶过滤，对配体亲和力的差异大可以选用亲和色谱，疏水性强可选择疏水色谱。因此，不同的样品应根据具体的情况来确定。一般来讲，为纯化某一蛋白质样品可选出两种乃至更多种方法组成的纯化方案，其中纯化方法粗放、快速、有利缩小体积和利于后工序处理的通常放在前段工艺处理，而相对更精细、更费时、需要样品少的纯化方法则放在后面。一般分离纯化不应超过 4～5 个步骤，包括细胞破碎、固液分离、浓缩与初步纯化、高度纯化直至获得纯的成品。

1．细胞内不溶性产物——包涵体

大肠杆菌表达系统的真核生物重组小分子目的蛋白，可占菌体总蛋白的 10%～50%，这样的高产量使某些目的蛋白质在细胞的还原性环境中，以不溶性形式产生并聚集形成蛋白质聚合物——包涵体。

（1）特点　以包涵体形式存在的蛋白质分子不具有正确的天然三维结构，表达蛋白不具有生物活性，因此在纯化过程中必须溶解包涵体并对表达蛋白进行复性。包涵体的形成成为基因工程下游处理工程的一大特点，也为重组蛋白质的生产提供了几点优势：

① 包涵体具有高密度，并且在水溶液中通常不溶解，可以通过简单的离心分离得到，可以较容易地与胞内可溶性蛋白质杂质分离，有利于表达产物的分离纯化。

② 重组融合蛋白以包涵体的形式表达有效地抵御了大肠杆菌中蛋白酶对表达蛋白的降解。

③ 对于生产那些处于天然构象时对宿主细胞有害的蛋白质，包涵体的形成无疑是最佳的选择。包涵体的形式在一定程度上改变了传统分离纯化蛋白质的方法。

需要注意的是，包涵体中重组蛋白质产物经过了一个变性、复性的过程，非常容易形成蛋白质产物的错误折叠和聚合体。

（2）包涵体的分离、纯化方法　包涵体的分离及其中重组蛋白质的纯化步骤常包括：细菌收集与破碎，包涵体的分离、洗涤与溶解，变性蛋白质的纯化，重组蛋白质的复性，天然蛋白质的分离等。

① 菌体细胞的收集与破碎　发酵完毕后，用离心或膜过滤法收集的湿菌体细胞可采用物

理、化学和酶学三种方法进行破碎，使包涵体释放出来。其中，物理方法包括超声破碎、高压匀浆、高速珠磨和高压挤压法等，前者适于中小规模，后两者通常用于工业生产规模。

机械破碎是常用的方法，速度快，处理量较大，不会带入其他化学物质；但在处理过程中要产生热量，必要时要采取冷却措施，以防止目的产物失活。现常用方法有高压匀浆法、超声破碎法、高速珠磨法、高压挤压法。

a. 高压匀浆法　所用的设备是由高压泵和匀浆阀组成的高压匀浆器，利用高速造成的剪切、碰撞以及高压到常压的变化，使细胞破碎。

b. 超声破碎法　是小量细胞破碎普遍使用的方法，用声频高于15～20kHz的超声波在高强度声能输入下进行细胞破碎，其破碎机制可能与空化现象引起的冲击波和剪切力有关。

c. 高速珠磨法　所用的设备是珠磨机，其原理是细胞悬液与极细的玻璃小珠、瓷珠、石英砂等研磨剂快速搅拌研磨，利用珠子之间以及珠子和细胞之间的互相剪切、碰撞，促使细胞壁破裂，释放出内含物。

d. 高压挤压法　使用特殊装置X-Press挤压机，把浓缩的细胞悬液冷却至－30～－25℃，形成结晶，用500MPa以上的高压冲击，使冷冻细胞从高压阀孔中挤出，由于冰晶体磨损和包埋在冰中的细胞变形引起细胞破碎。这种方法的优点是破碎率高，细胞碎片粉碎程度低，生物活性保持较好，但对冷冻-融解敏感的生物活性物质不适用。

非机械破碎法包括酶溶法、化学渗透法、热处理法、渗透压冲击法等。酶溶法就是利用生物酶将细胞壁和细胞膜溶解的方法。常用的酶有溶菌酶、葡聚糖酶、蛋白酶、甘露糖酶、糖苷酶、肽链内切酶、壳多糖酶等。溶菌酶对细菌类作用效果好，其他酶对酵母作用效果好。利用酶溶法处理细胞时，必须根据细胞的结构和化学组成选择合适的酶，并确定相应的使用次序，控制好温度、pH和酶用量。化学渗透法利用一些有机溶剂(苯、甲苯)、抗生素、表面活性剂(SDS、Triton)、金属螯合剂(EDTA)、变性剂(脲、盐酸胍)等可以改变细胞壁或细胞膜的通透性，从而使内含目的物有选择地渗透出来。

化学方法最常用的是碱和表面活性剂，碱可有效地释放菌体中的蛋白质，但可引起目的蛋白的不可逆变性；表面活性剂包括离子型和非离子型，前者活性较强，在破菌的同时将包涵体一起溶解，不利于后期的纯化。酶解法常用溶菌酶溶解菌体细胞壁，适于中小规模。破碎前菌体细胞可用酸或热处理，或暴露于非极性溶剂(苯酚、甲苯)中，有利于提高蛋白质的收率。

② 包涵体的分离、洗涤与溶解　菌体细胞破碎后，包涵体释放出来，通过离心法、膜过滤法和双水相分配法进行液固相分离，高速或超速离心可使包涵体与上清液中的碎片及杂蛋白分开，与包涵体一起被离心沉淀的杂质包括可溶性杂蛋白、RNA聚合酶的四个亚基、细菌外膜蛋白、16S rRNA和23S rRNA、质粒DNA以及脂质、肽聚糖、脂多糖等。可先用TE缓冲液反复洗涤，以除去可溶性蛋白、核酸及外加的溶菌酶。

同时，在包涵体溶解前，为使其杂质含量降至最低水平，常用低浓度弱变性剂(如尿素)或温和表面活性剂(如Triton X-100)等处理，可去除其中的脂质和部分膜蛋白，使用浓度以不溶解包涵体中的目的蛋白为原则。此外，硫酸链霉素沉淀和酚抽提可去除包涵体中大部分的核酸，从而降低包涵体溶解后抽提液的黏度，以利于色谱分离。

包涵体的溶解是在变性条件下进行的，目的是为了将蛋白质产物变成一种可溶的形式以利于分离纯化。溶解包涵体需要打断其中蛋白质分子内和分子间的非共价键、离子键和疏水作用，使多肽伸展。

溶解包涵体的试剂包括尿素、盐酸胍、SDS、碱性溶剂和有机溶剂等。因为各种试剂和溶解方法各有利弊，但从保护蛋白质生物活性和安全性等方面考虑，一般很少使用碱性溶剂和有机溶剂。其余3种试剂较常用，它们溶解包涵体的原理不同，变性剂尿素和盐酸胍是通过离子键的相互作用使蛋白质变性和破坏高级结构，但分子内共价键和二硫键仍保持完整，而去污剂SDS主要是破坏蛋白质肽链之间的疏水作用。

此外，还有一种用离子交换树脂溶解包涵体的方法，溶解了的蛋白质能够折叠形成活性构象。然后选择合适的pH值和盐浓度洗脱可清除90%左右吸附的菌体杂蛋白。

③ 变性蛋白质的纯化　变性蛋白质的纯度是影响复性效果的重要因素，虽然在洗涤和溶解包涵体时，杂质已被大量除去，但要获得高纯度的重组变性蛋白，仍然需对包涵体抽提物进行进一步的分离纯化，通常可采用柱色谱、凝胶过滤色谱(GFC)、离子交换(IEC)和高效液相色谱(HPLC)等方法进行分离纯化。

④ 重组蛋白质的复性　复性就是采用适当的条件使伸展的变性重组蛋白重新折叠成为可溶性的具有生物活性的蛋白质。目前有许多种蛋白质复性的方法，而每种方法都需要针对特定的蛋白质进行优化选择，在有利于形成正确的二硫键以及空间结构的体系中对包涵体蛋白质进行复性。

为了得到具有天然构象的蛋白质和产生正确配对的二硫键，必须去掉过量的变性剂和还原剂，使多肽链处于一个氧化性的缓冲液中，可以通过多种方法进行复性，如透析、稀释以及液相色谱复性等。

a. 透析复性　是将变性的蛋白液对不含变性剂或含低浓度变性剂的复性缓冲液透析，使蛋白质复性。

b. 稀释复性　是使用缓冲液稀释蛋白质变性液，使蛋白质变性剂的浓度下降，以促使蛋白质复性。稀释复性又可以有多种形式：

ⓐ 一步稀释复性，是在复性一开始就将变性剂浓度和蛋白质浓度降至很低；

ⓑ 连续稀释复性，在复性过程中将变性液连续缓慢地滴入复性体系中；

ⓒ 脉冲稀释复性，把变性蛋白液缓慢不连续地加入到复性液中，在两次加入之间，应有足够的时间间隔使蛋白质折叠通过易聚集的早期中间体阶段。

c. 液相色谱复性　包括疏水色谱(hydrophobic interaction chromatography，HIC)、离子交换色谱法(ion exchange chromatography，IEC)、凝胶排阻色谱(gel exclusion chromatography，GEC)与亲和色谱(affinity chromatography，AFC)等。其中采用凝胶排阻色谱法复性的优点，是保证变性蛋白质与复性缓冲液进行缓慢的交换，并在此过程中缓慢地完成复性，同时又可以使蛋白质得到一定程度的纯化。

此外，为了获得高效率的复性蛋白，重折叠时应该考虑下列因素：蛋白质浓度、杂质的含量、重折叠速度、氧化还原剂的用量和比例、重折叠配体的掺入以及温度、pH值和离子强度等。

2. 分泌型的表达产物

分泌型的表达产物通常体积较大、浓度较低，必须在纯化以前进行浓缩处理，以尽快缩小溶液的体积。浓缩的方法包括沉淀和超滤等。沉淀包括中性盐沉淀、有机溶剂沉淀和高分子聚合物沉淀等方法，但由于各种原因，在基因工程产物浓缩中并不被广泛采用。

从工程菌株诱导的表达上清液中纯化蛋白质产物可采用多种方法，如超滤、亲和色谱、凝胶过滤、离子交换色谱、疏水色谱等方法。超滤是目前最常用的蛋白质溶液浓缩方法，其优点是不发生相变化，也不需要加入化学试剂，耗能低，目前已有多种截留分子量不同的膜供应。超滤中的横流过滤效率高，较适于数十升以上的较大规模的使用，蛋白质产物经过浓缩后便可以进一步分离纯化。

3. 基因工程大肠杆菌细胞内可溶性表达产物

某些细胞因子（如白细胞介素-2、白细胞介素-11）和硫氧还蛋白的基因能在基因工程大肠杆菌胞内表达可溶性融合蛋白，表达量占细胞总可溶性蛋白的5%～20%，有的高达40%。这种表达方式可避免无活性的不可溶包涵体的形成，使外源蛋白在大肠杆菌细胞中能正确折叠从而获得特定空间结构和生物功能并以可溶形式表达。同时可大大降低成本，获得高纯度、高活性的目的蛋白质。

经细胞破碎后的可溶性离心上清液，如果有可以利用的单克隆抗体或相对特异性的部分杂质，也可获得较好的纯化效果。我国在大肠杆菌中高效表达的人粒细胞集落刺激因子hG-CSF (granulocyte colony stimulating factor)-硫氧还蛋白融合蛋白，采用固相金属螯合色谱法，方便而有效地从细胞破碎可溶上清液中直接纯化。

4. 基因工程大肠杆菌细胞周质表达蛋白

周质表达的蛋白质是介于细胞内可溶性表达和分泌型表达之间的一种表达形式，它可以避开细胞内可溶性蛋白质和培养基中蛋白质类杂质，在一定程度上有利于蛋白质产物的分离纯化。

为了获得周质蛋白，大肠杆菌细胞经低浓度溶菌酶处理后，一般用渗透压裂解法从周质腔中分离出来目的蛋白（周质腔位于革兰阴性细菌的内膜与外膜之间），此方法的优点在于周质腔中的蛋白质浓度较高，纯度也比较理想。由于周质中的蛋白质仅有为数不多的几种分泌蛋白，同时又无蛋白水解酶污染，因此通常可以回收到高质量的蛋白质产物。

在某些情况下，目的蛋白在周质腔中形成沉淀，需要用变性剂溶解蛋白质并进一步复性。从理论上讲，周质腔中的重组蛋白在分泌过程中曾经正确折叠，因此只要用尿素或盐酸胍等变性剂溶解目的蛋白，然后将变性蛋白对含有精氨酸等助溶剂的缓冲液透析就可使目的蛋白恢复天然构象而具有原生物活性。

在一般情况下，与目的蛋白融合的信号肽在周质腔中被信号肽酶切除，但有时周质腔中的重组目的蛋白会穿过细胞外膜而“泄漏”到培养基中。重组目的蛋白的“泄漏”量取决于宿主菌特性、诱导条件和蛋白质的一级结构，基本不受信号肽的影响。这种“泄漏”型表达有很多优点，有利于快速筛选分泌目的蛋白的重组子。

四、色谱法的优点及各类色谱法的原理

色谱指的是一组不同分子在固定相和流动相两相介质中因分配比不同而相互分离的技术。与固定相作用强的分子通过色谱介质的速度小于作用相对较弱的分子，借此可以达到分离纯化的目的。选择纯化方法尤其重要的根据是表面性质的差异。

1. 色谱的优点

与其他分离纯化方法相比，色谱法分离具有以下优点：

(1) 分离效率高　色谱分离效率是所有分离纯化技术中最高的。这种高效的分离尤其适合于极复杂混合物的分离，由于效率高，通常使用的色谱柱长一般只有几厘米至几十厘米。

(2) 选择性强　色谱分离中的可变参数非常多，因而具有很强的选择性。在色谱分离中，可通过多种途径选择不同的操作参数，以适应各种不同样品的分离要求。

(3) 过程自动化操作　计算机的应用使得色谱自动化。最初计算机的应用仅限于简单的数据处理，现在已发展到使用计算机作为操作的控制中心，使得色谱分离可按事先设置的程序进

行自动化的控制。这种高度自动化操作保证了产品的质量，节省了大量劳动力，并提高了产率，降低了成本。

（4）分离快速　高效的色谱分离剂和高效液相色谱分离技术的采用，保证了在高的分离效率的前提下提高单位时间的产量。

（5）使用范围广　其分离的物质从极性到非极性、从离子型到非离子型、从小分子到大分子、从无机到有机及生物活性物质，以及从热稳定到热不稳定的化合物。尤其对生物大分子样品的分离，是其他方法不可比拟的。

（6）高灵敏度的在线检测　在分离与纯化过程中，可根据物理与化学原理不同，采用不同的高灵敏度检测器进行连续的在线检测，以保证在要求的纯度下得到最高的产率。

除此之外，还有设备简单、操作方便、条件温和、方法多样，能适应各种不同要求的分离等优点，但其也有一定的缺点，例如处理量少，不能连续操作，有的色谱介质价格昂贵，有时又找不到合适的介质。

2. 各类色谱法的基本原理

基本液相柱色谱系统示意如图 3-2 所示。

（1）离子交换色谱(ion exchange chromatography，IEC)　其原理是通过带电的溶质分子与离子交换剂中可交换的离子进行交换，从而达到分离的目的。由于其分辨率高、容量大、操作容易，该法已成为多肽、蛋白质、核酸和许多发酵产物分离纯化的一种重要方法（图 3-3）。

① 离子交换剂(ionite，ion exchanger)　是一类具有离子交换功能的高分子材料，由骨架、功能基和反离子三部分组成。

骨架是网状结构的不溶性化合物；

功能基(也称活性基团)又是固定在骨架上的带电基团；

反离子则是可进行交换的能移动的离子。后两者所带电荷相反。

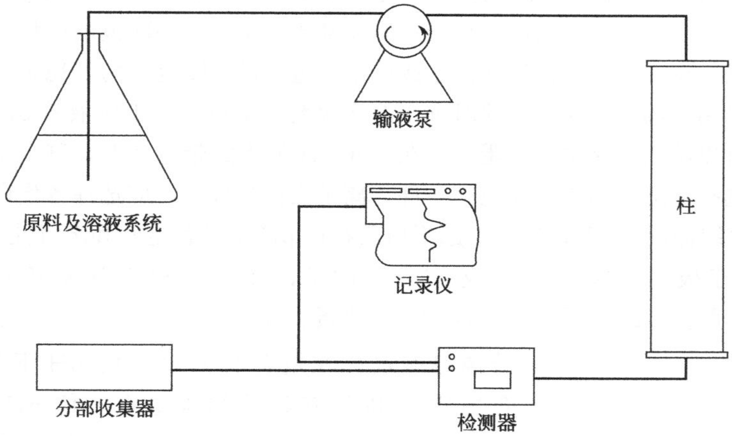

图 3-2　基本液相柱色谱系统示意

② 交换、吸附与解吸附、再生　反离子(gegenion)可与溶液中带同种电荷的离子进行**交换**，溶液中的带电离子即被离子交换剂所**吸附**。这种**交换反应**是可逆的。

在一定条件下(适宜的洗脱剂)，被交换吸附的离子又可能**解吸附**，被冲洗下来；

交换剂又恢复到原来的形式，反离子复位的过程被称为**再生**。

离子交换剂通过交换和再生可以反复使用。

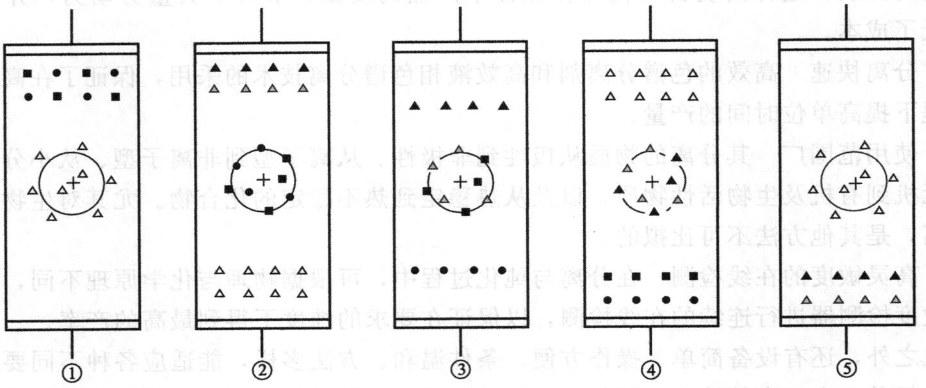

图 3-3　离子交换色谱原理示意

⊕—阴离子交换介质；△—反离子；■，●—原料液中待分离组分；▲，△—离子强度梯度

③ 正吸附与负吸附　利用离子交换色谱分离纯化生物大分子可以采用如下两种方式：

一是正吸附，即将目的产物离子化，然后被交换到介质上，杂质不被吸附而从柱中流出，称之为“正吸附”（positive adsorption）。其优点是目的产物纯度高，起到了浓缩的作用，适于产物浓度低、工作液量大的溶液。

二是负吸附，即将杂质离子化后交换，目的产物不被交换而直接流出，称之为“负吸附”（negative adsorption）。适用于目的产物浓度高的工作液，只可除去50％～70％的杂质，产物的纯度不高。

④ 影响因素

a. 蛋白质的等电点和表面电荷的分布影响其离子交换的性能。

b. 还有交换基团和交换介质的种类、吸附和洗脱的条件（pH、离子强度、反离子）等。蛋白质是两性分子，其带电性质随pH的变化而变化，如蛋白质在低于等电点的pH范围内稳定，带正电荷，可与阳离子交换剂进行反应；如蛋白质在高于等电点的pH范围内稳定，带负电荷，可与阴离子交换剂进行反应；若蛋白质在高于或低于等电点的pH范围内都稳定，那么既可以用阳离子交换剂也可以用阴离子交换剂，此时选用的交换剂类型取决于工作液的pH值及杂质的带电情况。滴定曲线可以给出样品中不同蛋白质在不同pH值下的带电状态，测定蛋白质混合物的滴定曲线可以帮助选择合适的离子交换色谱条件。离子交换分离时，应选择各蛋白质滴定曲线无交叉的pH作为分离缓冲液的pH，还应考虑蛋白质在该pH下的稳定性和溶解性。

c. 等电点处于极端位置（pI＜5或pI＞8）的基因工程产物应首选离子交换色谱方法，一步即可除去几乎全部的杂质。A、B、C三种蛋白质的电荷与pH的关系如图3-4所示，分离时应选择在电荷相差最大的pH下进行操作，图中蛋白质A和B有相同的等电点，但pH向两侧改变时，其电荷相差增大。pH3～4，使B从A和C中分出，然后选pH＞8，将A和C分开。

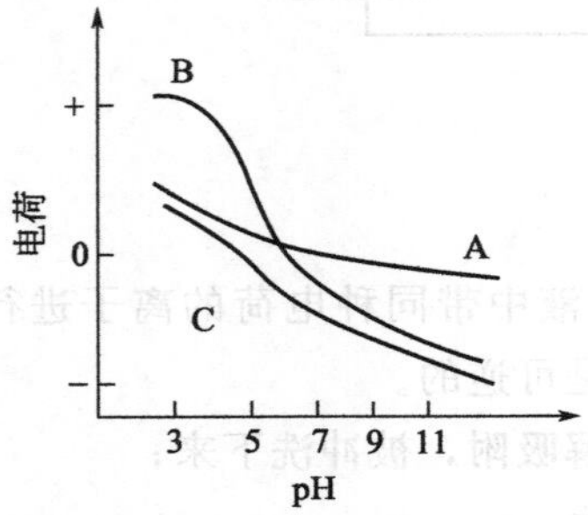

图 3-4　蛋白质A、B和C的滴定曲线

离子交换色谱操作中最关键的是选择合适的离子交换剂。这取决于被分离物质的性质。氨基酸、有机酸、抗生素等小分子物质一般用疏水结构的离子交换剂，强碱性物质使用弱酸性离子交换剂，而弱碱性物质则应使用强酸性离子交换剂。同样，强酸性物质应使用弱碱性离子交换剂，

弱酸性物质应使用强碱性离子交换剂。

(2) 反相色谱(reversed phase chromatography，RPC)和疏水色谱(hydrophobic interaction chromatography，HIC)　反相色谱和疏水色谱都是基于物质分子的疏水基团与色谱介质上的疏水基团相互作用，在非极性的固定相和极性的流动相之间不断分配、得以分离的技术。

① 原理　两者是根据蛋白质疏水性的差异来分离纯化的。

a. 反相色谱(RPC)是利用溶质分子中非极性基团与非极性固定相之间相互作用力的大小，以及溶质分子中极性基团与流动相中极性分子之间在相反方向作用力大小的差异进行分离的。进行生物大分子反相色谱分离时，常用的固定相为硅胶烷基键合相；流动相多采用低离子强度的酸性水溶液，并加入一定比例的能与水互溶的乙腈、甲醇、异丙醇等有机溶剂。由于固定相骨架的疏水性强，吸附的蛋白质需要用有机溶剂才能洗脱下来。

b. 疏水色谱(HIC)的原理与反相色谱相似，主要是利用蛋白质分子表面上的疏水区域(非极性氨基酸的侧链，如 Ala、Met、Trp、Phe 等)和介质的疏水基团(如苯基或辛基)之间的相互作用，无机盐的存在能使相互作用力增强。所用介质表面的疏水性比反相色谱所用介质的弱，为有机聚合物键合相或大孔硅胶键合相，流动相一般为 pH6～8 的盐水溶液。在高盐浓度时，蛋白质分子中疏水性部分与介质的疏水基团产生疏水性作用而被吸附；当盐浓度降低时蛋白质的疏水作用减弱，目的蛋白质被逐步洗脱下来，蛋白质的疏水性越强，洗脱时间越长。与反相色谱相比，疏水色谱回收率较高，蛋白质变性的可能性小。

② 二者比较　反相色谱和疏水色谱两者的基本差别在于介质功能及疏水性的强弱程度不同，反映在疏水侧链的长度及其在介质骨架上的密集程度两个方面。前者在有机相中进行，蛋白质经过反相流动相与固定相作用有时会发生部分变性，它的疏水性更强。而后者通常在水溶液中进行，蛋白质在分离过程中一般仍保持其天然构象。

选择两种色谱分离的条件包括离子强度、pH、流动相洗脱剂的组成和强度等。各种添加试剂可能改变蛋白质的构象，从而影响蛋白质在介质上的保留时间，反相中有机溶剂的应用也会使蛋白质在一定程度上产生去折叠，从而暴露蛋白质分子内部的疏水区域，因此溶剂成分和强度对蛋白质在反相色谱上的保留有很大影响。两种介质键合疏水基团的密度应适中，碳链长度应选择在 4～8 个碳原子，一般情况下，反相分离纯化蛋白质时可选用介质的孔径应在 30nm 以上，而纯化小肽或寡核苷酸则应选用 30nm 以下孔径的介质为宜。疏水色谱常用的疏水作用介质是在琼脂糖骨架上连接上八碳烷烃或苯基。疏水性大的蛋白质会与八碳基团结合，不利于洗脱，这时就要选用苯基介质，而疏水性不大的蛋白质无法结合到苯基介质上，所以需要使用较强的疏水基团。

(3) 亲和色谱(affinity chromatography，AC)　前面所介绍的各类分离纯化方法主要是利用待分离化合物之间在物理化学性质方面的差别来达到分离和精制的目的。但由于选择性不够强，产物大多不纯，如欲提纯某种产品，通常需要连续使用多种方法，这样不仅使得操作繁杂，而且产品得率低。亲和色谱弥补了这项不足，随着应用的发展，它可用于许多生物制品的分离和纯化上。

亲和色谱分离法开始于 20 世纪初，但由于缺乏较为理想的载体，长期以来处于停滞阶段，直到 1974 年，Porath 发表了溴化氰活化琼脂糖凝胶偶联蛋白质的方法，使固定化技术得到显著改进后，亲和色谱才得以迅猛发展，1982 年 Yang 和 Tsao 结合生产工艺对此做了进一步的论述。

① 原理　许多生物活性物质具有与其他某些物质可逆结合的性质，生物物质的这种结合

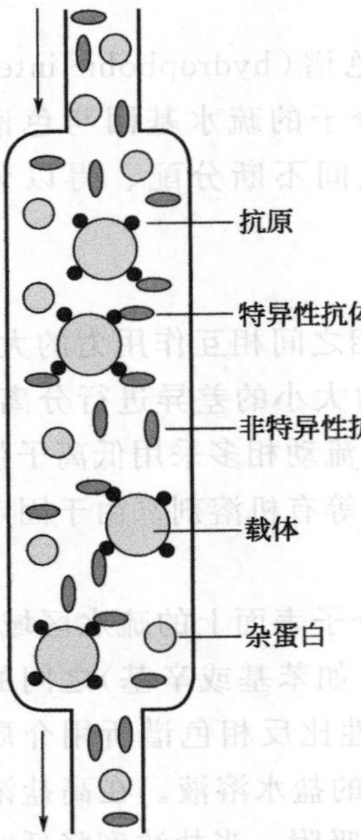
抗原
特异性抗体
非特异性抗体
载体
杂蛋白
图 3-5　亲和色谱原理

能力称为亲和力。生物亲和力具有高度的特异性，即一种生物物质只与另一种特定的物质结合。亲和色谱是将所有具亲和吸附作用的物质分子（称为配基）偶联在固体介质（称为载体）上作为固定相，用以分离纯化目标产物的液相色谱法。亲和色谱是利用固定化配基与目的蛋白质之间特异的生物亲和力进行吸附，如抗体与抗原、受体与激素、酶与底物或抑制剂之间以及DNA与cDNA或RNA、操纵基因与阻遏蛋白、维生素与结合蛋白、糖蛋白与植物凝集素等之间的作用。在亲和色谱中起可逆结合的特异性物质称为配基，与配基结合的支撑物称为载体。如图 3-5 所示。

② 过程　亲和色谱的过程大致分为 3 步：

第一步是配基固定化，选择合适的配基与不溶性的载体结合成具有特异性的分离介质；

第二步是吸附目的物，亲和色谱分离介质选择性地吸附目的蛋白质，而杂质不被吸附，可被洗涤去除；

第三步是样品解吸，即选择合适的条件，将吸附在亲和介质上的目的蛋白质解吸下来。如图 3-6 所示。

③ 关键

a. 蛋白质的生物特异性可以帮助选择特异性的亲和配基，一般是目的蛋白质与配基结合而不保留杂蛋白质，蛋白质吸附后再利用洗脱液的快速变换和加入竞争剂的方法进行洗脱。要选择亲和力适中而特异性较强的配基，其解离常数要求在 10^{-8}～10^{-4} mol/L 之间。纯化成功关键是要控制好配基的脱落问题。

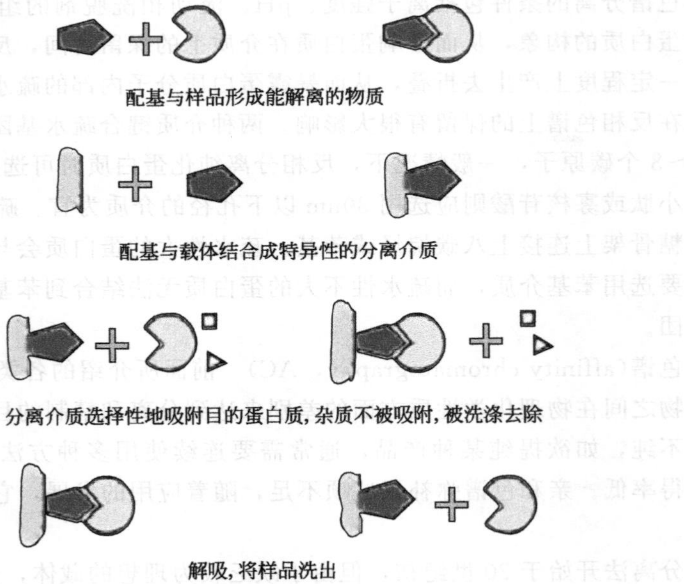
配基与样品形成能解离的物质
配基与载体结合成特异性的分离介质
分离介质选择性地吸附目的蛋白质，杂质不被吸附，被洗涤去除
解吸，将样品洗出
图 3-6　亲和色谱过程

b. 亲和色谱包括进料吸附、清洗、洗脱和介质再生几个步骤。其中目的产物的洗脱有两种方法，即特异性洗脱和非特异性洗脱。特异性洗脱剂含有与亲和配基或目标产物具有亲和结合作用的小分子化合物，通过与亲和配基或目的产物的竞争性结合，洗脱目标产物。非特异性

洗脱通过调节洗脱液的 pH、离子强度、离子种类或温度等降低目的产物的亲和吸附。

(4) 凝胶过滤色谱

① 概述 凝胶过滤色谱(gel filtration chromatography，GFC)即凝胶过滤色谱，又称凝胶排阻色谱、分子筛色谱等，是基于溶质的流体力学体积以及与固定相的相互作用的技术。1955 年，Lathe 和 Ruthven 最早使用玉米糊作为固定相将蛋白质按分子量大小不同进行柱色谱分离。到 1959 年，Porath 和 Flodin 开始使用交联葡聚糖作为柱色谱介质，流速和色谱效率得到较大提高，他们还将这一技术命名为凝胶过滤色谱。随后，刚性较大的柱状介质发展起来并应用到凝胶过滤中，而以 1964 年 Moore 应用聚苯乙烯为介质的凝胶渗透色谱标志着这一技术走向成熟。

② 原理 样品中的溶质随流动相流经色谱柱中的固定相(凝胶)时，样品中各组分按其分子大小不同而分离。凝胶过滤是一个相对比较新的技术，特别是用于水溶性高分子物质的分离，如蛋白质、酶、核酸、激素、多糖等发酵产物。其基本原理是以具有孔隙大小一定的多孔性凝胶作为分离介质，当含有不同分子量的混合物加入到色谱柱中时，这些物质随流动相而移动。无法进入多孔凝胶颗粒内部的大分子，随流动相快速移动，由凝胶颗粒之间的空隙被洗脱下来；小分子物质因为可进入凝胶颗粒内部而受到很大的阻滞，在柱中缓慢移动，最晚洗脱下来；而中等大小的分子虽可进入凝胶颗粒内部，但并不深入，受凝胶颗粒的阻滞作用不强，介于两者之间洗脱下来。利用这种移动差别可使大分子与小分子分开。根据蛋白质的相对分子质量和蛋白质分子的动力学体积的大小差异，可以利用凝胶过滤来分离纯化目的蛋白。其原理如图 3-7 所示。

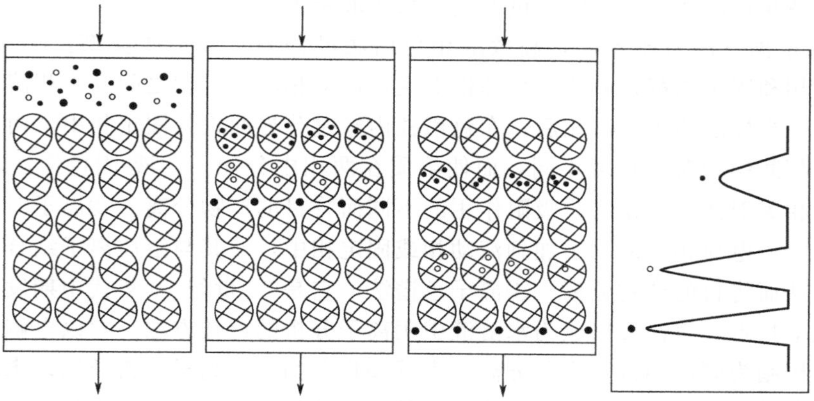

图 3-7 凝胶过滤色谱原理示意

③ 优点 凝胶色谱分离具有许多特点：

a. 凝胶为不带电荷的惰性物质，不与溶质分子发生吸附作用，因此分离条件温和。

b. 蛋白质收率高，重现性好。

c. 应用范围广，分离分子量的覆盖面大，可分离从几百到数百万分子量的分子。

d. 设备简单，易于操作，周期短，色谱介质不需再生即可反复使用，有的可连续使用几百次至上千次。

这些优点使得凝胶色谱分离技术成为一种通用的分离方法，在生物制品的制备和分离纯化中广泛应用。

④ 应用

a. 用于蛋白质分离过程中的脱盐和更换缓冲液。生物大分子物质(如蛋白质、核酸、酶、多糖等)在分离提纯时，常用盐溶液洗脱，故洗脱液中含有无机盐。采用凝胶色谱法除盐，时间短，也不影响生物大分子活性。

b. 用于蛋白质分子的分级分离，细胞因子的相对分子质量在 1.5×10^4，很容易分离纯化。

c. 还可以用于去除产物的多聚体及降解产物，除去产品中的热原质，脱去其中的色素。

(5) 高效液相色谱(high performance liquid chromatography，HPLC) 对于分析实验或要求较高分辨率和纯化速度的小量纯化，高效液相色谱技术的发展与应用适应了这一要求。

① 原理 液相色谱法是指流动相为液体的色谱技术。在经典的液体柱色谱法基础上，引入了气相色谱法的理论，在技术上采用了高压泵、高效固定相和高灵敏度检测器，实现了分析速度快、分离效率高和操作自动化。目前，许多药物与生物制品的成分都是具有生物活性作用的小肽、生物碱或DNA片段，并且其纯度要求非常高，对于这类小分子的大规模高效纯化，高效液相色谱技术无疑将是最佳选择。虽然工业化规模的HPLC系统造价非常昂贵，但与其高效性及产品所带来的效益相比仍是很值得应用的。

1941年，Martin和Synge提出，如果将色谱柱填料的颗粒直径减小，使用细粒介质，并给柱提供较大的压力，就可能得到一根高效色谱柱。这一设想为今日的高效液相色谱的发展奠定了基础。但由于材料科学发展的限制，直到20世纪70年代，这一优秀技术才得以迅速发展和应用，并为整个液相色谱技术带来了革命性的进步。

② 特点 高效液相色谱的特点为：高压、高速、高效、高灵敏度。因此在色谱文献中又将它称为现代液相色谱法、高压液相色谱法或高速液相色谱法。

③ 类型 根据分离机制不同，高效液相色谱法可分为几种主要类型：①液-液分配色谱法，它的流动相和固定相都是液体，从理论上说，流动相与固定相之间互不相溶，并存在一个明显的分界面。当样品溶于流动相后，在色谱柱内经过分界面进入固定相中，由于样品组分在固定相和流动相间的相对溶解度不同，而使溶质在两相中分配。②液-固色谱法，固定相为吸附剂，而流动相为液体。根据物质吸附作用的不同而将目的产物分离。③离子对色谱法，它是将一种与溶质分子电荷相反的离子加到流动相或固定相中，使其与溶质离子结合形成疏水性离子对化合物，从而将目的产物分离。④离子色谱法，它是20世纪70年代中期发展起来的一种新型的液相色谱技术，很快发展成为水溶液中阴离子分析的最佳方法。它以电解质溶液为流动相，离子交换树脂为固定相进行样品分离。离子型化合物的阴离子分析长期以来缺乏快速灵敏的方法，离子色谱是目前唯一能获得快速、灵敏、准确和多组分分析效果的方法，因此得到广泛重视并迅速得到应用。

使用高效液相色谱分离纯化生物制品应考虑诸多因素，包括产物的性质(相对分子质量、化学结构、极性、溶解度等各种物理和化学性质)、液相色谱分离类型的特点及应用范围、实验室条件(仪器、色谱柱等)。了解试样在多种溶剂中的溶解情况，可有利于对分离类型进行选择。例如，水溶性的样品可采用反相色谱法，可溶于酸或碱水溶液的样品可采用离子对色谱法或离子色谱法进行分离纯化。

第四节 生物制品的质量检测与控制

2013年1月1日，世界卫生组织正式批准了中国食品药品检定研究院(简称中检院)生物制品检定所为WHO生物制品标准化和评价合作中心。据了解，这是全球第7个，也是发展中国家首个WHO生物制品标准化和评价合作中心。也就是说，中国已掌控了生物制品的“国际话语权”。

生物制品的研究和生产所用原材料多为细菌、病毒等微生物以及高等生物的组织、细胞和体液等的提取物。由于其所用原料的内在特性，加上近年来基因重组技术的飞速发展而产生的某些潜在危险性，使生物制品研发及生产过程中的生物安全问题引起了人们的广泛关注和世界各国的高度重视。

世界各国对于生物制品的质量要求非常严格，这是因为若是预防类的生物制品，它们是直接用于健康人群，特别是那些用于儿童计划免疫的生物制品，其质量的优劣，直接关系到亿万人尤其是下一代的健康和生命安危。对于质量好的生物制品，可以使危害人类健康的疾病得到控制或消灭，而质量不好的制品，不仅在使用后得不到应有的效果，而且会浪费巨大的人力和物力，更为重要的是，可能会带来十分严重的后果，因此，生物制品的质量非常重要。

生物制品必须具备两个重要条件，即安全和有效。为了保证生物制品的质量，满足安全有效的要求，世界卫生组织要求各国生产的制品必须有专门的检定机构负责成品的质量检定，并且规定检定部门要有熟练的高级技术人员和精良的设备条件，以保证检定工作的质量。未经指定检定审批部门正式发给检定合格证的制品，不准出厂使用。

生物制品的质量检定包括安全性和效力检定两方面。安全性包括毒性试验、防腐剂试验、热原质试验、安全试验以及有关安全性的特殊试验(如致敏原、DNA、重金属等)等5个方面的试验，而效力检定包括浓度测定、活菌率或病毒滴度测定、动物保护率试验、免疫抗体滴度测定、稳定性试验等5个方面的试验。

在我国，新的生物制品在正式投产前，要按照新生物制品规程报国家食品药品监督管理局(FDA)审批，并要求先进行小量人体观察，然后作出免疫学及流行病学效果评价。对于没有科学的数据证明安全、有效的生物制品，不能生产使用。

一、原材料的质量检测与控制

原材料的质量控制是要确保编码生物制品的DNA序列的正确性，重组微生物来自单一克隆，所用质粒纯而稳定，以保证产品质量的安全性和一致性。对于基因工程产物，应提供有关表达载体详细的资料，包括基因来源、克隆和鉴定、表达载体的构建、结构和遗传特性。应说明载体组成各部分的来源和功能，如复制子和启动子来源，或抗生素抗性标志物。提供至少包括构建中所用位点的酶切图谱。应提供宿主细胞的资料，包括细胞株(系)名称、来源、传代历史、检定结果及基本生物学特性等。

二、培养过程的质量检测与控制

在工程菌菌种贮存中，要求种子克隆纯而稳定；在培养过程中，要求工程菌所含的质粒稳定，始终无突变；在重复生产发酵中，工程菌表达稳定；始终能排除外源微生物污染。产品应有种子批系统，并证明种子批不含致癌因子，无细菌、病毒、真菌和支原体等污染，并由原始种子批建立生产用工作细胞库。原始种子批须确证克隆基因DNA序列，详细叙述种子批来源、方式、保存及预计使用期，以及保存与复苏时宿主载体表达系统的稳定性。

三、纯化工艺过程的质量检测与控制

产品要有足够的生理和生物学试验数据，确证提纯物分子批间保持一致性；外源蛋白质、DNA与热原质都控制在规定限度以下。对整个纯化工艺应进行全面的研究，包括能够去除宿主细胞蛋白、核酸、糖、病毒或者其他杂质，及在纯化过程中加入的化学物质等。对于纯度的要求，可依据生物制品的用途和用法而确定，如仅使用一次或需要反复多次使用等，另外，用于重症患者的生物制品，对纯度的要求可能也是千差万别。

四、目标产品的质量检测与控制

1. 基因工程生物制品的质量与控制

（1）概述 基因工程生物制品就是将生物体内生理活性物质的基因分离纯化或者人工合成，利用重组DNA技术加以改造，然后使其在细菌、酵母、动物细胞或转基因动物中大量表达，通过这种方法产生的新型生物制品，包括基因工程疫苗和以细胞生长调节因子为主体的活性多肽或蛋白质类产品。细胞生长调节因子是由细胞产生的蛋白质和多肽类化合物，在体内和体外能够通过与靶细胞的特异性质膜受体相结合，调节细胞生长、增殖和分化。在细胞生长调节因子研究早期阶段，通常是从组织或体液中提纯，或者利用培养细胞诱生的方法获取少量纯品用于研究。例如，表皮生长因子是从颌下腺或人尿中提取，白细胞介素-2是从人脾细胞或淋巴细胞诱生，干扰素是从人血白细胞诱生提取等。但是作为临床治疗药物大量生产，只能采用基因工程方法。

细胞生长因子种类繁多，迄今发现的各种细胞生长因子已达100多种。根据它们对细胞增殖的效应方向不同，可以分为细胞生长刺激因子和细胞生长抑制因子。属于前者的有神经生长因子、表皮生长因子、成纤维细胞生长因子、胰岛素和胰岛素样生长因子、血小板源生长因子、肝细胞生长因子、各种集落刺激因子、促红细胞生成素和白细胞介素等，属于后者的主要有干扰素、肿瘤坏死因子和转化生长因子等。

（2）基因工程生物制品的特点

① 它是利用活的细胞作为表达系统来制备产品，因此，所获得蛋白质产品往往分子量较大，并具有复杂的分子结构。

② 许多基因工程生物制品（如细胞因子等），都是参与人体一些生理功能精密调节所必需的蛋白质，它们在极微量的情况下就可产生显著的效应，在性质或剂量上的任何偏差，都可能贻误病情甚至造成严重的危害。

③ 宿主细胞中表达的外源基因，在转录或翻译、工艺放大等过程中，都有可能发生变化。

④ 分泌量极低而生理、药理活性极高。大多数的细胞生长因子在组织中的含量比一般内分泌激素更低，但引起的生物学反应却有逐步放大的作用，故作为生物制品使用剂量非常低。如干扰素剂量为10～30μg，白细胞介素－12剂量为0.1μg，表皮生长因子临床剂量为纳克水平。

⑤ 具有细胞和组织特异性。大多数细胞生长因子都有各自的特异性细胞表面受体，它们引起的反应都是通过与受体结合，以形成受体-配体复合物而开始的，因此，生长因子只对其相应的受体的细胞才有活性。

⑥ 要求进行理化鉴定，包括产品的特性、纯度（一般纯度应在95%以上）及与天然产品的一致性，如N端15个氨基酸序列、肽图、聚丙烯酰胺凝胶电泳与等电点聚焦电泳、高效液相色谱等分析。

⑦ 要求进行外源核酸和抗原检测，规定每剂量DNA含量不超过100pg，细胞培养产品中小牛血清含量必须合格。成品中不应含有纯化过程中使用的试剂，包括色谱柱试剂和亲和色谱用的鼠IgG等。

⑧ 生物活性或效力实验结果应与天然产品进行比较。因此，从原料到产品以及制备过程的每一步都必须严格控制条件和鉴定质量，确保产品符合质量标准，安全有效。因此，对基因工程生物制品的生产过程和目标产品进行严格的质量控制就显得十分必要。

（3）基因工程生物制品的质量要求 基因工程制品质量控制主要包括以下几项要点：产

品的鉴别、纯度、活性、安全性、稳定性和一致性。它需要综合生物化学、免疫学、微生物学、细胞生物学和分子生物学等多门学科的理论和技术，才能切实保证基因工程制品的安全有效。

另外，除了同一般生物制品的共同要求外，基因工程产品还特别强调了以下几点质量要求：

① 要求提供关于表达体系的详细资料，以及工程菌(或工程细胞)的特征、纯度(是否污染外来因子)和遗传稳定性等资料。

② 提供培养方法和产量稳定性、纯化方法以及各步中间产品的收率和纯度，除去微量的外来抗原、核酸、病毒或微生物等方法。

③ 基因工程产品的理化和生物学性质与天然产品完全相同者一般不需重复所有动物毒性试验，与天然产品略有不同者需做较多试验，与天然产品有很大不同者则需做更多试验，包括致癌、致畸和对生育力的影响等。

④ 凡蛋白质工程产品，必须非常慎重地评价其对人体的有益和有害作用，提供足够的安全性资料。

⑤ 所有基因工程产品都必须经过临床试验，以评价其安全性和有效性。

(4) 基因工程生物制品的质控要点

① 在原料的控制方面

a. 表达载体和宿主细胞　应提供有关表达载体详细的资料；应提供宿主细胞的资料，包括细胞株(系)名称、来源、传代历史、检定结果及基本生物学特性以及遗传稳定性资料等。

b. 克隆基因的序列　应提供插入基因和表达载体两侧端控制区的核苷酸序列。所有与表达有关的序列均应详细叙述。应详细叙述在生产过程中，启动和控制克隆基因在宿主细胞中表达所采用的方法及表达水平。

② 在生产控制方面要重点监视

a. 原始细胞库　重组 DNA 制品的生产应采用种子批系统。从已建立的原始细胞库中，再进一步建立生产用细胞库。含表达载体的宿主细胞经过克隆而建立原始细胞库。在此过程中，在同一实验室工作区内，不得同时操作两种不同的细胞(菌种)；一个工作人员亦不得同时操作两种细胞或菌种。

应详细记述种子材料的来源、方式、保存及预计使用寿命。应提供在保存和复苏条件下宿主载体表达系统的稳定性数据。采用新的种子批时，应重新做全面检定。

高等真核细胞用于生产时，细胞的鉴别标志，如特异性同工酶或免疫学或遗传学特征，对鉴别所建立的种子是有用的。有关所用的传代细胞的致肿瘤性应有详细报告。

b. 有限代次的生产　用于培养和诱导基因产物的材料和方法应有详细资料。对培养过程及收获时，应有灵敏的检测措施控制微生物的污染。

根据宿主细胞/载体系统的稳定性资料，确定在生产过程中允许的最高细胞倍增数或传代代次，并应提供最适培养条件的详细资料。

在生产周期结束时，应监测宿主细胞/载体系统的特性，例如质粒拷贝数、宿主细胞中表达载体存留程度、含插入基因载体的酶切图谱等。一般情况下，来自一个原始细胞库的全量培养物，必要时应做一次基因表达产物的核苷酸序列分析。

c. 连续培养生产　其基本要求同上，应提供经长期培养后所表达基因的分子完整性资料，以及宿主细胞的表型和基因型特征。每批培养的产量变化应在规定范围内。对可以进行后处理及应废弃的培养物，应确定指标。从培养开始至收获应有灵敏的检查微生物污染的措施。

d. 分离纯化　对用于收获、分离和纯化的方法应详细记述，应特别注意污染病毒、核酸以及有害抗原性物质的去除。对整个纯化工艺应进行全面研究，包括能够去除宿主细胞蛋白、核酸、糖、病毒或其他杂质以及在纯化过程中加入的化学物质等。

③ 最终产品的质量控制　最终产品的质量控制是最为重要的，基因工程生物制品质量控制主要包括以下几项要求：产品的鉴定、纯度、活性、安全性、稳定性和一致性。

2. 基因工程制品的质量检测

(1) 产品的鉴定

① 蛋白质类　目前已有多种方法可用于对由重组DNA技术所获得的蛋白质产品进行全面鉴定，常用的鉴定方法有以下8种：

a. 电泳方法　十二烷基磺酸钠-聚丙烯酰胺凝胶电泳(SDS-PAGE)，等电点聚焦电泳(IFE)，免疫电泳(IE)。

b. 免疫学分析方法　放免法(RIA)，放射性免疫扩散法(RID)，酶联免疫吸附法(ELISA)，免疫印迹法(immunoblotting，IB)。

c. 受体结合试验(receptor binding)。

d. 高效液相色谱法(HPLC)。

e. 肽图分析法。

f. Edman N末端序列分析法。

g. 圆二色谱法(CD)。

h. 核磁共振法(NMR)等。

② 氨基酸成分分析　在氨基酸成分分析中，一般含有50个左右的氨基酸残基的蛋白质的定量分析接近理论值，即与序列分析结果一致。而含有100个左右的氨基酸残基的蛋白质的成分分析与理论值会产生较大的偏差。一般来讲，分子量越大，偏差越严重。其主要原因是不同氨基酸的肽键在分解条件下，有些分解不完全，有些则被破坏，很难做出合适的校正。但氨基酸成分分析对目的产物的纯度仍可以提供重要信息。完整的氨基酸成分分析结果，应包括甲硫氨酸、胱氨酸和色氨酸的准确值。氨基酸成分分析结果应为3次分别水解样品测定后的平均值。部分氨基酸序列分析、部分氨基末端序列分析(N端15个氨基酸)可作为重组DNA蛋白质和多肽的重要鉴别指标。

③ 肽图与氨基酸序列分析　肽图分析是用酶法或化学法降解目的蛋白质，对生成的肽段进行分离分析，它是检测蛋白质一级结构中细微变化的最有效方法，该技术具有灵敏度高的特点，是对基因工程产品的分子结构有遗传稳定性进行评价和验证的首选方法。

肽图分析可作为基因工程产品与天然产品或参考品作精密比较的手段。肽图分析结果与氨基酸成分和序列分析(利用氨基酸序列分析仪对其测序)结果合并，作为蛋白质的精确鉴别。对含二硫键的制品，肽图可确证制品中二硫键的排列。

④ 重组蛋白质的浓度测定和分子量测定　蛋白质浓度测定方法主要有凯氏定氮法、双缩脲法、染料综合比色法、福林-酚法和紫外光谱法等。蛋白质分子量测定最常见的方法有凝胶过滤法和SDS-PAGE法，凝胶过滤法是鉴定完整的蛋白质分子量，而SDS-PAGE法测定的是蛋白质亚基的分子量。同时用这两种方法测定同一蛋白质的分子量，可以方便地判断样品蛋白质是寡蛋白质还是聚蛋白质。

⑤ 蛋白质二硫键分析　二硫键和巯基与蛋白质的生物活性有着密切关系，基因工程产品

的S-S键是否正确配对是一个重要问题。测定巯基的方法有对氯汞苯甲酸（*p*-chloromercuribenzoate，PCMB）法和5，5′-二硫代双-2-硝基苯甲酸（5，5′-dithio bis-2-nitrobenzoic acid，DTNB）法等。

（2）纯度分析　纯度分析是基因工程生物制品质量控制的关键项目，它包括目的蛋白质含量测定和杂质限量分析两个方面的内容。

① 目的蛋白质含量测定　测定蛋白质含量的方法可根据目的蛋白质的理化性质和生物学特性来设计。通常采用的方法有还原性及非还原性SDS-PAGE、等电点聚焦、各种HPLC、毛细管电泳（CE）等。应有两种以上不同机制的分析方法相互佐证，以便对目的蛋白质的含量进行综合评价。

a. 聚丙烯酰胺凝胶电泳（PAGE）及等电聚焦电泳（IFE）　PAGE及等电聚焦有助于证实蛋白质和肽类的纯度和分子量，亦可作为鉴别试验。

PAGE应包括在还原和非还原条件下试验，且应有适合的分子量标记物作为参比。凝胶带应有灵敏的染色方法，例如银染法，可测定微量蛋白质，也有助于检出非蛋白质物质，例如核酸、糖及脂类。对相对分子质量小于8000的肽类，PAGE法测得的相对分子质量可能不准确。

b. 高效液相色谱（HPLC）　对于测定蛋白质和肽类的纯度，HPLC是一种有用的方法，在某些情况下，还可用来评定其分子构型和用作鉴别试验。

② 产物杂质检测　基因工程产物的杂质包括蛋白质和非蛋白质两类。

在蛋白类杂质中，最主要的是纯化过程中残余的宿主细胞蛋白质。它的测定基本上采用免疫分析的方法，其灵敏度可达百万分之一。同时需辅以电泳等其他的检测手段对其加以补充和验证。

非蛋白类杂质主要有病毒和细菌等微生物、热原质、内毒素、致敏原及DNA。可通过微生物学方法来检测并证实最终制品中无外源病毒和细菌等污染。热原质可用传统的注射家兔法进行检测。测定内毒素可用鲎试验法。来源于宿主细胞的残余DNA的含量必须用敏感的方法来测定，一般认为每剂量DNA含量不超过100pg是安全的。残余DNA含量较多时，可采用核酸杂交法检测。

a. 病毒污染检查　应采用适当的细胞基质和培养条件，检查可能污染的病毒，应证实最终制品不含外源病毒。

b. 无菌试验　参照现行《中国生物制品规程》进行无菌试验，应证实最终制品无细菌污染。

c. 热原质试验　应采用注射家兔法或鲎试验法（LAL）作热原质检测，控制标准可参照天然制品目的要求。

d. 内毒素检测。

e. 用鲎试验法（LAL）来测定。

f. 残余细胞DNA测定　必须用敏感的方法测定来源于宿主细胞的残余DNA含量，这对于哺乳动物传代细胞（转化的细胞系）生产的制品尤为重要。一般认为残余DNA含量小于100pg/剂是安全的，但应视制品的用途、用法和使用对象而决定可接受的限度。

g. 抗原性物质检查　在有必要时，如制品属于大剂量反复使用者，应测定最终制品中可能存在的抗原性物质，如宿主细胞、亚细胞组分及培养基成分等。患者反复接受大剂量的这类制品时，应密切监测由这些抗原可能产生的抗体或变态反应。

h. 其他外源性物质　例如，细胞培养生殖的制品，应测定残余小牛血清含量；在培养及纯化过程中添加的可能有害物质，也应有相应的测定数据。

(3) 生物活性(效价)测定　生物活性测定是保证基因工程产品有效性的重要手段，往往需要进行动物体内试验和通过细胞培养进行细胞体外效价测定。体内生物活性的测定要根据目的产物的生物学特性建立适合的生物学模型。

体外生物活性的测定方法有细胞培养计数法、^{3}H-TdR（氚标记的胸腺嘧啶核苷）掺入法和酶法细胞计数等。采用国际或国家标准品，或经国家鉴定机构认可的参考品，以体内或体外法测定制品的生物学活性并表明活性单位。重组蛋白质是一种抗原，均有相应的抗体或单克隆抗体，可用放射免疫分析法或酶标法测定其免疫学活性。

(4) 安全性评价　除了要保证无病毒、无菌、无热原质、无致敏原等一般安全性要求外，还需要根据基因工程产品本身的结构特性，进行某些药代动力学和毒理学研究。有的产品虽然与人源多肽和蛋白质密切相关，但在氨基酸序列和翻译后修饰上存有差异，这就要求对其进行致突变、致癌和致畸等遗传病理性质的考察。

(5) 稳定性考察　产品的稳定性是评价生物制品有效性和安全性的重要指标之一，也是确定制品储藏条件和使用期限的主要依据。对于基因工程制品而言，作为活性成分的蛋白质或多肽的分子构型和生物活性的保持，都依赖于各种共价和非共价的作用力，因此，它们对温度、氧化、光照、离子浓度和机械剪切等环境因素都特别敏感。这就要求对其稳定性进行严格的控制。

没有哪一种单一的稳定性试验或参数能够完全反映基因工程产品的稳定性特征，必须对产品在一致性、纯度、分子特征和生物效价等多方面变化情况加以综合评价。

采用恰当的物理化学、生物化学和免疫化学技术对其活性成分的性质进行全面鉴定，要准确检测在储藏过程中由于脱氨、氧化、磺酰化、聚合或降解等造成的分子变化，可选用电泳或高分辨率的 HPLC 以及肽图分析等方法。

由于基因工程活性蛋白质结构十分复杂，可能同时存在多种降解途径，因此通过加速降解试验来预测基因工程制品的有效期并不十分可靠。必须在实际条件下长期观测其稳定性，才能确定有效期限。

(6) 产品一致性的保证　基因工程制药是一个十分复杂的过程，不但要强调对最终产品的综合性检定，同时也要加强对原材料和生产全过程的严格控制。不同的培养条件和不同的提纯方法都会影响到最终产品的质量。表达系统遗传背景的稳定性、培养基的组成成分、血清及添加剂的来源与质量等都是应该给予特别关注的检测问题。只有对原料到成品的每一步骤都进行严格的条件控制和质量检定，才能确保各批最终产品都是安全有效的，各批含量和杂质限度一致，并符合标准规格。

五、我国生物制品质量标准管理

我国生物制品的质量管理，自从 1950 年卫生部批准成立国家生物制品检定所以来，其中的一项重要任务就是抓生物制品的国家标准起草、修订和落实执行，向卫生部和国家食品药品监督管理局写报告，成立卫生部生物制品委员会、卫生部生物标准化委员会、中国生物制品标准化委员会，主持在不同时期负责中国《生物制品法规》和《中国生物制品规程》的起草和修订。凡批准收载入《生物制品法规》和《中国生物制品规程》中的各种制品规程，均为批准期限内的生物制品现行国家标准。凡在我国境内研究、生产、质量检定、使用的所有生物制品都必须严格执行国家批准颁布的生物制品现行国家标准。进口的所有生物制品，除符合生产所在的国家标准外，还必须符合我国的生物制品现行国家标准。

六、我国对生物制品质量监督管理的几项重要规定

凡生产和检定所用菌、毒种由国家药品检定机构或者国家食品药品管理局(SFDA)委托的单位保存、检定和分发。凡增加、减少或者变更生产、检定用菌、毒种，需经国家药品检定机构审查，国家食品药品监督管理局认可。

生产用菌、毒种及细胞株应建立种子批系统。原始种子批(primary seed lot)应验明其记录、历史、来源和生物特性；从原始种子批传代、扩增后保存为主代种子批(master seed lot)；从主代种子批传代、扩增后保存为工作种子批(working seed lot)，用于疫苗生产的工作种子批的生物学特性应该与原始种子批一致。

原国家药品监督管理局 2001 年 6 月在《关于禁止药品、生物制品生产中使用疫区牛源性材料的通知》中规定：禁止使用来自"疯牛病"国家或地区牛、羊的脑及神经组织、内脏、胎盘及血液(含提取物)等动物性原材料生产药品、生物制品，或作为培养物质应用于生物制品的制备过程中。清查生物制品的制备过程。清查生物制品生产单位已建立的微生物菌、毒种种子批和细胞库是否采用来自疯牛病疫区牛、羊源性原材料，对已使用疫区动物源性原材料所建立的工作种子批和细胞库限期一年内予以重建。国外生物制品生产企业申报进口生物制品或药品进口注册时，必须声明是否使用了牛源性材料，如已采用则须提交牛、羊等动物源性材料的来源等证明文件和相关技术资料。

根据原国家药品监督管理局 2001 年 12 月《关于开展生物制品国家批签发试行工作的通知》，为贯彻执行《药品管理法》有关规定，原国家药品监督管理局决定先期开展生物制品国家批准签发的生物制品品种为：国家计划免疫接种(EPI)的 4 种疫苗、乙型肝炎疫苗以及人血白蛋白等 5 种体外诊断试剂。

七、我国生物制品国家质量标准管理大事记

1952 年，我国出版了第一部生物制品法规——《生物制品法规》(草案)，该书收载了 12 个总则和 36 个生物制品的制造和检定规则。

1954 年，成立了"卫生部学习苏联生物制品法规委员会"，将苏联赠送给我国的 72 个生物制品法规翻译印刷出来，供我国生物制品生产和质量检定以及质量管理人员学习参考。

1959 年 1 月，卫生部颁布《生物制品制造及检定规程》，它收载了 8 个总则规程，15 个细菌类制品规程，5 个病毒类制品规程，5 个血清类毒素制品规程。

1979 年 9 月，卫生部批准颁布《生物制品规程》，该版规程收载了通则规程 7 个，细菌类规程 12 个，新增钩端螺旋体菌、皮上划痕炭疽疫苗，病毒类规程 13 个，类毒素、抗毒素和混合制剂规程 7 个，血液制品规程 4 个，体内及体外诊断用品规程 28 个，还有流行性脑脊髓膜炎疫苗、人二倍体细胞株检定及制备等 37 个规程，列为暂行规程。

1988 年，卫生部将原卫生部生物制品委员会改组为"卫生部生物制品标准化委员会"，1991 年 5 月，卫生部批准颁布《中国生物制品规程》，它收载了预防、治疗和体内诊断制品 66 个正式规程。

1993 年，卫生部批准颁布《中国生物制品规程》(二部，1993 年版)，收载各类体外诊断制品正式规程 92 个。

1995 年 11 月，卫生部批准颁布《中国生物制品规程》(一部，1995 年版)。该版《中国生物制品规程》收载通则规程 13 个，菌苗规程 13 个，疫苗规程 9 个，其中新增人用浓缩狂犬病疫苗规程、类毒素规程 5 个等。

2000 年 1 月，原国家药品监督管理局批准颁布《中国生物制品规程》(2000 年版)。该版

正式收载了137个制品规程。《中国生物制品规程》(2000年版暂行规程)还收载了预防、治疗类制品规程10个。

2002年10月，根据原国家药品监督管理局规定，在第八届国家药典委员会成立大会时，国家药典委员会增设了细菌制品、病毒制品和血液制品等6个专业委员会。

2005年版生物制品规程，将作为《中华人民共和国药典》(以下简称《中国药典》)第三部颁布执行。

2007年11月，第九届国家药典委员会成立，将第八届国家药典委员会设立的体细胞治疗和基因治疗纳入重组技术制品专业委员会，体外诊断试剂纳入血液制品专业委员会，并分设生物制品细菌制品、病毒制品、血液制品、重组技术制品4个专业委员会。

2009年8月，《中国药典》第四部(2010年版)经第九届药典委员会执行委员会会议通过，2010年10月1日正式颁布实施，共收载131个品种，包括预防类制品48个、治疗类制品71个、诊断类制品12个，其中新增品种37个、修订品种94个。

第五节　生物制品的保存与运输

所有的生物制品都有一定的保存和运输条件，如艾滋病疫苗根据规定是要在-20℃以下保存和运输。而重组(酵母)乙型肝炎疫苗应于2～8℃下避光保存和运输，并严防冻结。麻疹、风疹二联减毒活疫苗以及乙型脑炎灭活疫苗也应于8℃以下避光保存和运输。

生物制品有严格的运输、保管、使用要求，如果达不到规定的要求，就会直接影响防疫效果。因此，经营兽用生物制品的，必须遵守农业部《兽用生物制品管理办法》，即农业部负责全国兽用生物制品的管理工作。县级以上人民政府农牧行政管理机关负责辖区内兽用生物制品的管理工作。预防用生物制品由动物防疫机构组织供应，兽用生物制品的使用必须在兽医指导下进行。供应预防用生物制品的动物防疫机构，应当具备与供应品种相适应的储藏和运输条件及相应的管理制度，并必须取得省级农牧行政管理机关核发的可以经营预防用生物制品的《兽药经营许可证》。镇村兽医站猪羊等动物进行疫病防疫后，要建立防疫档案，进行防疫登记，同时在被防疫猪羊耳朵上配戴印有编码的防疫塑料耳标，还要由兽医填写免疫卡交畜主保存备查。

流行性腮腺炎病毒减毒株接种鸡胚细胞，是经培育、收获病毒液后冻干制成的，用于预防流行性腮腺炎。它应用经卫生部批准符合疫苗制造要求的流行性腮腺炎病毒上海S_{79}减毒株或其他减毒株，由中国药品生物制品检定所或卫生部指定的其他单位保管、分发。毒种来源、减毒过程历史清楚。经纯毒试验证明为流行性腮腺炎病毒，无外源因子污染，经临床观察证明安全有效，并冻干保存于-20℃以下。且必须选择早代毒种批进行冻干保存。液体毒种批需加5%～10%灭能小牛血清，置-60℃以下保存。同时，种子批不应含有可能致癌因子(在适用情况下)，不应含有感染性外源因子，如细菌、放线菌、支原体、霉菌及病毒等。

一、液态保存

1. 低温保存

液态蛋白质样品在-20～-10℃以下冰冻保存比较理想。

2. 超低温保存

通常采用的方法是液氮超低温保藏方法。这种方法是利用液氮的温度可以达到-196℃，远远低于一般细胞新陈代谢作用停止的温度(-130℃)，从而使细胞的代谢活动停止，化学作用随之消失，达到长期保藏的目的。操作时要注意从常温到低温的过渡，以使细胞内的自由水通过膜渗出，避免其产生冰晶而损害细胞，即应注意先加入稳定剂或保护剂，再速冻保存，临用前还要快速复原，之后再除去稳定剂或保护剂。

另外还有低温冻藏法及其他一些保藏方法，但多用于短期保藏。液氮保藏需要使用专用的器具，所以一般是在一些专业保藏机构使用，故日常多采用冰箱保藏。而在没有低温冰箱的情形下，也可以采用－20～－18℃的普通冰箱冷冻室保存菌种。

起源于19世纪20年代的真空冷冻干燥技术经历了几十年的起伏和徘徊后，在最后的二十年中取得了长足进展。真空冷冻干燥必将成为21世纪的重要应用技术。冷冻干燥基本原理是基于水的三态变化。水（H_2O）有三种相态，即固态、液态和气态，三种相态既可以相互转换又可以共存。其变化关系可由水（H_2O）的三相图表示，如图3-8所示。

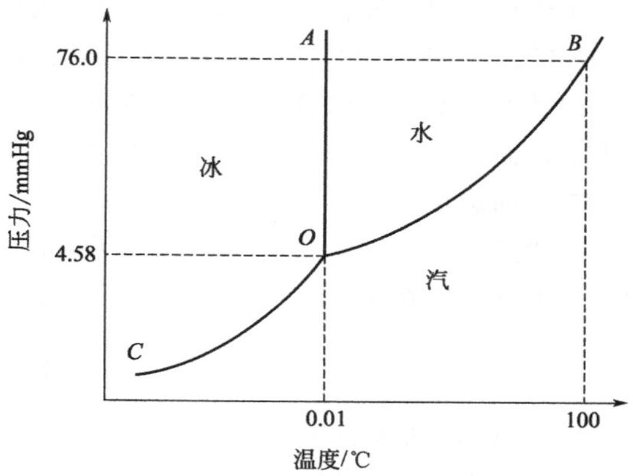

图3-8 水的三相图
1mmHg＝133.322Pa

图中*OA*、*OB*、*OC*三条曲线分别表示冰和水、水和水蒸气、冰和水蒸气两相共存时水蒸气与温度之间的关系，分别称为融化曲线、汽化曲线和升华曲线。*O*点称为三相点，所对应的温度为0.01℃，水蒸气压为610.5Pa（4.58mmHg），在这样的温度和水蒸气压下，水、冰、水蒸气三者可共存且相互平衡。在高真空状态下，利用升华原理，使预先冻结的物料中的水分，不经过冰的融化，直接以固态升华为水蒸气而被除去，从而达到冷冻干燥的目的。真空冷冻干燥产品可确保产品中的蛋白质、维生素等各种生理活性成分，特别是那些易挥发热敏性成分不损失。因而能最大限度地保持原有的化学成分，有效地防止了干燥过程中的氧化、营养成分的转化和状态变化，冻干制品成海绵状、无干缩、复水性极好、含水分极少，使用方便，经相应包装后可在常温下长时间保存和运输。

由于真空冷冻干燥具有其他干燥方法无可比拟的优点，因此自该技术问世以来越来越受到人们的青睐，在医药、生物制品和食品方面的应用日益广泛。血清、菌种、中西医药等生物制品多为一些生物活性物质，真空冷冻干燥技术为保存生物活性提供了良好的解决途径。真空冷冻干燥制品还能良好地保存加工原料的营养保健成分。

冷冻真空干燥保藏是将加有保护剂的细胞样品预先冷冻，使其冻结，然后再在真空下通过冰的升华作用除去水分，达到干燥的样品可在真空或惰性气体的密闭环境中置低温保存，从而使微生物处于干燥、缺氧和低温的状态，其生命活动处于休眠状态，可达到长期保藏的目的。此法有很多优点，用冰升华的方法除去水分，手段比较温和，细胞受损伤的程度较小，存活率和保藏效果也很不错，并且经冷冻真空干燥保藏的菌种用安瓿保存、邮寄和使用均很方便。故冷冻真空干燥保藏是目前使用最为普遍、最为重要的微生物保藏方法之一，大多数专业的菌种保藏机构一般都采用此法进行微生物菌种的保存。

我国的中科院微生物所中国普通菌种保藏中心（CGMCC）和武汉的中国典型培养物保藏中心（CCTCC）也具有液氮保藏、超低温保藏和冷冻真空干燥保藏设备等。

此外，上海市农业生物基因中心的超低温保藏系统包括7个大型液氮保藏罐（860L）和室外储备罐，也采用－196℃液氮、－80℃超低温冰箱和液体石蜡及冻干管等多种保藏技术保存微生物、动物资源和植物离体材料。

3. 在稳定 pH 条件下保存

蛋白质较稳定的 pH 一般在等电点，因而保存液态蛋白质样品时，调到其稳定的 pH 范围内。

4. 高浓度保存

蛋白质一般在高浓度溶液中比较稳定，这是因为蛋白质溶液容易受水化作用的影响，如保存浓度太低时，可能会引起蛋白质亚基解离和表面变性。所以，应该用高浓度来保存这类生物制品。

5. 加保护剂保存

加入某些稳定剂可以降低蛋白质溶液的极性，以免变性失活。加保护剂与灭菌保存细菌、酵母菌或霉菌孢子等容易分散的细胞时，则将空安瓿塞上棉塞，于 1.05kgf/cm^2 （1kgf/cm^2＝98.0665kPa）、121.3℃，灭菌 15min：若作保存霉菌菌丝体用则需在安瓿内预先加入保护剂如10％的甘油蒸馏水溶液或10％的二甲基亚砜蒸馏水溶液，加入量以能浸没以后加入的菌落圆块为限，而后再用 1.05kgf/cm^2、121.3℃灭菌 15min。

二、固态保存

一般蛋白质含水量超过10％时容易失活。含水量降到5％时，在室温或冰箱中保存均比较稳定，干燥器中在4℃以下可保存相当长的时间。

参考文献

[1] Antonio A. 生物分离过程科学．北京：清华大学出版社，2002.

[2] Goldstein J Burgers，Chips，et al. Great Issues for Medicine in the Twenty first Century. Annals New York Academy of Sciences，1999，1882：9421.

[3] Green L L. Antibody engineering via genetic engineering of the mouse. XenoMouse strains are a vehicle for the facile generation of therapeutic human monoclonal antibodies. J Immunol Methods，1999，231：11423.

[4] Huang Z，Guo M，et al. Frontiers of Biotechnology & pharmaceuticals V2. London：Science Press New York Ltd，2001.

[5] Jacqueline Senker Orietta Marsili. Literature Review for European Biotechnology Innovation Systems (EBIS). EC TSER Project(SOEl-CT98-1117).

[6] Johnson I S. The trials and tribulations of producing the first genetically engineered drug. Nature Reviews Drug Discovery，2003，2：747-751.

[7] Jones P T，Dear P H，et al. Replacing the complementarity determining regions in a human antibody with those from a mouse. Nature，1986，321：522-525.

[8] Jorg C Mahlich，Thomas Roediger-Schluga. The Changing Nature Of Pharmaceutical R&D—Opportunities for Asia. MERIT-Infonomics Reasearch Memorandum，2001.

[9] Kretzmer G. Industrial processes with animal cells. Appl Miorobiol Biotechnol，2002，59：135-142.

[10] Lawrence M Rausch. In ternational Patenting Trends In Biotechnology. Genetic Engineering，1999，6.

[11] Michael R Darby，Lynne G Zucker. The adoption of biotechnology in the Japanese and U. S. pharmaceutical industries. Research on Technological Innovation，Management and Policy，2001，7：85-125.

[12] Minoru Kanehisa. Post-Genome Informatics. London：Oxford University Press，2001.

[13] 曹军卫，马辉文．微生物工程．北京：科学出版社，2002.

[14] 岑沛霖，蔡谨．工业微生物学．北京：化学工业出版社，2001.

[15] 车发云，邵晓霞等．中国科学，2000，30：421.

[16] 车发云，王克夷等．中国生物化学与分子生物学报，1999，15：467.

[17] 陈坚，李寅．发酵过程优化原理与实践．北京：化学工业出版社，2002.

[18] 陈来同．生物化学产品制备技术．北京：科学技术文献出版社，2004.

[19] 储炬，李友荣．现代工业发酵调控学．北京：化学工业出版社，2003.
[20] 董志伟．抗体工程．第 2 版．北京：北京医科大学出版社，2002.
[21] 耿信笃．现代分离科学理论导引．北京：高等教育出版社，2001.
[22] 顾健人．基因治疗．北京：科学出版社，2001.
[23] 郭勇．生物制药技术．北京：中国轻工业出版社，2000.
[24] 国家发展和改革委员会高技术产业司，中国生物工程学会．中国生物技术产业发展报告．北京：化学工业出版社，2003.
[25] 国家发展和改革委员会高技术产业司，中国生物工程学会．中国生物技术产业发展报告(2005)．北京：化学工业出版社，2006.
[26] 贺小贤．生物工艺原理．北京：化学工业出版社，2003.
[27] 黄大昉，苏敏．药品微生物基因工程．北京：科学出版社，2002.
[28] 焦瑞身．微生物工程．北京：化学工业出版社，2003.
[29] 金业涛，冯小黎等．扩张床吸附技术及其在生物化工中的应用．化工进展，1998，17(3)：45-50.
[30] 科技部．迈向 21 世纪生物产业．北京：学苑出版社，1999.
[31] 李津，俞泳霆等．生物制药设备和分离纯化技术．北京：化学工业出版社，2003.
[32] 李荣秀，李平作．酶工程制药．北京：化学工业出版社，2003.
[33] 李元．基因工程药物．北京：化学工业出版社，2002.
[34] 林建平．小生命大奉献——微生物工程．杭州：浙江大学出版社，2002.
[35] 刘国诠．生物工程下游技术．第 2 版．北京：化学工业出版社，2003.
[36] 马大龙主编．生物技术药物．北京：科学出版社，2001.
[37] 马立人，蒋中华．生物芯片．北京：化学工业出版社，2000.
[38] 马绪荣，苏德模．药品微生物学检验手册．北京：科学出版社，2001.
[39] 毛忠贵．生物工程下游技术．北京：中国轻工业出版社，1999.
[40] 梅乐和，姚善泾等．生化生产工艺学．北京：科学出版社，2001.
[41] 齐香君．现代生物制药工艺学．北京：化学工业出版社，2004.
[42] 宋思扬．生物技术概论．北京：科学出版社，1999.
[43] 苏志国．真菌悬浮液的错流式过滤．化工学报，1990，6(3)：240-245.
[44] 王威，刘传斌等．高山红景天苷提取新工艺．中草药，1999，11：824-827.
[45] 王晓娟，曹琰等．我国生物制品国家标准的历史沿革．中国生物制品学杂志，2013，26(4)：582-584.
[46] 魏尔清．药理学前沿——信号、蛋白因子、基因与现代药理．北京：科学出版社，1999.
[47] 吴梧桐．生物制药工艺学．北京：中国医药科技出版社，2002.
[48] 熊宗贵．发酵工艺原理．北京：中国医药科技出版社，2001.
[49] 熊宗贵．生物技术制药．北京：高等教育出版社，2005.
[50] 修志龙．微波加热破膜提取猪血超氧化物歧化酶的研究．中国生化药物杂志，2001，22(3)：139-141.
[51] 胥彬，许建华．抗癌药物与肿瘤化学治疗进展．北京：科学出版社，2001.
[52] 严希康．生化分离技术．上海：华东理工大学出版社，1996.
[53] 杨博．蛋白质的泡沫分离．食品与发酵工业，2001，27(2)：76-79.
[54] 杨汝德．基因克隆技术在制药中的应用．北京：化学工业出版社，2004.
[55] 余俊棠，唐孝宣．新编生物工艺学．北京：化学工业出版社，2003.
[56] 张蓓．代谢工程．天津：天津大学出版社，2003.
[57] 张代佳，刘传斌等．微波技术在植物细胞内有效成分提取中的应用．中草药，2000，31(9)：5-6.
[58] 张克旭．氨基酸发酵工艺．北京：中国轻工业出版社，1995.
[59] 张延龄．疫苗学．北京：科学出版社，2004.
[60] 张元兴，许学书．生物反应器工程．上海：华东理工大学出版社，2002.
[61] 周国安，唐巧英．生物制品生产规范与质量控制．北京：化学工业出版社，2004.
[62] 周永春．迈向二十一世纪的生物技术产业．北京：学苑出版社，1999.
[63] 朱宝泉．生物制药技术．北京：化学工业出版社，2004.

第四章　人源性生物制品

第一节　人源性生物制品的特点与种类

一、人源性生物制品的特点

人体是一个有着巨大潜力的药库。我国明代医圣李时珍的名著《本草纲目》中就有来自人体药材的记载。随着医药技术的发展，来自人体的药材品种与日俱增，应用也越来越广。人源性生物制品具有如下特点。

1. 效价高、疗效可靠

此类药物本身即是人体中具有重要功能的酶、激素、细胞因子等生理活性物质，经纯化后很少的量即可产生显著疗效，效价高，治疗效果极好。如蛋白质浓度为10%的免疫球蛋白或特异性免疫球蛋白，其抗体效价比血浆中含量高10倍；纯化的凝血因子制剂，其效价可比原血浆高几十倍甚至上万倍。

2. 安全性好、不易产生副反应

人体来源的生物药物用于人类具有很高的安全性。人体来源的药物与人体内成分差异极小，不易产生如免疫反应等副作用。但也有不安全的一面，由于制备药物的原料来源的人群难以保证不携带任何病原体，这样难免有可能污染病原物和同种抗原物质，如通过血液制品有可能传播HIV、HBV等。这一点必须高度重视。现在病毒灭活/去除技术的引入，可以保证人体来源生物制品的安全性。

3. 稳定性好

与原料相比，此类制品的稳定性得到了很大的提高。因为该类提纯产品均可制成冻干制剂，在10℃以下可保存2年以上，有利于运输、贮存和使用。

4. 资源有限、研究意义重大

人体的许多成分都具有药物活性，但由于伦理和法律的因素，人源性生物制品的原料是十分有限的。现在可作为生产原料的人体成分仅限于血液、尿液、胎盘、毛发等少数几种。但是，通过对人体活性物质的结构、功能的深入研究，对于使用现代生物技术生产药物具有十分重要的意义。如干扰素等细胞因子在人体内的含量很低，通过提取很难满足临床需要，了解其结构和基因后，就可利用基因工程手段大量生产。

二、人源性生物制品的种类

人体来源的生物活性物质复杂多样。按不同的分类标准，人源性生物制品可分为不同种类。按其化学本质，可分为多肽和蛋白质类制品、糖类制品、脂类制品、核酸及核苷酸类制品等；按其生理功能，可分为酶与辅酶类制品、激素类制品、酶抑制剂类制品、细胞因子类制品等；按原料来源可分为血液制品、尿液制品、胎盘制品及体液细胞来源的各种活性物质等。人源性生物制品的分离提取常常是对原料的综合性开发利用，如从血浆中可提取白蛋白、凝血因子、免疫球蛋白等。因此，按其原料来源分类，有利于对各种原料进行综合利用、开发研究。以下将按原料来源，对人源性生物制品的种类进行介绍。

1. 血液制品

血液制品(blood products)包括全血(whole blood)、血液成分制品(blood components)和

血浆蛋白制品(plasma derivatives, plasma products)。血液成分制品又包括红细胞制剂、白细胞制剂、血小板制剂、干细胞制剂和血浆制剂等。血浆蛋白制品包括白蛋白类制品、免疫球蛋白类制品、补体系统蛋白制品、凝血系统蛋白制品、蛋白酶抑制剂类制品、血浆运载蛋白类制品等。

2. 尿液制品

人的尿液中含有许多重要的生理活性物质，现在开发的有尿激酶、激肽释放酶、尿抑胃素、尿胰蛋白酶抑制剂、人绒毛膜促性腺激素(HCG)等。

3. 胎盘制品

人胎盘制品主要有人胎盘丙种球蛋白、人胎盘白蛋白、人胎盘 RNA 酶抑制剂等。另外，人胎盘能分泌多种激素如 HCG、人绒毛膜促乳激素(HCS)等，故可从胎盘中提取到。

4. 人体液细胞中的活性物质

人体液细胞包括红细胞、淋巴细胞、血小板、成纤维细胞等，细胞内的生物活性物质具有极为重要的生理功能。人体液细胞产生的重要生物活性物质列于表 4-1。

表 4-1 人体液细胞中的重要活性物质

活性物质	细胞来源	$M_r/\times10^3$	靶细胞或活性
IFN-α	白细胞	20	免疫调节活性
IFN-β	成纤维细胞	22～25	免疫调节活性
IFN-γ	淋巴细胞	20～25	免疫调节活性
血小板衍生生长因子(PDGF)	血小板	28～34	成纤维细胞,平滑肌细胞
结缔组织活性肽-Ⅲ(cATP-Ⅲ)	血小板	9	结缔组织细胞
白细胞介素-2(IL-2)	T-淋巴细胞	12～30	T 细胞、B 细胞、巨噬细胞
B 细胞生长因子(BCGF)	淋巴细胞	16～30	B 细胞

用人体液细胞生产的活性物质主要有 α-干扰素、白细胞介素-2 等少数几个品种。对于体液细胞中生长因子等的研究的主要意义在于阐明其结构和功能，以便通过生物技术进行生产。即使已投产的品种，如 α-干扰素、白细胞介素等，也逐渐被基因工程产品所取代。

第二节 血液制品

在 2000 年版《中国生物制品规程》中，对血液制品的定义为：“由健康人的血浆或特异免疫人血浆分离、提纯或由重组 DNA 技术制成的血浆蛋白组分或血细胞组分制品，如人血白蛋白、人免疫球蛋白、人凝血因子(天然或重组的)、红细胞浓缩物等，用于诊断、治疗或被动免疫预防。”血液制品是在临床输血的基础上发展起来的，它通过将血浆中的有效组分分离出来并用于治疗，较好地解决了全血不易运输和大量长期储存中的问题。自 20 世纪 40 年代中期 Cohn 等发明了用冷乙醇分离法从人血浆中提取白蛋白等主要血液制品至今，经过 60 多年的发展，血液制品的种类、质量、安全性及产量都有了大幅的提高，其提取工艺也呈现了手段的多样性。在医疗急救、战伤抢救以及某些特定疾病的预防和治疗上，血液制品有着其他药品不可替代的重要作用。半个多世纪以来，血液制品的不断发展，为人类健康事业做出了巨大的贡献。

一、血液制品的种类

血液制品，按其组成成分可分为全血、血液成分制品和血浆蛋白制品。

1. 全血

全血使用不同的抗凝剂于采血后 2～8℃保存。酸性枸橼酸盐-葡萄糖溶液（ACD）抗凝血保存21天，枸橼酸盐-磷酸盐-葡萄糖溶液(CPD)抗凝可使血液保存35天。随着保存时间的延长，血液中各种有效成分的功能逐渐丧失。保存1周后尚具有功能的成分仅是红细胞和血浆蛋白，保存期主要是指保存期末的血输到体内24h，红细胞存活率在70%以上。全血在4℃保存24h，粒细胞功能已丧失，血小板和凝血因子Ⅷ丧失50%活性，保存3～5天的全血中凝血因子Ⅴ丧失50%活性，所以要补充血小板或其他凝血因子或粒细胞应该输相应的血液成分或24h之内的新鲜全血。

全血输注主要适用于同时需要补充红细胞和血容量(血浆)的患者，如各种原因引起的失血量超过全身总血量的40%的患者；全血置换，特别是新生儿溶血病，经过换血后可除去胆红素、抗体及抗体致敏的红细胞。

由于全血中含有大量的血浆及白细胞、血小板裂解后的残留物，因此不适用于血容量正常的贫血、心功能不全及婴幼儿病人。IgA缺乏、血浆蛋白过敏、严重肝肾功能障碍等病人，亦应被视为相对禁忌。人类的血型抗原系统相当复杂，输注全血可导致人体不需要的白细胞、血小板、血浆等抗原致变态反应患者产生相应的抗体，下次输注时会发生非溶血性输血反应，危害患者的健康。大量输全血易引起凝血机制障碍、枸橼酸盐中毒、高钾血症、血氨升高等，尤其对肝肾、心功能不全者不利。此外，全血传播肝炎、梅毒、艾滋病、巨细胞病毒感染等疾病的机会高于成分输血。4℃保存72h以内的全血尤易传播梅毒(梅毒螺旋体在4℃时可存活48～72h)。因此，现代输血不主张使用新鲜全血，提倡成分输血。成分输血不仅可“一血多用”，使宝贵的血液资源得到充分合理的利用，且具有浓度高、纯度好、疗效快、不良反应少、稳定性好、便于保存和运输等优点。20世纪70年代成分输血已成为输血的主流，目前在发达国家成分输血占全部输血的比例在95%以上。

2. 血液成分制品

血液成分制品现在血液成分制品专指用物理的或机械的方法分离出来的血液的一部分，如各种血细胞、血浆等，属于“单供者制品”，即从单个或血型相同的供者血液中采集的；血液制品则包括血液成分制品。血液成分制品包括红细胞制剂、白细胞制剂、血小板制剂、干细胞制剂和血浆制剂。

(1) 红细胞制剂(red blood cell concentrates)　输血可引起显著的疗效，在临床医疗中得到了普遍的应用。但常规的全血输血法造成了血液资源的极大浪费。据估计，在所有的全血输血治疗中，至少其中的50%只需输给红细胞即可达到治疗效果，30%可通过输注其他血液成分获得更佳的治疗效果。先进国家的血液成分输血率已达到输血总数的80%。

红细胞制剂有浓缩红细胞、添加液红细胞、洗涤红细胞、去白细胞红细胞、冰冻红细胞、代血浆红细胞悬液、照射红细胞、年轻红细胞、半浆血等。

(2) 白细胞制剂(white blood cell concentrates)　临床上白细胞制剂主要是浓缩白细胞。浓缩白细胞的输注实际上是应用其中的中性粒细胞，发挥其细胞吞噬作用和杀菌能力，提高机体抗感染能力。浓缩白细胞制剂的制备有手工和机采两种方式。手工分离制备的白细胞是由200mL全血制成，内含粒细胞数≥0.5×10^9；机采白细胞是用血细胞分离机从单个供血者一次采集白细胞≥1.0×10^{10}，产品容量约200mL。用过滤法或离心法得到的细胞存活率均较低。改进的连续离心法可将粒细胞得率提高一倍。制备后的粒细胞在室温贮存，应尽快输用，不得超过24h。

浓缩白细胞(粒细胞)可以用于粒细胞缺乏的替代治疗，适用于：粒细胞绝对数<0.5×10^9/L，同时伴有严重感染、经适当抗生素治疗72～96h不见效者；新生儿败血症。用人类白细胞抗原(HLA)配合的粒细胞效果较好。应当注意，不宜采用预防性粒细胞输注。粒细胞输

入量每次应大于 10×10^{10} 个，但常规采血达不到。现用粒细胞集落刺激因子 G-CSF 刺激献血者后采集粒细胞可达到需要量，需连用 4～5 天，使感染控制或自身粒细胞恢复至 $0.5\times10^{9}/L$ 以上为止。

由于粒细胞抗原性强，异型输注可产生同种免疫；浓缩粒细胞中常含有大量免疫活性淋巴细胞，输注后可使免疫功能低下病人发生输血相关性移植物抗宿主病(TA-GVHD)；浓缩粒细胞输注易并发肺部合并症，且能传播巨细胞病毒；粒细胞离体后功能很快丧失，离体白细胞保存问题尚未解决；另外，由于新型高效抗生素和粒细胞集落刺激因子的不断发展，使得目前粒细胞输注的应用已明显减少。

白细胞除作为输血成分外，还是生产干扰素(IFN-α)的重要原料。人白细胞干扰素已可以完全纯化。用于制备干扰素的白细胞在使用时现制备，一般是将抗凝后的全血离心，然后取出白细胞层(灰黄色)。

(3) 血小板制剂(platelet concentrates)　血小板的分离和使用在国外已经比较普遍，我国尚未推广使用。血小板制剂的适应证为白血病、淋巴瘤及其他肿瘤患者因治疗而导致的骨髓抑制症状。许多再生障碍性贫血病人往往需要长期输注。此外，对血小板缺乏性出血有纠正作用，但对免疫性或原发性血小板缺乏性紫癜则无效，输入计量可根据病人体重计算，每 10kg 体重输注 8×10^{8} 的血小板。

可供选择的血小板制品主要有常规浓缩血小板、单采浓缩血小板和照射血小板。

临床上血小板输注针对血小板数量减少或血小板功能异常或者实施的临时性替代措施，以达到止血或预防出血的目的，适用于：血小板生成障碍所致的血小板减少性疾病；急性血小板减少；血小板功能障碍性疾病；大手术前预防性输注血小板等。

人体输入的血小板往往会很快产生抗体，使输入的血小板遭到破坏，还会引起短期的粒细胞减少。采用单人的血小板，最好选用 HLA 相容的血小板输注，可延迟、减少这种破坏作用。

(4) 血浆制剂(plasma components)　血浆制剂的分类方法和名称很多，中国卫生部 2000 年颁布的《临床输血规范》中列有 4 种血浆制剂，即新鲜冰冻血浆、普通冷冻血浆、新鲜液体血浆和冷沉淀。

① 新鲜冰冻血浆(FFP)　新鲜采集的抗凝全血在 4℃条件下离心后分出的血浆，迅速用 −30℃冰箱或速冻冰箱将血浆速冻成块，并冻存在 −20℃以下，从全血采集后到血浆速冻结束不超过 6h［全血保养液为复方酸性枸橼酸盐-葡萄糖溶液(ACD)时］或 8h［全血保养液为枸橼酸磷酸盐-葡萄糖(CPD)、枸橼酸盐-磷酸盐-葡萄糖(CPDA-1)时］。分离应在密闭的多联采血袋中进行，没有多联袋时应使用无菌导管连接器。新鲜冰冻血浆能有效地保存血浆中各种生物活性成分的功能。新鲜冰冻血浆(FFP)可在许多临床疾病中应用，包括先天性或获得性凝血因子缺乏症、免疫球蛋白缺乏症等。

新鲜冰冻血浆在 −20℃以下冻存，冷冻状态一直持续到使用之前，有效期自采血日起一年。超过一年的改为普通冷冻血浆，美国 FDA 规定在 −65℃以下保存的新鲜冷冻血浆的有效期为 7 年。制品中蛋白质浓度应不小于 5%，一般为 6%～8%，含有血浆中全部凝血因子，主要指标如因子Ⅷ不大于 0.7U/mL、纤维蛋白原为 0.2%～0.4%。

② 普通冷冻血浆　普通冷冻血浆，又称冷冻血浆(frozen plasma，FP)，与新鲜冰冻血浆的区别是其来源不同。制备普通冷冻血浆的血液来源于保存期内或过期不满 5 天的抗凝全血或保存期满 1 年的新鲜冷冻血浆。其制备方法同新鲜冰冻血浆。该制品含有全部稳定的凝血因子，但缺乏不稳定的凝血因子Ⅴ和凝血因子Ⅷ。临床上用于扩充血容量，补充各种稳定的凝血

因子。

于－20℃以下冻存，冷冻状态一直持续到使用之前，有效期自采血日起为5年。

③ 新鲜液体血浆（fresh liquid plasma，FLP） 保存期内的抗凝全血在（4±2）℃条件下经离心后分出血浆，即为新鲜液体血浆。含有新鲜血液中的全部凝血因子，血浆蛋白为6%～8%；纤维蛋白原为0.2%～0.4%；其他凝血因子为0.7IU/mL。临床上用于扩充血容量，补充凝血因子。

保存温度（4±2）℃，24h内输注。

④ 冷沉淀（cryoprecipitate） 冷沉淀，又称冷沉淀抗血友病因子（cryoprecipitated antihemophilic factor）。将约200mL新鲜冷冻血浆在1～6℃复融后留下冰碴状不溶性成分，迅速高速离心，移去上层血浆，剩下的白色沉淀物即为“冷沉淀”，连同剩下的少量血浆即刻置于－30℃冷冻。从新鲜冷冻血浆完全融化后到分离结束不应超过1h，分离应在密闭的多联采血袋中进行，或使用无菌导管连接器。其有效成分主要是凝血因子Ⅷ[包括促凝活性部分（Ⅷ：C）和血管性血友病因子（vWF）]和纤维蛋白原，每袋（25mL）冷沉淀至少含因子Ⅷ：C 80IU和纤维蛋白原150mg，其他主要成分还有纤维粘连蛋白（fibronectin）和因子ⅩⅢ等，用于补充凝血因子Ⅷ、vWF、纤维蛋白原、因子ⅩⅢ等。分离出沉淀后的血浆称“去冷沉淀（cryo-poor）新鲜冷冻血浆”，这种血浆中因子Ⅷ和纤维蛋白原含量较低，可作为普通冷冻血浆使用。

于－20℃以下冻存，冷冻状态一直持续到使用之前，有效期自采血日起为1年，融化后应立即使用。

⑤ 其他血浆成分

a. 融化血浆（thawed plasma） 指在30～37℃中融化后的新鲜冷冻血浆，因故未输注而在1～6℃保存，且保存期在5天以内时。融化血浆保留了新鲜冷冻血浆中全部稳定的蛋白质，但不稳定成分，如抗凝血因子Ⅴ和因子Ⅷ等含量较少，其作用同普通冷冻血浆。

b. 24h内冷冻血浆（plasma frozen within 24 hours of collection） 指全血采集后24h内分离血浆，并用－30℃冰箱或速冻冰箱冷冻成块。这样保留了新鲜冷冻血浆中全部稳定的蛋白质，其作用也同普通冷冻血浆。

（5）干细胞制备 造血干细胞（hematopoietic stem cell，HSC）是治疗某些血液系统疾病、某些遗传性疾病的特效或显效药物制剂，如治疗白血病、恶性淋巴瘤、重症非恶性血液系统疾病等。目前干细胞又包括胚胎干细胞、成人组织干细胞、外周血干细胞、脐带血干细胞等四大类。其中血液中的干细胞制剂，包括“脐带血干细胞”、“外周血干细胞”。

① 脐带血干细胞（umbilical cord blood stem cell，UCBSC） 脐带血的采集可分为分娩后胎盘未剥离前立即采集或在胎盘剥离出子宫后密闭采集出脐带血，一般每个产妇可采集的脐带血量为50～220mL左右，数量较少，每份多数只够儿童和体重较轻的成人用，再经过分离和培养后，就可用于作为治疗的脐带血干细胞制剂了。

脐带血中干细胞的含量（0.4%）远高于骨髓中干细胞的含量（0.1%）和外周血中干细胞的含量（0.01%～0.1%）；脐带血干细胞（UCBSC）的发育未成熟，较骨髓干细胞和外周血干细胞的抗原性弱，新生儿的脐带血也较成人的骨髓和外周血中病原微生物污染的机会更少。所以，移植的风险很小。

② 外周血干细胞（peripheral blood stem cell，PBSC） 经化疗药物和/或重组人造血细胞生长因子动员后，即可从供者的肢体采集大量的外周血，再经适当的分离处理，妥善保藏后，即可用于移植治疗，只不过需要更严格的供受体间的血液配型才行。

3. 血浆蛋白制品

血浆蛋白制品(plasma products)是指从人血浆中分离制备的有明确临床疗效和应用意义的蛋白制品的总称，国际上将这部分制品称为血浆衍生物(plasma derivatives)。血浆蛋白成分中主要是白蛋白(Alb)和免疫球蛋白(IgG)，中等含量(指含量在100～1000mg/100mL)的成分有免疫球蛋白IgA、IgM、纤维蛋白原(Fg)、补体C3、转铁蛋白(Tr)、巨球蛋白(α2M)、触珠蛋白(Hp)、α1-抗胰蛋白酶(α1-AT)、血色素结合蛋白(HpX)和α1-酸性糖蛋白G(α1-AG)等10种。此外还有百余种小量和微量的蛋白质、多肽成分。

已知及已鉴定的血浆蛋白制品超过百种，但是能够生产成制品的只是其中的少数。发达国家已可从血浆中生产五大类20余种制品(表4-2)，我国目前能够生产并正式获准使用的只有白蛋白、免疫球蛋白、凝血因子Ⅷ、纤维蛋白原、凝血酶原复合物等数种产品。

表4-2 国外生产的部分血浆蛋白制品

制品类别	主要制品
蛋白制品类	白蛋白、蛋白成分等
免疫球蛋白类	免疫球蛋白、特异性免疫球蛋白
凝血因子类	纤维蛋白原、凝血因子Ⅱ、凝血因子Ⅶ、凝血因子Ⅷ、凝血因子Ⅸ、凝血因子Ⅺ、凝血因子ⅩⅢ、vWF多因子复合物、蛋白C等
生物材料类	纤维蛋白胶等
蛋白酶抑制剂类	抗凝血酶、α1-抗胰蛋白酶等

(1) 白蛋白类制品(human albumin products) 白蛋白是血浆中含量最高的蛋白质，临床需求量大，本身性质稳定，是最基本的血浆制品。当前使用的白蛋白制剂是由经乙肝疫苗免疫后健康人血浆或血清，用低温乙醇工艺提取，再经60℃、10h加热进行病毒灭活处理制备而成的，临床应用较安全，不良反应发生率低；有冻干粉和液体两种剂型。按蛋白质浓度可分为50g/L、100g/L、200g/L和250g/L四种；按分装量分为每瓶(支)蛋白质装量为2g、5g、10g和12.5g。蛋白质含量不低于标示量，白蛋白的纯度不低于96%。50g/L的白蛋白制剂的胶体渗透压大致与血浆相等，抗休克治疗时便于直接输注用来补充血容量，但与标准白蛋白制品(200～250g/L)相比，存在体积大、不便于运输和储存稳定性较差的缺点，目前已很少生产。

白蛋白类制品还包括血浆蛋白组分(plasma protein fraction，PPF)，也叫血浆蛋白溶液(plasma protein solution)，蛋白质浓度为40～50g/L，其中白蛋白占85%左右，其余主要是血浆中的α-球蛋白或β-球蛋白，其优点是生产时蛋白质回收率高，有利于血浆综合利用，但输用时可能产生因存在激肽释放酶原激活剂(prekallikrein activator，PKA)所引起的低血压反应，已逐渐被淘汰。

白蛋白制品的主要作用是：调节血浆胶体渗透压，扩充和维持血容量，1g白蛋白可产生0.79kPa(6mmHg)渗透压，增加循环量13～24mL；提高血浆白蛋白水平；血液中金属离子的结合和运输。临床上白蛋白制剂主要用于烧伤、失血性休克、水肿及低蛋白血症的治疗。

(2) 免疫球蛋白类制品(human immunoglobulin products) 免疫球蛋白根据其结构不同，分为IgA、IgD、IgE、IgG和IgM 5种，5种免疫球蛋白在结构和功能上呈现不同特点，IgA常以二聚体形式存在于分泌液中，参与黏膜抗感染免疫；IgM常以五聚体形式存在；IgE参与过敏反应；IgG是作用最广泛、含量最多的抗体，参与多种免疫反应。这类蛋白质构成了机体防御感染的体液免疫系统，它和细胞免疫系统一起，对机体抵抗外来病原物的侵袭，发挥着极其重要的作用。

免疫球蛋白制剂包括肌内注射免疫球蛋白、静脉注射免疫球蛋白和特异性免疫球蛋白制剂三类。其主要作用是给受者补充免疫抗体，以增强机体的体液免疫，临床效果主要取决于制剂中所含抗体的种类及其生物学效价。

① 肌注免疫球蛋白制剂 肌注免疫球蛋白制剂以前称为丙种球蛋白，现被称为正常人免疫球蛋白(human normal immunoglobulin)，系由乙型肝炎疫苗免疫健康人的血浆或血清经低温乙醇法提取的免疫球蛋白制剂，有液体和冻干两种剂型，仅供肌内注射。制剂中主要含IgG，也有一定量的IgA和IgM。《中国生物制品规程》中规定这类制品的蛋白质浓度为10%，其中免疫球蛋白含量应不低于蛋白质总量的90%，IgG含量在90%以上，抗乙肝表面抗原(抗HBs)的效价应不低于6.0IU/g蛋白质，抗白喉杆菌抗体须在3.0IU/g蛋白质以上。

肌注免疫球蛋白用于常见病毒性感染的被动免疫，主要用于预防麻疹和传染性肝炎，或与抗生素合用，以提高对某些细菌和病毒性感染的疗效。由于其针对单一抗原的抗体浓度不高，故对很多病毒性疾病的预防效果并不理想。另外，肌注免疫球蛋白使用剂量小、在体内吸收慢(24h小于10%)、易被降解，现已很少使用。

② 静脉注射免疫球蛋白制剂 依其制备工艺不同，大致有三类。一类是从低温乙醇法组分Ⅱ沉淀或组分Ⅲ上清液分离得到的IgG用酶水解处理，将IgG分子的Fc(恒定区)部分片段水解除去而得到的酶解法静脉注射免疫球蛋白制剂。所用的蛋白酶一般是胃蛋白酶或纤维蛋白水解酶。此类属于早期的或第一代静脉注射免疫球蛋白，由于IgG分子被降解，存在体内半存留期短、缺少IgG分子Fc部分介导细胞免疫功能的缺点。第二代产品是以化学修饰法制备的该种制剂，所用的化学试剂一般有β-丙内酯，或采用磺化法、还原-烷基法来修饰IgG分子，目的是降低或消除IgG制品的抗补体活性，以保证临床大量用药的安全性。该类制品也存在IgG亚类不全、免疫功能受损的缺点。现已开发出第三代静脉注射免疫球蛋白制剂，是通过加入白蛋白作保护剂，或用聚乙二醇(PEG)沉淀法、低pH处理法制备的、保持IgG完整分子的静脉注射免疫球蛋白制剂。此类产品中90%以上的IgG分子保持了结构和功能的完整性，使用时有很好的大剂量静脉注射耐受性，应用日趋广泛。我国目前生产的免疫球蛋白静脉注射制剂，大多采用低pH法工艺。静脉注射免疫球蛋白主要用于抗体缺乏的替代治疗和作免疫调节的大剂量治疗。临床上一般在治疗原发性低免疫球蛋白血症和继发性低免疫球蛋白血症、免疫性血小板减少性紫癜(ITP)和其他免疫性细胞减少症、川崎综合征、病毒性和细菌性感染以及其他免疫性疾病，如重症肌无力等时考虑使用该制剂。

③ 特异性免疫球蛋白制剂 通过对献血者血浆的检测筛选，或给志愿献血者注射各种疫苗进行超免疫，获得针对某种抗原具有高效价抗体的血浆，用于分离制备免疫球蛋白制品。这种免疫球蛋白制品对相应的病原体具有更高的特异性和效价，因此称为特异性免疫球蛋白。与一般的免疫球蛋白制剂不同的是，此类制剂必须具有至少一种针对某种抗原的高效价特异抗体，临床上用于相应疾病的预防和治疗。现已开发出的这类特异性免疫球蛋白有数十种，较常用的有抗乙肝免疫球蛋白、抗RhD免疫球蛋白、抗狂犬病免疫球蛋白、抗破伤风免疫球蛋白、抗牛痘-带状疱疹免疫球蛋白、抗百日咳免疫球蛋白、抗淋巴细胞免疫球蛋白等。和正常人免疫球蛋白制剂相比，特异性免疫球蛋白制品不仅预防效果更可靠，有的还具有很好的治疗效果。如抗狂犬病、抗破伤风、抗白喉等特异性免疫球蛋白制品，其治疗效果比马血清制备的相应抗毒素更好，而且使用时也没有后者因异种蛋白抗原所致的过敏反应。

(3) 补体系统蛋白制品(complement system protein products) 补体系统是由一系列蛋白质分子组成的，是机体的主要防御体系之一，在许多生物学反应，如吞噬、调理、趋化和细胞溶解等中，都有着重要作用。另一方面，补体在自身免疫性疾病及循环疾病中，起着损伤机体的作用。补体成分占血清中球蛋白总量的10%。

补体系统Ⅰ因子制品现已进入临床。Ⅰ因子是一种肽链内切酶，能裂解结合于细胞表面或存在于血浆中 C3b 分子的 α 链，使其失去活性，从而实现对补体激活经典途径和替代途径的调节作用。Ⅰ因子制品用于先天性Ⅰ因子缺乏症。Ⅰ因子缺乏可导致机体不能发挥正常的抗感染防御作用，因而先天性Ⅰ因子缺乏者常伴有严重的复发性感染。临床研究表明，输注纯化了的Ⅰ因子浓缩剂 32mL(相当于 640mL 正常人血浆中的Ⅰ因子含量)，就可以完全纠正患者的补体功能，其效果可以维持 17 天。

(4) 凝血系统蛋白制品　血浆中的凝血系统蛋白，在维持机体的正常凝血机制、保护血管渗漏方面起着重要作用。这类蛋白质包括与凝血有关的蛋白质、酶或因子等，如纤维蛋白原、凝血酶原等，因子Ⅳ与凝血有关，但它是钙而不是蛋白质。第二类是与溶纤有关的酶，如纤溶酶原，被尿激酶活化后成为具有活性的纤溶酶，具有溶栓作用。蛋白 C(PC)是新近发现的抗凝系统中的一种主要蛋白质，它可被凝血酶激活，活化后的蛋白 C 能作用于活化的因子Ⅴ和因子Ⅷ，起到抗凝作用。该类蛋白质的含量大多是微量或超微量。表 4-3 列出了人血浆中的各种凝血系统蛋白。

表 4-3　人血浆中的凝血系统蛋白(因子)

国际命名	常用名(习惯名称)	$M_r/\times10^3$	正常含量/(mg/dL)
因子Ⅰ	纤维蛋白原(Fg)	340	200～450
因子Ⅱ	凝血酶原(FⅡ)	72	5～10
因子Ⅲ	组织因子(FⅢ)		
因子Ⅳ	钙离子		
因子Ⅴ	前加速素,易变因子(FⅤ)	250～300	
因子Ⅶ	前转化素,稳定因子(FⅦ)	26	
因子Ⅷ	抗血友病因子(AHF)	约 2000	0.1～1
因子Ⅸ	血浆凝血酶激酶成分(PTC)	57～70	0.1～0.7
因子Ⅹ	Stuart 因子(FⅩ)	80	1.5～4.7
因子Ⅺ	血浆凝血酶前质	160～210	约 0.5
因子Ⅻ	接触因子(FⅫ)	80	1.5～4.7
因子ⅩⅢ	纤维蛋白稳定因子(FSF)	340	1.0～4.0
	激肽酶原(pK)	80～127	4～5
	高相对分子质量激肽酶原(HMW)	120	6
	纤溶酶原(Pg)	87	10～15
	蛋白 C(PC)	62	0.4～0.5

由于先天性遗传缺陷(质和量的缺陷)，可发生各种凝血因子缺乏症；某些疾病，如某些肝炎患者会引起继发性凝血因子缺乏，导致凝血功能障碍。凝血因子制剂，可用于相应疾病的治疗。目前用于临床的凝血因子类制剂，主要有因子Ⅷ类制剂，因子Ⅸ类制剂，因子Ⅱ、因子Ⅶ、因子Ⅸ、因子Ⅹ复合物制剂及纤维蛋白原类制剂。已开发的其他凝血因子类制品还有因子Ⅺ、因子ⅩⅢ、蛋白 C 及蛋白 S 制品等，但因其适应证范围较窄，目前临床使用不够广泛。

① 凝血因子Ⅷ类制剂(FⅧ concentrate; anti-hemophilic factor concentrate, AHFC)　凝血因子Ⅷ(FⅧ)是由 5～10 个甚至 10 个以上的亚单位由二硫键连接而成的 β-糖蛋白，由两部分组成，即促凝活性 FⅧ：C(FⅧ coagulant activity, FⅧ：C)和若干相关抗原ⅧR：Ag。后者也称为血管性血友病因子 vWF(von willebrand factor, vWF)。FⅧ：C 相对分子质量为(2.5～3.0)$\times10^5$，vWF 的相对分子质量为 2.5$\times10^5$。A 型血友病缺乏的Ⅷ：C 与血管性血友病人所缺乏的 vWF 是两种不同的蛋白质，它们共同组成因子Ⅷ复合物。用于临床的 FⅧ制剂，主要有因子Ⅷ冷沉淀、中纯度和高纯度因子Ⅷ浓缩剂、基因重组因子Ⅷ制剂及 vWF 制剂。因子Ⅷ冷沉淀是新鲜血浆采集后 6h 内经－30℃冻结，然后又在 0～8℃融化时产生的沉淀，富含因子Ⅷ、纤维蛋白原和纤维结合蛋白(Fn)。冷沉淀中 FⅧ效价比原血浆提高 7～20 倍。这种制剂又

称为抗血友病球蛋白(AHG)或抗血友病因子(AHF)。FⅧ浓缩制剂是以冷沉淀为原料，经分离提纯制得的因子Ⅷ制剂。中纯度的FⅧ浓缩制剂由于除去了很大部分的杂蛋白(如纤维蛋白原等)，其活性效价比原血浆提高了30～80倍。利用离子交换色谱法和单克隆抗体亲和色谱法制备的高纯度FⅧ浓缩制剂，纤维蛋白原、纤维结合蛋白等杂蛋白几乎被完全除去，因子Ⅷ的特异活性效价可比原血浆提高数千倍甚至更高。如美国FDA已批准上市的经单克隆抗体亲和色谱法制备的FⅧ浓缩制剂，其特异活性高达700～3500IU/mg蛋白质，纯度为原血浆的10万倍以上。近年来，基因工程重组因子Ⅷ的研发获得很大进展，在美国现有产品投放市场，用于甲型血友病的治疗。如Genetics公司和Baxter Hyland公司联合研制的称为Recombinate的重组因子Ⅷ(rFⅧ)制剂，采用(中国仓鼠卵巢细胞CHO)表达生产；Mile公司用BHK细胞表达的rⅧ产品Kogenate。vWF制剂，由于临床使用量相对较少，因而研发也不多。1991年，法国里尔血浆蛋白分离中心采用离子交换色谱，从冷沉淀中制备出了高纯度的vWF制剂，制备的vWF纯度较原血浆浓缩了10000倍以上。

② 凝血酶原复合物浓缩剂(prothrombin complex concentrate，PCC)　该制品为一组维生素K依赖型凝血因子Ⅱ、Ⅶ、Ⅸ、Ⅹ的混合物，主要为因子Ⅸ。FⅨ是一种单链糖蛋白，相对分子质量为$(5.7\sim7.0)\times10^4$，由415个氨基酸残基组成，在血液循环中只以丝氨酸蛋白水解酶原形式存在。PCC中FⅨ的含量在23～29IU/mL，纯度小于1%，特异性活性效价在0.7～1.0IU/mg蛋白质，相当于从血浆中纯化了50～100倍。该制剂可用于B型血友病的替代治疗和因肝病引起的凝血功能异常，也可用于已产生因子Ⅷ抑制物的血友病A(血友病甲)的活动出血、逆转双香豆素类抗凝剂导致的出血以及控制严重出血，如弥散性血管内凝血(DIC)等。但在临床治疗中，由于PCC制品中可能含有活化的FⅡ、FⅩ(FⅡ：C和FⅩ：C)以及能促进血凝的磷脂，因此，PCC可能会导致血液的高凝状态，容易引起血栓综合征。近年来，开发出了高纯度FⅨ制剂，使FⅨ的纯度提高到10%以上，特异活性可达10IU/mg蛋白质。采用单克隆抗体亲和色谱法提纯的FⅨ制剂，其特异活性可达200IU/mg蛋白质以上，纯度几乎达到100%，相当于从血浆纯化了10000倍以上。目前也有用基因工程方法制备的FⅨ用于临床。

③ 纤维蛋白原制剂(Fg)　纤维蛋白原(fibrinogen)是一种糖蛋白，相对分子质量为3.4×10^5，等电点为5.5。纤维蛋白原主要在肝脏合成，在血浆中的含量达200～400mg/mL，是血浆黏滞性的主要决定因素。纤维蛋白原分子是由两个相同的亚单位组成，每个亚单位有三条不同的多肽链(α、β、γ)，链内以二硫键连接。纤维蛋白原很容易用盐析法及低温乙醇法来提取，是最早开发的凝血因子制品。纤维蛋白原存在于组分Ⅰ中，经进一步纯化制成纤维蛋白原浓缩制品，用于低纤维蛋白原血症患者的治疗，可有效地纠正因纤维蛋白原缺乏所致的出血。但由于组分Ⅰ是病毒浓集的组分，由它所制备的纤维蛋白原制品有传播病毒如HBV的高度危险，因此，从20世纪70年代后期开始，欧美等国家先后作出决定，禁止临床中使用纤维蛋白原制品，推荐以冷沉淀代替。随着血液制品病毒灭活技术的发展，从20世纪80年代后期开始，新一代纤维蛋白原类制品又开始受到重视，开发出以纤维蛋白原为主，配合血浆中其他凝血因子制成的纤维蛋白黏合剂(fibrin sealant)，在生产过程中经病毒灭活处理，提高了使用的安全性。该制品在整形外科、纤维外科和神经外科等领域中应用，显示了良好的临床应用前景。

④ 组织纤溶酶原激活剂(tissue plasminogen activator，tPA)　tPA是一种单链多肽，相对分子质量为7.2×10^5。在循环血液内仅有极微量的tPA[(4.0±1.8)ng/mL]。tPA能被内源性蛋白酶如纤溶酶、组织激肽酶和活化因子Ⅹ等水解为双链形式，双链tPA含一重链和一轻链，通过链间二硫键连接。重链含有Kringle区，而轻链有丝氨酸蛋白酶特异活性位点。单链tPA的活性低于双链形式的tPA。在体内，tPA可激活血液内的纤溶酶原(plasminogen)使

之转变成纤溶酶(plasmin)，纤溶酶水解纤维蛋白凝块(纤维蛋白性血栓)成为纤维蛋白降解产物，从而使血栓得到溶解。tPA 用于急性心肌梗死、肺栓塞和其他血栓倾向的治疗。tPA 的纤溶作用主要集中在已形成的血栓中，不会引起高纤溶血症，在临床上可以大剂量使用，比较安全。由于 tPA 在血液内含量极少，通过血浆提纯来制备 tPA 是不现实的。现代基因重组技术的出现使得 tPA 进入临床使用。在 1987 年，美国 FDA 即批准重组的 tPA 上市。

(5) 蛋白酶抑制剂类制品　表 4-4 列出了血浆中几种主要的蛋白酶抑制剂。在这一类物质中，α1-抗胰蛋白酶(α1-AT)含量最高，它能保护机体正常细胞不受蛋白酶的破坏和损伤，能协助控制感染和炎症，维持机体内环境的稳定。α1-抗糜蛋白酶的作用和 α1-AT 相似。间 α 胰酶抑制物(inter alpha trypsin inhibitor，IαTI)和 α1-AT、α2-M 共同作用，有制约、中和、清除某些蛋白酶的作用，能防止凝血系统蛋白酶的自身消化引起的副反应。抗凝血酶Ⅲ(AT-Ⅲ)能在肝素的促进下，与凝血酶形成复合物，使凝血酶失活，制约凝血作用。AT-Ⅲ缺失或缺陷与血栓形成有关。许多蛋白酶抑制剂在体内分工协作，维持机体内环境的稳定。

表 4-4　人血浆中的蛋白酶抑制剂

抑制物名称	$M_r/\times10^3$	正常含量/(mg/dL)
α1-抗胰蛋白酶(α1-AT)	54	290±45
α1-抗糜蛋白酶(α1-X)	60	48.7±6.5
间 α 胰酶抑制物(IαI)	160	50.0
抗凝血酶Ⅲ(AT-Ⅲ)	65	23.5±2.0
Ci-脂酶抑制剂(Ci-INH)	104	23.5±3.0
α2-巨球蛋白(α2-M)	725	260±70
α2-抗纤溶酶(α2-AP)	70	7.0

现已开发应用的蛋白酶抑制剂制品主要有 α1-抗胰蛋白酶(α1-AT)、抗凝血酶Ⅲ(AT-Ⅲ)、α2-巨球蛋白(α2-M)及 Ci-脂酶抑制剂(Ci-INH)等。

(6) 血浆运载蛋白类制品　这是一类能在血液循环中对机体的营养物质、代谢产物、激素、药物等进行转输的血浆蛋白。血浆中主要的运载蛋白列于表 4-5。其中，白蛋白的含量最高，其次是类脂蛋白［α-Lp(HDL)、β-Lp(LDL)］，它们构成一组能转输脂质、固醇和激素等的特殊蛋白。

表 4-5　人血浆中的主要运载蛋白

蛋白名称	$M_r/\times10^3$	正常含量/(mg/dL)	主要功能
白蛋白(albumin)	66	3500～5500	转输脂肪酸、色素、阳离子、药物、维生素 C
前白蛋白(prealbumin)	54.98	25	结合转输甲状腺素结合蛋白和视黄醇结合蛋白
α-类脂蛋白(α-lipoprotein,α-Lp)	—	360	转输脂质、胆固醇、激素等
β-类脂蛋白(β-lipoprotein,β-Lp)	—	400	转输脂质、胆固醇、激素等
结合珠蛋白(haptoglobin,Hp-1)	100	170～235	转输循环中的游离血红蛋白
血红蛋白结合蛋白(hemopexin,HpX)	51	80	转输游离血红素
转铁蛋白(transferrin,Tr)	76.5	295	将铁转输至网织红细胞和其他组织
铜蓝蛋白(ceruloplasmin,Cp)	132	35	结合转输铜，调节铜吸收等
转钴胺蛋白Ⅰ(transcobalamin Ⅰ)	120	微量	转输维生素 B_{12}
GC 球蛋白	50	40	转输维生素 B_3
视黄醇结合蛋白(RBP)	21	4.5	
甲状腺素结合球蛋白(TBG)	60.7	1～2	

现在临床中应用的血浆运载蛋白类制品有结合珠蛋白、转铁蛋白以及铜蓝蛋白等。

(7) 其他血浆蛋白制品

① 血清胆碱酯酶（serum cholinesterase，CE） CE相对分子质量为3.48×10^5，含糖23.9%，等电点为3.9，血浆中含量为10mg/mL。血清胆碱酯酶是一种酰基水解酶，对含有胆碱的酯有很强的催化水解作用，对不含胆碱的多种酯类的水解也有明显的催化作用。血清胆碱酯酶可用于有机磷中毒的治疗、琥珀酰胆碱麻醉后过长窒息的救护等。现已有商品上市。法国输血中心以Cohn法组分Ⅳ为原料，分离制备血清胆碱酯酶。用该方法制备的血清胆碱酯酶制品，每5mL一瓶，含血清胆碱酯酶5000IU，相当于1000mL新鲜血浆中的含量。

② 纤维结合蛋白(fibronectin，Fn) Fn是存在于细胞表面和血浆中的高分子糖蛋白，主要有两种：一种是由细胞表面合成、分泌到细胞外液中，称为细胞型Fn，多为不溶性聚合体；另一种分布于血浆内，由血管内皮细胞合成，可溶性高，多为二聚体。两种Fn具生理性质上的差异，而生物学活性相似。Fn具有广泛的生物学活性，除能促进网状内皮系统(RES)的吞噬作用外，还参与细胞的各种活动，能促进细胞与细胞、细胞与基质间的粘连，维持细胞的形态，促进细胞的移动、分化，并在组织修复中起重要作用。采用亲和色谱法可以从血浆或冷沉淀中提取纯化Fn。Fn制剂有望用于两种情况，即静脉输注以增强机体RES功能，以及局部外用促进细胞的黏附、生长和伤口愈合。研究资料证明，Fn在治疗疱疹性角膜炎所致的角膜溃疡、疱疹及外伤性角膜糜烂、糖尿病患者晶状体摘除后角膜上皮损伤等角膜病时有显著疗效。另外，在体外细胞培养中，添加Fn可很好地促进培养细胞的贴壁、伸展。

除上述介绍的主要种类外，血浆中其他很多活性蛋白均有潜在的药用价值，如羧肽酶N（carboxypeptidase N)，它是一种羧基肽酶，可使人体内多种活性多肽失去生物活性，可望用于与舒缓激肽释放相关的疾病(炎症、烧伤、感染性休克等)、与C3a和C5a过敏毒素相关的疾病(免疫复合物病、内毒素休克等)的治疗。血浆中的高密度脂蛋白(HDL)用于调节脂质代谢，预防和治疗动脉粥样硬化和冠心病，有着广阔的应用前景。随着基因重组技术的发展，使得原先一些因含量极低而难于应用的血浆蛋白也有望进入临床，为全面开发血浆蛋白制品提供了强有力的武器。

二、血液制品的安全性

1. 可经血液制品传播的病毒

血液制品就像一把双刃剑，既抢救了成千上万人的性命，同时也存在传播疾病的可能，给人类健康带来威胁。世界卫生组织提供的资料表明，全世界5%～10%的HIV感染是因为输注了污染有HIV的血液或血液制品。我国第一例AIDS患者就是由于使用了污染了HIV的进口血液制品而感染的。

迄今，已经确认乙型肝炎病毒(HBV)、丙型肝炎病毒(HCV)、艾滋病病毒(HIV)和嗜人T淋巴细胞病毒Ⅰ型(HTLV-1)可以通过受污染的血液及其制品传播的病毒主要有HBV、HCV、HIV和HTLV-1等，此外，尚有巨细胞病毒(cytomegalovirus，CMV)、非洲淋巴细胞瘤病毒(Epstein Barr virus，EBV)、甲型肝炎病毒(HAV)、人细小病毒(human parvovirus，HPV)和雅克病病毒(Creutzfeldt-Jakob disease virus，CJDV)等，见表4-6。其中，HIV、HBV和HCV几种病毒由于感染率高、危害特别严重，受到人们的普遍关注。

正由于血液及血液制品有传播病毒的可能性，所以严重影响了其在疾病预防和治疗方面的应用。因此，在血液制品的生产中，必须加入病毒灭活、去除工艺，以保证血液制品的安全性。

表 4-6 可由血液制品传播的病毒

病毒种类		大小/nm	脂包膜	核酸	传播可能性		引起的疾病
					全血	血液制品	
主要的	HBV	42	+	ds-DNA	+	+	乙肝
	HCV	30～60	+	ss-RNA	+	+	丙肝
	HDV	28～39	+	ss-RNA	+	+	丁肝
	HIV-1	100	+	ss-RNA	+	+	AIDS
	HIV-2	100	+	ss-RNA			AIDS
	HTLV-1	90～140	+	RNA	+	+	成人 T 淋巴细胞白血病
	HTLV-2	90～140	+	RNA	+	+	成人 T 淋巴细胞白血病
次要的	CMV	200	+	ds-DNA	+	—	巨细胞病毒感染血症
	EBV	150～180	—	ds-DNA	+	—	EB 病毒感染
	HPV	18～26	蛋白质	ss-DNA	+	+	短暂贫血和白细胞及血小板减少症
	HAV	27～32	蛋白质	RNA	+(罕见)	—	甲肝
其他	HGV/GBV-C		—	RNA	+	—	
	TTV		无包膜	DNA	+	+	

2. 血液制品病毒灭活/去除

要使血液制品的供应逐步接近所谓“零危险(zerorisk)”，血液制品安全性必须依靠综合性保证系统。

世界众多国家的经验证明，以下三重措施，即美国首先提出的“三重安全网”(triple safety net)，是保证安全的行之有效的措施。

(1) 血液制品的“三重安全网”

① 加强血源管理，加强宣传教育，从供血队伍中排除高危人群。

② 加强供血者及原料血浆的筛检，包括增加必要的检验项目和提高要求。

③ 改进工艺，生产厂家严格执行 GMP，在制造过程中引入清除或灭活病毒的步骤。其中，对血液制品进行灭活和去除病毒处理，是保证血液制品安全非常重要的环节。

(2) 血液制品病毒灭活/去除的方法 用于血液和血液制品病毒灭活/去除的方法多种多样，最早研究应用中的是加热法，目前在研究和应用中的方法可分为物理方法、化学方法和物理-化学联合方法。表 4-7 列出了用于血液制品病毒灭活/去除的主要方法。

表 4-7 血液制品病毒灭活/去除的主要方法

分类	病毒灭活/去除方法	应用处理的血液制品
物理方法	加热	血浆、白蛋白、静脉注射丙种球蛋白、凝血因子制品、血细胞制品
	照射	
	射线照射(X 射线、γ 射线)	
	紫外线	
	物理分离	
	过滤	
	离心、洗涤	
	色谱	
化学方法		
针对核酸	烷化剂	血浆、血浆蛋白制品
针对膜脂质	有机溶剂/表面活性剂	
	氧化剂	
物理-化学联合方法	光敏剂+紫外线或可见光	红细胞、血小板、血浆
	有机溶剂/表面活性剂+色谱	

① 加热　早自1948年开始，巴氏消毒法(60℃，液态加热10h)已成功地应用于清(白)蛋白制品的生产，并证明作为病毒灭活方法是安全有效的。加热法相对比较简单，并且可以在制品灌装到成品容器封口后再加热，防止加热灭活病毒后制品再次污染病毒。因此，在病毒灭活研究和应用早期，加热法被广泛地应用于各种血液制品的病毒灭活研究中，早期获得药政当局批准文号的病毒灭活制品也均为热处理制品。

由于加热是通过热量传递使病毒蛋白变性破坏，从而杀死病毒，因此，温度越高，加热时间越长，则病毒灭活作用越强。目前采用的都是高温(60℃、80℃等)和长时间加热。但是，不是温度越高、时间越长就好，因为在杀灭病毒的同时，必须使制品中的凝血因子活性和其他血浆有效成分的损失限制在可以接受的限度内，一般讲，加热病毒灭活处理后凝血因子活性回收率应在60%～80%以上。

为了减少加热时(特别是液态制品)高温对血浆蛋白分子，特别是热不稳定的凝血因子的损害，常选用各种化合物作为保护剂。最早，成功地用于白蛋白制品巴氏消毒法工艺的保护剂是辛酸钠和色氨酸盐。对其他制品常用的保护剂有低相对分子质量的糖(蔗糖、葡萄糖、麦芽糖等)、氨基酸(如甘氨酸)和枸橼酸盐。由于各种制品的特性不同和生产工艺不同，不可能确定一种适用于所有制品的保护剂。因此，对不同制品，或同一制品，由于生产工艺不同，需要选用不同的保护剂。另外，保护剂的浓度也会因制品与生产工艺的差别而不同。此外，在选用保护剂时还必须考虑一个重要因素。加热灭活病毒的重要机制是破坏其组成成分之一的蛋白质，而希望保护的血浆有效成分也是蛋白质，因此，保护剂在保护血浆有效成分的同时，也可能保护病毒，从而减低加热的病毒灭活作用。因此，必须选择合适的保护剂并选择适当的浓度。一般讲，低浓度的保护剂能保护血浆蛋白，而对病毒灭活效果影响较小。

另外，对于同一种制品和同一种加热方法，不同的生产工艺、不同制品冻干方法以及不同的升温、降温程序等均可能影响加热的病毒灭活效果。

② 有机溶剂/表面活性剂(solvent/detergent，S/D)法　有机溶剂/表面活性剂法是最早成功应用于血浆蛋白制品，特别是高危凝血因子制品的病毒灭活技术。该方法最初应用于因子Ⅷ制品，以后扩大应用于其他凝血因子制品(因子Ⅸ、纤维蛋白原、纤维胶等)、静脉注射免疫球蛋白和血浆。

有机溶剂在疫苗研究中被用以处理脂质包膜病毒，破坏病毒包膜脂质，使病毒丧失传染性，从而制成疫苗。基于这一原理和经血传播的主要病毒HIV、HBV、HCV均为脂质包膜病毒。有机溶剂能破坏病毒包膜脂质使病毒失去传染性和繁殖、复制能力。而清洁剂可以进一步提高有机溶剂破坏病毒脂质包膜的能力，从而提高病毒灭活效力。最初应用的有机溶剂为乙醚、氯仿等，经研究最后确定应用磷酸三丁酯(TNBP)。清洁剂应用的有Tween 80、胆酸钠、Triton X-100，常用的搭配有0.3%TNBP+0.2%胆酸钠、0.3%TNBP+1%Tween 80、0.3%TNBP+1%Triton X-100。试剂加入后搅拌并孵育一段时间，孵育温度一般为24℃或30℃，4～6h，静脉注射免疫球蛋白可选用4℃、6h以减少温度对血浆蛋白分子的不良影响。血浆融化混合后加入有机溶剂TNBP(最佳浓度1%)和清洁剂Triton X-100(最佳浓度1%)，搅拌混匀于30℃孵育4h。经处理后用植物油提取加入的试剂，主要是TNBP和少部分清洁剂，而清洁剂的清除因清洁剂的不同而不同，对小分子可用超滤法去除，对容易聚集成大分子的Triton X-100一般应用C_{18}柱色谱法去除。残存的有机溶剂和清洁剂的允许值目前没有统一的标准，一般TNBP≤10×10^{-6}、Tween 80≤100×10^{-6}、Triton X-100≤10×10^{-6}。

该方法的优点是杀灭脂质包膜病毒的同时，对有治疗作用的血浆蛋白分子损伤较小。由于有机溶剂/清洁剂法只能灭活脂质包膜病毒，对非脂质包膜病毒无效，因此，经此法处理的制品仍存在传播非脂质包膜病毒的危险。这里涉及的主要是微小病毒 B19 和甲肝病毒(HAV)。

③ β-丙内酯法 β-丙内酯是一种烷化剂，可以单独用来灭活病毒或与紫外线照射结合起来应用。原先 β-丙内酯用于在制备死病毒疫苗时灭活病毒，后来转用于杀灭血液制品中的病毒。

β-丙内酯灭活病毒的主要机制是和病毒核酸起反应使病毒失去传染性，另外，β-丙内酯也能使病毒蛋白变性，当联合应用紫外线照射时，进一步增强其病毒灭活作用。β-丙内酯/紫外线照射方法一般应用 0.25%浓度的 β-丙内酯，在 pH7.2 条件下作用 60min，紫外线照射用 UVA，早期也曾试用过 UVC。

实验室研究和临床试用证实了经 β-丙内酯/紫外线法处理的血液制品的病毒安全性，可以有效地杀灭 HBV、HCV、HIV。尽管 β-丙内酯/紫外线法被证明可用于血液制品的病毒灭活，但至今未被广泛应用，只在欧洲一些国家被用于处理凝血因子制品。其主要问题是 β-丙内酯经实验研究证明可以使细胞低分化，有致癌作用。在体内，β-丙内酯尽管一般很快经血浆蛋白水解酶作用降解成无毒的衍生物，但也可以与血浆蛋白结合而在人体内维持一定时间。

④ 过滤(纳米过滤) 对于一些表面直径较小的病毒如 HAV 和细小病毒 B19 等，利用纳米膜过滤是最有效的去除方法。它利用蛋白质和病毒的大小差异及滤膜对病毒的吸附来分离除去病毒。过滤法的优点是显而易见的，只要滤膜通畅不阻塞，血浆蛋白制品中的有效成分回收率高，操作简易，可以很方便地加入到血液制品的制造流程中，以除去制品中的病毒。

目前，常用的滤膜孔径为 35nm，主要经血液传播的病毒，如 HIV、HBV、HCV 均不能通过滤膜而被除去。当然，也可以根据制品的特点而选用不同孔径的滤膜。

过滤法也存在一些问题，从而限制了它的应用。首先，必须在滤膜生产制造中有严格的质量控制，制造工艺成熟，以保证滤膜孔径的均一性。如果孔径不一，有大有小，就会造成病毒漏过而威胁血液制品的安全性。另外，常用的 35nm 孔径的滤膜不能过滤除去比它小的微小病毒 B19 和甲型肝炎病毒。而使用 15nm 孔径滤膜时，一些分子比它大的血浆蛋白分子，如凝血因子Ⅷ，因不能滤过而受损失。在实际使用过程中，特别是当过滤一段时间后，部分孔径堵塞，使过滤流速减慢，如操作不当，也会影响病毒过滤清除效果。由于上述问题，目前过滤除病毒主要是应用于静脉注射免疫球蛋白制品的过滤(其蛋白质分子较小)，而且往往与其他方法，如有机溶剂/清洁剂法、加热法合用以进一步提高制品的病毒安全性，一般不单独应用处理血液制品。

⑤ 低 pH 法 低 pH 法主要应用于静脉注射免疫球蛋白的病毒灭活，原先是用于处理免疫球蛋白制品降低其自然抗补体活性。提高静脉输注耐受性，是制备静脉注射免疫球蛋白制品的主要方法。该方法简单易行，将免疫球蛋白溶液的 pH 降低至 4.0(或 4.25)，有的还加入微量的胃蛋白酶(如 1∶10000)，在常温条件下孵育一定时间可以杀灭其中可能存在的病毒。孵育时间最初为 20h，以后证明需要延长至 50h 或更长，最长者为 Cutter 公司的孵育 21 天。

⑥ 美蓝/荧光照射法 该法是光化学法的一种。光化学法是由 Matthews 等人提出的一种血液制品病毒灭活方法，其原理是某些光敏剂对病毒表面及病毒核酸有强烈的亲和性，在适当波长的光照下易被激活，从而通过化学作用使得与其接触的病毒结构被破坏。

美蓝又称甲基蓝，为暗绿色并带铜样光泽的结晶性粉末，临床应用于多种疾病的治疗，半致死量为 40～125mg/kg 体重。早在 20 世纪 30 年代，人们就发现美蓝加上光照可以灭活病毒。近年来，对美蓝/光照病毒灭活方法做了广泛深入的研究，证明在 1μmol/L 的浓度下，加上荧光灯照射，可以杀灭大多数脂质包膜病毒，包括 HIV、HCV 和 HBV，但是，对非脂质包膜病毒，如 HAV、微小病毒 B19 杀灭效果不理想。近年来发现，低压钠灯代替荧光照射能提高病毒灭活效果，而对血浆蛋白影响较小。

关于美蓝/光照法杀灭病毒的机制，目前有许多报道。有的认为是因为美蓝和病毒核酸中G-C碱基对有较大的亲和性，在光照时，美蓝被激发产生单态分子氧破坏核酸而杀灭病毒。但有的研究结果表明，这种对核酸的作用就病毒灭活来讲意义不大，而认为美蓝/光照除对核酸有作用外，美蓝主要是结合在病毒包膜上，当光照激活并产生活性氧时破坏病毒包膜而杀灭病毒。

美蓝/光照法对血浆中的凝血因子有一定的损伤，纤维蛋白原受损最明显，处理后约损失20%，其他凝血因子回收率较高。

由于病毒灭活处理时的浓度仅为1μmol/L，远低于临床用量，和半致死剂量的差距更大，因此，处理后的制品是安全的，不会因为含美蓝产生毒性。在早期的临床应用中，处理后的制品不去除美蓝而直接应用。近年来，考虑到美蓝使血浆呈蓝色，容易使患者产生误解，同时有报道称美蓝可能使细胞出现低分化，因此，最好在病毒灭活后去除美蓝。目前，已开发出用于过滤吸附去除美蓝的滤器，美蓝/光照处理的血浆经过滤后残存的美蓝量已低于一般测定方法的可检出量，血浆恢复原来的外观和色泽。美蓝/光照血浆已经在欧洲用于临床，在美国也正在进行临床研究。中国上海市血液中心已完成实验室研究，并进入临床研究。

除美蓝之外，已被使用的光敏剂还包括：血卟啉衍生物（双卟啉、苯基卟啉）、补骨脂内酯衍生物（8-甲氧基补骨脂内酯、4，5，8-三甲基补骨脂内酯、氨甲基三甲基补骨脂内酯）、酞菁化合物（酞菁化铝氯盐、酞菁化铝四磺酸盐）和部花菁540等。这类方法的主要特点是对脂包膜的病毒有高效的灭活作用，能用于全血浆的病毒灭活，并有用于血细胞成分病毒灭活的良好前景，因而受到重视。

⑦ 色谱　色谱技术是指利用各种组分与固定相亲和力或相互作用方面的差别，实现各种组分的分离。色谱技术作为生产血液制品的先进工艺，其本身即具有去除病毒的作用，特别是亲和色谱和离子交换色谱。对于离子交换色谱来说，洗脱型在去除病毒方面比穿透型更具有优势。表4-8列出了澳大利亚CSL公司生产白蛋白的工艺流程中，采用色谱技术对HAV的去除效果。从表中可以看出，离子交换色谱和凝胶过滤可有效地除去白蛋白制品中的HAV，总去除率达10.9Log以上。

表4-8　色谱技术对HAV的去除效率

色谱工艺	HAV去除效果/Log
弱阴离子交换（DEAE-Sepharose FF）	5.1
弱阳离子交换（CM-Sepharose FF）	1.2
凝胶过滤（Sephacryl S-200）	＞4.6
总降低滴度	＞10.9

美国Baxter Healtheare公司在FⅧ的生产过程中，利用抗FⅧ抗体处理的凝胶进行免疫亲和色谱，其对非脂包膜病毒如猪细小病毒（Porcine parvovirus，PPV）和HIV的去除率分别达到（4.2±0.1）Log和（5.3±0.9）Log。

除上述介绍的方法之外，用于血液制品病毒灭活/去除的方法还有不饱和脂肪酸法、碘化合物法、臭氧法、天然抗病毒物质（维生素A、B族维生素、维生素C、维生素E、甘草酸及其衍生物）法等。这些方法大多还未应用于实际生产中。

在众多的灭活/去除病毒方法中，巴斯德消毒法和S/D法得到美国食品和药物管理局（FDA）批准，在世界范围内得到了广泛的应用，是一种比较成熟的技术，经改进后可用于全血浆的病毒灭活。光化学法对脂包膜病毒有高效的灭活作用，已在欧洲用于全血浆的病毒灭活，且有望用于血细胞成分病毒的灭活。然而，所有这些方法都不是全能的。如S/D法不能有效灭活非脂包膜病毒，巴斯德消毒法对一些耐热病毒灭活效果不理想，光化学法对一些血浆蛋白活性的损伤较大等。临床追踪调查表明，还没有一种病毒灭活/去除方法能保证血液制品绝对无传播病毒的危险。因此，现在倾向于采取双灭活措施，力求使得脂包膜病毒、非脂包膜病毒或细小病毒都能灭活，以进一步提高血液制品的安全性。

3. 病毒灭活/去除效果的验证

在血液制品生产中，可采用多种方法对病毒进行灭活/去除，这些灭活/去除的方法实际上是否有效，还必须通过实验室小量或中量规模模拟生产中病毒灭活/去除处理时的各种条件，用加入指定的标志病毒来加以确证，这就是病毒灭活/去除效果的验证。进行灭活病毒验证时，通常采用缩小规模的方式，在料液中加入足够量的指示病毒，然后按照工艺条件完成病毒灭活步骤，甚至完成整个工艺过程。然后检测病毒的残留量，所采用的灭活方法其病毒灭活率至少达到99.9999%。已用于病毒灭活/去除验证的病毒有多种，但目前病毒灭活验证实验中多采用HIV、水疱性口炎病毒(VSV)、辛德毕斯病毒(Sindbis)3种病毒作为指示病毒。需要注意的是，在设计病毒灭活/去除验证时，必须要根据实际情况，如生产工艺、制品种类、血液来源等综合考虑，有时可能需要选择表4-6中未列入的病毒。

第三节 脐带血干细胞

一、造血干细胞与脐带血干细胞

造血干细胞(HSC)在治疗白血病、恶性肿瘤、重症非恶性血液系统疾病以及某些遗传性疾病中有肯定的疗效，是某些白血病和恶性淋巴瘤的唯一根治手段。脐带血(UCB)已成为研究和治疗用干细胞的重要来源，目前，干细胞主要有四个来源，即胚胎、成人体内组织、外周血和脐带血，早期的胚胎内含有大量的多功能干细胞，这些干细胞因免疫功能尚未建立，是最好的治疗用干细胞；成人体内，包括脊髓、血液、血管、皮肤、肝脏等组织和器官，均有干细胞存在，但数量不多；从脐带血中提取干细胞，不仅量大，而且简单易行，同时，脐带血内的干细胞已有一定的免疫功能，所以，进行移植没有太大的问题，据报道，移植给自己父母的成功概率是50%，提供给兄弟姐妹的成功率是25%，对外人的成功率则不高，而自身移植则不需HLA配型可100%成功。不论是异基因或自体骨髓移植，还是外周血干细胞移植，都存在一些不足，而UCB移植则可以弥补这些不足。

UCB移植与骨髓、外周血移植相比较，存在以下优势：①UCB中干/祖细胞含量丰富，能够持久重建造血功能；②UCB的免疫系统还不成熟，处于一种缄默状态，TC也很幼弱，一般不会触发免疫反应及移植物抗宿主病；③UCB来源广泛，采集简便；④UCB相对纯净，相关的病毒和病原微生物感染率远低于骨髓移植；⑤新生儿血中的巨细胞病毒(cMV)非常少见。所以UCB干细胞不仅可以替代骨髓HSC，甚至在一些方面更优于骨髓HSC而被临床所认可。

UCB移植和骨髓移植治疗的疾病相同，对HLA配型相合的要求较低，UCB来源丰富，短时间可以收集大量不同HLA型的UCB，将为患者提供HSC移植。大量资料报道，UCB作为替代骨髓移植的HSC的来源，已被成功地应用于多种儿童疾病的治疗中。

由于每份UCB所含HSC数量有限，多为50～220mL/份，仅能适合于体重小于50kg以下的患者。为此，UCB HSC扩增的研究受到重视。用细胞因子联合作用于由脐带血分离出的$CD34^+$细胞数及CFC均大幅度增加。但在细胞扩增的同时，也加速了细胞的分化，难于保持其干细胞功能的目的。HSC约占骨髓血组织的0.1%，占UCB组织的0.4%，占人外周血单核细胞的0.01%～0.1%。

二、脐带血的采集与脐带血干细胞的分离

1. 脐带血的采集方法

第一种是分娩后立即采集，采集的时间在胎盘剥离子宫前，另一种方式就是取出带有脐带血的胎盘，脐带用夹子夹闭，然后迅速转移至脐带采集人员处采集脐血，近来有一些研究比较了这两种采集方法采集到的脐血，它们在细胞总数、收集总容量、$CD34^+$细胞、总的单核细胞方面无显著性差异。由于需求量大，而且脐带血变稠和凝结的速度又快，如何足够快地获取尽可能多的脐带血，成为从脐带血中提取干细胞的关键。

脐带血采集常用脐静脉穿刺法（又称血袋法）和针筒抽吸法，前者利用位差的重力及血袋的真空，在胎盘娩出后收集；后者借助子宫收缩，在胎盘娩出前收集。针筒抽吸法收集的血量比脐静脉穿刺法少，但两者所收集的脐血单核细胞数基本相等，由于采集时间有限、干扰产科医务人员工作以及易于微生物传染，一般不用针筒抽吸法收集。

通常是经过其静脉穿刺收集，亦有采用动脉采血的方法，根据密闭程度还分为半闭合式、密闭式、开放式及导管法四种。常用的采血方法为密闭式采血法，将采血袋与采血器相连接，采血袋中含有抗凝剂，无菌密封在塑料包装袋中，供一次性使用，其优点是这种一次性无菌密闭采血袋的方法具有使用方便、污染机会少、便于保存运输以及易达到标准化等。

2. 胎盘、脐带的处理和采血方法

胎盘、脐带的处理：

① 将胎盘脐带表面用75%的酒精洗净悬挂在准备好的架子上。

② 消毒。在脐带上准备穿刺的部位，用含有消毒剂的棉棒消毒，每隔15s擦一次，再次用消毒过的、含有75%酒精的非织布将胎盘表面擦拭使其干燥。

③ 穿刺及采取。推荐使用采血袋。

④ 用采血袋时，穿刺部位消毒后迅速用采血袋（含有28mL CPD）针刺入脐静脉，通过试管使脐血缓慢流入采血袋内。

⑤ 用注射器时，使用带有18G针头的100mL注射器迅速刺入消毒的脐静脉内，慢慢抽取，抽取完毕将针帽套上，倒转注射器混匀。

脐血处理是去除红细胞，细胞冷冻保存；以及HLA配型、干细胞培养、微生物检查等。

3. 干细胞的分离方法

脐血的量有限，任何旨在洗涤、分离或去除红细胞的方法均会导致造血干细胞的严重丢失，研究人员在努力探索适合脐血造血干细胞的分离方法。人们逐渐建立了集中分离脐血的方法，包括：

① 改良密度梯度离心法；

② 二步离心法；

③ 明胶法；

④ 甲基纤维素法；

⑤ 氯化铵红细胞裂解法；

⑥ 羟乙基淀粉法（HES）。目前最常用的分离脐血的方法是羟乙基淀粉法。

脐血的分离是将脐血所含有的红细胞去除，临床上常用明胶沉淀法、Ficoll离心梯度法、二步离心法、甲基纤维素法、氯化铵红细胞裂解法和羟乙基淀粉沉淀法来分离脐血造血干细胞，以上分离方法均有成功移植的报告。

集中分离方法中3%明胶沉淀法的细胞收获数量最高，其CFC和$CD34^+$细胞收获率分别为92%和86%，采用3%明胶沉淀法分离1份70mL脐血可获得$(9\pm2)\times10^8$有核细胞、$(32\pm18)\times10^5$ $CD34^+$细胞和$(20\pm12)\times10^5$ CFC，能去除95%的红细胞。

三、脐带血与脐带血干细胞的保存

关于UCB的长期保存条件，有液氮的气相保存(<－150℃)和液相保存(－195.6℃)2种。要保持冻存脐血干细胞的活性，关键在于冷冻保护剂的使用和冷冻速度。保存生物样品的冷冻保护剂分别为渗透性和非渗透性2种，前者以二甲亚砜（DMSO）和甘油为代表，主要作用机制是降低冰点及延缓冷冻过程使细胞有充足的时间适应降温变化以减少损伤，同时还可以提高细胞内的离子浓度，从而减少细胞内冰晶形成对细胞的损伤；而后者以羟乙基淀粉（HES）等大分子物质为代表，HES等物质不易进入细胞内，但可以使细胞脱水，减少冷冻过程中冰晶形成，对细胞膜有保护作用，目前大多数脐血库（CBB）同时合用2种冷冻保护剂，并且认为－1℃/min是理想的冷冻速率，冷冻保护剂为DMSO、10%低分子右旋糖酐(Dextran)等。

四、脐带血的检测与脐带血干细胞的培养

1. 脐带血的检测

① HLA配型。

② 安全性方面的检测，如传染病和遗传病的检测。

③ UCB有核细胞存活率的检测以及HSC数量的检测，如造血祖细胞培养、$CD34^+$细胞检测等。

未成熟的造血细胞群在培养2周后，可增殖生成为造血细胞集落，每一个集落由一个干细胞增殖形成。通过检测脐血样本中的造血集落可以得知脐血中的造血细胞数目和移植潜能。

2. 培养方法

将培养基室温融化，细胞悬液加入培养基瓶，用去针头的注射器吸入培养基混合液，将混合液加入组织培养板，每孔0.5mL，将组织培养板放在37℃、5% CO_2条件下培养14～16天后用倒置显微镜进行集落计数：粒细胞-巨噬细胞集落计数（CFU-GM），无色，有时呈粒状或泡沫状细胞，≥30个细胞/集落；细胞通常有中心，但仍旧计为一个集落。粒细胞、红细胞、巨噬细胞、巨核细胞集落计数（CFU-GEMM），外观呈“橄榄”状，细胞密集，血红蛋白产生区域位于集落中心或位于无血红蛋白的透明细胞团(粒细胞、巨噬细胞、巨核细胞)旁侧，每个集落有40个细胞或更多，在低倍镜下易与红细胞集落混淆。BFU-E，亮红色，每个爆发式集落超过50个细胞。

第四节 血液代用品

一、血液代用品概述

血液是人体的重要组成部分，在机体代谢中起着生死攸关的作用，大量失血将造成代谢严重障碍，乃至危及生命。由于血型复杂，配型过程繁琐，血液的储存和运输不方便，尤其是近年来，受艾滋病毒和乙肝病毒等传染病病原体的污染，血液的安全性问题日益引起世界的关注，因此，单靠人献血不能根本解决血源短缺问题，致使人们努力去寻找一种具有与血液相同功能的代用品——人工血液代用品。寻求安全、有效、可大量生产的血液代用品已成为国际生物技术领域的研究热点，是21世纪的重大研究开发项目。人血液代用品的用途广泛，可用于临床输血、心脑血管疾病、肿瘤治疗的增氧剂和移植器官的保存等。据国外权威机构预测，人血液代用品的输血国际市场为每年50亿～100亿美元，这尚未包括可能的军事冲突和其他天灾人祸突发急救的需要。

血液代用品(blood substitute)是指具有载O_2功能、维持血液渗透压及酸碱平衡和扩充容量的人工制剂。历史上，血液代用品的研究经过了几个发展阶段。早在20世纪40年代，科学

家研制的血液代用品主要是以维持血液渗透压、酸碱平衡及血容量为目标的血浆代用品，但是这些制剂没有载氧的功能。从20世纪60年代开始，各国科学家从高分子化合物和血红蛋白两方面研究具有载O_2功能的血液代用品[红细胞代用品(red blood cell substitute)]。

由于近年来现代生物技术的崛起，血液代用品的研究有了突破性进展。国外有几家公司完成了以血红蛋白为基质的携氧剂(hemoglobin-based oxygen carrier，HBOC)的研制，已进入临床研究。1998年1月，美国的Biopure公司获得了FDA批准，可以将公司研制的兽用血液代用品推向市场。2001年4月，Biopure公司研制的人血代用品获准在南非上市。Biopure公司研制的人血代用品采用从牛血中提取血红蛋白，经过适当的化学修饰使之能够用于临床紧急输血。

目前，全世界范围内血源紧张、病毒污染问题推动了血液代用品的研究。各种修饰血红蛋白、氟碳乳剂、血红蛋白微囊技术迅速发展，其中一些已经形成规模化制备工艺。欧洲、美国和日本的专利已达150多项，而我国只有一项国际专利。对于血液代用品目前还没有完整的评价体系，全面评估血液代用品仍然较困难。

血液代用品的研究(包括血红蛋白改性、交联和脂质体人工红细胞等)目的无外乎是携氧功能，在生化功能和分子结构上模拟天然红细胞中血红蛋白的功能。然而自然界的细胞形态是千差万别的，形态的多样性取决于其功能的特殊性，如红细胞的双凹碟盘形是由其携氧功能决定的，这使红细胞具有更大的表面积，从而保证更多的氧分子跨膜传输，由于微循环的需要，红细胞具有特殊的膜蛋白骨架结构，使其具有优良的可变形性，因此红细胞的生物力学性质与其携氧-释氧功能、生理生化功能有着密不可分的结构关系。要安全有效地实现携氧能力，应深入研究天然血红细胞形态及生物力学特性对其携氧功能的重要影响。

2009年，重庆大学的王翔等人重建了基于红细胞力学特性与携氧功能的关系的人工红细胞。这种人工红细胞在形态、功能、结构上与天然红细胞相似，用磷脂、结构蛋白、血红蛋白通过极性诱导自组装技术，在体外获得具有双凹碟形态、力学性质接近天然红细胞、具有携氧-释氧功能的人工红细胞。重建红细胞人工血液在动物实验中血液置换率达到40%～60%，血氧饱和度达正常水平，具有显著的抗失血性休克的功能。2010年，据《每日邮报》报道，美国近日研制出一种新型“人造血液”，它是利用基因工程技术制造而成的。它模拟了人体骨髓的造血过程，从脐带细胞中制造出大量血红细胞。未来所有人造血血型都是O型阴性，所以可以用来治疗任何血型的病人。研究人员说，人造血液与健康人体循环中的血红细胞完全相同。事实上，早在20世纪八九十年代，国外一些制药公司就开始了人工血液的研发，但在人体试验中却出现了心肌梗死乃至死亡的情况。美国一公司将双阿司匹林分子用于血红蛋白分子的交联，结果在Ⅲ期临床后期发现，在对失血性休克伤员的抢救中，没有表现出超乎寻常的效果，一部分伤员死亡，进而发现输入该血红蛋白容易引起血管收缩，增加了平均动脉血压，而且发现了其他一些副作用。该研发不得不于1998年中断。2009年，美国Northfield公司经过20年开发的血液代用品PolyHeme也被美国FDA否决上市。理由是使用PolyHeme的病人在30天后死亡的人数要比给予定期输血的病人要高。“血液替代品”之路似乎漫长而遥远。这一次的新型“人造血液”，是否意味着将迎来一场“输血变革”呢？

人血液代用品研究开发的成功，将缓解血源短缺的困难，杜绝血源性传染病的交叉感染，免除适配血型麻烦及输血反应困扰；由于它具有储存期长、使用简捷和便于运输等优点，大大提高了急救输血的应急能力；它不仅可替代人血液制品用于临床输血，还将成为治疗缺氧性心脑血管疾病等的新型药物。

目前，血液代用品(blood substitute)大致可以分为两大类：合成的化学物质——氟碳化合物(perfluorocarbon，PFC)和血红蛋白氧载体(hemoglobin-based oxygen carrier，HBOC)。

PFC是化学合成的氧气溶解剂，不具有血红蛋白氧结合特征和正常代谢途径；只能在高浓度的氧气中提供足够的氧气溶解氧量；循环时间短，保存需要合适的温度和条件，还会产生很强的副作用。HBOC这种血红蛋白氧载体，包括表面修饰血红蛋白、分子内交联血红蛋白、聚合血红蛋白、脂质体包裹血红蛋白、微囊化血红蛋白、基因重组血红蛋白等。它们各有优势，但相对于直接暴露于基质的血红蛋白而言，包裹的血红蛋白对机体的毒性和损伤要小。然而这些HBOC都没有考虑到细胞的结构和形态对实现功能的重要性，重庆大学生物工程实验室宋俊璐等采用磷脂、结构蛋白、血红细胞通过极性诱导自组装工艺在体外重建的人工红细胞，在结构和形态上更接近于天然红细胞，且具有正常红细胞的携氧-释氧功能。以上所有血液代用品较袋装的血液制品储藏期长，无需交叉配血，发生感染和输血反应的风险极低。Paxian等采用大鼠失血性模型，将大鼠放血后进行复苏实验，比较了新鲜全血、6-羟乙基淀粉(hydroxyethyl starch，HES)、21天储存红细胞、氟碳乳剂加6% HES组合、21天储存红细胞加氟碳乳剂组合，证明用氟碳乳剂复苏能提高肝功能，肝细胞只有轻微损伤。这表明在细胞水平上为提高局部氧的利用，复苏时加氟碳乳剂优于只用新鲜血液或6% HES，氟碳乳剂能改善肝的微循环。但氟碳乳剂受本身的化学性质限制，输血后产生短暂流感样综合征，出现发热、寒战、恶心等症状。其原因是血液中的PFC微粒被网状内皮系统的巨噬细胞吞噬，伴随前列腺素和某些具有致热活性的细胞活素释放，导致上述症状。因此目前应用较少见。

二、输血与血型

1. 血量

一般正常人的血量占体重的7%～8%，即每千克体重有70～80mL血液。据此推算，一个体重60kg的人，其血量为4200～4800mL，平均约4500mL。

血液总量在不同个体之间有一定差异，即或同一个体在不同情况下也经常变动着。一般成人血量与正常平均值相差不超过10%都属正常范围。

2. 血型

(1) 血型与红细胞凝集　1900年，奥地利科学家Karl Landsteiner(1868—1943)采取5人血液，分别将血细胞与血清分离，再让它们相互混合，结果出现了凝集和不凝集两种情况，当时分别称其为A、B、C血型(其中C型即O型)。1902年，Decastello和Sturli观察了155例人的血型，发现有4例的血清与A、B、C血型的红细胞均不凝集，而其红细胞却可被A、B、C血型的血清凝集，当时这4例的血型被命名为D型(即AB型)。上述血型系统后来被命名为ABO血型系统，是第一个被发现的人类血型系统。血型的发现，为以后血液的安全、有效输血做出了重大贡献，Karl Landsteiner还先后发现了MN、P、Rh等血型，赢得了“血型之父”的誉称。通常血型是指红细胞膜上特异性抗原的类型。到目前为止，人们相继发现了600余种红细胞抗原，其中203种抗原属于已知的25个血型系统，每个血型系统是由一个或多个抗原组成，此抗原受控于一个单独的基因或多个紧密连锁的同种基因。除了红细胞外，白细胞、血小板和组织细胞等也都有特异性抗原，例如，白细胞和血小板上除了也存在A、B、H、MN、P等红细胞抗原外，还有它们所特有的抗原。白细胞上最强的同种抗原是一种复杂的人白细胞抗原(HLA)系统，血小板的特异性抗原有PI、Zw、Ko等系统。另外，组织细胞还能分泌一些特异性抗原，以可溶性的形式存在于血浆、唾液、胃液、精液、汗液以及泪液中。这些特异性抗原在输血、组织器官移植、法医学以及人类学等学科领域具有重要的意义。

若将血型不相容的两个人的血滴放在玻片上混合，其中的红细胞会凝集成簇，这种现象称为红细胞凝集，红细胞凝集的本质是抗原-抗体反应。其中，在凝集反应中，起抗原作用的红细胞膜上的特异性抗原称为凝集原，能与红细胞膜上的凝集原发生反应的特异性抗体则称为凝集素。凝集素是由 g-球蛋白构成，它们溶解在血浆中。发生抗原-抗体反应时，由于每个抗体上具有 10 个与抗原结合的部位，抗体在若干个带有相应抗原的红细胞之间形成桥梁，因而使它们聚集成簇。在补体的作用下，红细胞的凝集伴有溶血。当人体输入血型不相容的血液时，在血管内可发生同样的情况，此凝集成簇的红细胞可以堵塞毛细血管，溶血产生的大量血红蛋白会损害肾小管，同时常伴发过敏反应，其结果可危及生命。

(2) 红细胞血型　在红细胞的 25 个血型系统中，较重要的是 ABO、Rh、MNS、Lutheran、Kell、Lewis、Duffy 及 Kidd 等血型系统，它们都可产生溶血性输血反应，但与临床关系最密切的是 ABO 血型系统和 Rh 血型系统。

① ABO 血型系统

a. ABO 血型的分型　国际输血协会（ISBT）命名 ABO 血型系统为：ABO 和 001，已经确定的特异性抗原为凝集原 A 和凝集原 B。红细胞膜上只含凝集原 A 的为 A 型；只存在凝集原 B 的为 B 型；A 与 B 两种凝集原都有的为 AB 型；A 与 B 两种凝集原都没有的，则称为 O 型。在人类血清中含有与上述凝集原相对应的凝集素，但不含对抗其自身红细胞凝集原的凝集素。例如，在 A 型血的血清中，只含有抗 B 凝集素；B 型血的血清中，只含有抗 A 凝集素；AB 型血的血清中，一般没有抗 A 和抗 B 凝集素，而 O 型血的血清中则含有抗 A 和抗 B 凝集素。ABO 血型系统还有亚型，另外，在 ABO 血型系统中，还有 H 抗原，H 抗原是形成 A、B 抗原的结构基础，四种血型的红细胞上都含有 H 抗原，但其抗原性较弱，因此，血清中一般都不含有抗 H 抗体。

b. ABO 血型的分子基础　ABO 血型系统的血型抗原是红细胞膜上的糖蛋白或糖脂上所含的糖链。这些糖链是由暴露在红细胞表面的少数糖基所组成的寡糖链（oligosaccharide），含有四种糖：D-半乳糖、L-岩藻糖、*N*-乙酰-D-葡萄糖胺和 *N*-乙酰-D-半乳糖胺。由半乳糖-乙酰葡萄糖胺-半乳糖-葡萄糖组成的寡糖链，称为前驱物质；在前驱物质的第一个半乳糖基上接上一个 L-岩藻糖，就成为了 H 抗原；在 H 抗原第一个半乳糖的基础上，若再接上一个 *N*-乙酰-D-半乳糖胺即成为 A 抗原，或者接上一个 D-半乳糖则成为 B 抗原。血型是先天遗传的，ABO 血型系统中控制 A、B、H 凝集原生成的基因位于 9 号染色体的等位基因上。在一对染色体上只可能出现上述三个基因中的两个，其中一个来自父体，另一个来自母体，而它们决定了子代血型的基因型。这两种基因型决定了生成的转糖基酶的种类，转糖基酶则决定了表现血型抗原特异性决定簇的寡糖链的组成，也即这个人血型的表现型。如 A 抗原的合成过程为：首先在 H 基因编码的岩藻糖基转移酶的作用下，在前驱物质的半乳糖末端上接上岩藻糖，产生 H 抗原；其次，以 H 抗原为底物，在 A 基因编码的 A 酶的作用下，把 *N*-乙酰-D-半乳糖胺接在 H 抗原的半乳糖上构成 A 抗原。A 基因和 B 基因是显性基因，O 基因则为隐性基因。因此，红细胞上表现型 O 只可能来自两个 O 基因，而表现型 A 或 B 由于可能分别来自 AO 和 BO 基因型，因而 A 型或 B 型的父母完全可能生下 O 型的子女。知道了血型的遗传规律，就可能从子女的血型表现型来推断亲子关系。例如 AB 血型的人不可能是 O 型子女的父亲或母亲。但必须注意的是，法医学上依据血型来判断亲子关系时，只能作为否定的参考依据，而不能据以作出肯定的判断。由于血细胞上有许多血型系统，测定血型的种类愈多，得出否定性判断的可靠性也愈高。

② Rh 血型系统

a. Rh 血型的分型与抗原　1940 年，Landsteiner 和 Wiener 用恒河猴（Rhesus monkey）的红细胞重复注射入家兔体内，引起家兔血清中产生抗恒河猴红细胞的抗体，再用含这种抗体的血清与白种人的红细胞混合，发现约有 85% 的白种人的红细胞可被这种血清凝集，表明这些人的红细胞上具有与恒河猴红细胞同样的抗原，故称为 Rh 阳性血型；另有约 15% 的白种人的红细胞不被这种血清凝集，称为 Rh 阴性血型。这种血型系统就称为 Rh 血型系统，国际输血协会（ISBT）命名 Rh 血型系统为：Rh 和 004。在我国汉族人口中有 99%的人属于 Rh 阳性血型，只有 1%的人为 Rh 阴性血型。有些少数民族，Rh 阴性者比例较大，如苗族为 12.3%、塔塔尔族为 15.8%等。Rh 抗原只存在于红细胞膜上，不存在于其他组织细胞和体液中。Rh 血型系统是红细胞血型中最复杂的一个系统。现在已经发现 46 个 Rh 抗原，与临床关系密切的是 D、C、E、c、e 5 种抗原，其中，D 抗原的抗原性最强。因此，通常将红细胞上含有 D 抗原者称为 Rh 阳性，而红细胞上缺乏 D 抗原者称为 Rh 阴性。

b. Rh 血型系统的分子基础　编码 Rh 血型抗原的基因位于 1 号染色体上，为两个高度同源性的 RHD 基因和 RHCE 基因，两个基因均含有 10 个内含子和 10 个外显子，其中，RHD 编码 D 抗原、RHCE 编码 Cc/Ee 抗原。两个基因的表达产物分别是一条 416 个氨基酸组成的多肽，贯穿红细胞膜 12 次，成 6 个环，NH_2 末端和 COOH 末端都在细胞浆中。构成 Rh 血型抗原的蛋白质，是红细胞膜上的结构和功能蛋白，维持红细胞膜结构的完整性，发挥阳离子通道的作用，可能还发挥磷脂酰丝氨酸在细胞膜双层间运动的催化作用。Rh 阳性血型的人有 RHD 和 RHCE 两个结构基因，分别编码 D 抗原和 Cc/Ee 抗原；Rh 阴性血型的人有 RHCE 结构基因，大部分的人无 RHD 基因，少部分的人则有无功能的 RHD 基因。RHD 基因无等位基因，因此不存在 d 基因，当然也无 d 抗原和 d 抗体。

c. Rh 血型的特点及其临床意义　Rh 血型系统与 ABO 血型系统相比有两个显著特点。其一，在人血清中不存在抗 Rh 的天然抗体，只有当 Rh 阴性的人接受 Rh 阳性的血液后，通过体液性免疫才产生抗 Rh 的抗体。因此，Rh 阴性的受血者第一次输入 Rh 阳性的血液后，一般不会产生抗原-抗体反应，但却产生了抗 Rh 抗原的抗体；在第二次再输入 Rh 阳性血液时，就会发生抗原-抗体反应，输入的 Rh 阳性红细胞即被凝集而溶血。其二，Rh 系统的抗体主要是不完全抗体 IgG，分子较小，能透过胎盘。因此，当一个 Rh 阴性的母亲怀有 Rh 阳性的胎儿时，阳性胎儿的少量红细胞或 D 抗原如果进入母体，通过免疫反应而产生抗体，主要是抗 D 抗体。这种抗体可以透过胎盘进入胎儿的血液，使胎儿的红细胞发生凝集和溶血，导致胎儿死亡。但一般只有在分娩时才有胎儿红细胞进入母体，而母体血液中的抗体浓度是缓慢增加的，需要数月的时间，因此，当 Rh 阴性母亲生育第一胎后，常规及时输注特异性抗 D 免疫球蛋白，可防止 Rh 阳性胎儿红细胞致敏母体。

（3）白细胞血型系统

① 人类白细胞抗原(human leukocyte antigen，HLA)　是人类的主要组织相容性系统(major histocompatibility system，MHS)，位于 6 号染色体上(6p21.31)，包括一系列紧密连锁的基因座，与人类的免疫系统功能密切相关。其中部分基因编码细胞表面抗原，成为每个人的细胞不可混淆的“特征”，是免疫系统区分本身和异体物质的基础。

② 人体第一个白细胞抗原 Mac 是 1958 年法国科学家 J. 多塞发现的。已发现 HLA 抗原有 144 种以上，这些抗原分为 A、B、C、D、DR、DQ 和 DP 7 个系列，而且 HLA 在其他细胞表面上也存在。

③ HLA 抗原是一种糖蛋白(含糖为 9%)，其分子结构与免疫球蛋白极相似。HLA 分子由 4 条肽链组成(含 2 条轻链和 2 条重链)，重链上连接 2 条糖链。

④ HLA 和红细胞血型一样都受遗传规律的控制　一个人可以同时查出 A、B、C、D 和 DR 5 个系列中的 5～10 种白细胞型，因此表现出来的各种白细胞型有上亿种之多。在进行移植手术时，人类白细胞抗原决定组织相容性。供者和接受者的人类白细胞抗原越相似，排异反应就越小。而只有同卵双胞胎或者克隆(clone，复制)的人类白细胞抗原是完全一样的。

⑤ HLA 抗原的检测方法　HLA-A、HLA-B、HLA-C 抗原是用血清学方法鉴定的，故又称为“SD”（serologically defined）抗原。现在常规的 HLA 分型几乎都用微量细胞毒试验。试验原则是，将从外周血分离出的淋巴细胞，分别加入一组已知含有各种 HLA 特异性抗体的血清中，作用后，再加入兔补体；如果特异性抗体结合到淋巴细胞相应的 HLA 抗原上，通过兔补体的活化可引起细胞膜的损伤，被杀伤细胞可着色（伊红 Y 或台盼蓝染色液）。当 50%～70%以上的细胞被杀伤时，这种细胞即被认为具有相应的 HLA 抗原。HLA-DR 抗原也是用血清学方法测定的，但首先需用过尼龙棉柱等方法分出纯的 B 淋巴细胞作靶细胞，并需延长试验作用时间。HLA-D 抗原则用混合淋巴细胞反应（MLR）来鉴定，故又称为“LD”（lymphocyte defined）抗原。

3. 输血的意义和原则

(1) 输血的意义　血量的相对恒定对人体的生命活动具有重要意义。相对恒定的血量充盈循环系统，维持机体的血压，保证正常的血液供应和生理功能。输血是重要的临床急救措施和治疗方法之一。输血不仅可补充血量，恢复正常血压，并能反射性地提高中枢神经系统的兴奋性，加强心血管的活动和改善机体的新陈代谢。

自 James Blundell 在 1818 年首次用输血抢救病人取得成功以来，输血挽救了无数病人的生命，现在，输血已经成为治疗某些疾病、抢救伤员生命以及保证一些手术顺利进行等的重要手段。但是，由于人类血型的复杂性，因输血而造成的病人严重损害，甚至死亡等事故并不罕见。

(2) 输血的原则　为了保证输血的安全和提高输血的效果，必须注意遵守输血的原则。在准备输血时，必须进行如下实验：

① 鉴定血型　要保证供血者与受血者的 ABO 血型相合，因为 ABO 血型系统不相容的输血常引起严重的反应；对于在生育年龄的妇女和需要反复输血的病人，还必须使供血者与受血者的 Rh 血型相合，以避免受血者在被致敏后产生抗 Rh 的抗体。

② 抗体检查和鉴定　要检测受血者血清中是否存在血型不规则抗体，如抗 C、抗 E、抗 s 等抗体。若检查结果为阳性时，只要时间允许，在交叉配血前，应该对其进行特异性、免疫球蛋白类别分析；如遇紧急的情况，可先进行交叉配血实验，暂时解决此次急需输血问题，之后再对病人血清的不规则抗体进行系统鉴定。

③ 交叉配血试验　要把供血者的红细胞与受血者的血清进行配合试验，称为主侧试验；把受血者的红细胞与供血者的血清作配合试验，称为次侧试验。在进行交叉配血试验时，应在 37℃下进行，以保证可能有的凝集反应得以充分显示。如果交叉配血试验的两侧都没有凝集反应，即为配血相合，可以进行输血；如果主侧有凝集反应，则为配血不合，不能输血；如果主侧不起凝集反应，而次侧有凝集反应，只能在应急情况下输血，输血时不宜太快太多，并密切观察，如发生输血反应，应立即停止输注，或者制备成不含血浆的血液成分，如悬浮红细胞和洗涤红细胞进行输注。

④ 成分输血　随着科学技术的进步，输血疗法已经从原来的单纯输全血，发展为成分输血。成分输血，就是把人血中的各种有效成分，如红细胞、粒细胞、血小板和血浆等分别制备成高纯度或高浓度的制品，根据病人的需要，输注相应的成分。如慢性出血病人，血量不减少，主要是红细胞数量减少，最好输入浓集的红细胞悬液；大面积烧伤患者，主要是细胞外液的水分和蛋白质损失，最好输入血浆或血浆代用品，若输入全血，反而会因血细胞浓度过高，血液黏滞性过大而影响血液循环。成分输血具有提高疗效、减少不良反应和节约血源等优点。尽管输血技术和条件已经有了很大改善，输血的安全性也越来越高，但仍存在不同程度的不良

反应和并发症，如发热反应、过敏反应、溶血反应、心脏负荷过重、细菌污染反应等。另外，供血者的某些疾病仍可能传播给受血者，如病毒性肝炎、艾滋病、疟疾等疾病。

O型血的人曾经被称为“万能供血者”，是因为O型血的红细胞膜上没有A和B凝集原，当他们的血液输给其他血型的人时，其红细胞不会与受血者血浆中的凝集素发生凝集反应。其实，这种观点是不可取的，因为O型血血浆中的抗A和抗B凝集素能与其他血型受血者的红细胞发生凝集反应。当输入的血量较大时，供血者血浆中的凝集素未被受血者的血浆足够稀释，受血者的红细胞会被广泛凝集；另外，ABO以外血型系统的存在也会影响输血效果。同样，把AB型血的人称为“万能受血者”也是不可取的。故此，目前主张只有同型血的人才能作供血者。

第五节 血液代用品的开发现状

一、开展人血液代用品研究的重大意义

输血的巨大需求及其要求安全的紧迫性决定了开展人血液代用品研究具有重大的理论和现实意义。

1. 人血液代用品能满足输血需求剧增，弥补血源严重短缺

临床用血量迅速增加，而血源却日益减少。人血液代用品所用的原料易获得，目前研发的人血液代用品基本上采用改造牛血红蛋白，牛血的易获得性保证了大规模产业化生产中原料的充足供应。不论是平时或战时、民用或军用，都需要大量安全有效的血液代用品；加紧血液代用品的研究开发，已成为解决输血安全和血源短缺的十分迫切的战略任务。

2. 人血液代用品能解决适配血型麻烦，避免输血反应的发生

输血时必须要严格适配血型，选择相适血型的血液供受体颇费时间，血型交叉配伍试验需45～60min。由于人类血型十分复杂，其抗原种类及其表现多达1027之多，因而输血反应难以克服。和传统的输血相比，人血液代用品有它独特的优势，如广泛的兼容性、不需要血型的适配过程、可以适用于任何血型、临床应用快捷，大大节省了紧急救治过程的时间。

3. 人血液代用品能防止血液污染，保证输血的安全性

病原体污染血源一直是困扰输血工作的一大难题，严重威胁输血的安全，其中特别是病毒污染更为突出。据估计，在世界卫生组织191个成员国中仅有43%对献血者进行了艾滋病病毒(HIV)、丙肝病毒(HCV)和乙肝病毒(HBV)检测；每年至少有一亿三千万单位的捐献血液未对上述经血液传播的病毒进行检测；不安全的输血或注射每年导致8万～16万人感染HBV，2.3万～4.7万人感染HCV，8万～16万人感染HIV。人血液代用品是经过分离纯化的高纯度单一物质，不受病原体污染，是一种不携带疾病的物质，能很好地避免血源污染。

4. 人血液代用品解决了存储运输不便的问题

血液保存期短，在4℃下最多只能储存42天，常温下则更短，约一周左右。血液的采集、运输和储存均需要专业知识和专门设备，技术要求严格，储存、运输和使用均不够简捷。而人血液代用品易储存，在常温下可存放1年多时间，可制成干粉状，储存过程不需要冷藏，运输不需要专门的设备。

5. 人血液代用品有着巨大的市场并能产生巨大的效益

临床用血短缺是世界性问题，寻求安全、有效、可大量生产的血液代用品已成为国际生物技术领域的研究热点，是21世纪重大研究开发项目。人血液代用品的用途广泛，可用于临床输血、心血管疾病、肿瘤治疗的增氧剂和移植器官的保存等。据国外权威机构预测，人血液代用品的输血国际市场为每年50亿～100亿美元，美国Northfield公司曾做过有关的统计，美

国(2亿人口)每年的血液用量是1400万单位，市场约为40亿美元，其中约60%用于治疗紧急失血、40%用于治疗慢性失血。人血液代用品主要是面对紧急失血治疗这一块市场。而这850万单位的市场份额中，有650万单位的血液使用者对人血液代用品和常规血都适合，人血液代用品以其安全优势占据了其中一部分的市场份额，另外200万单位的血液使用者在紧急治疗时只适合某一类产品，人血液代用品在某些情况下就可以发挥它的优势。此外，人血液代用品在救护车及军队中的需求也是很大的。估计美国人血液代用品的潜在市场应不小于100万单位。

我国人口众多，国内市场应不低于美国。北京市“人血液代用品的研究开发”项目目前已获得重大突破。近期产业化的重点是：通过对动物血源的蛋白质进行化学修饰，成为替代人相应蛋白质功能的人血液代用品；完成临床前研究并进行质量标准复核；完善放大技术，在相关的管理规定出台后批量生产。输血是临床不可代替的治疗手段。血液制品临床用途广泛、用量巨大。血液代用品一旦开发成功，将产生难以估量的效益。

二、血液代用品研发的历程

1. 不具备传递氧的功能的血液代用品的研究和使用

20世纪50年代初已开始尝试寻找血液代替物质，研究较多的是一类维持血液渗透压、酸碱平衡及血容量的扩容剂，包括多糖类和蛋白质类物质，如明胶、葡聚糖、羟乙基淀粉、聚乙烯吡咯烷酮、白蛋白和γ-球蛋白(丙种球蛋白)等，这些制剂的缺点是都不具备传递氧的功能。

2. 具有传递氧功能的高分子有机化合物作为血液代用品的研究

20世纪60年代起，从高分子有机化合物研究具有传递氧功能的血液代用品。当时注重研究具有传递氧功能的高分子化合物是全氟碳化合物(PFC)。这种血液代用品的优点是以其为基质的携氧剂能保持一定的携氧能力，黏稠度低，有利于向局部缺氧的血组织传递氧。但缺点是不能溶解于血浆，需要使用表面活化剂乳化后才能用于静脉注射，由于在大气压条件下结合氧气的量有限，体内半衰期短，表面活性剂卵磷脂会导致输注时出现流感综合征的继发性迟发反应，故尚未广泛用于临床(HAbler，1997)。

3. 以具有传递氧功能的血红蛋白作为血液代用品的研究

以来源于红细胞本身的血红蛋白为基质的携氧剂(HBOC)，由于其高效的载氧能力和维持胶体渗透压的功能应成为新一代血液代用品的合乎逻辑的选择。但由于血红蛋白在体内保留时间短、迅速解聚而导致肾毒副作用、过高的氧亲和力以及残留红细胞碎片等因素的影响，阻碍了其进一步在临床上的应用。Bunn等人(1968)通过双顺丁烯二酰亚胺甲基醚［Bis(*N*-maleimidemethyl)ether］交联血红蛋白来延长血红蛋白溶液在血浆中的停留时间。交联后的血红蛋白避免了迅速解聚，从而缓解了对肾的毒副作用。与此同时，Rabiner等人所开发的血红蛋白提取方法成功地去除了红细胞碎片对产品的污染，加之应用有效的除病毒工艺，使得血红蛋白的大规模生产和应用成为可能。因而，从20世纪80年代开始，以血红蛋白为基质的携氧剂(HBOC)研究进展迅速，通过采用化学修饰、交联、聚合和脂质体包裹及基因重组技术，可以有效地延长血红蛋白在体内的半衰期和克服其免疫原性(Chang，1992)。目前，不同类型的化学修饰剂已经被广泛应用，并建立了多种生产工艺。血红蛋白的来源也由最初的过期人血扩展到包括牛、猪等动物，同时来自细菌、酵母菌、转基因动物和植物表达的重组人血红蛋白也成为人们研究的对象(Behringer，1989；Dieryck，1997)。

三、血液代用品的基本要求与特点

1. 血液代用品的基本要求

一种临床适用的人血液代用品应具有天然红细胞的传递氧气功能、生物相容性、安全性和稳定性。

① 人血液代用品应该具有较高的携氧能力，在氧分压正常生理范围内，能有效地向组织供氧。

② 与人血液所有组分具有良好的生物相容性，同时能很好地维持血液渗透压、酸碱平衡、黏稠度和血容量。

③ 无免疫原性(无致敏原性)、无血液病原微生物污染。

④ 体内循环半衰期在 24h 以上，在正常灌注条件下不产生肾毒性副作用。

⑤ 在低温条件下，产品保质期大于 6 个月(Fratantoni，1991)。

2. 血液代用品的特点

血液代用品不仅应承担红细胞的主要功能，而且可能具备其他一些特殊的优点。

① 无红细胞表面抗原决定簇，可排除适配血型的麻烦，避免输血反应。

② 避免了病原微生物污染血源和进一步交叉感染。

③ 保质期长、易储存、运输方便，若制成冻干粉，使用更为简捷。

④ 血源不用依赖稳定供血人群，来源广泛，取材方便，可保障充足供应。

⑤ 传递氧功能良好，可调整产品 P50 值，以满足不同临床适应证的需要。

四、生物技术血液代用品的分类

目前世界上正在研究的人血液代用品主要有三大类，包括有机化学合成的高分子全氟碳化合物类和用生物技术制备的血红蛋白类及红细胞类血液代用品。全氟碳化合物(perfluorocarbon，PFC)是将碳氧化合物中的氢原子全部用氟原子取代而产生的一类环状或直链状结构的有机化合物。全氟碳化合物具有溶解氧的性质，典型制剂在 21.3kPa 氧分压和 37℃条件下可溶解 40%～50%容积的氧，而且其氧含量与氧分压呈正比。目前研究最多的全氟碳化合物主要有全氟萘胺(perfluorodecalin，PFD)、全氟三丙胺(perfluorotripropylamine，PFTPA)和全氟三丁胺(perfluorotributylamine，PTTBA)等。PFC 的优点是可以直接用化学方法合成，性质稳定，价格低廉，而且不受生物来源的影响，避免因异体输血而造成的交叉感染，同时也适用于因为宗教原因不能输血的患者。但全氟碳化合物可产生明显的副作用，限制了其在临床中的应用。由于来源于红细胞本身的血红蛋白具有高效的载氧能力和维持胶体渗透压的功能，各国都把研制以血红蛋白为基质的携氧剂，作为人血液代用品研究开发的主要途径。当前开发的重点是生物技术血液代用品，包括血红蛋白类和红细胞类代用品(表 4-9)。

表 4-9 生物技术血液代用品的分类

种类	产品	技术途径
血红蛋白类		提取纯化：人 Hb、动物(牛、猪等)Hb 交联聚合 寡聚 Hb，共价偶联：高分子 Hb 脂质体包裹 基因重组细胞：细菌、酵母、昆虫
红细胞类	人工红细胞(LEH) 重组血红蛋白(rHb) 定型红细胞	转基因动物：猪、鼠等；转基因植物：烟草等 红细胞血型转换(酶法)；血型抗原封闭(PEG、尼龙、漆布等) 造血干细胞培养(扩增与分化)

1. 血红蛋白类血液代用品

血红蛋白类血液代用品，是以血红蛋白为基质的携氧剂(HBOC)，其关键技术是血红蛋白的高效纯度工艺和血红蛋白的修饰技术。

(1) 天然血红蛋白(natural hemoglobin) 目前血红蛋白(Hb)主要来自于人和动物的血液。从血库过期的血液中分离人 Hb 与人血液同源，生物相容性好，不会引起致敏免疫反应，但未解决血液污染和紧缺问题，所以人们致力于开发动物血红蛋白，如牛、羊、猪等。但无论从何种血液中分离血红蛋白，都必须依靠高效纯化工艺技术，完全排除血液的其他成分和病原微生物的干扰，获得高纯度的活性血红蛋白分子，这是研究血红蛋白类血液代用品的关键。

从天然血红蛋白的特征来看，一般游离于红细胞之外的血红蛋白将失去其主要功能。血红蛋白在血浆中的循环半衰期仅为2～3h，四聚体($M_r 64\times10^3$)迅速解聚为α,β二聚体($M_r 32\times10^3$)和单体($M_r 16\times10^3$)，使肾脏滤过肾血管内皮细胞膜蛋白质过氧化并产生管形坏死，导致肾功能丧失，产生强烈肾毒性；血红蛋白可结合并灭活由血管内皮细胞产生的内皮舒张因子(NO)，从而抑制血管舒张，引发血管收缩的副作用；失去红细胞内2,3-DPG调节，血红蛋白氧亲和力升高，影响氧的释放，不能向组织有效供氧，缺乏红细胞内还原酶系统调节，血红蛋白易氧化成高铁血红蛋白(MetHb)，丧失结合氧的能力并产生超氧化物离子(O_2^-、HO^-、H_2O_2等)自由基，对机体产生损害作用。为此，研究人员采用多种方式修饰Hb分子，以获得适合临床应用的HBOC。

(2) 化学修饰血红蛋白(chemical modified hemoglobin)　化学修饰Hb的目的主要是：①稳定Hb四聚体结构，延长其半衰期；②增加Hb分子量，防止血管外逸和肾脏清除，免除其肾毒性和免疫毒性；③降低Hb对O_2的亲和力，有利于组织细胞获得更多的O_2。目前常用的血红蛋白分子化学修饰方法有三种：首先是分子表面修饰，一般采用聚乙二醇(PEG)或葡聚糖(DX)等共价偶联到血红蛋白分子上，这种方法延长了血红蛋白的半衰期，降低了它的抗原性；其次是分子内交联修饰，用交联剂在血红蛋白的各亚基之间进行分子内交联，稳定蛋白质结构，目前研究过的交联剂有十多种；再次是血红蛋白多聚化修饰，采用醛类试剂如戊二醛将多个血红蛋白表面氨基酸共价偶联，形成聚合大分子，它对氧的亲和力及胶体渗透压都同红细胞相似，并能防止血红蛋白的解聚。目前常用的技术除上面提到的还有微囊化等。

① 交联血红蛋白(intramolecular crosslinked hemoglobin)　用交联剂与血红蛋白α亚基或β亚基之间进行分子内交联反应，制备稳定的维持四聚体结构的交联血红蛋白。此方法的实质是在血红蛋白分子内部加入原子键，使之内部结构更为紧密，解聚困难。目前已经研究过的交联剂有十几种，如双阿司匹林(DBBF)、双-(顺丁烯二酰亚胺甲基)醚、2,5-二异硫基氰基苯磺酸盐(DIBS)、1,3-丁二烯双环氧化物(BUDE)、戊二醛(GDA)、5-磷酸吡哆醛(PLP)等。例如，双阿司匹林交联血红蛋白(DCLHb)稳定了血红蛋白四聚体结构并降低了氧亲和力，具有良好的氧传递和协同性。失血动物模型灌注DCLHb的实验结果表明，它具有较好的携带氧能力，同时不发生肾毒作用。

② 多聚血红蛋白(polyhemoglobin)　为了进一步延长Hb在血液内的停留时间，可以在分子内交联的基础上采用交联剂使Hb分子之间聚合形成较大的分子。此方法的实质是在各个血红蛋白分子间加入共价键，将各个Hb连接为较大的整体。常用醛类试剂如戊二醛(GDA)、5-磷酸吡哆醛(PLP)和开环棉子糖，将多个血红蛋白分子聚合成大分子，以防止血红蛋白的解聚，延长循环半衰期，降低血红蛋白氧亲和力，增强其氧传递性，具有很好的携带氧的能力，能充分向组织供氧，不产生系统的肾毒性副作用。

③ 共轭血红蛋白(conjugated hemoglobin)　将可溶性惰性大分子聚合物，如聚乙二醇(PEG)、葡聚糖(DX)、右旋糖酐等共价偶联到血红蛋白分子上，形成共轭血红蛋白，从而增大其分子量，延长Hb的半衰期，减少Hb的解聚，降低肾脏毒性。较早的研究工作是右旋糖酐共轭人血红蛋白、葡聚糖共轭人血红蛋白(Tam，1976；Wong，1988)，在增加分子大小的同时降低了氧亲和力。此外，已经研究过的高聚物还有菊粉、聚乙烯吡咯烷酮、聚乙二醇等。其中比较有代表性、发展前景比较看好的是聚乙二醇(PEG)修饰Hb，大量研究表明，PEG与血红蛋白形成共轭物后，可以保持Hb的氧结合部位的结构完整性，钝化Hb的免疫原性，提

高存留时间；而且，具有良好的生物相容性，分子稳定性好，能在循环中维持较高氧含量，并降低网状内皮系统的吞噬，由此减少可能的过敏和免疫反应。共轭血红蛋白灌注动物模型实验表明，这类制品有满意的载氧能力和循环半衰期，未见相关器官组织病理变化。

(3) 脂质体包裹血红蛋白(liposome encapsulated hemoglobin，LEH)——人工红细胞(artificial red blood cell，ARBC) 人们一直追求人血液代用品的研究目标，是模拟天然红细胞膜和红细胞内的生理环境。早在 20 世纪 50 年代即有学者提出将 Hb 包裹以磷脂双分子膜而制造“人工红细胞”。此类制品也称为微囊化 Hb(encapsulated hemoglobin)。人工红细胞具有其他血红蛋白类血液代用品不可替代的优点：

① 由于它没有经过化学修饰，能够更好地保持 Hb 的功能；

② 可包裹一种别构效应调节剂，降低 Hb 的氧亲和力，从而增强携氧能力；

③ 可加入起辅助作用的酶(如正铁 Hb 还原酶)，模拟天然红细胞的正铁 Hb 还原系统；

④ Hb 被包裹起来，就相当于减少了分子数目，使其渗透压降低，因而允许包裹较高浓度的 Hb；

⑤ 可对微囊膜的成分进行调整，使其在循环系统中具有较长的半衰期；

⑥ 微囊膜防止了 Hb 与血的直接接触，可减少灌注游离 Hb 溶液后所观察到的肾毒性。

最常用的方法是用脂质体(liposomes)包裹血红蛋白，称为脂质体包裹型血红蛋白(LEH)。LEH 的磷脂双层包被不影响氧气的运输和释放，降低抗原性，增加循环半衰期，防止 Hb 迅速解离而导致肾毒性副作用。目前研究的还有用能够生物降解的聚乳酸(PLA)、聚乳酸乙醇酸(PLGA)等高分子材料制备包含 Hb 和红细胞各种酶(像超氧化物歧化酶、高铁还原酶)在内的纳米微囊。

(4) 基因重组血红蛋白(recombinant hemoglobin，rHb) 除化学交联外，也可以用基因工程技术修饰血红蛋白，可用基因重组和突变的方法生产交联或聚合的人 Hb。

基因工程修饰人 Hb 优于化学修饰产品，它避免了血源污染的可能性，可经微生物发酵大量生产，且产物无须进一步修饰，因其修饰结构小，也不会引起免疫反应。但是，基因重组人血红蛋白表达量太低，纯化费用过高，还没有实用价值。因此，建立高表达的 rHb 工程菌和高效分离纯化技术是 rHb 产业化的关键。

基因重组人血红蛋白已成为当今“血液代用品”的研究热点。应用基因重组技术可在大肠杆菌、酵母及昆虫细胞及转基因动植物中表达天然人血红蛋白；采用珠蛋白基因点突变方法，可以根据需要改变血红蛋白的结构和特性，产生修饰人血红蛋白(Kumar，1995)。基因工程大肠杆菌，其表达人 Hb 融合性 α(或 β)亚基，表达人血红蛋白量为 10%～20%，经处理后体外折叠，与天然 β(或 α)亚基结合于外源氯化血红素，形成四聚体；另外，使 α 亚基、β 亚基与甲硫氨酸肽酶在同一细胞内共表达，在体内折叠，产生天然血红蛋白 $\alpha_2\beta_2$ 四聚体，但此产物保留有翻译起始的甲硫氨酸残基，其表达量为 2%～10%。以上两种基因重组血红蛋白均导致 Hb 氧亲和力上升和协同作用下降。在大肠杆菌中，将两个重复的 α-珠蛋白首尾融合，这种基因重组交联人血红蛋白，有效地防止了 Hb 分子的解聚，具有良好的氧传递性，无明显的毒副作用，是一种有发展前景的血液代用品。

酵母宿主细胞的表达产物为可溶性血红蛋白，与天然人 Hb 结构一致，表达量仅 1%～3%，若在 b 多肽链基因点突变，可降低表达产物的氧亲和力。

宿主细胞为昆虫细胞的表达产物为不溶性珠蛋白，无血红素掺入，表达量为 5%～10%。

转基因猪和鼠的动物模型表达人血红蛋白均获得成功。美国 DNX 公司已经培育成功人血红蛋白转基因猪，在猪的红细胞中表达人血红蛋白，占猪血红蛋白的 10%～15%，表达产物有杂合分子，采用离子交换色谱等技术可将人和猪以及其杂合分子分离。转基因猪产生的人血红蛋白与天然人血红蛋白一致，不会产生免疫反应，经过化学修饰或改变结构可望用作血液代用品（Logan，1994）。总之，转基因动物的洁净饲养、血液的收集、提高人血红蛋白表达水平和表达产物分离纯化的技术，尚有待研究。

法国科学家在转基因烟草中成功地表达了人血红蛋白，为人血红蛋白的生产开辟了一条新途径，但其表达量较低。转基因植物生产人血红蛋白有其特殊的优点，能够对真核生物蛋白质多肽进行准确的翻译后加工和完成复杂的蛋白质构型重建，恢复天然蛋白质原有的生物学活性；与微生物和动物表达系统相比，虽然外源蛋白的表达量比较低，但其生物产量大，不受环境和资源等因素的限制，可以大规模生产，因而生产成本比较低；且植物属于可再生资源，不会造成环境污染。

总之，近期发展较快的是血红蛋白类血液代用品，一些 HBOC 产品已进入临床实验；基因重组血红蛋白目前尚处于实验研究阶段，是一类很有开发前景的血液代用品。

2. 红细胞类血液代用品

完全具备正常人血红细胞功能的血液代用品当属人工改造的万能型红细胞和造血干细胞培养的定型红细胞。

（1）万能型红细胞　根据红细胞表面的分子结构，用工具酶将红细胞表面糖链全部去除或将 A 型、B 型红细胞表面糖链上比 O 型血多余的糖分子切除掉，使 A、B、O 糖链结构变得一致，人工制备出 O 型（万能型）血细胞。目前尚不能有效地将“A”型红细胞转变成“O”型。此外，由于 Rh 因子的三维结构尚不清楚，也未找到相应的工具酶，将其转变成 Rh 阴性更是困难。显然，高纯度、高产量血型转变工具酶的研制以及最佳酶促反应的研究是红细胞血型转换的关键（Zhu，1996）。

改变血型的另一条途径，是用甲基聚乙二醇（mPEG）等高分子聚合物将红细胞膜上抗原封闭，使其成为无免疫原性的万能型红细胞。动物实验表明，这种人工红细胞具有正常的传递氧的能力，并以柔性改变形状而容易进入微血管，很有应用开发价值。

（2）造血干细胞培养定型红细胞　各类血细胞均来源于同一种骨髓造血干细胞，造血干细胞具有很高的自我复制和自我更新能力及多向分化的潜力。目前，国外利用造血干细胞体外扩增技术以及基因重组人红细胞生成素（EPO），已成功地在体外培养干细胞制备出具有正常生理功能的定型红细胞。

3. 血液代用品临床研究

根据 1997 年 9 月在北京举行的血液代用品国际学术讨论会上的信息和近期网络检索的文献，临床研究情况大体如表 4-10 所示。目前血液代用品中，血红蛋白（Hb）代用品为重要的开发对象。Hb 类氧载体在临床上主要用于外伤急救。由于 Hb 的体积远小于血红细胞，在某些情况下普通血细胞无法通过微毛细血管输送氧气，而 Hb 有可能仍然具有向组织运送氧气的功能。

表 4-10　血液代用品临床研究情况

生产企业	产品名称	采用的技术	适应证	临床阶段
Baxter（美）	HemAssist/DCLHb	双阿司匹林交联人血红蛋白	创伤/脓毒症休克	Ⅲ
Biopure（美）	Hemopure/HBOC-201	戊二醛聚合牛血红蛋白	择期手术	非洲临床
Hemosol（加）	Hemolink/Hb-raffimer	*O*-（开环）棉子糖聚合人血红蛋白	心脏手术	Ⅲ
Northfield（美）	PolyHeme/Pyridoxal	吡哆醛与戊二醛聚合人血红蛋白	创伤/出血性休克	Ⅲ
Apex Bioscience（美）	PHP	吡哆醛修饰与 PEG 共轭的人血红蛋白	败血症休克	Ⅲ
Enzon（美）	PEG	PEG 共轭牛血红蛋白	肿瘤治疗	Ⅲ

续表

生产企业	产品名称	采用的技术	适应证	临床阶段
Alliance Pharm(美)	Oxygent	乳化的全氟化碳	心肺分离术	Ⅲ
Somatogen(美)	rHb1.1/1.2/Optro	大肠杆菌重组血红蛋白(rHb)		Ⅲ
Sangart 美	Hemospan	Maleiimide PEG 共轭修饰人血红蛋白	外科手术	Ⅲ

表 4-10 中，Baxter 公司的产品 HemAssist/DCLHb 是由 3,5-二溴水杨酸盐交联人血红蛋白(hHb)制成的，已在各种不同的临床研究中得以测试，曾应用于创伤、失血性休克、心脏手术后输血等。但是在Ⅲ期临床研究中，DCLHb 测试组患者与对照组相比死亡率较高。目前，在美国 FDA 的建议下，出于安全性考虑，该研究处于停滞阶段。

美国 Northfield Laboratories 生产的产品 PolyHeme 是吡哆醛和戊二醛多聚 hHb，Ⅰ期临床试验未发现异常现象。在北美，已进行择期主动脉瘤手术Ⅲ期临床试验，是至今在美国唯一用于严重创伤者的产品。加拿大 Hemosol 公司的 Hemolink 是以多功能的氧化开环棉子糖修饰 hHb 得到的。Hemolink TM 已完成了整形外科手术、心血管手术和贫血症治疗等临床试验，进入Ⅲ期临床。Biopure 公司研制生产的产品 Hemopure(Hemoglobin Glutamer 2250)是戊二醛聚合牛 Hb 产品。在外科手术中，Hemopure TM 的注入是发挥“桥梁”作用，以推迟传统的输血直到病人稳定，出血停止。2001 年，Hemopure 在南非被批准用于治疗成年患有急性贫血的外科手术病人，以减少或消除外源输血。目前，Hemopure TM 已被美国 FDA 批准用于兽医中。Sangart 公司的产品 Hemospan 是以 Maleiimide PEG 与 hHb 共轭的产品，2002 年在健康志愿者中进行了Ⅰ期临床试验，未出现高血压、胃肠不适等副反应。Sangart 公司正在瑞典对 Hemospan TM 进行Ⅱ期试验。Optro 是 Somatogen 公司利用 hHb 在大肠杆菌中表达的产物，是第一个进入临床试验的基因 rhHb。该公司目前正在研制具有降低血管活性的第二代产品 rHb 2.0，并准备进行临床测试。

考察国内的情况，2003 年陕西西大北美基因股份有限公司研制的人血液代用品以猪血红蛋白为原料，选择戊二醛作为交联剂进行聚合的血红蛋白多聚体。其产品蛋白质纯度高达 99.9%，具有与人血红蛋白相似的载氧功能，研究成果填补了中国在这一领域的空白。2004 年，中国科学院过程工程研究所在已有工作的基础上进一步发展，设计并研制了血红蛋白与人血清白蛋白偶联物，作为新一代的红细胞代用品，引起国内外同行的关注，已经申请了国际发明专利，是目前我国在血液代用品方面申请的唯一的国际发明专利。

4. 人血液代用品的应用前景

人血液代用品有着广泛的应用前景，目前已进入临床实验的血液代用品的适应证主要为损伤造成的急性失血和休克紧急救治。根据美国 FDA 公布的文件，其适应证主要包括如下几方面：

(1) 出血性休克/创伤治疗　出血性休克是人血液代用品临床应用最多的适应证，及时给创伤病人输注人血液代用品，能有效控制出血性休克。

(2) 败血症休克　NO 是败血症发生过程中诱发合成的血管舒张因子，血红蛋白类人血液代用品能有效结合并灭活 NO，从而治疗败血症休克的低血压。

(3) 手术期的血液稀释　手术前从病人身上抽出几单位血，经稀释补充血量，手术中需要时再将血输回去，这是目前手术中常用的方法。人血液代用品有望替代手术前所采集的血量。

(4) 局部缺血组织的灌流　血红蛋白类人血液代用品颗粒小、黏度低，容易通过阻塞的血管或经微循环进入组织，使缺氧组织重新获得氧。

(5) 肿瘤治疗　实体瘤中的缺氧细胞对电离辐射和化疗有较强的抵抗力。由于人血液代用品黏度低，通过微血管系统向肿瘤组织供氧，从而提高肿瘤组织对电离辐射和化疗的敏感性。

此外，人血液代用品还可以作为红细胞血型不合时的替代血液、冠脉成形术中的灌注液、心肺分流术外循环起始循环液，以及在离体器官、移植器官的保存和脑血管卒中患者、镰刀形贫血症的治疗方面都起着重要的作用。

5. 我国人血液代用品的开发状况

我国的人血液代用品研究起步较晚，20 世纪 70 年代以来，我国有关研究单位才开展了血液代用品的实验研究，80 年代，在国家“863”计划和攻关计划推动下，我国生物技术研究水平有了长足进步，为血液代用品研究奠定了扎实的技术基础；1996 年，科技部中国生物工程开发中心在国内外调研的基础上向“863”计划生物领域专家委员会提出了加强人血液代用品研究与开发的建议，被专家委员会采纳。随后，《人血液代用品的研究和开发》被列为国家“863”计划生物领域课题；1997 年该项目又被列为国家“863”计划重大项目。

1999 年，北京四通集团和北京天坛生物制品有限公司以 1.6 亿元人民币买断该项目技术和生产经营权，其中天坛生物占 49%的股份。目前该项目的产业化仍由北京凯正生物工程发展有限公司承担，拟作为Ⅰ类生物制品推出。

凯正生物公司开发的人血液代用品是从牛血中提取血红蛋白，采用聚乙二醇(PEG)共价偶联到蛋白质表面进行化学修饰，该方法既延长了蛋白质的半衰期，又覆盖了牛血红蛋白的免疫原性部位。该制品的血源来源丰富，制备方便。研制时在血源上严格把关，首先鉴定牛是否患有疯牛病，在保证牛健康的情况下才能采血。在后续的分离纯化过程中也保证了产品不含有牛血液中的其他病原体和杂蛋白。目前该项目已经基本完成了中试过程，某些工艺的稳定性仍在进一步调试。同时，临床前的毒理、药理等试验工作也已经开始。Ⅰ类生物制品的研发过程一般都较长。美国目前处于Ⅲ期临床的人血液代用品大都是在 1992～1994 年间进入Ⅰ期临床的。凯正生物公司开发的人血液代用品和美国 Enzon 公司开发的是同类产品，均为 PEG 共轭牛血红蛋白。Enzon 公司的产品 1997 年开始已经进入了Ⅱ期临床，目前Ⅱ期临床尚未结束。如果 Enzon 公司的人血液代用品能较快通过美国 FDA 认证，则我国的人血液代用品项目的临床过程时间也可大大缩短。

我国已成功地把动物血红蛋白转化为安全有效的人血液代用品，各项指标都达到了国际先进水平。该项成果以 1.6 亿元转让给企业，即将进入临床试验，目前已建成中试规模的人工血液代用品血源生产基地，连续 6 批产品达到企业质控标准。2003 年，陕西西大北美基因股份有限公司研究人员成功地将猪血红蛋白转化为安全有效的人血液代用品，并建立了拥有自主知识产权的制备工艺技术。陕西西大北美基因股份有限公司研制的人血液代用品，是以猪血红蛋白为原料，选择戊二醛作为交联剂进行聚合的血红蛋白多聚体。在研究可工业化放大的制备工艺基础上，建立了有效控制戊二醛聚合血红蛋白的反应速度、监控反应程度的方法和工艺；解决了戊二醛聚合血红蛋白的反应易形成凝胶态而阻碍反应进行的技术难题，并有效控制了最终聚合体的大小范围，大幅度地降低了生产成本；建立了一套有效防止血红蛋白聚合体氧化的方法，解决了产品长期保存的部分关键技术难题；建立了检测血红蛋白聚合体生理生化指标和生物功能的动物模型，为产品的安全性检测提供了更接近生理状态的测定方法和相关技术标准。

总之，人血液代用品的开发是一项高技术、高风险、长周期的项目，涉及多学科、多个课题组的合作。

第六节 人尿制品

人尿是一种有形的物质，它来源于人体的血液，经肾脏细胞的循环与过滤作为排泄物排出体外，其成分包括许多人体未吸收的物质与人体的代谢产物，而其中的许多成分是具有生物活性的物质，对许多疾病具有治疗作用，对人体具有保健功能。李时珍在《本草纲目》中，早已对人尿的药用价值作过详细的叙述。他认为，尿液可用来治疗头痛、咽痛、腹痛、咳嗽、疟疾等40多种疾病。现代研究表明，人尿中含有许多生理活性物质，是重要的人源性生物资源。

一、人尿的化学组成

人尿中的成分有50多种，主要有尿素、氯化钠、钾、磷酸、硫酸、尿酸、肌酐、氨、马尿酸及微量的酚、草酸、尿蓝母、钙、镁、维生素 B_1、维生素 B_2、维生素 B_6、维生素C、叶酸、尿激酶及多种激素(17-酮甾类、17-氧皮质酮甾、雌激素等)，其中尿酸是蛋白质的代谢产物，浓度为1.5%～3.0%。尿的颜色因所含尿色素、尿胆酸的含量不同由淡黄色至褐色，正常尿的颜色为透明状。人尿中的成分因人、饮食习惯、生理状态以及病理状态而异，情况比较复杂。

二、尿液中的生物活性物质

尿液中含有多种生物活性成分，从健康男性尿液中可制备尿激酶、激肽释放酶、尿抑胃素、蛋白酶抑制剂、睡眠因子、集落刺激因子(CSF)等。从妊娠妇女与绝经妇女尿液中可制备人绒毛膜促性腺激素(HCG)。

1. 尿激酶

尿激酶(urokinase，UK)是一种在人肾脏中合成并由人尿释放的丝氨酸水解酶，也称尿激酶型纤溶酶原激活剂(urokinase-type plasminogen activator，uPA)，是从男性尿液中提取的一种生化药物，广泛应用于治疗新鲜血栓性闭塞性疾病、肺栓塞、急性脑血栓形成、脑血管栓塞以及视网膜中央静脉血栓形成。与其他纤溶酶激活剂相比，UK具有无抗原性、无热原、毒副作用小、纤维酶特异性高和疗效确切等优点，与tPA并称为第二代溶栓剂。从20世纪80年代开始，尿激酶已经大量应用于临床的溶栓治疗中。

尿激酶原(prourokinase，pro-UK)是尿激酶的前体，在溶栓治疗中，同uPA相比，pro-UK对血浆中游离的纤溶酶原没有激活作用，只用在纤维蛋白存在时，才特异性地激活纤溶酶原，不易激活全身的纤溶系统而引起出血副反应，是今后溶栓药物发展的方向之一。

目前临床上用的尿激酶是从大量新鲜人尿中提取，而尿激酶原主要通过基因工程方法生产。

2. 激肽释放酶

尿激肽释放酶，又称尿激肽原酶，是从人尿中提取的一种由238个氨基酸残基组成的丝氨酸蛋白酶，在体内主要作用于激肽原(kininogen)，使之水解为激肽(kinin)，从而行使一系列生理功能，可以扩张毛细血管、松弛血管平滑肌、改善微循环、增加血流量、抗凝、溶血栓、降低血液黏度、降血压以及治疗男性不育等，因此具有较高的药用价值，目前国外已进入Ⅲ期临床研究。

3. 尿抑胃素

1938年有人注意到孕妇的消化性溃疡发病率很低，用其尿提取物治疗狗的实验性溃疡有效。故 Sandweiss 等将尿中具有抗溃疡、抗胃酸分泌的物质称为尿抑胃素。后经提纯证实，尿抑胃素即表皮生长因子(EGF)。

尿抑胃素是由 53 个氨基酸组成的单链多肽，相对分子质量为 6.0×10^3，含三个链内二硫键，等电点为 4.6。

尿抑胃素的主要作用是抑制胃酸分泌。它能抑制组织胺或胰岛素刺激的胃酸分泌，对进食或胆碱能刺激的胃蛋白酶的分泌也有抑制作用，但不如对胃酸的抑制作用强。临床上用于诊断和治疗胃病，尤其对胃溃疡及十二指肠溃疡有很好的治疗作用。此外，在角膜创伤的修复、烧伤时自体上皮细胞的培养中有良好的应用前景。在日化品中，尿抑胃素可作为高级化妆品的添加成分，具有促进表皮新生、防止衰老等作用。

4. 尿胰蛋白酶抑制剂

人尿胰蛋白酶抑制剂(human urinary trypsin inhibitor，HUTI)是一种丝氨酸蛋白酶抑制剂，相对分子质量为$(6.6\sim6.8)\times10^4$，等电点为 2～3。HUTI 是一种糖蛋白，含糖量高达 20%～30%。它对胰蛋白酶、胰凝乳蛋白酶、纤维蛋白酶、弹性蛋白酶等均有显著的抑制作用。临床上主要用于治疗急性胰腺炎、减少心脏外科术后出血、防治脑血管疾病、抑制肿瘤细胞的浸润和转移等。目前，国内已有产品生产(商品名乌司他丁，广东天普生化医药股份有限公司生产)。

5. 人绒毛膜促性腺激素

1927 年，Aschhein 等从孕妇尿中首次发现了人绒毛膜促性腺激素(human chorionic gonadotropin，HCG)。HCG 是妇女在妊娠时由胎盘滋养层细胞合成和分泌的一种异源二聚体的糖蛋白激素，由含 92 个氨基酸残基的 α-亚基和 145 个氨基酸残基的 β-亚基组成，相对分子质量为$(4.7\sim5.9)\times10^4$，等电点为 3.2～3.3。妇女妊娠 45～70 天，尿中 HCG 含量可达 30 000～50 000IU/24h。

HCG 的生理功能是刺激黄体细胞产生黄体酮，保护子宫内膜不破裂，使受精卵安全着床，维持妊娠。临床上主要用于女性不孕症、治疗习惯性流产、黄体功能不全，对神经性皮炎亦有效。也可用于男性垂体功能分泌不足所致的性功能低下症及隐睾症等。

6. 人尿中的其他活性物质

近年来还从尿液中提取出集落刺激因子(CSF)、红细胞生成素(EPO)和血栓调节素(TM)。TM 是血管内皮细胞表面的单链糖蛋白，具有蛋白C活化反应辅因子、抗凝血酶Ⅲ依赖性抗凝血和直接抗凝血活性，是新一代的抗凝血药物。此外，从人尿中分离到多种具有抗肿瘤活性的组分，如抗瘤酮、尿多酸肽等。我国科研人员从尿中分离纯化到一种小肽混合物，它们的相对分子质量不超过 800，具有显著的抗菌、抑瘤活性，命名为 UAP(uric antibacterial peptides)。

第七节　胎盘制品

一、胎盘概述

胎盘俗称衣胞或胎衣，中医称为紫河车。胎盘是胎儿与母体之间进行物质交换的器官，由胚胎的丛密绒毛膜与母体子宫的底蜕膜共同组成。人的胎盘呈扁圆形。足月出生孩子的胎盘直径为 10～20cm，厚 2～3cm，重 500～600g。其味甘咸，性温，具有补气、养血、益精之功效。据分析，胎盘不仅含有蛋白胨、多肽和甘露糖，还含有胎盘球蛋白、激素和酶，能滋补身体，壮气养神，可用来治疗神经衰弱、贫血、肺结核、慢性气管炎、月经不调，还能用来预防麻疹、流感、肝炎等疾病。

二、胎盘中的活性物质

胎盘能产生多种蛋白质、激素、调节肽、生长因子、细胞因子等生物活性物质，它们在胎盘内部产生极其复杂的相互调控作用，以维持胎盘的生长发育，并进入血循环对胎儿的生长发育及母体的内分泌功能都起重要调节作用。同时，这些生物活性物质也是开发的重要对象。胎盘中最引人注目的成分是丙种球蛋白，它的特殊功效在于增加人体免疫力，并对麻疹、流感、病毒性肝炎、脊髓灰质炎等症有预防及治疗作用。胎盘中的干扰素和巨球蛋白，具有抗病毒、抗癌及抑制流感病毒的作用，所含的尿激酶抑制物，具有抑制尿激酶活化纤维蛋白溶酶原的作用，其中的糖蛋白可治疗伤口愈合以及具抗过敏作用。值得一提的是，胎盘中所含的红细胞生长素、促性腺激素和肾上腺皮质激素，分别对贫血、性功能不全和肾上腺皮质功能不全有一定的防治作用。胎盘中的重要生物活性物质列于表 4-11。

表 4-11　胎盘中的部分生物活性物质

种类		主要生理功能或用途
蛋白物质	胎盘白蛋白	用于烧伤、失血性休克、水肿及低蛋白血症的治疗
	增加人体免疫力，并对麻疹、流感、病毒性肝炎、脊髓灰质炎等症有预防及治疗作用	胎盘丙种球蛋白
	胎盘巨球蛋白	具有抗病毒、抗癌及抑制流感病毒的作用
	妊娠相关糖蛋白(PAG)	
	纤维连接蛋白(FN)	可促进伤口愈合及抗过敏作用
激素	人绒毛膜促性腺激素(HCG)	用于女性不孕症、治疗习惯性流产等
	促性腺激素释放激素(GnRH)	
	促肾上腺皮质激素释放激素(CRH)	
	生长抑素(SS)	
	催产素(OT)	
	卵泡抑素(FS)	
	神经肽 Y(NPY)	
	抑制素与激活素	
	黑素生成素	治疗白癜风
	干扰素(IFN)	
	白细胞介素(IL)	
细胞因子	集落刺激因子-1(CSF-1)	
	胰岛素样生长因子(IGF)	
	表皮生长因子(EGF)	
	转化生长因子(TGF)	
	肿瘤坏死因子 α(TNFα)	
	白血病抑制因子(LIF)	
	人胎盘免疫调节因子(HPIF)	对治疗红细胞免疫黏附功能低下的疾病可能有效
酶及酶抑制剂	膜基质金属蛋白酶(MT-MMP-1)	
	金属蛋白酶抑制因子-1(TIMP-1)	
	库尼特型蛋白酶抑制剂	
	胎盘 RNA 酶抑制剂	

除上述提到的外，胎盘中还含有含氮脂多糖、红细胞生成素、维生素 A 结合蛋白、β-内啡肽、蛋-脑啡肽(methionine-enkephalin，M-ENK)、强啡肽(dynorphin，DYN)等。

1. 人胎盘血白蛋白

本品系由健康人胎盘血液经盐析、辛酸钠处理的方法或卫生部批准的其他适宜方法提取，经 60℃、10h 加温灭活病毒素制成。白蛋白含量在 96%以上，含适宜的稳定剂，不含防腐剂和抗生素，专供静脉输注。本品有增加循环血容量和维持血浆渗透压的作用，每 5g 白蛋白溶液在维持机体内的胶体渗透压方面，约相当于100mL血浆或200mL全血的功能。主要用于治疗因失血、创伤及烧伤等引起的休克，脑水肿及大脑损伤所致的脑压增高，防治低蛋白血症以及肝硬化或肾病引起的水肿或腹水，有较好的疗效。

2. 人绒毛膜促性腺激素(HCG)

胎盘是HCG的另一重要来源。在胎盘中，HCG具有刺激性腺活动和维持早期妊娠和早期胚胎发育的功能，还能产生免疫抑制作用，使妊娠母体免疫应答能力下降，抑制母体对胎儿的排斥，并具有甲状腺刺激活性。

3. 促性腺激素释放激素(GnRH)

胎盘产生的GnRH与下丘脑产生的完全相同。胎盘组织既可产生GnRH，又含有GnRH受体。GnRH及其受体主要分布于细胞滋养层。GnRH具有刺激人绒毛膜促性腺激素释放的作用，对人早期胎盘绒毛组织HCG分泌呈双向调节作用，低剂量刺激，高剂量则抑制HCG分泌。天然GnRH可用于诱导排卵。目前，国外已广泛应用外源性GnRH脉冲式治疗特发性低促性腺激素性功能减退症、不育症以及由于缺乏GnRH所致的闭经、不排卵和多囊卵巢综合征等疾病，取得了令人满意的效果。

4. 促肾上腺皮质激素释放激素(CRH)

CRH分布于足月胎盘绒毛细胞滋养层中。胎盘中CRH随妊娠周龄逐渐增多，在怀孕的最后5周达到早期的20倍。CRH可刺激释放前列腺素及增加子宫的收缩力并蜕膜，还可刺激促肾上腺皮质激素(ACTH)、β-内啡肽、黑素细胞刺激素(MSH)和前列腺素等的释放，对于妊娠后期母体或胎儿的应激功能和分娩过程的始动起到重要作用。

5. 人胎盘免疫调节因子(HPIF)

胎盘免疫调节因子(placenta immunoregulating factor，PIF)亦称胎盘调节因子或胎盘因子，它的研究首起我国，是从健康产妇的胎盘中提取的活性成分。其活性成分主要是小分子多肽，相对分子质量为3800～5000。PIF具有多种生物活性，能提高机体的免疫功能，具有良好的免疫调节、增强作用及抗突变作用，对病毒性疾病、免疫缺陷疾病及恶性肿瘤等多种疾病均有较好的临床效果。

6. 胎盘RNA酶抑制剂

RNA酶抑制剂是一类相对分子质量约为50000的蛋白质，包含7个交替的富含亮氨酸的重复序列，存在于所有哺乳动物的细胞质中，从胎盘中可大量分离。许多RNA酶可与此类蛋白质紧密结合形成非共价的复合物从而使RNA酶失活。这类蛋白质抑制剂与它们的靶蛋白之间的亲和力是已知最高的。此类蛋白质在体内的功能是作为包括胰RNA酶超家族、高活性血管生成素等的蛋白质抑制剂。RNA酶抑制剂在分子生物学的研究中用于RNA的保护。

第八节　人源性生物制品制备实例

一、人血浆白蛋白制剂的制备

1. 白蛋白的结构与性质

白蛋白(albumin)又称清蛋白，是血浆中含量最高的蛋白质，成年人每升血液中含40～50g，占血浆总蛋白的50%～60%。人血清白蛋白是由585个氨基酸残基组成的单链无糖基化的蛋白质，分子呈心形，N端为天冬氨酸，C端为亮氨酸，相对分子质量为66000～69000，等电点为4.7～4.9。单条多肽链由大约17个二硫键交叉连接，每分子只含有一个游离—SH。

血浆白蛋白的前体(pro-HSA)在肝脏中合成。当 pre-pro-HSA 进入内质网时，18 个氨基酸残基的 pre(信号肽)被信号肽酶切除。生成的 pro-HSA 到达高尔基体，6 个氨基酸残基 pro 被切除形成成熟的 HSA。白蛋白易溶于水，在 60%以上饱和度的硫酸铵溶液中沉淀，对酸较稳定，受热变性。

在人体内，血清白蛋白具有维持血液渗透压和携带血液中多种配基(包括脂肪酸、氨基酸、类固醇、金属离子及药物)与组织进行交换等生理功能，在临床上人血清白蛋白作为血浆容量扩充剂广泛应用于大出血、休克、烧伤、癌症、红白细胞增多症、白蛋白过少症等，而且能增强人体的抵抗能力，另外，人血清白蛋白也应用在生物产品的制备上，如作为亲和色谱介质纯化胆红素、用作乙肝疫苗的稳定剂及许多药物的辅料等。白蛋白是迄今为止产量最大、用量最大的蛋白质类药物。资料表明，人血清白蛋白全世界年销售量 600t 左右，形成年销售额至少 300 亿美元的巨大市场。我国需求量也已达 70t，年销售额在人民币 30 亿元左右，并将随着农村生活水平和医疗条件的改善不断增加。

人体来源的白蛋白有两种，一种是从健康人血浆中分离制得的人血清白蛋白，另一种是从健康产妇胎盘中分离制得的胎盘白蛋白。

2. 制备方法

生产白蛋白的方法主要有盐析法、低温乙醇法、利凡诺法和色谱法。盐析法沉淀蛋白质的特异性不强，蛋白质纯度也不高，只能用作蛋白质制品的初步分离。利凡诺法的设备要求低，工艺简单，曾经在国内被广泛用于生产白蛋白和免疫球蛋白。利凡诺法投资规模较小，管理容易失去控制，并且存在血浆综合利用率低、污染环境等问题，1996 年开始被禁止使用。目前国内外最常用的方法是低温乙醇法和色谱法，是由经乙肝疫苗免疫后健康人血浆或血清进行人血白蛋白的分离，再经 60℃、10h 加热进行病毒灭活处理的。其浓度有 5%、10%、20%、25%几种，临床应用较安全，不良反应发生率低。

(1) 低温乙醇法　低温乙醇法是 1940 年由美国哈佛大学医学院的 Edwin J. Cohn 教授发明的，因此又称“孔氏法”。孔氏法最初用来分离牛血清白蛋白，随后应用于人血浆分离。1944 年，白蛋白制品首次进行临床输注，用于抢救 7 名在日军偷袭珍珠港中严重烧伤的美国水兵，并由此开始了血浆蛋白制品的工业化生产。

低温乙醇法是以混合血浆为原料，逐级降低酸度(从 pH7.0 降到 pH4.0)、提高乙醇浓度(从 0 升到 40%)，同时降低温度(从+2℃降到−2℃)，各种蛋白质在不同的条件下以组分(粗制品)的形式分步从溶液中析出，并通过离心或过滤分离出来。根据粗制品沉淀的先后次序分别称为“冷沉淀”、“组分Ⅰ”、“组分Ⅱ”、“组分Ⅲ”、“组分Ⅳ”和“组分Ⅴ”。蛋白质相对分子质量越大(如凝血因子)越先析出，相对分子质量越小(如白蛋白)越后析出(见表 4-12)。除酸度、乙醇浓度和温度外，低温乙醇法的控制参数还有蛋白质浓度、溶液离子强度和反应时间。从 1940 年发明低温乙醇法到 1950 年的 10 多年间，Cohn 及其同事一共研究了 10 种办法，各种方法的差异在于参数的变化和不同的组合，比较常用的是 Cohn 6 法。在此基础上，以后很多学者为了简化分离步骤、提高蛋白质得率、降低生产成本，提出了许多改良方法。其中得到应用的有 Nitschman 和 Kistler 提出的 N-K 法和压滤法。N-K 法的优点是简化了操作，缩短了生产周期，提高了白蛋白和免疫球蛋白的回收率，生产中乙醇的消耗量降低了约 40%，最大溶液体积减小了 20%～25%。压滤法是在低温乙醇分离蛋白质组分的过程中，用加压过滤技术代替低温离心技术来进行固液分离的一种方法，与传统的离心法相比，该法操作更为方便、蛋白质回收率高、生产周期缩短。

表 4-12 低温乙醇法各组分所含主要的血浆蛋白成分

组分名称	主要血浆蛋白成分
冷沉淀	凝血因子Ⅷ、凝血因子ⅩⅢ、纤维蛋白原、纤维粘连蛋白
Ⅰ	纤维蛋白原、凝血因子Ⅸ、冷不溶性球蛋白
Ⅱ	丙种球蛋白、甲种球蛋白、乙种球蛋白、白蛋白
Ⅲ	甲种球蛋白、乙种球蛋白、纤溶酶原、铜蓝蛋白、凝血因子Ⅱ、凝血因子Ⅶ、凝血因子Ⅸ、凝血因子Ⅹ
Ⅳ	甲种球蛋白、乙种球蛋白、转铁蛋白、转钴蛋白、铜蓝蛋白、白蛋白
Ⅴ	白蛋白、甲种球蛋白、乙种球蛋白、垂体性腺激素

低温乙醇法具有如下优点：

① 操作比较简单，产量高，适合自动化、工业化、规模化生产；

② 对蛋白质活性影响小，能基本保持分离所得的蛋白质的天然性质；

③ 低温、乙醇分离过程能抑制细菌生长、去除病毒、控制热源，较有效地保证了制品的安全性；

④ 可分离多种血浆蛋白成分，有利于血浆资源的综合利用；

⑤ 乙醇作为主要生产原料，价格低廉，易获得。

低温乙醇法不仅是第一个真正工业化的血浆蛋白制品生产方法，而且仍然是血浆蛋白制品生产厂家首选的方法，目前操作方法有了很大的变化，如用密闭的反应罐来取代以前敞开的反应罐，采用自动化技术来进行物料转移、用计算机来监测和控制反应体系等。

低温乙醇法得到的各种组分均为粗制品，需经进一步超滤、色谱、除菌、病毒灭活、调制等步骤制成最终产品，干粉类制品还需经真空冻干。

Cohn 法、N-K 法及压滤法的生产工艺路线分别如图 4-1、图 4-2 和图 4-3 所示。

(2) 色谱法　色谱法是一种常用的蛋白质分析和分离的方法，20 世纪 90 年代大容量的色谱设备问世后，色谱法逐步被用于血浆蛋白制品的生产，主要用来对低温乙醇法产生的一些粗制品进行加工精制，特别适用于产量少而价值高的蛋白质制品。

色谱法的生产步骤比较简单，耗能低，产品纯度高，但是色谱设备以及填充物的初期投资较大，如果使用频率不高则成本可能较大，此外，由于没有低温和乙醇的保护，制品比较容易受微生物、病毒等的污染，因此生产工艺的要求较高。

色谱法分离血浆白蛋白的工艺路线如图 4-4 所示。

白蛋白的主要分离步骤是：血浆先经凝胶过滤脱盐，后通过阴、阳两种离子交换柱色谱，再经一步凝胶过滤而得到白蛋白。白蛋白分离过程中的阴离子交换柱洗涤液富含 IgG，洗涤液经过两种离子交换色谱，热处理后，再进行凝胶过滤，可得到纯化的 IgG。

3. 产品质量控制

本品液体制剂为略黏稠、黄色或绿色至棕色的澄明液体，不应有异物、浑浊或沉淀；冻干制剂为灰白色疏松体，无融化迹象。按《中国生物制品规程》中白蛋白制造及检定规程的各项规定进行检验，各项指标均应符合规定。下列标准可作参考：本品冻干制剂配成 10%蛋白质浓度时，其溶解时间不得超过 15min；冻干制剂水分含量不超过 1%；用生理盐水稀释成 1%蛋白质浓度，在(20±2)℃测定，pH 值应为 6.4～7.4；蛋白质含量应不低于标示量的 95%；白蛋白含量应不低于蛋白质总量的 96%；残余硫酸铵含量不超过 0.05g/L；无菌试验、安全试验、毒性试验、热原试验应符合规定；可含适宜稳定剂，不含防腐剂和抗生素。

液体制剂保存于 2～8℃暗处，冻干制剂应保存于 10℃以下避光干燥处。自血浆投产之日起效期为 5 年。

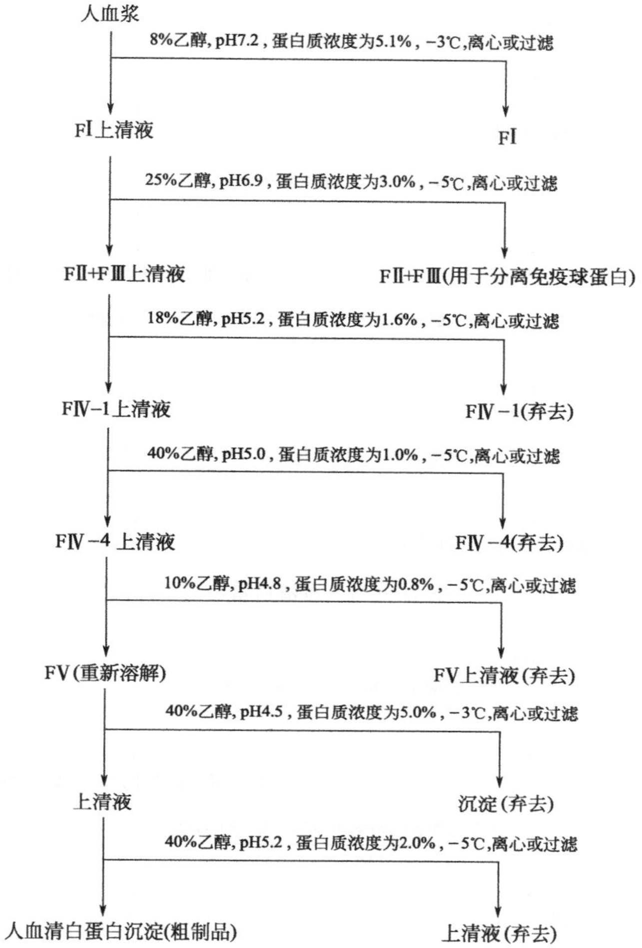

图 4-1　Cohn 6 法分离人血清白蛋白的工艺路线

二、尿激酶的制备

1. 尿激酶的结构与性质

尿激酶(urokinase，UK，E. C. 3. 4. 99. 26)，也称尿激酶型纤溶酶原激活剂(uPA)，是一种在人肾脏中合成并由人尿释放的丝氨酸水解酶，主要存在于人和哺乳动物的尿中，在血浆中的浓度为 3. 5ng/mL，在尿中的浓度可达 200～300ng/mL。现在已经发现有 6 种形式的尿激酶，尿激酶原(prourokinase，pro-UK)是它们的共同前体。尿激酶原的基因位于第 10 号染色体长臂上的一个 6. 4kb 的区域，内含 11 个外显子和 10 个内含子，转录产物为 2. 5kb 的 mRNA。血管内皮细胞、平滑肌细胞、上皮细胞、纤维原细胞、单核细胞/巨噬细胞和一些恶性肿瘤细胞都可以合成 UK，并以 pro-UK 的形式分泌到胞外。pro-UK 由 411 个氨基酸组成，相对分子质量约为 5.4×10^4 的单链糖蛋白。在其肽链结构中，根据氨基酸组成及构象可分为三个功能区和一个连接区。pro-UK 可被体内纤溶酶或激肽释放酶催化在 Lys158-Ile159 之间的肽键水解断裂转换为有活性的双链形式(tcu PA)，即尿激酶。

高分子尿激酶(H-UK)和低分子尿激酶(L-UK)是其中主要的两种尿激酶。前者的相对分子质量为 54700，后者为 31300。前者为天然存在形式，后者为 H-UK 在尿中的胃蛋白酶作用下的降解产物。这两种 UK 均具有生物活性，但从体外进行的酶动力学试验和临床研究表明，

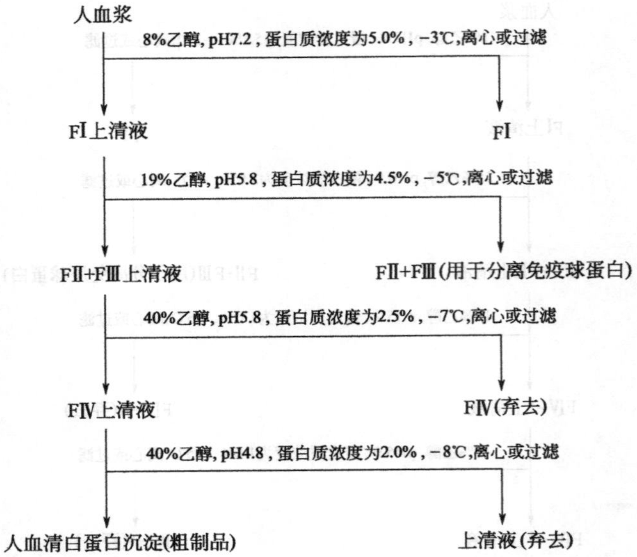

图 4-2　N-K 法分离人血清白蛋白的工艺路线

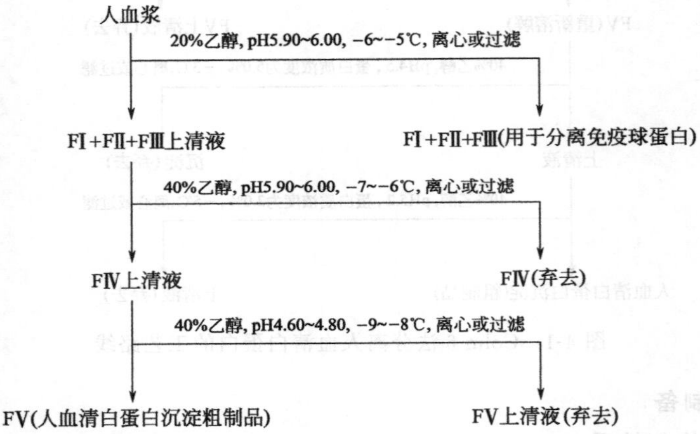

图 4-3　压滤法分离人血清白蛋白的生产工艺

H-UK 比 L-UK 更有效，因此临床使用的产品均要求以 H-UK 为主。H-UK 由 2 条肽链通过二硫键连接而成，丝氨酸和组氨酸是酶活性中心的必需氨基酸，其等电点为 8.4～8.7。

尿激酶是专一性很强的蛋白水解酶，血纤维蛋白溶酶原是唯一的天然蛋白质底物，在生物体内，UK 通过特异性地裂解纤溶酶原 Arg560-Val561 的肽键，将纤溶酶原活化为有活性的纤溶酶，从而产生溶栓效应。UK 是体内纤溶系统中的重要物质，同 tPA 一起对体内血栓的溶解具有十分重要的作用。在体内，uPA 不仅是重要的溶栓物质，还同体内创伤愈合、组织再生、血管生成、胚胎形成、病原体和肿瘤细胞浸润（invasion）和转移（metastasis）都有关，具有复杂的生理作用及重要的病理意义。实验证明，尿激酶还具有明显的降压作用。

从 20 世纪 80 年代开始，尿激酶已经大量应用于临床，广泛用于治疗各种新血栓形成、血栓栓塞等症，如缺血性脑卒中（脑血栓）、中央视网膜血管闭塞症、急性心肌梗死、肺梗死、四肢及周围动脉血栓以及人工肾、肾移植、动静脉分支血栓的形成、风湿性关节炎等。此外，尿

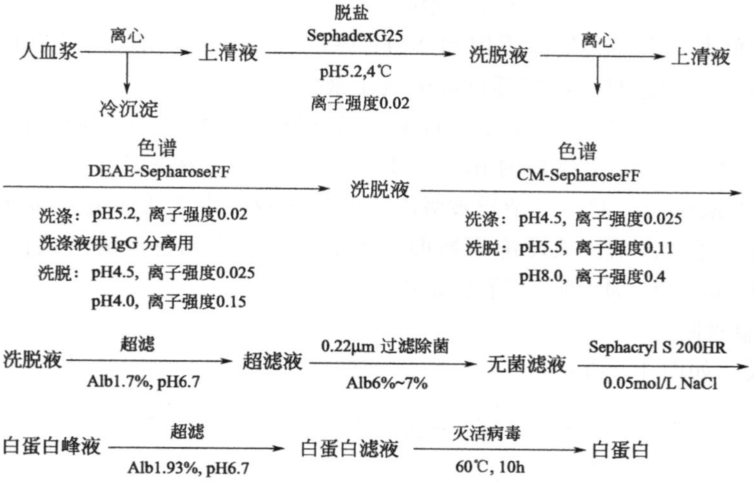

图 4-4 色谱法分离人血清白蛋白的生产工艺

激酶与抗癌剂合用，能溶解癌细胞周围的纤维蛋白，使得抗癌剂能更有效地穿入癌细胞，从而提高抗癌剂杀伤癌细胞的能力，因而也是一种很好的癌症辅助治疗剂。尿激酶无抗原性、毒副作用小，可多次长时间使用。

2. 制备方法

目前临床上使用的尿激酶主要是从大量新鲜人尿中提取，利用基因工程生产的重组尿激酶也已进入临床试验。尿液中尿激酶的提取大多采用吸附法。由于尿激酶在尿液中含量很低，提取的关键是选择恰当的吸附剂。国内多采用吸附法从新鲜男性尿液中提取尿激酶，吸附剂主要选用树脂和硅藻土。

（1）硅藻土吸附法

① 工艺路线 如图 4-5 所示。

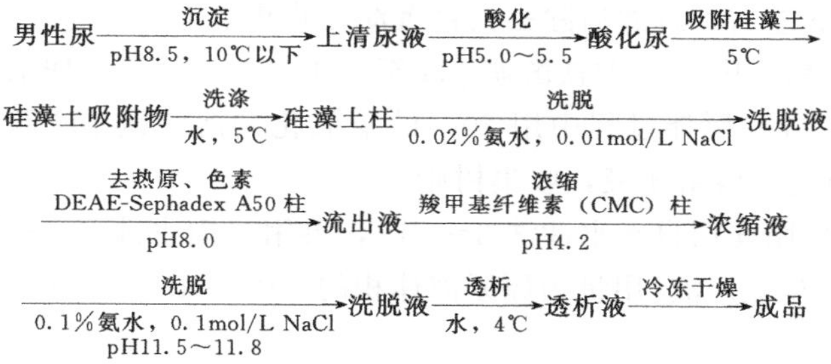

图 4-5 硅藻土吸附法制备尿激酶的生产工艺

② 工艺过程说明

a. 收尿 男性尿液，在 8h 内处理。10℃以下存放，用工业盐酸调尿液 pH6.5 以下，电导 20～30mS，细菌数 1000CFU/mL 以下。气温高时，可加 0.8%～1.0%苯酚防腐。

b. 沉淀除杂 将收集的尿液用 20%～30%的工业氢氧化钠溶液调 pH 至 8.5 左右，搅拌均匀，静置 2h，然后虹吸出上层清液，用 1∶1 的盐酸酸化至 pH5.3 左右(5.0～5.5)。

c. 硅藻土吸附 处理好的尿液按 1%比例加入预先处理成中性的硅藻土，5℃下搅拌吸附 1h，然后过滤收集硅藻土。

d. 洗脱 将吸附有尿激酶的硅藻土，用 5℃的凉水反复洗涤数次，然后装柱(柱比 1∶1)。先用 0.02%的氨水洗涤，当柱出口处流出液由浑变清时，立即用内含 0.02%氨水和 6%氯化钠的洗脱液洗脱，当洗脱液由清变浑时开始收集。

e. 除热原、色素　上述收集液用饱和 NaH_2PO_4 调 pH8.0，加 NaCl 调电导至 22mS，过 DEAE-Sephadex A50 色谱柱，收集活性部分流出液。

f. CMC 浓缩　上述流出液用 1mol/L HAc 调至 pH4.2，用蒸馏水调电导至 16～17mS，通过 CMC 色谱柱。然后用 10 倍体积的 pH4.2 HAc-NaAc 缓冲液洗涤柱床。洗后用 0.1%氨水、0.1mol/L NaCl 溶液洗脱尿激酶。杂质被吸附，收集洗脱液中含活性组分部分。

g. 干燥　将上述尿激酶溶液冷冻干燥即得产品。本品为无色澄清液或白色冻干粉末。酶活力大于 15000U/mg 蛋白质。产品置冰箱中。

(2) 724 树脂吸附法

① 工艺路线　如图 4-6 所示。

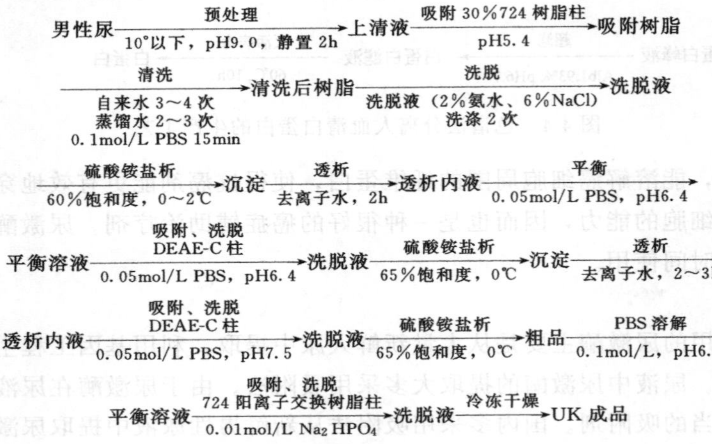

图 4-6　树脂吸附法制备尿激酶的生产工艺

② 工艺过程说明

a. 预处理　收集的男性尿要新鲜，最好在 2～3h 内冷却至 10℃以下，用 30%的氢氧化钠调 pH 至 9.0，静置 2h 左右，过滤后除去白色沉淀，收集清液。

b. 吸附　把上述滤液用 1∶1 的盐酸调 pH 至 5.4 左右，然后按尿液量的 30%加入 724 树脂，搅拌 30～40min，并在搅拌过程中用 20%的氢氧化钠溶液调 pH 至 5.4 左右，继续搅拌 1～2h，然后用尼龙布过滤残留尿液，收集树脂。

c. 清洗　收集的树脂先用自来水冲洗 3～4 次，再用蒸馏水洗 2～3 次，洗至无尿色为止。然后用 0.1mol/L 磷酸盐缓冲液（用量为原尿液体积的 10%～15%）搅拌清洗 15min，过滤除去液体，收集树脂。

d. 洗脱　树脂用含有 2%氨水的 6%氯化钠洗脱液洗 2 次，每次洗脱液用量以淹没树脂面为好，搅拌洗脱 30～40min，然后用尼龙布过滤，收集合并两次洗脱液。树脂处理后可重复使用。

e. 盐析　加硫酸铵至 50%饱和度，用 1∶1 盐酸调 pH 至 3.0，然后继续加硫酸铵，使饱和度达到 60%，搅拌均匀，在 0～2℃静置 6～8h，过滤收集沉淀，用 0.3%～0.4%的溶解液溶解。溶解液的组成为：磷酸钾缓冲液（0.05mol/L，pH6.6）∶1%氨水＝2∶3（体积比）。

f. 再次吸附、盐析　将上述溶解液用 10 倍体积的去离子水透析 2h，再用 4 倍体积的 0.05mol/L、pH6.4 的磷酸钠缓冲液（含 0.01mol/L EDTA）平衡 3h，过滤除去不溶物。然后加到已用缓冲液平衡的 DEAE-C 柱中，控制流速 10～15mL/min。收集流出液，加入硫酸铵至 65%饱和度，于 0℃放置 5～6h，过滤，沉淀用 0.05mol/L、pH7.5 的磷酸钠缓冲液溶解，以

10倍体积去离子水透析2～3h，再用0.05mol/L、pH7.5的磷酸钠缓冲液平衡4h，过滤除去不溶物。滤液上DEAE-C柱（已用0.05mol/L、pH7.5的磷酸钠缓冲液平衡），流速10mL/min，收集洗脱液，加硫酸铵至65%饱和度，搅拌均匀，于0℃左右放置6h，离心，收集沉淀物即为粗品，尿激酶的比活力约为5000U/mg蛋白质。

g. 吸附　将粗品用0.1mol/L、pH6.4的磷酸钠缓冲液(含0.1%EDTA)溶解，然后上724阳离子交换树脂柱，控制流速为1.5mL/min。全部上完后，用无热原水洗柱，洗至无蛋白质为止(用浓硝酸法检查)。

h. 洗脱　用0.01mol/L磷酸氢二钠(含3%氯化钠、0.1mol/L EDTA)溶液洗脱尿激酶，流速为3mL/min，直至无蛋白质为止。此时比活力可达20000U/mg左右。

i. 冻干　上述洗脱液冷冻干燥，即得成品，产品置冰箱冷藏。

3. 制备过程中的注意事项

① 人尿中尿激酶的含量昼夜变化不大，但随季节变化很大，冬季小于5U/mL、夏季可大于10U/mL，一般平均含量按5U/mL计算。原尿要新鲜，如有恶臭味则不能用，可加适当防腐剂。尿液必须在10℃以下尽快处理，防止产生热原和破坏酶。血尿及女性尿中常含有红细胞成分，影响收率和质量，不要收集。

② 高相对分子质量尿激酶溶解血栓的临床效果比低相对分子质量的产品约高1倍，国际上把尿激酶的相对分子质量作为质量标准的检验项目之一。要减少低相对分子质量的尿激酶的产生，在生产过程中pH不宜太低，以防酶的降解，在低蛋白质浓度、低离子强度、无稳定剂及环境温度较高时，均易引起酶的失活。

③ 尿中含有的盐及其他蛋白质，均会影响尿激酶的吸附，特别是黏蛋白影响更大。尿中的某些蛋白酶能水解尿激酶，这是其提取过程中失活的主要原因之一。

④ 在提取过程中，操作温度应控制在10℃左右，产品应在冰箱中冷藏，以防变质。

三、绒毛膜促性腺激素的制备

1. 绒毛膜促性腺激素的结构与性质

人绒毛膜促性腺激素(human chorionic gonadotropin，HCG)于1927年由Aschhein等人从孕妇尿中首次发现。它是妇女在妊娠时由胎盘滋养层细胞合成和分泌的一种异源二聚体糖蛋白激素，由α、β两条链组成。α链与促卵泡成熟素(FSH)、促黄体生成素(LH)、促甲状腺激素(TSH)的α链相同，由含92个氨基酸的残基组成，主要与激素的信号转导有关；β链由145个氨基酸残基组成，主要和激素与受体的结合有关，决定HCG的特异性。寡糖链占HCG分子量的31%。糖链由甘露糖、岩藻糖、半乳糖、乙酰氨基半乳糖和乙酰氨基葡萄糖组成，糖链末端有一带负电荷的唾液酸。糖链对维持HCG的正常生物学活性具有重要意义，去掉糖残基会降低其生物活性。HCG相对分子质量为$(4.7\sim5.9)\times10^4$，等电点为3.2～3.3。妇女妊娠45～70天，尿中HCG含量可达30000～50000IU/24h。

HCG的生理功能与LH相似，而FSH样作用甚微，对女性能促进卵泡成熟及排卵，并使破裂卵泡转变为黄体，促使其分泌孕激素；对男性则具有促进间质细胞激素(ICSH)的作用，能促进曲精细管功能，特别是睾丸间质细胞的活动，使其产生雄激素，促使性器官和副性征发育、成熟，促使睾丸下降，并促进精子生成。临床用于不孕症、黄体功能不足、功能性子宫出血、先兆流产或习惯性流产、隐睾症、男性性腺功能减退症等。

2. 制备方法

人绒毛膜促性腺激素主要由孕妇尿中提取，提取方法绝大多数采用苯甲酸(苯甲酸钠加盐酸)吸附，也有用高岭土和硅藻土吸附，然后精制。但在目前尿源质量普遍下降的情况下，苯甲酸吸附得到的粗品效价仅为5～15 IU/mg，高岭土吸附的粗品效价也只有50～150 IU/mg，两者的活性回收率均不到50%，如何提高粗品的效价和活性回收率是降低HCG精品生产成本的关键。国内已有使用高效吸附剂Polyetde从妊娠42～65天的孕妇尿中一步提取500～1000 IU/mg粗品的报道，但尚未推广应用。高活性HCG制备国内大多采用常规阴离子交换色谱或亲和色谱技术。

3. 工艺路线

如图4-7所示。

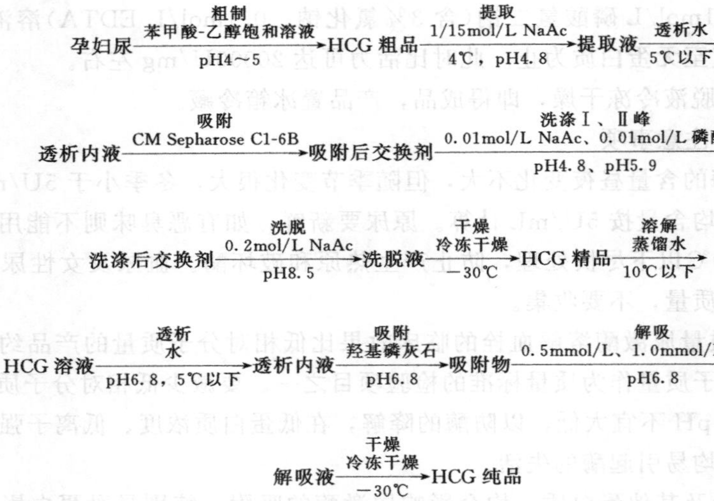

图4-7 孕妇尿中HCG生产工艺路线

4. 工艺过程说明

(1) 吸附粗品 用HCl调孕妇尿至pH4～5，加苯甲酸-乙醇饱和液(孕妇尿：苯甲酸-乙醇饱和液：乙醇＝1.0：0.075：5)，搅拌1h，静置2～3h，过滤，弃滤液，得吸附物。在搅拌下加入95%乙醇至苯甲酸全部溶解并有絮状沉淀产生，静置过夜，离心，沉淀物用95%乙醇和丙酮洗涤，干燥即得粗制品。

(2) 提取 得到的粗制品中加10倍量的4℃ 1/15mol/L、pH4.8醋酸盐缓冲液，搅拌4h，离心，收集上清液。沉淀再提取2h。合并两次提取液，弃去沉淀。

(3) 离子交换色谱 CM-Sepharose柱用0.01mol/L的醋酸盐缓冲液平衡后样品上柱。依次用pH4.8、0.01mol/L的醋酸盐缓冲液和pH5.9、0.01mol/L的磷酸盐缓冲液洗涤出两个峰。再用pH8.5、0.2mol/L的醋酸盐缓冲液洗脱，得到的第3峰即为HCG。

(4) 羟基磷灰石柱色谱 装好的柱用pH6.8、0.5mmol/L磷酸盐缓冲液平衡。样品用pH6.8、0.5mmol/L的磷酸盐缓冲液进行透析上柱。洗脱先用pH6.8、0.5mmol/L，再用pH6.8、1.0mmol/L的磷酸盐缓冲液，得到Ⅰ、Ⅱ活性峰，然后冷冻干燥。HCG纯品的比活力为10000～12000IU/mg蛋白质。

四、白细胞介素-2的制备

1. 结构与性质

细胞因子中由白细胞或其他体细胞产生且在白细胞间起调节和介导作用的因子称之为白细胞介素(interleukin，IL)，简称白介素。自1979年瑞士国际淋巴因子研究会命名白细胞介素以来，该领域的研究十分活跃，到目前为止，对白细胞介素的命名已到了IL-26/AK155，其结构和功能已被逐渐阐明。IL与其他免疫分子、免疫细胞和免疫器官共同构成机体的免疫系统，通过作用于T细胞、B细胞及自然杀伤细胞（NK）等多种靶细胞来传递免疫信息，激活、调控血细胞的生长发育与分化成熟，参与机体的免疫应答、参与某些疾病的病理过程。临床上用IL治疗某些疾病已起到了其他疗法不能比拟的效果，引起了国内外学者的极大兴趣，对IL的研究也日益深入，各种IL的基因相继被克隆出来，有的已获得了基因工程细胞或菌株表达的纯品，并被批准进行临床试验。截止到目前，正式批准投放市场的只有IL-2和IL-11。

IL-2是1976年由Morgan等发现的。他们发现小鼠脾细胞培养上清中含有一种刺激胸腺细胞生长的因子，由于这种因子能促进和维持T细胞长期培养，故称T细胞生长因子（T cell growth factor，TCGF），1979年国际淋巴因子专题会议正式将其命名为白细胞介素-2（interleukin-2，IL-2）。

IL-2是辅助性T淋巴细胞受丝裂原或抗原刺激后产生的一种淋巴因子。人辅助性T淋巴细胞受植物血凝素（PHA）或抗原刺激，鼠辅助性T淋巴细胞受刀豆蛋白（ConA）或抗原刺激均可产生IL-2。

人IL-2基因定位于第4号染色体，约5kb，由4个外显子和3个内含子组成，和小鼠IL-2基因DNA序列有63%的同源性。成熟的人IL-2有133个氨基酸，相对分子质量约为15420，第3位苏氨酸为一糖基化位点，糖基部分是半乳糖胺和唾液酸，不过IL-2糖基化与否对其生物学功能并无明显影响。在分子内部有3个半胱氨酸残基，分别位于第58、105和125位。其中第58位与第105位两个Cys之间形成一个链内二硫键，对维持IL-2活性构象具有重要作用。若用还原剂处理使IL-2分子内二硫键全部断裂，则IL-2活性可下降90%。第125位Cys不参与二硫键的形成，因而存在一游离巯基，但此游离的巯基性质极不稳定，在某种情况下可以与第58位或第105位Cys形成错配二硫键，从而成为无活性的IL-2分子。现已应用点突变技术，将125位的Cys突变为Leu、Ser或Ala，使得分子内只能形成一个二硫键，保证了IL2的正确的空间构型和正常的生物活性，而且还发现第125位的Cys替换为Ala后，其比活性较天然IL-2明显增强，热稳定性增加。IL-2以单体形式存在，其二级结构具有4个反平行的α-螺旋，具有明显的疏水性。人IL-2是单基因产物，但人IL-2分子是不均一的。根据等电点和SDS-聚丙烯酰胺凝胶电泳（PAGE）迁移率，人IL-2可分为α、β、γ三种类型，其等电点分别为6.4、7.2、8.2，都具有同样的生物活性。

天然的IL-2对热不稳定，在65℃保温30min后生物学活性基本丧失。SDS可作为IL-2的稳定剂，研究发现，在1% SDS条件70℃保持15min，活性未见降低。IL-2对多种蛋白酶，如胰蛋白酶、糜蛋白酶、枯草杆菌蛋白酶敏感，对DNA酶、RNA酶和神经氨酸酶不敏感，在pH2～9范围内稳定。IL-2的检测方法是使用IL-2依赖性细胞株增殖反应。

IL-2在免疫系统中起着重要的作用，它能促进T细胞、NK细胞、B细胞的分化成熟及激活其生物活性，诱导淋巴因子激活的杀伤细胞（LAK）活性，还能促进许多淋巴因子如干扰素、肿瘤坏死因子等的合成与释放以及抗体生成。因此，IL-2能大大增强机体免疫功能，对不少感染性疾病有治疗作用，对某些肿瘤的防治有良好效果，故IL-2的基础研究、生产及临床应用研究等均受到广泛的重视。1992年，美国FDA批准IL-2上市，批准的临床适应证包括肾癌、黑素瘤、恶性血管内皮细胞瘤、皮肤T淋巴瘤等，一些新的适应证正在进行临床研究。目前重组的IL-2已用于临床治疗肿瘤以及感染性疾病等。

2. 工艺路线

以白细胞为原料提取IL-2的工艺路线如图4-8所示。

人血白细胞 —诱生鸡瘟病毒，丝裂原培养液／37℃，CO_2 孵育→ 诱生白细胞培养液 —灭活病毒 HCl，NaOH／pH2.0～2.5，pH7.2～7.4→ 上清液

—硫酸铵盐析 35%饱和度／4℃，离心→ 上清液 —硫酸铵盐析 85%饱和度／4℃，离心→ 沉淀 —透析 10mmol/L PBS 液／pH6.5，24h→ 透析内液 —亲和色谱 Sepharose 4B 柱／pH6.5→

亲和载体Ⅰ —洗涤 0.4mol/L NaCl，PBS／pH6.5→ 亲和载体Ⅱ —解吸 1.0mol/L NaCl，PBS／pH6.5→ IL-2 组分 —凝胶色谱 Ultrogel 柱／pH7.6→

凝胶载体 —洗脱 0.2mol/L Tris-HCl，含 0.1%PEG、2%正丁醇／0.5mol/L 甘氨酸，pH7.6→ IL-2 成品

图 4-8　IL-2生产工艺

3. 工艺过程说明

（1）诱生　用鸡瘟病毒和丝裂原培养液联合刺激人外周血白细胞，37℃进行恒温培养。

（2）病毒灭活和固液分离　将诱生的白细胞培养液用 6mol/L HCl 调节 pH 至 2.0～2.5，再用 6mol/L NaOH 调回至 pH7.2～7.4，离心分离，除去变性杂蛋白，收集上层清液。

（3）盐析　取上层清液，加饱和$(NH_4)_2SO_4$ 溶液至 35%饱和度，4℃静置 24h，离心，弃去沉淀，上清液中补加固体$(NH_4)_2SO_4$ 至 85%饱和度，4℃静置 24h，离心，收集沉淀。

（4）透析除盐　将上述沉淀溶于 pH6.5、10mmol/L 的磷酸钠缓冲液(PBS)中(内含 2%正丁醇和 0.15mol/L NaCl)。用 pH6.5 的 10mmol/L PBS透析 24h(更换 5 次透析外液)，收集透析液。

（5）亲和色谱　将透析内液通过蓝色琼脂糖 Sepharose 4B 色谱柱，先用 200mL PBS 液洗去不吸附的蛋白质，再用含 0.4mol/L NaCl 的 PBS 液洗涤亲和色谱柱，最后用含 1.0mol/L NaCl 的 PBS 液洗脱，收集 IL-2 活性组分。

（6）凝胶色谱　将 IL-2 活性组分经 PEG(M_r =6000)浓缩或超滤浓缩，再上 Ultrogel ACA44 色谱柱，柱用含 0.1%PEG、2%正丁醇和 pH7.6 的 0.5mol/L 甘氨酸的 Tris-HCl (0.2mol/L)洗脱，冷冻干燥得 IL-2 成品。

4. IL-2生物活性测定

IL-2生物活性的测定采用 IL-2 依赖性细胞株增殖反应，指示细胞可选择 CTLL(Gills 1977 年建立的来源于鼠杀伤性 T 淋巴细胞的细胞系，只有在 IL-2 存在的培养基中才能生长)或丝裂原活化的 T 淋巴母细胞。具体方法有^{3}H-TdR 掺入法和 MTT 法。

（1）^{3}H-TdR 掺入法　具体操作流程如图 4-9 所示。

IL-2 依赖的 CTLL 用 10%FCS 的 RPMI1640 洗涤 2 次，每次 1000r/min，5min，除去原培养液中的 IL-2

↓

调整活细胞数为 1×10^5/mL

↓

96 孔平底培养板中每孔加 100μL CTLL 悬液 (1×10^4/孔)

↓

加入不同稀释度的标准 IL-2 和待测样品
每孔加^{3}H-TdR 0.5μCi/50μL，继续培养 4～6h

↓

用细胞收集仪收获细胞于玻璃纤维纸上

↓

干燥后，移入液闪瓶中，加入 1mL 闪烁液，
于液闪仪中测 β 射线的 cpm 值

↓

通过与 IL-2 标准品比较，计算待测样品的活性单位

图 4-9　^{3}H-TdR 掺入法操作流程

1Gi=37GBq (放射剂量单位)

(2) MTT法 四甲基偶氮唑盐［3-(4,5-dimethyl thiazol-2-yl)-2,5-diphenyl-tetrazolium bromide，MTT］，可作为线粒体中琥珀酸脱氢酶的底物。当有活细胞存在时，线粒体内的琥珀酸脱氢酶可将淡黄色的MTT还原成紫蓝色的甲臜(Formazan)，将结晶的甲臜溶解释放，可根据所测的OD值反映活细胞的数量和活性，从而推知待检样品中IL-2的水平。在掌握良好的实验条件下，MTT法的敏感性可接近^{3}H-TdR同位素掺入法。

具体操作步骤如图4-10所示。

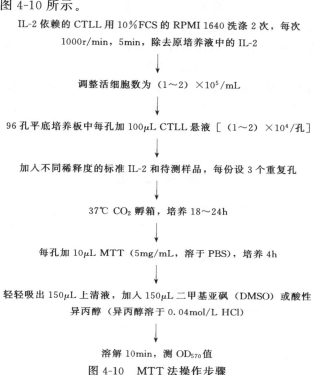

IL-2依赖的CTLL用10%FCS的RPMI 1640洗涤2次，每次1000r/min，5min，除去原培养液中的IL-2

↓

调整活细胞数为（1～2）$\times 10^5$/mL

↓

96孔平底培养板中每孔加100μL CTLL悬液［（1～2）$\times 10^4$/孔］

↓

加入不同稀释度的标准IL-2和待测样品，每份设3个重复孔

↓

37℃ CO_2孵箱，培养18～24h

↓

每孔加10μL MTT（5mg/mL，溶于PBS），培养4h

↓

轻轻吸出150μL上清液，加入150μL二甲基亚砜（DMSO）或酸性异丙醇（异丙醇溶于0.04mol/L HCl）

↓

溶解10min，测OD_{570}值

图4-10 MTT法操作步骤

第九节 人源性生物制品的研发前景

人体来源的原料虽然只限于血液、胎盘、尿液、毛发等有限几种，但利用前景很广阔。

一、进一步开发新产品

1. 血液的综合利用

血浆蛋白可分离为Ⅰ～Ⅴ 5个成分。目前仅利用了其中的Ⅰ(纤维蛋白原)、Ⅱ(免疫球蛋白)和Ⅴ(白蛋白)3个组分，Ⅲ和Ⅳ目前基本未加以利用。组分Ⅲ中含有IgA、IgM、凝血因子Ⅱ、凝血因子Ⅶ、凝血因子Ⅸ、凝血因子Ⅹ、蛋白C、纤溶酶原、α2-巨球蛋白、β-微球蛋白、补体成分C3、补体成分C4、补体成分C5和补体成分C8，以及许多其他的α-球蛋白和β-球蛋白。组分Ⅳ中含有抗凝血酶Ⅲ、α1-抗胰蛋白酶、铜蓝蛋白、转铁蛋白、触珠蛋白、补体Ci脂酶抑制物、前白蛋白等，主要问题是含量较低，提纯难度大，产量小而不被重视。

2. 对其他原料的利用

胎盘是重要的人类原料之一，较好利用的只有胎盘球蛋白、胎盘白蛋白等少数品种。尿液利用也只限于尿激酶、激肽释放酶、集落刺激因子(CSF)等少数品种。

二、用现代生物技术生产人类活性物质

基因工程、蛋白质工程、细胞工程、酶工程、发酵工程等技术在生物药物研制方面发挥了

重要作用。例如，基因重组的组织型纤溶酶原激活剂（rtPA）已于1987年获准正式生产；重组人凝血因子Ⅷ（rFⅧ）国外已大规模上市；重组人凝血因子Ⅸ（rFⅨ），国外也已上市；重组人白蛋白（rHSA），国外已进行Ⅱ/Ⅲ期临床；组织型纤溶酶原激活剂（tPA），国外已上市。

将转基因动物作为"生物反应器"，由其血液或乳汁中提取人类蛋白制剂。例如，tPA已由转基因山羊获得，还有AT-Ⅲ（山羊）、FIX，a1-AT（绵羊），人生长激素（HGH）、人血浆蛋白（猪）、人血红蛋白（Hgb）（猪），白介素-2（IL-2）（兔）等。

利用基因重组技术将编码抗原决定簇或功能蛋白的外源基因插入植物病毒基因中，用以感染植物，使在植物体内复制和装配，从而高效表达所需抗原或蛋白质。例如，烟草类已表达出血红蛋白、人血清蛋白、尿激酶、IgG、蛋白C等。

重组及转基因动植物制品，解决了人源性生物制品原料不足的限制，同时较好地避免了致病因子污染人源性生物制品的危险性。此外，随着扩增、培养、纯化技术的不断完善，使这类制品逐步具有较大的产量、较少的成本，从而提高市场竞争力，最终将改变人源性生物制品的市场格局。

参考文献

[1] Behringer. Synthesis of functional human hemoglobin in transgenic mice. Science，1989，245：971-973.

[2] Berardi A C，Wang A，et al. Functional isolation and characterization of human hematopoietic stem cells. Science，1995，267(5194)：104-108.

[3] Bunn H F，Jandl J H. Exchange of Heme among hemoglobins and between hemoglobin and albumin. J Biol Chem，1968，243：465-475.

[4] Dieryck W . Human Haemoglobin from Transgenic Tabacco. Nature，1997，386：29-30.

[5] Davies A，Blakeley A G H，et al. Human Physiology. New York：Churchill Livingstone，2001.

[6] Fratantoni J C. Points to consider in the safety evaluation of hemoglobin-based oxygen carriers. Transfusion，1991，31(4)：369-371.

[7] Fricker J. Conversion of red blood cells to group O. the lancet，1996，374：680.

[8] Guyton A C，Hall J E. Textbook of Medical Physiology. Philadeophia：W. B. Saunders Company，2000，10.

[9] Greger R，Windhorst U. Comprehensive Human Physiology. cellular mechanisms to integration. Berlin：Springer，1996.

[10] Habler O，Kleen M，et al. Clinical potential of intravenously administered perfluorocarbons. Anaesthesiol Scand Suppl，1997，111：256.

[11] Humeau L，Bardin F，et al. Phenotypic，molecular，and functional characterization of human peripheral blood，CD34+/Thy1+ cells. Blood，1996，87(3)：949-955.

[12] Jesch F H，Peters W，et al. Oxygen-transporting fluids and oxygen delivery with hemodilution. Crit Care Med，1982，10(4)：270-274.

[13] Kumar R. Recombinant hemoglobins as blood substitutes：a biotechnology perspective. PSEBM，1995，208：150-158.

[14] Kaushansky K. Thrombopoietin：accumulating evidence for an important biological effect on the hematopoietic stem cell. Ann N Y Acad Sci，2003，996：39-43.

[15] Logan J S，Maritin M J. Transgenic swine as a recombinant production system for human hemoglobin. Method Enzymol，1994，231：435-439.

[16] Ning J，Chang T M S. Effects of stroma-free hemoglobin and polyhemoglobin on complement activation，blood cells and coagulation factors in rats. Biomat Art Cells Art Org，1988，16(1-3)：651-652.

[17] Ogden J E，Parry E S. The development of hemoglobin solutions as red cell substitutes. Int Aneesthesiol Clin，1995，33(1)：115-129.

[18] Rosenson R S，MoCormick A，et al. Distribution of blood viscosity values and biochemical correlates in healthy adults. Clin Chem，1996，42(8 Pt 1)：1189-1195.

[19] Scott M D. Chemical camouflage of antigenic determinants：Stealth erythrocytes. Proc Natl Acad Sci USA，1997，94：7566-7571.

[20] Schubert A, Przybelski R J, et al. Diaspirin-crosslinked hemoglobin reduces blood transfusion in noncardiac surgery: a multicenter, randomized, controlled, double-blinded trial. Anesth Analg, 2003, 97: 323-332.

[21] Levy J H, Goodnough L T, et al. Polymerized bovine hemoglobin solution as a replacement for allogeneic red blood cell transfusion after cardiac surgery: results of a randomized, double-blind trial. J Thorac Cardiovasc Surg, 2002, 124: 35-42.

[22] Hill S, Gottschalk L I, et al. Safety and preliminary efficacy of hemoglobin raffimer for patients undergoing coronary artery bypass surgery. J Cardiothorac Vasc Anesth, 2002, 16: 695-702.

[23] Gould S A, Moore E E, et al. The first randomized trial of human polymerized hemoglobin when red cells might be unavailable. J Am Coll Surg, 2002, 195: 445-455.

[24] Greenburg G A, Kim H W. Civilian uses of hemoglobin-based oxygen carriers [J]. Artif Organs, 2004, 28(9): 795-799.

[25] Vandegriff K D, Winslow R M. MP4, a new nonvasoactive PEG-Hb conjugate. Transfusion, 2003, 43 (4): 509-516.

[26] Kim H W, Greenburg A G. Artificial oxygen carriers as red blood cell substitutes : a selected review and current status. artif organs, 2004, 28(9): 813-828.

[27] Moore E E. Blood substitutes: the future is now. J Am Coll Surg, 2003, 196 (1): 1216.

[28] Thompson J A, Gilliland D G, et al. Effect of recombinant human erythropoietin combined with granulocyte/macrophage colony stimulating factor in the treatment of patients with myelodysplastic symdrome. Blood, 2000, 95(4): 1175-1179.

[29] Vander J, Sherman J, et al. Human physiology: the mechanisms of body function. New York: McGraw-Hill Higher Education, 2001, (8).

[30] Wong J T. Rightshifted dextran-hemoglobin as blood substitute. Biomater, Artif, Cells Artif, Organs, 1988, 16(1-3): 237-245.

[31] Yuang S, Law P, et al. Candidate hematopoietic stem cells from fetal tissues, umbilical cord blood vs adult bone marrow and mobilized peripheral blood. Exp Hematol, 1998, 26(12): 1162-1171.

[32] Zhu A, et al. Characterization of recombinant β-galactosidase for use in seroconversion from blood group B to O of human erythrocytes. Arch Biochem biophys, 1996, 327: 324-329.

[33] Zanjiani E D, Almeida-Porada G, et al. Human bone marrow $CD34^-$ cells engraft *in vivo* and undergo multilineage expression that includes giving rise to $CD34^+$ cells. Exp Hematol, 1998, 26(4): 353-360.

[34] Chang T M S. Blood substitutes based on nanobiotechnology [J]. Trends in Biotechnology, 2006, 24(8): 372-377.

[35] kawaguchi A T, Fukumoto D, et al. Liposome encapsulated hemoglobin reduces the size of cerebral infarction in the rat: Evaluation with photochemically induced thrombosis of the middle cerebral artery [J]. Stroke, 2007, 28 (5): 1626-1632.

[36] kawaguchi A T, Fukumoto D, et al. Liposome encapsulated hemoglobin reduces the size of cerebral infarction in the rat: Evaluation with photochemically induced thrombosis of the middle cerebral artery [J]. Stroke, 2007, 28 (5): 1626-1632.

[37] Liu Z C, Chang T M. Long-term effects in the histology and function of livers and spleens in rats after 33% toploading of PEG-PLA-nano artificial red blood cells [J]. Artif Cells Blood Substit Immobil Biotechnol, 2008, 36(6): 513-524.

[38] Maevsky E, Ivanitsky G, et al. Clinical results of perftoran application: present and future [J]. Artificial cells blood subtitutes and immobilization biotechnology, 2005, 33(1): 37-46.

[39] Wang X, Gao W, et al. Biorheological properties of reconstructed erythrocytes and its fuction of carrying-releasing oxygen [J]. Artificial Cells, Blood Substitutes and Biotechnology, 2009, 37(1): 41-44.

[40] 帝新宇，黄威权．人胎盘生物活性物质研究进展．国外医学生理、病理科学与临床分册，1997，17(1)：38-41.

[41] 黄洁，王钊等．胎盘生物活性物质和质量控制的研究进展．中药材，2001，24(11)：833-836.

[42] 麻亚锋，陈钧辉等．人尿提取物抗肿瘤活性研究．中国药理学通报，2004，20(1)：69-71.

[43] 彭国平，欧阳斌等．人尿在医药中的应用．湖南中医药导报，2004，10(4)：57-58.

[44] 熊宗贵主编．生物技术制药．北京：高等教育出版社，2000.

[45] 王憬憬主编．血液制品学，第 2 版．北京：人民卫生出版社，2002.

[46] 卢锦汉，章以浩等．医学生物制品学．北京：人民卫生出版社，1995.

[47] 朱威主编．生物制品基础及技术．北京：人民卫生出版社，2003.

[48] 陈来同著．生化工艺学．北京：科学出版社，2004.

[49] 张延莹，李宏昊等．血液制品灭活及去除病毒工艺．中国生化药物杂志，2002，23(4)：207-209.
[50] 王克义，王惠等．世界血液制品发展趋势．山东医药工业，2002，21(4)：25-28.
[51] 苏庆军，李鸿颖等．成分输血技术及其应用．人民军医，2004，47(11)：673-676.
[52] 李勇，杨贵贞．人类红细胞血型学实用理论与实验技术．北京：中国科学技术出版社，1999.
[53] 吴祖泽，贺福初等．造血调控．上海：上海医科大学出版社，2000.
[54] 姚泰主编．生理学．第5版．北京：人民卫生出版社，2000.
[55] 张志方，张春艳等．系统性红斑狼疮患者外周血淋巴细胞表达 Blys 和 CD38 的变化．中国病理生理杂志，2002，18(9)：1098-1100.
[56] 谢家馨．血液代用品功能评价参数的研究进展．生物医学工程学杂志，2009，26(3)：657-661.
[57] 宋俊璐．血液代用品在失血性休克治疗中的应用进展．生物医学工程学杂志，2010，27(2)：453-457.
[58] 刘云霞，年立群等．脐带血干细胞移植的应用与研究进展．承德医学院学报，2005，22(4)：344-346.
[59] 周芳，孙黎飞主编．脐带血干细胞移植．天津：天津科学技术出版社，2009.
[60] 达万明，裴雪涛主编．外周血干细胞移植．北京：人民卫生出版社，2000.
[61] 孙逸平编．白细胞抗原与疾病．北京：人民卫生出版社，1985.
[62] 菲拉拉(G. B. Ferrara)著．人类白细胞抗原系统．王汝宽译．北京：科学出版社，1982.
[63] 徐令巽．HLA系统．北京医学院学报，1985，15(4)：333-335.

第五章　动物源性生物制品

第一节　动物源性生物制品概述

动物体是药物的宝贵资源，作为药物应用有着十分悠久的历史。在我国，远在4000年前甲骨文就记载有40余种药用动物。我国最早的本草书籍《神农本草经》收有僵蚕、犀角、地龙等67种动物药，对其应用及疗效等均有明确的记载。明朝李时珍《本草纲目》收录440种。《本草纲目拾遗》又增收160种。《中国药用动物志》收载1500种。就全世界范围来说，已用的动物药超过了2000余种。科学研究表明，在动物体内广泛存在着大量的生物活性物质，其中很大一部分具有重要的药用价值，具有独特、显著的疗效，是有待开发的药物金矿。

我国现代的动物源性生物制品即是在脏器药物基础上发展起来的。从20世纪50年代开始，我国陆续开展了动物药物的研究与生产。据统计，源于动物的药物已达400余种，究其化学成分而言，涵盖酶及辅酶、多肽激素、蛋白质、核酸及其降解物、氨基酸类、脂类及糖类，其来源包括各种组织和器官、腺体、体液、胎盘、毛发等动物体几乎所有的部分。现代生物技术在生物药物中的广泛应用，更是有力地推动了动物源性药物的发展，一方面，随着许多混合制剂中有效成分的阐明，以提纯的产品取代了过去的混合制剂，疗效更显著、使用更安全，另一方面，新的动物活性成分不断地被发现，对已知的活性成分的各种功能又有了新的认识，动物源性生物药物走向了一个新的纪元。

一、动物源性生物制品的特点

动物体来源的生物制品以酶及辅酶、多肽激素和核酸等为主。与人源性生物制品相比，除疗效确实、生理活性强等共同具有的特点外，动物源性生物制品尚具有如下特点：

1. 原料来源丰富

动物源性生物制品的生产原料来源丰富，品种繁多，动物各种器官、组织、腺体、血液、骨骼、毛角及禽蛋、乳等都可作为原料进行生产，是生产生物制品的重要资源。其中牛、猪、羊、鸡鸭等家畜家禽是主要来源。我国畜禽水产副产品及其他海陆动物的资源极为丰富，为动物源性生物制品的研究和开发提供了充足的资源。研究好、开发好这些资源，也是每个生物制品研发者的职责。

2. 制品种类多

动物体中大量的生物活性物质具有药用价值。国内外生产的动物源性生物药物已达400余种，我国生产的就超过百种。表5-1列出了动物来源的主要生物制品。

表 5-1 动物来源的主要生物制品

原料来源		生物制品
组织和器官	人脑	大脑组织液、胆固醇、脑磷脂、卵磷脂、P-物质和多种脑啡肽等
	丘脑	生长激素释放因子、生长激素抑制因子及3,5-环磷腺苷酸(cAMP)等
	心脏和动脉管	细胞色素c、辅酶Q_{10}和辅酶A等
	肝脏	核糖核酸、肝注射液、肝提取物、肝水解物和辅酶A等
	肺	抑肽酶等
	脾脏	脾注射液、肝-脾提取物和脱氧核苷酸钠注射液等
	胃	胃膜素和胃蛋白酶等
	肠及肠黏膜	P-物质、肝素、冠心舒和其他类肝素等
	眼	眼生素和眼宁等全眼提取物
	骨	硫酸软骨素、硫酸软骨素A、骨宁注射液和蛋白胨等
	皮	明胶、阿胶等
	毛	胱氨酸、半胱氨酸、赖氨酸和精氨酸等
	角和蹄甲	羚羊角以及犀牛角代用品和妇乐宁等
	胎盘	胎盘提取物、胎盘球蛋白和白蛋白等
腺体	脑垂体	促皮质素(ACTH)、促卵泡激素(FSH)、促黄体生成激素(LH)、生长激素、促乳激素、垂体后叶制剂、催产素、加压素和垂体前叶激素制剂等
	胰腺	胰岛素、胰高血糖素、胰蛋白酶、糜蛋白酶、胰酶、胰蛋白酶抑制剂、激肽释放酶(血管舒缓素)、弹性酶(弹性蛋白酶)、胶原酶、胰类肝素和胰脱氧核糖核酸酶等
	唾液腺	唾液腺素等
	颌下腺	激肽释放酶等
	腮腺	腮腺素等
	甲状腺	降钙素、甲状腺片和干燥甲状腺提取物等
	胸腺	胸腺素、胸腺生成素Ⅰ、胸腺生成素Ⅱ和胸腺体液因子等
	肾上腺	肾上腺皮质激素等
	甲状旁腺	甲状旁腺素等
	卵巢	松弛肽(relaxin)和子宫松弛因子(lututrin)等
	睾丸	透明质酸酶等
	松果体	松果体素等
体液和分泌物	血液	血清、各种血浆蛋白制品、血红素、超氧化物歧化酶(SOD)、组氨酸、赖氨酸、精氨酸和水解蛋白等
	胆汁	人工牛黄、去氢胆酸、鹅去氧胆酸、胆酸钠、胆黄素等
	尿	尿激酶和绒毛膜促性腺激素等
畜禽产品	禽蛋	溶菌酶、卵磷脂、卵黄免疫球蛋白(IgY)、唾液酸等
	乳	免疫球蛋白、乳清蛋白、乳铁蛋白、抗高血压肽、抗凝血肽及酪蛋白磷酸肽等

3. 要重视特殊安全性

动物体寄生的病原微生物很多都是人畜共患的，严格控制生产质量很重要。另外，动物与人体的种属差异较大，因此活性物质的结构也有一定的差异。特别是蛋白质类制品在化学结构和空间结构上都会有不同程度的差别。蛋白质具有很强的免疫原性，不同来源的蛋白质注射于人体内会产生抗原反应，严重者会危及生命。因此，对此类药物的安全性研究要特别引起重视。

二、动物源性生物制品的种类与用途

动物源性生物制品按其原料来源可分为血液制品、组织和器官来源的生物制品、腺体来源的生物制品、乳源生物制品及禽蛋来源的生物制品等。

按其有效成分的化学性质可分为动物蛋白质与多肽类制品、酶与辅酶类制品、核酸类制品、糖类制品、脂类制品等。下面分别进行介绍。

1. 蛋白质与多肽类制品

源于动物的蛋白质与多肽类活性药物主要有以下几种：

(1) 蛋白质类药物

① 血浆蛋白质　动物血中的蛋白质与人血相似，但由于种属差异，动物血浆制品不能用于人类。

② 蛋白质激素　垂体分泌的蛋白质激素有生长素(GH)、催乳激素(PRL)、促甲状腺素(TSH)、促黄体生成激素(LH)、促卵泡激素(FSH)；促性腺激素有绒毛膜促性腺激素(HCG)、绝经尿促性腺激素(HMG)、血清性促性腺激素(SGH)；其他蛋白质激素，如胰岛素、胰抗脂肝素、松弛素、尿抑胃素等。

③ 蛋白质类细胞因子　后文详述。

④ 黏蛋白　包括胃膜素、硫酸糖肽、内在因子、血型物质 A 和血型物质 B 等。

⑤ 胶原蛋白　如明胶、阿胶、氧化聚合明胶等。

⑥ 其他　如硫酸鱼精蛋白、胰蛋白酶抑制剂等。

(2) 多肽类药物

① 多肽激素

a. 垂体多肽激素：促肾上腺皮质激素(ACTH)、促黑激素(MSH)、脂肪水解激素(LPH)、催产素(OT)、加压素(AVP)等。

b. 下丘脑激素：促甲状腺激素释放激素(TRH)、生长素抑制激素(GRIF)、促性腺激素释放激素(LHRH)。

c. 甲状腺激素：甲状旁腺素(PTH)、降钙素(CT)。

d. 胰岛激素：胰高血糖素、胰解痉多肽。

e. 胃肠道激素：胃泌素、胆囊收缩素-促胰酶素(CCK-PZ)、肠泌素、肠血管活性肽(VIP)、抑胃肽(GIP)、缓激肽、P-物质。

f. 胸腺激素：胸腺素、胸腺肽、胸腺血清因子。

② 多肽类细胞因子　后文详述。

③ 含有多肽成分的其他药物　如脑氨肽、蛇毒、胎盘提取物、脾水解物、肝水解物、心脏激素、转移因子、抗癌肽等。此类药物大部分是多种物质的混合物，而且种类繁多、功效独特，通过对这些活性物质结构和功能的研究，有助于人们设计和研制新型药物。

2. 酶与辅酶类制品

酶的化学本质是具有催化活性的蛋白质，但其功能不同于其他蛋白质，故单独列为一类。酶是很好的治疗药物，只需极少量就能在生理 pH 及体温下迅速产生巨大的、非常专一的效应。目前两类药物已广泛用于心脑血管及消化管疾病、炎症、癌症及先天性酶缺陷症等的治疗。表 5-2 列出了主要的动物酶类药物。

(1) 促消化酶类　这类酶如胃蛋白酶、淀粉酶、脂肪酶、胰酶等的作用是将摄入的食物大分子降解成为易被机体吸收的营养物质。如将蛋白质水解成氨基酸，将多糖水解成单糖，将脂肪水解成甘油和脂肪酸等。临床中消化酶用于治疗消化紊乱或促进消化。消化酶的使用有单酶和复合酶，以口服为主。但应注意由于胃的低 pH 环境，只有胃酶可以直接口服，其他酶常要采用一些保护办法，如使用肠溶胶囊或脂质体包埋法等，也可在服用时加中和剂，如$NaHCO_3$。

表 5-2 主要的动物酶类药物

名 称	来 源	用 途	名 称	来 源	用 途
胰酶(pancreatin)	猪胰	助消化	尿激酶(urokinase)	尿液	溶血栓
胰脂酶(pancrelipase)	猪、牛胰	助消化	纤溶酶(fibrinolysin)	血浆	溶血栓
胃蛋白酶(pepsin)	胃黏膜	助消化	凝血酶(thrombin)	血浆	止血
胰蛋白酶(trypsin)	牛胰	抗炎、局部清洁	细胞色素 c(cytochrome c)	牛、猪、马心肌	组织缺氧急救
胰凝乳蛋白酶(chymotrypsin)	牛胰	抗炎、局部清洁	激肽释放酶(kallikrein)	猪胰、颌下腺	降血压
超氧化物歧化酶(SOD)	猪、牛等红细胞	消炎、抗辐射、抗衰老	弹性蛋白酶(elastase)	胰	降压、降血脂
溶菌酶(lysozyme)	卵清	抗炎、抗出血	透明质酸酶(hyaluronidase)	睾丸	局部麻醉增强剂

(2) 消炎及消肿治疗酶类　消炎酶与消化酶不同，不是在消化管起作用，而是在吸收入体内后通过改变机体的生理状态起作用的。药理实验证明，消炎酶对于各种原因引起的化学介质的释放及由此引起的血管病理变化所导致的血管通透性亢进，具有良好的抑制作用。对动物和人体均有抗炎和抑制浮肿作用。消炎酶可改善炎症部位的体液循环，溶解和去除贮留于炎症病灶内的异常渗出物、坏死组织和脓液，故对外伤性及手术后的炎症性浮肿、膀胱炎、副鼻窦炎、创伤面的坏死组织等均有效。我国还曾有报道用蛋白水解酶治疗毒蛇咬伤及脑囊尾蚴症。此类酶包括溶菌酶、胰蛋白酶、糜蛋白酶、明胶肽酶、RNA 酶等，其中最常用的是溶菌酶。早期消炎酶是静注非经口途径给药，易产生过敏副作用，故口服给药被广泛应用。

(3) 溶栓酶　血栓是重要的多发病，也是危害老年人健康与生命的重要疾病之一。纤溶酶可溶解纤维蛋白原和纤维蛋白，因而是防止血栓形成和消除已形成的血栓的有效手段。纤溶激酶能够激活纤溶酶原使其变成有活性的纤溶酶而发挥溶血栓作用。已用于临床的溶栓酶主要有纤溶酶、尿激酶、蚓激酶、蝮蛇抗血栓酶等。

(4) 抗肿瘤酶类　可用于治疗肿瘤的动物性酶有 L-天冬酰胺酶、谷氨酰胺酶、半胱氨酸酶、组氨酸酶、蛋氨酸酶、酪氨酸氧化酶等。抗肿瘤酶的作用机制是利用酶来破坏肿瘤细胞生长所必需的而对人体正常细胞生长却非绝对必需的营养物质，如氨基酸、叶酸等，使肿瘤细胞缺乏营养而受到抑制。其中最先应用且比较有效的是 L-天冬酰胺酶，在对白血病的治疗中显示出良好的疗效。据报道，L-天冬酰胺酶对急性原淋巴细胞白血病的完全缓解率为 30%～60%，对经长期缓解后第一次复发的患者完全缓解率高达 74%。

(5) 与氧化还原电子传递有关的治疗酶　这类酶有细胞色素 c、超氧化物歧化酶、过氧化物酶等。细胞色素 c 在组织缺氧的急救或其他疾病辅助治疗方面效果极为显著，超氧化物歧化酶在抗衰老、抗辐射、消炎等方面疗效显著。

(6) 其他药用酶　有机磷解毒酶、青霉素酶等可用于解毒。透明质酸酶能分解黏多糖，有助于组织通透性增加，是一种药物扩散剂。磷酸酯酶在皮肤病治疗上有独特的疗效。弹性蛋白酶有降血压和降血脂作用。激肽释放酶能治疗与血管收缩有关的各种循环障碍。胶原蛋白酶能防止牙齿的早期脱落。

(7) 动物辅酶类药物　辅酶或辅基在酶促反应中起着传递氢、电子或基团转移的作用，对酶催化特性起着决定性作用，因此辅酶或辅基成分具有重要的医疗价值。此类物质大多数属于核苷酸类药物，将在后文介绍。另外，除辅酶 Q_{10}、辅酶 A 等少数品种由动物原料提取外，大部分辅酶是用微生物发酵法制得。

3. 动物核酸类药物

核酸类制品主要有：核苷酸、核苷、碱基及其衍生物。核酸类药物虽然发展较晚，但在癌症、肝炎、抗辐射、心脏病等方面的治疗均已取得重大进展。DNA 能改善机体虚弱疲劳、与细胞毒药物合用可提高细胞毒药物对癌细胞的选择性作用，与红霉素合用，可降低毒性、提高疗效；RNA 口服可用于精神迟缓、记忆衰退、动脉硬化性痴呆，静注用于刺激造血和促进白细胞生成，治疗慢性肝炎、肝硬化和初期癌症；辅酶 A 用于动脉硬化，白细胞、血小板减少，肝、肾病等；ATP 用于心力衰竭、心肌炎、心肌梗死、脑动脉和冠状动脉硬化、急性脊髓灰质炎、肌肉萎缩、慢性肝炎等。动物和微生物是核酸类药物的主要来源。核酸类药物的主要种类与用途列于表 5-3 中。

表 5-3 主要核酸类药物及其用途

名 称	用 途
核糖核酸(RNA)	口服用于精神迟缓、记忆衰退、动脉硬化性痴呆，静注用于刺激造血和促进白细胞生成，治疗慢性肝炎、肝硬化和初期癌症
脱氧核糖核酸(DNA)	有抗辐射作用，能改善机体虚弱疲劳；与细胞毒药物合用，能提高细胞毒药物对癌细胞的选择性作用；与红霉素合用，能降低其毒性，提高抗癌疗效
免疫核糖核酸(iRNA)	为免疫增强剂，使未致敏的淋巴细胞转变为免疫活性细胞，从而使细胞免疫功能低下的患者恢复正常。如可用于肝炎治疗的抗乙肝 iRNA，治疗肺癌的抗肺癌 iRNA
转移因子(TF)	相对分子质量小于 10000，含有多核苷酸、多肽类化合物。只传递细胞免疫信息，无体液免疫作用，无促进肿瘤生长作用，治疗恶性肿瘤比较安全；亦可用于治疗肝炎等
聚肌胞苷酸(poly I：C)	干扰素诱导物，具有广谱抗病毒作用，用于带状疱疹、单纯疱疹、病毒性角膜炎、扁平疣、寻常疣、复发性口疮、流行性出血热、慢性病毒性肝炎等
腺苷三磷酸(ATP)	用于心力衰竭、心肌炎、心肌梗死、脑动脉和冠状动脉硬化、急性脊髓灰质炎、肌肉萎缩、慢性肝炎等
肌苷	用于急慢性肝炎、肝硬化、肝昏迷、白细胞及血小板减少症、心肌炎、风湿性心脏病、中心性视网膜炎及视神经萎缩，各种心血管疾病等疾患的辅助治疗
核酸-氨基酸混合物	用于气管炎、神经衰弱等
脱氧核苷酸钠	用于各种原因引起的白细胞减少症，特别是对肿瘤患者放、化疗引起的急性粒细胞减少有较好疗效；并用于血小板减少症、再生障碍性贫血的辅助治疗
腺苷一磷酸(AMP)	有周围血管扩张作用、降压作用，用于静脉曲张性溃疡等
环磷腺苷(cAMP)	有改善心肌缺氧、扩张冠脉、增强心肌收缩力、增加心排血量等作用，用于心绞痛、急性心肌梗死的辅助治疗，但其作用持续时间较短
鸟苷三磷酸(GTP)	用于慢性肝炎、进行性肌肉萎缩等症
辅酶 A(CoA)	用于动脉硬化，白细胞、血小板减少，肝、肾病等
辅酶Ⅰ(NAD)	用于白细胞减少及冠状动脉硬化
辅酶Ⅱ(NADP)	促进体内物质的生物氧化

4. 动物糖类药物

糖类广泛存在于生物体中，目前已发现许多糖类物质及其衍生物具有药用价值，有些已经在临床上得到广泛应用。动物多糖类药物以黏多糖为主。黏多糖是一类胞外生物大分子，是动物体内糖蛋白分子中的糖链部分。黏多糖主要分布在动物骨、软骨、皮、角、血管、肠、滑膜液、脑、角膜、肺、肝、心、尿等原料中，此类成分具有多种药理活性，包括抗凝血、降血脂、抗病毒、抗肿瘤及抗辐射等作用。一些药用黏多糖列于表 5-4 中。

5. 动物脂类药物

脂类是易溶于氯仿、苯、石油醚等非极性溶剂，而不溶于或微溶于水的一类物质，包括脂肪、类脂及其衍生物，又可分为复合脂和简单脂两大类。复合脂包括与脂肪酸结合的脂类物质，如磷脂酰胆碱(卵磷脂)等；简单脂为不含脂肪酸的脂类物质，如甾体化合物等。

表 5-4 主要药用黏多糖

名　称	存在部位	用　途
甲壳质(chitin)	低等植物、菌、虾、蟹、昆虫等甲壳动物外壳,高等植物细胞壁等	人造皮肤、血管、手术线;脱乙酰壳聚糖有止酸、消炎、降低胆固醇和血脂作用
硫酸软骨素(CS)	动物软骨、喉骨、鼻骨、气管、骨髓、皮肤等,其中鲨鱼骨中含量最高	治疗关节炎、神经痛、腰痛、眼病;硫酸软骨素A能增强脂酶活性,有抗血栓作用,还用于多种心脏病治疗
肝素(heparin)	肠黏膜、肺、肝、心、肾、脾、胸腺、皮肤、血管等	抗凝药;外科手术后防止形成血栓;预防血栓疾病
透明质酸(HA)	脐带、鸡冠、滑膜液、玻璃体液、软骨、脑、皮肤等	眼科手术、烧伤、化妆品

动物来源的脂类药物主要包括脂肪酸及其衍生物、磷脂类、胆酸类(含固醇类)、卟啉及其衍生物等。脂肪酸和磷脂类主要分布在脑、脊髓等神经组织中，脂肪组织、肝等中的含量也较为丰富；胆酸类物质分布以胆汁为主，卟啉类以血液为主。从动物组织中制得的脂类药物再经过分子改造可以得到更高疗效的产品。分子改造的方法有酶促合成法、化学半合成法等。如以胆酸为原料经氧化或还原可分别制得去氢胆酸或去氧胆酸。主要的动物脂类药物列于表5-5中。

表 5-5 主要的动物脂类药物

名　称	来　源	用　途
脑磷脂	脑	止血,防止动脉硬化及神经衰弱
磷脂酰胆碱(卵磷脂)	脑、卵黄	防治动脉硬化、神经衰弱、肝病
花生四烯酸	肾上腺等	降血脂,合成前列腺素E2的原料
鱼肝油脂肪酸钠	鱼肝油	止血,治疗静脉曲张
前列腺素E1,前列腺素E2	羊精囊	降血压,中期引产,催产
原卟啉	动物血红蛋白	治疗急、慢性肝炎,贫血症
血卟啉衍生物	原卟啉合成	肿瘤放疗辅助药物,诊断试剂
胆红素	胆汁	消炎、抗氧化、人工牛黄原料
胆酸钠	牛、羊胆汁	治疗胆酸缺乏、胆囊炎等
胆酸	牛、羊胆汁	人工牛黄原料
猪去氧胆酸	猪胆汁	降胆固醇,治疗气管炎,人工牛黄原料
胆固醇	脑、脊髓	人工牛黄原料
辅酶Q_{10}	心肌	用于高血压、亚急性肝坏死的治疗

6. 动物细胞因子

主要动物来源的细胞生长调节因子列于表 5-6 中。

三、几种重要的动物源性生物制品

1. 动物血红素

血红素(heme)是动物体内血红蛋白的呈色成分，由原卟啉与一个二价铁原子构成的称为铁卟啉的化合物，其化学结构为1,3,5,8-四甲基-2,4-二乙基卟吩-6,7-二丙酸亚铁盐。血红素存在于动物红细胞中，是血红蛋白(Hb)、肌红蛋白(Mb)的辅基，肌红蛋白是珠蛋白与1分子血红素结合，血红蛋白是珠蛋白与4分子血红素相结合。它们在机体的氧运输、贮存利用或气体交换中起着重要作用。

表 5-6 主要动物来源的生长调节因子

种 类	来 源	$M_r/\times10^3$	靶细胞
脊髓生长因子	牛脊髓	11	Swiss 细胞
骨髓衍化生长因子(BDGF)	小鼠头顶骨	20～30	软骨细胞
软骨衍化生长因子(CDGF)	小牛软骨	16～18	软骨细胞
软骨衍化因子(CDF)	胎牛软骨	12～13	软骨细胞
骨形成蛋白(BMP)	牛骨		成骨细胞
细胞分裂因子(CDF)	大鼠肉瘤细胞	5	BALB/c 3T3 细胞
内皮细胞衍化生长因子(ECDGF)	血管内皮细胞	14～24	成纤维细胞、平滑肌细胞
内皮细胞生长因子(ECGF)	牛视丘下部	17～25	血管内皮细胞
表皮生长因子(EGF)	大鼠软骨肉瘤细胞 小鼠颌下腺	18 6	毛细血管内皮细胞、上皮细胞、中胚层来源细胞
成纤维细胞生长因子(FGF)	牛垂体	13～18	中胚层来源细胞
酸性成纤维细胞生长因子(AFGF)	牛脑	12	BALB/c 3T3 细胞
碱性成纤维细胞生长因子(BFGF)	牛脑	12～13	成纤维细胞
胰岛素样生长因子(IGF)	肝、肾、胎盘	7.65	维持分化细胞
神经生长因子(NGF)	小鼠颌下腺 T 淋巴细胞	130 27	神经细胞
多功能集落刺激因子(M-CSF)	干细胞	14～28	T 细胞
乳腺刺激因子(MSF)	猪血清	10	小鼠乳腺上皮细胞
睾丸衍化生长因子	羊睾丸，精液	45	Swiss 细胞

血红素是一种优良的铁强化剂及抗贫血药，它可被直接吸收进入肠黏膜细胞，在肠黏膜细胞内卟啉环与铁离子分开，铁离子直接吸收入体内，吸收率达 25%～30%，且对肠道、胃壁不会造成损伤，疗效显著，副作用少。血红素还是治疗恶性肿瘤的卟啉类药物和治疗急性、慢性迁延性、慢性活动性肝炎的原卟啉二钠盐的前体。此外，血红素在食品行业被广泛用作着色剂，如肠类制品中，是一种天然的着色剂，安全性高。

血红素通常是以动物全血或其红细胞作原料来分离制备。在 Hb 和 Mb 中血红素约占 3.8%，全血中血红素含量在 5%左右。每头猪平均可得 2kg 血液，若年屠宰 5000 万头猪则可得 10 万吨血液，其数量很可观，从中提取血红素和血红素补铁剂，将会产生巨大的经济和社会效益。

2. 胰蛋白酶

胰蛋白酶(trypsin)是从牛、羊、猪胰脏中提取的一种蛋白水解酶。

胰蛋白酶易溶于水，不溶于氯仿、乙醇、乙醚等有机溶剂。在 pH1.8 时，短时煮沸几乎不失活，在碱性溶液中加热则变性沉淀，钙有保护和激活作用，胰蛋白酶的等电点为 10.1。牛胰蛋白酶原由 229 个氨基酸组成，含 6 对二硫键，其氨基酸排列顺序和晶体结构已经阐明。在肠激酶或自身催化下，释放出六肽，变成有活性的蛋白酶。胰蛋白酶的相对分子质量为 24000，由 223 个氨基酸残基组成。胰蛋白酶专一作用于由碱性氨基酸、精氨酸、异亮氨酸所组成的肽键。酶本身很容易自溶，由原先的β-胰蛋白酶转化成α-胰蛋白酶，再进一步降解为拟胰蛋白酶，乃至碎片，活力也逐步下降直至丧失。猪胰蛋白酶的 pI 为 0.8，较牛胰蛋白酶稳定，活力也较高。羊胰蛋白酶与牛、猪相似，但其活力略高于牛和猪的。

临床上常用作抗炎剂，其药理作用是：可以提高组织通透性，强烈抑制实验性浮肿，抑制血栓周围的炎症反应，可迅速溶解血凝块、渗出液和坏死组织，分解痰、脓液等黏性分泌物。因此，在外科手术上被广泛应用。另外，胰蛋白酶在皮革加工等工业中被广泛利用。

3. 胰酶

胰酶(pancrease)是从猪、牛、羊等哺乳动物的胰腺中提取得到的一种混合酶制剂，主要成分为胰蛋白酶、胰淀粉酶、胰脂肪酶，还有羧肽酶、糜蛋白酶、弹性蛋白酶、激肽释放酶和核糖核酸酶等。呈白色或淡黄色无定型粉末，具有特殊的肉臭味，有吸湿性，部分溶于水及低浓度的乙醇溶液，不溶于高浓度的乙醇、丙酮和乙醚等有机溶剂。水溶液 pH2～3 时稳定，pH6 以上不稳定，钙可增加其稳定性。遇酸、热及重金属等蛋白质沉淀剂产生沉淀。在中性或碱性介质中胰酶的活力较高。胰酶的生产国内主要是以猪胰为主，采用稀醇提取，低温激活，浓醇低温沉淀来制取。

胰酶系我国和国际上多国药典收载的助消化药品，用于治疗缺乏胰液的消化不良、食欲不振及肝胰疾患引起的消化障碍等。

4. 胰岛素

胰岛素(insulin)是一种蛋白质激素，在动物体内具有促进葡萄糖氧化及肝糖原合成的生理功能，注射胰岛素后能使体内血糖降低，肝糖原增加。当机体处于胰岛素分泌量不足的病理状态时，血糖上升，尿中含有大量的糖排出，即出现糖尿症状，胰岛素是治疗糖尿病的重要生化药物。

胰岛素分子由 51 个氨基酸残基所组成，有 A 链和 B 链两条肽链。A 链含 21 个氨基酸残基，B 链含 30 个氨基酸残基。两链之间由两个二硫键相连，A 链还有一个链内二硫键。

不同种属动物的胰岛素分子结构大致相同，其生理功能是相同的，如我国生产的胰岛素是从猪胰脏中提取的，猪胰岛素与人胰岛素相比只有 B30 位的一个氨基酸不同，人的是苏氨酸，猪的是丙氨酸，因此，用猪的胰岛素治疗糖尿病既不易引起胰岛素抗体的产生，而且效果也较好。

5. 胸腺肽

胸腺肽(thymosin)是从冷冻的小牛(或猪、羊)胸腺中经提取、部分热变性以及超滤等工艺过程制备的一种具有高活力的混合肽类药物制剂。根据十二烷基磺酸钠(SDS)-聚丙烯酰胺凝胶电泳分析表明，胸腺肽中主要是相对分子质量为 9600 和 7000 左右的两类蛋白质和肽类，氨基酸组成达 15 种，必需氨基酸含量高，还含有 RNA 0.2～0.3mg/mg、DNA 0.12～0.18 mg/mg。对热较稳定，加热 80℃生物活性不降低，被水解成氨基酸后生物活性丧失。

胸腺肽在目前临床上被用来调节细胞免疫功能，有较好的抗衰老和抗病毒作用，适用于原发和继发性免疫缺陷病以及免疫失调所引起的疾病，对肿瘤有很好的辅助治疗效果，也用于再生障碍性贫血、急慢性病毒性肝炎等，具有较好的疗效。

6. 胆红素

胆红素(bilirubin，BR)是血红蛋白分解代谢后的还原产物，是一个直链的四吡咯化合物，属于二烯胆素类。胆红素是金黄色或深红棕色单斜晶体，干燥固体较稳定，其氯仿溶液在暗处也较稳定，在碱液中(如 0.1mol/L NaOH)或遇 Fe^{3+} 极不稳定，很快被氧化为胆绿素，可与甘氨酸、丙氨酸结合。加血清蛋白、维生素 C 或 EDTA 能使胆红素稳定，不溶于水，溶于苯、氯仿、氯苯、二硫化碳、碱液及脂肪中，微溶于乙醇和乙醚。其钠盐易溶于水，不溶于氯仿。钙盐、镁盐及钡盐不溶于水。主要存在于动物的胆和肝脏中。

胆红素具有多种药理作用，它对乙型脑炎类病毒的灭活率、抑制指数均比去氧肌酸和去氧胆酸高 1～1.5 倍。它还是一种有效的肝脏疾病治疗药物，在不破坏肝组织的情况下，有增殖新细胞的作用，可治疗血清肝炎、肝硬变等病，此外，胆红素还具有镇静、镇惊、解热、降压、促进红细胞增生等作用，并且，胆红素也是制造人工牛黄的主要原料。我国每年耗用牛黄 70～80t，天然牛黄难以满足需要，因此多从猪胆汁中提取胆红素用于配制人工牛黄。表 5-7 列出了人工牛黄的组成成分。

表 5-7 人工牛黄配方

原料名称	标准规格	添加比例/%	原料名称	标准规格	添加比例/%
胆红素	含量＞60%	0.7	磷酸三钙	药用	3
胆酸	含量＞80%	12.5	硫酸镁	药用	1.5
α-猪脱氧氯胆酸	熔点大于 150℃	15	硫酸亚铁	药用	0.5
胆固醇	熔点大于 140℃	2	淀粉	含水量＜4%	加至全量

7. 肝素(钠)

肝素(heparin)是一种含硫酸酯的黏多糖，属于不均一的多糖分子，由动物结缔组织的肥大细胞产生，它广泛地分布于动物的各种器官和组织中，如肠黏膜、十二指肠、肺、肝、心脏、胎盘、血液等。

肝素是一种抗凝血物质，在体内外均能延长凝血作用，常用于输血和防治各种血栓的形成和栓塞，也可用于澄清血浆脂质，降低胆固醇，治疗动脉硬化等症。此外，肝素配合治疗脑血管病以及防止癌细胞转移的治疗，也引起人们极大的兴趣。

目前我国市售的肝素均以猪小肠黏膜(少量以羊小肠黏膜)为提取原料，通过盐解、提取、纯化等步骤获得肝素钠盐。肝素钠虽具有很强的抗凝作用，但也有不足之处。由于肝素钠对钙的亲和力比对钠的亲和力强，所以肝素钠在使用中往往会在各个不同组织、特别是在血管和毛细血管壁部位引起钙的沉淀，当大剂量皮下注射时，钙的螯合作用破坏了邻近毛细血管的渗透力，因而会产生瘀点和血肿现象。为了克服上述副作用，国内外已采用钙离子代替肝素中的钠离子，经过交换产生的肝素钙已经用于临床，在急性血凝固性异常增高的治疗中，用高浓度的肝素钙局部注射，获得了快速、安全、有效的结果，特别是减少了瘀点和血肿等反应。

8. 硫酸软骨素

硫酸软骨素(chondroitin sulfate)是从动物软骨组织中提取的一种酸性黏多糖。硫酸软骨素多存在于动物的软骨、喉骨、鼻骨、牛马中膈和气管中，骨腱、韧带、皮肤、角膜等组织中也含有。鱼类软骨中含量丰富，如鲨鱼骨中含量达 50%～60%。腔肠动物、海绵动物、原生动物体中也含有硫酸软骨素。软骨中的硫酸软骨素与蛋白质结合以蛋白多糖的形式存在。

硫酸软骨素一般含 50～70 个双糖基本单位，链长不均一。相对分子质量为 10000～30000。硫酸软骨素按其化学组成和结构的差异，又分为 A、B、C、D、E、F、H 等多种。硫酸软骨素为白色粉末，无臭无味，吸水性强，易溶于水而成黏度大的溶液，不溶于乙醇、丙酮和乙醚等有机溶剂。其盐类对热较稳定，受热 80℃亦不被破坏，但游离硫酸软骨素水溶液遇较高温度或酸即不稳定，主要是脱乙酰基或降解成单糖或分子量较小的多糖。

硫酸软骨素，尤其是硫酸软骨素 A 能增强脂肪酶的活性，使乳糜微粒中的甘油三酯分解，使血中乳糜微粒减少而澄清。还具有抗凝血和抗血栓作用，可用于冠状动脉硬化、血脂和胆固醇增高、心绞痛、心肌缺血和心肌梗死等症。硫酸软骨素还用于防治链霉素所引起的听觉障碍症以及偏头痛、神经痛、老年肩痛、腰痛、关节炎与肝炎等。此外，也常作为膳食补充剂用于保护关节及用于皮肤化妆品。

9. 溶菌酶

溶菌酶(lysozyme)又称胞壁质酶，为糖苷水解酶，全称为1,4-β-N-溶菌酶。蛋清溶菌酶是由129个氨基酸残基组成的碱性球蛋白。单一肽链，相对分子质量为14388，分子内含有4对二硫键，分子呈扁长椭圆球体。蛋的溶菌酶中含氮13.5%、硫1.94%；氨基酸的种类和数量为：甘氨酸11、丙氨酸10、丝氨酸10、胱氨酸5、苏氨酸7、蛋氨酸2、缬氨酸8、亮氨酸8、异亮氨酸7、脯氨酸2、苯丙氨酸2、酪氨酸3、色氨酸6、天冬氨酸13、谷氨酸4、组氨酸1、精氨酸13。溶菌酶的活性中心是Asp52和Glu35，它能破坏肽聚糖中N-乙酰葡萄糖胺和N-乙酰胞壁酸之间的β-1,4-糖苷键，损毁肽聚糖支架，从而溶解细菌细胞壁。有些革兰阴性菌，如埃希大肠杆菌、伤寒沙门菌，也会受到溶菌酶的破坏。人和动物细胞无细胞壁结构，亦无肽聚糖，故溶菌酶对人体细胞无毒性作用。溶菌酶广泛存在于自然界动物、植物、微生物中，目前所使用的溶菌酶主要从鸡蛋清中提取。

溶菌酶化学性质很稳定，pH在1.2～11.3之间变化不会影响酶结构太大的改变，遇热该酶也很稳定。在pH4～7的范围内，酶在100℃处理1min仍有近100%的活力，但在碱性环境下，酶的热稳定性较差。蛋清溶菌酶的最适pH为6.6，等电点为10.8左右。

溶菌酶有抗菌、抗病毒、止血、消肿及恢复组织功能等作用，临床主要用于慢性鼻炎、急慢性咽喉炎、口腔溃疡、带状疱疹感染和扁平疣等，也可与其他抗菌药物合用治疗各种细菌感染。由于它具有溶解细菌细胞壁的能力，故可起到迅速清理黏膜的作用，从而加快痊愈。溶菌酶在食品工业中用作包装防腐剂和婴儿食品的添加剂。

第二节　动物源性生物制品的制备实例

一、胰岛素的制备

1. 胰岛素的性质与用途

胰岛素(insulin)是由动物胰脏中兰氏小岛β-细胞分泌的一种具有降血糖作用的蛋白激素，因此得名胰岛素。1955年阐明了胰岛素的一级结构。1965年，我国在世界上首次人工合成牛胰岛素。1970年，我国科技工作者用X射线衍射方法阐明胰岛素的空间构型。胰岛素是所有蛋白质中研究最多，也是研究最清楚的蛋白质。

胰岛素分子由51个氨基酸残基所组成，相对分子质量近5784，等电点为5.30～5.35，有A链和B链两条肽链。人类胰岛素基因位于11号染色体11p15.5，属单拷贝基因，全长1.75kb，其结构基因由3个外显子和2个内含子组成，约1.25kb，编码一个由信号肽、A链、B链及C肽组成的前胰岛素原，经翻译后加工成为成熟的胰岛素分子。胰岛素在弱酸性水溶液或混悬在中性缓冲液中较为稳定，在碱性溶液中易水解而失活，温度升高时失活更快。在pH8.6时，溶液煮沸10min即失活一半，而在0.25%硫酸溶液中，则要煮沸60min才能导致同等程度的失活。

胰岛素可作用于全身几乎所有的组织细胞，其最主要的靶器官是肝脏、肌肉及脂肪组织，调节糖、蛋白质、脂肪三大营养物质在细胞的代谢和贮存。胰岛素能促进细胞摄取葡萄糖，在肝脏和肌肉内促进糖原的合成及贮存，同时抑制糖异生，结果使血糖去路增加而来源减少，降低血糖；促进脂肪合成和贮存，抑制脂肪分解；增加蛋白质合成，阻止蛋白质分解及由氨基酸异生成葡萄糖，维持体内正常的血糖水平，起到控制血糖水平的稳定的作用。

1923年胰岛素即作为治疗糖尿病的药物开始供临床使用，迄今仍是胰岛素依赖性糖尿病的特效药。目前，全世界有糖尿病患者1.5亿人，我国有4000万人，其中约5%需要注射胰岛素以维持生命，临床对胰岛素的需求量相当大。最初临床上应用的胰岛素全部是从动物的胰脏(主要是猪与牛)中提取。1982 年，重组人胰岛素作为第一种用重组 DNA 技术获得的药品投放市场。

2. 制备方法

(1) 工艺路线　胰岛素生产多取猪、牛胰为原料，提取方法为采用分级提取锌沉淀法和磷酸钙凝胶法。分级提取锌沉淀法生产猪胰岛素的工艺路线如图 5-1 所示。

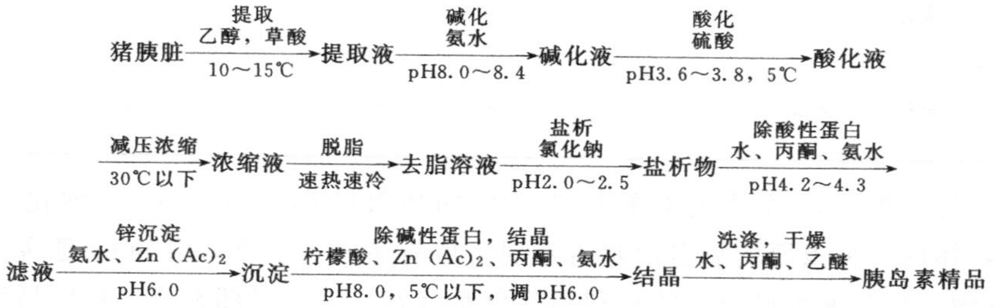

图 5-1　猪胰岛素生产的工艺路线

(2) 工艺过程说明

① 提取　绞碎胰脏，加 2.3～2.6 倍的 86%～88%乙醇和 5%的草酸，提取 3h。

② 浓缩　上清液过滤后，在 30℃下减压浓缩至相对密度为 1.04～1.06 为止。

③ 除酸性蛋白　盐析物中加入 7 倍量的蒸馏水溶解，再加 3 倍量冷丙酮，用氨水调 pH 至 4.2～4.3，补加丙酮，使水：丙酮达到 7：3，搅拌后过夜，离心去除酸性蛋白沉淀。

④ 锌沉淀　滤液用氨水调 pH 为 6.2～6.4，加入 3.6%醋酸锌溶液(20%浓度)，再用氨水调 pH 至 6.0，4℃放置过夜；收集沉淀，丙酮洗涤，干燥。

⑤ 除碱性蛋白　按上述所得干燥品重量计，每克加冰冷的 2%柠檬酸溶液 50mL、6.5%醋酸锌溶液 2mL、丙酮 16mL，用冰水稀释至 100mL，使充分溶解；冷却至 5℃以下，用氨水调 pH 至 8.0，过滤。

⑥ 结晶　上述滤液用 10%柠檬酸溶液调 pH6.0，补加丙酮，使溶液中丙酮的浓度达到 16%；慢速搅拌 3～5h 使结晶析出；再转入 5℃左右放置 3～4 天，使结晶完全；收集结晶，用丙酮、乙醚脱水后，真空干燥，即得结晶胰岛素。

二、超氧化物歧化酶的制备

1. 超氧化物歧化酶（SOD）的性质与用途

超氧化物歧化酶(superoxide dismutase，SOD，E.C.1.15.1.1)是 1969 年 Fridovich 和 McCord 从牛红细胞中发现并正式命名的，它是一种富含金属离子的蛋白质，广泛分布于动植物及微生物中。

按照其结合的金属离子，SOD 主要分为三类，即 Cu /Zn -SOD、Mn -SOD、Fe -SOD。三类 SOD 可能具有不同的进化祖先。其中 Cu /Zn -SOD 呈蓝绿色，主要存在于真核细胞的细胞浆内，相对分子质量在 32 000 左右，由两个亚基组成，每个亚基含 1 个铜和 1 个锌。Mn-SOD 呈粉红色，主要存在于原核生物和真核生物的线粒体中。其相对分子质量随来源不同而异，来自原核细胞的 Mn-SOD 相对分子质量约为 40 000，由 2 个亚基组成，每个亚基各含 1 个锰；来自真核细胞线粒体的 Mn-SOD，由 4 个亚基组成，相对分子质量约为 80 000。第三种类型为 Fe-SOD，呈黄色，只存在于原核细胞中，相对分子质量为 38 000 左右，由 2 个亚基组成，每个亚基各含 1 个铁。此外，在牛肝中还存在一种 Co/Zn-SOD。SOD 属酸性蛋白酶，对 pH、热和蛋白酶水解比一般酶稳定。三类 SOD 的主要理化特性列于表 5-8。

表 5-8 三类 SOD 的主要理化特性

SOD类型	分子结构	相对分子质量 /$\times 10^3$	金属含量	颜色	吸收峰 /nm	分子构象	抑制剂
Cu/Zn-SOD	二聚体或四聚体	32～65	1Cu∶1Zn	蓝绿色	260 680	β折叠	CN^-, H_2O_2+EDTA
Mn-SOD	二聚体或四聚体	42～85	0.5～1Mn	粉红色	280 475	α螺旋	$R(N_3)_x$
Fe-SOD	二聚体或四聚体	42～85	0.5～1Fe	黄褐色	280	α螺旋	$R(N_3)_x$, H_2O_2+EDTA

SOD的主要功能是清除体内有氧代谢产生的超氧阴离子（O_2^- ·），催化 O_2^- ·歧化为 H_2O_2，是生物体内一种重要的氧自由基清除剂。目前临床上主要运用SOD延缓机体衰老，辅助治疗良性肿瘤，预防恶性肝癌，防止和消除色素沉着，消除局部炎症，特别是治疗顽固性风湿性关节炎、慢性多发性关节炎及放射治疗后的并发炎症等。由于它无抗原性、无毒副作用，因而是很有临床价值的治疗酶。近年来SOD又被广泛地应用于日化工业中。

2. SOD制备方法

动物血源丰富，牛血、猪血的价格较低，生产SOD工艺简单。现介绍用新鲜猪血来提取SOD的方法。

(1) 工艺路线 猪血SOD的生产工艺路线如图5-2所示。

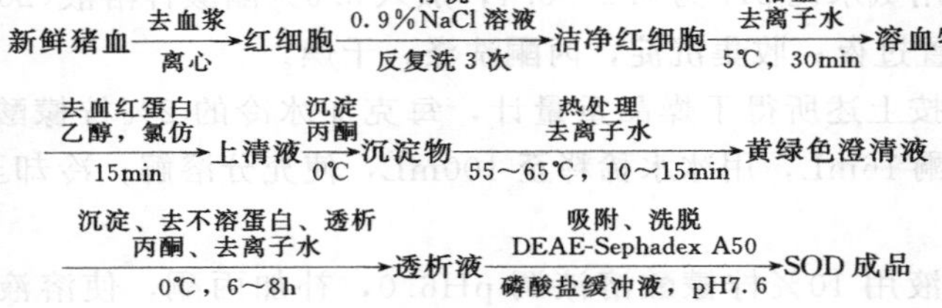

图 5-2 猪血SOD的生产工艺路线

(2) 工艺要点

① 收集、浮洗 新鲜猪血经离心去除黄色血浆，红细胞用0.9% NaCl溶液离心浮洗3次，收集红细胞。

② 溶血、去血红蛋白 收集的洗净的红细胞中加去离子水，在5℃下搅拌30min，然后加入0.25倍体积的95%乙醇和0.15倍体积的氯仿，搅拌15min；离心去血红蛋白，收集上清液。

③ 沉淀、热处理 将上清液加入1.2～1.5倍体积的丙酮，产生絮状沉淀；离心去上清液，得沉淀物，操作要在0℃左右进行；沉淀物加适量蒸馏水使其溶解，离心除去不溶性蛋白；上清液于55～65℃热处理10～15min，离心除去热变性蛋白，收集黄绿色澄清液。

④ 沉淀、去不溶蛋白 0℃条件下，在澄清液中加入适量丙酮，使其产生大量絮状沉淀；离心弃去上清液，沉淀用去离子水溶解，离心除不溶性蛋白；上清液置透析袋中得透析液。

⑤ 吸附、洗脱 将透析液加到用2.5mmol/L、pH7.6的磷酸盐缓冲液平衡好的DEAE-Sephadex A50柱上吸附，用2.5～5mmol/L、pH7.6磷酸钾缓冲液梯度洗脱，收集SOD活性洗脱液。猪血SOD的吸收峰为265nm。

⑥ 超滤、冻干 将SOD活性洗脱液超滤浓缩后，冷冻干燥，即可得外观带浅蓝绿色的Cu/Zn-SOD成品。

⑦ SOD 纯度检测 SOD 纯度可通过琼脂糖凝胶平板电泳或聚丙烯酰胺凝胶电泳来测定，看其条带是否整齐、位置是否与标准品相同。后者鉴定更灵敏。

⑧ 注意事项 猪血 SOD 对热较为敏感，分离过程中温度应控制在 5℃左右，最好在 0℃；猪血 SOD 在 pH 为 7.6～9.0 范围内较稳定，提取过程中应注意控制体系的 pH 值。

三、核糖核酸的制备

1. 性质与用途

核糖核酸(ribonucleic acid，RNA)是一类十分重要的生物大分子，它不仅在基因的表达和蛋白质的生物合成中起着关键作用，还具有改善机体多种生理功能的作用，在医药、食品和农业生产中均有广泛应用。从猪肝里提取的核糖核酸可用于治疗慢性肝炎、肝硬化和初期癌症；从微生物提取的核糖核酸口服用于精神迟缓、记忆衰退、动脉硬化性痴呆，静注用于刺激造血和促进白细胞生成。

除直接可用于临床药物外，核糖核酸还是重要的医药中间体。核糖核酸降解后得到的核苷酸、核苷及碱基都是用途广泛的药物，它们的衍生物在抗肿瘤和抗病毒方面的应用则更为显著，如尿嘧啶及其衍生物是至今人类所使用的最重要的抗病毒、抗肿瘤药物；5-氟尿嘧啶可抑制 T 合成酶，用于固形癌的治疗；鸟嘌呤具有促进视紫质代谢、明目的功能；胸腺嘧啶对促进脑磷脂代谢、治疗脑外伤以及脑血栓有一定的作用；ATP 是重要的能量补充药物等。

此外，核糖核酸还在食品工业中作为调味品使用；在保护环境方面，核糖核酸有着很重要的意义。核糖核酸及其降解物的衍生物作为抗生素，可用于防治植物病菌的农药，这类农药对人体无毒害，对环境无污染；核糖核酸及其水解物可作为促进作物生长、结果的生长素。在化妆品中，也有添加核糖核酸的报道，可以促进蛋白质合成，有滋润皮肤的作用。

2. 制备方法

酵母等微生物和动物肝脏是目前工业上制备核糖核酸的主要原料。由动物肝脏提取的核糖核酸，因在提取过程中不需加热，制得的核糖核酸具有生物活性，该类核糖核酸在临床上作为针剂应用较多。下面即介绍从猪、牛肝脏中提取、精制核糖核酸的方法。

(1) 工艺路线 肝 RNA 生产工艺路线如图 5-3 所示。

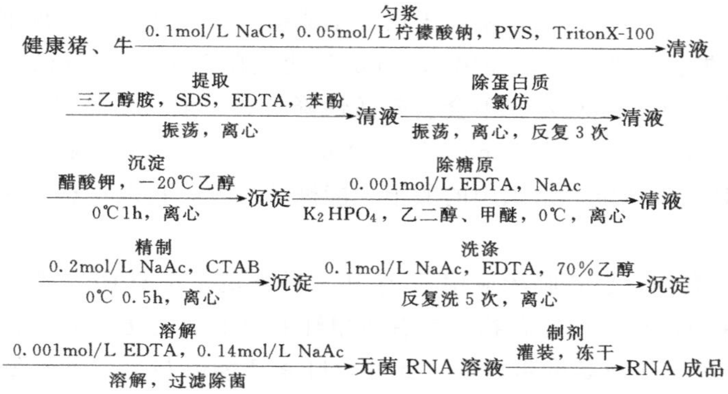

图 5-3 肝 RNA 生产工艺路线

(2) 工艺要点

① 匀浆 肝用生理盐水洗净，切成小块，加入 1～2 倍量的 0.1mol/L NaCl、0.05mol/L 柠檬酸钠、0.001%聚乙烯硫酸酯(PVS)、0.1%Triton X-100(pH7.0)溶液，用组织捣碎机捣成匀浆，3500r/min 离心 20min。

② 提取 离心上清液中加入等体积的 0.2mol/L 三乙醇胺、1%十二烷基磺酸钠(SDS)、0.002mol/L 乙二胺四乙酸二钠(EDTA，pH9.0)溶液，搅拌均匀后，加等体积苯酚(含 0.2%

8-羟基喹啉）及等体积氯仿；室温振荡 30min，3500r/min 离心 20min。

③ 除蛋白质　离心清液中加入等量氯仿振荡，反复 2～3 次，至中间界面无明显蛋白层为止。

④ 乙醇沉淀　清液中加入 1/10 体积 20%KAc 和 2 倍体积−20℃乙醇；0℃放置 1h，离心得白色沉淀。

⑤ 除糖原　将沉淀溶于含 0.001mol/L EDTA、0.01mol/L NaAc 溶液中，加入等体积 2.5mol/L 的 K_2HPO_4，在不断搅拌下再加入等体积乙二醇甲醚，0℃放 0.5h，离心收集上清液。

⑥ 络合　上清液在 0℃下搅拌加入等体积 0.2mol/L NaAc 溶液和 1/4 体积 1%十六烷基三甲基溴化铵（CTAB）；0℃放 0.5h；离心收集沉淀。

⑦ 洗涤　沉淀用 0.1mol/L NaAc（含 0.001mol/L EDTA）、70%乙醇溶液反复洗涤 5 次，至无泡沫为止。

四、肝素的制备

1. 性质与用途

肝素（heparin）是 1916 年麦克伦（Mcleen）在研究凝血问题时，从狗的肝脏中发现的，具有抗凝血活性。肝素是由动物结缔组织的肥大细胞产生，它广泛存在于哺乳动物的各种器官和组织中，如肠黏膜、十二指肠、肺、肝、心、胎盘和血液中，多与蛋白质结合成复合体存在，这种复合物无抗凝血活性，随着蛋白质去除而活性增加。在体内肝素可被肝脏产生的肝素酶灭活而从尿排泄出去。

肝素是一种黏多糖的硫酸酯，是由六糖或八糖重复单位组成的线性链状分子，三硫酸双糖和二硫酸双糖以约 3∶1 的比例交替连接，其相对分子质量为 12000±6000，商品肝素至少含有 21 种分子个体，其相对分子质量从 3000 至 37500 不等。肝素结构中的 *N*-磺酸与抗凝血有密切关系，如遭破坏，则其抗凝血活性降低。结构中的游离羟基酯化后（如硫酸化），其抗凝血活性也降低。肝素为无嗅或几乎无嗅的白色或灰白色无定型粉末，具有吸湿性，肝素及其钠盐易溶于水，不溶于乙醇、丙醇等有机溶剂中。肝素分子结构“单元”中含有 5 个硫酸基和 2 个羧基，呈强酸性，为聚阴离子，能与阳离子反应生成盐。肝素在酸性条件下易被水解失活，温度越高，pH 越低，失去活性越快，如用 0.1mol/L 盐酸在 70℃加热 1min，抗凝血效价约降低 70%。肝素在碱性条件下相当稳定，不会引起活性降低，一般纯度越高，稳定性越大；pH 越高，稳定性越大，如肝素钠精品在 10mol/L 碱溶液及 50%硫酸铵溶液中加热至 80℃，不会引起活性降低。肝素对酶很稳定，组织中的酶很少能破坏肝素，提取过程中用胰酶消化蛋白类杂质，对肝素无影响。

肝素作为一种抗凝剂，已在临床应用 70 余年。肝素的抗凝作用主要在于它能够调节抗凝血酶Ⅲ（AT-Ⅲ），并与之结合成复合物。后者较单纯的 AT-Ⅲ可更有效地抑制凝血级联反应中的多种凝血酶和 Xa 因子等丝氨酸蛋白酶。此外，肝素还能够与另一种丝氨酸蛋白酶抑制剂的肝素辅因子Ⅱ发生交叉反应，进一步加强对凝血酶的抑制。近年研究证实，肝素除了公认的抗凝血、抗血栓、调节血脂作用外，还具有抗炎、免疫调节、调节多肽生长因子、抑制细胞增殖、抗肿瘤转移等多种生物学活性和药理作用。在临床上肝素主要用于：①防治手术后的血管血栓。②治疗血栓形成和栓塞。③心脏手术和肾脏透析时维持血液体外循环畅通。④辅助抗生素和磺胺药治疗亚急性内膜炎。⑤周围心血管病、冻疮和伴有血栓形成与早期坏疽的局部外伤及各种原因引起的弥散性血管内凝血（DIC）。⑥心绞痛、肾小球炎、肾病综合征、类风湿性疾病、充血性心力衰竭及眼科中急性虹膜炎。目前，除了医药外，肝素钠还被用于美容化妆等行业。

普通肝素(standard heparin，SH)或称未分级肝素(unfractionted heparin，UFH)长期使用则可能产生某些不良反应，如出血和诱导血小板减少等。低分子肝素(low molecular weight heparin，LMWH)是由普通肝素降解得到的平均相对分子质量在 8000 以下的组分。与 SH 相比，其抗血栓作用优于肝素而出血副作用却低于肝素，具有生物利用度高、体内半衰期长、出血倾向小等特点。LMWH 可望逐渐取代 SH。LMWH 可通过化学降解或酶解 SH 制备，酶法主要是用肝素酶降解。普通的肝素类产品都是钠盐型，但是当大剂量皮下注射时，肝素钠会产生瘀点和血肿现象，肝素钙可减少上述现象的发生，因此，目前肝素类产品更倾向于制成钙盐型。

2. 制备方法

国外大多数药用肝素是从牛肺中提取的。我国猪小肠资源丰富，肠黏膜又是生产肠衣的废弃物，而且肝素含量很高，所以我国主要是从猪小肠黏膜中提取肝素。

(1) 工艺路线　肝素钠生产工艺路线如图 5-4 所示。

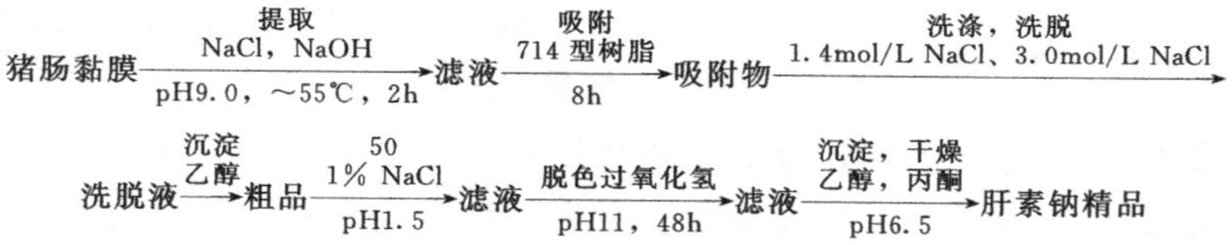

图 5-4　肝素钠生产工艺路线

(2) 工艺要点

① 提取　取新鲜猪肠黏膜，按 3%加入 NaCl，用 NaOH 溶液调 pH 至 9.0，并逐渐升温至 50～55℃，保温 2h，继续升温至 95℃，保温 10min；冷却至 50℃以下，用 30 目双层纱布过滤，收集滤液。

② 吸附、洗涤、洗脱　上述滤液中加入 2%的 Cl-型 714 树脂，搅拌 8h，静置过夜；去上清液，树脂用水冲洗，再去上清液，滤干，加入 2 倍量的 1.4mol/L NaCl 溶液并搅拌 2h，滤干。用 2 倍量的 3.0mol/L NaCl 溶液搅拌洗脱 8h，滤干；再用 1 倍量的同样洗脱液搅拌洗脱 2h，滤干，合并洗脱液。

③ 沉淀　得到的洗脱液中加入等量 95%乙醇沉淀，过夜，去除上清液，收集沉淀，以丙酮脱水干燥，得肝素钠粗品。

④ 溶解、脱色　将肝素钠粗品用 15 倍的 1% NaCl 溶液溶解，用 6mol/L HCl 调 pH 至 1.5 左右，过滤收集清液，用 5mol/L NaOH 调 pH 至 11，按 3%用量加入过氧化氢(30%浓度)，25℃放置，开始时不断调节 pH 维持在 11，第二天再按 1%量加入过氧化氢，调 pH 至 11，共放置 48h；然后过滤，收集滤液。

⑤ 沉淀、干燥　滤液用 6mol/L HCl 调 pH 至 6.5，加入等量 95%乙醇沉淀，过夜；次日虹吸除去上清，沉淀用丙酮洗涤脱水，干燥，得肝素钠精品。总收率可达 20000U/kg 肠黏膜。

五、硫酸软骨素的制备

1. 性质与用途

硫酸软骨素(chondroitin sulfate，ChS)是从动物软骨组织中提取的天然酸性黏多糖(硫酸化糖胺聚糖)，有多种异构体，其分子结构式如图 5-5 所示。它们均由 D-葡糖醛酸、*N*-乙酰-D-氨基半乳糖硫酸酯为单位组成。按化学组成和结构的差异，又可将硫酸软骨素分为 A、B、C、D、E、F、H 等多种。其中 B、F、H 分子中含 L-艾杜糖醛酸。一般硫酸软骨素含 50～70 个双糖基本单位，链长不均一，相对分子质量为 10 000～30 000 之间。由于生产工艺不同，所得产品的平均相对分子质量也不同。一般碱水解法所得产品的平均相对分子质量偏低，而酶解法或盐解法所得产品的平均相对分子质量较高，分子结构比较完整。目前药用的主要是硫酸软骨素 A 和 C 异构体。硫酸软骨素 A 又叫 4-硫酸软骨素，其分子中半乳糖上的硫酸基在 4 位；硫酸软骨素 C 又叫 6-硫酸软骨素，其分子中半乳糖上的硫酸基在 6 位。

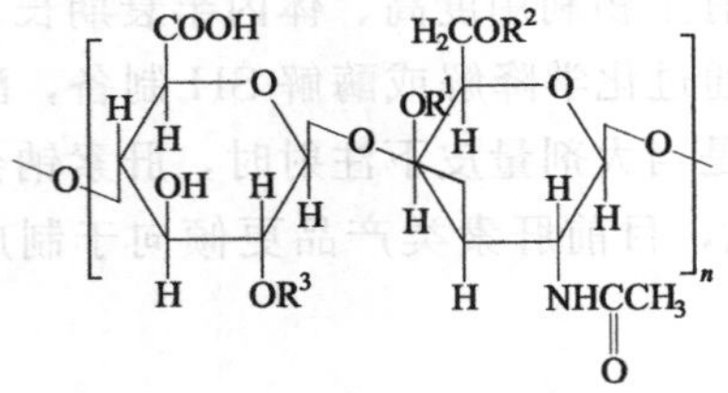

$R^1=SO_3^-$	$R^2=H$	$R^3=H$	硫酸软骨素A
$R^1=SO_3^-$	$R^2=H$	$R^3=H$	硫酸软骨素B(C5异构化)
$R^1=H$	$R^2=SO_3^-$	$R^3=H$	硫酸软骨素C
$R^1=H$	$R^2=SO_3^-$	$R^3=SO_3^-$	硫酸软骨素D
$R^1=SO_3^-$	$R^2=SO_3^-$	$R^3=H$	硫酸软骨素E

图 5-5　不同分子结构的硫酸软骨素

前已叙及，硫酸软骨素为白色粉末，无臭无味，吸水性强，易溶于水而成黏度较大的溶液，不溶或难溶于甲醇、乙醇、丙酮、乙醚、氯仿和冰醋酸等有机溶剂。其盐类对热较稳定，受热达 80℃亦不被破坏，但游离硫酸软骨素水溶液遇较高温度不稳定，主要是乙酰基被水解而脱落。在酸性溶液中易水解为分子量较小的多糖，甚至成单糖。

自然界中的硫酸软骨素多存在于动物的软骨、喉骨、鼻骨（猪含 41%）以及牛、马中膈和气管（含 36%～39%）中，其他如骨腱、韧带、皮肤、角膜等组织中也含有。鱼类软骨中硫酸软骨素的含量很丰富，如鲨鱼骨含 50%～60%，结缔组织中含量很少。腔肠动物、海绵动物、原生动物中也含有，但植物中几乎没有。软骨中的硫酸软骨素以蛋白多糖的形式存在。当其水解时，发生 β-消去反应，连接硫酸软骨素与蛋白质中丝氨酸羟基的 *O*-苷键断裂，可以得到游离态的硫酸软骨素。硫酸软骨素 A 和硫酸软骨素 C 与胶原蛋白结合在一起。

硫酸软骨素在临床上用于某些神经性头痛、神经痛、关节痛、偏头痛、动脉粥样硬化症等的治疗，也可用于链霉素引起的听觉障碍及肝炎的辅助治疗。近年来，随着对其生理功能和生化性质研究得深入，发现硫酸软骨素具有抗凝、抗炎、抗血栓、抗癌及降低心肌耗氧量、促进冠状动脉循环、降血脂和防止血管硬化等作用，对冠心病、心绞痛、心肌缺氧、心肌梗死等心血管疾病的治疗有一定疗效；还对神经细胞、黏膜细胞、肾细胞等具有保护作用；还可活化脂解酶，使脂肪降解，因此是防止肥胖的有效物质。硫酸软骨素与铜等金属离子结合可用于治疗皮肤病，与硝酸铋或氢氧化铝反应得到的络合物可用于治疗消化性溃疡，与苯甲酸酯、利多卡因或布比卡因作用生成的衍生物可用作麻醉剂。作为食品添加剂，硫酸软骨素可用于食品的乳化、保湿和祛除异味。硫酸软骨素还具有保水性、保胶性和高黏性，在化妆品中添加硫酸软骨素，可调节皮肤的细胞代谢，促进营养的吸收，保持皮肤的水分和改善发质。随着硫酸软骨素新功能的发现，其应用范围在不断扩大。

2. 制备方法

生产硫酸软骨素的原料最早用鳖鱼软骨、鱼鳍、海参内脏等。目前，国内外大都从动物猪、牛、羊、马以及家禽软骨中提取。在硫酸软骨素的工业制备中，主要提取工艺有稀碱法、浓碱法、稀碱-浓盐法和酶解-树脂法等几种。这些制备工艺一般都要经过酶解和活性炭或白陶土等处理。酶用高倍胰酶、胃蛋白酶、木瓜蛋白酶、菠萝蛋白酶和无花果蛋白酶等，去糖原时用淀粉酶。国内普遍采用稀碱和浓碱提取法，国外报道用稀碱-浓盐综合提取法。上述各种工艺各有利弊。稀碱提取工艺反应条件温和，操作简单，产品的颜色好，相对分子质量较大，容易精制，但其主要缺点是所需时间长、液体体积大、乙醇用量大。浓碱提取工艺因反应条件剧烈，成品黏度有所下降，相对分子质量小，有可能使硫酸软骨素降解而影响疗效，所得产品颜色深、精制工艺复杂，而且酸、碱用量大，相对该法的优点是提取时间短、生产周期短。稀碱-浓盐提取工艺，不需酶解和脱色处理，产品色泽洁白、疏松，含量一般为75%～85%，收率在10%～15%之间，符合口服质量标准，操作简便，成本较低，生产周期短，适合大规模化生产。但在稀碱-浓盐提取工艺中，提取工序升高温度，产量有明显增加，但提取产物颜色变深，影响产品质量和外观。应用酶解-树脂提取工艺制得的硫酸软骨素产品，纯度高，经纸电泳检测为单一条带，抗原物质试验为阴性，含硫量为7.2%。该工艺的优点是酶水解或稀碱水解与树脂交换技术相结合，保证了硫酸软骨素分子不被降解，解决了成品纯度问题，方法简便、收率高，是一种较有实用价值的制备方法。下面具体介绍各种工艺的操作流程和方法。

(1) 稀碱法

① 工艺路线　稀碱法制备硫酸软骨素工艺路线如图5-6所示。

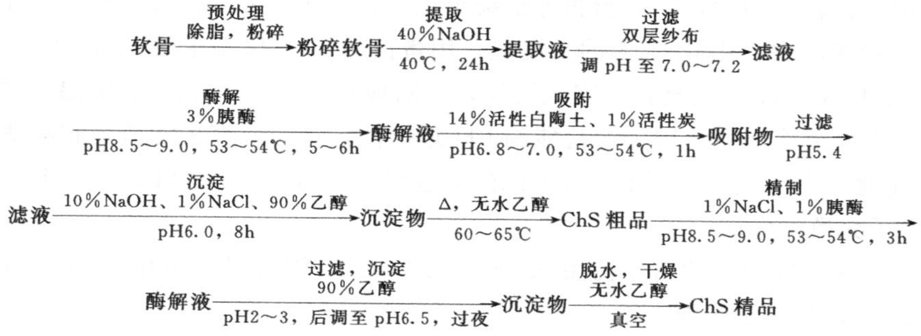

图5-6　稀碱法制备硫酸软骨素工艺路线

② 工艺要点

a. 预处理　将新鲜的软骨除去脂肪等结缔组织后，置于冷库中保存。用时取出，粉碎。

b. 提取　加入粉碎软骨1倍量的40%氢氧化钠溶液，加热升温至40℃，保温搅拌提取24h。然后冷却。

c. 过滤　提取液冷却后，用工业盐酸调pH至7.0～7.2，用双层纱布过滤，弃去滤渣，收集滤液。

d. 酶解　上述滤液再用1∶1盐酸调pH至8.5～9.0，边加盐酸边不断搅拌；加热至50℃，加入3%(按原软骨的量计)相当于1∶25倍胰酶，继续升温，控制消化温度在53～54℃，共计5～6h。在水解过程中，由于氨基酸的增加导致pH下降，需用10%氢氧化钠调pH在8.8～9.0。水解终点检查，取少许反应液过滤后置于比色管中，10mL滤液滴加10%三氯乙酸1～2滴，若微显浑浊，说明消化良好，可终止酶解，否则酌情增加胰酶。

e. 吸附　将消化好的酶解液用1∶1盐酸调pH至6.8～7.0，加入14%(按原软骨的量计)活性白陶土、1%活性炭，搅拌吸附1h，期间用10%氢氧化钠调整pH在6.8～7.0，温度维持在53～54℃；之后再用1∶2盐酸调pH至5.4，停止加热，静置片刻，过滤，收集滤液。

f. 沉淀　快速将上述澄清滤液用10%氢氧化钠调pH至6.0，并加入90%乙醇，使乙醇含量达到70%，每隔30min搅拌一次，共搅拌4～6次，使细小颗粒增大而沉降；静置8h，吸去上清液，沉淀用无水乙醇充分洗涤脱水2次，抽干，于60～65℃或真空干燥，得ChS粗品。

g. 精制　将上述ChS粗制品按10%左右浓度溶解，并加入1%NaCl。再加入1%的胰酶，在pH8.5～9.0、53～54℃条件下，酶解3h左右。然后升温至100℃，过滤，收集滤液；滤液用盐酸调pH至2～3，过滤；然后再用氢氧化钠调pH至6.5，用90%乙醇沉淀过夜，然后过滤收集沉淀。

h. 干燥　将沉淀经无水乙醇脱水，然后真空干燥即得ChS精品。

(2) 酶解-树脂法

① 工艺路线　酶解-树脂法制备硫酸软骨素工艺路线如图5-7所示。

软骨 —(预处理：除脂，粉碎)→ 粉碎软骨 —(提取：蛋白酶，pH7.5，55℃，20h)→ 提取液 —(过滤：调pH至中性)→ 滤液

—(色谱分析：Amberlite IRA-933柱，滤液调NaCl至0.5mol/L)→ 吸附柱 —(洗涤、吸脱：0.5mol/L NaCl、1.8mol/L NaCl，流速2L/h)→ 洗脱液 —(脱盐：超滤)→

超滤液 —(沉淀：95%乙醇，乙醇达50%～60%)→ 沉淀物 —(脱水，干燥：95%乙醇，70℃以下，真空)→ ChS成品

图5-7　酶解-树脂法制备硫酸软骨素工艺路线

② 工艺要点

a. 预处理　将新鲜的软骨除去脂肪等结缔组织后，置于冷库中保存。用时取出，粉碎。

b. 提取　粉碎的软骨用pH7.5的水浸泡，用蛋白酶55℃保温水解20h。也可以采用碱提取法，加1mol/L NaOH溶液至骨渣完全浸没，不断搅拌，加热至40℃，保温水解2h。

c. 过滤　提取液冷却后，用工业盐酸调pH近中性，过滤，弃去滤渣，收集滤液。

d. 树脂纯化　将上述滤液调整NaCl浓度达到0.5mol/L，然后将溶液通过Amberlite IRA-933型离子交换树脂柱。

e. 洗涤、洗脱　吸附好的树脂柱用0.5mol/L NaCl溶液洗涤，再用1.8mol/L NaCl溶液洗脱，流速2L/h，收集洗脱液。

f. 脱盐　将洗脱液经超滤脱盐，收集超滤液。

g. 沉淀　上述超滤液中加95%乙醇，使乙醇的体积分数达到50%～60%，静置澄清，虹吸除上清液。

h. 脱水、干燥　将沉淀抽干，然后用95%以上的乙醇脱水2～3次，70℃以下真空干燥，即得硫酸软骨素成品。

六、血红素的制备

1. 血红素的性质与用途

血红素铁，又名卟啉铁，它广泛存在于动物的肌肉、血液和某些植物组织中，是由原卟啉(protoporphyrin)与一分子亚铁构成的化合物，在肌红蛋白-血红蛋白家族中铁是由称为原卟啉Ⅸ(protoporphyrin Ⅸ)的有机分子固定的，原卟啉Ⅸ是由4个吡咯分子组成，4个吡咯分子通过亚甲基桥(methanebridge)连接成吡咯环系统，有2个乙烯基、2个丙酸基和4个甲基与之相连。原卟啉Ⅸ与Fe的络合物为铁原卟啉Ⅸ，称为血红素。血红素分子式为$C_{34}H_{33}FeN_4O_4$，相对分子质量为633.49。机体中的铁大约70%以血红素的形式存在，血红素是肌红蛋白、血红蛋白、红细胞、过氧化物酶和细胞色素c等许多重要蛋白质的辅基，是重要的天然卟啉铁化合物。

血红素为棕红色粉末或针状(片状)的紫色结晶，不溶于水、稀酸、醚、氯仿及丙酮，但是溶于氢氧化钠水溶液、热醇或氨水中，卟啉铁在200℃分解而无熔点。其氢氧化钠溶液在385nm处有最大吸收峰，由此可以测定血红素的含量。

血红素铁是身体内重要的生理活性物质，参与机体的多项代谢活动，在体内参与氧的输送、交换和组织呼吸过程；与红细胞的形成和成熟有关，在骨髓造血组织中进入幼红细胞，与卟啉结合形成正铁血红素，再与珠蛋白结合，形成血红蛋白；铁在催化促进β-胡萝卜素转化为维生素A、促进机体内抗体的产生、脂类在血液中的转运及药物在肝中的解毒等生理过程中都有重要作用。

近年来，血红素在食品、医药和精细化工等方面均得到了更广泛的应用，并越来越受到重视。临床上它可作为有机铁补血药、抗贫血药，均有显著疗效；它也是制备抗癌特效药——血

卟啉衍生物的原料；在食品工业中可用于食品强化剂、食用色素等。美国 FDA 已于 1983 年 7 月正式批准雅培公司的氯化血红素作为药品使用；我国于 1998 年正式批准以血红素为基本原料的血卟啉为抗肿瘤新药。

2. 血红素的制备方法

血红素的来源广泛，已经由原来的猪血中提取，到现在从鸵鸟、牛、牦牛等动物的血液中提取。血红素的制备方法较多，诸如有机溶剂法（冰醋酸法、丙酮法、甲醇或甲醇-乙醇法、碱基物-有机溶剂法）、CMC 法、酶法、表面活性剂法等。有机溶剂法是目前工业上采用的主要方法，但是此类方法都存在溶剂残留、工艺流程长、成本高等问题。使用酸性丙酮分离提取血红素的方法是 1975 年 Lindroos 等人提出的，也是目前使用最多的方法之一。在 pH≤3 的盐酸丙酮溶液中，亚铁血红素与珠蛋白脱离，亚铁血红素变成氯化血红素并溶于酸性丙酮溶液中，而珠蛋白则变性沉淀。此时，上层溶液中加入 1mol/L 的氢氧化钠（调溶液 pH 值为 4～6）、醋酸钠可得到氯化血红素结晶，这种方法称为醋酸钠法；上层溶液加入 5%的鞣酸也可以得到氯化血红素结晶，这种方法称为鞣酸法；上层溶液直接蒸馏，一方面可以得到氯化血红素，一方面也可以回收丙酮，这种方法称为蒸馏法。

近年来，随着生物酶技术的迅速发展，利用蛋白酶水解猪血以提高其利用率的研究越来越多，可供选择水解猪血的蛋白酶的种类也多，胰酶、胃蛋白酶和细菌蛋白酶等都已经有人在研究使用。酶解法可以避免成本高、工艺复杂、污染大、毒性大、不环保等缺点，因为该方法没有用到有机溶剂，被认为是最环保的一种提取血红素的方法。经酶分解可把猪血蛋白质分解成具有芳香味的氨基酸、肽、血红素等的混合物，同时也防止了直接排放可能带来的危害。

用于食品或作为铁强化剂更重要的是考虑其安全性，有机溶剂残留给健康造成隐患，因此不使用有机溶剂的酶解制备血红素的方法将是发展的方向，但是此方法还不成熟，尤其是血红素的氧化以及溶解性问题，寻找合适的抗氧化剂或还原剂以及考虑微囊化改善溶解性等还有待进一步的实验研究。以下将对酸性丙酮提取法和酶法制备血红素工艺做详细介绍。

（1）酸性丙酮提取法

① 工艺路线　酸性丙酮提取法制备血红素工艺路线如图 5-8 所示。

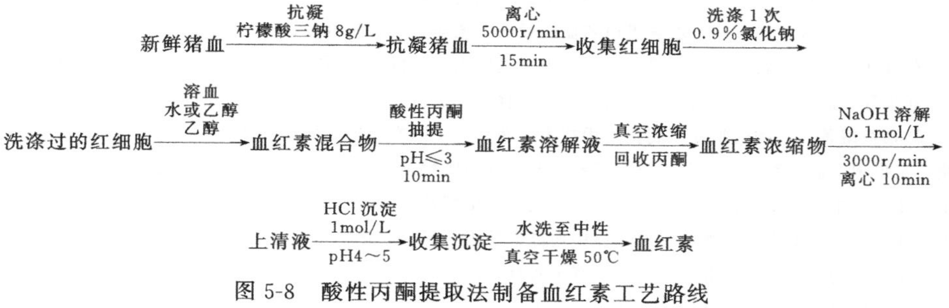

图 5-8　酸性丙酮提取法制备血红素工艺路线

② 工艺要点

a. 抗凝　新鲜猪血加 8g/L 柠檬酸三钠为抗凝剂。

b. 离心　抗凝猪血以 5000r/min 离心 15min，收集红细胞。

c. 洗涤与溶血　离心红细胞用 0.9%氯化钠溶液洗涤 1 次。以水溶胀法或者乙醇溶血法用 400r/min 转速搅拌进行溶血；也可采用超声波溶血法，溶血条件为取红细胞加入等体积去离子水，以超声波 400W 功率作用 10min。

d. 抽提　取适量的溶血液，加入 4 倍于溶血液体积的 1%酸性丙酮溶液进行抽提。

e. 浓缩、离心　抽提后的血红素溶液采用真空浓缩并回收丙酮。浓缩物采用 0.1mol/L NaOH 溶解，3000r/min 离心 10min 收集上清液。

f. 脱水、干燥　上清液以1mol/L盐酸调节pH值至4～5，沉淀血红素，收集沉淀并水洗至中性，50℃真空干燥至恒重得血红素。

（2）酶解法

① 工艺路线　酶法制备血红素工艺路线如图5-9所示。

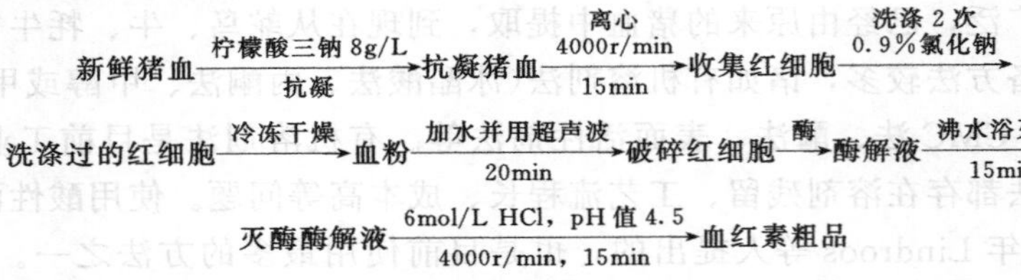

图5-9　酶法制备血红素工艺路线

②工艺要点

a. 血粉的制备　在新鲜猪血中按血量0.8%加入抗凝剂柠檬酸三钠，搅拌均匀，4000r/min离心15min，下层为暗红色血红细胞，倾出上清液，收集血细胞。再用等体积的0.9%生理盐水溶液洗涤血细胞，然后用4000r/min离心15min，倾出上清液，重复洗涤2次得红细胞，经冷冻干燥得血粉备用。

b. 酶解　取一定量血粉，加水溶解，以超声波溶血20min。调节溶液pH，转入酶反应器中，加蛋白酶，置于一定温度下水解一定时间。

c. 离心、收集　反应结束后，沸水浴15min灭酶，自然冷却至室温，用6mol/L HCl调pH至4.5，4000r/min离心15min，收集沉淀。

参考文献

[1] 蔡君，万端极等．酶法结合膜技术提取血红素的工艺研究．食品科技，2013，38(3)：229-232.
[2] 褚庆环主编．动物性食品副产品加工技术．青岛：青岛出版社，2005.
[3] 何兆雄，唐永业，许敦复等编著．动物生化制药基础．北京：中国商业出版社，1985.
[4] 李秀玲，余蓉等．高纯度血红素制备工艺的改进．四川大学学报，2004，35(5)：738.
[5] 刘任民，范万东等．猪血中高纯度血红素的提取工艺．现代医药卫生，2007，23(18)：2687-2689.
[6] 苗建银，朱雪梅等．酶解猪血制备水解蛋白和血红素的工艺研究．食品科技，2011，36(7)：125-128.
[7] 瞿桂香，黄耀江等．血红素制备工艺研究进展．中央民族大学学报(自然科学版)，2007，16(1)：19-22.
[8] 宋照军，刘玺等．血红素提取纯化新技术研究．广州食品工业科技，2004，(20)：6-8.
[9] 谭竹钧，韩雅莉编著．动物药物提取制备实用技术．北京：中国农业出版社，2000.
[10] 王丹侠，崔世勇．血红素的应用分析研究进展．上海预防医学杂志，2002，14(5)：219-220.
[11] 王凤山，凌沛学主编．生化药物研究．北京：人民卫生出版社，1997.
[12] 吴保承，沈国强，杨春霞等．酶法提取猪血中血红素的工艺研究．化学与生物工程，2009，26(8)：61-63.
[13] 熊宗贵主编．生物技术制药．北京：高等教育出版社，2000.
[14] 张爱华．高纯度血红素的制备．中国医药工业杂志，1993，24(1)：4-5.
[15] 张豁中，温玉麟编著．动物活性成分化学．天津：天津科学技术出版社，1995.
[16] 周淡宜，徐水祥等．血红素纯化技术研究．药物生物技术，2004，11(3)：181.

第六章 免疫学基础与传统疫苗生产的基本技术

第一节 免疫学基本原理

免疫通常系指机体对疾病有抵抗能力而不患疫病或传染病的能力，而其在科学上的含意是指机体的免疫系统识别并清除抗原性物质(病原体及其产生的毒素、突变产生的组织成分及肿瘤细胞等)，实现免疫防卫功能，保持机体生理功能稳定。一方面免疫系统可以对抗原性物质适当应答并使之清除，执行免疫防御功能；另一方面，免疫系统的不适当应答会对机体造成伤害，如果应答过高，会出现超敏反应导致过敏，而应答过低，易导致严重的感染，另外，对自身组织发生应答则导致自身免疫病。免疫的基本功能包括：(1)免疫防御功能，即防止外界病原体的入侵及清除已入侵的病原体和有害的生物性分子，其功能一是抗感染，即传统的免疫概念，二是排斥异种或同种异体的细胞和器官，进行器官移植时会产生排异反应。这种能力低下时机体易出现免疫缺陷病，而过高时易出现超敏反应。(2)免疫监视功能，即机体杀伤和清除异常突变细胞的能力，其功能可以识别机体内出现的突变细胞及早期肿瘤并予以清除，其功能低下时机体易患恶性肿瘤。(3)免疫自稳功能，即机体识别和清除自身衰老、残损、死亡细胞和组织的能力，其功能失调时易导致某些生理平衡的紊乱或者自身免疫病。(4)免疫耐受功能，即免疫系统具有“区分自我及非我”的功能，免疫系统对自身组织细胞表达的抗原不产生免疫应答，不导致自身免疫病，反之，对外来病原体及有害生物分子表达的抗原，则产生免疫应答并清除。(5)调节功能，即免疫系统参与机体整体功能的调节，与神经系统及内分泌系统连接，构成神经-内分泌-免疫网络调节系统，不仅调节机体的整体功能，亦调节免疫系统本身的功能。免疫系统是机体执行免疫应答及免疫功能的一个重要系统，包括免疫分子、免疫细胞、免疫组织和器官。体内的免疫细胞通常处于静止状态，需要被活化，通过免疫应答过程，产生免疫效应细胞，释放免疫效应分子，才能执行免疫功能。

一、抗原

1. 抗原的概念

抗原(antigen，Ag)是指那些能够诱导机体免疫系统发生免疫应答、产生抗体和/或（致敏效应)淋巴细胞，同时又能与免疫应答产物[即相应抗体和/或致敏(效应)淋巴细胞]在体内外特异性结合、发生免疫反应的物质。

抗原通常具有两种基本性能：①免疫原性(immunogenicity)，系指抗原刺激机体免疫系统，使之产生抗体和/或致敏(效应)淋巴细胞的性能。②免疫反应性(immunoreactivity)或反应原性(reactivity)，系指抗原分子能与免疫应答产物即相应抗体和/或致敏(效应)淋巴细胞特异性结合，发生免疫反应的性能。

根据上述性能，可将抗原分为两类：①完全抗原(complete antigen)，是指具有免疫原性和免疫反应性(反应原性)的抗原物质，如微生物和异种蛋白质。②半抗原(hapten)，亦称不完全抗原(incomplete antigen)，是指本身只有反应原性而无免疫原性的简单小分子抗原物质，如某些多糖、类脂和药物等。半抗原单独作用时无免疫原性，当与蛋白质载体(carrier)结合形成半抗原-载体复合物时，即可获得免疫原性。这种复合物不但可刺激机体产生针对半抗原的抗体，也可刺激机体产生针对蛋白质载体的抗体。

2. 决定免疫原性的因素

（1）异物性　正常情况下，自身组织或细胞对机体本身无免疫原性。而异种或异体物质，以及化学组成或结构发生改变的和由于某种因素而暴露的在胚胎期与免疫系统隔绝的自身物质则为良好的抗原。可见免疫学中的“异物”不仅包括来自体外的非己抗原性物质，还应包括某些改变和隐蔽的自身物质。

① 异种物质　异种物质如微生物及其代谢产物、它种动物血清蛋白和组织细胞等均为良好的抗原，可刺激机体产生免疫应答。通常种属关系越远，免疫原性越强。例如，鸭血清蛋白对鸡是弱抗原，对家兔则是强抗原。

② 同种异体物质　同种属不同个体之间，由于遗传基因不同，其相同组织或细胞表面的化学结构也有差异。因此，这些同种异体物质也是良好的抗原，如人类红细胞表面的A、B、O(H)血型物质和人体内有核细胞表面的主要组织相容性抗原均属此类抗原。若在不同血型个体之间输血或不同个体之间进行器官移植，将会引起溶血性输血反应和移植排斥反应。

③ 改变和隐蔽的自身物质　自身组织成分通常对机体没有免疫原性，但在外伤、感染、电离辐射或药物等作用下，自身组织结构发生改变或与免疫系统隔绝的自身物质(即隐蔽的自身抗原)释放，也可被免疫系统视为“非己”抗原，刺激机体产生免疫应答。

（2）理化性状

① 大分子物质　具有免疫原性的物质通常为大分子物质，分子质量(分子量)在10000Da以上。一般而言，相对分子质量越大，免疫原性越强。

② 化学组成和结构　大分子物质并不一定都具有良好的免疫原性。如明胶的分子质量高达10^5Da，但因其组成为直链氨基酸，在体内易被降解，所以免疫原性很弱。若在明胶分子上连接少量酪氨酸、谷氨酸等芳香族氨基酸，则能显著增强其免疫原性。在蛋白质分子中也可发现，凡含有大量芳香族氨基酸的蛋白质，其免疫原性均明显高于以非芳香族氨基酸为主的蛋白质。多糖分子的免疫原性则主要取决于单糖的数目和类型，通常结构复杂者免疫原性强，反之则较弱。上述情况表明，物质的免疫原性除与相对分子质量有关外，还与其化学组成和结构密切相关。

③ 物理状态　抗原性物质的物理状态也与免疫原性的强弱有关。一般聚合状态的抗原性物质较其单体的免疫原性强，颗粒性抗原的免疫原性比可溶性抗原的强。因此，对一些抗原性弱的物质，可采用使其聚合或吸附在一些大分子颗粒表面的方式，增强其免疫原性。

（3）免疫途径　具备上述条件的抗原性物质可因进入机体的途径不同而产生不同的免疫效果。人工免疫时，多数抗原须经非消化道途径(如皮内、皮下、肌内注射和喷雾吸入等)进入机体才能产生良好的免疫效果，经口服用则易被消化、降解而丧失其免疫原性。而有些抗原性物质如刺激肠黏膜相关淋巴组织产生分泌型IgA的抗原物质，则需经适当处理后口服才能产生良好的免疫效果。

（4）机体应答性　抗原性物质能否产生免疫原性与机体的应答能力有关。例如纯化多糖对人和小鼠具有良好的免疫原性，而将其免疫豚鼠则不能引起免疫应答。用近交系动物进行的研究发现，同一物种不同品系接受某一抗原刺激时，有些品系能发生免疫应答、产生抗体，为高应答品系；有些品系则不能产生或只产生微量抗体，称为无或低应答品系。这表明，机体对某种物质的应答能力受遗传基因的控制。

3. 抗原决定簇

抗原决定簇(antigenic determinant)是指存在于抗原性物质表面的能够决定抗原特异性的特殊化学基团，又称表位(epitope)。抗原可通过表面抗原决定簇与相应淋巴细胞表面抗原受体结合而激发免疫应答，也可通过表面抗原决定簇与相应抗体和/或致敏淋巴细胞特异性结合而发生免疫反应。因此，抗原决定簇是免疫应答和免疫反应具有特异性的物质基础。有功能性(抗原)决定簇和隐蔽的(抗原)决定簇两类。存在于抗原分子表面，能被淋巴细胞识别，启动免疫应答，同时能与抗体和/或致敏(效应)淋巴细胞特异性结合而发生免疫反应的抗原决定簇，称为功能性决定簇。存在于抗原分子内部，不能被淋巴细胞识别，无法触发免疫应答的抗原决定簇，称为隐蔽的决定簇。

4. 抗原的分类

(1) 根据抗原刺激B细胞产生抗体是否需要T细胞辅助分类

① 胸腺依赖性抗原(thymus dependent antigen，TD-Ag) 胸腺依赖性抗原系指需在T细胞辅助及巨噬细胞参与下才能激活B细胞产生抗体的抗原性物质。天然抗原大多为TD抗原，如人血清球蛋白、牛血清白蛋白、卵白蛋白、外毒素和羊红细胞等。

② 胸腺非依赖性抗原(thymus independent antigen，TI-Ag) 胸腺非依赖性抗原系指无需T细胞辅助，就能直接刺激B细胞增生、分化，产生抗体的抗原性物质。天然TI抗原种类较少，主要有细菌脂多糖、肺炎球菌荚膜多糖和聚合鞭毛素等。

(2) 超抗原(supper antigen，Sag) 超抗原是一类由细菌外毒素和反转录病毒蛋白构成的不同于促有丝分裂原的抗原性物质。这类抗原作用不受MHC限制，无严格的抗原特异性，只需极低浓度(1～10ng/mL)即可激活多克隆T细胞，产生很强的免疫应答，故称超抗原。

5. 医学上重要的抗原

(1) 病原微生物 病原微生物如细菌、病毒、立克次体和螺旋体等均为良好的抗原，这些微生物虽然结构简单，但其化学组成相当复杂，含有多种性质不同的蛋白质以及与蛋白质结合的多糖和类脂，因此是由多种不同抗原成分组成的复合体。以细菌为例，其主要抗原有以下几类：①表面抗原，是包裹在细胞壁外面的抗原物质，如肺炎双球菌的荚膜抗原、痢疾杆菌的K抗原和伤寒杆菌的Vi抗原；②菌体抗原，是存在于细菌细胞壁中的抗原物质，如肠道杆菌的菌体抗原，又称O抗原；③鞭毛抗原，是存在于细菌的鞭毛之中，如肠道杆菌的鞭毛抗原，亦称H抗原；④菌毛抗原，是存在于细菌的菌毛之中，有别于鞭毛抗原。

(2) 细菌外毒素、类毒素和抗毒素

① 外毒素(extoxin) 外毒素是某些细菌在生长代谢过程中分泌到菌体外的毒性物质。外毒素的毒性极强，对组织的细胞毒性作用有高度选择性，可引起各自不同的特殊病变和临床表现。外毒素为蛋白质，有很强的抗原性，能刺激机体产生相应的抗体即抗毒素。

② 类毒素(toxoid) 外毒素经0.3%～0.4%甲醛溶液处理后，丧失毒性作用而保留原有抗原性，即成为类毒素。

③ 抗毒素(antitoxin) 临床治疗由外毒素引起的疾病通常使用抗毒素抗体，简称抗毒素。抗毒素是用类毒素免疫动物(一般是马)制备的，这种动物免疫血清含抗毒素。

(3) 嗜异性抗原 嗜异性抗原(heterophile antigen)是指某些不同种属动物、植物或微生物之间存在的共同抗原。例如乙型溶血性链球菌(A族)细胞壁与人肾小球基底膜、心瓣膜和心肌组织有共同抗原。因此，在链球菌感染后，有可能发生急性肾小球肾炎或风湿病。大肠杆菌O14的脂多糖与人结肠黏膜之间也存在共同抗原，它与溃疡性结肠炎的发生有关。

(4) 血型抗原 血型抗原属同种异型抗原(alloantigen)。迄今已在人类红细胞表面鉴定出二十余种血型抗原系统，其中具有重要临床意义的人类血型系统为ABO(即ABH)血型系统和Rh血型系统。

(5) 自身抗原 自身抗原包括隐蔽的自身抗原和改变(修饰)的自身抗原两大类，如眼晶状体蛋白、眼葡萄膜色素蛋白、甲状腺球蛋白和精子等属于隐蔽的自身抗原；但在病原微生物感染、电离辐射或药物等的影响下，当自身组织的分子结构发生改变，形成新的抗原决定簇或暴露出内部隐蔽的决定簇时，即形成改变（修饰）的自身抗原，重者能引起自身免疫性疾病。

(6) 肿瘤抗原 肿瘤抗原是细胞在癌变过程中产生的具有免疫原性的大分子物质的总称。一般可分为肿瘤特异性抗原和肿瘤相关抗原两大类。肿瘤特异性抗原只存在于某种肿瘤细胞表面而不存在于相应正常细胞或其他肿瘤细胞表面的抗原。肿瘤相关抗原是不为肿瘤细胞所特有的，在正常细胞上也可微量表达的抗原，由于该类抗原只是在细胞癌变时含量明显增高，而无严格的肿瘤特异性，例如甲胎蛋白（AFP）是胎儿血清中的正常成分，出生后直至成年在血清中含量极微，但是当发生原发性肝癌时，血清中AFP含量显著增高。

二、免疫分子

1. 免疫球蛋白

免疫球蛋白(Ig)通常是指一组具有抗体活性以及与抗体分子相关的一类球蛋白的统称。免疫球蛋白由浆细胞产生，存在于血液和其他体液中，约占血浆蛋白总量的20%；还可分布在B细胞表面，其结构可分为不同的类型。多数免疫球蛋白可以特异性识别和结合抗原，并引发一系列生物学效应，即所谓的抗体。抗体都由两条独特的轻链和两条重链组成。每条轻链与重链结合，而两条重链也相互联结。轻链和重链都有一系列重复的同源性单元，每一单元大约有10个氨基酸长度，它们独立折叠成球状称为功能区。而很多分子具有和Ig分子相似的一个或者多个结构域，这一类物质被统称为Ig超家族。

免疫球蛋白分为IgG、IgM、IgA、IgD和IgE等类别。IgG是血清中含量最多的免疫球蛋白类型，占人血清球蛋白总量的80%左右。IgG是机体免疫应答后形成的抗体的主要组分，在机体防御机制中发挥主要的作用。IgG的含量高，分布广，易于透过毛细血管壁进入组织间隙。大多数抗菌性、抗病毒性抗体均属于IgG类抗体。IgM占人总血清免疫球蛋白的5%～10%，半衰期约为5天。单体的IgM为膜结合型，存在于未成熟的B细胞表面。由成熟浆细胞分泌的IgM为五聚体。IgA在血清中只占免疫球蛋白的10%～15%，半衰期为5天左右。IgA是外分泌型抗体，在机体的外分泌液如乳汁、唾液、泪液、支气管黏液、泌尿生殖道及消化道分泌液中广泛存在。尽管血清中IgE含量很低，半衰期只有2天左右，但其生物学作用却相当明显。IgE可介导超敏反应，如枯草热、哮喘、荨麻疹、过敏性休克等。IgD是从多发性骨髓瘤病人血清中发现的，对其免疫功能还不是十分清楚。抗体分子除了以单体形式存在外，也可以以多聚体的形式存在。多聚体抗体分子的组装和分泌均涉及原单体分子的共价连接，并且需要有连接辅助蛋白参与发挥作用。

抗体的最基本生物学活性就是识别特异性的抗原决定簇，除此之外，抗体能激活补体的经典途径和旁路途径，穿过上皮细胞层在黏膜表面对病原体形成屏障，通过胎盘使胎儿和新生儿获得母体的体液免疫，通过巨噬细胞和粒细胞的调理过程诱导吞噬作用，促进淋巴细胞和NK细胞引起的抗体依赖细胞介导的细胞毒作用，促进嗜酸性细胞引起的脱颗粒作用。

2. 补体系统

补体系统包括30余种活性成分，按其性质和功能可以分为三大类：(1)补体固有成分，是存在于正常人和动物血清与组织液中的一组经活化后具有酶活性的蛋白质；(2)以可溶性形式或膜结合形式存在的各种补体调节蛋白；(3)结合补体片段或调节补体生物效应的各种受体。按参与补体激活经典途径的固有成分发现的先后顺序，分别命名为C1、C2、C3、C4、C5、C6、C7、C8、C9，C1由C1q、C1r、C1s三种亚单位组成；补体系统的其他成分以英文大写字母表示，如B因子、D因子、P因子、H因子等；补体调节成分多以其功能进行命名，如

C1 抑制物、C4 结合蛋白、衰变加速因子等；补体活化后的裂解片段以该成分的符号后面加小写英文字母表示，如 C3a、C3b 等；具有酶活性成分或复合物在其符号上划一横线表示；灭活的补体片段在其符号前面加英文字母 i 表示，如 iC3b 等。补体激活途径包括传统(经典)途径、旁路(替代)途径和 MBL 途径。补体系统的生物学功能包含：(1)溶菌和溶细胞作用　补体系统激活后，在靶细胞表面形成膜攻击复合体，从而导致靶细胞溶解。(2)调理作用　补体激活过程中产生的 C3b、C4b、iC3b 都是重要的调理素，可结合中性粒细胞或巨噬细胞表面相应受体，因此，在微生物细胞表面发生的补体激活，可促进微生物与吞噬细胞的结合，并被吞噬及杀伤。(3)引起炎症反应　在补体活化过程中产生的炎症介质 C3a、C4a、C5a，它们又称为过敏毒素，与相应细胞表面的受体结合，激发细胞脱颗粒，释放组胺之类的血管活性物质，从而增强血管的通透性并刺激内脏平滑肌收缩。(4)清除免疫复合物(IC)　补体与 Ig 的结合在空间上干扰 Fc 段之间的作用，抑制新的 IC 形成或使已形成的 IC 解离；循环 IC 可激活补体，产生的 C3b 与抗体共价结合，IC 借助 C3b 与表达 CR1 和 CR3 的细胞结合而被肝细胞清除。(5)免疫调节作用　C3 可参与捕捉固定抗原，使抗原易被抗原提呈细胞处理与提呈；补体可与免疫细胞相互作用，调节细胞的增殖与分化；参与调节多种免疫细胞的功能。

3. 细胞因子

细胞因子(cytokine，CK)是一类能在细胞间传递信息、具有免疫调节和效应功能的蛋白质或小分子多肽，是免疫原、丝裂原或其他刺激剂诱导多种细胞产生的低分子量可溶性蛋白质，具有调节固有免疫和适应性免疫、血细胞生成、细胞生长以及损伤组织修复等多种功能。众多细胞因子在体内通过旁分泌、自分泌或内分泌等方式发挥作用，具有多效性、重叠性、拮抗性、协同性等多种生理特性，形成了十分复杂的细胞因子调节网络，参与人体多种重要的生理功能。

细胞因子是一个天然和获得性免疫的蛋白质或多肽介导因子的家族，同一种细胞因子时常由许多类型的细胞生成，而单个细胞因子时常作用于许多类型细胞，不同细胞因子的作用时常是过量的并影响其他细胞因子的作用，一般说，细胞因子是在炎症应答或抗原刺激后合成，通过结合在靶细胞上高亲和力的受体以其自分泌或旁分泌方式在局部起作用，一些细胞因子也产生足够量进入循环而发挥内分泌作用，对许多细胞类型而言，细胞因子起到了生长因子的作用。

根据细胞因子的主要作用，可以将其分成四大组：第一组由介导天然免疫的细胞因子构成，这些分子的主要来源细胞是单核吞噬细胞，包括抗病毒的细胞因子(如Ⅰ型干扰素、IL-15、IL-12)、前炎症细胞因子(如 TNF、IL-1、IL-5 和趋化因子)以及调节性细胞因子(如 IL-10)。第二组为抗原刺激的 T 淋巴细胞衍生的细胞因子，介导和调节特异性免疫应答，包括 IL-2(T 细胞生长因子)、IL-4(IgE 合成的主要调节因子)、转化生长因子-β(抑制淋巴细胞的应答)、干扰素-γ(单核吞噬细胞的主要激活因子)、淋巴毒素(中性粒细胞的激活因子)以及 IL-5(嗜酸粒细胞激活因子)。而且通过这些作用和其他效应细胞因子，这种特异性免疫应答也可以引发天然免疫应答，$CD4^+$ T 细胞能够分化成特殊的效应细胞分泌 IFN-γ 和 LT，这些细胞因子有助于吞噬细胞介导的免疫，或促使 Th2 细胞分泌 IL-4 和 IL-5，有利于 IgE 和嗜酸粒细胞介导的免疫，在天然免疫应答中或在特异性免疫的初期，由于细胞因子的产生而影响了细胞分化的模式。第三组细胞因子称为造血生长因子，包括集落刺激因子(CSF)、红细胞生成素(EPO)、干细胞生长因子(SCF)、血小板生长素(TPO)等，例如 CSF 能刺激多能造血干细胞和不同发育分化阶段的造血干细胞进行增殖分化；而 EPO 只作用于骨髓原核前体细胞，可刺激红祖细胞及早幼红细胞形成成熟的红细胞集落，是一种强效的造血生长因子。第四组，即其他细胞因子是新发现并在基因水平证实、现已得到国际公认的一些细胞因子，例如有刺激细胞生长作用的细胞因子，包括表皮细胞生长因子(EGF)、血管内皮细胞生长因子(VEGF)、成纤维细胞生长因子(FGF)、神经生长因子(NGF)、血小板衍生的生长因子(PDGF)等。

4. MHC分子

组织兼容性是指器官或组织移植时供者与受者相互接受的程度；如兼容则不互相排斥，不兼容就会出现排斥反应；诱导排斥反应的抗原称为组织兼容性抗原。人和各种哺乳动物的组织兼容性抗原都十分复杂，但有一组抗原起决定性作用，称为主要组织兼容性抗原，其余的称为次要组织兼容性抗原。编码主要组织兼容性抗原的基因是一组呈高度多态性的基因群，集中分布于各种动物某对染色体上的特定区域，称为主要组织相容性复合体(MHC)，编码的产物称为MHC分子。

MHC基因区比较复杂，其编码MHCⅠ类和Ⅱ类分子以及其他蛋白质。MHC分子高度多态，每一个体的基因有150个以上常见的等位基因。现已知MHC编码的Ⅰ类和Ⅱ类分子与外源蛋白抗原结合而形成复合物，从而被抗原特异性T淋巴细胞识别，与Ⅰ类分子结合的抗原由$CD8^+$细胞毒性T细胞识别，而与Ⅱ类分子结合的抗原被$CD4^+$辅助性T细胞识别。两种MHC分子的三维结构相似，可以分成胞外肽结合区(氨基末端)、胞外非多态免疫球蛋白样区、跨膜区和胞浆区。Ⅰ类分子是由44kDa跨膜糖蛋白通过非共价键与12kDa非多态性肽形成复合物，Ⅱ类分子包含两条MHC编码多肽链(31～34kDa和29～32kDa)。Ⅰ类分子的肽结合区是由重链α1、α2形成的裂隙，该裂隙侧边是α螺旋、底为8股β折叠，可容纳大约9～11个氨基酸残基组成的肽。Ⅱ类分子两条链的α1和β1链形成类似裂隙，其末端敞开，使得Ⅱ类分子可以容纳10～30个以上氨基酸残基组成的大片段。在Ⅰ类和Ⅱ类两类分子中多态的氨基酸残基均在肽结合区，决定肽结合和T细胞抗原识别的特异性。MHC的主要功能包括：

(1) 参与对抗原处理　MHC分子在多个环节参与对抗原处理。外源性抗原在抗原提呈细胞内被降解成免疫原性多肽，并与MHCⅡ类分子结合成稳定的复合物，从而保证了多肽不被进一步降解为氨基酸。内源性抗原在靶细胞中须与胞浆中的一种蛋白酶体结合才能进一步分解为免疫原性多肽片段，后者再在一种肽链转运蛋白的参与下被转运到内质网腔与新合成的MHCⅠ分子结合。已证明，蛋白酶体相关基因及肽链转运基因均位于MHCⅡ类基因区内。

(2) 约束免疫细胞间相互作用　细胞毒性T细胞只杀伤具有同一MHC表型的病毒感染的靶细胞。这意味着T细胞识别细胞表面抗原决定簇的同时，还须识别细胞上的MHC分子。以后证实，不仅TC靶细胞间，而且Mϕ-TH、TH-B以及TH-TC间的相互作用也受MHC约束。这一现象，即具有同一MHC表型的免疫细胞才能有效地相互作用，称为MHC限制性。

巨噬细胞(Mϕ)与TH细胞间的相互作用受MHCⅡ类抗原的约束。TH的TCR联合识别免疫原性多肽片段的表位以及MHCⅡ分子α1、β1功能区的多态性决定簇。同时，TH细胞表面的CD4分子识别MHCⅡ类分子α2、β2功能区的非多肽性决定簇，由此启动免疫应答。因此，只有MHCⅡ类分子阳性细胞才具有抗原提呈能力，且细胞表面Ⅱ类分子密度与其抗原提呈能力呈正相关。

TC与病毒感染的靶细胞相互作用受MHCⅠ类抗原的约束。TC的TCR联合识别靶细胞表面的病毒抗原以及MHCⅠ类分子α2和β2功能区的多态性决定簇。同时，TC表面的CD8分子识别Ⅰ类分子α3区的非多态性决定簇。

(3) 参与对免疫应答的遗传控制　机体对某种抗原物质是否产生应答以及应答的强弱是受遗传控制的。控制免疫应答的基因称为Ir基因。小鼠Ir基因位于H-2Ⅰ区内。人的Ir基因定位目前尚无直接证据，但一般认为也位于 HLA-Ⅱ类等位基因的个体，其对特定抗原的免疫应答能力各异。

(4) 诱导自身或同种淋巴细胞反应　MHC 可作为自身或同种反应的刺激分子从而诱导免疫应答或参与免疫调节。

(5) 参与 T 细胞分化过程　早期 T 细胞在胸腺中发育为成熟 T 细胞的过程中，伴随着一系列表面标志的变化。MHC 分子对 T 细胞的分化发育起着重要作用，早期 T 细胞必须与表达 MHCⅠ或 MHCⅡ类抗原的胸腺上皮细胞接触才能分别分化成 $CD8^+$ 或 $CD4^+$ T 细胞。

三、免疫细胞

凡参与免疫应答或与免疫应答有关的细胞及其前身统称为免疫细胞。免疫细胞可分为两类，即非特异性免疫细胞和特异性免疫细胞。

1. 非特异性免疫细胞

非特异性免疫细胞主要包括中性粒细胞(寿命短，可以吞噬和杀灭细菌，参与急性炎症反应)、单核-巨噬细胞(单核细胞具有进一步分化的潜能，而巨噬细胞是终末分化的细胞；单核-巨噬细胞发挥两种功能即吞噬杀菌和抗原的加工提呈)、嗜酸性粒细胞(可抗寄生虫感染、调节Ⅰ型过敏反应)、嗜碱性粒细胞(参与Ⅰ型过敏反应)、肥大细胞(参与Ⅰ型过敏反应)、树突状细胞、自然杀伤细胞(NK 细胞，是抗感染和抗肿瘤免疫的第一道天然防线)。游离于血液中的单核细胞及存在于体腔和各种组织中的巨噬细胞均来源于骨髓干细胞，它们具有很强的吞噬能力，且细胞核不分叶，也称为单核吞噬细胞系统。MPS 细胞具有重要的生物学作用，不仅参与非特异性免疫防御，而且是特异性免疫应答中一类关键的细胞，广泛参与免疫应答、免疫效应与免疫调节。通常所说的吞噬细胞是一类具有吞噬杀伤功能的细胞，主要由中性粒细胞和单核-巨噬细胞组成。NK 细胞较大，含有胞浆颗粒，故称大颗粒淋巴细胞。NK 细胞可非特异直接杀伤靶细胞，这种天然杀伤活性既不需要预先由抗原致敏，也不需要抗体参与，且无 MHC 限制。NK 细胞杀伤的靶细胞主要是肿瘤细胞、病毒感染细胞、较大的病原体(如真菌和寄生虫)以及同种异体移植的器官和组织等。另外，某些类型的非特异性免疫细胞是抗原提呈细胞，在特异性免疫应答中发挥着重要的抗原提呈作用。

2. 特异性免疫细胞

特异性免疫细胞包含 T 细胞和 B 细胞两个类型。

(1) T 细胞亚群　成熟的 T 细胞是高度不均一的细胞群体，根据其表型和功能特征，可将其分成许多不同的类群。根据 T 细胞在免疫应答中的功能不同，可将 T 细胞分为辅助性 T 细胞(Th)、细胞毒性 T 细胞(Tc 或 CTL)、抑制性 T 细胞(Ts)三类。辅助性 T 细胞是能辅助 T 细胞、B 细胞产生免疫应答的类群，它们通过产生的淋巴因子来起作用；细胞毒性 T 细胞是具有免疫杀伤效应(直接杀伤靶细胞)的类群；抑制性 T 细胞又可称为调节性 T 细胞(Tr 细胞)，与 Th 作用相反，其具有免疫抑制功能，此类 T 细胞既可表达 $CD4^+$ 分子也可表达 $CD8^+$ 分子，它们分泌一些细胞因子，可抑制细胞免疫和体液免疫。按所携带的 CD 分子不同，T 细胞又可分为 $CD4^+$ T 细胞和 $CD8^+$ T 细胞。$CD4^+$ T 细胞识别受自身 MHCⅡ类分子限制，主要是 Th 细胞，也有 Tc、Ts 细胞；$CD8^+$ T 细胞识别受自身 MHCⅠ类分子限制，主要是 Tc 细胞，也有 Ts 细胞。

(2) B 细胞亚群　依照 B 细胞表面是否表达某些分子，可把 B 细胞分为 B1 细胞和 B2 细胞。B1 细胞产生于个体发育的早期，主要存在于腹膜腔、胸膜腔和肠道固有层，主要识别非蛋白质抗原，在蛋白质抗原的免疫应答中无重要性，免疫应答过程不发生抗体类别转换和记忆。B2 细胞即通常所指的 B 细胞，主要识别蛋白质抗原，在 Th 细胞的辅助下，B2 细胞才能被完全激活并介导对 T 细胞依赖抗原的免疫应答，产生特异性抗体。B2 细胞的主要功能有：产生抗体，介导体液免疫；递呈抗原；分泌淋巴因子，参与免疫调节、炎症反应及造血过程。

四、免疫器官

免疫器官是指实现免疫功能的器官或组织，可分为中枢免疫器官和外周免疫器官两部分。

1. 中枢免疫器官

中枢免疫器官又称一级免疫器官，包括骨髓、胸腺和法氏囊(鸟类)。中枢器官主导免疫活性细胞的产生、增殖和分化成熟，对外周淋巴器官发育和全身免疫功能起调节作用。

胸腺的主要功能是 T 细胞分化成熟的场所，多能干细胞分化为淋巴样干细胞后随血液循环进入胸腺，逐渐发育为 T 细胞。因为胸腺的字头为 T，所以叫 T 淋巴细胞。胸腺由皮质、髓质、被膜构成，含有淋巴和非淋巴两类细胞。淋巴细胞包括原始 T 细胞向成熟 T 细胞分化过程中各种不同阶段的细胞，统称为胸腺细胞；胸腺细胞是胸腺内的主体细胞，其分布从皮质到髓质逐渐减少。非淋巴细胞包括上皮细胞、巨噬细胞、树突状细胞等，构成胸腺细胞营养和分化的微环境，统称为基质细胞。胸腺的免疫功能包括：(1)培育 T 细胞　在骨髓初步发育的淋巴细胞经由血液循环迁移至胸腺，定位于胸腺的皮质外层；这些形体较大的细胞为双阴性($CD4^-/CD8^-$)细胞，约占胸腺细胞总数的 10%。外层细胞在胸腺微环境中迅速增殖，并推动细胞不断向内层迁移，个体形态逐渐变小；内层细胞为双阳性($CD4^+/CD8^+$)细胞，约占胸腺细胞总数的 75%。双阳性细胞为过渡态细胞，其中 90%以上在皮质内凋亡或被巨噬细胞吞噬；据认为，死亡细胞可能是针对自身抗原进行应答的细胞。少数胸腺细胞继续发育并迁移至髓质，成为单阳性($CD4^+$或 $CD8^+$)细胞，约占胸腺细胞总数的 15%。只有这些单阳性细胞才是成熟的 T 细胞。另外，通过阳性选择，可以形成 T 细胞对抗原应答的 MHC 限制性；通过阴性选择，形成 T 细胞对自身抗原的耐受性。(2)分泌胸腺激素　胸腺上皮细胞能产生多种激素，如胸腺素、胸腺生成素和胸腺体液因子等。这些激素可以诱导活化未成熟胸腺细胞的末端脱氧核苷转移酶，促进 T 细胞的分化成熟；不同的激素作用于不同的细胞发育阶段，有选择地发挥免疫调节功能。(3)其他　胸腺还可促进肥大细胞发育，调节机体的免疫平衡，维持自身的免疫稳定性。新生动物摘除胸腺，可引起严重的细胞免疫缺陷和总体免疫功能降低。由此可见胸腺在免疫系统中的地位。

骨髓的主要功能是产生血细胞，骨髓是成年人和动物所有血细胞的唯一来源，各种免疫细胞也是从骨髓的多能干细胞发育而来。从胚胎发育后期开始，直到出生后所有时期，骨髓是从多能造血干细胞分化发育为 B 细胞的唯一器官，所以淋巴 B 细胞也叫骨髓依赖性淋巴细胞。因此说骨髓是 B 细胞发生、分化成熟的主要场所。在骨髓异常时，累及的不单是体液免疫，其他免疫功能也发生障碍。

2. 外周免疫器官

外周免疫器官包括淋巴结、脾和黏膜相关淋巴组织等，是免疫细胞聚集和免疫应答发生的场所。

淋巴结的外周部分为皮质，中央部分为髓质。皮质区有淋巴小结，又称淋巴滤泡；受抗原刺激后出现生发中心；此区内富含 B 细胞和滤泡树突状细胞，所以又称非胸腺依赖区。皮质深层和滤泡间隙为副皮质区，因富含 T 细胞又称胸腺依赖区；此区是淋巴细胞再循环的门户，有大量 T 细胞和巨噬细胞分布在滤泡周围，是传递免疫信息的场所。髓质区的 B 细胞、浆细胞和网状细胞集结成索状，称髓索；在髓索间为髓窦；此区是滤过淋巴液的场所。淋巴结的功能包括：(1)滤过和净化作用 淋巴结是淋巴液的有效滤器，通过淋巴窦内吞噬细胞的吞噬作用以及体液抗体等免疫分子的作用，可以杀伤病原微生物，清除异物，从而起到净化淋巴液、防止病原体扩散的作用。(2)免疫应答场所 淋巴结中富含各种类型的免疫细胞，利于捕捉抗原、传递抗原信息和细胞活化增殖。滤泡树突状细胞（FDCs）表面有丰富的 Fc 受体，具有很强的捕获抗原体复合物的能力，通过这种方式可将抗原长期保留在滤泡内，这对形成和维持 B 记忆细胞、诱导再次免疫应答很有意义。B 细胞受刺激活化后，高速分化增殖，生成大量的浆细胞形成生发中心；T 细胞也可在淋巴结内分化增殖为致敏淋巴细胞。不管发生哪类免疫应答，都会引起局部淋巴结肿大。(3)淋巴细胞再循环基地 正常情况下，只有少数淋巴细胞在淋巴结内分裂增殖，大部分细胞是再循环的淋巴细胞。血中的淋巴细胞通过毛细血管后静脉进入淋巴结副皮质，然后再经淋巴窦汇入输出淋巴管。众多的淋巴结是再循环细胞的重要补充来源。

脾是体内形体最大的淋巴器官，结构类似淋巴结。脾包含白髓和红髓，表面有结缔组织被膜。白髓是淋巴细胞聚集之处，富含 T 细胞，相当于淋巴结的副质区。白髓中还有淋巴小结，是 B 细胞居留之处，受抗原刺激后可出现生发中心。脾在胚胎期是重要的造血器官；出生后造血功能停止，但仍然是血细胞尤其是淋巴细胞再循环的最大储库和强有力的过滤器；脾是发生免疫应答的重要基地。此外，脾可以产生抗体，脾富含 B 细胞和浆细胞，因此是全身最大的抗体产生器官，尤其是产生 IgM 和 IgG，其数量对调节血清抗体水平起很大作用。所以当自身抗体产生过多导致严重疾病时，曾用切除脾的办法进行缓冲治疗；但脾切除后机体的抗感染能力显著降低。脾可以合成补体(C5 和 C8 等)和备解素等重要的免疫效应分子；还能产生一种白细胞激肽，促进粒细胞的吞噬作用。

在各种腔道黏膜下有大量的淋巴组织聚集，称为黏膜相关淋巴组织(MALT)；其中最重要的是胃肠道黏膜相关淋巴组织(GALT)和呼吸道黏膜相关淋巴组织(BALT)。GALT 包括阑尾、肠集合淋巴结和大量的弥散淋巴组织；BALT 包括咽部的扁桃体和弥散的淋巴组织，构成呼吸道和消化道入口处的防御机构。除了消化道和呼吸道外，乳腺、泪腺、唾液腺以及泌尿生殖道等黏膜也存在弥散的 MALT。MALT 中的 B 细胞多为 IgA 产生细胞，受抗原刺激后直接将分泌型 IgA 分泌到附近黏膜，发挥局部免疫作用。

五、免疫应答

在体内有两种免疫应答类型，一种是遇病原体后，首先并迅速起防卫作用的，称为固有性免疫应答。执行固有免疫功能的有皮肤、黏膜的物理阻挡作用及局部细胞分泌的抑菌、杀菌物质的化学作用；有吞噬细胞的吞噬病原体作用；自然杀伤细胞对病毒感染靶细胞的杀伤作用，及血液和体液中存在的抗菌分子，如补体。当病原体如细菌、真菌及胞内寄生的寄生虫等穿越皮肤、黏膜，入侵体内，免疫系统中的吞噬细胞即刻动员至病原体入侵处，迅速吞噬并消除病原体。对病原体感染的细胞或肿瘤细胞，尚有 NK 细胞识别，施加杀伤作用。吞噬细胞及 NK 细胞的免疫特点是能识别多种病原体的共有成分(如脂多糖或多糖)，识别后在数分钟至数小时内，执行效应功能，吞噬杀伤病原体或病原体感染的细胞；巨噬细胞及 NK 细胞的这种功能，在遇病原体以前已经存在，但在执行功能后，不产生免疫记忆，再遇病原体后，吞噬杀伤功能并不增强。这类免疫被称为固有(性)免疫。吞噬细胞与 NK 细胞对病原体无严格选择性，对多种病原体均有吞噬、杀伤作用，故又被称为非特异免疫。另一种是适应性免疫应答，其执行者是 T 淋巴细胞及 B 淋巴细胞。T 细胞及 B 细胞识别病原体成分后被活化，活化后并不即刻表现防卫功能，而是经免疫应答过程，4～5 天后，才生成效应细胞，对已被识别的病原体施加杀伤清除作用。适应性免疫应答是继固有性免疫应答之后发挥效应的，在最终清除病原体、促进疾病治愈及在防止再感染中，起主导作用。

第二节　传统疫苗及其生产的基本技术

一、疫苗的起源与发展

疫苗的起源可以追溯到我国古代，早在4世纪初，东晋葛洪所著《肘后方》中，已有关于防治狂犬病的记载："杀所咬犬，取脑敷之，后不复发"。在宋真宗时代（公元1000年左右），宰相王达之子患了天花，四处请医无效，最后请来了峨眉山的道人，取其患处的结痂，处理后进行自体接种而治愈，这当是最早的自身免疫治疗。之后逐渐发展成了预防天花的人痘接种法，即从感染天花后的恢复期病人或症状比较轻的病人身上，挑取水泡、脓疱和痘痂内容物并保存1个月左右待其干燥，然后将其研磨成粉末，给健康人的鼻腔吸入，以预防天花，取得了很好的保护效果。这是人类史上最早使用疫苗来预防疾病的记录，较英国医生琴纳（Jenner）发明牛痘苗早了几百年。15世纪中期，我国的人痘苗接种法传至中东，后经改革进行皮下接种。1721年英驻土耳其的大使夫人，将此法又传至英国与欧洲各国。人痘的发明是中国人民对世界医学的一大贡献。2000年，美国疾病控制与预防中心（Centers for Disease Control and Prevention，CDC）出版了《疫苗可预防疾病的流行病学与预防学》第6版，在这本被誉为疫苗学权威手册首页的"疫苗接种的里程碑"中，第一项即是"12世纪中国开始用人痘接种预防天花"（见表6-1）。这是对中国首先开始使用人痘接种预防天花是最早的免疫接种形式的肯定。

1796年5月14日，英国乡村医生爱德华·琴纳（Edward Jenner）进行了人类历史上的第一次疫苗接种试验。Jenner从一位感染了牛痘的年轻挤奶农妇的手上挑取了痘苗接种到一名8岁男孩的手臂上，经过几个月的严密观察，发现小男孩获得了免疫保护，没有感染天花；1798年9月，Jenner发表了接种"牛痘"预防天花的学术论文，虽然当时全然不知天花是由天花病毒（*Orthopoxvirus variola*）感染所致，但这一划时代的发明开创了人工自动免疫的先河。随后，种痘技术传遍了欧洲，之后，又传到了北美和亚洲。为纪念Jenner的这一伟大贡献，巴斯德（Pasteur）将疫苗称为Vaccine（拉丁文*vacc*是"牛"的意思）。由于长期和广泛地使用牛痘苗，全世界从1977年以后再也没有发现过天花病人。世界卫生组织（World Health Organization，WHO）于1979年10月26日宣布，天花已在全球绝迹。这是人类历史上第一个使用疫苗消灭的传染病。

19世纪70年代，法国科学家路易斯·巴斯德（Louis Pasteur）有关减毒鸡霍乱菌（chicken cholera germs）的研究，是继琴纳之后的重大进步。Pasteur认为，用减毒的病原体来预防其引起的疾病，比使用相关的动物病原体来预防人类疾病应当更加有效。由此Pasteur建立了现代意义上的预防接种，即通过在实验室研制的疫苗来预防传染病。随后，羊炭疽（braxy）减毒活疫苗的试验成功，尤其是1885年首次在人体使用减毒狂犬病疫苗的成功，标志着人类进入了一个预防接种的科学新纪元。基于安全原因，正式生产的均为狂犬病灭活疫苗，质量上也在不断的改进。Pasteur在疫苗研制领域的先锋作用和卓越贡献引起了第一次疫苗革命。

到19世纪末，人类在疫苗学领域已经取得了辉煌的成就，包括2个人用病毒减毒活疫苗（琴纳的牛痘、巴斯德的狂犬病）、3个人用细菌灭活疫苗（美国Salmon和Smith、法国Chamberlai和Roux的伤寒、霍乱和鼠疫），以及疫苗学的一些基础概念，如Metchnikoff的细胞免疫（1884年）、Ehrlich的受体理论（1897年）及毒素-抗毒素作用。

表 6-1 疫苗发展史上的里程碑事件

时间	事件
12 世纪	中国开始用人痘接种预防天花
1721 年	人痘接种传入英国
1796 年	E. Jenner 为 James Phipps 接种牛痘，疫苗接种正式开始
1870 年	L. Pasteur 发明了第一个细菌减毒活疫苗——鸡霍乱疫苗
1885 年	L. Pasteur 第一次把狂犬病疫苗接种于人体
1901 年	Von Behring 发现了白喉抗毒素，获得第一个医学诺贝尔奖
1909 年	Smith 发明了灭活白喉毒素的方法
1909 年	Calmette 和 Guerin 发明了第一个用于人的细菌减毒活疫苗 BCG
1938 年	Goodpasture 和 Burnet 发明了鸡胚病毒培养法
1949 年	Enders 及其同事从人细胞系中分离出脊髓灰质炎Ⅱ型 Lancing 株
1954 年	Enders 分离出麻疹病毒
1955 年	脊髓灰质炎灭活疫苗获准生产
1961 年	人二倍体细胞株建立
1963 年	麻疹疫苗获准生产 三价脊髓灰质炎疫苗获准生产
1966 年	世界卫生联盟呼吁全球消灭天花
1977 年	索马里发现最后一例本土天花
1979 年	美国报道最后一例野毒传播型脊髓灰质炎
1986 年	第一个重组疫苗——重组乙型肝炎疫苗获准生产
1989 年	推荐使用二剂型麻疹疫苗
1990 年	第一个多糖结合疫苗——B 型流感嗜血杆菌疫苗获准生产
1991 年	西半球报道最后一例野毒株脊髓灰质炎病例 乙型肝炎免疫纳入全球计划免疫
1994 年	美国消灭脊髓灰质炎得到证实
1995 年	水痘疫苗获准生产
1996 年	用于婴儿的无细胞型百日咳疫苗获准生产
1997 年	推荐进行扫荡式脊髓灰质炎免疫
1999 年	推荐单一使用脊髓灰质炎灭活疫苗
2000 年	用于婴儿的肺炎球菌疫苗获准生产
2006 年	首支抗子宫颈癌(乳突病毒)疫苗
2009 年	中国宣布成功研发出口服重组幽门螺杆菌疫苗
2010 年	美国 FDA 批准了第一个治疗性疫苗前列腺癌疫苗——sipuleucel-T(provenge)

注：引自：CDC：Epidemiology and Prevention of Vaccine-preventable Disease. 6 Edition，2000 及后续资料等。

进入 20 世纪前 30 年，疫苗学在三个方面取得了重大进展。首先，法国科学家 Calmette 和 Guerin 在 1906 年从牛体分离到 1 株结核菌，经过 13 年在牛胆汁中传递 230 代，获得 1 株减毒株，制成疫苗，于 1927 年上市，即所谓卡介苗(BCG)。其次，在 20 世纪 20 年代，巴斯德研究所的 Ramon 应用化学灭活方法获得白喉和破伤风类毒素并研制成疫苗。第三，Wilson Smith 和 Thomas Francis 分别在禽胚中研制成功 2 种灭活甲型流行性感冒(流感)疫苗。

第二次世界大战后，疫苗研究进入了突飞猛进的发展阶段。波士顿的 Enders 及其同事发展了病毒的体外细胞培养技术，促进了多种减毒和灭活病毒疫苗的研制。20 世纪 50 年代，先有 Salk 的三价灭活脊髓灰质炎（脊灰）疫苗（IPV），后有 Sabin 的三价减毒脊灰疫苗（OPV），为人类渴望在地球上消灭脊灰提供了有力武器。同一时期还研制了在鸡胚细胞中培养减毒的麻疹疫苗。60 年代研制了在鸡胚中减毒的流行性腮腺炎（腮腺炎）疫苗，70 年代研制了在细胞中培养的风疹疫苗，其中在人二倍体细胞中培养的 Plotkin 的 Wistar RA27/3 株风疹疫苗在世界范围内被推荐使用。细菌疫苗方面，70 年代细菌荚膜多糖的纯化技术促进了多个侵袭性细菌疫苗的研制成功，如 Arteustein 的脑膜炎球菌 A＋C 群、Austrian 的肺炎球菌和 Anderson 的第一代 b 型嗜血性流感杆菌（Hib）疫苗。同一时期的病毒蛋白纯化技术也促进了血源性乙型病毒性肝炎（乙肝）疫苗的研制成功。

20 世纪 80 年代，现代分子技术的应用推动了又一代疫苗的研制，引发了疫苗发展史上的第二次革命，其首要成果是基因重组乙肝疫苗，为人类在地球上消除乙肝提供了希望。与此同时，化学、生物化学、遗传学和免疫学的发展在很大程度上为新疫苗的研制和旧疫苗的改进提供了新技术和新方法（表6-2）。如现代蛋白化学工艺使细菌荚膜多糖与载体蛋白的偶联或结合

表 6-2 新技术对疫苗研制和开发的作用及影响

学科领域	生物技术	作用和影响
遗传学	基因工程和 DNA 重组（包括基因克隆和表达，DNA 测序，DNA 合成，核酸内切酶和工具酶，PCR，全基因图谱）	抗原鉴定和抗原分离 测定抗原的可变性 蛋白质抗原的基因工程 基因突变和减毒 重组微生物作为载体
化学	多肽合成 蛋白质结构 糖结构 基础研究	鉴定抗原表位 研制多肽疫苗 计数及估测 T 细胞和 B 细胞表位 多糖疫苗 佐剂，多糖和蛋白质偶联疫苗
免疫学	单克隆抗体 抗同种异型 免疫调控 基础研究	抗原鉴定和抗原分离 鉴定抗原表位 模拟非蛋白质表位 新型佐剂 细胞和分子免疫机理 黏膜免疫

注：引自李忠明主编的《当代新疫苗》。

成为现实，从而极大地改进了一些细菌多糖疫苗的有效性，其代表为 Hib 荚膜多糖结合疫苗。早在 20 世纪 20～30 年代，Pittman 就证实了 Hib 荚膜是导致 5 岁以下婴幼儿 Hib 侵袭性感染的原因，并确认了其化学组成为 polyribosylribitol phosphate，简称 PRP。70 年代研制成的第一代 PRP 多糖非结合型疫苗，到了 80 年代被证实对小于 18 月龄幼儿无效，而这一年龄组正是 Hib 脑膜炎的高危组。1987 年，Robbins 等将破伤风类毒素蛋白作为载体蛋白，用化学共价键方法与 PRP 结合获得成功，使 T 细胞非依赖型多糖抗原 PRP 转化为 T 细胞依赖型结合抗原 PRP-T，从而在 18 月龄以下婴幼儿产生持久免疫力。其他蛋白质如白喉类毒素（DT）、

无毒白喉类毒素(HbDC)和脑膜炎球菌膜蛋白(OMP)等也在同一技术中用于载体蛋白。在所有使用 Hib 结合疫苗的国家，Hib 感染显著下降，甚至消失。英国的一项研究表明，Hib 的发病率甚至在非接种组儿童中也明显下降，是为 Hib 疫苗的“群体效应”。这一效应基于疫苗降低了 Hib 在咽喉部的带菌率，从而降低了该致病菌的传播。值得一提的是 80～90 年代研制的其他疫苗，如减毒的伤寒活疫苗(Ty21a 株)、伤寒 Vi 荚膜多糖疫苗、用人二倍体细胞和 Vero 细胞生产的灭活狂犬病疫苗、在地鼠肾细胞制备的灭活和减毒的 2 种流行性乙型脑炎(乙脑)疫苗、用人二倍体细胞生产的水痘疫苗(OKa 株)及用人二倍体细胞生产的甲肝减毒及灭活疫苗等。

至今已有 30 余种疫苗成功地用于人类疾病的预防(表 6-3)。其中一半以上是病毒疫苗。如天花(poxvirus)、小儿麻痹(poliovirus)、麻疹(measles)等曾严重危害人类生命与健康的疾病的流行得到了有效的控制，其中，天花已被根除，创造了使用疫苗在自然界中彻底消灭一种病原微生物的医学奇迹。人类消灭脊髓灰质炎的目标也即将实现。

表 6-3 人用疫苗发展年表

应用年份	疾病名称	疫苗类型	应用年份	疾病名称	疫苗类型
1721	天花	“人痘”活天花病毒	1974	日本脑炎(乙脑)	灭活病毒
1796	天花	“天然减毒”痘苗病毒	1976	狂犬病	灭活病毒、人二倍体细胞培养
1885	狂犬病	“不同程度”减毒的灭活病毒	1981	乙型肝炎	灭活、血源苗
1936	黄热病	活减毒病毒	1982	脑膜炎球菌脑膜炎	纯化 A 型、C 型、Y 型、W135 型多糖
1936	流感	灭活全病毒	1983	日本脑炎(乙脑)	活减毒病毒
1943	流感	灭活完整(whole)病毒	1983	水痘	活减毒病毒
1955	小儿麻痹	灭活病毒	1986	乙型肝炎	基因重组蛋白质疫苗
1957	狂犬病	灭活病毒、鸭胚培养	1991	甲型肝炎	活减毒病毒和灭活病毒
1961	小儿麻痹	活减毒病毒	1998	轮状病毒腹泻	活减毒病毒
1963	麻疹	灭活病毒和减毒活病毒	1998	回归热	纯化蛋白质疫苗
1967	腮腺炎	活减毒病毒	2005	H5N1 禽流感	病毒灭活苗
1969	风疹	活减毒病毒	2009	甲型 H1N1 流感	病毒灭活苗
1972	流脑	纯化多糖 A 型和 C 型			

我国自 1919 年开始建立专门的机构(中央防疫处，北京生物制品研究所前身)从事生物制品的研究、生产，这是我国第一所生物制品研究所。1949 年后，我国政府重新组建和新建了北京、上海、武汉、长春、兰州、成都等六个生物制品研究所。中国现有疫苗产品生产企业 40 多家，是世界上疫苗产品生产企业最多的国家，同时中国已经可以生产抵御 26 种病毒的 41 种疫苗(表 6-4)。中国的疫苗产品年产量已经超过 10 亿个剂量单位，疫苗的种类和数量也达到世界之最，最近几年的疫苗市场基本保持了每年 15%的增长率，规模已经超过了 50 亿元。其中用于预防乙肝、脊髓灰质炎、麻疹、百日咳、白喉、破伤风的儿科常见病的疫苗生产量达到 5 亿人份，已经全部实现计划免疫接种。中国生产的疫苗产品已经能够满足防病、灭病的需要。

二、传统疫苗的生产方法

传统疫苗主要包括灭活疫苗、减毒活疫苗和亚单位疫苗三类。

1. 灭活疫苗

表 6-4 中国的主要疫苗种类和生产厂家

种类	制品名称	用途	生产厂家
病毒类	重组酵母基因工程乙肝疫苗	用于预防所有已知亚型的乙肝病毒的感染	北京天坛生物、深圳康泰、GSK、大连汉信、华兰生物
	重组乙型肝炎疫苗(CHO)	预防乙型肝炎病毒感染	长春生物制品所、兰州生物制品所、华北制药、武汉生物制品所、北京华尔盾
	甲型肝炎纯化灭活疫苗(VAQTA)	VAQTA 适用于接触前的主动免疫,以预防甲型肝炎病毒引起的肝炎,但不能预防由非甲型肝炎病毒引起的肝炎。首次免疫应在预计接触前至少2周进行	巴斯德-梅里厄-康纳公司、北京科兴
	冻干甲型肝炎减毒活疫苗	用于预防甲型肝炎	史克必成公司、长春生物制品所、长春高新、浙江普康、医科院昆明所
	风疹减毒活疫苗	年龄为8个月以上的风疹易感者	巴斯德-梅里厄-康纳公司、兰州生物制品所、天坛生物、上海生物制品所
	麻疹减毒活疫苗	预防麻疹病	兰州生物制品所、长春生物制品所、上海生物制品所、武汉生物制品所、天坛生物
	森林脑炎灭活疫苗	用于预防森林脑炎	长春生物制品所
	乙型脑炎灭活疫苗	本疫苗免疫接种后,刺激机体产生抗乙型脑炎病毒的免疫力,用于预防乙型脑炎	兰州生物制品所、长春生物制品所、天坛生物、上海生物制品所
	Ⅰ型肾综合征出血热纯化疫苗	预防流行性出血热	兰州生物制品所、上海生物制品所
	Ⅱ型肾综合征出血热纯化疫苗	预防Ⅱ型出血热	长春生物制品所
	流行性感冒灭活疫苗	6岁以上所有希望预防流感的健康人群	巴斯德-梅里厄-康纳公司、史克必成公司、兰州生物制品所、长春生物制品所、长春高新
	腮腺炎减毒活疫苗	8月龄以上的腮腺炎易感者	兰州生物制品所、上海生物制品所
	口服脊髓灰质炎减毒活疫苗	预防脊髓灰质炎	天坛生物
	口服轮状病毒活疫苗	预防小儿秋季腹泻	兰州生物制品所
	水痘减毒活疫苗	12月龄以上的水痘易感者	长春生物制品研究所、史克必成公司、长春生物制品所、上海生物制品所
	人用狂犬病纯化疫苗	用于预防狂犬病	巴斯德-梅里厄-康纳公司、兰州生物制品所、长春生物制品所、成都生物制品所
	黄热减毒活疫苗	预防黄热病	天坛生物
联合疫苗	吸附白喉、破伤风、百日咳和脊髓灰质炎疫苗	该联合疫苗适用于儿童预防白喉、破伤风、百日咳和脊髓灰质炎的基础免疫及加强免疫	巴斯德-梅里厄-康纳公司
	麻疹、流行性腮腺炎和风疹疫苗	预防麻疹、流行性腮腺炎、风疹	默沙东公司、史克必成公司
	甲乙肝联合疫苗	预防甲肝和乙肝	史克必成公司、北京科兴公司
兽用疫苗	伪狂犬病活疫苗	预防猪、牛和绵羊伪狂犬病	哈兽研所、维科生物
	鸡新城疫、传染性支气管炎二联活疫苗(La Sota+H120)	预防鸡新城疫和传染性支气管炎	
	牛流行热灭活疫苗	预防牛流行热	
	禽流感灭活疫苗(H9亚型,SD696株)	预防H9亚型禽流感病毒引起的禽流感	
	高致病性猪繁殖与呼吸综合征疫苗(HuN4-F112株)	预防高致病性猪繁殖与呼吸综合征(即:高致病性蓝耳病)	
	狂犬病活疫苗(Flury株)	仅用于预防犬的狂犬病	哈药集团生物疫苗有限公司
	重组禽流感病毒H5亚型二价灭活疫苗(Re-6株+Re-4株)	预防由H5亚型禽流感病毒引起的禽流感	
	猪传染性胃肠炎、猪流行性腹泻二联灭活疫苗(华毒株+CV777株)	预防由猪传染性胃肠炎病毒和猪流行性腹泻病毒引起的猪腹泻病	

灭活疫苗(inactivated vaccine)又称死疫苗，是指利用加热或甲醛等理化方法将人工大量培养的完整的病原微生物杀死，使其丧失感染性和毒性而保持免疫原性，并结合相应的佐剂而制成的疫苗。疫苗液中除含有灭活的病毒颗粒外，还含有细胞成分和培养病毒时加入的牛血清等蛋白类物质，多次接种疫苗容易发生过敏反应。至 20 世纪 80 年代，我国新开发的狂犬病病毒、甲型肝炎、流感和乙型脑炎灭活疫苗亦已改进为纯化疫苗。

灭活疫苗中含有的病毒颗粒或菌体及寄生虫经过灭活剂处理后，其感染性已被灭活剂所灭活，而其抗原性仍然保留。

灭活疫苗具有制造工艺简单、免疫原性的稳定性高、易于制备多价疫苗等优点；同时，也存在一定的缺点或不足，灭活疫苗虽可刺激机体产生 IgM 和 IgG 抗体，但有时却得不到满意的保护效果。

2. 减毒活疫苗

减毒活疫苗(attenuated live vaccine)又称弱毒疫苗，是指将微生物的自然强毒株通过物理的、化学的和生物学的方法，连续传代，使其对原宿主丧失致病力，或只引起亚临床感染，但仍保持良好的免疫原性，用这种毒株制备的疫苗就叫减毒活疫苗。

当前用于制备活疫苗的毒种，大多来源自野生株，通过人工减毒过程获得。常用的减毒方法有以下几种：

(1) 体外减毒　即体外连续传代减毒。在异源宿主中连续传代，在单一宿主中反复连续传代；该种减毒方法的原理和机制目前还不十分清楚，这类疫苗的设计在脊髓灰质炎病毒(poliovirus)减毒株的筛选中取得了很大成功，并已广泛用于世界各地的计划免疫。

(2) 冷适应筛选　温度可以改变病毒的特性，得到冷适应株。通常，将病毒在低温条件下进行连续或逐步传代，以诱导产生减毒的包含病毒基因组多处突变或损害的冷变异株。病毒冷适应株常伴有毒力减弱和各种特征性标志。冷适应筛选稳定的减毒突变株是在传统疫苗设计中较早采用的方法，对许多病毒性疾病来说，冷适应可提供适宜的活病毒疫苗候选株，能对野毒株的攻击产生安全、有效的防御作用。早期冷适应减毒研究起始于脊髓灰质炎疫苗在 23～30℃下进行筛选减毒株。

活疫苗可采取局部使用的免疫途径。口服脊髓灰质炎活疫苗就是局部使用疫苗成功的先例。另外，鼻内或气雾使用疫苗是预防呼吸道疾病的发展方向，例如以气雾接种腮腺炎减毒活疫苗可以获得良好的效果，这种方法操作简单、迅速。

活疫苗在临床上可以为宿主提供长期的保护效果，通常是以模拟微生物自然感染状态来刺激免疫应答。活疫苗是以减毒形式存在的病原体，减毒一般是以生物学或其他技术降低或消除病原体的致病性，并保存了有效的感染性，既可刺激体液免疫(抗体的产生)，也可刺激产生细胞免疫(如 CTL)。

减毒活疫苗与灭活疫苗各有优缺点。从多方面比较，前者优于后者。

3. 亚单位疫苗

亚单位疫苗(subunit vaccine)是指提取或合成细菌、病毒外壳的特殊蛋白结构，即抗原决定簇制成的疫苗，这类疫苗不是完整的病原体，而是其一部分物质，故称亚单位疫苗。亚单位疫苗仅有几种主要表面蛋白，因而能消除病毒(或细菌)的许多无关抗原决定簇和粗制或半提纯的病毒(或细菌)制剂诱发的不良反应。

其制备方法有：例如用化学试剂等常规理化方法裂解流感病毒，提取其血凝素、神经氨酸酶制成的亚单位疫苗，对流感病毒的免疫力仍保存，但副作用大为减少。再如腺病毒衣壳的亚单位疫苗，因不含核酸，从而消除了核酸致癌的潜在可能性，使用时更为安全。

三、生物制品菌(毒、虫)种的筛选与管理

菌(毒、虫)种是疫苗质量的直接保证，菌(毒、虫)种的抗原结构、免疫原性、毒力和毒性等都直接或间接地影响疫苗的质量，因而在筛选生产用菌毒种时，必须严格把握菌毒种的质量，综合考虑各方面的因素，使菌毒种符合疫苗生产的要求。

1. 生产疫苗用菌(毒、虫)种筛选原则

(1) 免疫原性　由于生物制品主要是免疫制剂，故要求菌(毒、虫)种应具有良好的免疫原性，使用后能产生坚强的体液免疫和细胞免疫，并持续较长时间，同时对某些菌(毒、虫)种而言还应是抗原谱广。

一般来说，动物接种后产生80%以上的保护即为有良好的免疫原性。因为机体的免疫反应是一个生物学过程，受到遗传、环境等许多因素的影响，不论使用菌(毒、虫)种的免疫原性有多么好，都不可能一次使免疫动物获得100%的保护。

生物诊断用品的菌(毒、虫)种应以少量注入动物体内就能产生强烈的免疫反应，这样才能生产出既特异又灵敏的诊断用品。

(2) 安全性　生物制品使用的菌(毒、虫)种除具有良好的免疫原性外，还应安全。菌(毒、虫)种的安全性主要与两方面的因素有关，一方面是菌(毒、虫)种本身的残余毒力；另一方面是混有强毒或其他病原体。残余毒力是指减毒后的弱毒菌(毒、虫)种仍残存一定的毒力或致病力。如鸡新城疫Ⅰ系弱毒疫苗种毒就保持较强的毒力，对雏鸡接种后有致病性，而2个月龄以上的鸡接种才安全。残余毒力高的免疫原性好，但临床反应较大，接种者难以忍受，而残余毒力弱的其临床反应性虽轻，但免疫原性差，疫苗免疫效果不好。因此，要使毒疫苗接种反应轻而又免疫原性好，就必须选择减毒适宜的毒种。

(3) 生物学性状　选育培养的菌(毒、虫)种要有典型的生物学性状，如形态、染色、培养特性、生化特性、抗原结构、致病性、宿主适应范围、代谢产物、色素产生以及抵抗力等。这些生物学性状是鉴别菌(毒、虫)种的重要标志，可用以区分其他微生物，进而在生产和检定生物制品时依据这些性状来控制质量。如果发现某些性状改变就标志着菌(毒、虫)种发生了变异或发生外源污染，应及时废弃或更换，如果是用弱毒或无毒菌(毒、虫)种生产生物制品，这些性状也是区别强毒株的标志，从而保证制品的安全性和免疫原性。

(4) 具有遗传稳定性和一致性　一般采用限制菌(毒、虫)种的传代次数和培养条件来控制变异幅度，并定期进行检定。发现有性状变化时可通过育种、传代、蚀斑纯化等方法来恢复性状；如果在微生物群体中发现性状不一致，可采用传代和筛选等方法进行纯化，例如，细菌可挑选典型的单个菌落，病毒可挑选蚀斑进行纯化。菌(毒、虫)种在遗传上的稳定性和一致性对生产至关重要。

(5) 历史及有关资料清楚完整　对于菌(毒、虫)种要有明确的来源，分离时的动物病情及流行情况，传代及生物学和免疫学特性，生产工艺质量检定，以及动物试验等各方面的研究资料和数据都应完整。这样的菌(毒、虫)种方可用于生物制品。

(6) 其他条件　生物制品用的菌(毒、虫)种还应该易于培养和大量繁殖，并能稳定地达到和保持较高的滴度。用于生产类毒素和抗毒素的菌种，应该能够大量产生外毒素。对于某些生物制品还应考虑提取和纯化的手段等。

2. 生物制品菌(毒、虫)种的分类

生物制品中使用的菌(毒、虫)种的范围很广泛，包括生产和检定疫苗、毒素、类毒素、抗血清以及诊断用品等的菌(毒、虫)种，并随着生物制品种类的增多和生物制品技术的发展，菌(毒、虫)种的内容也会不断增加。

（1）按菌（毒、虫）种的毒力分类

① 强毒菌（毒、虫）种　是指具有强大致病力的菌（毒、虫）种，一般免疫原性也良好，常用于制造某些灭活疫苗、抗血清以及疫苗效力检验等。

② 弱毒菌（毒、虫）种　是指对动物无致病力而具有一定免疫原性的菌（毒、虫）种，主要用于制造弱毒活疫苗。

（2）按菌（毒、虫）种的用途分类

① 生产用菌（毒、虫）种　是指用于生产生物制品的菌（毒、虫）种，即指生产疫苗、抗毒素、类毒素、抗血清及诊断用品的菌、毒种。如生产猪瘟兔化弱毒疫苗用的猪瘟种毒，生产破伤风类毒素的破伤风菌种，生产炭疽抗血清的Ⅱ号炭疽杆菌 C40～22 菌种，制造牛型结核菌素的牛型结核杆菌菌种等。

② 检定用菌（毒、虫）种　是指用于检定生物制品效力的菌（毒、虫）种。如效力检验中攻毒用的新城疫强毒、猪丹毒强毒菌种等。另外，还包括用于检定诊断血清交叉反应的菌（毒、虫）种。

③ 工具用菌（毒、虫）种　是指在生物制品生产中作为工具使用的菌（毒、虫）种。如基因工程中表达某些异种抗原用的宿主大肠杆菌、枯草杆菌、酵母菌等。

3. 生物制品菌（毒、虫）种的管理

（1）中国医学细菌保藏管理中心　中国药品生物制品检定所统一管理和分发全国医用细菌，包括生物制品生产和检定用的细菌菌种的保存和分发。有关病毒类毒种由中国药品生物制品检定所有关疫苗科室保存和管理，或各生物制品研究所自行保存和管理。中国预防医学科学院病毒研究所为医学病毒毒种保藏管理中心，负责毒种的保藏、管理和分发。

（2）毒种的管理　直接用于生产和检定的菌毒种，应由国家药品检定机构或国务院药品监督管理部门认可的单位保存、检定及分发。生产用菌毒种应按各项制品规程要求定期进行检定。不同属或同属菌毒种的强毒及弱毒株不得同时在同一个或未经严格消毒的无菌室内操作。

一、二类菌毒种及芽孢菌、真菌必须在严格隔离的专用实验室及动物实验室内操作，并应加强对操作人员的防护。三、四类菌毒种的操作应该按各项制品规程的规定在专业或适当的实验室内进行。各单位的质量检定部门应定期了解本单位的菌毒种保管、检定及使用情况，必要时进行抽查，或会同制造部门进行检查。改变生产及检定用菌毒种，或各生产单位自行分离或收集菌毒种拟用于疫苗生产或鉴定者，均需经国家药品检定机构审查、国务院药品监督管理部门认可。

新生物制品所用的菌毒种按国务院药品监督管理部门制定的《药品注册管理办法》办理。销毁无保存价值的一、二类菌毒种须经单位领导批准，销毁三、四类菌毒种须经科室主任批准，并在账上注销，写明销毁原因。

（3）菌（毒、虫）种的收集、索取和交流　为不断充实我国医学菌毒种这一生物资源，中国医学细菌保藏管理中心或专业实验室可向有关单位或个人收集和索取所需的菌种。任何个人或单位分离或筛选到具有一定价值的菌种时，应及时将该菌种及详细资料送交中国医学细菌保藏管理中心或有关专业实验室检定复核，检定合格后，对确有价值且资料齐全的菌种给予国家标准菌号，建立档案，菌种冻干后入库保存，编入国家标准菌种目录。向中国医学细菌保藏管理中心引进菌种必须持有单位正式公函，说明菌种名称、型别、数量及用途。领取一、二类菌种时，须经当地省、自治区、直辖市卫生局同意，索取一类菌种还需卫生部批准。

从国外引进我国未发现或致病性强的医学病原微生物时，应经卫生部批准。任何单位或个人从国外交换或索取到的菌种，应在三至六个月内鉴定完毕，并将菌种复制一份，连同资料送有关保藏管理中心或专业实验室保藏。国外向我国索要菌种时，负责供应单位应及时向有关保藏管理中心申报。对国外保密、专利以及一、二类和未曾向国外供应过的菌种向外交换供应时，应经卫生部批准。

(4) 种子批 疫苗生产用菌毒种子批系统，分为三级，即原始种子批、主种子批和工作种子批。

① 原始种子批 是指一定数量的已验明其来源、历史和生物学特性并经临床研究证明其安全性的免疫原性良好的病毒株(或菌株)，或用于制备病原疫苗的或病毒(或菌体)悬液，该悬液应加工为单一批，以确保其组成均一，并经充分鉴定。原始种子批用于制备主种子批。

② 主种子批 是指一定数量的由原始种子批经传代、扩增获得的病毒株(或菌株)，或用于制备原疫苗的活病毒(或菌体)悬液，该悬液应加工为单一批，以确保其组成均一，并经充分鉴定。主种子批用于制备疫苗生产用的工作种子批。

③ 工作种子批 按国务院药品监督管理部门批准的方法，从主种子批传代获得的一定数量的活病毒或细菌的均一悬液，等量分装储存，用于生产疫苗。

四、常用的传统疫苗

常用的灭活疫苗有伤寒疫苗、霍乱疫苗、鼠疫疫苗、百白破疫苗、流感疫苗、立克次体疫苗、脊灰疫苗、狂犬病疫苗、乙脑疫苗、甲肝疫苗、森林脑炎疫苗等；减毒活疫苗包括天花疫苗、狂犬病疫苗、卡介苗、黄热病疫苗、脊灰疫苗、麻风腮疫苗、腺病毒疫苗、伤寒疫苗、水痘疫苗、轮状病毒疫苗等；传统的亚单位疫苗有伤寒 Vi 荚膜多糖疫苗、Hib 荚膜多糖疫苗等。下面简要介绍两种常用的传统疫苗的应用现状。

1. 流脑疫苗

流脑疫苗用于预防流脑。流脑是流行性脑脊髓膜炎的简称，是由脑膜炎奈瑟菌(Nm)引起的急性呼吸道传染病，脑膜炎双球菌主要包括 A、B、C、D、X、Y、Z、E、H、I、K、L、W 共 13 个菌群。常在冬春季节发病和流行。在中国，儿童占全部流脑病例的 90%以上。流脑的主要症状是突然发烧、剧烈头痛、呕吐、皮肤黏膜有瘀点和瘀斑及颈强直和败血症。

从脑膜炎球菌多糖疫苗问世以后，流脑的疫苗预防才取得了重要进展。目前在国内外上市的流脑疫苗主要有多糖疫苗和多糖结合疫苗 2 大类，包括 A 群与 C 群单价、A+C 群双价、A+C+Y+W135 群 4 价的多糖(CPS)疫苗售品。

脑膜炎球菌多糖疫苗(Meningococcal polysaccharide vaccine，MPV)是由提取的脑膜炎球菌的荚膜多糖制成的疫苗，荚膜多糖决定脑膜炎球菌菌体本身毒力的强弱，不具有荚膜多糖的突变型脑膜炎球菌在血清中很快被补体系统清除，也不具备病原性，由免疫系统诱导产生针对荚膜多糖的血清抗体是对抗脑膜炎球菌的主要作用物质。现有的多糖疫苗均是基于此原理发展而来。此荚膜多糖是非 T 细胞依赖性抗原，为半抗原，其诱导的免疫应答没有 T 淋巴细胞参与，不能产生免疫记忆。所以 WHO 曾建议流脑多糖疫苗一般不用于 2 岁以下婴、幼儿的常规免疫接种。

脑膜炎球菌多糖结合疫苗(Meningococcal polysaccharide conjugate vaccine，MCV)是借助化学连接剂将脑膜炎球菌的荚膜多糖与其中一种蛋白载体(白喉 CRM197 蛋白、白喉类毒素、破伤风类毒素、脑膜炎球菌的外膜蛋白 OMP)连接构成结合的疫苗，此种疫苗的抗原是 T 细胞依赖性抗原，为全抗原，其诱导的免疫应答有 T 淋巴细胞参与，能产生免疫记忆。流脑多糖结合疫苗的接种范围较流脑多糖疫苗扩大，还可用于 2 岁以下婴、幼儿的常规免疫接种。

2. 狂犬病疫苗

狂犬病(rabies)是由狂犬病毒引起的一种人畜共患的中枢神经系统急性传染病。人体由于被唾液腺中含有狂犬病的动物咬伤，或由于抓伤处染有含狂犬病毒的唾液而感染。其临床表现为急性脑炎，最终导致死亡。狂犬病广泛分布于世界各地，每年世界上有百万人口因暴露于狂犬病毒而接种疫苗。由于尚无特效治疗，暴露后只有立即实施免疫接种才能幸存。免疫接种是预防狂犬病发病的唯一有效措施。

狂犬病疫苗，是一个历史悠久的疫苗，最早制造狂犬疫苗的是法国的巴斯德。1882 年，他成功地应用连续传代减弱病毒毒力的方法，用适宜的毒种来制造疫苗。中国现在制造的狂犬疫苗系用狂犬病毒固定毒接种于原代地鼠肾细胞，培养后，收获毒液，经浓缩、纯化、精制并加氢氧化铝佐剂，经全面检定合格后即为预防狂犬病的疫苗。狂犬病毒只有一种血清型，世界各地的狂犬病毒抗原性质是相同的。接种狂犬疫苗后，人体血液中可出现抗狂犬病毒抗体，这些抗体可防止病毒在细胞间直接传播，减少病毒的增殖量，同时还能清除游离的狂犬病毒，阻止病毒的繁殖和扩散，从而达到预防狂犬病的目的。

原代地鼠肾细胞疫苗(PHKCV)：用 Vnukovo-32 狂犬病毒株为毒种，在原代地鼠肾细胞培养制备而成。有两种类型，一种是不浓缩的原制疫苗，滴度不低于 0.5 IU/mL，一般要接种 10～25 针剂，每针 3mL。另一种为浓缩纯化疫苗，滴度不低于 2.5 IU/mL，接种 6 针剂，每剂 1mL，疫苗的副反应轻，被狂犬病毒暴露后的预防性治疗效果满意。本疫苗在前苏联和东欧国家广泛应用。

纯化鸡胚细胞疫苗(PCECV)：1965 年，日本人 Kondo 将狂犬病毒 Flury 高代毒株适应到鸡胚细胞，并用鸡胚细胞培养病毒，收获的培养液经浓缩、纯化和灭活而制成疫苗。1984 年，法国 Barth 等将狂犬病毒 Flury 低代毒株适应到鸡胚细胞，制成纯化鸡胚细胞疫苗。纯化鸡胚细胞疫苗局部反应轻微，无全身严重副反应。由于本疫苗病毒滴度高，可达 $10^{7.0\sim8.5}$/mL，免疫原性良好，中和抗体在疫苗接种后 7～10 天产生，30 天后全部阳转。暴露后的预防治疗效果良好，本疫苗在二十多个国家广泛应用。

参考文献

[1] Allan W Cripps，Jennelle M Kyd，et al. Vaccines and mucosal immunization，2001：2513-2515.

[2] Anke Huckriede，Laura Bungener，et al. The virosome concept for influenza vaccines. Vaccine，2005，23(1)：S26-S38.

[3] Annika Borde，Anette Larsson，et al. Preparation and evaluation of a freeze-dried oral killed cholera vaccine formulation. European Journal of Pharmaceutics and Biopharmaceutics，2011，3(79)：508-518.

[4] Clark M A，Jepson M A，et al. Exploiting M cells for drug and vaccine delivery [J]. Adv Drug Deliv Rev，2001，50(1-2)：81-106.

[5] David R Hill，Lisa Ford，et al. Oral cholera vaccines：use in clinical practice. The Lancet Infectious Diseases，2006，6(6)：361-373.

[6] David W Dreesen. A global review of rabies vaccines for human use. Vaccine，1997，15：S2-S6.

[7] Marc LaForce F，Kader Konde，et al. The Meningitis Vaccine Project. Vaccine，2007，25(1)：A97-A100.

[8] MolooH，Artenstein A W. Vaccines，Historical. International Encyclopedia of Public Health，2008：471-483.

[9] Hilleman M R. Vaccines in historic evolution and perspective：a narrative of vaccine discoveries. Vaccine，2000，18(15)：1436-1447.

[10] Ivan M Roitt，Peter J Delves. Roitt' s essential immunology. 10th edition. 北京：高等教育出版社，2002：34-52.

[11] Ivan Roitt，Jonathan Brostoff，et al. Immunology. 6th edition. 北京：人民卫生出版社，2001：119-127.

[12] John D Clemens，Sunheang Shin，et al. 11-Cholera vaccines. Vaccines (Sixth Edition)，2013：141-152.

[13] José Tuells. Vaccinology：The name，the concept，the adjectives. Vaccine，2012，30(37)：5491-5495.

[14] Kanta Subbarao，Yumiko Matsuoka. The prospects and challenges of universal vaccines for influenza. Trends in Microbiology，2013，7(21)：350-358.

[15] Cuevas L E，Savory E C，et al. Effect of reactive vaccination on meningitis epidemics in Southern Ethiopia. Journal of In-

fection，2007，55(5)：425-430.

[16] Imran Khan M，Sajid Bashir Soofi，et al. Effectiveness of Vi capsular polysaccharide typhoid vaccine among children：A cluster randomized trial in Karachi，Pakistan. Vaccine，2012，3(36)：5389-5395.

[17] Wareing M D，Tannock G A. Live attenuated vaccines against influenza；an historical review. Vaccine，2001，19(25-26)，3320-3330. 2011，29(48)：8788-8801.

[18] Ma¨kela¨ P H. Vaccines，coming of age after 200 years. FEMS Microb Rev，2000，24：9-20.

[19] Michael Emch，Mohammad Ali，et al. Spatial and environmental connectivity analysis in a cholera vaccine trial. Social Science & Medicine，2009，4(68)：631-637.

[20] Neutra M R，Kozlowski P A. Mucosal vaccines：the promise and the challenge [J]. Nat Rev Immunol，2006，6(2)：148-158.

[21] Olga Borges，Filipa Lebre. Mucosal Vaccine：Recent progress in understanding the natural barriers [J]. Expert review，2010，27(2)：211-221.

[22] Paolo Bonanni，José Ignacio Santos. Vaccine evolution. Perspectives in Vaccinology，2011，1(1)：1-24.

[23] Plotkin S A. Vaccines：past，present and future. Nature Medicine，2005.

[24] Rémy Teyssou，Erwan Muros-Le Rouzic. Meningitis epidemics in Africa：A brief overview. Vaccine，2007，25(1)：A3-A7.

[25] Rudenko L，Desheva J，et al. Safety and immunogenicity of live attenuated influenza reassortant H5 vaccine(phase Ⅰ-Ⅱ clinical trials). Influenza Other Resp Viruses，2008，2：203-209.

[26] Sergio Sifontes-Rodríguez，Juan Francisco Infante-Bourzac，et al. Repeated Dose Toxicity Study of a Live Attenuated Oral Cholera Vaccine in Sprague Dawley Rats. Archives of Medical Research，2009，7(40)：527-535.

[27] Suman Kanungo，Dipika Sur. Cholera and its vaccines. Pediatric Infectious Disease，2012，1(4)：18-24.

[28] Talavera G Año，et al. Formulation in tablets of a cholera whole cells inactivated vaccine candidate. Vaccine，2006，16(24)：3381-3387.

[29] Talena Ledón，Edgar Valle，et al. Construction and characterisation of O139 cholera vaccine candidates. Vaccine，2003，(21)：1282-1291.

[30] Vaccine based on the attenuated strain Vibrio cholerae 638. Vaccine，2006，18(24)：3746-3749.

[31] Yo Han Jang，Eun-Ju Jung，et al. Immunogenicity and protective efficacy of cold-adapted X-31 live attenuated pre-pandemic H5N1 influenza vaccines. Vaccine，2013，31：3339-3346.

[32] 安云庆．医学免疫学．第2版．北京：人民卫生出版社，2006：171-177.

[33] 毕爱华．医学免疫学．北京：人民军医出版社，2002：276-282.

[34] 陈慰峰．医学免疫学．第4版．北京：人民卫生出版社，2006：67-75.

[35] 金伯泉．医学免疫学．北京：人民卫生出版社，2008：236-243.

[36] 刘文泰．医学免疫学．北京：中国中医药出版社，2009：89-99.

[37] 刘燕明．免疫学与病原生物学．北京：中国中医药出版社，2008：63-70.

[38] 吕昌龙．医学免疫学．第6版．北京：高等教育出版社，2008：31-54.

第七章　基因工程病毒疫苗

疫苗(vaccine)，传统的定义是指用人工变异或从自然界筛选获得的减毒或无毒的活的病原微生物制成的制剂或者用理化方法将病原微生物杀死制备的生物制剂，用于人工自动免疫以保护人或动物产生免疫力，这些制剂被称为疫苗。

传统疫苗(灭活疫苗、减毒疫苗、亚单位疫苗)的研制和生产主要是通过改变培养条件，或在不同寄主动物上传代使致病微生物毒性减弱，或通过物理、化学方法将其灭活来完成的，后来发展起来的亚单位疫苗指用化学的方法裂解病原体，或提取有效的表面抗原成分，称为传统的亚单位疫苗。人们将如上三类疫苗统称为传统疫苗或称为第一代疫苗。主要适用于预防传染病。

现代疫苗（新型疫苗、新一代疫苗、高技术疫苗）是指利用基因工程或现代分子生物学技术制备的疫苗，使用抗原通过诱发机体产生特异性人工自动免疫应答，以预防和治疗疾病，或达到某种特定医学目的的生物制剂。

狭义疫苗：国内常将病毒（virus）、立克次体（Rickettsia）、螺旋体（Spiral coil）等微生物制成的生物疫苗称为狭义疫苗。

菌苗：将利用细菌制作的人工自动免疫生物疫苗称为菌苗。

广义疫苗：现在国际上一般将病毒性疫苗、细菌性疫苗、类毒素制剂、寄生虫疫苗、治疗性疫苗、计划生育疫苗等，统称为疫苗，叫做广义疫苗。

第一节　病毒性疫苗的种类

一、传统病毒疫苗

又称常规疫苗或第一代疫苗，是长期以来用于传染病预防的主要生物制品，传统疫苗主要包括下面几种形式。

（一）灭活疫苗

灭活疫苗又称死疫苗，是指利用加热或甲醛等理化方法将人工大量培养的完整的病原微生物杀死，使其丧失感染性和毒性而保持其免疫原性，并结合相应的佐剂而制成的疫苗。

（二）减毒活疫苗

减毒活疫苗又称弱毒疫苗，是指将微生物的自然强毒株通过物理的、化学的和生物学的方法，连续传代，使其对原宿主丧失致病力，或只引起亚临床感染，但仍保持良好的免疫原性、遗传特性，用这种毒株制备的疫苗就叫减毒活疫苗。当前用于制造活疫苗的毒种，大多来源自野生株，通过人工减毒过程获得。常用的减毒方法有以下几种：

（1）体外减毒

即体外连续传代减毒。在异源宿主中连续传代；在单一宿主中反复连续传代。

（2）冷适应筛选

温度可以改变病毒的特性，得到冷适应株。在通常情况下，将病毒在低温条件下进行连续或逐步传代，以诱导产生减毒的包含病毒基因组多处突变或损害的冷变异株。

（三）亚单位疫苗

亚单位疫苗(subunit vaccine)是指提取或分离病毒外壳的特殊蛋白结构，即抗原决定簇制成的疫苗，这类疫苗不是完整的病毒，是病毒的一部分物质，故称亚单位疫苗。亚单位疫苗仅有几种主要表面蛋白，因而能消除病毒(或细菌)的许多无关抗原决定簇和粗制或半提纯的病毒(或细菌)制剂诱发的不良反应。

灭活疫苗、减毒活疫苗和亚单位疫苗三类疫苗的比较列于表7-1。

表 7-1 三类疫苗的比较

项目	灭活疫苗	减毒活疫苗	亚单位疫苗
制备方法	通过化学或物理方法使病原体失活	通过非正常培养选择减毒株或无毒株	以化学方法获得病原体的某些具有免疫原性的成分
免疫机理	病原体失去毒力但保持免疫原性,接种后产生特异抗体或致敏淋巴细胞	接种后病原体在体内有一定的生长繁殖能力,类似隐性感染,产生细胞免疫、体液免疫和局部免疫	接种后能刺激机体产生特异性免疫
疫苗稳定性	相对稳定	相对不稳定	稳定
毒力回升	不可能	有可能	不可能
免疫接种	多次免疫接种	一般为一次性	多次免疫接种
安全性	较安全	对免疫缺陷者有危险	安全性好
常用疫苗	乙脑、脊髓灰质炎灭活疫苗	麻疹、脊髓灰质炎减毒活疫苗	白喉、破伤风类毒素,A群脑膜炎球菌多糖疫苗

二、新一代病毒疫苗

新一代病毒疫苗(新型疫苗或现代疫苗)主要是指利用基因工程技术研制的疫苗，包括基因工程亚单位疫苗、基因工程载体活疫苗、核酸疫苗、基因缺失活疫苗，通常也习惯地将遗传重组疫苗、合成肽疫苗和抗独特型抗体疫苗包括在新型疫苗范畴。

1. 基因工程疫苗

基因工程疫苗(gene engineered vaccine)，也称遗传工程疫苗(genetic engineering vaccine)，是指使用重组DNA技术克隆并表达保护性抗原基因，利用表达的抗原产物，或重组体本身制成的疫苗。主要包括基因工程亚单位疫苗、基因工程载体疫苗、核酸疫苗、基因缺失活疫苗及蛋白质工程疫苗等5种。

(1) 基因工程亚单位疫苗

① 概念　基因工程亚单位疫苗(subunit vaccine)又称生物合成亚单位疫苗或重组亚单位疫苗，主要是指将基因工程表达的蛋白抗原纯化后制成的疫苗。

② 优点　用基因工程表达的抗原其优点为：

a. 产量大。

b. 纯度高。

c. 免疫原性好，原则上讲，用这些疫苗接种人体，均可使之获得抗性而免受病原体的感染。

d. 安全性高，它只含有病原体的一种或几种抗原，而不含有病原体的其他遗传信息，不含有感染性组分，因而无须灭活，也无致病性。不但可用来代替以常规方法生产的亚单位疫苗，还可以用于那些病原体难于培养或有潜在致癌性，或有免疫病理作用的疫苗研究。

③ 制备　亚单位疫苗是利用单一蛋白质抗原分子来诱导免疫反应的。因此，在研制亚单位疫苗时，首先要明确编码具有免疫活性的特定抗原的DNA，一般选择病原体表面糖蛋白编码基因；而对于易变异的病毒(如A型流感病毒)，则可选择各亚型共有的核心蛋白的主要保护性抗原基因序列。过去认为，只有能诱生中和抗体的表面抗原才具有保护性，现在已知有些内部抗原如乙型肝炎病毒的核心抗原，甚至某些非结构蛋白，如乙型脑炎病毒的NS1蛋白也有保护作用。因此在构建重组体时，一般应用两种以上抗原的基因。其次，应用重组DNA技术研制亚单位疫苗，还必须有合适的表达系统用来生产基因产物。每一系统的目标都是为了达

到所需基因产物的高水平表达。因此，研究和了解各种表达系统中基因表达和产物稳定性的调节和控制参数是十分重要的工作。用于亚单位疫苗生产的表达系统主要有大肠埃希菌、枯草杆菌、酵母、昆虫细胞、哺乳类细胞、转基因植物、转基因动物等。表达系统的选择主要权衡于其表达抗原的免疫原性、表达的效率及产物纯化的难易程度。例如，乙型肝炎表面抗原(HBsAg)在酵母和哺乳动物细胞中都能获得具有较好免疫原性的表达，而在细菌中则不能。使用基因工程技术在酵母、哺乳动物细胞及痘苗病毒中表达的乙肝表面抗原纯化后制成了基因工程乙肝疫苗，该疫苗高效、廉价，已基本取代传统的血源疫苗，是基因工程亚单位疫苗成功的典范。目前正在研究的基因工程亚单位疫苗主要有甲肝、丙肝、戊肝、EBV、出血热、血吸虫及艾滋病等疫苗。

④ 缺点　与传统的亚单位疫苗一样，基因工程亚单位疫苗具有良好的安全性，但其免疫效果一般较差。为了增强其免疫原性，一般方法是：

a. 调整基因组合使之表达成颗粒性结构，如将甲型肝炎病毒的整个编码区插入痘苗载体；

b. 在体外加以聚团化，包入脂质体或胶囊微球；

c. 加入有免疫增强作用的化合物作为佐剂(adjuvant)。乙型肝炎疫苗成功的关键是表面抗原能自动形成约22nm大小的颗粒，加上常规的佐剂氢氧化铝就能成为具有良好免疫原性的疫苗。目前在研究中的多数人用的基因工程疫苗都是亚单位疫苗，其实际应用还有待于开发出安全有效的免疫增强剂。其载体的强佐剂效应，是提高亚单位疫苗免疫效果的重要途径。

(2) 基因工程载体疫苗

① 概念　基因工程载体疫苗是指将病原微生物的免疫原基因，通过分子生物学方法将其分离，然后与载体DNA相连接，实现遗传性状的转移与重新组合，再经载体将目的基因带进受体进行正常的复制与表达，从而获得增殖培养物供制疫苗用。直接将重组的活载体接种宿主，直接在其体内表达抗原，诱导免疫反应。这类疫苗是目前疫苗研制的一个重要方向。

② 优点

a. 基因工程载体疫苗多为活载疫苗，重组体用量少；

b. 抗原不需纯化；

c. 载体本身可发挥佐剂效应增强免疫效果。用于这类疫苗的载体通常为特定微生物的疫苗株，以保证载体的安全性，如痘苗病毒(pox virus)、脊灰病毒(polio virus)、腺病毒(adeno virus)、霍乱弧菌(*Vibrio cholerae*)、沙门菌(*Salmonella* sp.)、卡介苗(Bacille de Calmette Guérin，BCG)等。活载体疫苗可以同时表达多种抗原，制成多价或多联疫苗；可同时启动机体细胞免疫和体液免疫，克服了常规疫苗的缺点，兼有死疫苗和活疫苗的优点，在免疫效力上很有优势；同时不存在毒力返强的问题。

③ 缺点　该类疫苗的缺点是曾感染过腺病毒或者接种过痘苗的人，对载体微生物已具有免疫力，使之接种后不易繁殖，因而影响免疫效果。

为了提高载体的安全性，近年来又研制出“非复制型”载体(non-replicating vector)，即重组微生物用于机体后，只保留DNA复制、RNA转录和蛋白质表达的功能，因此能有效产生保护性抗原以刺激机体产生免疫反应，但不能产生感染性的后代，这类载体具有高度安全性，并可能用作再次免疫。

制作“非复制型”载体有两条线路：

① 使用天然存在的载体，利用某些动物病毒在人体不能繁殖后代，但能有效表达蛋白质的特点，将这类病毒用于人体，作为人用的“非复制型载体”。例如，目前使用禽类痘病毒制备的狂犬病疫苗和麻疹疫苗已进行了初步临床试验，取得了良好结果。

② 使用重组DNA技术对现有人用微生物载体进行改造，使之在人体中不能繁殖后代，但却保留外源基因表达的能力。例如，将痘苗病毒、腺病毒等的与人体内繁殖有关的基因去除后所获得的"非复制型载体"也取得了良好的进展。

(3) 基因缺失活疫苗　基因缺失活疫苗(gene deleted live vaccine)是指应用基因操作技术，将病原微生物中与致病性有关的毒力基因序列除去或失活，使之成为无毒株或弱毒株，但仍保持有良好的免疫原性，从而制成的安全有效的疫苗。与自然突变株(多数为点突变毒株)相比，基因缺失突变株具有突变性状明确、稳定、不易返祖的优点，因而是研究安全有效的新型疫苗的重要途径。虽然，到目前为止这类疫苗中成功的例子还不多，但的确是研制疫苗的一个重要方向。

(4) 核酸疫苗

① 概念

核酸疫苗(nucleic acid vaccine)或称基因疫苗(genetic vaccine)、基因免疫(genetic immunization)或核酸免疫(nucleic acid immunization)，是指将一种病原微生物的重要免疫原基因，经与质粒载体DNA重组后，通过肌内注射等途径接种给人或动物，能在动物体细胞中经转录、翻译合成抗原物质，刺激被免疫动物产生保护性免疫应答。核酸疫苗有两层含义：

a. 它是一种核酸分子，即疫苗制剂的主要成分不是基因表达产物或重组微生物，而是基因本身即核酸。

b. 它能够起到免疫作用。即被用于人或动物机体后可以表达，其产物可最终导致机体的免疫应答。

核酸疫苗的概念起始于1990年，Wolff等人在研究基因导入细胞的方法时，意外发现作为对照组的裸质粒DNA(naked DNA)不但可以表达其所携带的外源基因，而且表达量较脂质体介导的质粒DNA还高，因此预言，直接注射DNA可以用于基因治疗，并且可能诱发机体产生针对外源基因产物的免疫反应，因而可以用于疫苗的研究。1992年，Tang等人证实给小鼠直接注射含有人生长激素基因的质粒DNA，诱发小鼠产生了针对人生长激素的抗体，这一研究结果标志着核酸疫苗的出现，当时称为DNA疫苗。随着注射RNA也可诱发机体产生同样效果的报道的出现，1994年，世界卫生组织将此类疫苗统称为核酸疫苗。

核酸疫苗能通过主要组织相容性Ⅰ类和Ⅱ类抗原的途径提供给动物免疫系统而激起体液免疫应答和细胞免疫应答，故既具有亚单位疫苗或灭活疫苗的安全性，又具有活疫苗的免疫全面的优点，为疫苗的发展开辟了一条崭新的道路，被誉为是开创了"疫苗的第三次革命"，核酸疫苗也称为第三代疫苗。

② 优点　核酸疫苗有很多其他传统疫苗所不具备的优点：

a. 没有感染的威胁；

b. 诱发针对天然蛋白质表位的抗体；

c. 诱发特异性细胞毒性T细胞免疫反应；

d. 长期持续的免疫反应；

e. 便于构建多价疫苗；

f. 稳定性不受温度影响；

g. 纯化容易，生产成本低；

h. 具备预防和免疫治疗的双重功能；

i. 易于快速筛选具有免疫保护效果的基因；

g. 能定向诱导以Th1或Th2为主导的免疫反应。

因此，核酸疫苗被广泛应用于对人类病毒和动物病毒、细菌和寄生虫等传染病新疫苗的研究，而且还扩展到对肿瘤、自身免疫疾病和过敏性反应等疾病的免疫治疗。从 1994 年开始，美国 FDA 已陆续批准 7 种核酸疫苗（HIV、HBV、单纯疱疹病毒、流感病毒、结核杆菌、疟原虫、T 细胞淋巴瘤）进入临床试验。

③ 用法　基因疫苗导入动物体的方法和途径主要有注射、粒子轰击（基因枪）技术和口服、鼻内滴注等。

（5）蛋白质工程疫苗　蛋白质工程疫苗（protein engineering vaccine）是指将抗原基因加以改造，使之发生定点突变、插入、缺失、构型改变，甚至进行不同基因或部分结构域的人工组合，以期达到增强其产物的免疫原性，扩大反应谱，去除有害作用或副反应的一类疫苗。由于一个关键性氨基酸的改变有时可引起蛋白质功能的根本改变，蛋白质构型或抗原表位（epitope）的氨基酸序列又常与抗原特异性密切相关。因此，对蛋白质工程抗原应用的效果和安全性的考虑必须十分周全。目前这方面的研究大多只在实验动物中进行。例如，将恶性疟原虫的环子孢子蛋白（circumsporozoit protein）的重复序列四联体连接到呼吸道合胞病毒（respiratory syncytial virus）的糖蛋白穿膜部分，使本来在细胞内表达的疟原虫蛋白表达于细胞膜表面，以增强其免疫原性。用合成肽方法将不同来源的肽串联实际上也是一种蛋白质工程疫苗。

不同种类基因工程疫苗的特点总结于表 7-2。

表 7-2　几种基因工程疫苗的比较

项目	基因工程亚单位疫苗	基因缺失或突变苗	活载体苗	核酸疫苗
免疫效果	较差	好	好	较好
免疫次数	多次	一次	一次	一次
佐剂	需要	不需要	不需要	需要
安全性	好	好	较好	好
稳定性	强	强	较强	较强
保存期	长	长	较长	较长
研制周期	较长	较长	长	短

2. 遗传重组疫苗

遗传重组疫苗（genetic recombinant vaccine）是指使用经遗传重组方法（genetic recombination method）获得的重组微生物制成的疫苗。通常是将对人体无致病性的弱毒株与强毒株（野毒株）混合感染，弱毒株与野毒株间发生基因组片段交换造成重组，然后使用特异方法筛选出对人体不致病但又含有野毒株强免疫原性基因片段的重组毒株。遗传重组疫苗适用于分节段基因组的病毒，如甲型流感病毒、轮状病毒、肾病综合征出血热病毒等。目前已研制成功的遗传重组疫苗有：使用甲型流感弱毒株（如温度敏感株、冷适应株及对人体不致病的禽类流感病毒）与流感病毒野毒株重组获得的流感减毒活疫苗；使用对人体不致病的恒河猴轮状病毒（RRV）与小儿轮状病毒野毒株重组获得的小儿轮状病毒减毒活疫苗等。遗传重组是分节段基因组病毒疫苗研制的重要途径。

3. 合成肽疫苗

（1）概念　合成肽疫苗（synthetic peptide vaccine），也称为表位疫苗（epitope vaccine），是指使用化学方法合成能够诱发机体产生免疫保护的多肽制成的疫苗。制成这类疫苗的前提是对目的蛋白一级和高级结构进行分析，预测该蛋白质的抗原表位（epitope），并通过筛选确定有保护性抗原作用的肽段。这种方法主要适用于由连续氨基酸序列组成的抗原表位。例如，乙型肝炎病毒前 S 抗原（pre-S）第 21～41 和 133～145 位氨基酸组成的肽段已在猩猩中证明有保护作用；口蹄疫病毒(foot and mouth disease virus)的VP1抗原的第141～160位肽段与辅助T细胞(Th)表位相连接在猪体有较好的保护效果。合成肽疫苗分子是由多个B细胞抗原表位和T细胞抗原表位共同组成的，大多需与一个载体骨架分子相偶联。

(2) 优点　这类疫苗的优点是：

① 纯度和安全性高；

② 副作用小；

③ 可长期在常温下保存。

(3) 缺点　这类疫苗具有这样一些缺点：

① 其抗原性单一，免疫原性弱；

② 合成肽疫苗的直链结构缺乏天然蛋白的三维结构，因此肽疫苗的功能不同于天然蛋白；

③ 合成肽的半衰期短，一般仅为几分钟，很快即可被蛋白酶降解。

因此，需对肽疫苗进行修饰以提高其免疫原性和稳定性。一般合成肽疫苗制备时须用几种合成肽抗原联合使用，还须用多种方法提高合成肽的免疫原性。常用方法如使用分支肽技术制备多肽的聚合体；将合成肽与有强抗原作用的蛋白质如破伤风类毒素、热休克蛋白等交联，或将抗原与某些具有佐剂效应的化合物聚团以形成免疫刺激复合物(ISCOM)，或形成脂质体(liposome)等。近年来的一个重要发现是在同一个肽段上必须同时有T辅助细胞表位和B细胞表位，方能刺激机体产生有效免疫。甚至有人提出将不同抗原的多个B细胞表位和Th细胞表位串联起来，形成“鸡尾酒式疫苗”。另一个发展方向是将编码保护性肽段的基因与能形成颗粒的蛋白质或沙门菌的鞭毛抗原的基因连接起来用于基因工程技术加以表达。

4. 抗独特型抗体疫苗

(1) 概念　抗独特型抗体疫苗(anti-idiotype vaccine)是指使用与特定抗原的免疫原性相近的抗抗体(ab2)作抗原制成的疫苗，是免疫调节网络学说发展到新阶段的产物。每一种抗体分子与抗原结合的高变区有其独特结构，这称为独特型(idiotype)。理论上，每一株单克隆抗体只与一个抗原表位相结合。如果将针对某一抗原表位的单克隆抗体(ab1)免疫同系小鼠，则可获得一系列抗独特型抗体(ab2)，其中有些与特定抗原表位的结构相同或非常相似，因而能模拟抗原的作用，诱发机体产生相应的抗体(ab3)。利用抗独特型抗体制备的疫苗称为抗独特型疫苗或内影像疫苗(internal image vaccine)。

(2) 优点　抗独特型抗体疫苗有许多优点：

① 可以不接触活的病原微生物及其组成成分，因而很安全；

② 用杂交瘤细胞在体外产生大量单克隆抗独特型抗体比较容易，花费小，生产周期短，浓缩纯化简单方便；

③ 抗独特型疫苗较非活化病毒能诱导更多的活性T细胞、B细胞反应；

④ 抗独特型疫苗对新生儿有特别价值；

⑤ 抗独特型疫苗仅启动其携带内影像抗原决定簇的抗体反应；

⑥ 能模仿选择性抗原决定簇使其被工程化。

(3) 缺点　同时，抗独特型疫苗也存在许多问题：

① 最困难的是在很多可能的抗独特型抗体中选择特异的抗独特型抗体；

② 很难预测抗独特型疫苗产生免疫反应或免疫耐受；

③ 抗独特型抗体是异种蛋白，重复免疫人可致血清病；

④ 抗独特型疫苗免疫还不能提供完全的保护；

⑤ 由于抗独特型网络的复杂性，当一些抗独特型抗体活化保护性免疫时，另一些抗独特

型抗体可能启动病理性反应。

目前，此疫苗尚处于实验室研究阶段，达到临床使用的研究目标依然任重而道远。

5. 微胶囊疫苗

(1) 概念　微胶囊疫苗(micro-capsulized vaccine)，也称可控缓释疫苗(controlled sustained release vaccine)，是指使用微胶囊技术将特定抗原包裹后制成的疫苗，是一种使用现代材料和工艺技术改进现有疫苗的剂型，简化免疫程序、提高免疫效果的新型疫苗。

(2) 结构　微胶囊是由丙交酯和乙交酯的共聚物(DL-lactide-*co*-glycotide)制成，可干燥成粉末状颗粒，不需稳定剂和冷链。微胶囊包裹的疫苗，由于两种酯类的比例不同，颗粒大小和厚薄不同，注入机体后可在不同时间有节奏地释放抗原，释放的时间持续数月，高抗体水平可维持两年，因此微胶囊是一个疫苗释放系统，可起到初次接种和加强接种的作用。

(3) 优点

① 粒径小于 10μm 的微胶囊在注射部位可被巨噬细胞吞噬并携带至淋巴结附近和免疫系统其他部位，具有更强的免疫效果。

② 大于 30μm 的微胶囊，更适于做可控缓释。

③ 由于微胶囊的保护作用，母体抗体不能使抗原失活，可用于婴幼儿免疫接种。

④ 微胶囊在肠道内不受酸或酶的影响，可用于口服。

(4) 应用实例　现代疫苗在积极开发针对各种病毒病的新型有效疫苗的同时，也力求通过控释技术对现有的疫苗剂型加以改进，研制更加安全有效的疫苗递送系统。纳米疫苗是一种运用可降解生物材料和纳米技术改进现有疫苗的剂型和投递方式，从而保护抗原、简化接种程序、增强免疫效果。小鼠和猴子试验证明，注射微胶囊类毒素产生的抗毒素水平可提高 64 倍。微胶囊包裹糖蛋白或全病毒，亦证明具有提高免疫效果的作用。

国外疫苗微球/纳米粒递药系统的研究发展较为迅速，国内这方面的研究尚属起步阶段。在国家自然科学基金和相关项目资助下，本书编者之一赵凯教授等课题组已经完成了鸡新城疫 DNA 疫苗 PLGA 纳米粒及猪流感 DNA 疫苗 PLGA 微球和壳聚糖纳米粒黏膜免疫递送系统的构建及其安全性和免疫效果评价。构建的 DNA 疫苗微球/纳米粒黏膜免疫递送系统安全性好，可刺激机体产生较强的细胞免疫、体液免疫和黏膜免疫，具有较好的保护作用。

第二节　基因工程病毒疫苗的设计与制备

一、基因工程疫苗的设计策略

1. 基因工程病毒疫苗的要求与特点

(1) 要求　一种成功的疫苗或理想的疫苗应该具备这样一些条件：高度有效、绝对安全、产生免疫快，适用于各类人群，可大量生产、方便储存和运输，价格合理。基因工程疫苗的研制同样要遵循上述原则。

(2) 特点　基因工程疫苗的研制具有不同于传统疫苗的特点：

① 过去常规疫苗的研制(特别是全细胞疫苗)不是特别需要明确在保护性免疫过程中的特定抗原，而在基因工程亚单位疫苗、基因重组活载体疫苗、核酸疫苗等的构建过程中，这是必需首先要清楚的。

② 基因工程疫苗的构建需要特定的载体与表达系统，这样引入外源基因及其他生物材料，为基因工程疫苗的安全性保证带来了新的要求。

因此，在基因工程疫苗的研制中，靶蛋白(靶基因)的选择、载体与表达系统的选择是关键性因素。当然，一种有效的疫苗还涉及佐剂的选择、免疫途径、免疫部位、免疫时间和次数的选择等诸多方面，而且都是保证疫苗效力的必不可少的环节。这里主要侧重于基因工程疫苗的前期构建过程，着重介绍基因工程疫苗构建过程中的靶基因、载体及表达系统的选择策略等。下面对各类基因工程疫苗的设计策略进行分别介绍。

2. 基因工程亚单位疫苗的设计策略

（1）抗原的选择　保护性抗原成分的选择是疫苗设计中最为关键的步骤，对那些结构复杂的病原微生物尤为重要。有效的抗原应能够模拟诱生有效保护性抗体应答的抗原决定簇（连续或非连续），为病原体蛋白中具有免疫优势的抗原决定簇；对人体是安全的；对某一病毒是特异的。一般选择病原体的结构蛋白作为抗原构建疫苗，对于易变的病毒如 A 型流感病毒，可选择各亚型共有的核心蛋白保守区段作为疫苗，产生跨株系的保护反应，避免易变病毒产生的免疫逃避问题。一些非结构蛋白也可以作为有效的候选抗原。表 7-3 列出了部分病毒疫苗的候选抗原蛋白。疫苗是根据某种病原体的抗原决定簇，或者特定免疫反应中的 T 细胞和 B 细胞表位而设计的，选择到合适的目的基因后，考虑以上因素，使用定点突变技术可以改造抗原基因，使之发生定点突变、插入、缺失、构型改变，甚至进行不同基因或部分结构域的人工组合，形成新型的蛋白质或肽分子，以期达到增强产物的免疫原性，去除有害作用或副反应。按照前文的定义，此类疫苗当属于蛋白质工程疫苗，但设计原则应是一致的。

表 7-3　一些病毒的候选抗原

病　毒	候 选 抗 原
人类免疫缺陷病毒(HIV)	Env(gp120,gp41,gp160)、Gag(p17,p24,p55)、Pol、Tat、Rev、Nef、Vpu
乙肝病毒(HBV)	HBsAg(Pre S1,Pre S2,S)、HBcAg
丙肝病毒(HCV)	E1、E2、C
戊肝病毒(HEV)	ORF-2 蛋白
巨细胞病毒(HCMV)	gB、pp65、IE-1、pp150、gH、gL、gM、gN
呼吸道合胞病毒(RSV)	F、G
EB 病毒(EBV)	gp350、gp220、LMP1、LMP2、EBNA
单纯疱疹病毒(HSV)	gB、gD
人乳头状病毒(HPV)	L1、L2、E6、E7
流感病毒(FV)	HA、NA
轮状病毒(RV)	VP2、VP4、VP6、VP7
乙脑病毒(JEV)	E、C、M、NS1、NS2
汉坦病毒(HV)	G1、G2、N
狂犬病病毒(Rabies virus)	G、N、M1、M2、L
登革病毒(DV)	E 蛋白、NS1、NS3
埃博拉病毒(EV)	N、G
SARS 冠状病毒(SARS-CoV)	S、N、M、E

（2）表达载体及表达系统的选择　目的基因必须与适当的载体（vector）相连接，并由其引入相应的宿主细胞，才能得到增殖和表达。理想的载体应该具有以下特点：

① 分子量小，拷贝数高，易于操作，插入目的基因的幅度较宽；

② 具有强的启动子，能够自主稳定的复制，并使重组 DNA 能够在宿主细胞内得到增殖和表达；

③ 有较多的限制性酶识别位点，以及一定的非必要区，便于目的基因的插入；

④ 具有一些容易检测的筛选标记(如抗药性、营养缺陷型或空斑形成、显色反应等)，以便进入宿主细胞后有可辨认的表型特征；

⑤ 比较安全。

载体按所得产物可分为克隆载体和表达载体。前者主要用于 DNA 的大量扩增，并不需要得到目的基因编码的蛋白质，后者兼而有之，且侧重于得到蛋白质。常用的载体有质粒、噬菌体、噬菌粒、黏粒和病毒。还有一种人工构建的穿梭质粒，如酵母穿梭质粒、芽孢穿梭质粒和穿梭黏粒，它们既能在原核细胞中复制，又能在真核细胞中复制。目的基因导入真核细胞表达之前，一般先在原核细胞中进行克隆、鉴定和大量的繁殖，因为分子克隆操作在原核细胞中比较容易进行。

对于不同的载体必须选用特定的宿主细胞，基因工程中用作宿主的原核表达系统包括大肠杆菌、枯草杆菌和芽孢杆菌等；真核表达系统主要有哺乳动物细胞、酵母细胞和昆虫细胞等。大肠杆菌常用的载体为质粒、λ 噬菌体衍生载体、黏粒和单链噬菌体载体；哺乳动物细胞常用 SV40 衍生载体、反转录病毒载体、腺病毒载体等；酵母细胞的常用载体为质粒及其衍生载体。原核细胞缺乏转移修饰系统，如糖基化作用和蛋白质的翻译后修饰，因此对于糖基化的抗原蛋白和构型依赖性的抗原决定簇，应选择真核表达系统，使得表达产物能够糖基化和正确的折叠，使抗原成为有功能的结构。

3. 基因工程载体疫苗的设计策略

(1) 抗原的选择　基因工程载体疫苗构建中抗原的选择同亚单位疫苗的要求是相同的，选择的抗原蛋白能够有效地诱导保护性免疫反应。

(2) 疫苗载体的选择　非致病的细菌或非致病的病毒均可作为疫苗载体。在基因工程载体疫苗的设计中，载体安全性是需要考虑的首要问题。这是因为，载体活疫苗不可避免地带有活病毒或活细菌一些潜在的问题，如病毒可能在不断繁殖过程中出现自身修复、发生“毒力回复”即毒力返祖；其次，大量排毒可能造成对环境的污染，特别是一些已被消灭的疾病，如人类已经不再接种痘苗预防天花，使用痘苗病毒作载体有潜在的危险。理想的病毒或细菌载体应当减少载体蛋白的表达量，限制载体病毒自身组装完成完整的子代病毒。近年来研制的“非复制型”载体，如非复制型腺病毒、痘病毒等，此类病毒载体在转染细胞后仅能形成一代病毒颗粒即自行消灭，因此可大大提高疫苗的安全性，这种载体疫苗的缺点是由于不能在机体内较长时间存在形成持续抗原基因的表达，故免疫效果受到影响。另外，免疫效力也是必须考虑的因素，一种理想的载体应当具有感染靶细胞的能力，又能诱导机体产生包括体液免疫、细胞免疫和黏膜免疫在内的免疫反应。在具体实践中，应根据免疫的途径和目的选择合适的载体。例如，以肠道免疫为主的轮状病毒等就可选择有定居和一定侵袭能力的载体发展活疫苗，且应能刺激产生局部特别是分泌性 IgA 的活疫苗。

① 病毒载体　可以作为疫苗载体的病毒有痘苗病毒、腺病毒、脊髓灰质炎病毒、甲流病毒、单纯疱疹病毒、流感病毒、黄病毒等，其中最常使用的是痘病毒和腺病毒载体。下面对这两种载体进行简要介绍。

a. 痘病毒载体　痘病毒是基因工程疫苗研制中较常用的载体，它具有如下优点：

ⓐ具有很好的安全性，它是人类使用了近 200 年的最为安全的疫苗；

ⓑ宿主细胞类型范围宽，痘病毒能感染许多不同类型的细胞；

ⓒ外源基因的包装容量大，痘病毒载体可容纳25kb的外源DNA片段，若缺失非复制必需区域，包装容量可增加到50kb；

ⓓ在细胞质中复制、转录、翻译，避免了RNA核加工、转移等的特殊要求；

ⓔ外源基因表达水平较高，能在感染周期的早期或晚期高水平地表达外源基因的产物；

ⓕ痘病毒的耐热性强和容易获得高效价的培养。

因此是较为理想的载体。常用的牛痘病毒株有Copenhagen、Wyeth、Lister和Western Reserve等。

虽然实践证明，痘苗是十分安全的，但在极少数情况下，可引发婴幼儿痘苗性湿疹和脑炎等并发症，对严重免疫低下者可能发生隐性痘苗病毒感染。为使痘苗病毒载体更加安全，发展了减毒痘苗病毒载体。一个途径是利用经典的减毒病毒，另一个途径是利用基因工程的手段选择性地缺失毒力相关基因，以构建高度弱化的痘苗病毒载体。有些痘病毒具有天然的宿主限制，使其安全性更为理想。禽痘病毒不能在哺乳动物中复制，但仍能在哺乳动物细胞内表达重组蛋白，已被发展为有效的重组疫苗载体，其中金丝雀痘病毒最为理想。此外，浣熊痘病毒、山羊痘病毒以及猪痘病毒也已作为疫苗载体。

很多引起人类传染病的重要病毒已构建了痘病毒作载体的重组活疫苗（表7-4）。表达人类免疫缺陷病毒抗原的牛痘基因工程载体疫苗已进入Ⅰ期临床试验，初步结果显示，人体接种了这种疫苗以后能产生中等程度的免疫反应。另外，一些肿瘤抗原也能在痘病毒中表达，并被研制成疫苗进入了临床试验。

b. 腺病毒载体　虽然痘病毒是很理想的外源基因表达载体，但是这种基因工程载体疫苗只能经肌内注射接种而不能采用口服免疫的途径。对于有些传染病，黏膜免疫的作用很重要。腺病毒则是可经黏膜免疫的理想载体系统。此外，腺病毒还具有这样一些优点：基因组稳定，较少发生重排，操作简便；病毒宿主范围广泛，可感染非分裂期细胞；人腺病毒在人体内不发生整合，无插入突变或激活癌基因风险，应用安全；外源基因包装容量较大；容易获得高滴度的重组病毒；易实现目的基因在宿主细胞中的高效瞬时表达。很多病毒的基因在腺病毒中得到了表达，有些腺病毒载体疫苗在动物试验中显示了很好的免疫保护效果。用携带HIV *env* 基因的重组腺病毒腹腔接种至小鼠，可诱导产生体液免疫和细胞免疫。由于腺病毒有很多不同的血清型，因而可以用来作加强免疫，因为前后两次接种的腺病毒血清型不一样，从而可以避免由初次免疫产生的腺病毒抗体对加强免疫的腺病毒载体的抑制作用。近来已研究成功自身复制型缺陷的腺病毒，以它作为载体的基因工程载体疫苗具有更好的安全性。

② 细菌载体　细菌是病毒载体以外又一重组活疫苗载体系统，在诱发机体产生黏膜免疫方面具有独特的优点，同时也会产生细胞免疫和体液免疫。与病毒载体相比较，细菌载体操作更为简便，更易于实现多种抗原的输送，其缺点是所表达的抗原具有原核系统产物的特点，不经过真核细胞的糖基化等翻译后加工过程，免疫原性可能受到一定影响。可以作为基因工程疫苗载体的细菌有很多，包括非致病菌和减毒细菌两类，前者如乳球菌、乳酸杆菌等，后者主要是沙门菌、卡介苗和霍乱弧菌等。从疫苗的安全性和能诱导特殊免疫反应的角度出发，减毒的沙门菌和卡介苗是最重要和用途最广的载体，前者能诱导黏膜免疫反应，后者则以诱导细胞免疫反应为主。

a. 伤寒沙门菌载体　伤寒沙门菌是一种肠道致病菌，要作为疫苗载体，必须进行减毒。从20世纪50年代开始，科学家们构建了许多基因（如 *pab*、*galE*、*aroA*、*aroC*、*aroD*、*cya*、

表 7-4 外源基因在痘病毒和腺病毒载体中的表达

痘病毒载体	腺病毒载体	病原微生物	外源基因和表达的抗原
牛痘	人腺病毒-4、人腺病毒-5、人腺病毒-7	人免疫缺陷病毒	*env*、*gag*、*pol*，外壳蛋白
牛痘	人腺病毒-4、人腺病毒-7	人免疫缺陷病毒	*env*、*gag*、*pol* 和调控基因
牛痘	人腺病毒-3	猿猴免疫缺陷病毒	*env*、*gag*、*pol*，蛋白质产物
牛痘		人淋巴管性病毒Ⅲ	*env*，外壳蛋白
牛痘		人淋巴管性病毒Ⅰ	*env*，外壳蛋白
牛痘	人腺病毒-5	人巨细胞病毒	*gB*，糖蛋白
牛痘	人腺病毒-4、人腺病毒-5、人腺病毒-7	呼吸道合胞病毒	F、G，跨膜表面蛋白
牛痘	人腺病毒-5	狂犬病毒	G，糖蛋白
牛痘	人腺病毒-4、人腺病毒-7	乙型肝炎病毒	SA，表面抗原
	人腺病毒-5	丙型肝炎病毒	Core、E1、E2，核心蛋白
牛痘	人腺病毒-2、人腺病毒-5	单纯疱疹病毒	gB、gC、gD，糖蛋白
牛痘		牛疱疹病毒	gⅠ、gⅢ，糖蛋白
牛痘		马疱疹病毒	Gp13，糖蛋白
牛痘		流感病毒	HA，血凝素
牛痘	人腺病毒-5	麻疹病毒	HA，血凝素 NC，核蛋白
	人腺病毒-5	轮状病毒	VP4、VP7，外壳蛋白
	人腺病毒-5	鼻咽癌 EB 病毒	gp340、gp220，糖蛋白
金丝雀痘		人免疫缺陷病毒	gp160，糖蛋白
禽痘		人免疫缺陷病毒	*env*，外壳蛋白
禽痘		鸡新城病毒	HA，血凝素 NA，核蛋白
猪痘	人腺病毒-5	假狂犬病毒	gp50、gp63，糖蛋白

crp、*asd* 等）缺失或突变的减毒沙门菌，有些菌株同时以两种基因突变或缺失。美国 FDA 批准用于临床的伤寒 Ty21a 减毒活疫苗显示了令人满意的安全性和免疫原性。该菌株缺失了 *galE* 基因，细菌表面的 Vi 抗原为阴性，而且脂多糖的合成能力下降，研究者将其作为构建重组疫苗的载体来表达外源基因产物获得成功。至今已有结核分枝杆菌、霍乱弧菌、乙肝病毒、流感病毒和血吸虫等数十种病原微生物的外源基因在沙门菌的减毒活疫苗中获得了不同程度的表达。外源基因的表达可以在细胞内，也可以令其表达于细菌的表面。但是，沙门菌载体也存在如下一些缺点：转化进入沙门菌中的质粒有时不太稳定，疫苗进入动物体内以后，沙门菌会丢失能表达外源基因产物的质粒；沙门菌的蛋白降解酶能把外源基因表达的蛋白质很快降解掉。因此，用沙门菌作为表达外源基因的重组载体疫苗，尚有许多问题需要解决才能进入实际应用阶段。

b. 卡介苗(BCG)载体　BCG 经过半个多世纪的实践证明是一种安全的疫苗，而且具有持久的免疫效果，疫苗诱导的免疫反应可长达 5～50 年，因而卡介苗成了表达外源基因的理想载体，并以此来构建可预防其他传染病的重组活载体疫苗。许多病毒、细菌和寄生虫的抗原已经成功地在 BCG 中获得了表达并作为疫苗在动物试验中显示了有效的免疫保护效果。但是用卡介苗作为载体表达外源基因的疫苗在Ⅰ期和Ⅱ期临床试验中的初步结果不是十分理想，主要原因是卡介苗本身会在接种疫苗者的体内刺激产生很强的针对分枝杆菌的免疫反应，而针对外源性基因编码的抗原反应却不太理想，这使得重组 BCG 载体疫苗的临床进展缓慢。

4. 基因缺失活疫苗的设计策略

应用基因工程技术对病毒基因组进行改造或删除，以获得稳定的减毒表型，即所谓的分子减毒。此类突变株具有突变性状明确、遗传性能稳定、不易发生毒力返祖等优点，是研制减毒活疫苗的新途径。

基因缺失活疫苗设计的关键是选择要删除的靶基因。一般选择删除与毒力相关，但对病原微生物复制非必需的基因。为了保证低回复的减毒，最为理想的是删除至少 2 个与毒力相关的基因或基因位点。基因缺失活疫苗的研究，必须建立在对病毒的毒力相关基因有清楚了解的基础上。

5. 核酸疫苗的设计策略

核酸疫苗由病毒的保护性抗原基因和载体质粒两部分组成。不言而喻，目的基因的选择至关重要，是核酸疫苗诱导机体产生特异性免疫应答的关键和决定成分。通常是选择该病毒的主要保护性抗原基因，最好是可对多数毒株都有保护作用的抗原基因。抗原基因可以是单个基因或具有协同保护功能的一组基因，也可以是编码抗原决定簇的一段核苷酸序列。

一些分子佐剂能增强核酸疫苗激发的免疫应答反应。此类佐剂有细胞因子，如 IL-2、IL-4、GM-CSF；趋化因子；未甲基化胞嘧啶鸟嘌呤二核苷酸(CpG)基序等。在 HBV 的 DNA 免疫研究中，将 HBsAg 基因和 IL-2 基因所构成的融合基因表达质粒免疫小鼠，机体产生的体液免疫和细胞免疫水平比单独注射 HBsAg 基因所产生的免疫水平显著提高。近来研究发现，CpG 基序具有广泛的免疫调节活性，可明显增强机体的免疫应答。通过增加核酸疫苗载体中 CpG 基序或用含有 CpG 基序的质粒共同免疫能够改善 DNA 疫苗的免疫原性。目前已发现最适的分子佐剂 CpG 序列为 GACGTT(C)。对于 CpG 基序，要求未发生甲基化，一旦 CpG 基序发生甲基化则丧失佐剂效应。

在抗原基因确定以后，表达载体就成为影响核酸疫苗免疫效应的另一关键因素。一般来讲，其表达抗原蛋白的能力越强，诱发宿主产生的免疫应答也越强。核酸疫苗研究中大都使用含有能在哺乳动物细胞中高效表达的真核启动子的质粒作为载体，主要有 LTR、SV40 及 CMV 等启动子。真核表达质粒是 DNA 疫苗的主体，其表达抗原蛋白的能力越强，诱发宿主产生的免疫应答也越强，这就取决于其启动子的强弱。目前，在 DNA 免疫研究中使用 CMV 启动子的真核表达质粒已成为共识，以 CMV 启动子构建的 pcDNA3 能在大多数哺乳动物细胞中高效表达所插入的外源基因，并且是高拷贝数质粒，为大量制备质粒 DNA 带来了方便。由于真核表达质粒表达能力的大小不仅取决于所含启动子的强弱，增强表达的辅助成分也是关键之一，因此在实际疫苗设计中，还有必要对载体进行改造。

二、基因工程疫苗制备的技术路线

1. 基因工程亚单位疫苗制备的技术路线

目的抗原基因的选择与分离→插入表达载体→转化（原核、真核细胞）

→表达编码抗原→重组抗原提取与纯化

2. 基因工程载体疫苗制备的技术路线

目的抗原基因的选择与分离→插入疫苗载体系统（细菌或病毒）→

重组载体体外培养扩增→收获培养物及后处理

3. 基因缺失活疫苗制备的技术路线

选择靶基因→定向缺失靶基因的基因敲除或打靶置换

——→基因缺失毒株培养增殖——→收获病毒及后处理

4. 核酸疫苗制备的技术路线

目的抗原基因的选择与分离——→与载体 DNA 连接——→转入宿主扩增质粒

——→重组质粒提取、纯化及后处理

三、基因工程疫苗的质量控制

与普通疫苗一样，安全和有效也是衡量基因工程疫苗质量的标准。因此，基因工程疫苗的质量控制，遵从疫苗质量控制的一般要求。但是，由于在研制过程中，引入外源基因及其他生物和化学材料，应特别注意重组后的基因以及表达载体的变异性和稳定性。

对于基因工程疫苗安全性的要求是：DNA 重组后基因的产物无致病性、无毒性，也没有因基因工程操作而引起的有害因素或潜在的危险性。基因工程疫苗的有效性是要保证 DNA 重组后表达的蛋白质具有良好的抗原性和免疫原性。检验的方法包括可用于特异抗体结合能力的体外试验，例如免疫印迹和酶联免疫反应；以及疫苗诱导的体液免疫和细胞免疫反应能抵抗攻击的免疫保护力等体内方法。基因工程疫苗的稳定性和可重复性是指以同样的方法可进行重复生产和制造；疫苗的质量保持稳定，即在特定的条件下，疫苗的各种遗传学、生物学、免疫学的特性保持不变。换言之，产生基因突变的概率极低。在基因工程疫苗试生产阶段的质量控制主要包括宿主细胞和基因产物两个方面。

在基因工程疫苗的研制阶段有如下几个方面的严格要求：

(1) 插入基因　要求提供全部的核苷酸序列，明确描写插入载体时所用的内切酶及方法，具有稳定的结构和功能，确定的基因产物与免疫反应的关系，插入后是否影响和改变其他基因的功能等。

(2) 载体　需要详细说明用于研制基因工程疫苗的载体来源及各部分的功能，例如复制子的来源、抗药性的标记基因，基因转录的启动子和增强子，以及和蛋白质翻译有关的核苷酸序列等。

(3) 宿主细胞的选择　必须明确记录描写细胞的来源、表型、遗传型以及相应的基因标记，此标记可用于保证下阶段生产的基因工程疫苗的纯度和稳定性。对于外源基因的克隆方法和最后完整的重组后基因的序列和结构都要有详细的记录和报告。

第三节　基因工程病毒疫苗的研发现状

全球疫苗市场 2009 年的总规模达到了 221 亿美元，疫苗市场的总体增速达到了 17%。其中美国和欧洲的疫苗市场占有率最高，分别达 75 亿美元和 66 亿美元，中国达到了 16 亿美元(100 亿人民币)，年增长率达 18.3%，占 2009 年中国 GDP 的 0.033%，占整个疫苗市场的 7%(见表 7-5)，由原有的 6 种疫苗扩容到了 14 种疫苗，甲型流感(H1N1)疫苗得以大范围的推广，狂犬、水痘、流感嗜血杆菌 Hib 疫苗等接种率大大提高。截止 2012 年，中国疫苗生产企业已达 50 家，能够年生产近 50 种疫苗。以下介绍了目前全球疫苗市场与研发体现了如下 6 个特点。

一、全球疫苗市场与研发的特点

1. 中国、印度等新兴市场国家成为了疫苗市场增长的主要来源

由于中国、印度两国人口基数众多，加之政府对增进国民健康所采取的政策鼓励(如印度政府将国民健康支出由 GDP 中的 1%增长至 2%～3%，用于免疫的疫苗支出)，使中国疫苗在 2009 年的增长率达 18.3%，印度的增长率达 18.1%。

2. 疫苗市场的趋势预测

全球疫苗市场经长期高速发展，增速有可能要呈现放缓趋势。由于疫苗的研究特点往往需要10年左右才能有一个新品种出现，而近几年疫苗行业的高速增长主要来自于肺炎、轮状病毒、宫颈癌疫苗等新疫苗的推出。下一步市场的增长将主要来自于各国推动疫苗免疫的规划，以及各类新疫苗的不断推出。联合国千年发展目标提出，要在全球推广肺炎疫苗、Hib(b型流感嗜血杆菌)疫苗、宫颈癌疫苗的接种，以便有效地控制此类疾病；WHO提出要在全球消灭和控制麻疹，这将推动麻疹疫苗与上述几种疫苗的发展；疫情的暴发也将成为流感疫苗等疫苗市场增长的主要驱动力；此外，成人疫苗、联合疫苗、多价疫苗、治疗疫苗、基因工程病毒疫苗等新型疫苗，也将会是未来疫苗市场增长的主要来源。

3. 成人疫苗市场的规模开始扩大，将成为疫苗市场与产业的主力

2009年，全球成人疫苗市场总额达到110亿美元，年增长16.2%，其中美国34亿美元，中国7.3亿美元。从品种而言，2009年由于甲流暴发，H1N1甲流病毒疫苗的市场最大，达48亿美元，宫颈癌疫苗占19亿美元，肺炎多糖疫苗占9.4亿美元，其次是狂犬病疫苗、水痘-带状疱疹疫苗、乙肝疫苗及旅行者疫苗等；新发与突发的传染病(包括生物恐怖所针对的人群主要是成人)，如SARS、HIV、甲流H1N1、H5N1、H7N9等；还延伸到了癌症预防、各种治疗性疫苗的研发。

4. 联合疫苗与多价疫苗快速发展

WHO一直要求和追求将更多疫苗联合应用，以减少注射剂次，2009年联合疫苗的全球销售收入为23亿美元，占全球疫苗市场的10%以上。最早批准的是百白破(diphtheria and tetanus toxoids and acellular pertussis，DTaP)三联疫苗(菌苗)和麻腮风(measles、mumps and rubella，MMR)三联疫苗(病毒苗)。美国FDA 2002年批准GSK的Pediarix互联疫苗：DTaP-HBV-IPV(百白破-乙肝病毒-灭活的脊髓灰质炎病毒联合疫苗)；2005年和2006年又分别批准了MK公司的ProQuad和GSK公司的Priorix-Tetra，即麻腮风-水痘(MMR-Varicella)四联疫苗。近几年多联多价疫苗已经成为了疫苗研究中的热点(见表7-6)。

表7-5 2009年全球主要疫苗市场规模 单位：亿美元

地域	美国	欧洲	日本	中国	南美	印度	北美	其他地区
销售额	75	66	18	16	14	14	7	11

表7-6 目前正在研究的联合疫苗

公司	疫苗	状态
GSK	Hib-MenCY-TT	递交新药申请
	Hib-MenC-DTaP-HepB-polio	临床Ⅱ期
ASP	DTP, HepatitisB, polio, Hib	临床Ⅲ期
	DTP, polio, Hib	递交新药申请(欧洲)

5. 治疗性疫苗的兴起

治疗性疫苗是近几年来刚刚提出的新概念，还尚未有疫苗得到实际与广泛应用。2010年5月1日，美国FDA批准了第一个治疗性疫苗——Provenge(sipuleucel T)，该疫苗是一种基于自体细胞回输的细胞治疗性疫苗。它是利用前列腺癌病人普通表达的前列腺酸性磷酸酶与GM-CSF(粒细胞巨噬细胞集落刺激因子)，形成重组的前列腺酸性磷酸酶(PAP)-GM-CSF，在体外活化外周血中的抗原提呈细胞[主要是树突状细胞(DC)]，然后回输体内，活化机体免疫

系统。该疫苗用于临床治疗无症状的和有轻微症状转移的前列腺癌，提高了3年存活率以及中位生存益处(survival benefit)。

在中国，有三种乙肝治疗性疫苗进入了临床试验，试验结果有一定功效，但尚未取得可观的效果。

目前在全球，治疗性疫苗已拓展到了关节炎、癌症、心血管疾病、糖尿病、胃肠道疾病、高血压、肾病等各个领域的预防与治疗性疫苗。已有多种治疗性疫苗进入了临床试验，相信在不远的将来，治疗性疫苗将会得到大规模的应用。

6. 基因工程病毒疫苗的兴起与发展

基因工程病毒疫苗是目前国内、外疫苗市场最重要的发展方向之一。

二、需重点研制的基因工程病毒疫苗

目前，尚有许多严重病毒病无疫苗可用，而这些病毒疫苗都是传统技术很难研制而需要基因工程技术才可能解决的。还有一大批像乙型肝炎这样的病毒性疾病除了需要预防性疫苗之外，治疗性疫苗也是十分必要的。特别是那些容易引起慢性或持续性感染，或与诱发肿瘤十分相关的病毒，治疗性疫苗的研究将具有重要意义。从国内外来看，亟需研制的基因工程病毒疫苗主要有十几种，如表7-7所示。

另外一些病毒性疾病虽已研发出传统疫苗在用(表7-8)，但存在免疫保护效果差，或副反应较大，或成本较高，或使用不方便等弊端或不足，使用基因工程疫苗取而代之，将具有极大的市场前景。已有很多成功的范例，如乙肝基因工程疫苗就是在传统血源疫苗成功的基础上，利用基因工程技术取而代之；在霍乱疫苗中使用基因工程霍乱毒素B亚单位(CTB)成功代替了天然提取的CTB；在百日咳疫苗中使用基因工程百日咳类毒素也成功代替了天然提取的类毒素。

表7-7　需重点研制的基因工程病毒疫苗

疾病	预防性疫苗	治疗性疫苗	疾病	预防性疫苗	治疗性疫苗
艾滋病	+	+	巨细胞病毒感染	+	+
乙型肝炎	+	+	呼吸道合胞病毒感染	+	—
丙型肝炎	+	+	轮状病毒感染	+	—
戊型肝炎	+	—	登革热病毒感染	+	—
EBV肝炎	+	+	埃博拉病毒感染	+	—
人乳头瘤病毒感染(宫颈癌)	+	+	副流感病毒感染	+	—
单纯疱疹病毒感染(Ⅰ型、Ⅱ型)	+	+	偏肺病毒感染(hMPV)	+	—

注："+"表示需要，"—"表示不需要。

表7-8　有待使用基因工程技术进行改造的传统病毒疫苗

疾病	可能使用的基因工程疫苗类型	疾病	可能使用的基因工程疫苗类型
传统疫苗	基因缺失活疫苗，遗传重组活疫苗	狂犬(人和兽)	重组活疫苗，亚单位疫苗(病毒样颗粒)
甲型肝炎	重组活疫苗，亚单位疫苗(病毒样颗粒)	出血热	基因缺失活疫苗
乙型脑炎	基因缺失活疫苗	腺病毒	重组活疫苗
水痘	重组活疫苗，基因缺失活疫苗	轮状病毒	亚单位疫苗(病毒样颗粒)
麻疹	重组活疫苗，基因工程亚单位疫苗	联合疫苗	重组多价活疫苗，亚单位联合疫苗
黄热	重组活疫苗		

三、重要病毒性疾病基因工程疫苗研究进展

1. 艾滋病疫苗

艾滋病(AIDS)全称为人类获得性免疫缺陷综合征(acquired immunodeficiency syndrome),是由人免疫缺陷病毒(human immuno deficiency virus, HIV)引起的。自1981年首次发现艾滋病以来,艾滋病病毒(HIV)的感染在世界范围内迅速流行,感染HIV的人数也日益增多。至2011年底世界上至少有193个国家和地区发现有HIV感染者死亡,UNAIDS(联合国艾滋病规划署)通报全球艾滋病已知感染者的总人数达到了6000万以上,死亡数已超过2600万,现存活3420万。到2012年10月底卫生部通报我国计有已知AIDS感染者和病人49.2万人,存活38.3万人,按WHO估计,已知AIDS感染者和未知感染者之比为1:(4～5)。AIDS的泛滥不仅严重地影响了人类的健康,还给家庭、社会和国家经济带来了沉重的负担,严重威胁着全球经济的发展。据联合国的统计,用于AIDS防治的巨大消耗已使20个国家的社会和经济发展开始出现倒退。所以尽快地控制HIV的传播成为当务之急并已达成全球的共识。然而迄今为止,还没有一种药物能完全制服艾滋病病毒(虽然著名的美籍华人何大一先生发明的鸡尾酒疗法在工业化国家遏制了艾滋病的流行,如果对一名艾滋病患者进行有效的治疗需耗资20万美元以上,这对于广大低收入人群来说无异为一笔天文数字)。根据对以往流行的传染病控制的经验,研制有效的艾滋病疫苗是控制AIDS流行甚至根除AIDS的理想途径。

(1) HIV的生物学　HIV在分类上归于反转录病毒科慢病毒属中的灵长类免疫缺陷病毒亚属。已发现人免疫缺陷病毒有HIV1和HIV2两种,各自又包括不同的亚型。HIV1最初从欧洲和美洲发现,有很强的致病力,是引起全球艾滋病流行的主要致病原。HIV2毒力较弱且主要局限于西部非洲,症状较轻,病程较长。HIV2与猴AIDS更为接近,有约75%的同源性,而与HIV1只有约45%的同源性。有关HIV的研究主要是针对HIV1的。

艾滋病病毒(HIV)是一种直径约为100nm的球形病毒,由类脂包膜和正二十面体的核衣壳组成。病毒核心由病毒核酸、病毒核心结构蛋白和病毒复制所必需的酶类组成。核酸外面由病毒核心蛋白p24包裹构成锥形核心,其外有p17蛋白构成内膜。病毒的最外层为包膜,其上有许多糖蛋白分子,主要为gp120和gp41(图7-1)。有时在包膜上还散布着一些来自寄主细胞膜上的蛋白质成分。

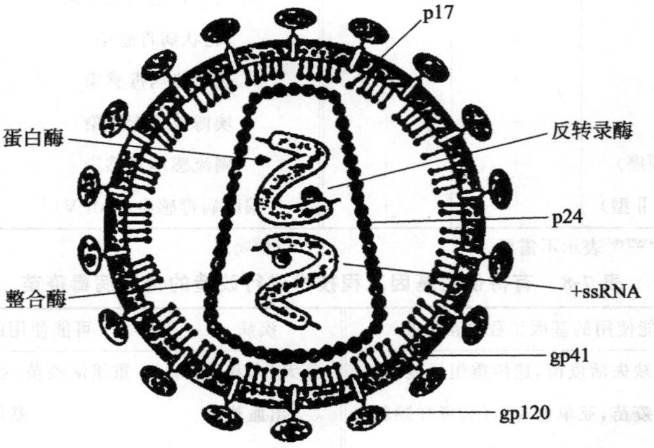

图7-1　HIV1病毒颗粒结构

HIV颗粒的核心是两个拷贝的单股正链RNA基因组,两单体由氢键组合成二聚体。每个RNA基因组的长度约为9.7kb。目前尚不知道是否两者均有活性。HIV的结构蛋白主要由4组基因编码。*gag*基因编码病毒的核心蛋白,翻译时先形成一个前体蛋白p55,然后在HIV蛋白酶的作用下裂解成p17、p24和p153个蛋白质。*pol*基因编码病毒复制所需的酶类。*env*

基因编码一个相对分子质量为 88×10^3 的蛋白质，该蛋白质经糖基化后相对分子质量变为 160×10^3，即为 HIV 包膜糖蛋白前体 gp160，该前体蛋白在蛋白酶作用下被切割成 gp120 和 gp41，前者暴露于病毒包膜之外，称外膜蛋白，感染细胞时可与细胞的 CD4 受体蛋白相结合；后者嵌入病毒包膜脂质中，称穿膜蛋白。当 gp120 与 CD4 受体蛋白相结合后，其构象改变与 gp41 分离，暴露出 gp41 可插入细胞膜，造成膜融合致使病毒核心被导入细胞。HIV 调节基因有 *tat*、*rev*、*nef*、*vpr*、*vpu* 和 *vif*，它们分别编码相应的调节蛋白。

(2) 艾滋病疫苗研究进展

① 研制有效 HIV 疫苗存在的问题　自 1982 年发现艾滋病病原 HIV 以来，艾滋病疫苗就一直是世界范围研究的热点。而 HIV 疫苗的研究进展缓慢，主要原因是该病毒本身的生物学特点所造成：a. 基因变异率极高；b. 抗 HIV 的保护性免疫机制尚未明确；c. 缺乏研究 HIV 疫苗保护作用的适宜的动物模型；d. HIV 常通过黏膜表面传播，需要建立黏膜免疫来预防病毒的性途径传播；e. 病毒基因可整合至宿主细胞染色体中造成潜伏感染；f. 病毒可直接侵犯和破坏免疫系统。HIV 上述特性决定了 HIV 疫苗研制的复杂和困难。到目前为止，真正安全有效的疫苗还未成功，攻克这个全球性难题一直是科学工作者梦寐以求的目标。

② HIV 疫苗的研究策略　艾滋病疫苗的研究虽然困难重重，然而近年来大量的研究结果表明，研制有效的 HIV 疫苗是可能的。

研究 AIDS 疫苗的两个主要的潜在目标就在于控制病毒进入过程和病毒的复制。HIV1 通过膜表面糖蛋白 gp120 结合到目的细胞的 CD4 受体上而感染细胞，由 B 细胞产生的中和抗体能够中和病毒，阻止这种进入过程从而预防感染；T 细胞(如 CD8)不能预防感染，但能产生特异性 CTL 反应从而控制病毒复制。HIV 可以通过性行为和血液传播，因而有效的 HIV 疫苗必须能诱导出抑制性传播病毒的黏膜免疫和抑制病毒直接进入血液的系统免疫；此外，HIV 可能通过两种方式即游离于细胞外和与细胞相结合而传播，因而提示一个有效的 HIV 疫苗应能诱导一种以上的免疫类型即游离于细胞的病毒能被抗体结合并中和与细胞相结合的病毒能被细胞免疫清除。因此，理想的艾滋病疫苗应能诱导出广谱的中和抗体和 CTL 应答，从而能够清除侵入机体的病毒及被病毒感染的细胞。

根据这些潜在的目标，第一代候选疫苗就是利用能诱导产生中和抗体的 HIV 膜蛋白，特别是 gp120 而设计的；利用活载体(如痘苗病毒、腺病毒或其他类似病毒)或裸露 DNA 编码不同的 HIV 基因以诱导细胞免疫的第二代候选疫苗目前正在设计和实验之中；基于 HIV 调控性的非结构蛋白而设计的第三代疫苗(如 Tat、Nef)也开始出现。

③ 新型 HIV 疫苗研究进展　自 20 世纪 80 年代开始研究的 HIV 疫苗可分为传统疫苗和新型疫苗两大分支。新型疫苗以基因工程疫苗为主，同时还包括合成多肽疫苗等。

基因工程亚单位疫苗是 HIV 疫苗研究的重点。其中研究得最多的是 HIV 膜糖蛋白，这是因为 HIV 膜蛋白暴露在病毒颗粒表面，对免疫系统是很强的免疫原，其生产和纯化工艺较简便、安全性好，所以用细胞系或酵母表达的重组 HIV 膜蛋白为基础的亚单位疫苗从出现至今一直成为 HIV 疫苗研究，尤其是临床试验的主角。早在 1987 年，美国首次进入临床试验的疫苗选用的就是 HIV 膜蛋白 gp160。病毒膜糖蛋白 gp120 作为疫苗则主要是针对蛋白质中的 gp41 部分。此类疫苗的缺点是基本不能刺激机体产生细胞免疫，所引起的体液免疫对实验室长期传代的 HIV 毒株的中和作用尚可，对分离自患者的临床毒株无效或效果很差，但它给以后的疫苗设计和临床试验提供了宝贵的经验。鉴于第一代基因工程亚单位艾滋病疫苗的缺陷，各国研究者又发展了其他类型的疫苗，如病毒样颗粒疫苗(virus like particle，VLP)、DNA 疫苗和载体疫苗等。病毒样颗粒疫苗是一类以 HIV 核心蛋白 Gag 为基础的复合疫苗。这种复合疫苗既不含 HIV 核酸，又囊括了尽可能多的 HIV 抗原决定簇，而且由于其组装成颗粒状，本身的抗原性极强，免疫接种无需佐剂，接种量可以很小，十分经济，是很有希望的新一代 HIV 疫苗，其缺点是纯化及保存较困难。HIV 活载体疫苗和核酸疫苗的发展也十分迅速。应用 Ankara 牛痘病毒载体(rMVA)和腺病毒 5(Ad5)载体表达 HIV gp160 和 HIV gp120 蛋白重配痘苗病毒疫苗已经进入了临床试验。在动物试验中，含 HIV 的 *env* 及 *gag-pol* 基因的 DNA 疫苗可激发对相应 HIV 基因产物特异性的 CTL 及抗体反应，显示了 HIV 核酸疫苗的巨大潜力。1995 年，美国 FDA 就批准治疗性 HIV DNA 疫苗作为世界首例 DNA 疫苗进入人体Ⅱ期临床试验，随后又批准在健康人体中进行预防性 HIV DNA 疫苗的Ⅰ期临床试验。

自 1987 年第一个艾滋病疫苗进入临床试验以来，至今国际上已开展的艾滋病疫苗临床研究共有 35 项，大多处于Ⅰ期临床研究阶段。2004 年 11 月，我国研制的复合型抗艾滋病毒疫苗(由 DNA 疫苗及重组病毒载体疫苗组成)获得国家食品药品监督管理局批准进入Ⅰ期临床(人体)研究。表 7-9 列出了目前国际上进入临床试验的新一代 HIV 疫苗。

表 7-9 新一代开发的 HIV 疫苗

	载体	抗原	研究进展	研发机构
重组DNA疫苗	DNA	Clade B Gag	临床Ⅰ期	Merk(USA)
	DNA	Gag p17 and p24 plus>25CTL epitopes from Gag,Pol,Nef and Env from subtype A	临床Ⅰ期	IAVI/Oxford
	DNA	Clade B Gag,Pol,Env,Tat,Rev and Vpu	临床Ⅰ期	NIAID/Emory
	DNA	Multiclade(A+B+C)Gag,Pol,Net and Env	临床Ⅰ期	NIAID
	DNA-IL-2-lg	Multiclade(A+B+C)Gag,Pol,Net and Env	临床Ⅰ期	NIAID/Hward
重组活载体疫苗	Canarypox (ALVAC Vcp205)	Clade B gp120,gp41,Gag and Pol	临床Ⅰ/Ⅱ期	Aventis Pastur
	Canarypox (ALVAC Vcp1452)	Identical to Vcp205,plus CTL epitopes from Nef and Pol genes	临床Ⅰ/Ⅱ期	Aventis Pastur
	Canarypox (ALVAC Vcp1521)	Clade E gp120,Clade B Gag and Pro genes	临床Ⅰ/Ⅱ期	Aventis Pastur
	MVA	Gag p17 and p24 plus>25CTL epitopes from Gag,Pol,Nef and Env from subtype A	临床Ⅰ期	IAVI/Oxford
	MVA	Clade B Gag,Pol and Env	临床Ⅰ期	NIAID
	Ad5	Clade B Gag	临床Ⅰ期	Merck
	Smlmonella typhi CVD908	HIV1 subtype B gp120 protein expressed in an attenuated *S. typhi* vector	临床Ⅰ期	Chiron/HV
异源加强免疫疫苗	DNA-MVA	Gag p17 and p24 plus>25CTL epitopes from Gag,Pol,Nef and Env from subtype A	临床Ⅰ期	IAVI/Oxford
	DNA-MVA	Clade B Gag,Pol and Env	临床Ⅰ期	NIAID/Emory
	DNA-Ad5	Clade B Gag	临床Ⅰ期	Merck
	DNA-Ad5	Multiclade(A+B+C)Gag,Pol。Nef and Env	临床Ⅰ期	NIAID

2. 肝炎病毒疫苗

肝炎(hepatitis)是炎症反应引起的一种肝脏疾病。引起肝炎的因素很多，如自身免疫、药物、酒精以及病毒感染都是重要的诱发因素。能引起肝炎的病毒有很多种，通常所称的肝炎病毒是一组以肝脏细胞为主要宿主细胞的病毒，主要有甲、乙、丙、丁、戊、已、庚等 7 种，其中引起临床疾病的主要是前 5 种。这些病毒具有不同的分类地位，在结构组成、复制周期、致病性等方面有明显的不同特点(见表 7-10)，唯一共同之处是肝脏是它们的主要感染器官，且能在肝脏中复制。乙、丙、丁三型易演变成慢性，或发展为肝硬化并有发生肝细胞癌的可能。

表 7-10 5 种肝炎病毒的一般特征比较

项目	HAV	HBV	HCV	HDV	HEV
病毒家系	小 RNA 病毒	嗜肝 DNA 病毒	黄病毒	卫星病毒	萼状病毒
基因组	ss(＋)RNA	dsDNA	ss(＋)RNA	ss(－)RNA	ss(＋)RNA
病毒颗粒	27nm 二十面体	42nm 球体	30～60nm 颗粒	35nm 球体	27～34nm 二十面体
包膜	无	有	有	有	无
传播途径	粪口	血液、体液	血液、体液	血液、体液	粪口
长期感染	无	有	有	有	无

(1) 肝炎病毒的生物学

① 甲型肝炎病毒　甲型肝炎病毒(hepatitis A virus，HAV)属于微小病毒家族，为 27nm 正二十面体结构的小 RNA 病毒，无包膜，内含单股正链 RNA，具有 7478 个核苷酸。每个病毒颗粒的壳体由 3 种，也有的是由 4 种蛋白质组成。每种蛋白质各有 60 个单体。甲肝病毒的基因组只含一个开放阅读框(open reading frame，ORF)。在基因组的 5′端，有一段 735 个核苷酸长的非翻译区(5′NTR)，3′端有 63 个核苷酸的非翻译区(3′NTR)。5′端核苷酸形成复杂的二级结构，称为内核糖体进入位点(internal ribosome entry site，IRES)，是指导蛋白质合成的必要元素。中间的蛋白质编码区为 6681 个核苷酸，可用来合成一个含有 2227 个氨基酸的蛋白质。新合成的蛋白质由病毒编码的蛋白酶在蛋白质翻译的同时酶促降解成病毒的结构蛋白和非结构蛋白。甲肝病毒非常稳定，能在 56℃耐热半小时。甲肝病毒在 pH3 时室温处理 3h，活力没有明显的降低。甲肝病毒的主要传播方式是病毒经由污染的水和食物等从口腔进入体内，病毒在体内复制后随粪便排出。因此，儿童和一些职业工作人员，如医护人员、幼教人员、厨师和清洁工等是易感人群。甲型肝炎通常都会自行痊愈而不会转变为慢性肝炎。

② 乙型肝炎病毒　乙型肝炎病毒(hepatitis B virus，HBV)又称为嗜肝病毒，是目前人类感染的最小的双链 DNA 病毒，其结构式如图 7-2 所示，属于一长一短的双股非闭合的环状 DNA 分子(短链为正链，长链为负链)。全世界约有 20 亿人感染过乙型肝炎病毒，其中慢性 HBV 携带者超过 3.5 亿，每年有约 50 万人因 HBV 感染而死亡，因此 HBV 已成为全球第十大死亡原因。

乙肝病毒是直径约为 42nm 的球形 DNA 病毒，或称 Dane 粒子，含有脂膜。病毒外面的脂膜上有小、中、大 3 个膜蛋白，分别是乙型肝炎主要的表面抗原(ORF-S)、前体蛋白 S2(ORF-S＋Pre-S2)和前体蛋白 S1(S2＋Pre-S1)。病毒的脂膜内有一约 27nm 大小的核心颗粒，颗粒的外面主要是核心抗原(HBcAg)和 e 抗原(HBeAg)，核心颗粒内是一约 3.2kb 长的环状双股 DNA。HBV 基因组具有 4 个可读框，分别编码核壳蛋白、膜蛋白、X 蛋白以及聚合酶蛋白。编码区基因有广泛的重叠。

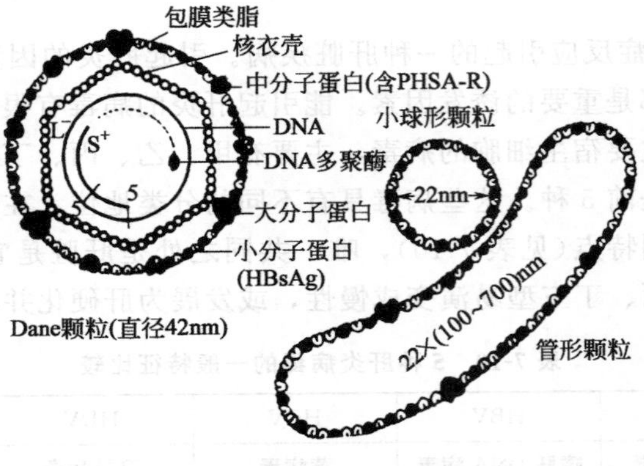

图 7-2　乙型肝炎病毒结构示意图

HBV 的复制过程起始于病毒颗粒与细胞膜上专一受体的相互作用，并进入细胞质。病毒的 DNA 在细胞核内被转录成 RNA，基因组随后被转运到细胞质，并与病毒的聚合酶一起，整合进入新的病毒核质体。然后再以 RNA 为模板，反转录成负链 DNA，然后由负链 DNA 合成正链 DNA，从而形成部分双链的病毒 DNA 基因组。在细胞核内的 HBV 基因组 DNA 也能整合进入宿主染色体 DNA 中，这一步骤可能与 HBV 的致癌机制有关。乙肝病人在潜伏期传染性很强，在发病前的 2～3 个月就有传染性，发病后 2 个月仍可以有传染性。病人的血液、唾液以及其他分泌物中都曾检出乙型肝炎表面抗原。慢性乙肝病人带病毒可持续多年。乙型肝炎的传播途径较为复杂，主要通过血和血制品，经针刺、注射、手术、母婴传播和性接触而传播，人与人之间的接吻偶尔会有传染 HBV 的风险(通过唾液)。而礼仪性的接吻(干性接吻，只口唇接触)不能传染 HBV；密切接触(是指同吃、同住、同生活等频繁而密切的接触)也不会传染。中国是乙肝高发区，HBV 感染率平均为 10%，即大约有 1.3 亿左右的中国人是 HBV 的携带者和 HBV 患者，乙肝疫苗接种已纳入计划免疫。

③ 丙型肝炎病毒　丙型肝炎病毒(hepatitis C virus，HCV)属黄病毒类，是 30～60nm RNA 病毒，具有脂质外膜。HCV 的基因组是正极性的单链 RNA，基因组约有 9500 个核苷酸，编码 3 个结构蛋白，即核心蛋白(C)、膜蛋白 1(E1)和膜蛋白 2(E2)。HCV E 区基因编码的膜蛋白具有重要的病毒中和表位，可产生保护性中和抗体，是 HCV 疫苗研究的重点和关键。HCV 基因组中紧接着结构蛋白的是非结构蛋白，包括 NS2、NS3、NS4A、NS4B、NS5A、NS5B。NS2 和 NS3 具有蛋白酶的活性，NS3 同时还具有核苷酸酶和 RNA 解旋酶的活性；NS4A 是 NS3 蛋白酶的辅因子；NS4B 的功能目前还不清楚；NS5A 可能与 RNA 的复制有关，NS5B 可能是依赖 RNA 的 RNA 聚合酶。

HCV 主要经血液传播，血中感染标志是抗 HCV 和 HCV-RNA。丙型肝炎病毒在人群中有 2%的感染率，即在我国大约有 2000 多万感染者和患者，HCV 是引起人类慢性肝炎的主要病原体之一，感染者半数以上可发展为慢性肝炎，其中 20%可发展为肝硬化甚至肝癌。丙型肝炎病毒和乙型肝炎病毒一样，是肝硬化和肝癌的主要病因。其危害远大于 HBV。

④ 丁型肝炎病毒　丁型肝炎病毒(hepatitis D virus，HDV)是在 20 世纪 70 年代末至 80 年代初首次在乙型肝炎病人血液中发现的。HDV 的分类地位至今尚不确定，由于其结构简单和在感染上的依赖性，常把它与植物卫星病毒、腺病毒等放在一起。HDV 是迄今发现的最小的 RNA 病毒，直径为 35～37nm。它的外膜由 HBV 的表面抗原蛋白和磷脂组成。包膜蛋白由大、中、小三种多肽组成，里面是一个直径为 19nm 的核壳，内含 RNA 分子和 δ 抗原。δ 抗原由两个蛋白质组成，相对分子质量分别为 27000 和 24000。平均每一个 RNA 分子就有 70 个

δ抗原分子。

HDV的RNA分子含有1700个碱基，单股、负链、环状，其互补链(正链)RNA编码一个阅读框，可合成δ抗原。HDV只能感染肝细胞。当病毒颗粒穿入细胞和脱壳后，RNA和抗原进入核中。负链RNA在寄主细胞RNA酶的催化下先合成互补的正链。新合成的正链RNA是病毒RNA的聚合体，在其本身核酶活性的催化下切割成单体的RNA。再在其核酸RNA连接酶活性的催化下形成环状RNA结构。然后以此正链环状RNA作模板合成负链单体RNA。

HDV是一种缺陷病毒，它自身不能复制，需要HBV的帮助。因此，HDV的传播需要HBV的同时侵染，或者被感染者必须是以前的HBV携带者。HDV疫苗目前尚未研制成功。

⑤ 戊型肝炎病毒　戊型肝炎病毒(hepatitis E virus，HEV)颗粒多面体对称，直径在27～34nm。无包膜，表面有刺突。

HEV是单股正链RNA病毒。病毒基因组长75000个核苷酸。HEV的RNA含3个开放阅读框。其中一个非结构基因位于5′区，其余2个结构基因位于3′区。一些研究显示，ORF-2、ORF-3是疫苗研究的重点靶位。

研究发现，用ORF-2编码的蛋白质免疫恒河猴，如果动物预先接触过HEV，疫苗不能保护动物免发肝炎病症，但如预先免疫动物，然后接种病毒，疫苗虽不能防止感染，但能防止同源或异源HEV引起的肝炎疾病。

HEV通过排泄物污染的水源传播，可引起突发性肝炎，主要是青年人和中年人患病，在怀孕妇女中感染的死亡率高达15%～20%。HEV感染通常不会转变成慢性肝脏疾病，但它可以加重乙型肝炎感染。

(2) 肝炎疫苗研究进展　病毒性肝炎迄今仍然是世界各地，尤其是广大发展中国家影响人们身体健康的主要威胁之一。肝炎疫苗的发展为预防和治疗各种病毒性肝炎起到了巨大的作用，针对肝炎病毒的疫苗仍是预防肝炎的最为有效手段。在已发现的5种主要肝炎病毒中，安全高效的甲型肝炎和乙型肝炎病毒疫苗都已推广使用，在控制肝炎的传播和降低肝炎的发病率方面取得了显著成效，在一些发达国家，每年由HAV和HBV感染而引起的肝炎病例已被控制在很低的水平。戊型肝炎病毒疫苗的研究也取得了巨大的进步，我国研制的戊肝疫苗已经结束第Ⅰ期临床实验，进入临床Ⅱ期试验。目前研究的重点是丙型肝炎的病毒疫苗。同时，也应该清醒地认识到，已知的肝炎病毒的变异株和新的肝炎病毒不断被发现，肝炎病毒疫苗的研制将是一个长期的过程。

① 甲型肝炎疫苗　目前临床应用的甲肝疫苗有减毒活疫苗和纯化灭活疫苗。灭活甲肝疫苗是甲肝病毒经细胞培养扩增后，经福尔马林灭活制成的非感染性无菌性悬液。病毒是用人二倍体成纤维细胞系复制扩增，经富集和纯化后，用甲醛变性灭活，然后吸附到氢氧化铝胶上，以增强病毒的免疫原性。甲肝病毒经甲醛处理后，病毒的抗原性并无显著改变。在灭活甲肝疫苗中，既有完整的病毒颗粒，也有病毒的空壳。人体接种灭活甲肝疫苗后会产生甲肝病毒特异性抗体和增生性T细胞反应。在美国和泰国儿童中进行的临床试验证实，疫苗的有效保护率都达到90%以上。疫苗所引起的保护作用至少可维持5年以上。灭活甲肝疫苗的使用方法是两次注射，期间间隔6～10个月。灭活甲肝疫苗也非常安全，只是目前此类疫苗的价格比较高。

甲肝减毒灭活苗的生产成本低廉，易于接种使用，具有携带其他抗原的潜能，是当前甲肝疫苗的主流品种。目前甲肝减毒活疫苗的研究重点是利用DNA重组技术构建基因缺失或突变的减毒甲肝活疫苗。甲肝病毒基因组的许多部位，包括5′端非翻译区、2B和2C两个基因的交界区，以及基因2A区都是目前研究的对象。有研究合成同时具有人和猿猴的甲肝病毒基因序列的 cDNA 嵌合体。通过这种方式获得的病毒有可能既能在人体内有效地复制，又不导致疾病，从而成为理想的甲肝减毒活疫苗。

由于甲肝病毒颗粒表面上的中和抗原决定簇不是由一维氨基酸线性序列决定的，而是与空间构象有关。因此，用纯化的单一病毒结构蛋白进行免疫，基本不能诱导中和抗体的产生。上述原因使得通过一般重组 DNA 技术来表达制备甲肝亚单位疫苗很难获得成功。绕过这一困难的办法是，同时表达甲肝病毒的所有结构蛋白，然后在一定的条件下，使这些蛋白质形成具有免疫原性的病毒样颗粒(virus-like particle)。用痘苗病毒或杆状病毒在真核细胞中表达甲肝病毒的整个可读框已经获得成功。用杆状病毒表达的甲肝病毒空壳体经纯化后注射免疫小鼠和大猩猩，动物体内产生了中和抗体。动物试验也证明这种病毒样颗粒疫苗免疫接种后能预防甲肝病毒的感染，这一方法为利用基因工程手段表达生产甲肝病毒疫苗提供了新的可能途径。

寻找与甲肝病毒中和抗原决定簇结构相似的抗原，是研制亚单位疫苗的另一途径。这方面的研究已经取得了初步的进展。研究人员用合成的随机序列的氨基酸短肽作抗原，然后用一株可以中和病毒的单克隆抗体作探针，来筛选与抗体结合的短肽抗原。小鼠注射以上述方法筛选得到的短肽后，产生的抗体能够与中和抗体竞争结合到病毒颗粒上，表明这两种抗体具有相似或相近的结合位点。目前尚不知道这样得到的抗体能否中和甲肝病毒。

② 乙型肝炎疫苗 到目前为止，乙肝疫苗的研制已经从传统的血源疫苗发展到重组乙肝疫苗，目前乙肝疫苗已发展到第三代的 DNA 疫苗。

第一代是血源性乙肝疫苗。此疫苗是用无症状的 HBsAg 携带者的血液制成，故称血源性乙肝疫苗。通常这些都是利用生物化学的方法从乙肝病毒携带者的血浆中，沉淀和纯化 HBV 表面抗原，然后通过化学或加热的方法将可能残留的病毒变性灭活，再吸附到铝佐剂上而制成。此种疫苗的免疫原性与安全性均已获得解决，但尚有一些缺点，如在所有接受 HBV 血源疫苗免疫的人群中，约有 5% 的人不能产生足以检测到的抗 HBV 抗体。乙肝血源疫苗已自 1998 年 6 月 30 日起停止生产，并于 2000 年起停止使用该疫苗。

第二代是基因工程乙肝疫苗。目前有利用重组酵母和哺乳动物细胞生产的两类乙肝基因工程疫苗。重组啤酒酵母乙肝疫苗最早由美国默克公司研制，1986 年经美国 FDA 批准上市。这是世界上第一个亚单位病毒疫苗，也是世界上第一个重组表达的疫苗。我国的重组乙肝疫苗于 1995 年问世。与第一代血源性乙肝疫苗相比，基因工程乙肝疫苗更为安全有效，母婴传播阻断率达 90%，接受 3 针乙肝疫苗全程免疫后，免疫持续时间可达 15 年以上，现已取代了第一代疫苗。曾先后研制过大肠杆菌系统、啤酒酵母细胞系统、哺乳动物细胞系统和牛痘病毒系统的重组乙肝疫苗。目前多用酵母表达基因的重组疫苗。

合成肽乙肝疫苗的研制也取得了很大的进展。Lerner 及其同事首先证明可以根据乙肝病毒表面抗原的序列来合成具有免疫原性的短肽。合成肽疫苗的安全性与稳定性都很好，但由于其仅含单一或少数的抗原表位，免疫原性较差。近年来，研究发现人工合成的 HBV 前 S 多肽乙肝疫苗可使对血源性和重组乙肝疫苗无应答者产生抗体。国外含前 S(主要是前 S1)的新一代乙肝基因工程疫苗已完成临床研究，正待 FDA 批准生产。我国研制的合成肽乙肝疫苗已于 2003 年 11 月进入临床研究。由于含前 S 的乙肝疫苗可诱发更好的细胞免疫，若辅以具有增强细胞免疫的佐剂，不但能提高乙肝疫苗的预防效果，还可能用于慢性乙肝的免疫治疗。

乙肝 DNA 疫苗在小动物的试验中显示出理想的免疫效果，但是在大动物中却不能诱导出显著的免疫应答。这也是 DNA 疫苗技术在当前普遍所存在的问题。最近有研究报道，利用含 CpG 基序的寡核苷酸与 HBV 的 DNA 疫苗同时免疫大猩猩，可以明显增强 HBV DNA 疫苗诱导体液免疫和细胞免疫反应的免疫原性。将编码 IL-2 和乙肝病毒表面抗原 HBsAg 蛋白的基因以融合或非融合的形式均可使机体产生抗 HBsAg 的水平提高 100 倍，并增强脾脏 B 淋巴细胞对 HBsAg 的 Ab 合成能力；将编码 IL-4、IL-2 和 GM CSF 的质粒与 HBsAg 共注射，也可不同程度地增强体液免疫和细胞免疫功能。一种含有 S、S1 前体和 S2 前体的多价 DNA 疫苗在 HBV 感染病人的治疗试验中显示了良好的效果。长期感染 HBV 的病人先接受每月 1 次，连续 4 次 DNA 疫苗的肌内注射；9 个月后再重复接种 1 次，共注射 5 次。结果显示，经过 DNA 疫苗免疫治疗后，可有效消除 HBV 的 DNA，表明可能对 HBV 长期感染的病人具有免疫治疗效果。改进后的 DNA 疫苗将是以后最有希望克服乙肝感染的疫苗。

尽管已有数十种乙肝疫苗上市(表 7-11)，但目前的疫苗对于免疫治疗 HBV 长期感染并不理想。同时，由于价格的因素，乙肝疫苗接种的普及程度在许多发展中国家还远远不够。因此，研制更加低廉而高效的 HBV 疫苗，以及具有治疗作用的疫苗仍是今后努力的方向。目前，含前 S 的疫苗、新佐剂乙肝疫苗及乙肝抗原抗体复合物疫苗，都是治疗性乙肝基因工程疫苗研究的热点。有的已进入了小量人体免疫治疗观察。

表 7-11 国外已上市的 HBV 疫苗

疫苗名称		研发公司	首次上市日期
第一代	hepatitis-B vaccine, Yoshitomi	日本第一制药株式会社	
	hepatitis-B vaccine, Kitasato	日本第一制药株式会社	1985
	hepatitis-B vaccine, CJ Corp-2	CJ Corp	1986
第二代	hepatitis-B vaccine, Biogen	Biogen Idec	
	hepatitis-B vaccine, Pasteur	安万特-巴斯德	
	Recombivax HB	Chiron	1986
	Engerix B	葛兰素史克	1987
	Bimmugen	Kaketsuken	1988
	hepatitis-B vaccine, RDC	Research Development Corp	1988
	Gen-hevac-B	安万特-巴斯德	1989
	hepatitis-B vaccine, Mitsubishi	日本第一制药株式会社	1991
	hepatitis-B vaccine-1, LGLS	LG Life Sciences	1992
	hepatitis-B vaccine-2, Pasteur	安万特-巴斯德	1995
	hepatitis-B vaccine-2, LG Chem	LG Life Sciences	1996
	hepatitis-B vaccine, Berna-5	Berna Biotech	1996
	hepatitis-B vaccine, Wookhardt	Berna Biotech	1996
	hepatitis-B vaccine, Meiji Dai	Meiji Dairies	1997
	Hib/HBV vaccine, Merck	默克	1997
	Shanvac-B	Shantha Biotechnics	1997
	Twinrix	葛兰素史克	1997
	hepatitis-B vaccine, Bharat	Bharat Biotech	1998
	Infanrix Hep B	葛兰素史克	1999
	hepatitis-B vaccine, Savient	Savient Pharmaceuticals	2000
	Hexavac	安万特-巴斯德	2000
	DTPa+IPV+Hib+Hep-B, GSK	葛兰素史克	2001
	DTPa+Hep-B+IPV vaccine, GSK	葛兰素史克	2003

③ 丙型肝炎疫苗　由于丙型肝炎感染大部分都会转为慢性，并导致肝硬化和肝癌，因此对人类健康的危害极大，研制丙肝疫苗意义重大。

当前丙肝疫苗均集中在基因工程疫苗的研制方面。由于丙肝病毒变异快，极易冲破已有中和抗体的屏障，给疫苗的研制带来极大困难，选择变异不大且能诱发细胞免疫的抗原是目前研究的重要方向之一。多数研究集中于使用病毒外膜蛋白 E1+E2 研制病毒样颗粒的亚单位疫苗和使用载体进行重组活疫苗研究。利用部分纯化的含有脂膜及 E1、E2 和 C 蛋白的 HCV 病毒样颗粒免疫小鼠，发现小鼠体内产生抗核心蛋白和膜蛋白的抗体，同时也有T淋巴细胞增生反应和细胞毒T淋巴细胞反应，这些病毒样颗粒将有望成为很好的重组亚单位疫苗。

在HCV核酸疫苗方面，研究最多的是编码HCV核心蛋白基因的DNA疫苗，因为这一蛋白质在不同的HCV分离株中具有很高的同源性。将编码细胞因子，如IL-2或粒细胞、巨噬细胞刺激因子的DNA疫苗与HCV基因的DNA疫苗同时注射，可增强体液免疫和细胞免疫反应。对于HCV膜蛋白的核酸疫苗也有研究。在BALB/c小鼠动物模型，如果用单独表达HCV核心蛋白或E1、E2蛋白，或是这3种蛋白不同组合的DNA疫苗免疫动物，发现所有的质粒都能诱导专一性的抗体，但只有当表达核心蛋白的质粒存在时，才会产生细胞毒淋巴细胞反应。在表达非结构蛋白的DNA疫苗方面，发现NS3、NS4和NS5具有很高的免疫原性，在小鼠中可诱发很强的免疫反应，包括专一的抗体反应和主要是Th1类型的$CD4^+$辅助T细胞反应，同时也能产生针对NS3和NS5的CTL反应。重组活载体疫苗也是一条有希望的途径。研究证实，利用腺病毒作载体，插入HCV的核心蛋白C和E1蛋白的基因，可诱发体内产生细胞毒T淋巴细胞反应，并且这一反应可持续100多天，提示通过这一方法来免疫，可增强免疫效果的持久性。

由于丙肝病毒至今尚未能培养成功；HCV在大部分情况下引起长期感染，即使体内产生有针对HCV的特异性B淋巴细胞、T淋巴细胞反应，仍能出现HCV的长期感染；HCV具有很高的变异性等这样一些原因，使得HCV疫苗的研制困难重重，目前仍无有效的HCV疫苗开发成功。欲成功研发丙型肝炎疫苗，还需对HCV的分子生物学及免疫学有进一步的认识。从诱导全面的免疫应答出发，联合HCV多种抗原，对抗原分子进行结构的重塑或优化，同时应用新的免疫技术与方法如DNA免疫、病毒颗粒抗原和新型免疫佐剂等，将是发展丙型肝炎疫苗的理性策略。而丙肝疫苗的研制成功，也将成为人类疫苗发展史上的里程碑，为其他严重威胁人类健康的传染病疫苗研究提供借鉴。

④ 戊型肝炎疫苗　因HEV尚不能体外培养，因此，至今已报道的HEV疫苗均为基因重组蛋白疫苗或HEV DNA疫苗，尚无HEV灭活病毒疫苗和减毒活疫苗的报道。HEV基因工程疫苗目前侧重于HEV的第二个开放阅读框编码的蛋白(ORF-2)。但各实验室构建的ORF-2基因片段长短不一，表达蛋白的相对分子质量在30000～100000，最主要的产物有72000、63000、56000和53000四种；另外，病毒的基因型也不同，因此结果不尽相同。相对分子质量为56000的重组蛋白疫苗在美国已进入Ⅰ期临床试验，证明安全有效。在尼泊尔进行Ⅱ期临床试验时，用5μg和20μg疫苗分别免疫22名志愿者，免疫程序为0个月、1个月和6个月，未发现不良反应，于免疫后第2个月，43名志愿者均产生抗HEV抗体，免疫后第7个月，抗HEV抗体仍为阳性。该疫苗的第Ⅲ期临床试验即将进行。我国科研人员利用大肠杆菌表达系统获得了戊型肝炎类病毒颗粒，制成的重组戊肝疫苗已经进入Ⅱ期临床试验。戊肝疫苗可望在不久的将来获得成功。

3. 轮状病毒疫苗

轮状病毒（RV）是引起世界范围内婴幼儿急性胃肠炎的主要病因，占所有肠道感染病因的50%以上。几乎所有儿童在出生后3～5年都感染过HRV。5岁以上的儿童几乎全都感染过。据估计，在世界范围内RV每年可造成近百万儿童死亡，其中发展中国家占87万。轮状病毒主要感染小肠上皮细胞，从而造成细胞损伤，引起腹泻，临床表现为急性胃肠炎，呈渗透性腹泻病。轮状病毒腹泻在全球已成为一项重要的公共卫生问题，然而RV引起的腹泻至今尚无特效药物，因此研制有效的RV疫苗就成为当务之急，世界卫生组织(WHO)把发展RV疫苗作为当前疫苗发展计划中的重要任务之一。

(1) 轮状病毒的生物学 轮状病毒(rotavirus，RV)属呼肠病毒科轮状病毒属。轮状病毒颗粒的直径为70nm，无包膜，有双层的外壳，病毒的核存在于双层外壳内的第三层。壳的外层为主要的抗原蛋白 VP7 及 VP4 组成，壳的内层为抗原蛋白 VP6 构成，第三层为由核心蛋白 VP1(RV 聚合酶)、VP2(主要的结构蛋白)和 VP3 及其包裹在中心的 RNA 组成的核心层。RV 基因组由 11 个节段的双链 RNA 组成。这 11 个节段的 RNA 长度从 680bp 到 3300bp，每一个节段是一个编码基因。第 1、第 2 和第 3 基因分别编码 VP1、VP2 和 VP3 蛋白，它们是组成病毒核心的结构蛋白；第 6 基因编码 VP6，是决定组和亚组特异性的决定蛋白；第 7、第 8 或第 9(取决于不同毒株)分别编码 VP4 和 VP7，这是两个主要的诱导产生中和抗体的外壳结构蛋白；第 5、7、8、10 和 11 基因分别编码非结构蛋白 NSP1～NSP5。其中 4 种蛋白 VP6、VP4、VP7 及 NSP4 有重要的免疫学作用，是研制轮状病毒疫苗的重要靶位。

按 VP6 抗原性不同现已发现的 RV 至少可分为 7 个组(A～G)，感染人的仅有 A、B、C 这三组，A 组人 RV 是引起婴幼儿急性胃肠炎的主要病原体，是疫苗研究的主要对象。

(2) RV 疫苗研究进展 早期研制的 RV 疫苗为来源于非人类宿主 RV 减毒株制成的，包括两株减毒牛轮状病毒疫苗(RIT-4237 株和 WC3 株)以及一株恒河猴轮状病毒 MMU-18006 株(RRV)。我国兰州生物制品研究所利用轮状病毒株研制了口服活疫苗，此疫苗已于 1998 年在中国获得批准使用。因人轮状病毒很难在组织培养，减毒人轮状病毒活疫苗的研制进展有限，迄今只有少数人轮状病毒株能达到临床试验的阶段，并且大多数被证实是无效的。

由于早期的动物轮状病毒疫苗株型别单一，在婴幼儿服苗者中诱发的主要是同型免疫。为了提高疫苗效力，开始了多价重配疫苗的研制。减毒牛轮状病毒 WC3 株及减毒恒河猴轮状病毒 MMU-18006 株由于其良好的安全性和免疫原性，是构建重配疫苗的主要选择对象。1998 年 8 月，在美国获准使用四价恒河猴-人重配轮状病毒疫苗(Rotashield®)。这是第一个在美国和欧洲获得批准应用于婴幼儿的轮状病毒疫苗。该疫苗由 MMU-18006 株与最常见的人轮状病毒的 VP7-血清型抗原(G1～G4)所组成。此后，由于在使用此疫苗的婴幼儿中有肠套叠病例发生，该疫苗在美国暂停使用。后经美国疾病预防与控制中心(CDC)组织专家研究证实两者无关，随后又恢复了该疫苗在临床的使用。但该疫苗此后未在世界其他地区进行试验或使用。动物与人轮状病毒重配疫苗包含有人病毒株的表面结构蛋白，至今在所有的临床试验中均显示了对于人轮状病毒感染的保护作用。羊轮状病毒 LL-85 的弱毒株是我国独有的相当理想的受体株，这对于人用重配 RV 疫苗的开发具有重要意义。

由各种不同表达载体制备的单一轮状病毒的结构蛋白诱导中和抗体和保护性能力有限，在新一代 RV 疫苗中，病毒样颗粒(VLP)疫苗成为研究的重点，并显示出了良好的前景。研究显示，用表达各个不同轮状病毒结构蛋白的杆状病毒共同感染昆虫细胞而形成的病毒样颗粒具有较强的免疫原性。用共同感染的方法已经制备出各种病毒样颗粒疫苗，包括含有 VP2 和 VP6 的 2/6-VLP，含有 VP6 和 VP7 的 6/7-VLP，含有 VP2、VP6 和 VP7 的 2/6/7-VLP，以及含有 VP2、VP4、VP6 和 VP7 的 2/4/6/7-VLP。到目前为止，对于轮状病毒 VLP 疫苗诱导免疫和保护性免疫的能力已经在小鼠、兔子、牛和无菌猪中进行过观察研究，研究结果显示，VLP 是一种有前途的 RV 疫苗。同时发现，辅以佐剂，可增加 VLP 的免疫原性和诱导保护性免疫力的能力。RV 核酸疫苗的研究也有了一定进展，有报道将编码鼠 VP4、VP6 和 VP7 基因的 cDNA 插入表达质粒 pCMW 作为 DNA 疫苗，对同型 RV 有一定保护作用，表明 DNA 疫苗可能是控制 RV 腹泻的一种新方法。

4. 流感疫苗

流行性感冒(influenza)简称流感，是由流感病毒引起的急性呼吸道传染病。Influenza 来源于意大利语：Influence di freddo，其含义为寒冷的影响，暗示了它会每年冬天拜访人间。流感病毒传染性强、传播快、潜伏期短、发病率高。每年全世界约10%的，即约5亿人口受流感侵袭。流感病毒是引起人类死亡的主要病因之一，仅1918～1919年的“西班牙流感”世界大流行，死亡人数就达2000万，对人类的生命健康危害极大。同其他病毒性疾病一样，流感的防治尚无特别有效的方法，接种流感疫苗被认为是预防流感发生与传播的最佳方法。

(1) 流感病毒的生物学 流感病毒(influenza virus, IV)属于正黏病毒科，根据流感病毒内部蛋白抗原性的不同分为甲(A)、乙(B)、丙(C)三型，根据流感病毒表面结构蛋白血凝素(hemagglutinin, HA)和神经氨酸酶(neuraminidase, NA)抗原性的不同，将A型流感病毒分为不同的血清亚型。已发现有15种不同的HA亚型(H1～H15)和9种NA亚型(N1～N9)，因此从理论上来说，共有135种亚型组合。仅甲型和乙型流感病毒引起临床疾病。

典型的流感病毒粒子呈球形，具有包膜，直径80～120nm。流感病毒颗粒由三层组成，最外层是两种突起的表面抗原，即血凝素(HA)和神经氨酸酶(NA)，中间层由一层类脂体和一层膜蛋白(MP)构成，核心层是RNA基因及与之结合的蛋白质，即核蛋白(NP)。MP和NP是决定流感病毒型别的型特异性抗原，抗原性较稳定，其抗体无保护作用。HA和NA是甲型流感病毒亚型划分的主要依据，HA抗体能中和病毒和抑制血凝素，是最主要的保护性抗体，NA抗体能限制病毒的释放和扩散，也有保护作用。甲型流感病毒颗粒的结构如图7-3所示。

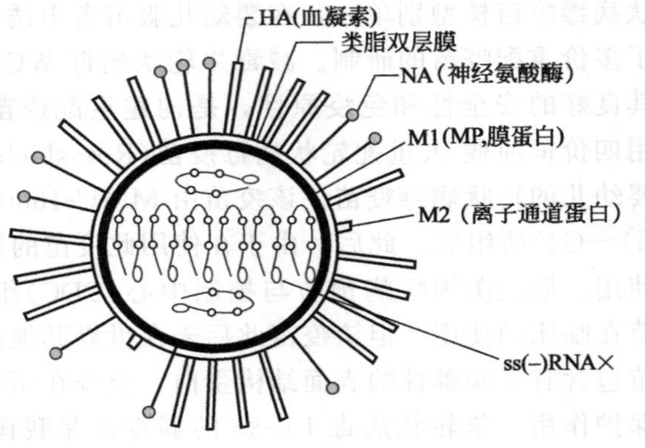

图7-3 甲型流感病毒颗粒

流感病毒的基因组由分节段的单股负链RNA构成，其中甲型、乙型流感病毒有8个节段，丙型流感病毒仅7个RNA节段。每个节段编码1～2个蛋白质。由于基因组的节段性，高突变率和频繁的基因重配造成免疫变异性大，特别是甲型流感病毒的HA抗原和NA抗原。

甲型流感病毒在动物(包括猪、马和各种禽类)以及人类中均有发现。虽然动物亚型病毒感染人类概率不高，但病死率很高。例如，1997年在中国香港发生禽类H5N1暴发。该病毒从家鸡和家鸭传给人，引起18例确诊病例，其中6例死亡；2003年荷兰东部暴发了H7N7型禽流感，80人患病，有一名57岁的兽医死亡；2009年世界范围内的甲型流感病毒H1N1大暴发，死亡1.6万人；2013年3月我国上海、安徽、河南、江苏、浙江、北京等地先后发现了来自于禽类的基因组重配新亚型(H7N9)的甲型流感病毒传染人，截止2013年4月19日，计91人发病，死亡17人，治愈7人，还有67人正在治疗(该病毒结构如图7-4所示)。甲型流感病毒表面抗原不断产生微小的突变，引起抗原漂移(antigenic drift)。另一方面，由于不同来源的甲型病毒株(如人和动物流感病毒)在一个宿主中混合感染时形成重组病毒能造成抗原转变(antigenic shift)。这样使得能原来有效抵抗流感病毒的疫苗失效，人群失去免疫力，给预防工作带来很大的困难。近来禽流感病毒的大范围流行，不仅对养禽业带来很大损失，对人类健康也是严重的威胁。新型高效的流感疫苗研制是全球所面临的重大课题。

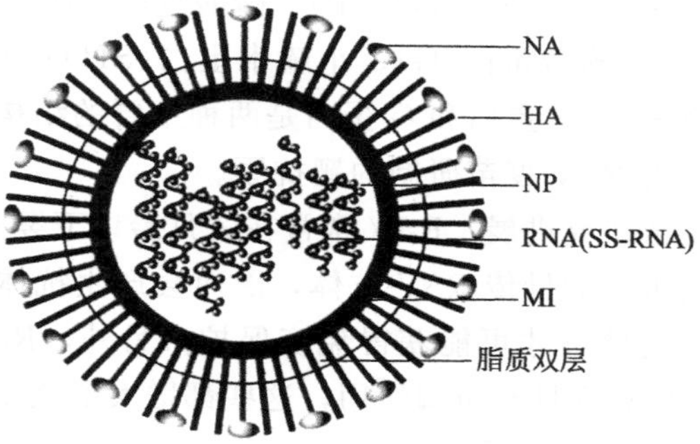

图 7-4　H7N9 甲流病毒颗粒示意图

（2）流感疫苗研究进展　流感病毒灭活疫苗是目前注册的唯一人用流感疫苗。目前用于免疫人群的疫苗主要是针对甲型流感病毒 H1N1 亚型、H3N2 亚型以及乙型流感病毒的三价灭活疫苗。主要类型有：流感全病毒灭活疫苗、裂解型流感灭活疫苗及亚单位流感疫苗。亚单位流感疫苗的成分主要是纯化的流感病毒膜蛋白 HA 和 NA。为克服流感疫苗的抗原变异现象，WHO 每年均要根据流行毒株的监测，提出年度流行季节使用流感疫苗成分的建议。

目前正在研制的流感疫苗主要有减毒活疫苗、基因工程疫苗、核酸疫苗、通用疫苗等类型。减毒活疫苗为预防流感增加了一个重要的手段。利用生物重组技术获得基因重配的减毒活疫苗株，把主供体病毒株的 6 个基因（编码病毒内部蛋白）和目前流行的野毒株的 2 个基因（编码血凝素和神经氨酸酶抗原）相组合，所产生的疫苗病毒表现出减毒、温度敏感、冷适应特点，且遗传学稳定、不传播。通过接种几千人的研究，证明疫苗是安全、有效的。这种疫苗的优点在于不通过注射接种（鼻腔接种），而且能诱导广泛的免疫应答，包括黏膜、全身、细胞介导的免疫应答。但是，由于流感病毒减毒活疫苗的存在效果严重受人群免疫状态的制约，重配的疫苗株的基因常不稳定，易出现返祖等缺陷，虽已有 50 余年的历史，但至今仍处于研制阶段。目前基因工程流感疫苗大多是针对 HA 和 NA 及 M2 蛋白。流感核酸疫苗的目的基因主要针对 NP 蛋白和 HA 蛋白的编码基因。

流感 RNA 病毒，其变异率为 $10^{-5}\sim10^{-3}$ 之间，这导致流感疫苗病毒株每年都需更换，为流感疫苗的制备带来不便。因此，流感病毒通用疫苗成为预防和控制流感的理想疫苗。M2 蛋白和 NP 蛋白在甲型流感病毒的不同亚型中高度保守。从 1933 年首次分离到甲型流感病毒以来，M2 蛋白的基因序列就没有发生变化。有研究报道，给小鼠腹腔注射重组表达的流感病毒 M2 蛋白，可以保护小鼠免受同型或异型甲型流感病毒的致死攻击。这一研究结果提示，用 M2 蛋白和 NP 蛋白作为疫苗成分有可能预防所有甲型流感病毒，以它们为靶标，有希望研制出一种通用的流感疫苗。

5. 呼吸道合胞病毒疫苗

呼吸道合胞病毒（respiratory syncytial virus，RSV）是引起婴幼儿严重下呼吸道感染的重要病毒性病原体，广泛分布于世界各地。其发病率高，多数儿童在两岁前都感染过 RSV。大量资料证明，RSV 还是免疫力低下人群和老年人严重肺部感染的重要病原。然而，迄今为止，RSV 感染仍未研制出有效的疫苗。

（1）呼吸道合胞病毒的生物学特点　RSV 是单股负链 RNA 病毒，属副黏病毒科，肺炎病毒属。依其抗原性的不同，又分为 A、B 两个亚型。RSV 病毒颗粒是由脂质包膜包裹的核衣壳组成，病毒粒子直径150～300nm。病毒脂质包膜上有病毒编码的跨膜蛋白，这些跨膜蛋白在电镜下成“刺突”状结构。病毒基因和病毒蛋白质结合，形成核衣壳。RSV基因组由15222个核苷酸组成，编码3种衣壳蛋白：核壳蛋白(B)、磷酸蛋白(D)、大聚合酶蛋白(L)；3种蛋白质跨膜蛋白：融合蛋白(F)、附着蛋白(G)、小疏水蛋白(SH)；2种基质蛋白(M1、M2)以及2种非结构蛋白(NS1、NS2)。F蛋白和G蛋白是两种主要的结构蛋白，可诱导机体产生抗体和细胞免疫，因此常被作为RSV疫苗研制的靶抗原。

(2) 呼吸道合胞病毒疫苗研究进展　RSV常常在3月龄以下婴儿中引起严重疾病和死亡，而此时婴儿体内存在着较高水平的母传RSV抗体，因而会产生抗体介导的免疫抑制现象；自然感染进程中，婴幼儿需反复感染才可能获得免疫保护；另外，RSV有A、B两个亚型，故RSV疫苗应对两个亚型的RSV都具有防御作用，这些都增大了该疫苗研制的难度。这些因素使得至今尚未有RSV疫苗进入临床应用。

成功的RSV疫苗必须具备下列要素：

① 在免疫系统不健全和母体抗体存在时能诱导有效的免疫反应；

② 能诱导对两个亚型的抵抗力；

③ 产生具有中和活性的血清和黏膜抗体；

④ 激发同RSV野毒株类似的细胞免疫类型。

RSV保护性抗原主要是其表面蛋白F和G，由于二者是高度糖化蛋白，抗原结构复杂，属结构依赖性抗原，因此无论是基因工程表达的或是天然分离的，产生中和抗体的能力都很差，给研制RSV蛋白亚单位疫苗带来了一定困难；使用痘苗病毒和腺病毒研制的表达RSV F和G的重组活疫苗有一定的免疫保护效果，但其很难在婴幼儿早期使用，而且在免疫低下的婴幼儿中其安全性难以保证，目前研制的高度减毒的非复制型载体将可能是研制该疫苗的重要途径；制备减毒活疫苗是RSV疫苗研制的另一个重要途径，使用经典方法已进行过大量尝试，然而其毒力和免疫效果间的平衡很难控制。负链RNA病毒cDNA转染技术的成功给使用现代分子生物学技术制备RSV的分子减毒活疫苗带来了希望，也是目前RSV疫苗研制的重要途径。利用此技术可以在RSV的cDNA中产生单个或多个突变；删除非必需基因或引入新的基因；还可将不同减毒活疫苗的减毒突变嵌合在一起，从而获得具有良好的感染性和免疫原性并具有减毒和遗传稳定性的新毒株。最近报道，RSV感染前后的小鼠以siNS1小颗粒滴鼻，与对照组相比，肺部病毒滴度、炎症反应及呼吸道反应性明显降低。这显示siNS1小颗粒可对人类RSV的感染提供有效的抑制作用，因此，有可能利用siRNA技术来研制RSV疫苗。

6. 单纯疱疹病毒疫苗

单纯疱疹病毒(herpes simplex virus，HSV)有两型(HSVⅠ和HSVⅡ)，像CMV一样在人群中感染相当广泛。HSVⅠ人群感染率高到50%～90%，多为隐性潜伏性感染，偶尔出现上呼吸道感染症状，最常见的为反复出现的唇疱疹。在母婴传播中疱疹性角膜炎是引起婴幼儿视力障碍的重要原因；新生儿疱疹的死亡率高达60%。在病毒性脑炎中，HSVⅠ型感染引起的占10%。HSVⅡ主要经过性传播，在性病门诊中病毒检出率可达5%～12%。HSVⅡ感染是宫颈癌的重要诱因之一。

(1) 单纯疱疹病毒的生物学性状　单纯疱疹病毒是疱疹病毒科的典型代表病毒，属于α疱疹病毒亚科。其主要特点是宿主范围广，复制周期短，致细胞病变作用强，在细胞培养中容易扩散，在神经节中常形成潜伏感染。HSV病毒颗粒呈球形，直径为120～150nm。病毒颗粒中央为病毒核心，由双股线形DNA组成，缠绕成圆柱状。蛋白衣壳为20面体立体对称，厚约100nm，由162个壳微粒组成。壳微粒大小为9.5nm×12.5nm，中央小孔为4nm。核心与衣壳构成核衣壳。核衣壳外为一层均质的皮层，紧密地围绕着衣壳。最外面为包膜，有一些突起，突起长约 8nm。包膜表面有 gB、gC、gD、gE、gG、gH 糖蛋白，gB、gC、gD、gE 与病毒对细胞吸附/穿入有关，gH 与控制病毒从细胞核膜出芽释放有关，gB、gC、gD、gH 与诱导细胞融合有关。gD 诱生中和抗体的能力最强。HSV 有两个血清型，即 HSVⅠ和 HSVⅡ，两型病毒核苷酸序列有 50%同源性，型间有共同抗原，也有特异性抗原，可用型特异性单克隆抗体做 ELISA、DNA 限制性酶切图谱分析及 DNA 杂交试验等方法区分型别。HSV 基因组为一双股、线性 DNA 分子，由共价连接的长片段(L)和短片段(S)组成。每片段均含有单一序列和反转重复序列。HSVⅠ和 HSVⅡ基因组的全部测序工作现已完成。HSVⅠ基因组有 152260 个核苷酸，HSVⅡ有 154746 个核苷酸。HSVⅠ基因组有 72 个基因，共编码 70 多种各异的蛋白质。

HSV 可在多种细胞中增殖，产生细胞病变效应，出现细胞肿胀、变圆和产生核内嗜酸性包涵体。

(2) 单纯疱疹病毒疫苗研究进展　由于 HSV 有致癌可能性，灭活疫苗和传统的减毒活疫苗均不宜用于人体。现研究中的各种疫苗如基因缺失活疫苗、包膜蛋白(提纯的 gG、gD)亚单位疫苗，gB、gD 基因重组痘苗病毒疫苗和多肽疫苗，在动物试验中显示良好效果，有应用前景。

基因缺失疫苗的研究最早的方法主要是将胸苷激酶(TK)基因去除，但小规模的Ⅰ期临床试验证明，这种突变株致病力大大降低，但同时它们的免疫原性也大大降低；另外，TK 缺失的 HSVⅡ株能引起小鼠和豚鼠的严重急性疾病且在豚鼠里类似于野生型毒株再激活，还有病例报告可引起复发性人生殖器 HSVⅡ疾病。ICP10 是 HSV 复制所必需的核糖核苷酸还原酶，最近动物试验证明，将其大亚基蛋白激酶(PK)去除后，得到的突变株生长受限、不能被转化、不引起免疫动物发病，同时可以建立对 HSV 的特异性体液免疫和细胞免疫，较其他突变株更有效地保护机体抵抗 HSV 感染，减少 HSV 相关疾病的发生，显示了其作为 HSV 疫苗的前景。更为重要的是，这种疫苗还可以作为治疗性疫苗。将 HSV 复制所必需的基因如 UL41、UL29、UL5 去除，构建的复制受限疫苗目前正在研究中。此种疫苗比减毒活疫苗安全，同时又保持了良好的免疫原性。

由于糖蛋白 gB 和 gD 是 HSV 诱导机体产生中和抗体的主要抗原，HSV 的亚单位疫苗主要是围绕 gB 和 gD 而进行的。已先后在大肠杆菌、酵母、哺乳动物细胞和杆状病毒表达系统中大量表达 gB 和 gD。在动物实验中，亚单位疫苗在保护机体抵抗 HSV 原发感染和复发感染中显示了良好的安全性和有效性，但在临床试验中并未取得预期效果。

目前 HSV 的 DNA 疫苗主要是利用 gB 和 gD 构建的质粒表达体系。在动物实验中，DNA 疫苗具有较强的免疫原性，不仅可以抑制 HSV 初次感染，而且可以减少潜伏感染，降低复发率。已有 DNA 疫苗进入Ⅱ期临床试验。

7. 人巨细胞病毒疫苗

人巨细胞病毒(human cytomegalovirus，HCMV)亦称细胞包涵体病毒，因感染的细胞肿大，并具有巨大的核内包涵体而得名。HCMV 在人群中感染非常广泛，我国成人感染率为 70%～90%以上。巨细胞病毒感染通常呈隐性感染，无临床症状，可在人体内终生潜伏。但是对于新生儿和免疫缺陷的患者，特别是器官移植的患者，HCMV 是重要的致病原，所致危害也很严重。怀孕期妇女感染 HCMV，常因宫内感染造成胎儿畸形。在美国，HCMV 先天感染是最常见的宫内感染，占所有活存新生儿的 0.4%～2.3%。我国每年因 HCMV 感染造成的先天畸形患儿约 4 万人。

(1) 人巨细胞病毒生物学　人巨细胞病毒是双链DNA病毒，属于β疱疹病毒亚科。HCMV典型病毒颗粒的形态、结构与其他疱疹病毒相似，直径为180～250nm，有包膜；衣壳直径约100nm，由162个壳粒构成，其中150个为六邻体、12个为五邻体，为20面体立体对称。在包膜与衣壳之间有一层被膜。核心为线状双股DNA。感染HCMV的细胞可释放出3种类型的病毒颗粒，除典型的病毒颗粒外，还有致密颗粒和包膜颗粒。HCMV的核衣壳也有A、B、C三种类型，反映了病毒原粒形态发生中的不同阶段。A型核衣壳缺乏DNA，B型核衣壳有病毒DNA在核内，但无包膜，C型核衣壳是完全成熟的核衣壳，用非离子型去垢剂去除病毒包膜可以获得C型核衣壳。HCMV的基因组全长在240kb以上，由长股(UL)与短股(US)组成，两股UL与两股US以不同的方向排列，倒置亦可使DNA构成4种同分异构体。目前已对HCMV AD169株完成了基因组的全部测序工作，整个基因组有208个开放读码框架。

(2) 人巨细胞病毒疫苗研究进展　目前对HCMV感染无有效治疗措施。临床上一般使用更昔洛韦、膦甲酸钠等化学合成药物，这些药物作用于HCMV的DNA聚合酶，抑制病毒复制，长期使用有严重的毒副作用，并且可能产生耐药株。HCMV病毒的消除必须依赖机体的免疫功能，接种疫苗是预防HCMV感染的唯一有效办法。

早期HCMV疫苗的研究集中在减毒活疫苗。最早的HCMV减毒活疫苗是由Elek和Stern将AD 169株在人成纤维细胞上连续传代56次制得。皮下注射后能引起较强但短暂的中和抗体应答，但AD 169株的研究随后中断。几乎与此同时，美国Wistar研究所的Plotkin等从1名先天性HCMV感染的新生儿尿中分离出1株HCMV，在人胚成纤维细胞上连续传代125次，制得减毒活疫苗Towne株。减毒的Towne疫苗进行了较多的人体免疫观察，该疫苗株虽能诱发体液免疫和细胞免疫，但保护作用不强，不能阻断母婴垂直传播，且其潜在的致癌性，以及尚未能最终排除的潜伏感染性，使该类活疫苗尚未能广泛使用。目前使用分子生物学技术，有目的地去除与毒力、潜伏及肿瘤相关基因的分子减毒疫苗株正在研究中。CMV病毒糖蛋白B(gB)具有良好的诱发体液免疫和细胞免疫的功能，使用基因工程技术表达的gB做亚单位疫苗或重组活疫苗(腺病毒、非复制的痘病毒等)的研究已成为目前CMV疫苗研究的一个重要方向。Chiron公司研制的由CHO细胞表达，截短的gB亚单位疫苗，以MF59为佐剂，具有良好的耐受性，能刺激机体产生高水平的抗体，可中和HCMV临床分离株，已完成Ⅱ期临床试验。HCMV核酸疫苗主要以CMVpp65和gB为靶基因。CMVpp65是低基质磷酸化蛋白，是病毒被膜和致密体的主要成分，具有激酶活性，可修饰HCMV的其他蛋白，使其逃避特异性CTL反应。它不仅是特异性CTL识别并激活特异性CTL的主要靶抗原，而且也诱导中和抗体的产生，已作为研制和免疫治疗的首要选择。据报道，用gB和pp66两种质粒共同免疫小鼠，可以增加中和抗体和CTL反应的产生，提示多靶位DNA疫苗可能是构建高效CMV疫苗的途径之一。

当前研究的HCMV各种类型疫苗虽能有效降低HCMV相关疾病的严重程度，但预防初次感染和降低感染率的效果欠佳，这也是现在无HCMV疫苗获准上市的重要原因之一。一种成功的HCMV疫苗应包含所有可能产生保护作用的抗原，并能同时诱导细胞免疫和体液免疫，以达到产生完全保护。从这一点出发，重组活病毒载体疫苗和减活疫苗是较好的选择，而用表达不同抗原的DNA疫苗混合接种，即所谓的鸡尾酒式也是不错的选择。

8. 人乳头瘤病毒疫苗

人乳头瘤病毒(human papillomavirus，HPV)是一种有种属和组织特异性的双链闭环的脱氧核糖核酸(DNA)病毒，可引起肛门周围、外阴生殖道的恶性损害，及寻常疣和跖疣。HPV

与人类多种癌症，特别是与宫颈癌有着密切的关系。国际癌症研究机构(IARC)在22个国家进行的一项调查表明，组织学确诊为侵袭性宫颈癌(ICC)的1000个病例中有99.7%发现HPV DNA阳性。尽管抗病毒治疗和免疫调节剂有一定疗效，但已有的治疗措施均有一定的无效和复发率，有些还有明显的毒性。发展有效的疫苗仍是重要的预防手段。

(1) 人乳头瘤病毒的生物学性状　人乳头瘤病毒属乳多瘤病毒科(Papovaviridae)A亚组，是一组嗜上皮组织的小DNA病毒。HPV病毒体为直径50～55nm的对称二十面体，是由72个壳微粒形成的无包膜DNA病毒。其基因组为一闭环双链环状DNA，7.8～8.0kb，含8个开放阅读框(ORF)，依功能不同分为早期区、晚期区和调节区。早期区(early region，ER)包括6个不同的ORF，分别编码E1、E2、E4、E5、E6、E7等6个早期蛋白，参与病毒DNA的复制、转录、翻译调控和转化等功能。晚期区(late region，LR)有2个ORF，编码主要外壳蛋白L1和次要外壳蛋白L2。非编码区(noncoding region，NCR)或上游调控区(URR)，含有HPV基因组DNA的复制起点和HPV表达所必需的调控元件。

HPV约包括90多个亚型，按照HPV感染与宫颈癌发生的危险性，将HPV分为低危型(HPV1、HPV5、HPV6、HPV11等)和高危型(HPV16、HPV18、HPV31、HPV33、HPV45等)。低危型HPV主要引起表皮细胞良性增生，如HPV6和HPV11型可引起生殖器疣和儿童复发性乳头瘤。高危型HPV与宫颈上皮内瘤的发生和恶变以及其他上皮性肿瘤的发生相关。其中HPV16与宫颈癌的关系最为密切，在所有子宫颈癌标本中，HPV16的检出率在50%以上。HPV16是目前HPV疫苗研究的主要目标。

(2) 人乳头瘤病毒疫苗研究进展　由于从感染灶组织中很难分离到HPV病毒体，迄今未能建立体外培养系统进行病毒培养。因此，直到20世纪80年代后期，分子生物学和基因工程技术的迅猛发展，才使得HPV疫苗的研究得以进行。牛、兔、狗等动物乳头瘤疫苗研究表明，外壳蛋白L1和L2能诱发机体产生体液免疫和细胞免疫，预防乳头瘤病毒感染；E6和E7是与细胞转化有关的蛋白，表达E6和E7的重组痘病毒疫苗能有效阻止HPV阳性的宫颈癌细胞生长和转移。这些实验极大地激励了人乳头瘤病毒疫苗的研究。目前的研制方向主要集中在以L1和L2及E6和E7为靶抗原的各类基因工程疫苗，包括HPV预防性疫苗和治疗性疫苗。目前研制的HPV预防性疫苗主要有病毒样颗粒疫苗、DNA疫苗，DNA重组活疫苗和合成肽疫苗也有部分报道；治疗性疫苗则以HPV早期蛋白如改造过的E6、E7蛋白作为靶抗原，诱导产生特异性的细胞免疫反应，用于宫颈上皮内瘤样病(CIN)和宫颈癌的免疫治疗。近年来研究的如嵌合型病毒样颗粒疫苗、HPV假病毒疫苗等同时具有预防和治疗双重功能。

病毒样颗粒疫苗多以HPV的主要衣壳蛋白L1体外表达形成的病毒样颗粒(VLP)为靶抗原，诱导机体产生特异性的中和抗体。由于L1抗体识别构象依赖的型特异表位，因此，保持一定的空间构象对VLP的免疫原性非常重要，当其变性后便失去诱导产生中和抗体的能力。动物实验证明，VLP诱导产生的抗体对动物的保护率几乎达到100%，说明体液免疫足够保护机体免受病毒的感染。对VLP疫苗进行的一些临床试验也证明了其安全有效性。最近，用L1/L2蛋白组成嵌合病毒样颗粒疫苗已进入Ⅲ期临床试验。HPV衣壳蛋白具有高度的免疫原性和型特异性，但不同类型之间的交叉中和活性很低。体外感染实验表明，只有同型的VLP抗血清才能中和病毒样颗粒。因此，许多疫苗采用多型混合免疫的策略，如包括16、18、31和45的VLP能够预防75%的宫颈癌。另外，由于E6和E7在清除感染中也有重要作用，因此预防性疫苗中含有E6和E7会增强预防性疫苗的效果。预防性HPV DNA疫苗主要包含L1和L2基因。以含有HPV16 L1基因的重组质粒免疫小鼠，证明可诱导小鼠产生对HPV16 L1的特异性体液免疫和细胞免疫，以后又证明，鼻腔免疫同样能激发免疫反应。

早期基因E6和E7是HPV相关肿瘤治疗性疫苗的良好靶目标，其中，E7表达量更多且具有更好的免疫学特征，而且E7序列比E6基因更保守，因此更受研究者的重视。但E7蛋白有转化活性，研究者采用不同方法将其突变来消除转化活性，增加疫苗的安全性。在小鼠上进行的研究表明，使用改造过的DNA免疫小鼠不仅诱导产生E7特异性CTL，还能保护小鼠免受E7阳性肿瘤细胞的攻击。由于乳头瘤病毒感染后可持续在上皮细胞中增殖，存在着处于感染、癌前变和已癌变的不同阶段的细胞，因此加上L1和L2可增强治疗性疫苗免疫效果。与手术相结合，联合使用HPV疫苗做免疫治疗，以清除残余癌细胞和抑制癌细胞转移，将可能是治疗性乳头瘤疫苗的重要研究方向。

虽然HPV型别较多，但它极少发生变异，其型、亚型甚至主要变异株都是固定的，而且只有一小部分与癌症相关。它的变异率远远低于HIV。随着对HPV免疫作用机制的深入研究和一些疫苗临床试验的开展，研制开发有效的疫苗为一些高危类型感染者提供持久的保护，其前景是十分光明的。

9. 登革病毒疫苗

登革病毒(Dengue virus，DV)感染是目前严重威胁热带和亚热带地区公众卫生的主要蚊媒传染病之一，它通过埃及伊蚊和白纹伊蚊的叮咬传播而引起登革热(Dengue fever，DF)、登革出血热(Dengue haemorrhagic fever，DHF)和登革休克综合征(Dengue shock syndrome，DSS)。在临床上，登革热主要表现为高热、头痛、肌肉关节痛等，同时伴有白细胞减少；登革出血热则以高热、出血、休克和高病死率为特征；登革休克综合征则以临床过程较严重，伴有休克综合征为特点。DHF和DSS的病死率高达15％～50％。该病具有世界性，全世界每年有上千万病例，过去25年约有35000人死于此病。近年来，此病又有暴发流行的趋势，世界卫生组织(WHO)极为重视登革病毒疫苗的研究。

(1) 登革病毒的生物学性状　登革病毒(DV)属于黄病毒科，为有包膜的单股、正链RNA病毒，大小40～50nm。基因组长10～11kb，编码3种结构蛋白(C、PrM、E)和7种非结构蛋白(NS1、NS2a、NS2b、NS3、NS4a、NS4b、NS5)。C蛋白是核衣壳蛋白。PrM蛋白是一种糖蛋白，为M蛋白的前体，M蛋白能导致病毒感染增强，并形成毒粒的表面结构。E蛋白是毒粒的主要包膜蛋白，它有中和抗原表位，有型特异表位，又有DV种及黄病毒属特异性表位。

自然界存在的登革病毒有4个血清型(1～4)，每型均可引起患者出现多种症状，从较温和的登革热到严重的致死性的登革出血热和登革休克综合征。

(2) 登革病毒疫苗研究进展　登革病毒疫苗的研究尽管已开展多年，但由于DHF和DSS的发病机理尚未明确及二次感染时可能存在的依赖抗体增强作用(ADE)，严重制约着登革病毒疫苗的研制，至今尚无安全有效的疫苗推广应用。国外学者研究得较早的是减毒活疫苗、DV1～4型混合的减毒活疫苗，在志愿者体内试用，已获得较好的免疫效果。但减毒株的稳定性差，如果减毒不充分，则有可能引起临床症状，且可能发生因ADE而导致的登革热和DSS的潜在危险。近来，用登革病毒感染性cDNA进行的分子减毒活疫苗及多种亚型嵌合的减毒活疫苗研究也取得了较好效果，为筛选减毒活疫苗提供了新途径。

单独表达病毒结构抗原E或非结构抗原制备的亚单位疫苗能诱发一定的中和抗体，但保护性尚不理想。因此，尝试将NS1和E两种蛋白结合起来或者再联合其他蛋白研制疫苗成了另一个方向。据研究报道，将DV4型的结构蛋白及非结构蛋白NS1插入痘苗病毒载体成功地表达了PreM-E-NS1融合蛋白，并对动物有较好的免疫保护作用。

另外，DV病毒样颗粒的载体活疫苗在动物实验中取得了良好免疫效果，核酸疫苗也显示了初步的前景。

10. EB 病毒疫苗

EB 病毒(Epstein-Barr virus, EBV)是 Epstein 和 Barr 于 1964 年首先从非洲伯基特(Burkitt)淋巴瘤培养细胞中发现的，又称为接吻病毒。可通过性接触或密切接触或经接吻、喂食或输血传染。EB 病毒感染广泛，世界上 90%以上成人都感染过此病毒，建立了 EBV 终生潜伏状态感染。EBV 除直接导致传染性单核细胞增多症(infectious mononucleosis, IM)外，还与人类几种常见的恶性肿瘤，如移植后淋巴组织增生性疾病(post-transplant lymphoproliferative disease, PTLD)、何杰金淋巴瘤(Hodgkin's lymphoma, HL)、伯基特淋巴瘤(Burkitt's lymphoma, BL)以及中国南方高发的鼻咽癌(nasopharyngeal carcinoma, NPC)存在密切关系。EBV IgA/VCA 抗体阳性的人群鼻咽癌的发生率较阴性的人群高 200 倍以上，检查人体中 EBV 的 IgA/VCA 抗体的有无及滴度的高低已成为鼻咽癌诊断及预防的重要指标。EBV 作为一种具有潜在致瘤性的病毒正日益受到重视，研制 EB 病毒疫苗用于预防和治疗 EB 病毒引起的疾病已引起众多科学家的重视。

(1) EB 病毒的生物学性状　EB 病毒又称人类疱疹病毒 4 型(human herpesvirus 4, HHV-4)，属 γ 疱疹病毒亚科淋巴潜隐病毒属，是双链 DNA 病毒。成熟的病毒颗粒呈球形的正二十面体，颗粒直径 200～300nm，核心为 DNA 缠绕的核心蛋白，其外层是 162 个壳粒排列成二十面体的核衣壳，核衣壳外的无定形球状物质称壳皮，最外层是外膜，是典型的类脂双层膜，来源于宿主细胞的核膜。外膜含多种糖蛋白，以 gp350 为主。EBV 的基因组为线性双链 DNA，潜伏感染时环化成附加体(episome)。现已完成了 EBV B95.8 株的基因组测序，基因组全长 172kb，计算机模拟分析出约 100 个开放阅读框，已克隆 40 余个蛋白质(图 7-5)。

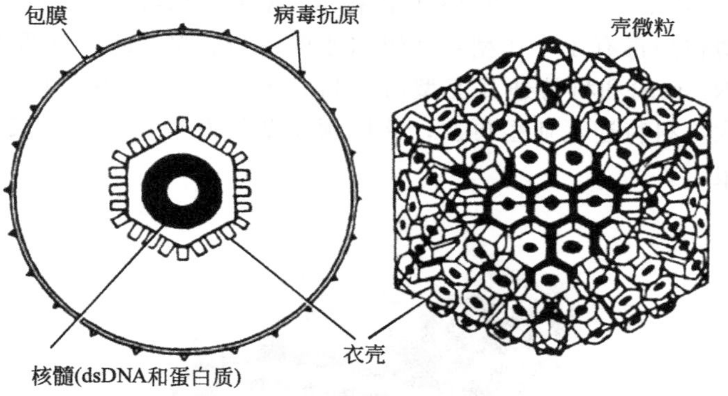

图 7-5　EB 病毒结构示意图

人类是 EBV 唯一的天然宿主，对淋巴细胞、咽上皮细胞和腺细胞有亲和力。

(2) EB 病毒疫苗研究进展　目前 EB 病毒疫苗研究主要集中在两个方向，一是试图通过阻断其原发感染来预防鼻咽痛，即研制预防性疫苗；二是通过清除鼻咽癌细胞来治疗鼻咽癌，即开发治疗性疫苗。预防性疫苗目前主要以 EB 病毒的膜蛋白 gp350/220 为靶抗原。用重组 CHO 细胞表达的 gp350/220 免疫动物，能产生高滴度抗体，有效地中和野生型 EBV。由 Aviron 公司研制的以 gp350/220 为靶点的 EBV 重组亚单位疫苗已进入 I 期临床试验。治疗性疫苗的靶抗原主要选择 EBV 的潜伏膜蛋白 LMP1、LMP2 和 EBNA。LMP1 是公认的 EBV 的肿瘤基因，它在 EBV 导致的 NPC 和 HL 的发生中起重要作用。LMP1 和 LMP2 是在 NPC 和 HL 中仅有的可诱发特异性 $CD8^+$ CTL 反应的靶抗原而作为治疗性疫苗的靶点。动物试验证明，LMP1 多表位聚合的重组痘病毒疫苗能使鼠的肿瘤消退，该疫苗有望进入临床试验。*EB-*

NA1、*EBNA2*、*EBNA3 A*、*EBNA3 C* 是 EBV 转化 B 细胞的必需基因，其中 *EBNA1* 见于所有类型的潜伏感染，以其为靶点，对 EBV 引起的所有疾病有效。

由于 EB 病毒与鼻咽癌关系的复杂性，目前这两类疫苗尚未成功。相信随着越来越多的 EBV 抗原特异性 CTL 识别的优势表位的鉴定，选择合适的多肽作为靶抗原用于 EBV 相关肿瘤的治疗，具有良好的应用前景。

11. 埃博拉病毒疫苗

埃博拉病毒(Ebola virus，EV)最早是于 1967 年在德国的马尔堡首次发现的，但当时并没有引起人们的注意。1976 年，在苏丹南部和扎伊尔即现在的刚果(金)的埃博拉河地区再次发现它的存在后，才引起医学界的广泛关注和重视，“埃博拉”由此而得名。埃博拉病毒能引起埃博拉出血热(EHF)。“埃博拉”病毒是人类迄今为止所发现的死亡率最高的一种病毒，它可通过感染者的血液、体液、精液及各种器官迅速传播。感染者最初的症状是突然发烧、头痛和肌肉痛，随后是呕吐、腹泻和肾功能障碍，最后是体内外大出血，死亡率高达 50%～90%。据世界卫生组织报道，自人类 1976 年首次发现埃博拉病毒以来，全世界已有 1100 人感染这一病毒，其中 793 人死于埃博拉出血热。目前，医学界尚未找到有效的治疗方法，可有效预防埃博拉病毒的疫苗至今尚在研究之中。

(1) 埃博拉病毒的生物学性状

埃博拉病毒是单股负链 RNA 病毒，属丝状病毒属(*Filoviridae*)，是一种泛嗜性病毒，可侵犯各系统器官。EV 形态多样，多为杆状、丝状或 U 形，病毒颗粒直径 70～90nm，长度差异较大，可达 600nm 甚至几个微米(图 7-6)。病毒颗粒有一个螺旋状核衣壳，外面包裹一层类脂包膜，膜外还有一层呈放射状的 10nm 长的包膜子粒。核蛋白包裹单股负链线性的 RNA，占病毒颗粒体积的 1.1%。其基因组长约 19kb，能编码核蛋白、病毒粒子结构蛋白 VP35、VP40、糖蛋白(gp)、VP30、VP24 和 RNA-依赖 RNA 聚合酶(L)等 7 个结构蛋白。

目前，已知埃博拉病毒有 4 个亚型：扎伊尔亚型(Ebola-Zaire)、苏丹亚型(Ebola-Sudan)、莱斯顿亚型(Ebola-Reston)和科特迪瓦亚型(Ebola-Cotedivoire)。其中以扎伊尔亚型对人毒力最强，苏丹亚型其次，科特迪瓦亚型再次，莱斯顿亚型仅发现在非人灵长类中引起发病死亡，尚未见对人致病的报道。

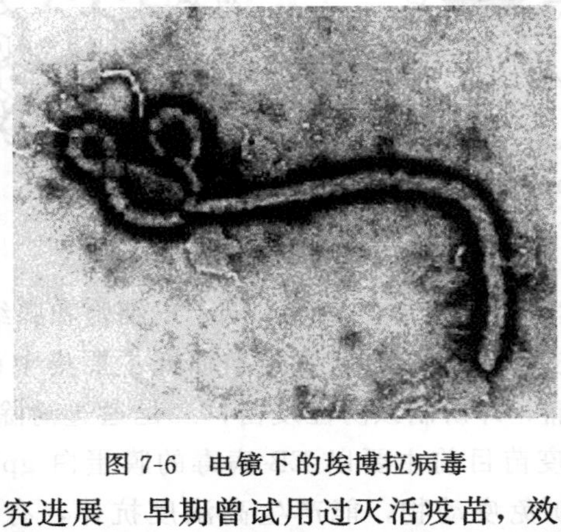

图 7-6　电镜下的埃博拉病毒

(2) 埃博拉病毒疫苗研究进展　早期曾试用过灭活疫苗，效果不好，减毒疫苗存在危险性，至今尚未成功。1997 年，美国科研人员开发出了能够编码埃博拉病毒蛋白的 DNA 疫苗，并在对豚鼠进行的试验中获得了成功，注射埃博拉病毒 DNA 疫苗使所有的实验豚鼠获得了不同程度的抵抗埃博拉病毒的能力，然而该疫苗对灵长类动物完全无效。近来，埃博拉病毒疫苗取得了重大进展。有研究报道，埃博拉病毒的结构蛋白 VP24、VP30、VP35 和 VP40 在鼠体内均可诱导出保护性的免疫反应。2003 年 8 月《自然》杂志报道，将埃博拉病毒的糖蛋白

(gp)和核蛋白(NP)插入腺病毒构建的重组活疫苗在恒河猴上进行的试验获得成功，共有 8 只恒河猴参与了试验，单次注射后的第 28 日再被埃博拉病毒感染，对照组的 4 只猴子 6 天内全部死亡，注射疫苗的猴子全部健康，6 个月以来仍未出现发病症状，其中 3 只血液里不含埃博拉病毒，1 只虽被检测出含有少量的埃博拉病毒，但一周后病毒彻底消失。同年 11 月，对该疫苗进行了首次埃博拉病毒疫苗人体试验，以评估疫苗的安全性与效果。埃博拉病毒疫苗的成功已经为期不远。

12. SARS 疫苗

严重急性呼吸系统综合征(sever acute respiratory syndrome，SARS)，我国又称传染性非典型肺炎，是一种严重的急性呼吸系统传染病。2002 年 11 月首先暴发于我国广东地区，并在几个月中迅速传播至数十个国家和地区。SARS 已成为危害人类健康和公共卫生的世界性问题。现在科学家已经确定引起 SARS 的病原体是一种新型冠状病毒，世界卫生组织(WHO)将其命名为 SARS 冠状病毒(SARS coronavirus，SARS-CoV)。SARS 通过近距离飞沫传播，同时也可通过呼吸道分泌物经手接触人体黏膜部位传播，迫切需要针对 SARS 的特效药物及疫苗。自 2003 年 4 月 SARS-CoV 被确证为病原体后，国内外一些实验室就开展了不同类型 SARS 疫苗的研究，取得了一定进展。

(1) SARS 冠状病毒的生物学性状　SARS-CoV 为单股正链 RNA 病毒，基因组长约 3 万个核苷酸，含 11 个开放阅读框。基于其核酸序列和主要蛋白序列的系统进化显示该病毒并不属于冠状病毒属现有的三种血清型，为一独立分支。SARS-CoV 呈球状，具有多形性，直径为 80～140nm。病毒核衣壳是单股正链 RNA 与核衣壳蛋白 N 所形成的疏松结构；有包膜，包膜表面嵌有三种糖蛋白，即膜蛋白(membrane protein，M)、突起蛋白(spike protein，S)和包膜蛋白(envelope protein，E)，其中 S 蛋白是呈“棒棒糖”状的膜蛋白，在膜上规则排列成冠状结构。S 蛋白构成长的杆状包膜突起，每个突起由 3 个突起蛋白通过非共价连接而成。突起蛋白三聚体具有多方面的功能，参与病毒与宿主细胞表面的病毒受体结合并介导病毒通过膜融合进入细胞的过程，并且是冠状病毒具有抗原性的主要部位，能够刺激机体产生中和抗体和介导细胞免疫反应。M 蛋白则与病毒包膜的形成和芽生密切相关。E 蛋白在病毒组装和芽生过程中起重要作用。S 蛋白、E 蛋白和 M 蛋白是冠状病毒的主要抗原蛋白，是新型基因工程疫苗研究的重要靶标。SARS 病毒颗粒的结构如图 7-7 所示。

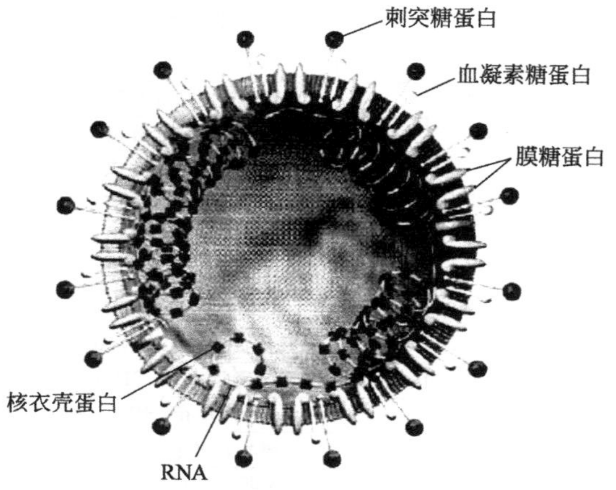

图 7-7　SARS 病毒颗粒的结构

(2) SARS 疫苗研究进展　目前国内外有 20 多个单位在进行 SARS 疫苗的研究，正在研究的疫苗有灭活疫苗、减毒疫苗、亚单位疫苗和核酸疫苗四个方向。我国的全病毒灭活疫苗率先于 2004 年 5 月开始进行Ⅰ期临床试验，此前在猴、兔、小鼠的试验表明该灭活疫苗是安全和有效的。这是全球第一个进入临床试验的 SARS 疫苗。

S 蛋白目前被认为是 SARS-CoV 抗原性最强的结构蛋白，是研究抗 SARS 病毒疫苗很好的靶点。N 蛋白（核衣壳蛋白）和 M 蛋白均可以诱导免疫效应，也是 SARS 疫苗研究的重要候选抗原。目前 SARS 基因工程疫苗的研究主要集中在上述靶点，而且已经取得了初步的进展。一项研究报道，以腺病毒为载体，给恒河猴注入编码 SARS-CoV S1 蛋白、M 蛋白和 N 蛋白基因的联合疫苗，28 天后进行免疫加强，发现所有免疫动物都产生 S1 蛋白特异的抗体和 N 蛋白特异的 T 细胞反应；对体外 SARS-CoV 感染都产生强烈的中和抗体反应。由于恒河猴与人类的高度相似性，该疫苗有可能对人类具有保护效应。另外，E 蛋白也是潜在的有价值的候选抗原。鉴于 SARS-CoV 高传染性和目前的研究结果，亚单位疫苗和 DNA 疫苗可能是 SARS 疫苗重要的发展方向。

四、我国重要病毒病基因工程疫苗研究开发现状

我国的病毒基因工程疫苗的研究取得了巨大进展，各种类型的基因工程疫苗都开展了研究。其中流感的遗传重配活疫苗已完成了人体免疫观察，取得良好效果，在全球第一个生产了甲型 H1N1 灭活流感疫苗。表达甲肝病毒样颗粒的重组痘苗病毒活疫苗人体免疫观察的结果表明，受试的 8 名儿童百分之百产生了中和抗体，连续 4 年观察抗体一直阳性；出血热疫苗虽已使用，但由于该病毒的结构蛋白表达后可以形成病毒样颗粒，为制备新一代的亚单位疫苗创造了条件；分子减毒技术则可能用于改造乙脑、水痘、麻疹等疫苗的免疫效果及安全性；我国 2011～2012 年分别获 SFDA 审批实现了用哺乳动物细胞和人的 $2n$ 细胞规模化培养来大量生产新型的狂犬疫苗；2012 年 10 月经 SFDA 批准戊肝基因工程疫苗第一个正式生产上市；基于自主知识产权的口服轮状病毒活疫苗经 SFDA 批准生产文号，并获准上市；手足口病 EV71 已通过了Ⅲ期临床试验，预计 2013 年底或 2014 年上半年正式投产；另外，手足口病 EV71-CA16 双价灭活疫苗和宫颈癌重组疫苗已完成了前期研发，待进入临床试验。白喉、百日咳、破伤风、乙肝和甲肝的五联疫苗正在实验之中，见表 7-12。

表 7-12　我国重要病毒病基因工程疫苗研究开发现状

<table>
<tr><th colspan="2" rowspan="2">疫苗及靶抗原</th><th rowspan="2">疫苗类型</th><th colspan="2">研究开发现状</th></tr>
<tr><th>国内</th><th>国外</th></tr>
<tr><td rowspan="16">1
艾滋病毒
疫苗</td><td rowspan="8">env,aga,pol,nef,v3</td><td>亚单位多肽(细胞)</td><td>研究</td><td>Ⅱ期</td></tr>
<tr><td>亚单位多肽(酵母)</td><td>研究</td><td>Ⅱ期</td></tr>
<tr><td>亚单位多肽(昆虫)</td><td>研究</td><td>Ⅱ期</td></tr>
<tr><td>亚单位多肽(痘苗)</td><td>研究</td><td>Ⅰ期</td></tr>
<tr><td>亚单位多肽(昆虫)</td><td>研究</td><td>研究</td></tr>
<tr><td>亚单位多肽(细胞)</td><td>研究</td><td>研究</td></tr>
<tr><td>载体活疫苗(痘苗)</td><td>Ⅰ期</td><td>Ⅰ期</td></tr>
<tr><td>载体活疫苗(ALVAC)</td><td>—</td><td>Ⅰ期</td></tr>
<tr><td rowspan="6">完整病毒颗粒</td><td>减毒活疫苗(SIV)</td><td>—</td><td>Ⅰ期</td></tr>
<tr><td>灭活疫苗(SIV)</td><td>—</td><td>Ⅰ期(动物)</td></tr>
<tr><td>减毒活疫苗(HIV)</td><td>研究</td><td>研究</td></tr>
<tr><td>减毒活疫苗(SHIV)</td><td>—</td><td>研究</td></tr>
<tr><td>DNA 疫苗</td><td>研究</td><td>Ⅰ期</td></tr>
<tr><td>多肽＋痘病毒</td><td>研究</td><td>Ⅰ期</td></tr>
<tr><td rowspan="2">联合免疫</td><td>DNA＋痘病毒</td><td>研究</td><td>研究</td></tr>
</table>

续表

疫苗及靶抗原		疫苗类型	研究开发现状	
			国内	国外
2 乙肝疫苗	S	亚单位颗粒(酵母)	引进	生产
		亚单位颗粒(CHO)	生产	研究
		亚单位颗粒(痘苗)	生产	研究
		载体活疫苗(痘苗)	Ⅲ期	研究
		载体活疫苗(Ad)	研究	Ⅰ期
		亚单位颗粒(植物)	研究	Ⅰ期
		DNA 疫苗	研究	研究
	S2+S	亚单位颗粒(CHO)	研究	生产
		载体活疫苗(痘苗)	研究	研究
		DNA 疫苗	研究	研究
	S1+S2+S	亚单位颗粒(CHO)	研究	Ⅰ期
		亚单位颗粒(酵母)	研究	Ⅱ期
		载体活疫苗(痘苗)	研究	研究
		DNA 疫苗	研究	研究
	Epitop(S1,S2,S)	载体活疫苗(沙门菌)	研究	Ⅰ期
	C	亚单位颗粒(大肠杆菌)	研究	研究
		载体活疫苗(痘苗)	研究	研究
		DNA 疫苗	研究	研究
3 丙肝疫苗	C+E1+E2	亚单位多肽(CHO)	研究	研究
		DNA 疫苗	研究	研究
4 戊肝疫苗	ORF2,ORF3	亚单位多肽(大肠杆菌)	研究	研究
		亚单位多肽(酵母)	研究	研究
		亚单位多肽(昆虫)	研究	研究
		DNA 疫苗	研究	研究
5 呼吸道合胞 病毒疫苗	F+G	载体活疫苗(痘苗)	研究	研究
		载体活疫苗(Ad4)	研究	研究
	F	亚单位多肽(大肠杆菌)	研究	Ⅱ期
6 巨细胞 病毒疫苗	完整病毒颗粒	减毒活疫苗(Towne)	—	Ⅱ期
		基因缺失活疫苗	—	研究
	gB	载体活疫苗(痘苗)	研究	研究
		载体活疫苗(Ad)	研究	研究
		DNA 疫苗	研究	研究
7 单纯疱疹 病毒疫苗	完整病毒颗粒	基因缺失活疫苗	—	Ⅰ期
	gD,gB	载体活疫苗(痘苗)	研究	研究
		DNA 疫苗	研究	研究
8 登革热 病毒疫苗	Dengnel,2,3,4E, Pren-E,NS1,NS2	减毒活疫苗	研究	Ⅱ期
		分子减毒活疫苗	研究	研究
		亚单位多肽(痘苗)	研究	研究
		亚单位多肽(昆虫)	研究	研究
		亚单位多肽(原核)	研究	研究
		亚单位颗粒(痘苗)	研究	研究
		亚单位颗粒(昆虫)	研究	研究
		载体活疫苗(痘苗)	研究	研究
		DNA 疫苗	研究	研究
9 乳头瘤 病毒疫苗	L1、L2、E6、E7	载体活疫苗(痘苗)	研究	研究
		亚单位颗粒(酵母)	研究	研究
		亚单位颗粒(昆虫)	研究	Ⅱ期
		亚单位颗粒(原核)	研究	研究
		DNA 疫苗	研究	研究
	E6、E7	载体活疫苗(痘苗)	研究	Ⅰ期

续表

疫苗及靶抗原		疫苗类型	研究开发现状	
			国内	国外
10 EB病毒 疫苗	gp350，LMP1， LM2，C	载体活疫苗（痘苗）	Ⅲ期	研究
		亚单位多肽（合成）	研究	研究
		亚单位多肽（CHO）	研究	研究
		亚单位多肽（昆虫）	研究	研究
		免疫细胞苗（树突）	研究	研究
		DNA疫苗	研究	研究
11 甲肝疫苗	ORF	载体活疫苗（痘苗）	Ⅲ期	研究
		亚单位颗粒（昆虫）	研究	研究
	VP1，VP3	亚单位多肽（大肠杆菌）	研究	研究
		载体活疫苗（polio）	研究	研究
12 麻疹疫苗	HA＋F	载体活疫苗（ALVAC）	—	Ⅰ期
		载体活疫苗（痘苗）	Ⅰ期	研究
		DNA疫苗	研究	研究
	完整病毒	基因缺失活疫苗	研究	研究
13 出血热 疫苗	G1，G2，NP	载体活疫苗（痘苗）	研究	Ⅰ期
		载体活疫苗（Ad）	研究	—
		亚单位颗粒（痘苗）	研究	研究
		亚单位颗粒（昆虫）	研究	研究
14 小儿轮状 病毒疫苗	人/猴病毒重组	减毒活疫苗（重配）	—	Ⅳ期
	人/牛病毒重组	减毒活疫苗（重配）	—	Ⅲ期
	人/羊病毒重组	减毒活疫苗（重配）	Ⅳ期	—
	VP4，VP7，VP6	亚单位颗粒（昆虫）	研究	研究
		载体活疫苗（原核）	—	研究
		载体活疫苗（痘苗）	研究	研究
		载体活疫苗（Ad）	研究	研究
15 狂犬病疫苗	外膜糖蛋白	载体活疫苗（痘病毒）	生产（动物）	Ⅳ期（动物）
		载体活疫苗（Ad）	研究	研究
16 多联疫苗	DTP＋HBV，DTP＋IPV， DTP＋IPV＋HBV， DTP＋HBV＋HAV	联合疫苗（传统技术＋基因工程）	研究	Ⅱ期
17 其他	甲肝、乙肝 、麻疹、RSV	载体活疫苗（痘苗）	研究	研究
		多价DNA疫苗	研究	研究

第四节　我国基因工程病毒疫苗的开发战略

一、明确基因工程疫苗研发的重点

作为病毒疫苗的主要效果是视其在抗自然感染中的预防作用和感染后发病程度的减轻与否，一些常规疫苗，如脊髓灰质炎、麻疹、百白破、风疹、狂犬病等疫苗已经长期应用，证明是安全有效的，且制备工艺简单，价格低廉，当前并不亟需用基因工程疫苗代替。新型疫苗主要解决的是以下几个问题。

1. 常规技术不能或很难解决的新疫苗

（1）不能或难于培养的病原体如乙型肝炎病毒（HBV）、丙型肝炎病毒（HCV）、戊型肝炎病毒（HEV）、Epstein-Barr 病毒、巨细胞病毒（CMV）、人乳头瘤病毒（HPV）、轮状病毒

(RV)等，因为任何一种形式疫苗的制备，首先都必须获取大量抗原成分，这些物质的来源取决于病原体的体外培养与增殖。重组疫苗可以通过基因操作手段在不同表达系统中(原核或真核)得到大量的抗原成分，多肽疫苗可以根据免疫原特定的氨基酸序列进行人工合成，以达到制备疫苗的目的。

(2) 有潜在致癌性或免疫病理作用的病原体，前者如Ⅰ型嗜人T淋巴细胞病毒(HTLV-1)、单纯疱疹病毒(HSV)、CMV、EBV、HBV、HCV、HPV等，后者如人免疫缺陷病毒(HIV)、呼吸道合胞病毒(RSV)、登革热病毒(DGV)、埃博拉病毒(EV)等。

(3) 新发或突发的传染病的病原体，也需制备新型疫苗。如SARS(2003)、H1N1(2009)、H5N1(1997)、H7N9(2013)、EV71(2008)等。

2. 积极进行传统疫苗的改造

主要针对那些免疫效果差、不良反应大、成本较高和使用不方便的传统疫苗，如流感、乙脑、甲肝、水痘、麻疹、黄热、狂犬病(人/兽)、出血热、轮状病毒、腺病毒等。此类疫苗从理论上来讲，可以通过基因的修饰与改造来提高其免疫效果和降低副反应。

3. 加强治疗性疫苗的研究

现有疫苗大多用于疾病的预防，然而近些年来使用疫苗进行疾病治疗的研究发展迅速，一大批像乙肝这样的病毒病除了需要预防性疫苗外，治疗性疫苗也十分必要。特别是那些容易引起慢性或持续性感染，或与诱发肿瘤十分相关的病毒病，治疗性疫苗的研究将具有重要意义。除传染病外，治疗性疫苗还可扩展到治疗癌症、关节炎、高血压、心血管病、胃肠道疾病、糖尿病和肾病等。

4. 发展多联多价疫苗

多联多价疫苗成本低，免疫程序简单，是疫苗研究的发展方向。1989年开始的儿童疫苗计划(CVI)提出用二三十年时间发展一次接种可预防多种疾病的疫苗，这一目标只有使用现代生物技术通过发展新型疫苗才有可能实现。使用基因工程技术对传统疫苗进行改造，以获得联合疫苗是多联多价疫苗研究的一条重要途径；发展具有高导入、高表达、强免疫、可加强的新型载体，是研制多联多价疫苗的另一条重要途径。

5. 注重研发成人疫苗

随着免疫工作的不断深入，成人疫苗市场的规模逐渐扩大。由于目前成人多未接种大多数疫苗，即使接种了某些疫苗也有相当多数的成人已失去了保护效果，尤其是目前新发的传染病和暴发的传染病多针对成人，加强防恐应急需要，必须注重研发成人的新型疫苗。如流感疫苗、宫颈癌疫苗、狂犬病疫苗、肺炎多糖疫苗(供65岁以上老人)、带状疱疹疫苗、乙肝疫苗、AIDS旅行者疫苗、SARS疫苗、甲流H1N1、甲流H7N9、成人结核疫苗等。

二、目标的选择要以社会和市场需求为导向

(1) 要把能够预防我国严重病毒病的疫苗放在重点位置，优先考虑。

(2) 大力发展具有市场前景的新型疫苗，包括值得使用基因工程技术进行改造的传统疫苗。

(3) 执行新版(2010年版)国家药典和新版GMP的新要求。为了迅速提升我国的疫苗质量和市场占有率，国家制定了《中华人民共和国药典(2010年版)》和新版的GMP，对疫苗的质量和生产工艺均提了更高的要求。以狂犬病疫苗为例，新版药典要求其DNA的残留不超过100pg，其纯度和纯化工艺要求超过世界疫苗巨头(美国)的质量标准。对细菌内毒素、杂质、抗生素等的含量，均大大地高于旧版的要求，也超过了美国。这将使得中国疫苗生产企业的技术标准迅速提高，也是中国疫苗生产企业要迅速提高产品质量，抢占国际市场的重要手段之一

(见表 7-13)。

表 7-13　新旧版药典对狂犬病疫苗的质量标准要求对比

2005 年版	2010 年版	2005 年版	2010 年版
蛋白质含量 不高于 120μg/mL	蛋白质含量 不高于 80μg/mL	硫柳汞含量 不高于 0.10mg/mL	硫柳汞含量 不高于 50μg/mL
细菌内毒素检查 不高于 100EU/剂	细菌内毒素检查 不高于 80EU/剂	抗生素含量 无要求	抗生素含量 不得超过 50ng/剂

三、加强新型疫苗的基础研究

1. 加强疾病的免疫保护机制的研究

与大多数常规疫苗的研制相比，新型疫苗的发展有其特殊性。

(1) 常规疫苗一般采用整个细菌或病毒作为免疫原，新型疫苗与之不同，其特点是选取病原体的某些抗原或某些抗原表位，或删除某些无用甚至有害的组分而构成的，因而必须了解这些抗原、表位或组分在病原体致病和免疫中的作用和机体对它们的应答。

(2) 一些发病和免疫机制比较简单的疾病，已用常规疫苗解决，留下来的是一些比较复杂和较难解决的疾病或问题，如呼吸道、肠道和生殖系统黏膜感染，其病原体常常多型善变；易于产生持续感染甚至基因整合的病毒；免疫病理机制不清的病毒如登革热和 RSV 肺炎；病原体结构复杂，发育阶段多，免疫保护作用不强；常规疫苗由于反应大，效果差或引起个别严重并发症，需用新型疫苗来代替。解决这些问题只有在进一步了解发病与免疫机制的基础上才有可能。

(3) 目前不仅在寄生虫、避孕和肿瘤免疫中有许多免疫学基础理论问题没有解决，一些病毒，如如何避免 RSV 和 DGV 疫苗的免疫病理作用，如何克服鼻咽癌病毒的多型性和流感病毒的抗原漂移等，都尚未解决。

2. 加强新型疫苗的免疫保护机制的研究

新型疫苗抗原的免疫保护效果是新型疫苗研究的主要问题。机体对感染的免疫应答是综合性的，包括特异性免疫、体液与细胞介导、全身与局部，以及针对病原体多种抗原成分的免疫反应，因而也是比较完善和巩固的。活疫苗(包括基因工程活疫苗)最近似地模拟了感染后免疫，而基因工程多肽疫苗和合成寡肽往往是用单一或少数几种保护性抗原，甚至单一个主要抗原表位来代替完整的菌体或病毒颗粒。这里就产生了两个问题：第一，分子越小，其免疫原性越弱。因此多肽疫苗常常需用强有力的佐剂以增强其免疫原性，合成寡肽则除了强佐剂以外，往往还要求偶联于一种载体蛋白上。第二，产生的免疫仅针对一种抗原，甚至一个抗原表位，在免疫的综合性方面就与感染后免疫相差甚远，其有效保护程度和时间还需通过实践加以检验。近年来在这两方面虽然有了重要进展，但距适用于人体还有很大距离。此外，抗原分子越小，由于人的遗传素质不同而发生无反应性或低反应性的可能也越大，有些变异性较强的病原体很可能通过抗原变异而在个体或群体水平上逃避机体免疫。虽然近年来已经注意到利用两种以上抗原或在 B 细胞表位上结合 T 细胞表位，以求同时获得对几种抗原的体液免疫和细胞免疫，但同样还需通过实践的检验。

基因工程疫苗类型和表达系统的选择对获得有效的免疫保护具有关键性意义。例如，以肠道免疫为主的霍乱、痢疾和轮状病毒，必须选择有定居的和一定侵袭能力的载体发展口服活疫苗，而不应选择注射的多肽疫苗。

新型疫苗的作用方式对机体的免疫系统产生重要影响。任何疫苗作用机体的方式都不会与病原自然作用方式完全相同，因此必然产生新的免疫特点。在载体疫苗，特别是新发展起来的核酸疫苗中，这个问题尤为明显。在甲型流感的自然感染中，不同亚型间的共同抗原核蛋白无中和活性，也不能产生亚型间交叉保护，各亚型的免疫保护抗原主要是病毒表面的血凝素和神经氨酸酶。但在核酸疫苗的研究中，当使用编码核蛋白的 cDNA 作疫苗免疫动物后，表达出的核蛋白不但诱生出 CTL 反应，而且产生了对不同亚型的交叉保护，这可能与核酸疫苗在表达核蛋白的整个过程中无杀细胞作用，宿主细胞能有效合成组织相容性抗原，因而诱发了有效的细胞免疫有关。这种新的免疫保护机制有可能为研制多型善变的病原体疫苗开辟一条新途径。

3. 加强提高新型疫苗免疫效果的研究

基因工程多肽或寡肽疫苗成败的关键是如何克服免疫原性弱、免疫综合性差的问题。现在的研究主要集中在以下几个方面。

（1）多抗原表达　新型疫苗的一个趋向是应用两个以上抗原。第一类都是表面抗原(2 种以上)；第二类是同时用表面与内部抗原诱生中和抗体；第三类是用表面抗原与非结构蛋白。

（2）颗粒性抗原　将多肽组合成较大颗粒的方法有一定的免疫增强作用。方法有：

① 在体外将多肽聚团化可形成 100nm 左右颗粒，如加入皂角糖苷(Quil A)可形成“免疫刺激复合物”。

② 将抗原包入脂质体内可形成免疫脂质体。

③ 应用基因工程或化学交联方法将 B 细胞表位结合到 HBsAg、HBcAg 或轮状病毒核心表面，以增强免疫原性，特别是 HBcAg 具有 T 细胞依赖性和非依赖性免疫作用，是较为理想的颗粒型载体。

④ 有些病原结构基因的表达可产生不含核酸的病毒样颗粒，如在 CHO 细胞中表达人类细小病毒 B19 株的壳蛋白可形成空心外壳；在痘苗中同时表达 HIV 的 *gag* 和 *env* 基因可形成类似病毒的颗粒。目前甲肝、艾滋病、人乳头瘤病毒等都优先选择了亚单位颗粒性疫苗的研究路线，取得了重要进展。

（3）蛋白质工程抗原

① 多个寡肽串联成“鸡尾酒式疫苗”。此型疫苗是首先针对恶性疟原虫而提出的，是将多个不同的 B 细胞表位和多个 Th 细胞表位串联起来，同时删除可能存在的抑制性 T 细胞(suppressor T cell，Ts)表位。

② 将本来在细胞内表达的抗原加以改造，使之表达于细胞膜表面，以增强其免疫原性。此外，将 RSV 的两个表面抗原 G 和 F 组合成一个蛋白质的研究也相当深入，组合似不影响到它们各自的抗原特异性。

（4）载体疫苗系统　载体疫苗是除颗粒性疫苗之外另一个优先选择的基因工程疫苗研究路线，主要有两类：

① 基于病毒的载体活疫苗；

② 基于质粒 DNA 的非病毒载体疫苗。

前者的主要发展方向是“非复制型”载体，该载体将可能克服一般病毒载体具有的不安全性和不易加强使用的缺点；后者的主要发展方向是改进导入效率、提高抗原表达、增强免疫反应强度、克服潜在的致癌及免疫病理作用。这两类技术都有利于多价疫苗的研究与开发。

载体疫苗具有活疫苗的许多优点：廉价、高效、易于组合成多价疫苗，是新型疫苗的重要组成部分。目前用于这类疫苗研究的载体系统主要有痘苗病毒、腺病毒、沙门菌、卡介苗等。

这些载体的主要缺点有两个：第一，尽管用于载体研究的这些微生物都是疫苗株，但作为活疫苗载体，它们可能产生的接种副反应仍是令人担心的问题；第二，机体内针对载体的抗体，不论是免疫前存在的，或是免疫后产生的，都会对相应载体疫苗的再次使用产生一定影响，从而影响其免疫效果。

(5) 免疫佐剂与联合免疫 佐剂不但是亚单位疫苗成功的关键，而且还可以通过选择不同的佐剂改变疫苗免疫反应类型，增加疫苗用途，提供新的免疫接种途径。近年来对疫苗的免疫佐剂的研究进展很快，除传统的$Al(OH)_3$外，还出现了许多新型的佐剂，有的已用于临床。

① 强有力合成佐剂大都是胞壁酰二肽的衍化物，如Syntex佐剂对多肽和寡肽都有很强的佐剂作用，能诱生抗体和细胞介导免疫，甚至超过了福氏完全佐剂，且无热原性，不引起肉芽肿、关节炎或其他组织损害。

② 淋巴因子如胸腺肽、白细胞介素-2、干扰素γ等均曾用于免疫增强目的。IL-2似乎只对某些抗原有佐剂作用，且须每天注射。一个很可能有使用价值的方法是在载体疫苗中同时表达外源抗原和细胞因子，如IL-5有增强黏膜免疫能力，IL-6能更有效地增强体液免疫，IL-2可以提高细胞免疫，GM-CSF有抗肿瘤免疫效果，还有人将寡肽与组织相容性抗原偶联使之易于为T细胞所识别。

③ 缓慢释放抗原的微胶囊(microsphere)，虽不是佐剂，但却能增强免疫效果。例如丙交酯与乙交酯共聚物，用于包裹抗原后形成的颗粒可大至3mm、小至1μm。这种微胶囊可包含多种抗原，可用于口服免疫。

④ 不同类型疫苗联合应用，以达互补效果，是近年一些难度较大疫苗研制的新途径。艾滋病疫苗，在使用多肽疫苗与载体疫苗交替免疫的程序后，获得了令人鼓舞的免疫效果。

参考文献

[1] Sullivan N J, Geisbert T W, et al. Accelerated vaccination for Ebola virus haemorrhagic fever in non-human primates. Nature, 2003, 424: 681-684.

[2] Wilson J A, Bray M, et al. Vaccine potential of Ebola virus VP24, VP30, VP35, and VP40 proteins. Virology, 2001, 286: 384-390.

[3] FernandezFernandez M R, Mourino M, et al. Protection of rabbits against rabbit hemorrhagic disease virus by immunization with the VP60 protein expressed in plants with a potyvirus-based vector. VIROLOGY, 2001, 280(2).

[4] Wang Z, Hangartner L, et al. Recombinant measles viruses expressing heterologous antigens of mumps and simian immunodeficiency viruses. Vaccine, 2001, 19(17-19).

[5] Lieberman J, Frankel F R. Engineered Listeria monocytogenes as an AIDS vaccine. Vaccine, 2002, 20(15).

[6] Connolly J B. Conditionally replicating viruses in cancer therapy. Gene therapy, 2003, 10(8).

[7] Darrell R, et al. Protection of Chickens from Infectious Bronchitis by In Ovo and Intramuscular Vaccination with a DNA Vaccine Expressing the S1 Glycoprotein. Avian Diseases, 2003, 47(2).

[8] Dale C, et al. Evaluation in macaques of HIV-1 DNA vaccines containing primate CpG motifs and fowlpox virus vaccines co-expressing IFNγ or IL-12. Vaccine, 2004, 23(2).

[9] Otten G, et al. Enhancement of DNA vaccine potency in rhesus macaques by electroporation. Vaccine, 2004, 22(19).

[10] Lucy F, et al. The Efficacy of Recombinant Fowlpox Vaccine Protection Against Marek's Disease: Its Dependence on Chicken Line and B Haplotype. Avian Diseases, 2004, 48(1).

[11] Both, Gerald W. Special Feature Ovine atadenovirus: a review of its biology, biosafety profile and application as a gene delivery vector. Immunology and Cell Biology, 2004, 82(2).

[12] Inna G Ovsyannikova, et al. Immunologic significance of HLA class I genes in measles virus-specific IFN-γ and IL-4 cytokine immune responses. Immunogenetics, 2005, 57(11).

[13] Zhao J, et al. Enhanced cellular immunity to SIV Gag following co-administration of adenoviruses encoding wild-type or mutant HIV Tat and SIV Gag. VIROLOGY, 2005, 342(1).

[14] Tonbak, et al. Cloning of Nucleoprotein Gene (NP) of Rinderpest Virus (RPV) RBOK Vaccine Strain. Turkish Journal of Veterinary and Animal Sciences, 2005, 29(2).

[15] Sakhatskyy, P, Wang S, et al. Immunogenicity and protection efficacy of monovalent and polyvalent poxvirus vaccines that include the D8 antigen. VIROLOGY, 2006, 355(2).
[16] Vanniasinkam T, Reddy S T, et al. DNA immunization using a non-viral promoter. VIROLOGY, 2006, 344(2).
[17] Sullivan Nancy J, et al. Immune Protection of Nonhuman Primates against Ebola Virus with Single Low-Dose Adenovirus Vectors Encoding Modified GPs. PLoS Medicine, 2006, 3(5).
[18] Lalonde A, et al. Rescue of the immunotherapeutic potential of a novel T cell epitope in the Epstein-Barr virus latent membrane protein 2. VIROLOGY, 2007, 361(2).
[19] Yang Z Q, Liu Q Q, et al. Expression of the fusion glycoprotein of Newcastle disease virus in transgenic rice and its immunogenicity in mice. Vaccine, 2007, 25(4).
[20] Vincent Vieillard, Roger Le Grand, et al. A vaccine strategy against AIDS: An HIV gp41 peptide immunization prevents NKp44L expression and $CD4^{+}$ T cell depletion in SHIV-infected macaques. Proceedings of the National Academy of Sciences, 2008, 105(6).
[21] Suzuki, Hajime, et al. Immunogenicity of newly constructed attenuated vaccinia strain LC16m8Δ that expresses SIV Gag protein. Vaccine, 2009, 27(7).
[22] Feng Rong Zheng, Xiu Qin Sun, et al. Immune response of DNA vaccine against lymphocystis disease virus and expression analysis of immune-related genes after vaccination. Aquaculture Research, 2010, 41(10).
[23] Iana H, Inna G, et al. Differential cellular immune responses to wild-type and attenuated edmonston tag measles virus strains are primarily defined by the viral phosphoprotein gene. Journal of Medical Virology, 2010, 82(11).
[24] Anne Schneeweiss, Stefan Chabierski, et al. A DNA vaccine encoding the E protein of West Nile Virus is protective and can be boosted by recombinant domain DIII. Vaccine, 2011, 29(37).
[25] John Bernet, Muzammil Ahmad, et al. Disabling complement regulatory activities of vaccinia virus complement control protein reduces vaccinia virus pathogenicity. Vaccine, 2011, 29.
[26] Min Sun Kim, Ki Hong Kim. Protection of olive flounder, Paralichthys olivaceus, against viral hemorrhagic septicemia virus (VHSV) by immunization with NV gene-knockout recombinant VHSV . Aquaculture, 2011, 314(1-4).
[27] James S, et al. The development of vaccine viruses against pandemic A(H1N1) influenza. Vaccine, 2011, 29(9).
[28] Barney S Graham. Biological challenges and technological opportunities for respiratory syncytial virus vaccine development. IMMUNOLOGICAL REVIEWS, 2011, 239(1).
[29] Seon Do Hwang, et al. Single dose of oil-adjuvanted inactivated vaccine protects chickens from lethal infections of highly pathogenic H5N1 influenza virus. Vaccine, 2011, 29(11).
[30] Jadi R S, et al. Development of an inactivated candidate vaccine against Chandipura virus (Rhabdoviridae: Vesiculovirus). Vaccine, 2011, 29(28).
[31] Julia Schmitz, et al. Next generation dengue vaccines: A review of candidates in preclinical development. Vaccine, 2011, 29.
[32] Anton P J, et al. A microbial platform for rapid and low-cost virus-like particle and capsomere vaccines. Vaccine, 2011, 29.
[33] Beate von Teichman, et al. Safety and efficacy of Rift Valley fever Smithburn and Clone 13 vaccines in calves. Vaccine, 2011, 29(34).
[34] Wenjun Zhang, et al. Increase in viral yield in eggs and MDCK cells of reassortant H5N1 vaccine candidate viruses caused by insertion of 38 amino acids into the NA stalk. Vaccine, 2011, 29.
[35] Gomez-Casado E, et al. A comparative review on European-farmed finfish RNA viruses and their vaccines. Vaccine, 2011, 29(15).
[36] Sarah Murrell, Suh-Chin Wu, et al. Review of dengue virus and the development of a vaccine. Biotechnology Advances, 2011, 29(2).
[37] Dubravka Grdic Eliasson, et al. A novel non-toxic combined CTA1-DD and ISCOMS adjuvant vector for effective mucosal immunization against influenza virus. Vaccine, 2011, 29(23).
[38] Constantino López-Macías, et al. Safety and immunogenicity of a virus-like particle pandemic influenza A (H1N1) 2009 vaccine in a blinded, randomized, placebo-controlled trial of adults in Mexico. Vaccine, 2011, 29.
[39] Jeremy C Jones, et al. Virus aggregating peptide enhances the cell-mediated response to influenza virus vaccine. Vaccine, 2011, 29.

[40] Martinez-Alonso S, et al. The introduction of multi-copy CpG motifs into an antiviral DNA vaccine strongly up-regulates its immunogenicity in fish. Vaccine, 2011, 29(6).

[41] Irina Isakova-Sivak, et al. Genetic bases of the temperature-sensitive phenotype of a master donor virus used in live attenuated influenza vaccines: A/Leningrad/134/17/57 (H_2N2). Virology, 2011, 412(2).

[42] Steinman R M, Trumpfheller C, et al. Comparable T Helper1(TH1) and CD8 T Cell Immunity by Targeting HIV Gag P24 to CD8 Dendritic Cell Within Antibodies to Langerin, DEC 20S, and Clec9A. Proc Natl Acad Sci USA, 2011, 108 (6): 2384-2389.

[43] Zheng Jin, Wei Li, et al. Antimicrobial activity and cytotoxicity of N-2-HACC and characterization of nanoparticles with N-2-HACC and CMC as a vaccine carrier. Chemical Engineering Journal, 2013, 221: 331-341.

[44] Kai Zhao, Gang Chen, et al. Preparation and efficacy of a live Newcastle disease virus vaccine encapsulated in chitosan nanoparticles. PloS One, 2012, 7(12): e53314.

[45] Kai Zhao, Xingming Shi, et al. Preparation and immunological effectiveness of a swine influenza DNA vaccine encapsulated in chitosan nanoparticles. Vaccine, 2011, 29 (47) 8549-8556.

[46] Kai Zhao, Yuan-yuan Jin, et al. Preparation and immunological effectiveness of a Swine influenza DNA vaccine encapsulated in PLGA microspheres. Journal of Microencapsulation, 2010, 27(2): 178-186.

[47] 董德祥主编．疫苗技术基础与应用．北京：化学工业出版社，2002.

[48] 黄文林主编．分子病毒学．北京：人民卫生出版社，2002.

[49] 李忠明主编．当代新疫苗．北京：高等教育出版社，2001.

[50] 马大龙主编．生物技术药物．北京：科学出版社，2001.

[51] 舒俭德．人用疫苗：回顾与展望．中国计划免疫，2000，6(2)：117-121.

[52] 佟玉品，詹美云等．戊型肝炎病毒分子生物学及疫苗研究进展．病毒学报，2002，18(1)：93-97.

[53] 王芳宇，罗进贤等．HIV疫苗研究进展．中国病毒学，2004，19(1)：87-91.

[54] 叶迅，孟夏等．严重急性呼吸道综合征冠状病毒疫苗研究现状．生物化学与生物物理进展，2003，30(3)：331-334.

[55] 詹万雷，林影等．基因工程乙肝疫苗研究进展．中国生物工程杂志，2003，23(4)：62-64.

[56] 张延龄，张晖主编．疫苗学．北京：科学出版社，2004.

[57] 赵铠．病毒疫苗的研究现状与展望．第二军医大学学报，2002，23(8)：813-815.

第八章　基因工程菌苗

第一节　概　　述

自从抗菌药物发明和应用以来，临床常见的细菌性感染和病死率已经大幅下降。但是随着抗生素的应用越多，更强的抗性菌株相继出现。细菌一旦获得耐药性，会将抗性基因传播到其他敏感菌，使之成为抗药菌株，给临床传染病的治疗带来困难。据 WHO 1996 年报告，全球每年死亡约 5000 万人，其中约 1/3 死于传染病。而自 19 世纪以来，由于菌苗成功的应用，传染病的发生已明显减少。在发达国家，破伤风、白喉、百日咳、嗜血性流感的发病率明显降低。新病原体不断出现与鉴定，新的疫苗研制也相继开始。在过去 20 年中，有 29 种新传染病出现，其中包括 10 种细菌性传染病，列于表 8-1(摘自马大龙，生物技术药物)。重要病原体全基因测序的开展和完成以及类似生物表型的不同菌属间的同源序列和异源序列的发现，有力地促进了新的疫苗研制。控制传染病的再现及新传染病的出现，已引起全球的注意和共识。因此，有必要加快进行创新性的细菌菌苗的研制与开发。

表 8-1　新鉴定的病原菌

年份	病原体	所致疾病
1977	嗜肺军团菌(*Legionella pneumophila*)	军团菌病
1977	弯曲杆菌(*Campylobacter*)	空肠弯曲杆菌肠炎
1981	葡萄球菌毒素(toxin producing *Staphylococcus*)	中毒性休克综合征
1982	大肠杆菌 O157:H7(*E. coli* O157:H7)	出血性肠炎,溶血性尿毒综合征
1982	伯氏疏螺旋体(*Borrelia burgdorferi*)	莱姆病
1983	幽门螺杆菌(*Helicobacter pylori*)	胃溃疡
1989	查菲欧利希体	人欧利希病
1992	霍乱弧菌 O139	地方性流行性霍乱
1992	巴尔道体(*Bartonella henselae*)	猫抓病、细菌性血管瘤病
1999	伊氏埃立克体(*Ehrlichia ewingii*)	人埃立克体病
2008	嗜吞噬细胞无形体	人粒细胞无形体病
2010	大肠杆菌和肺炎克雷伯杆菌等[超级细菌(superbug)产 NDM-1 酶]	肠炎、肺炎、尿道炎
2011	大肠杆菌 O104:H4 菌株	肠出血性大肠杆菌感染

第二节　目前应用的菌苗及其存在问题

一、目前应用菌苗的类别

由细菌、支原体、螺旋体等制成的疫苗称为细菌性疫苗。细菌性疫苗按其所含的成分不同可分为三类，即活菌疫苗(弱毒苗)、死菌疫苗(灭活苗)、纯化的多糖或蛋白成分苗。

1. 活菌疫苗

活菌疫苗，又称弱毒苗，是采用人工诱变方法培育出的弱毒菌株或无毒菌株而制成的。如 1883～1885 年巴斯德(Pasteur)用理化和生物学方法制备了减毒的炭疽菌苗和狂犬疫苗等。卡介苗(BCG)是巴斯德研究院 Calmette 和 Guerin 等(1921)将一株牛型强毒结核菌在甘油-胆汁-马铃薯培养基上传 230 代后(13 年)，获得的对动物不致病，但产生抗结核免疫反应的菌苗，在世界范围内获得广泛应用，证明对免疫婴幼儿有保护效果。后来，发现其对成人的保护效果波动范围很大。对其减毒机制的了解，直至近年来完成结核分枝杆菌全基因测序后，与有毒牛型结核分枝杆菌全基因序列进行比较，方知BCG缺失了毒力相关基因。

2. 死菌疫苗

死菌疫苗，又称灭活苗，是指通常采用自然强毒菌株或标准菌株人工大量培养后，经加热处理或福尔马林(formaldehyde)、戊二醛(glutaraldehyde)、β-内酯(β-propiolactone)等化学处理而制成。灭活苗或死菌疫苗都须加佐剂以提高其免疫效果，再有，由于死菌疫苗都不能或者诱导机体的细胞介导免疫力差，所以可在死菌疫苗中加免疫促进剂，如短棒杆菌卡介苗、左旋咪唑和各种多糖类物质等。目前，最常用的死菌疫苗是矿物油佐剂灭活苗，如禽霍乱灭活油佐剂疫苗、百日咳(*Bordetella pertussis*)死菌疫苗、猪丹毒灭活疫苗等。死菌疫苗的主要优点是稳定，缺点是需要多次免疫才能得到好的保护效果。

3. 亚单位或成分苗

(1) 从细菌培养液中提取、用化学方法脱毒的类毒素苗，如破伤风类毒素(TT)、白喉类毒素(DT)，免疫后诱导机体产生的抗血清能特异性地中和TT破伤风类毒素或DT白喉类毒素，其保护效果可达95%以上。由于毒素纯化方法的改进，产品的副作用很小。

(2) 荚膜细菌纯化的多糖菌苗，可诱导产生的抗体能保护机体抵抗入侵荚膜菌的感染。如嗜血性流感杆菌b(Hib)、伤寒杆菌Vi多糖等多糖苗，能诱导机体产生T细胞非依赖的抗体反应，其特点是诱导时产生短期的IgM抗体，缺乏免疫记忆，对不到18个月幼儿的多糖苗免疫原性差，而没有保护效果。因此多糖类的菌苗亟需改进。

目前，将多糖与载体蛋白共价连接，通过载体蛋白提供适当的T细胞表位，由T细胞协助B细胞产生多糖特异性抗体，使T细胞非依赖性抗原转变为T细胞依赖抗原，这类菌苗称为多糖-蛋白质结合苗。如嗜血流感杆菌Hib的结合苗已在几个国家获得证书，证明对不到18个月的儿童有很高的免疫原性，能诱导免疫记忆，免疫球蛋白的类型转换及抗体亲和力成熟，明显减少了Hib菌的入侵感染与发病。目前可用于人群的菌苗列于表8-2(引自马大龙，生物技术药物)。

表8-2　目前可用于人群的菌苗

	菌苗	类型	预防的疾病	国内	国外
1	卡介苗(BCG)	活菌苗	结核病	i. d.	i. d.
2	布氏病菌苗	活菌苗	布氏菌病	d. s.	—
3	鼠疫菌苗(EV)	活菌苗	鼠疫	d. s.	—
	鼠疫菌苗	灭活全菌苗	鼠疫	i. d.	i. m.
4	炭疽菌苗(A16R,CTN-1,V770-NP-1)	活芽孢苗	炭疽	d. s.	—
	炭疽菌苗	灭活菌苗	炭疽		s. c.
5	百日咳菌苗	类毒素	百日咳	i. m.	—
		灭活菌苗	炭疽	—	i. m.
6	脑膜炎球菌苗(A、C群)	多糖成分	脑膜炎	i. m.	s. c.
7	脑膜炎球菌苗(A/C/Y/W-35群)	多糖成分	脑膜炎	—	s. c.
8	流脑A群多糖-破伤风蛋白结合菌	多糖-蛋白质结合苗	流行性脑脊髓膜炎	i. m.	—
9	伤寒菌苗(Ty21a)	活菌苗	伤寒	—	p. o.
	伤寒菌苗(Ty21a)	灭活全菌苗	伤寒	—	s. c.

续表

	菌苗	类型	预防的疾病	国内	国外
9	伤寒 Vi 多糖苗	多糖成分	伤寒	i. m.	i. m.
10	精制破伤风菌苗	类毒素	破伤风	i. m.	i. m.
11	精制白喉菌苗	类毒素	白喉	i. m.	—
12	白-百-破三联苗(DTP)	类毒素	白喉，百日咳，	i. m.	
		灭活全菌苗	破伤风	—	i. m.
13	白-破-百三联苗(DTaP)	类毒素	白喉，百日咳，	i. m.	
	白-破-百三联苗	灭活全菌苗	破伤风	—	i. m.
14	白-破二联苗(DT 或 TD)	类毒素	白喉，百日咳	i. m.	i. m.
15	钩端螺旋体菌苗	外膜成分苗	钩端螺旋体病	s. c.	—
16	霍乱弧菌(O139)	灭活全菌苗	霍乱	s. c.	s. c. /i. d.
17	CVD103HgR	基因工程活苗	霍乱	—	p. o.
18	肺炎球菌(23 型)	多糖成分	肺炎	—	i. m. /i. d.
19	嗜血流感杆菌 B 型(Hib)	类毒素	脑膜炎	—	i. m.
20	DTP-嗜血流感杆菌 B 型结合苗(DTP-Hib)	灭活的全菌苗细菌 多糖-蛋白质结合菌苗	白喉，百日咳，破伤风， 脑膜炎	—	i. m.
21	福氏 2a 与宋内双价痢疾菌苗(FSM2117)	基因工程活苗	痢疾	p. o.	—
	F2a 与宋内双价痢疾菌苗(FS)	基因工程活苗	痢疾	p. o.	—
22	莱姆病菌苗(OspA)	重组 OspA	莱姆病		s. c.
23	乙肝疫苗	灭活菌苗	乙肝	i. m.	s. c.
24	人用狂犬病疫苗	灭活菌苗	狂犬病	i. m.	s. c.
25	甲肝疫苗	灭活菌苗	甲肝	i. m.	s. c.

注：i. d. 表示皮内，s. c. 表示皮下，d. s. 表示划痕，i. m. 表示肌注，p. o. 表示口服。

二、目前菌苗存在的问题及研制菌苗的新方法

1. 目前菌苗存在的问题

(1) 尽管疫苗免疫取得了巨大的成功，但小于 5 岁的婴幼儿每年死于传染病的数目仍然很高。如疟疾、几种腹泻病等均无有效疫苗，虽然卡介苗(BCG)使用几十年了，甚至纳入 WHO 的计划免疫，但其效果波动很大，在 0%～80%，因此亟须安全有效的结核菌苗问世。

(2) 与病毒相比，基因工程细菌及细菌核酸苗报道明显为少。至今国际上还没有成功满意的重组细菌苗提供人群使用。关于细菌毒素的分子及其编码基因与调控机制都比较清楚，因此，有关毒素的基因工程菌苗的构建或载体构建等均无问题，但细菌外膜上的其他结构如黏附分子、侵袭蛋白、鞭毛及脂多糖等分子结构十分复杂，编码基因多成丛分布，如 LPS 的表达涉及近 30 个基因的级联反应，操作起来尚有困难。因此，还有毒力相关或保护相关基因的分离、克隆和表达等基因工程菌苗研制的前期工作要做。

2. 研制菌苗的新方法

对细菌感染发病机制认识的深入及涉及许多病原体毒力决定簇如黏附素、侵袭素、荚膜多糖、脂多糖、毒素等编码基因及其产物的结构与功能的分析与鉴定，是不断设计和研制新型疫苗的重要基础。针对不同的病原体致病特点和毒力决定簇的特点，发展和产生了不同的菌苗研制方法，得到了不同类型的菌苗。

基因工程菌苗主要是指用重组 DNA 技术研制的菌苗，包括保护性抗原基因在原核或真核

细胞中表达的生物合成亚单位疫苗，以某些细菌为外源基因之载体的活载体活苗和通过基因组突变、缺失或插入的基因缺失活疫苗。虽然目前世界上已注册并正式投放市场的基因工程菌苗仅有很少几种，但是它们代表了疫苗研究的新途径，为克服一些常规疫苗的缺陷带来了希望，因此越来越受到重视。目前研制菌苗的新方法及可能候选的菌苗见表8-3。

表8-3　目前研制菌苗的新方法及可能候选的菌苗

1	纯化亚单位成分	嗜血流感杆菌(荚膜多糖)(*H. influenzae*) 奈氏脑膜炎球菌(荚膜多糖) (*N. meningitidis*) 百日咳菌血凝素(Hemagglutinin)
2	合成肽	淋球菌(黏附菌毛)(*N. gonorrhoeae*, adherence-pili)
3	核酸疫苗	肺炎链球菌(*Streptococcus*) 结核分枝杆菌(*M. tuberculosis*) 产单核细胞李斯特菌(*L. monocytogenes*) 沙眼衣原体(*Chlamydia trachomatis*) 伯氏疏螺旋体(*Borrelia burgdorferi*)
4	构建突变株 (化学、辐射、点突变或转座子插入等)	伤寒菌苗 Ty21a(*S. typhi*, Ty21a) 霍乱菌苗(*V. cholerae*) CVD103HgR ETEC苗
5	与CT-B、LT、TT、DT等化学结合	伤寒Vi抗原 痢疾菌苗，嗜血流感杆菌苗
6	构建重组细菌载体	
	重组病毒载体	HBsAg
	肠沙门菌载体	宋内痢疾菌LPS
	痢疾菌载体	痢疾多价菌苗
	耶尔森菌载体	
	BCG载体	幽门螺杆菌溶酶素
	腺病毒载体	
	霍乱菌载体	

三、理想菌苗的条件

疫苗的目的是激起免疫反应，但不使人遭受实际感染的危险。一个理想的疫苗将引起与天然感染相同程度的或更好的免疫。理想疫苗应符合如下条件，且每一个条件都需要大量的基础研究，能提出更为合理的疫苗研究策略，研制出安全高效、使用方便、价格低廉的菌苗。

（1）安全，不能有毒性。大量人群应用疫苗，即使有低水平的毒性也不能接受。

（2）遗传性状稳定，无致癌性，无致畸变或致流产性。

（3）结构简单清楚，可生物降解，有生物相容性，与组织抗原无免疫学交叉反应。

（4）接受疫苗接种的各年龄组人群必须能够很高比例地产生保护性免疫。成功的疫苗一般能产生长效的免疫记忆。

（5）多价，有更大的覆盖面，最好一次性免疫。因为一些感染性病原体在进入机体后不久便感染宿主细胞，因此对这类感染性病原体预存特异性抗体阻止病原微生物进入细胞是特别必要的。对感染病原体的免疫应答通常涉及指向多个表位的抗体，只有其中一些抗体提供保护。因此，有效的疫苗一定导致准确指向感染微生物表位的抗体和 T 细胞的产生。

(6) 能口服，能有效诱导黏膜免疫。

(7) 为大量人群应用，疫苗必须廉价。

(8) 易于生产、储存及服务，不需冷藏。

第三节　基因工程菌苗的研究动态

当前国内外细菌基因工程菌苗对重要细菌感染性疾病的问题有：①现有菌苗保护效果不好；②副反应大；③难以培养的细菌；④可诱发癌变，有严重后遗症；⑤新出现的病原体或新变异病原菌。

一、基因工程亚单位疫苗

基因工程亚单位疫苗又称生物合成亚单位疫苗或重组亚单位疫苗，指只含有病原细菌的一种或几种抗原，而不含有病原体的其他遗传信息。此类疫苗是利用基因工程的方法将病原细菌的主要免疫原在异源宿主细胞内表达后制备而成。到目前为止，亚单位疫苗或基因工程蛋白质疫苗仍然是疫苗发展的主要方向。

除了大肠杆菌表达系统外，目前重组蛋白质表达系统还有乳酸菌(*Lactococcus bacteria*)、酵母细胞和蚕细胞等。乳酸菌表达系统的优点是蛋白质表达过程可通过 pH 调节，不再需要向培养基中加入类似 IPTG 的诱导物，既简化了操作程序又降低了成本。此外，乳酸菌的一个重要特点是可以将重组蛋白质分泌到细胞外(即细菌培养基内)，因而非常适合于表达对大肠杆菌有毒性作用的蛋白质。一般情况下，凡是能被分泌到细胞外的蛋白质都具有正确的分子结构。此外，大肠杆菌和乳酸菌的一个共同优点是这些细菌都没有对表达的蛋白质进行糖基化的反应系统。因而，所表达的蛋白质没有任何化学修饰，便于对重组蛋白质进行结构和功能的分析。

蚕细胞和酵母细胞是目前应用最为广泛的真核细胞表达系统。由于这些细胞具备完整的蛋白质组装和修饰系统，所表达的重组蛋白质的结构多接近于原始蛋白质。此外，对这两种细胞进行悬浮高密度培养，其蛋白质的产量和纯度均高于大肠杆菌表达方法。用于人的蛋白质疫苗多由这两种细胞表达的蛋白质制备而成。但是，由于这两种细胞都具备完整的表达后修饰过程，因而再进行基因克隆时必须先将所要表达的蛋白质序列中的糖基化位点突变成非糖基化位点。

总之，不论原核生物表达系统还是真核生物表达系统，只有重组蛋白质的结构与原始蛋白质的结构一致时，其所引起的免疫学反应才能对病原发挥免疫抑制作用。此外，外源性抗原(如蛋白质类疫苗)在机体内主要是通过 MHCⅡ途径递呈给免疫应答系统的，所激发的免疫应答多趋向于体液免疫应答，而且需要很强的免疫佐剂。

二、基因工程载体活疫苗

基因工程载体活疫苗(live recombinant vaccine)可以是非致病性微生物通过基因工程的方法使之表达某种特定病原细菌的抗原决定簇基因，产生免疫原性，也可以是致病性微生物通过基因工程的方法修饰或去掉毒性基因，但仍保持免疫原性。在这种疫苗中，抗原决定簇的构象与致病性病原体抗原的构象相同或者非常相似，活载体疫苗克服了常规疫苗的缺点，在免疫效力上很有优势，主要有重组病毒型疫苗和细菌型活载体疫苗。

细菌型活载体疫苗以非致病性或减毒细菌为载体来表达其他致病性细菌的抗原基因，在被接种的动物体内，特定免疫原基因可随重组载体复制而适量表达，从而刺激机体产生相应的免疫抗体。细菌活载体疫苗是指将病原体的保护性抗原或表位插入细菌基因组或质粒使其表达。目前主要有沙门菌活载体疫苗、大肠杆菌活载体疫苗、卡介苗活载体疫苗以及以单核细胞增多性李斯特菌和小肠结肠耶尔森菌为载体的细菌活载体疫苗。选择理想的载体是活载体疫苗研制及应用成功的关键。

三、转基因植物可食疫苗

转基因植物可食疫苗(transgenic plants edible vaccines)利用分子生物学技术，将病原细菌的抗原编码基因导入植物，并在植物中表达出活性蛋白，人或动物食用含有该种抗原的转基因植物，激发肠道免疫系统，从而产生对病毒、寄生虫等病原菌的免疫能力。与常规疫苗相比较，转基因植物疫苗具有独特的优势：(1) 可食用性，使用方便；(2) 生产成本低廉，易大规模生产；(3) 使用安全，没有其他病原污染；(4) 转基因植物能对蛋白质进行准确的翻译后加工修饰，使三维空间结构更趋于自然状态，表达的抗原与动物病毒抗原有相似的免疫原性和生物活性；(5) 投递于胃肠道黏膜表面，进入黏膜淋巴组织，能产生较好的免疫效果。目前，国外已有将乙型肝炎病毒表面抗原(Hb-sAg)、变异链球菌表面蛋白(SPaA)、大肠杆菌热敏肠毒素B亚单位(LT-B)、霍乱毒素B亚单位(CTB)、狂犬病病毒糖蛋白、传染性胃肠炎病毒(TGEV)在植物中表达的报道，国内在转基因植物可食疫苗方面的研究的报道甚少。

四、抗独特型抗体疫苗

抗独特型抗体疫苗是通过模拟抗原物质，刺激机体产生的抗体与抗原特异性抗体具有同等效应，故又称内影像疫苗。抗独特型抗体疫苗可诱导全方位免疫应答，且其足够的免疫力显示出巨大的研究和临床应用潜力。目前，模拟伪狂犬病毒、新城疫病毒及弓形虫等的抗独特型抗体制作的疫苗已取得一定进展，接种动物后能抵抗相应抗原感染。我国在抗独特型抗体疫苗的研发和产业化方面取得突破，并且在鱼用制品研究领域走到国际前列。如北京卓越海洋生物科技有限公司和中国人民解放军第四军医大学研制的牙鲆鱼溶藻弧菌、鳗弧菌、迟缓爱德华菌病多联抗独特型抗体疫苗通过注册。

第四节　重要细菌基因工程苗的研究进展

一、霍乱菌苗

霍乱(cholera)是发展中国家常见的急性腹泻病之一，其发病急、传播快、波及面广且危害严重，是我国法定管理的甲类传染病。霍乱是由革兰阴性霍乱弧菌引起的烈性传染病。霍乱弧菌在小肠分泌霍乱毒素(CT)引起腹泻及其他症状。根据菌体抗原霍乱弧菌可分为200个以上的血清型。1881～1896年间的5次及1899～1923年的第6次大流行均由O1群古典型霍乱弧菌引起。第7次大流行自1961年延续至今，波及五大洲。1992年出现了一个新的流行株O139血清型霍乱，目前流行的霍乱为O1和O139两种血清型。而目前使用的霍乱菌苗为灭活全菌体或全菌与其毒素的结合物，对成人有效，但不能诱发儿童免疫反应。近十年来研制的新霍乱菌苗列举如下。

有关霍乱疫苗的使用，自19世纪后期以来，一直使用肠道外接种的霍乱全菌体菌苗。但后来经对照实验证实，此菌苗不能降低O1群霍乱弧菌的携带率，在儿童中的保护率低于30%，因此不再推荐使用这种菌苗。20世纪80年代初期开始研制候选口服霍乱疫苗，先后研制出了单纯全菌体死疫苗(WCV)和全菌细胞(WC)加霍乱毒素B亚单位(BS)疫苗(WC/BS)两种，而后者由于霍乱毒素B亚单位所具有的黏膜免疫佐剂特性和进入人体后诱导产生的抗毒免疫活性而备受关注，并于1985～1988年在孟加拉首次做了大规模的连续三年的现场观察。

口服 WC/BS 霍乱疫苗的现场观察证实，其保护效果是肯定的，尤其在 5 岁以下的幼儿中。

20 世纪 80 年代末，人们采用基因重组技术制备成了一种重组霍乱毒素 B 亚单位(rBS)，由此出现了另一种价格低廉、更受欢迎的口服霍乱灭活全菌体加重组 B 亚单位疫苗(WC/rBS)。WC/rBS 口服霍乱疫苗经现场证实是安全的，无明显不良反应，同时又是有效的，对各年龄组(2～65 岁)人群均可产生长达 6 个月的高度(85%～90%)保护作用，3 年后各年龄组人群仍有 50%的保护力。

口服疫苗的主要缺点是需要间隔 1～2 周接种 2 剂或 3 剂。如能较快地获得免疫力，则可考虑把菌苗用于军人和/或旅游者的免疫接种，用于控制即将到来的或正在发生的霍乱流行。但对于该需要来说，口服霍乱减毒疫苗是理想的，其中尤以 CVD103-HgR 菌苗为最佳，它可使接种者在 8 天内产生免疫应答，此菌苗是安全的，无免疫力者口服 1 剂后即能产生近似于自然感染的杀菌免疫应答。

O139 霍乱疫苗的研制自 1992 年印度首次发生 O139 型霍乱流行后就迅速开展。由于 O139 霍乱弧菌菌体的脂多糖抗原和荚膜多糖抗原已证实均为重要的保护性抗原，因此从这两种抗原出发即可研制相应有效的 O139 霍乱疫苗。主要有非口服的全菌体灭活疫苗和纯化的 O139 特异性多糖和蛋白质结合疫苗、口服灭活 O139 WC/rBS 疫苗和口服的基因工程减毒活疫苗。

另外，发现霍乱毒素是很强的黏膜免疫原，能有效刺激黏膜 sIgA 及血清 IgG 反应，及黏膜免疫记忆反应，对 CT 及 CTB 的免疫佐剂活性进行了大量的研究，对多种蛋白质、多糖及病毒、细菌等的免疫佐剂效果得到肯定的认识。该免疫佐剂由霍乱弧菌产生，是目前试验阶段黏膜免疫效果最好的佐剂，它包括两个主要的亚单位 A 和 B，只有非毒性的五聚体亚单位 B，即霍乱类毒素 CTB 被用作佐剂。CTB 有运输抗原并促进定位的作用，通常激发一个 Th2 或者混合的 Th1/Th2，但倾向 Th2 的免疫应答。在小鼠试验中，CT 还能够诱导 Th17 的免疫应答，在经治疗的小鼠肺中还伴随有中性粒细胞的累积和 IL-16 的增加，同时，CTB 还是一种良好的蛋白半抗原和弱免疫原的载体，共同免疫时可以赋予半抗原免疫原性，增强弱免疫原的免疫原性。CTB 作为一种良好的免疫佐剂和蛋白抗原输送载体，虽然目前距实际应用仍有一定的距离，但其应用前景良好。CT/CTB 佐剂应用的抗原见表 8-4。

表 8-4 CT/CTB 佐剂应用的抗原

抗原(佐剂)	途径	参考文献
蛋白质		
霍乱类毒素(CT)	p. o.	Jackson 等，1993
链球菌 M 蛋白(CTB)	i. m.	Bessen 和 Tischetti，1988
链球菌(CTB)		
S. mutans 抗原 Ⅰ/Ⅱ(CT/CTB)	p. o.	Czerkinsky 等，1989；Wu 和 Rusell，1993
S. mutans 蛋白质抗原(CTB)		
流感病毒溶血素(CT/CTB)	i. m.	Takahashi 等，1990
呼吸道合胞病毒 FG 糖蛋白(CT/CTB)	p. o. ，i. m.	Tomasi 等，1994
S. mutans Gtf. 1：pho A 融合蛋白	i. m.	Walsh，1993
多糖		
沙门菌多糖(CTB)	p. o.	Orr 等，1994
P. aeruginosa 多糖(CT)	p. o.	Abraham 和 Pobinson，1991
病毒		
完整流感病毒(CT)	p. o.	Chen 和 Strober，1990
仙台病毒(CT)	p. o. ，i. m.	Nedrud 等，1987
Neasles 病毒(CTB)	i. n.	Muller 等，1995

续表

抗原(佐剂)	途径	参考文献
呼吸道合胞病毒(RSV)	i. n.	Reuman 等,1991
细菌/原生动物		
幽门螺杆菌(CT)	p. o.	Czinn 和 Nedrud,1991
弓形体(CT)	p. o.	Bourguin 等,1991
阿米巴原虫多肽-CTB 融合蛋白	p. o.	Zhang 等,1995b

注：p. o. 表示口服，i. n. 表示鼻腔投予。

二、痢疾菌苗

细菌性痢疾是我国及许多发展中国家的常见病及多发病，其发病率始终居 24 种法定传染病的前 2 位。主要病原体为痢疾杆菌，其致病特点是定居侵入结肠黏膜上皮细胞，且能迅速溶解吞噬泡膜进入胞浆，临床表现为发热、脓血便、腹泻、里急后重，甚至引起神经症状和血尿综合征。痢疾杆菌共有 4 群：A. 志贺痢疾菌(*Shigella dysenteriae*)，B. 福氏痢疾菌(*S. flexneri*)，C. 鲍氏痢疾菌(*S. boydii*)，D. 宋内痢疾菌(*S. sonnei*)。按其菌膜表面 LPS-O 抗原分为 44 个血清型。在我国及其他发展中国家主要流行型分别是福氏痢疾和宋内痢疾。菌体表面 LPS 和侵袭蛋白(Ipas)有强的免疫原性。经国内外研究，LPS 编码基因有 30 余个主要定位于染色体(除宋氏痢疾菌，定位于大质粒)。侵袭蛋白抗原 Ipas 编码基因主要定位于大质粒。目前已知至少 27 个基因和 15 个蛋白质与痢疾菌入侵宿主细胞相关，它们作为Ⅲ型分泌系统的调节子与效应子，以接触依赖方式被分泌进入宿主细胞。

目前，痢疾疫苗的开发方向主要有两个，一个是减毒活疫苗，一个是化学组分苗，其中减毒活疫苗是目前开发痢疾疫苗候选株的主流。Meitert 等(1984)在胆盐平皿连续传代 32 次获得福氏 2a 减毒株 Istrati T32；20 世纪 80 年代初中国近 10000 人现场观察，证实 T32 菌苗安全，有保护活性，效果与免疫次数和剂量有关。

20 世纪 80 年代，我国以 T32 为受体株开始致力于构建双价痢疾菌苗株的研究。牟兆钦等(1989)将一编码宋内菌 LPS-O 抗原的大质粒转移至 T32 菌中获得福氏 2a 宋内双价痢疾菌苗株 FS-18、FSM2117；林纪胜(1999)构建了 *S. flexenri* 2a 和 *S. dysenteria* Ⅰ双价痢疾菌株，有双价免疫原性。90 年代，国内外开展了痢疾侵袭活菌苗的研究。主要针对痢疾菌毒力相关基因的插入失活或缺失的方法，构建减毒突变株，目的是保存其入侵能力，限制其无限繁殖能力，对其免疫原性和保护效果进行了大量实验室研究。

国外工作主要集中在福氏 2a、福氏 5 型或 Y 型。构建出福氏 2a-宋内双价侵袭的菌苗株，目的是降低目前非侵袭双价苗的免疫剂量，提高免疫原性。

化学组分苗包括痢疾核糖体疫苗、脂质体疫苗及痢疾多糖-蛋白质结合疫苗，其中多糖-蛋白质结合疫苗研究活跃，是一个很有希望的痢疾疫苗候选株。

美国国立卫生研究院(NIH)的 Robbins 等(1992)首先提出以多糖-蛋白质结合的形式改变多糖的免疫特点，以发展新一代的痢疾化学组分苗。他们将痢疾菌 LPS 与不同蛋白载体(TT、DT)交联进行非口服途径免疫，能诱导豚鼠产生高的血清抗体反应，豚鼠眼模型证明有一定保护作用。宋内 LPS-O-蛋白质(TT、DT)有保护作用，Robbins(1996)将多糖-蛋白质结合苗用于越南士兵，报告宋氏多糖-蛋白质结合苗保护效果达 70%。我国兰州生物制品研究所正在与美国 NIH 合作开展痢疾结合疫苗研制工作，已完成实验室及动物试验，正在申请临床观察，预计不久将在国内开展流行病学观察并有望成为新的痢疾疫苗造福人类。

三、产毒性大肠杆菌苗

肠毒素大肠杆菌(enterotoxigenic *Escherichia coli*，ETEC)是造成发展中国家婴幼儿和旅游者细菌性腹泻的主要致病菌之一。全球年病例为2.1亿次，死亡病例达38万，多为5岁以下的儿童。其表面定居因子抗原(colonization factor antigens，CFA)和耐热与不耐热的肠毒素(ST和LT)共同作用导致腹泻，是ETEC疫苗的重要成分。在已发现的CFA中，CFA/I、CS6和CS3在流行的ETEC中是分布最为广泛的3种优势菌毛抗原。正在采用减毒痢疾菌为载体进行LT或菌毛抗原的表达，进行多价菌苗研制的前期工作，或用重组的BCG为载体进行LT-B的表达研究。国内早年构建表达K88、K99及LT的幼畜工程菌苗已投入生产。

四、肠出血性大肠杆菌苗

大肠杆菌O157：H7是肠出血性大肠杆菌(enterohemorrhagic *Escherichia coli*，EHEC)的主要病原菌。自1996年日本大规模暴发EHEC O157出血性肠炎以来，引起国际上的极大关注。其致病特点是通过特殊的黏附分子(intimin)黏附靶器官，产生类志贺毒素和肠溶血素等，症状表现为出血性腹泻、溶血性尿毒综合征、血栓形成性血小板减少性紫癜等。

当前研制的菌苗O157多糖铜绿假单胞菌外毒素蛋白的结合苗(O157 LPS-rEPA)已进行Ⅰ期临床观察，认为安全，有免疫原性。重组的Stx的减毒活菌苗、重组Stx亚单位苗及钴照射的全菌死菌苗正在进行动物实验观察。

五、伤寒杆菌菌苗

伤寒是一种急性全身性感染，感染网状内皮细胞系统、肠道淋巴组织及胆囊，病原是伤寒沙门菌(*Salmonella typhi*)。临床表现为长期发高热、胃肠炎、败血症等。世界伤寒杆菌感染病例约300万，死亡人数50万。在过去15年间，两种新型伤寒疫苗获准在全球广泛使用，一种是注射疫苗，另一种是口服疫苗。在许多国家，这些疫苗基本上取代了旧的强反应原性、加热-石炭酸灭活全菌体疫苗。

1. 伤寒Vi多糖疫苗

Vi是位于菌膜LPS外的荚膜多糖抗原，由*O*-乙酰-氨基糖醛酸高度聚合而成，可阻止外膜与补体结合，对菌的入侵也有一定作用。伤寒Vi多糖疫苗由伤寒杆菌纯化Vi多糖组成。给大于2岁者皮下或肌内注射1剂25μg疫苗，该疫苗在注射后7天可提供保护作用。推荐贮存温度为2～8℃。

最近在南非的研究证实，5～16岁儿童免疫接种后3年有效率为55%。疫苗接种后10年，58%的受种者血清抗-Vi IgG仍大于1μg/mL，此水平通常认为具有保护作用，但在这方面尚未取得共识。不过，在高度地方性流行区，该疫苗保护了通常认为是最易感的年龄组学龄儿童；在低度地方性流行区，保护作用持续时间还不能确定。该疫苗对2岁以下儿童无效。

为了维持保护作用，推荐每隔3年再接种疫苗。Vi疫苗可与国际旅游者有关的其他疫苗(如黄热病疫苗和甲型肝炎疫苗)同时接种。除了以前对疫苗组分有严重反应外，该疫苗没有禁忌证。虽然该疫苗对人类免疫缺陷病毒(HIV)感染者是安全的，但诱导保护性抗体与CD4阳性T细胞的水平直接相关。不良反应似限于发热(0～1%)、头痛(1.5%～3%)、注射部位红晕或大于1cm硬结(7%)。如同许多其他纯多糖疫苗一样，未观察到表明免疫记忆的加强作用。因此，目前正在研制蛋白质-Vi多糖结合疫苗。

另外，国内外用减毒的伤寒杆菌或鼠伤寒杆菌作为载体表达外源抗原进行多价菌苗研究的探索。

2. Ty21a疫苗

这是在20世纪70年代初用化学诱变方法研制的伤寒杆菌Ty21a减毒活疫苗。Ty21a是Germamier经NTG诱导后，筛选得到伤寒Vigal E减毒株。接种次数及其时间间隔可明显影响保护作用。间隔2天接种3剂疫苗时，在末次接种后7天可获得保护性免疫。在地方性流行区，推荐每隔3年加强接种一次。对从非流行区到地方性流行区的旅游者，建议每年加强接种一次。目前尚无证明该疫苗对3岁以下儿童效果的现场试验资料。

该疫苗通常做成肠溶衣胶囊口服，用于6岁以上人群。业已证明，保护效果为62%，在末次接种后至少保持7年。2岁儿童可服用Ty21a液体疫苗，并已证明其免疫原性优于胶囊疫苗。目前已在少数国家销售，预计可逐渐取代肠溶衣胶囊疫苗。对36000名5～19岁接种者的现场试验表明，该液体疫苗的有效率为79%，保护作用可持续5年之久。

Ty21a疫苗能被很好耐受。该疫苗可与其他疫苗，包括脊髓灰质炎、霍乱和黄热病活疫苗或麻疹、腮腺炎和风疹(MMR)联合疫苗同时接种。在疫苗接种前后3天内，应避免使用氯胍或抗生素。这种减毒活疫苗接种孕妇是否对胎儿有害，尚未明了。该疫苗应贮存在2～8℃。

为了研制免疫原性更强的口服伤寒疫苗，除了Ty21a疫苗外，目前正在试验几个伤寒杆菌减毒株。全菌体灭活疫苗，此种注射疫苗的初次免疫程序为间隔4周接种2剂，推荐每隔3年加强接种一次。该疫苗仍在几个发展中国家使用，而且价格合理。在对照试验中，全菌体灭活疫苗保护率为51%～67%。但是在现场试验中，该疫苗相关发热和全身反应发生率为9%～34%。除了罕见的过敏反应外，未见疫苗引起死亡或慢性残疾的报道。

六、结核菌苗

结核病(tuberculosis，TB)是一种流传广、危害大的传染病。据世界卫生组织(WHO)估计，目前全世界约有20亿人隐性感染结核分枝杆菌(*Mycobacterium tuberculosis*，MTB)，每年有800万新发患者和300万患者死亡。近年来，随着人口流动的增加，多重耐药菌株的流行，以及MTB和人免疫缺陷病毒(HIV)的双重感染，导致TB的发病率和死亡率大幅度上升。卡介苗(BCG)作为目前唯一广泛应用的预防结核病的疫苗，具有安全、廉价的特点。近年来对BCG保护力的效果意见不一，据报道其保护效果从0～80%不等，以及在艾滋病人和HIV携带者接种BCG后发生全身性感染，促使人们研制新一代结核菌苗。

1. 蛋白质亚单位疫苗

结核杆菌生长过程中表达的蛋白质很多，主要有分泌型蛋白、热休克蛋白、膜蛋白及酶蛋白等。目前认为结核杆菌的免疫保护性抗原主要是某些分泌型蛋白质。Anderson(1994)和Horwitz(1995)等的研究结果，认为亚单位疫苗可选择性地集中针对免疫保护效应中发挥关键作用的抗原蛋白，避免了无关蛋白质的免疫应答，这一方面优于卡介苗。但是，蛋白质亚单位疫苗须加入佐剂，这一点在应用时不易接受。

2. 核酸疫苗

Baldwin(1999)构建的Ag85 A DNA疫苗，免疫小鼠，攻击后的效果低于卡介苗。Kamath等(1999)根据结核杆菌三种分泌型蛋白ESAT-6、MPT-64和Ag85 B的基因序列构建了三种结核病DNA疫苗，其免疫保护效应均不及卡介苗。

3. 重组卡介苗

Murray以卡介苗作载体，将白细胞介素Ⅱ、干扰素γ及其他细胞因子重组质粒，并转入卡介苗，小鼠试验结果表明，重组卡介苗能够表达某些细胞因子的特点，可以增加卡介苗在动物体内的免疫应答，但Murray等未进行动物保护性试验。

七、b型流感嗜血杆菌结合疫苗

流感嗜血杆菌(*Haemophilus*, Hi)为革兰阴性的有荚膜短小杆菌，可引起人类多种传染性疾病，最常见和最严重的是脑膜炎，其次是肺炎。根据Hi主要的毒力因子——荚膜的有无，可将其分为两大类，即有荚膜型和无荚膜型。前者有a、b、c、d、e、f6个荚膜型别，其中b型最为流行，毒力最强，主要感染对象为儿童，几乎所有由Hi所引起的脑膜炎病例和大多数其他菌血症病例均是感染b型菌所致。

因此，二十几年来，许多国家一直致力于Hib疫苗的开发与研制。早期研制的Hib疫苗是Hib多糖疫苗，该疫苗对较大儿童有保护力，但对18个月以下的婴幼儿则不能诱发抗体和提供保护。原因是Hib荚膜多糖(磷酸聚核糖基核糖醇，PRP)是T细胞不依赖性抗原，具有年龄相关的免疫原性。为此，学者们将PRP或其衍生物与载体蛋白如白喉(TT)、白喉类毒素(DT)、霍乱毒素(CT)、鲎血白蛋白(HCH)、人血清蛋白(HSA)、牛血清白蛋白(BSA)和脑膜炎球菌外膜蛋白(OMP)等共价交联成多糖-蛋白质结合苗。证明Hib-蛋白质结合苗对婴幼儿使用安全，有免疫原性，可诱导免疫记忆，对入侵性Hib嗜血流感杆菌感染有防御作用。

由于Hib结合苗的成功，WHO对目前批准的23个血清型肺炎球菌多糖与蛋白质交联的结合苗，在各地进行临床观察，其中美国已完成Ⅲ期临床，认为高度有效，用结合苗控制肺炎球菌病很可能会获得更大成功。

八、细菌的DNA苗

DNA菌苗是将编码抗原的细菌基因之重组真核表达质粒DNA注射到机体内，使其在细胞内表达相应抗原，介导免疫反应。这个概念由Wolff等提出，Wolff等将裸露的DNA注射到小鼠肌肉，发现报告基因在小鼠的肌纤维内长期表达。DNA菌苗最初是以大肠杆菌质粒DNA为载体，表达其上的抗原DNA，诱发全面的免疫应答。之后，DNA菌苗开始应用到各类细菌性疾病的防治。现如今，DNA菌苗已经被越来越广泛地应用到各种疾病和各个领域。

在核酸免疫研究中，用减毒的胞内细菌释放DNA苗的报道引人注意。绝大多数的胞内菌都可被DNA转染，携带这些质粒进入细胞的吞噬泡或胞浆，释放DNA；表达编码抗原，诱导体液免疫或细胞免疫。与裸DNA释放相比，用细菌释放DNA的优点如下：

1. 增加靶向性

用肌内注射或基因枪注入DNA只能转染有限的抗原提呈细胞(APC)，而通过适当的细菌释放DNA，能将质粒DNA特异靶向相关免疫组织的APC，且除APC外，还可靶向树突状细胞(DC)，以能更好地进行抗原提呈。

2. 增加免疫原性

细菌的成分如革兰阴性菌的LPS和革兰阳性菌的脂肽酸及细菌DNA中没有甲基化的序列等，都有佐剂活性，可增加释放DNA的免疫原性。

3. 增加免疫途径

细菌载体还能进行口服，转染肠相关淋巴组织，促进黏膜免疫效果。也可通过分泌溶质膜素破泡而进入胞浆，控制抗原提呈的途径及相应的T细胞亚类的效应反应。

此外，DNA菌苗也具有一些缺陷，如免疫原性低、免疫效果差和存在同宿主染色体发生整合、激活癌基因、诱生抗DNA抗体等潜在的危险性，这些都限制了它在临床上的应用。目前主要从以下几个方面对其进行优化：①优化核酸免疫载体，主要是增强载体表达水平及抗原的免疫原性。②优化保护性抗原编码序列，在DNA疫苗中导入同一病原体不同株的抗原。③筛选合适的免疫佐剂，增强机体的免疫应答。④选择合适的接种途径，目前基因枪是一种较好的方法。⑤改进分离纯化工艺，超螺旋质粒 DNA 是比较理想的一种形式。

第五节 基因工程菌苗开发战略

1. 创新疫苗的研制、开发和应用 近年对疫苗研制的主要贡献之一就是将荚膜多糖与蛋白质载体交联起来，研制多糖-蛋白质结合苗，使载体蛋白特异的T细胞参与辅助B细胞，产生多糖特异的抗体。解决了长期以来多糖疫苗对2岁以下的婴幼儿无效和无记忆反应的问题。Hib 嗜血流感杆菌-蛋白质结合苗，成为 WHO 的推荐项目，并建议推广至其他荚膜多糖疫苗中去。

2. 对病原体致病与发病机制的认识及宿主抗感染免疫机制的了解。

3. 黏膜疫苗及黏膜释放途径是创新疫苗研制的重要方向 机体90%以上的感染发生在黏膜或由黏膜入侵，正在研制的大多数疫苗实际上是黏膜疫苗。另外，黏膜免疫途径无可争议的优点是易于接受。

诱导黏膜免疫的最佳途径是直接将疫苗抗原接种到黏膜表面。由于共同黏膜免疫系统的存在，在某一黏膜位点的接种便可诱导全身的黏膜免疫反应，因而口腔、鼻腔、直肠以及生殖道均可作为黏膜免疫的途径。

目前最常用的黏膜免疫途径是口服免疫途径。但胃肠道内的酸或碱环境以及大量蛋白酶的存在使口服疫苗易被变性、降解。最近，Jarbrink 等通过内镜将霍乱疫苗接种至8位健康志愿者幽门下 30cm 的肠腔内，1周后应用酶联免疫斑点法在5例胃窦和十二指肠活检标本内检测到特异的 IgA 抗体分泌细胞的存在，从而证实肠道内免疫可以诱导胃内 IgA 抗体分泌细胞的产生。

黏膜免疫的实现需要两个重要条件：疫苗能够到达并充分暴露给黏膜淋巴组织；增强随后发生在淋巴组织中的免疫反应。由于许多抗原的免疫原性较低或易在消化道内被降解，特别是当口服免疫时存在免疫耐受，而且目前尚无理想的佐剂。应用化学共聚体微囊或重组的减毒微生物载体可以达到上述目的。

(1) 重组的微生物载体 主要包括鼠伤寒杆菌、志贺菌、乳酸杆菌属等减毒细菌，重组的腺病毒、痘病毒等 DNA 病毒以及重组的脊髓灰质炎病毒、副黏病毒等 RNA 病毒。应用化学或分子生物学技术使上述微生物中的致病基因发生突变以降低毒性，但仍保留了其对黏膜的侵袭力。减毒的鼠伤寒杆菌，利用基因工程手段改造鼠伤寒杆菌中的某些相关基因(主要通过基因突变)以降低其毒性。携带外源抗原编码基因的减毒鼠伤寒杆菌进入肠道后可侵袭肠上皮细胞，被免疫系统识别和加工，因而可诱发强烈、持久的免疫反应，产生特异的黏膜免疫、体液免疫和细胞免疫。人类和鼠是鼠伤寒杆菌的自然宿主，大量实验表明，减毒的鼠伤寒杆菌用于动物和人体是安全的，其接种也可经口服、鼻腔或直肠等不同途径。因此，该菌是一种理想的黏膜免疫载体。

(2) 化学共聚体微囊 用于包裹抗原的化学物质包括化学共聚体微囊、脂质体、明胶等。由于颗粒性抗原比可溶性抗原具有更强的抗原性，因而它们不仅能保护疫苗免受各种酶及酸、碱的破坏，还能增强抗原在黏膜表面的摄取，并具有佐剂作用。化学共聚体微囊中应用最广泛的是共聚的乙交酯-丙交酯(PLG)。PLG 是唯一通过美国 FDA 批准的能用于人体的可生物降解的药物控释剂。除保护抗原和佐剂作用、显著提高抗原的免疫原性外，PLG 还具有以下优点：a. 性质稳定、无抗原性，可反复应用于机体。b. 包裹的抗原量可据需要而定，并可同时包裹多种抗原或免疫增强剂。c. 控释作用使其长期有效地刺激免疫系统。d. 不仅能诱导黏膜免疫，而且能诱导体液免疫和细胞免疫。最近，Mutwiri 等应用藻酸盐微囊包裹猪血清白蛋白口服免疫动物，三周后亦检测到了特异的肠道黏膜免疫反应。

4. 重要病原体基因组测序，将为创新疫苗提供新的机会和条件 理想的新一代疫苗需要经过疫苗的理性设计。即是应用疫苗研制相关的免疫学理论最新研究成果，将病原菌基因组明确的具有免疫保护性的抗原成分进行有机组合，利用包括细胞因子在内的有效免疫佐剂，选择合适的投递系统制备成疫苗候选株，最后通过一系列动物实验和临床试验来检验。百日咳疫苗的研制和改造是这方面成功的一个很好的例子。

5. 创新疫苗的研制需要不同学科的协作、理论的融合及各类生物技术。

参考文献

[1] Albert M J, Alam K, et al. Lack of cross-protection against diarrhea due to *Vibrio cholerae* O139(Bengal strain)after oral immunization of rabbits with *V cholerae* O1 vaccine strain CVD103-HgR. J Infect Dis, 1994, 169: 230-231.

[2] Anderson P. Effective vaccination of mice against *Mycobacterium tuberculosis* infection with a soluble mixture of secreted Mycobacterium proteins. Infect Immun, 1994, 62: 2536-2544.

[3] Baldwin S, et al. Immunogenicity and protective efficacy of DNA vaccines encoding. Secreted and Nonsecreted Forms of *Mycobacterium tuberculosis* Ag85 A, 1999, 79: 251-259.

[4] Booy R. Immunogenicity and safety of PRP-T conjugate vaccine given according to the British accelerated immunization schedule. Archives of Disease in Childhood, 1992, 67: 475-478.

[5] Clemen J D, Sack D A, et al. Field trial of oral cholera vaccine in Bangladesh: result from three-year follow up. Lancet, 1990, 335: 270-273.

[6] Edward T Y, Stephen B C. Cholera and Vaccines. Clin Infect Dis, 2000, 31: 561-565.

[7] Fine P E. Variation in protection by BCG: implications of and for heterologous immunity. Lancet, 1995, 346(8986): 1339-1345.

[8] Frankel G, Phillips A D, et al. Enteropathogenic and enterohaemorrhagic *Escherichia coli*: more subversive elements. Mol Microbiol, 1998, 30: 911-921.

[9] Heather L Davis, Michael J McCluskie. DNA vaccines for viral diseases [J] . Microbes and Infection, 1999, 1: 7-21.

[10] Hone D M, Harris A M, et al. Construction of genetically defined double aro mutants of *Salmonella typhi*. Vaccine, 1991, 9: 810-816.

[11] Horwitz M A, et al. Protective immunity against tuberculosis inducted by vaccination with major extracellular proteins of *Mycobacterium tuberculosis*. Proc Natl Acad Sci USA, 1995, 92: 1530-1534.

[12] Hughes J M. SARS: an emerging global microbial threat [J] . Trans Am Clin Climatol Assoc, 2004, 115: 361-372.

[13] Jeffrey B Ulmer. Note influenza DNA vaccines [J] . Vaccine, 2002, 20: 74-76.

[14] Robbins J B, et al. Hypothesis for vaccine development: protective immunity to enteric disease caused by nontyphoidal salmonellae and Shigellae may bu conferred by serum IgG antibodies to the O-specific polysaccharide of their lipopolysaccharides. Clinical Infectious Diseases, 1992, 15: 346-361.

[15] Sinclair J F, Dean E, et al . The established intimin receptor Tir and the putative eucaryotic intimin receptors nucleolin and beta 1 integrin localize at or near the site of enterohemorrhagic *Escherichia coli* O157: H7 adherence to enterocytes in vivo. Infect Immun, 2006, 74(2): 1255-1265.

[16] Szu S C, Taylor D N, et al. Laboratory and preliminary clinical characterization of Vi capsular polysaccharideprotein conjugate vaccines. Infect Immun, 1994, 62: 4440-4444.

[17] Vonka V, Hamsíková E. Vaccines against human papillomaviruses-a major breakthrough in cancer prevention [J] . Cent EurJ Public Health, 2007, 15(4): 9-139.

[18] Wenger J D. Impact of *Haemophilus* influence type b vaccine on the epidemiology of bacterial meningitis. Infect Agent Dis, 1994, 2: 234-332.

[19] 闭兰译，徐葛林校．表达 HIV-lgp120 的鼠伤寒杆菌疫苗载体的构建及免疫原性．国外医学、预防、诊断、治疗用生物制品分册，1996，19(6)：274-275.

[20] 曾关富，高杰英等．福氏 2a 宋内氏双价痢疾菌 aroD 基因缺失减毒株 FS5441 的构建与鉴定．中国免疫学杂志，1995，

11(2)：68-69.
[21] 陈大明，肖宏．全球乙型肝炎疫苗研发分析［J］．第二军医大学学报，2006，27(7)：774-777.
[22] 成海恩综述，卢贤瑜审校．结核疫苗诱导的细胞免疫机制的研究进展．国外医学临床生物化学与检验学分册，2004，25(2)：161-163.
[23] 董关木，王军志．SARS疫苗的研究进展［J］．中国生物制品学杂志，2004，17(1)：64-66.
[24] 靳志刚，杨辉等．b型流感嗜血杆菌结合疫苗的制备及免疫学特性．中国生物制品学杂志，2000，13(1)：19-22.
[25] 李贺，孟庆文等．细菌载体技术研究进展．动物医学进展，2006，(12)：40-43.
[26] 林纪胜．志贺氏菌双价疫苗候选株DOM3的残余毒力、免疫原性和保护力．中华医学免疫学杂志，1999，19(3)：211-214.
[27] 罗德炎．大流行流感裂解疫苗的研制及关键技术的研究［D］．重庆：第三军医大学，2008.
[28] 吕舟，郑秀红等．不同佐剂对猪附红细胞体亚单位疫苗免疫效果的影响．中国动物检疫，2009，3：42-43.
[29] 马大龙主编．生物技术药物．北京：科学出版社，2001.
[30] 孟胜利，严家新．人乳头瘤病毒疫苗研究进展［J］．国际生物制品学杂志，2009，32(2)：83-86.
[31] 牟兆钦．用汞抗性转座子构建双价菌苗株．中华医学免疫学杂志，1990，10(2)：92.
[32] 唐金明，花群义，张烈韬等．我国动物基因工程疫苗的研究进展．养殖技术顾问，2011，7：248-249.
[33] 王明俊．兽医生物制品学．北京：中国农业出版社，1997.
[34] 王真行译，史久华校．WHO关于伤寒疫苗的意见书．2001，24(1)：7-9.
[35] 王忠泽，张树波．霍乱弧菌O22作为O139霍乱口服活疫苗候选株的研究．中华微生物学和免疫学杂志，1999，19(6)：515.
[36] 徐辉，高杰英等．免疫途径及侵袭蛋白表达对痢疾疫苗免疫效果影响的实验研究．中华微生物学和免疫学杂志，2001，21(5)：527-530.
[37] 徐向田．治疗性乙肝疫苗研究和应用进展［A］．2006年全国肝炎疫苗研究及应用经验交流会论文集［C］．成都：中国肝炎防治基金会，2006.
[38] 于滨．基因重组乙型肝炎疫苗的临床应用［J］．实用药物与临床，2006，9(1)：52-53.
[39] 张晓燕，徐建青等．艾滋病疫苗的研究进展［J］．科技导报，2005，23(8)：75-79.
[40] 张延龄，张晖．疫苗学．北京：科学出版社，2004.
[41] 张钰，刘宇罡等．H5N1禽流感疫苗的研究进展［J］．临床合理用药杂志，2009，2(5)：92-94.
[42] 赵宜为摘，江丽君校．伤寒杆菌O链多糖-破伤风类毒素结合菌苗．国外医学、预防、诊断、治疗用生物制品分册，1995，18(2)：76-77.
[43] 赵占中．DNA疫苗的优化策略［J］．中国生化药物杂志，2009，30(3)：206-208.
[44] 郑鸣．DNA疫苗的研究进展．郑州牧业工程高等专科学校学报，2009，(29)：15-18.

第九章　基因工程寄生虫疫苗

第一节　概　　述

目前大约 1/4 世界人口受到五大寄生虫感染(疟原虫、血吸虫、利什曼原虫、丝虫、锥虫)、要全面控制寄生虫病的流行，所面临的是一条漫长而艰辛之路。

人体寄生虫与人类共存的历史可追溯到远古，在漫长的岁月里，寄生虫和宿主的关系经历了“史前期”、“形成期”和“确定期”。由于寄生虫结构、生活史的复杂性及其抗原的多态性，抗原组分繁多，其中有些抗原是非功能性抗原，这些抗原虽然可以刺激机体产生抗体，但没有免疫保护作用；有些抗原是功能性抗原，可以刺激机体产生保护性抗体。因而，用常规方法制备疫苗非常困难，亚单位疫苗的局限性又比较大，很长一段时间以来都没有寄生虫病疫苗可供临床实际应用。

寄生虫病与细菌病和病毒病相比，免疫防治研究起步比较晚，但是近十多年来取得了较为丰硕的成果。寄生虫疫苗的研究策略和细菌、病毒差不多。最初是通过致弱的方法进行，由于制苗用的虫体来源有限，致弱虫苗保存和运输都有一定困难，限制了其在生产中的应用，使得这些致弱虫苗的研究大多数停留在实验室阶段。随着重组 DNA 技术的不断成熟，虫苗的研究开始转向基因工程苗，新候选抗原基因的筛选工作主要用慢性感染动物抗血清或用特定抗原提取物制备的抗血清进行。

寄生虫与宿主的关系保持平衡是在长期进化过程中逐步形成的。经过自然选择宿主逐渐形成有效的免疫反应以防范寄生虫的毒害作用。

通过高度自然选择，一些种群的寄生虫和宿主关系不相适应，难以平衡逐步消失。而另一些种群在进化过程中获得某些保护自己而不被宿主清除的功能，即所谓寄生虫的免疫逃避机制。

一、寄生虫疫苗成功的关键

(1) 包括选择免疫应答难以作用的寄生部位；

(2) 寄生虫在宿主体内不同发育阶段表现抗原特异性改变，从而使获得性免疫力有严格的阶段(或期)特异性。各阶段(期)因其不同的表面抗原而避开了前一阶段引起的宿主免疫效应机制的伤害。寄生虫表面抗原变异在锥虫、疟原虫、巴贝虫等致病性原虫中表现更为明显。

(3) 寄生虫在抗原变异、抗原摹拟、寄生虫摄入宿主 DNA 和获得宿主蛋白质或以宿主抗原伪装自己方面也表现出非常复杂而有效的免疫逃避机制。但是，任何一种寄生虫在宿主体内长期存活的免疫逃避机制均未能完全搞清楚，仍是一个值得深入研究和探讨的课题。

二、寄生虫疫苗的分类

寄生虫疫苗研究始于 1903 年，至今恰好 110 年。可分类为：

① 带低毒活野生型疫苗(自然界中分离的)。

② 致弱病原疫苗(减毒活疫苗)。

③ 灭活或死病原疫苗。

④ 亚单位疫苗(包括抽提物或代谢产物)。

⑤ 合成的或重组的抗原疫苗。

⑥ 抗独特型 Ab 疫苗。

⑦ DNA 疫苗。

三、寄生虫疫苗存在的问题

迄今仍无公认的寄生虫病疫苗，究其原因有：

① 多数寄生虫为多细胞生物，寄生虫抗原成分非常复杂，很难找准特定保护性抗原，保护性免疫应答机制不清。

② 寄生虫抗原免疫所诱导的大都为部分保护性免疫力(一般为 30%～70%)。

③ 寄生虫形成种种逃避宿主免疫应答的办法，其机制尚待阐明。

④ 寄生虫一般引起慢性长期感染，病期常因寄生虫生活史中形态上的不同，存在许多阶段。所以寄生虫不仅存在种特异性抗原，还存在不同阶段或期特异性抗原。成功的疫苗可能由多个特异性抗原蛋白组成，所产生的保护性免疫力需要保护一个以上的感染阶段。

本章将综述基因工程寄生虫疫苗，取得较大进展的寄生虫基因工程疫苗如疟疾、利什曼病和血吸虫病。前两种单细胞原虫病疫苗已进入临床试验，而复细胞蠕虫血吸虫疫苗仅处于Ⅰ期临床。

第二节 基因工程寄生虫疫苗研究现状

一、疟疾疫苗

疟疾是流行范围最广的寄生虫病，人疟疾是疟原虫引起的地方性传染病，它是热带寄生虫病中最严重的一种。估计世界上每年有 3 亿～5 亿人口感染疟疾，150 万～300 万人死于疟疾，多数严重发病和死亡发生在儿童和孕妇。

1. 疟疾及疟原虫

(1) 疟疾　疟疾是通过按蚊叮咬传播的寄生虫病，其病原体为疟原虫。疟原虫子孢子通过疟蚊叮咬进入人体，经在肝脏发育繁殖，产生大量裂殖子释放入血，并侵入红细胞进行裂体增殖。疟原虫致病主要是由红内期原虫裂体增殖引起肝、脾、脑及肾脏等器官的损害。特别是对无疟疾免疫力的人群，感染疟疾后可因并发脑型疟疾而在几小时内发生死亡，也可因并发严重贫血或肾衰而死亡。若不及时治疗，20%恶性疟疾患者会死亡。

(2) 疟原虫　疟原虫属于孢子虫纲、血孢子目、疟原虫科、疟原虫属，是由按蚊传播的脊椎动物寄生虫。疟疾的广泛扩散和流行，使得疟原虫对主要抗疟药的抗性呈上升趋势，且媒介按蚊对常用杀虫剂抗性的产生即所谓抗性蚊的出现和扩散，以及世界人口的迅速增长和人口流动，特别是对疟疾无免疫力人口迁移，使疟疾问题越来越严重，导致疟疾在世界范围持续地流行。

疟原虫有 130 余种，其中寄生人体的共 4 种，它们分别是间日疟原虫(*Plasmodium vivax*)、三日疟原虫(*Plasmodium malariae*)、恶性疟原虫(*Plasmodium falciparum*)和卵形疟原虫(*Plasmodium ovale*)。疟原虫通过血液侵入肝细胞和红细胞，在其中寄生增殖，周期性大批破坏红细胞。临床上表现为周期性的寒战、高热和出汗退热，可多次反复循环发作。

疟原虫在人体内的无性世代包括：在肝细胞内的肝内期也称红细胞前期和红细胞内的红内期，以裂体增殖的方式大量增殖，分化出配子体开始有性生殖的初期发育；在按蚊体内完成配子生殖，完成孢子增殖的有性生殖世代。疟原虫复杂生活史的不同发育阶段中包括数种潜在保护性阶段(期)特异性抗原，为宿主有效免疫应答提供多个靶子。这些抗原是三种特定途径研究疫苗的基础：红前期(pre-erythrocyticstage)包括肝期的子孢子疫苗或肝内期疫苗，无性期(asexual blood stage)天然血液期疫苗，传播阻断疫苗针对配子体、配子或蚊体内后期。

2. 疟疾疫苗的分类

根据疟原虫在人体的生活史，疟疾疫苗可分为 3 种，即抗红前期原虫疫苗、抗红内期原虫疫苗和传播阻断疫苗。此外，根据疫苗的功能还可将疟疾疫苗分为抗虫疫苗和抗病疫苗。

(1) 抗红前期原虫疫苗　该期疫苗的靶点包括子孢子和感染的肝细胞。针对子孢子的疫苗，需要达到 100%的保护效力，否则难以预防感染。这是因为疟原虫抗原有期特异性，子孢子疫苗只对子孢子有保护作用，而对其他各期原虫均无效。这样，只要有少数子孢子逃避疫苗的作用，它们即可通过肝内及红细胞内繁殖产生大量原虫而造成感染并使机体致病。

位于子孢子表面的环子孢子蛋白(CSP)和血凝素相关匿名蛋白(TRAP)是针对该期原虫的 2 个重要的疫苗候选抗原。针对这两个抗原的抗体能抑制子孢子入侵。CSP 分子中央区域存在重复区，两侧区域称为区域Ⅰ和区域Ⅱ，含有与肝细胞结合的功能域。大量针对 CSP 的研究显示，重复区和 C 末端区域是该蛋白质的保护性免疫功能域。

但是，如何使机体产生针对这两个区域的免疫反应显得十分重要。以 CSP 为基础的 RTS. S 候选疫苗已取得了初步成功。RTS. S 是由 2 个成分组成，即 CSP 的 19 个 NANP 重复序列及其 C 末端序列与乙肝表面抗原(226 个氨基酸)融合而成。美国 GSK 生物公司(GSKBio)和美国陆军医学研究院(WRAIR)合作开展了该疫苗的临床前和临床试验。Ⅰ/Ⅱ期临床试验结果显示，该疫苗在人体中是安全的，并能产生强免疫反应。人工攻击感染结果显示，该疫苗的保护效力达 50%。然而，这种保护性免疫持续时间很短，当 6 个月后再攻击感染时，绝大多数自愿者已失去原有的保护力。在此后开展的Ⅱ期临床试验自然感染保护效力测试中，总效力为 34%，但前 9 周效力为 71%，而后 6 周降为 0。最近，GSKBio 与比尔 · 盖茨疟疾疫苗倡议会(MVI)合作在冈比亚进行 6～11 岁和 1～5 岁两个年龄组的临床试验。

(2) 抗红内期原虫疫苗　在疟原虫生活史中，唯有红内期原虫能使人体致病乃至死亡。人们期望的红内期疫苗有 2 种：一种是完全有效的疫苗，这种疫苗能产生比天然感染更强的免疫保护力；另一种是有一定程度免疫保护力的疫苗，能使原虫血症控制在很低的水平，从而使免疫个体不至于发生重症疟疾，并使无免疫力的个体(如疟区儿童和非疟区人群)产生具有疟区成人的疟疾免疫力。

在红内期疟原虫中，由于裂殖子存在于细胞外，与宿主免疫系统直接接触，因此，这一时期原虫已成为红内期疫苗的主要靶点裂殖子，入侵宿主细胞是一个相当复杂的过程，并由受体和配体介导。推测有多个疟原虫蛋白质参与该入侵过程，这些蛋白质包括位于裂殖子表面的蛋白质、培养上清中可溶性蛋白质以及内部蛋白质，其中研究较多的是裂殖子表面蛋白 1 (MSP1)和顶端膜抗原 1(AMA-1)等。

(3) 传播阻断疫苗　这种疫苗通过阻断疟原虫在蚊体内的有性生殖及孢子增殖而达到阻断疟疾传播的目的。显然阻断传播不能预防免疫个体感染疟疾，亦不能减轻疟疾症状，但能阻断按蚊将疟原虫从一个宿主传播至另一个宿主。当这种疫苗与疟疾保护性疫苗或抗疟药联合应用时，传播阻断疫苗可阻断那些逃避疫苗保护或对药物产生抗性而幸存下来原虫的传播。传播阻断疫苗的另一个用途是对旅游者进行免疫，以防止他们将疟原虫带回原地，造成疟疾在本地区的流行。

3. 疟疾疫苗研制的三个阶段

针对疟疾对美军造成的威胁，美海军医学研究中心于 1992 年前后开始对疟疾疫苗进行研究，其间经历了由减毒活疫苗、亚单位疫苗到基因疫苗三个阶段。

(1) 第一阶段是减毒活疫苗　20 世纪 90 年代初的研究人员在疟原虫上发现两种蛋白质，

即周围子孢子(CS)蛋白和子孢子表面蛋白2(SSP2)，并成功地对鼠接种双向疫苗后，即对疟原虫上的这两种蛋白质起靶向作用，刺激T细胞毒素，在肝脏攻击疟原虫。CS和SSP2蛋白产生的抗体也可能寄生于子孢子，但这种鼠疫苗不能直接应用于人体。

随后，他们根据如下观察结果，提出疟疾疫苗研制的主要途径，即疟原虫子孢子蛋白经辐射减毒处理后，先后对鼠、猴和人进行免疫接种，使它（他）们对活的子孢子产生可靠的免疫保护作用。这种获得性免疫力主要针对子孢子和肝细胞期(即红细胞前期)疟原虫。

这种疟疾疫苗的研究步骤包括：①经辐射减毒疫苗产生免疫保护作用的机制(抗体和细胞免疫反应)的鉴别；②引起这些保护性免疫反应的靶蛋白——寄生虫蛋白的识别；③这些能产生保护性免疫反应的靶蛋白首先在啮齿动物(如兔、鼠)身上进行试验，然后再过渡到人体试验。但由于对大量人群进行此项试验尚有困难，于是设想研制亚单位疫苗，并使其产生的免疫保护作用与经辐射减毒子孢子疫苗产生的免疫保护作用相似。

(2) 第二阶段是亚单位疫苗　随着生物高新技术的发展，人们致力于用DNA重组技术，通过基因工程手段研究能引起长期免疫保护反应的亚单位抗原做疫苗，来替代减毒活疫苗。亚单位疫苗的研究，最初是从纯化的病毒中获得抗原活性的病毒的某一结构蛋白或非蛋白结构研究开始的。但研究表明，疟疾的亚单位疫苗在动物体内很难诱导产生$CD8^+$细胞毒性T淋巴细胞(CTL)，但它与基因疫苗相比诱导产生免疫反应迅速，因为基因疫苗的抗原蛋白须在细胞内表达和加工。

1992年，美海军通过对高度纯化的临床级亚单位疫苗的研制和特异性分析，证明这些亚单位疫苗可引起人体免疫反应。

(3) 第三阶段是基因疫苗　基因疫苗是近年来由基因治疗衍生并发展的一种新的疫苗，目前已成为研究热点。

基因疫苗一般由病原体抗原编码基因和以真核细胞作为表达载体的质粒构成。抗原编码基因可以是完整的一组基因或单个基因的cDNA，也可以是编码抗原决定簇的一段核酸序列。总之，其表达产物为病原体的有效抗原成分，可引起保护性免疫。

1993年，人们直接肌内注射疟原虫DNA编码蛋白抗原。1994年，根据疟原虫某一合成肽的序列分析，对各种疟原虫的肽结构和成分进行研究，同年，他们构建质粒DNA中含有编码尤氏疟原虫环子孢子蛋白(Py CSP)的基因与经辐射处理的子孢子相比，它能诱导高水平的抗Py CSP抗体和细胞毒性T淋巴细胞(CTL)，并使16只免疫小鼠中的9只对疟原虫感染获得了防御作用。

4. 疟疾基因疫苗

目前抗疟疾基因疫苗已经问世，并在美国和欧洲进行了临床试验。美国医学家斯特芬·霍夫曼在德国朗恩举行的国际免疫学研讨会上说，迄今进行的10次临床试验表明，抗疟疾基因疫苗具有良好的预防效果。他估计实用性的抗疟疾基因疫苗将在后续的临床试验中显示积极效果并随后上市，这一时间大约需要5年。

利用基因工程的常规方法，将目的抗原基因插入表达载体(真核质粒表达载体)，在体外利用工程菌大量扩增，再分离纯化带有抗原基因的质粒DNA作为核酸疫苗，采用不同的方法将核酸导入体细胞。

(1) 孢子体表面蛋白2基因疫苗　孢子体表面蛋白2(ssP2)是一种含有826个氨基酸残基的保护性免疫靶抗原，孢子体表面和红外期正在生长的虫体膜上具有这种抗原。

被感染蚊接种的子孢子在血液循环1h后，进一步发育需入侵肝细胞，在细胞内增殖，或裂体增殖(schizogony)，随后释放数千裂殖子(merozoites)，入侵红细胞。因为单一子孢子感染能导致严重的血液期感染，抗子孢子疫苗必须是100%有效才有实用价值。

将 ssP2 基因或部分抗原决定簇编码区重组到 pnKCMVint 载体上构建相应的重组质粒，它们分别是：①pnKCMVint/ssP2，含有全长 ssP2；②pnKCMVint/ssP2rCS，含有 ssP2 重复区域编码序列，该区域是保护性 $CD4^+$ T 细胞的靶子；③pnKCMVint/ssP2rCS，含有 ssP2 天然跨膜区域和 CSP 基因的融合基因。用这些基因疫苗免疫 4 种近交系小鼠，有三种小鼠产生高水平的 ssP2 特异性抗体，抗体水平与风干的子孢子或者复合多肽免疫产生的抗体水平相当。用这些疫苗免疫 A/9 小鼠也产生了抗孢子体的免疫反应。在体内转染，CSP 和 ssP2 基因的重组质粒可以提供 $CD8^+$ T 细胞依赖性免疫反应。

(2) 环子孢子蛋白基因疫苗　最近报道了用恶性疟原虫环子孢子蛋白结合经选择能加强免疫应答的佐剂制成抗原制剂。制剂配方为 CSP 和 B 型肝炎表面抗原(HBsAg)以油-水均化制成，再加免疫激活佐剂(monophosphoryl-lipid A 和 QS21)。这种疫苗在大多数受试者产生对疟疾感染完全抵抗力及高水平抗子孢子抗体滴度，提示有一种与体液免疫相关的保护性作用。

环子孢子蛋白(CSP)含有 391 个氨基酸残基，孢子表面、虫体原生质膜和正在生长的红内期虫体的空泡膜上都有广泛分布。用 CSP 特异性 $CD8^+$ CTL 细胞和 $CD4^+$ T 细胞免疫小鼠，受免小鼠具有抗子孢子体感染的能力。在体外，CSP 特异性 $CD8^+$ CTL 细胞可以通过 MHC 介导方式清除受染肝细胞。可见 CSP 是保护性抗原，CSP 基因是构建基因疫苗的候选基因。

将 CSP 基因构建重组真核表达质粒 pBK-CSP，经骨骼肌注射 BALB/c 小鼠。8 周后用流式细胞仪分析受免小鼠脾 T 淋巴细胞的分化，并体外培养脾细胞，用夹心 ELISA 法测定 IFN-γ 和 IL-2 的产生。基因免疫组与对照组相比，$CD4^+$ 和 $CD8^+$ T 淋巴细胞显著增高，体外培养的脾细胞 IFN-γ 分泌增高。表明 CSP 基因疫苗诱导了 Th1 免疫应答。

Hoffman 等(1995)构建 CSP 基因的重组质粒，对 BALB/c 小鼠进行胫前肌注射，每次 100μg，间隔 3 周，共 2～3 次，发现能激活抗原特异的 $CD8^+$ 淋巴细胞(CTL)，且 CTL 的形成与抗体的产生呈正相关，与辐射减毒的子孢子比较，CSP 重组质粒可以诱导产生更高水平的 CTL，并显示 CSP 基因疫苗表现出一定的遗传限制性，它对 BALB/c($H\text{-}2^a$)小鼠有明显的免疫保护作用，但是对其他一些种系小鼠的免疫保护作用不够理想。这种遗传限制性提示建立在 CSP 基础上的基因疫苗对于保护远系群体是不充分的，多价疫苗的效果可能会好一些。

用两种质粒 CSP 重组质粒和 HEP 重组质粒的混合物免疫，5 株小鼠中的 3 株获高效免疫，所以，双效价 DNA 疫苗可以保护不同遗传背景及 H-2 单体型的小鼠。与利用辐射减毒的子孢子相比，CSP 重组质粒注射到胫前肌诱导产生了更高水平的抗 CSP 和子孢子抗体，但这些抗体抑制疟原虫的活性并不强，也许是由于它们作用于 CSP 端侧的非重复区。

用 CSP 基因疫苗免疫小鼠虽然能够获得高滴度的抗血清，但是在体外抑制子孢子入侵肝细胞和子孢子侵入后的发育效果都不太理想。经过皮内免疫 CSP 基因疫苗的猴血清在体外抑制活性更低。用 CSP 基因疫苗经过肌内和皮下免疫猴，结果表明，肌内免疫组个体未产生抗体；皮内免疫组的 8 只猴在两次加强免疫后有 7 只产生了高滴度的抗体，三次加强免疫后 8 只都产生了高滴度抗体。将含有恶性疟原虫红前期 3 种抗原 PfCSP、Pf-EXPl 和 PfssP2 的基因疫苗经过肌内和皮下途径分别免疫猴，每次免疫间隔 4 周，第 4 次免疫后，经过皮内免疫混合基因疫苗的 8 只猴都产生了 PfCSP 抗体，但是所有受免猴均未产生 PfssP2 抗体。

(3) 疟原虫蛋白 17 基因疫苗　疟原虫蛋白 17(HEP17)是一种相对分子质量为 17000 的蛋白质，存在于疟原虫感染过的肝细胞空泡膜和红细胞膜上，能被 NYLS3 单克隆抗体识别。

在体外，NYLS3 以种抗原特异性方式清除生活史中各个时期的疟原虫；在体内，NYLS3 能够降低虫体密度，延迟寄生虫血症发生。HEP17 是一种保护性抗原，HEP17 基因是构建基因疫苗的一个候选基因。

HEP17基因由两个外显子构成，HEP17-EX1.2 cDNA片段由完整的外显子1和57%的外显子2组成，但是不含NYLS3抗原表位。用HEP17-EX1.2基因疫苗免疫不同品系的小鼠，在BALB/c小鼠体内产生了抗原特异性MHC限制性的$CD8^+$ CTL细胞，但在A/J、B10和BR小鼠体内则没有发现CTL。

该基因疫苗针对孢子体的免疫保护反应在0～50%，同时，它不能保护任何期感染的小鼠。HEP17-EX1.2基因免疫后小鼠以CTL反应为主，而抗体产生少。

(4) HEP17/CSP联合基因疫苗　单独用HEP17基因疫苗或者单独用CSP基因疫苗产生的免疫保护具有遗传限制性。HEP17基因免疫后小鼠以CTL反应为主，而用CSP基因疫苗免疫后以体液免疫反应为主。

用HEP17/CSP联合基因疫苗处理小鼠，以期用二价基因疫苗来减少遗传限制性。用单价的CSP或者HEP17基因疫苗免疫B10和BR小鼠分别产生了8%和54%的免疫保护反应，用两者组合的基因疫苗产生了85%的保护反应。BALB/c和A/J两系小鼠也产生了80%～90%的保护反应。

虽然联合基因疫苗免疫其他品系小鼠不能完全抵抗疟疾，但是使疾病的发生推迟了4天。因此，联合基因疫苗免疫增加了对相同遗传背景的H-2单体型小鼠的保护性。

(5) 裂殖子主要表面蛋白基因疫苗　肝内发育的裂殖子入侵红细胞，进一步无性繁殖。裂殖子释放每2天或3天出现一次，这一过程有致病作用，引起临床症状。然而，在感染阶段，裂殖子注意力集中于与裂殖子最初入侵红细胞有关的蛋白质上(Paslosk)。两个蛋白质尖端裂殖子抗原1(apicalmerozoite antigen1，AMA1)和裂殖子表面蛋白2(merozoite surface protein 2，MSP2)，加上第三个抗原Pf155/RESA，已进入临床试验(Khurana，Targett，Engers)。此外，抗原MSP1在抑制疟原虫入侵红细胞上具有很大潜力。在入侵的过程中，裂殖子表面抗原MSP1 C端相对分子质量19k蛋白质仍在裂殖子表面，而该蛋白质其他部分则广泛裂解并释放。

研究表明，用裂殖子主要表面蛋白(MSP1)进行主动免疫或者被动免疫对机体具有一定的免疫保护作用。MSP1基因是构建基因疫苗的一个候选基因。

在实验中，有人构建了三种编码MSP1 C端基因的重组表达质粒pnKCMVint/MSP1、pDIP/MSP1和pnKCMV int-TPA-P2-P30/MSP1(P2和P30是两个从破伤风毒素中分离出的Th表位，TPA是特异性组织纤维蛋白溶酶原活化蛋白基因片段)。

分别用这些基因疫苗免疫BALB/c小鼠，每组10只小鼠，再用200个感染红细胞进行攻击。pDIP/MSP1和pnKCMVint-TPA-P2-P30/MSP1免疫组产生的抗体水平比较高，pnKCMVint/MSP1免疫组抗体水平比较低。pDIP/MSP1免疫组有3只、pnKCMV int-TPA-P2-P30/MSP1免疫组有1只小鼠显示红细胞破裂延迟和寄生虫症减弱，原虫数比对照组显著减少。这将表明抗原基因与其他基因融合表达可以提高免疫反应性。

(6) 有性期抗原基因疫苗　有性期抗原比较多，如Pfs230、Pfs48/45、Pfs27、Pfs25和Pfs28等。将这些基因作为候选基因，研制的基因疫苗具有感染阻断性，这些有性期基因疫苗免疫效果比较好。

传播阻断途径针对蚊体内疟原虫有性发育期，因此减少了疟疾的传播。血餐中获得的抗体与靶抗原反应，阻断受精(fertilization)及其后在蚊体肠内的发育(Engers)。因此，传播阻断疫苗的目的是预防蚊子变成传染性蚊，从而减少疟疾传播。途径之一是用如恶性疟Pfs230和Pfs48/45产生免疫应答(Carter，Healer)。第二个途径是诱导针对动合子(ookinete)表面抗原如 Pfs25 或 Pfs28 的免疫应答(Dully)。在传播阻断疫苗研制中最先进的候选抗原，为一种酵母重组型 Pfs25。

Lobo 等(1999)将 Pfs25、Pfs27 和两者的融合基因分别重组到 VR1020 表达载体构建了几个基因疫苗，用肌内注射法免疫小鼠。Pfs25 和 Pfs27 基因疫苗产生的抗体峰值分别为 160000 和 80000，Pfs25 与 Pfs27 融合基因疫苗产生的抗体峰值为 80000。Pfs25 基因疫苗有很强的感染阻断作用，使蚊体胃中的卵囊数减少 97%，感染减少 75%；Pfs27 基因疫苗以及 Pfs25 和 Pfs27 融合基因疫苗感染阻断作用相对较弱。这表明，相比之下 Pfs25 基因是更重要的候选基因。

5. 疟疾基因疫苗的优点

基因疫苗与先前的疫苗相比，已显示出诸多优越性：

① 激发机体全面的免疫应答，这种保护性免疫应答对不同亚型的病原体有交叉抵御作用；

② 基因疫苗表达的抗原接近天然构象，抗原性强；

③ 制备简单，成本低廉，易进行规模化生产，且运输、保存方便；

④ 联合免疫，可将编码不同抗原的基因构建在同一个质粒中或将不同抗原基因的多种质粒联合应用，制备多价 DNA 疫苗；

⑤ 基因疫苗既有预防作用，也有治疗作用。

当然，由于基因疫苗研究的历史毕竟很短，许多实验结果来自动物，在用于人体之前还有许多工作需要完成，其中最重要的是要解决基因疫苗对人体的安全性和效力问题。

二、血吸虫疫苗

1. 血吸虫病及血吸虫

(1) 血吸虫病　目前，在世界范围内仍是一种严重威胁人类健康的寄生虫传染病，是由血吸虫寄生于人体引起的地方性寄生虫病。据世界卫生组织统计，该病在 70 多个发展中国家流行，全球有超过 2 亿人感染血吸虫病，每年有近 50 万人死于该病。虽然近 50 年来，通过控制环境卫生和消灭钉螺，使血吸虫病的疫区得到了控制，而且也有了有效的化学治疗药物，但治愈后的再感染仍是一个有待解决的问题。发展抗血吸虫病疫苗，将为血吸虫病综合防治添加一个有力武器，是当前血吸虫病防治研究工作的一个难点。日本血吸虫病有多种储存宿主，而且家畜尤其是牛在血吸虫病传播中起了十分重要的作用。因此，研制兽用(牛用)抗血吸虫疫苗，以减少主要传染源，减少人畜感染，具有重要意义。

(2) 血吸虫　血吸虫是寄生于血管内吸虫的总称，属于裂体科，故又称裂体吸虫(*Schistosoma*)。它们的宿主范围及地理分布非常广泛，可寄生于鸟类、哺乳动物及人。寄生于人和哺乳动物的血吸虫属于裂体科的裂体属，而裂体科内其他各属的血吸虫成虫虽不寄生于人体，但某些种的尾蚴仍能侵入人的皮肤，引起尾蚴性皮炎，如禽类和兽类血吸虫(毛毕属、东毕属、华毕属引起的稻田皮炎)。

血吸虫的生活史如下所述。

① 成虫寄生于人及多种哺乳动物体内，如牛、马、羊、猪、狗、猫、兔、鼠等，门脉-肠系膜静脉系统，以血液和血管内皮细胞为食物，虫体可逆血流移行到肠黏膜下层的小静脉末梢，雌虫在此处产卵。

② 虫卵的去路和体内发育。雌虫每天产卵约 300～3000 个。产出的虫卵 60%沉积在肠壁，23%回流到肝脏，16%被排入肠腔，1%到其他组织。虫卵在体内发育：

含卵细胞卵⟶含毛蚴卵⟶死亡钙化卵(黑卵)。

卵内毛蚴分泌物(可溶性抗原)从卵壳微管道释出卵外可刺激宿主组织，发生炎症反应，在卵周围形成小脓肿，并通过T细胞介导的细胞免疫，生成多种细胞因子，如干扰素γ、白细胞介素-1、白细胞介素-2、嗜酸性粒细胞刺激素(ESP)、成纤维细胞刺激因子(FSF)、巨噬细胞游走抑制因子(MIF)等，吸引巨噬细胞、嗜酸性粒细胞及成纤维细胞等汇集到虫卵周围，形成肉芽肿，又称为虫卵结节。

③ 虫卵随粪便排出体外，入水后很快孵出毛蚴，主动侵入中间宿主——湖北钉螺体内，经两代胞蚴的发育繁殖，生成大量尾蚴，从钉螺内逸出。

④ 无囊蚴期，尾蚴是感染阶段。在水面游动的尾蚴如遇人或动物(终宿主)即主动吸附到宿主的皮肤上，经分泌酶和机械穿透作用，进入皮肤组织血管及淋巴管，随血液循环到达门脉-肠系膜静脉系统定居并发育成熟。

2. 血吸虫疫苗的分类

血吸虫病疫苗可分为虫源性疫苗(活疫苗、死疫苗)、基因工程疫苗、核酸疫苗、合成肽疫苗、抗独特型抗体疫苗等。

(1) 虫源性疫苗　包括死疫苗、活疫苗。活疫苗含异种活疫苗与同种活疫苗，后者包括射线和化学致弱疫苗。这些疫苗对宿主保护力较高，攻击感染后减虫率可达70%，甚至90%以上。但虫源性疫苗受来源限制，不易保存，现场应用存在困难。此外，免疫原所致病理损害和安全性的问题限制了它的进一步研制和应用。

(2) 基因工程疫苗　自20世纪80年代中期，特别是近5年来，我国在中国大陆株日本血吸虫候选疫苗抗原筛选和研制方面取得了快速进展。被公认有前途的抗曼氏血吸虫10余个亚单位，候选抗原已全部在中国大陆株日本血吸虫中获得了克隆和表达，有些还进行了多种动物试验。接种疫苗后，减虫率一般在20%～40%，减卵率一般在30%～70%，目前已进入大动物实验阶段。

(3) 核酸疫苗　DNA疫苗研制工艺简单，可大量生产，成本低，储藏方便，近年来国内有3家实验室进行了研制与动物试验，并取得了初步的抗感染效果。但其安全性(抗DNA应答的危险性)仍受到人们的关注。

(4) 合成多肽抗原疫苗　通过对靶抗原氨基酸序列及其表位分析，设计合成具有多个免疫效应位点的分子抗原肽(MAP)，诱导了保护性反应，初步动物试验有较好的保护性效果。

(5) 抗独特型抗体疫苗　以抗病原生物的抗体(Ab1)作为抗原免疫动物。抗体的独特型决定簇可刺激机体产生抗独特型抗体(Ab2)。作为抗原的模拟物Ab2免疫动物后，产生的抗Ab2独特型抗体就与抗原发生结合，从而产生保护作用。这方面研究有一定进展，但仍处于探索阶段。鉴于单一分子抗原诱导宿主产生的抗血吸虫的保护力偏低，当前趋向于选择不同表位的混合抗原，协同杀伤多个发育期的血吸虫甚至虫卵、卵胚，即所谓鸡尾酒(Cocktail)疫苗，期望取得较高的保护力。

3. 血吸虫疫苗研究的三个阶段

(1) 死疫苗研究阶段　采用不同的抗原制备方法，观察以成虫、虫卵、尾蚴及排泄分泌物等免疫后的抗攻击感染效果，但绝大多数以失败告终。

(2) 活疫苗研究阶段　包括异种和同种减弱活疫苗免疫，采用辐射致弱的活尾蚴，尽管免疫动物可以产生高保护性，但是由于潜在的危险性和生产困难，推广应用受限。

(3) 分子疫苗研究阶段　20世纪70年代以来，随着免疫学研究的进展，加强了对血吸虫病保护性免疫、发病机制及虫卵肉芽肿形成调节机制的研究，丰富了血吸虫疫苗研究的基础知识。基因工程可以大量生产重组抗原分子或具有保护性抗原表位的肽段，制剂纯度高，副作用小，为实验应用提供了保障。基因工程疫苗的研究基础是确定保护性抗原及其保护性表位。

4. 血吸虫基因疫苗

基因工程疫苗，除 Sm28 GST 抗原已克隆和高效表达并已完成临床前试验进入安全试验阶段外，其他许多具潜在价值的疫苗候选抗原分子仍处于生物化学、生物学及免疫学特征的研究及其相应基因克隆表达阶段。

(1) 血吸虫期特异性抗原基因　免疫学研究表明，寻找阶段(期)特异性抗原，特别是血吸虫未成熟期，对宿主免疫力攻击最脆弱阶段的特异性抗原是研制血吸虫疫苗的一种战略。

未成熟或是早期童虫是宿主免疫效应机制最适合的靶子的概念已为大量体外效应机制试验所验证。研究结果表明，新转变的童虫对以下体外细胞毒效应机制非常敏感，如抗体＋补体、抗体＋嗜中性粒细胞、抗体＋嗜酸粒细胞、抗体＋巨噬细胞、抗体＋血小板等。

1982 年后，淋巴细胞杂交瘤技术的应用，为单克隆抗体依赖的细胞介导的体外对童虫的细胞毒杀伤效应增加了许多新的证据。许多学者均注意到仅非常早期幼小的童虫对体外杀伤效应是易感的，不仅获自感染后 5 天肺期童虫不易感，甚至体内经皮或体外机械转变 24～28h 的童虫对体外细胞毒效应机制均不敏感。

应用乳过氧化物酶催化的碘化作用标记表面的技术，在体外钻皮或机械转化的 3h 龄童虫上检出一种相对分子质量为 18×10^3 的蛋白质，而在肺期童虫和成虫阶段则不能测出 18×10^3 蛋白质。18×10^3 蛋白质不被小鼠、兔和人的感染血清所沉淀，但是可被用 3h 童虫反复免疫的兔抗血清所沉淀。上述结果提示，很可能在血吸虫感染过程中，18×10^3 蛋白质仅在很短时期暴露于童虫表面。18×10^3 抗原的纯化及基因的克隆还未取得明显进展。

很多实验证明，有许多的成虫膜上的抗原分子或表位在童虫膜上也能找到。已分离纯化出多种 $(11\sim200)\times10^3$ 的表面膜抗原分子，其中具有一定疫苗候选抗原潜在价值的抗原基因已克隆。例如，成虫表面膜抗原分析证明，主要是三种多肽抗原(32×10^3、25×10^3 和 20×10^3)，以及某些其他低分子量抗原在诱导保护性免疫力的产生上起重要作用。32×10^3 和 20×10^3 抗原与童虫表面膜抗原相同。25×10^3 抗原未能在 3h 童虫表面检出，但在肺期童虫及 3 周龄成虫上检出，提示它可能是成虫膜中的主要抗原成分，并且在大周龄血吸虫诱导保护性免疫力时起主要作用。

目前已应用兔抗表面膜抗体从血吸虫 cDNA 基因库中筛出数个阳性重组子。交叉杂交试验证明，这些克隆含有相同的 cDNA 插入片段。测序的结果表明，32×10^3 和 20×10^3 抗原的氨基酸序列和阳性克隆的核苷酸序列不符合，而 25×10^3 抗原的氨基酸序列与阳性克隆 cDNA 的核苷酸序列一致。融合蛋白的免疫原性也已证明，经成虫冰冻切片免疫荧光试验，表明融合蛋白抗原定位主要在表皮。进一步用纯化的表面膜抗原进行直接免疫沉淀反应证明，在已克隆的基因中有两种抗原被表达，即 25×10^3 和低相对分子质量约 11×10^3 抗原。11×10^3 抗原可被慢性感染鼠血清和照射尾蚴免疫鼠血清中的特异性抗体所识别。然而，25×10^3 抗原仅被慢性感染鼠血清所识别。

(2) 血吸虫性特异基因　血吸虫雌虫绝对依赖雄虫才能发育成熟，从而提示血吸虫的性可影响血吸虫生活史。设想找到一种途径，减轻雌虫性成熟的程度或是产卵，将是一种有效地减轻血吸虫致病性的手段。若能完全抑制或阻断血吸虫产卵，则血吸虫的生活史将完全被阻断。但是血吸虫雌虫和雄虫之间的区别以往很少有学者从分子水平上加以研究，为此，验明并克隆那些雌虫和雄虫之间明显不同的基因就显得非常有意义。目前，应用抗“性”特异性抗体去筛选表达基因库，以及从雄虫和雌虫中抽提 Poly A mRNA，分别合成 cDNA，用不同性特异 cDNA 筛选基因组 DNA 库均取得一定进展。这为了解血吸虫在哪一发育阶段性特异基因被表达，以及表达是否依赖于与异性虫体接触等打下了基础，特别是 56×10^3 的雌虫特异性抗原的

发现及对编码 56×10^3 雌虫特异性抗原的基因的克隆和表达。

(3) 血吸虫肌抗原基因　97×10^3 是脊椎动物的肌原纤维蛋白，是一种具潜在疫苗价值的血吸虫非表面抗原，研究非活血吸虫抗原加 BCG 皮内途径免疫的免疫原时，以标记的血吸虫抗原与死虫加 BCG 或是成虫浸出肌抗原 SWAP 加 BCG 皮内免疫的鼠血清进行免疫沉淀试验，找出一种主要抗原(相对分子质量为 97000，称 Sm97)。以抗 Sm97 单克隆抗体亲和色谱柱纯化的 Sm97 抗原可作为诱导宿主保护性免疫力的有效免疫原，以微克级 Sm97 加 BCG 皮内免疫小鼠产生的保护性免疫力的水平达到毫克级 SWAP 加 BCG 免疫所诱导的保护性免疫水平。此外，从天然 Sm97 分子构象、分子量、氨基酸组成以及 Sm97 在血吸虫肌肉中的免疫组织化学定位等研究表明，Sm97 是副肌球蛋白。目前该抗原全长已克隆，加 BCG 免疫产生明显细胞介导免疫为主的保护性免疫力。以 97×10^3 抗原免疫小鼠，攻击感染后成虫检获率比对照组减少 34%(27%～48%)。曼氏血吸虫抽提并纯化的副肌球蛋白抗原免疫后的减虫率为 24%～53%。其免疫机制尚不完全清楚，已证明血吸虫副肌球蛋白刺激 T 淋巴细胞而产生干扰素 γ，而干扰素 γ 可激活巨噬细胞参与对童虫免疫效应杀伤机制，在这种细胞毒效应机制中，抗体并未起什么作用。血吸虫副肌球蛋白还可能使血吸虫抗原致敏的宿主产生一种炎症反应以围堵入侵的血吸虫幼虫。日本血吸虫大陆株副肌球蛋白基因也已克隆。对其中一个克隆 1171 核苷酸序列分析并与曼氏血吸虫副肌球蛋白的核苷酸序列比较，证明具有 90%同源性。

(4) 血吸虫酶性抗原基因　酶性抗原作为抗日本血吸虫疫苗的候选靶抗原成分，近年是研究较活跃的一个领域，已发现数种抗原性酶如酸性巯基蛋白水解酶、谷胱甘肽-*S*-转移酶等。以下主要介绍与日本血吸虫疫苗关系较大、研究较多的谷胱甘肽-*S*-转移酶(GST)。

谷胱甘肽-*S*-转移酶是以谷胱甘肽为共同底物的一组具有解毒功能的同工酶。血吸虫的谷胱甘肽-*S*-转移酶含量丰富，含有 217 个氨基酸残基，存在于雄虫的实质组织和雌虫卵黄腺之间的实质细胞内，日本血吸虫 26GST 融合蛋白在人体能刺激强有力的细胞依赖的对 GST 反应，能诱导明显的抗尾蚴攻击感染和抗生殖的保护性免疫。用含重组谷胱甘肽-*S*-转移酶基因免疫水牛，能诱生保护性免疫力，预防血吸虫尾蚴感染。同时，能减少雌虫产卵，被免疫动物组织中的虫卵数明显减少，明显减轻了肝组织肉芽肿病变，另外，还可以使虫卵孵化为毛蚴的能力减少约 40%。

用 WEHI 129/J 小鼠对日本血吸虫菲律宾株感染检测抵抗力时，发现有 50%小鼠对感染具有抵抗力，这 50%小鼠感染后，门脉系统无血吸虫，肝脾无虫卵肉芽肿病变及其他病理损害，小鼠均存活，证明尾蚴能在 WEHI 129/J 小鼠皮下移行，发育的童虫能正常地通过肺，但停留于成虫前期，不能发育成熟。通过实验进一步证明，WEHI 129/J 小鼠的血清比慢性感染 BALB/c 小鼠的血清能更好地识别 26×10^3 成虫抗原，称此抗原为 Sj26。对 26×10^3 抗原测序后发现与大鼠 GST 同工酶有很大同源性，并证明日本血吸虫成虫含有丰富的 GST 活力，从而表明 Sj26 是一种谷胱甘肽-*S*-转移酶。从曼氏血吸虫纯化的 28×10^3 抗原(称为 P28 或 Sm28)也是一种 GST，28×10^3 抗原的免疫学研究表明：

① 28×10^3 免疫血清在体外 Eos 依赖的童虫细胞毒杀伤效应上和感染血清达同等水平；

② 抗 28×10^3 血清被动转移至正常大鼠攻击感染后的减虫率可高达 70%；

③ 用纯化的 28×10^3 抗原加福氏完全佐剂免疫大鼠，攻击感染后的减虫率可高达 70%；

④ 小鼠以 40ng 28×10^3 抗原加福氏完全佐剂免疫，攻击感染后的减虫率可高达 40%；

⑤ 已研究出对 28×10^3 抗原特异的 T 辅助细胞株，若在尾蚴攻击感染前，给大鼠静脉注射上述 T 辅助细胞，对大鼠亦有保护作用(85%)，而这种保护作用也是与抗 28×10^3 抗体能够较早产生有关。

免疫化学分析证明，日本血吸虫和曼氏血吸虫分别至少有 2 种 26×10^3 和 28×10^3 谷胱甘肽-*S*-转移酶(GST)的同工酶(Sj26、Sj28、Sm26 和 Sm28)。编码这四种 GSTs 的 cDNA 克隆都已分离出，完整核苷酸序列已测出。氨基酸序列分析证明，26×10^3 和 28×10^3 的 GSTs 截然不同。Sj26 和 Sm26 与哺乳动物 μ 类 GSTs 同源，而 Sj28 和 Sm28 与 α 类 GSTs 相似。用重组 Sj26 菲律宾株免疫接种小鼠能诱生稳定的低水平的免疫力，攻击感染后的减虫率在 30%左右。纯化的天然 Sm28 和重组 Sm28 对大鼠、小鼠和仓鼠抗感染保护力高达 40%～70%。曼氏血吸虫 GST 免疫动物(小鼠、大鼠、狒狒及赤猴)试验还表明不仅可减少虫负荷(由于 IgE 抗体介导)，还可能降低成虫的产卵活力(由于 IgA 抗体介导)。每天排卵量降低 65%左右。事实上，这种免疫有两种作用，一种是降低雌性成虫的生殖力，另一种是降低虫卵的活性。在用 P28 GST 免疫牛群的试验结果亦表明，其降低成虫负荷达 54%，降低排卵量达 85%，降低肠道组织内虫卵数达 97%。由于血吸虫虫卵是引起血吸虫病严重病理损害的主要因素，为此，这种血吸虫疫苗候选抗原比其他更令人鼓舞。在体外，在嗜酸粒细胞参与下，针对 Sm28 的抗体对童虫有细胞毒作用。在大鼠和小鼠模型中，Sm28 致敏的 T 细胞系都可继承性转移保护力。在大鼠，保护性免疫力与 Sm28 特异性抗体增高有关，而在小鼠显然是非抗体依赖的，激活巨噬细胞后产生的淋巴因子起了关键作用。氨基酸序列分析结果表明，Sm28 含有 3 个 T 细胞表位(氨基酸序列为 24～43、115～131、140～153 三个肽段)，这些表位内氨基酸组成的不同很可能导致不同血吸虫 GST 的免疫原性不同。

目前，应用阶段和实验阶段的血吸虫基因疫苗有以下几种：

(1) 副肌球蛋白　副肌球蛋白是一种糖蛋白，位于日本血吸虫成虫、尾蚴、童虫的肌肉层。编码日本血吸虫副肌球蛋白的基因含 2600bp，编码 866 个氨基酸残基，各虫株(大陆株、菲律宾株、日本株)间副肌球蛋白基因的核苷酸序列及推导的氨基酸序列同源性极高，副肌球蛋白在虫体发育过程中分泌结合到虫体表面，虫体移行时成为靶抗原激起保护性免疫。体外实验证明，副肌球蛋白能刺激小鼠 T 淋巴细胞产生 IFN-γ，活化巨噬细胞，对入侵童虫进行杀伤。用重组副肌球蛋白对水牛和小鼠进行了免疫原性和疫苗有效性的研究，发现小鼠体内产生高水平的特异性抗体，水牛的减卵率高达 42%～45%。表明副肌球蛋白免疫动物可引起宿主对攻击感染的免疫保护力，减少虫荷数，是一种很有前途的疫苗候选分子。

(2) 照射减毒抗原　IrV-5 是曼氏血吸虫肌球蛋白片段中的一个相对分子质量为 62×10^3 的重组蛋白，重组的 IrV-5 能被紫外线致弱尾蚴免疫鼠血清识别，与慢性感染鼠血清也能发生弱反应，但免疫小鼠未取得免疫保护作用。

(3) 磷酸丙糖异构酶(TPI)　TPI 是一种参与血吸虫生命代谢活动的重要功能分子，催化磷酸二羟丙酮分子与二磷酸甘油醛之间的可逆反应，是血吸虫糖代谢过程的一个关键酶(二聚体糖酵解酶)。在血吸虫的各期均有 TPI 抗原的合成，并分布于血吸虫的各种组织中。天然 SjTPI 抗原加弗氏佐剂能诱导小鼠产生明显的抗尾蚴攻击感染，肝组织减卵率达 57%，被认为是一种有希望的抗血吸虫疫苗抗原。

(4) 脂肪酸结合蛋白基因(FABP)　日本血吸虫 FABP 存在于雌虫卵黄细胞和肌层以及雄虫表膜下实质的脂滴内，血吸虫本身不能合成长链脂肪酸和类固醇，必须利用细胞膜和质膜中的 FABP 来吸收、运输和吞噬宿主各种衍生脂肪酸。在代谢过程中，血吸虫释放出的脂肪酸衍生物在抵御宿主免疫系统的攻击时发挥重要的作用，因此 FABP 成为血吸虫合成脂肪酸过程中所必需的载体，是极具吸引力的候选分子。

(5) 组织蛋白酶　血吸虫的营养来源于宿主红细胞，红细胞被血吸虫食管分泌的溶血素溶解后释放出血红蛋白，血红蛋白被血吸虫肠管中的蛋白水解酶大量降解。血吸虫通过分解宿主血红蛋白获得生长、发育和繁殖所需氨基酸，所以在血红蛋白消化过程中所涉及的每一种蛋白水解酶均可成为新的抗血吸虫药物和疫苗的靶标。血吸虫的组织蛋白酶主要包括组织蛋白酶B、组织蛋白酶L和组织蛋白酶D。组织蛋白酶属于半胱氨酸蛋白水解酶，相对分子质量为31×10^3，定位于肠道。半胱氨酸蛋白酶抑制剂在体外能抑制血吸虫降解血红蛋白，并能减少血吸虫病小鼠体内血吸虫数量和血吸虫虫卵的产量。当血吸虫雌虫产卵时，发育调节相关基因卵壳蛋白基因(ESG)对血吸虫致病和传播起关键作用。研究发现，血吸虫雌雄合抱是雌虫性成熟的关键，而性成熟又是雌虫产卵的前提，因此控制血吸虫生殖和抑制其虫卵成熟成为一个重要研究策略。卵壳蛋白基因是一种能被调控的雌虫特异性基因，与雌虫的成熟、产卵和雌雄虫交互作用密切相关，具有阶段特异性、性别特异性和雌虫特异性表达的特点。目前筛选到2种卵壳蛋白基因，对它的基本结构和生物功能已经明确，但它的作用机制和抗卵免疫效率还待进一步研究。

(6) 卵黄铁蛋白基因　卵黄铁蛋白基因是血吸虫雌虫特异基因的产物，在卵黄腺高水平表达，是一种具有性别和组织特异的发育调节蛋白。采用电泳色谱法进行纯化重组铁蛋白，用低温透析沉淀去除SDS，保留铁的免疫学活性，用纯化的免疫小鼠，不仅降低了小鼠虫荷，又降低了虫卵数，减虫率、减卵率分别为24%和45%，表明卵黄铁蛋白免疫小鼠可产生较好的抗日本血吸虫感染的免疫保护，为血吸虫病的疫苗研究提供了又一候选分子。

(7) 热休克蛋白(HSP70)　HSP是生物在不利情况下产生的保护机体的蛋白质，又称"看家蛋白"，具有重要的生理作用，如促进器官组织的正常发育，作为分子伴侣参与蛋白质的折叠、装配、降解、修复和转移，以保护细胞不受机体内外环境不良条件的损害。寄生虫感染宿主过程中，宿主因寄生虫的入侵而处于应激状态，产生HSP作为对虫体入侵应激应答的一种形式，而寄生虫进入宿主体内，由于环境温度、理化条件的变化，以及生理和免疫等多因素的作用，使寄生虫也处于应激状态，产生虫体HSP参与寄生虫分化、增强寄生虫毒力，诱导宿主产生保护性免疫，逃避宿主免疫作用，降解宿主蛋白为虫体提供营养，HSP大都为显性抗原，种特异的可用于寄生虫诊断和疫苗的制备。研究表明，血吸虫HSP70表达受虫体发育阶段和热应激调控，HSP70组成性地表达于胞蚴、童虫和成虫中，而在尾蚴不表达，在尾蚴转化为童虫的过程中，尾蚴脱落是诱导HSP70基因表达的过程。

(8) 新基因的发现　将生物信息学技术、表达序列标签法和步移法测序相结合，构建cDNA文库，随机挑取重组阳性克隆进行测序，对部分序列进行步移法测序获取全长cDNA，对同源性高的基因进行核苷酸和氨基酸水平的同源性比较，从而获得新基因。

5. 存在的问题

(1) 血吸虫存在免疫逃避机制　血吸虫以多种方式逃避宿主的免疫攻击，包括获得宿主抗原、虫体表面抗原改变或表达丧失或抑制宿主免疫反应等。免疫逃避机制的存在有可能降低由疫苗诱生的保护力或宿主的免疫应答，因此影响疫苗的接种效果。

(2) 在动物模型和人体内的免疫机制差异　虽然血吸虫抗原诱导的效应机制已在实验模型(大鼠、小鼠)中得到了阐明，人类免疫效应的体外实验和流行病学调查结果也支持这些结论，但究竟哪种实验动物模型的免疫效应更与人接近，仍不完全清楚，且由于实际的原因，要在人体体内阐明对血吸虫的获得性免疫是很困难的。

(3) 免疫效应机制的选择诱导　已知宿主体液的保护效应即使抗同一分子甚至同一表位时，效应抗体和阻断抗体可产生不同的免疫表达，影响宿主最佳抗性的表达。但由于对引导选择同型抗体的基础免疫机制认识的不足和经验的缺乏，使这一目标还难以实现。

另一方面，各T细胞亚群(Th1和Th2)位点与抗原靶表位应答产生的细胞因子的免疫效应不同，而不同的效应机制直接与杀灭生活中不同期的血吸虫相关，两种效应机制的选择诱导除遗传因素外，还可能涉及特定抗原类型或浓度、免疫途径和佐剂的选择。但是目前对特定T细胞亚群的选择刺激还缺乏可行的指导路线，而且人体内的Th1和Th2反应对血吸虫感染的抗性和易感性的作用，还没有在动物模型中阐明得那样清楚。

(4) 抗原表位的鉴定　鉴定血吸虫抗原普遍采用的方法是产生能被动转移抗性的抗体或含T细胞丰富的脾细胞。但刺激Th2细胞产生抗体反应的抗原并不一定与刺激Th1细胞产生细胞免疫反应的抗原完全一致，因此有必要在刺激T细胞免疫的抗原鉴定方面投入大量工作。

另一方面，由于免疫应答反应过程存在遗传限制，因此在动物模型试验中能激发保护免疫的所有抗原候选分子并不一定都能对人体产生保护反应。因此，人们用血吸虫疫苗在动物模型中试验其诱导保护作用的同时，还理应研究其激发人T细胞、B细胞介导免疫的能力，但已知刺激人T细胞、B细胞抗原表位的阐述还相对有限。

(5) 糖基表位　已有研究表明多糖是未成熟虫卵和童虫的重要抗原，但由于分离纯化操作上的困难，有关血吸虫多糖的免疫原性的研究远不如蛋白质那样深入。另外，已经分离和鉴定的一些重要的血吸虫抗原是糖蛋白，这些抗原尤其是一些皮层相关抗原的免疫原性与糖基表位有关，但能够克隆表达的只能是这些抗原的多肽部分，如何使这些多肽正确地折叠、糖基化，保持与天然肽表位和糖基表位的一致性和有效性，均有待于生化工作者在蛋白质工程和糖工程等领域的突破。

(6) 保护水平　尽管已有多种天然或重组的抗原分子在动物试验中能诱导一定的保护性免疫力(通常为30%～50%)，但现在还没有发现一种人们一直希望找到的“超级”抗原能接近致弱尾蚴感染诱导的保护水平，这些抗原分子在动物体内诱导的保护水平即使在人体免疫中能够重现，也难以起到完全保护作用。

(7) 超敏反应　体液免疫作为血吸虫的主要效应机制，激发的抗体IgE和有过敏特性的IgG亚类等具有超敏反应特性，从人用疫苗安全性角度考虑，如何选择疫苗抗原既能产生较强的免疫保护效应，又不至于激发有损害作用的超敏反应也是一个需要考虑的问题。

(8) 佐剂　适宜的佐剂可增强抗原的免疫力和维持保护性免疫的回忆效应。但血吸虫抗原佐剂的选择、使用还缺乏系统的研究经验。

第三节　基因工程寄生虫疫苗的前景与展望

疟疾疫苗研究已进行了近30年，尽管至今尚无有应用价值的疫苗产生，但研究者正全面展开3种疟疾疫苗的研究和开发，其中一些候选疫苗已进入临床试验，并产生了非常有希望的结果。

今后疫苗研制趋势包括以下几个方面：

(1) 新候选抗原的鉴定　疟原虫基因组计划已提供大约6000个疟原虫蛋白基因的序列，这为鉴定更为有效的疫苗抗原提供了基础。

(2) 多期多价疫苗　构建由各期抗原组成多期多价疫苗，这种疫苗的优点是部分因抗原变异而逃避某个抗原免疫力攻击的原虫将会受到其他抗原免疫力的进一步攻击，这样能有效地克服因抗原变异而出现免疫逃避现象；此外，各期抗原的免疫力可产生协同作用。

(3) 提高疫苗的免疫原性　疫苗的保护效力需要高水平的抗体滴度，因此如何提高现有抗原的免疫原性是疫苗研究的一个重要内容；提高疫苗的免疫原性应包括研制和使用新的强效佐剂、新的疫苗传递系统以及制备融合抗原等。尽管研制安全有效的疟疾疫苗尚需时日，但这种疫苗终究能够研制成功。

恶性疟原虫有近6000个基因，编码的每一种蛋白质都可能是保护性免疫反应的靶标，确定有关基因序列和表达过程将有利于疟疾疫苗的发展，所以Doolan等计划利用恶性疟原虫的基因序列来开发疟疾疫苗。同样，Karie等为了解疟原虫基因的功能和调节作用，制备了疟原虫基因组范围的基因表达图谱，并发现，在疟原虫生活史中，由其基因组定义的蛋白质谱会发生变化。该研究利用基因组工具追踪疟原虫生活史的9个阶段，通过观察共同表达的基因，他们预测了几千个新鉴别出的、但功能尚未知的基因在细胞中的潜在作用。该研究将有助于疟疾新的靶标药物和疫苗的发展。随着RNA干扰（RNAi）技术的发展，用RNAi抑制疟原虫基因组中的候选基因，观察这些基因缺陷疟原虫在蚊虫及动物模型体内的发育，可用于筛选疫苗候选基因。

尽管至今尚无有应用价值的疫苗产生，但其中一些候选疫苗已进入临床试验，并产生了明显的效果。随着对疟疾保护性免疫机制的进一步了解、恶性疟原虫及冈比亚按蚊全基因序列测定完成和RNAi技术的应用，疟疾疫苗的研制将进入一个新阶段，疟疾疫苗终究能够研制成功。

由西班牙巴塞罗那临床医院医师佩德罗·阿隆索领导的医学研究小组首次研制成功疟疾疫苗。该小组的最新临床试验研究结果显示，他们研制出的疫苗在1～4岁的幼儿中预防疟疾的有效率达58%，其中1～2岁的儿童的有效率达77%，在非洲成年人中有效率达到50%。这是五十多年来人类抗击疟疾取得的最值得称赞的成就。该疟疾疫苗目前暂定名为RTS、S/AS02。这种疫苗是用疟疾寄生虫孢子体的表面蛋白质制造的，并在此基础上加入了两种能促进免疫系统攻击寄生虫的物质。人体注射这种疫苗后，免疫系统会识别并在寄生虫进入肝脏前进行攻击。如果仍有部分寄生虫进入肝脏，免疫系统会再次识别并发动进攻。即使不能消灭所有的寄生虫，但仍可以在一定程度上减轻其对人体的危害。此前，RTS、S/AS02已经在美国的志愿者身上进行一次实验，莫桑比克将进行第二阶段试验，接下来的第三阶段试验将在更多的非洲国家进行，以确保疫苗真正可靠、安全。

据西班牙科学家介绍，现已进入Ⅲ期临床试验。如果进展顺利，2015年以前这种疫苗就可以被批准大批量生产并投入市场。这种疫苗能够50%预防由恶性疟原虫引起的最致命的疟疾。他们还强调，经过改进后，2025年这种疫苗的有效率可以超过80%。

世界上有2亿人受血吸虫病的危害，各国学者们都致力于研制一种有效的血吸虫疫苗，以对人、畜提供有效的免疫预防措施。但是，从目前血吸虫疫苗的研制现状来看，20世纪80年代以前的数十年内虽取得一定进展，但并未见有实质性突破。随着近年来新技术、高技术逐渐引进血吸虫病疫苗研制领域，使血吸虫病基础免疫特别是免疫发病和效应机制以及疫苗研制等方面取得了很大进展。如能在体外应用淋巴细胞杂交瘤技术及单克隆抗体找到与血吸虫保护性免疫力有关的“靶抗原”，在体外应用重组DNA技术获得那些编码表面“靶抗原”的基因，进而从大肠杆菌细胞中得到大量的表达“靶抗原”的重组蛋白，将为血吸虫病疫苗的研制工作带来新的希望，甚至有可能成为一条为研制多细胞寄生虫疫苗带来实质性突破的新途径。

基因工程技术应用于血吸虫疫苗的研制起步较晚，至1983年美国、法国、英国等国学者才开始着手这方面的研究，其进展迅速。现已成功地按不同目的和需要（用于免疫诊断或疫苗）克隆出40多种编码血吸虫抗原蛋白的基因，并在大肠杆菌中高效表达，在曼氏血吸虫，有些重组抗原如P28 GST（Sm28）已进入人体试验阶段，估计可能在5～10年内能制成并生产具有一定实用价值的血吸虫病基因工程疫苗。1986年，澳大利亚学者报道成功地克隆了日本血吸虫（菲律宾株）编码Sj26 GST抗原蛋白的基因，并在大肠杆菌中高效表达。国内日本血吸虫

(大陆致病株)基因工程疫苗研制工作起步较晚，至1986年才开始着手这方面研究的准备。我国政府对高技术研究的发展非常重视，及时地制定了发展我国高技术的“863”计划并付诸实施，并且将日本血吸虫病基因工程疫苗的研制工作也纳入了国家“863”高技术计划的范畴。近8年来，在国家科技部“863”高技术计划的资助下，以及在“863”高技术计划专家委员会的指导下，日本血吸虫大陆株基因工程疫苗的研究有了光明的前景，该项研究在日本血吸虫大陆株$(26\sim28)\times10^3$和97×10^3“靶抗原”免疫原性及其免疫机制研究、抗“靶抗原”单克隆抗体的制备及应用、成虫cDNA基因库和基因组DNA基因库构建与基因克隆免疫筛选、$(26\sim28)\times10^3$ GST基因应用PCR技术体外扩增及表达以及重组26×10^3 GST抗原免疫小鼠及猪诱导保护性免疫力成功等方面，均取得一定进展。

当然，要实现研制出具有实用价值的日本血吸虫基因工程疫苗的目标，是需要进行长期而艰苦的攀登的。首先要解决好一系列疫苗研制过程中出现的问题，如在获得诱导保护性免疫力的有关抗原基因后，有关目的基因的高效表达，高效表达后所获得的抗原蛋白的免疫原性以及重组血吸虫抗原或表达蛋白免疫后，阐明包括细胞免疫、体液免疫、免疫病理、佐剂效应等在内的一系列免疫机制的问题。随着血吸虫“封闭抗体”研究的深入，以基因工程手段获取大量抗原材料，用以免疫动物，其免疫原性的问题，也已在世界卫生组织召开的关于血吸虫疫苗研制的日内瓦会议上提出，并引起国内外学者极大的重视。目前比较一致的看法是，当前研制血吸虫疫苗，基因工程是一种主要手段，但不放弃应用一切现代免疫学和生物学技术所能达到的途径进行血吸虫疫苗研制，如采用细胞工程结合抗独特型抗体的方法研制血吸虫疫苗，应用细胞免疫的方法研制血吸虫疫苗及其他途径研制血吸虫疫苗的设想和看法，并不只是理论上的，而是以充分的实验研究和探索为基础，并已在曼氏血吸虫病及其他某些寄生虫病如疟疾、锥虫病、利什曼病等的疫苗研制上取得进展，获得初步的成功为依据的。

随着对一些免疫学问题更多、更深入的研究，目前血吸虫疫苗研究中存在的问题表明，在继续分离、克隆、表达一些具有潜力的疫苗抗原分子的同时，更应重视抗原分子的表位分析、鉴定、诱导的免疫机制尤其是免疫效应的调节机制、免疫评价和其他一些免疫学问题，进行更深入的研究，为疫苗的研制提供指导。研制混合多价疫苗选择不同表位、不同类型的混合抗原，协同诱导不同免疫杀虫机制使能杀灭各个发育期的血吸虫，以克服单个分子抗原诱导的免疫保护水平偏低的问题。目前已有一些研究者在着手这方面的工作。另外研究了用能激发IFN-γ的Th1细胞因子IL-12与照射日本血吸虫尾蚴(3×)混合接种，发现攻击感染后其虫荷减少由单个3×接种组的77%提高至94%($P<0.05$)。构建基因工程菌株和人工载体疫苗减毒的沙门口服疫苗已在其他一些研究中证实是有效可行的。正在设想以血吸虫表达的多种抗原分子用DNA重组技术植入无毒的沙门杆菌、百日咳杆菌或BCG菌中制备基因重组载体口服活疫苗。抗独特型抗体疫苗由于一些保护性抗原分子为多糖或糖基蛋白，而带有糖基表位的碳链不可能用重组DNA技术或合成肽的方法来这些解决，且多糖的免疫原性较低，制成的疫苗存在效力不高的问题，应用抗独特型抗体有助于解决这些问题。用曼氏血吸虫的表膜糖蛋白38×10^3抗体AB1，在大鼠中制得单克隆体AB2再免疫正常大鼠。在鼠的血清中出现了能与虫体表膜糖蛋白结合的抗体AB3，该抗体在嗜酸性细胞存在时具有很强的细胞毒性，其保护作用能被动转移，用AB2免疫大鼠显示对攻击感染有明显的(50%～80%)保护作用。因早期童虫出现较多的糖基表位，抗独特型抗体有可能有效地针对早期童虫。抗独特型抗体的应用无疑也有助于解决现有抗原保护水平偏低的问题。

随着分子生物学、生物化学和免疫学等相关学科的飞速发展，我们有理由相信，血吸虫疫苗的研制会取得突破性进展。

参考文献

[1] Angov E, Aufiero B M, et al. Development and preclinical analysis of a *Plasmodium falciparum* merozoite surface protein-1(42) malaria vaccine. Mol Biochem Parasitol, 2003, 128(2): 195-204.

[2] Bojang K A, Milligan P J, et al. Efficacy of RTS, S/AS02 malaria vaccine against *Plasmodium falciparum* infection semi-immune adult men in the Gambia: a randomized trial. Lancet, 2001, 358(9297): 1927-1934.

[3] Crewther P E, Matthew M L, et al. Protective immune responses to apical membrane antigen I of *Plasmodium chabaudi* involve recognition of strain-specific epitopes. Infect Immun, 1996, 64(8): 3310-3317.

[4] Danie J, Carucci M C. Malaria vaccine research at the Naval Medical Research Center. Navy Med, 2001, 5: 23-30.

[5] Gordon D M, McGovern T W, et al. Safety, immunogenicity and efficacy of a recombinantly produced *Plasmodium falciparum* circumsporozoite protein-hepatitis B antigen subunit vaccine. J Infect Dis, 1995, 171(6): 1576-1585.

[6] Gretchen V. A complex new vaccine shows promise. Science, 2004, 306(5696): 587-589.

[7] Hoffman S L, Goh L M, et al. Protection of humans against malaria by immunization with radiation-attenuated *Plasmodium falciparum* sporozoites. J Infect Dis, 2002, 18(8): 1155-1164.

[8] Hoffman S L, Sedegah M, et al. Protection against malaria by immunization with a *plasmodium yoelii* circumsporozoite protein nucleic acid vaccine. Vaccine, 1994, 2: 1529-1534.

[9] Moorthy V S, Pinder M, et al. Safety and immunogenicity of DNA modified vaccinia virus Ankara malaria vaccination in African adults. J Infect Dis, 2003, 188(8): 1239-1244.

[10] Narum D L, Ogun S A, et al. Immunization with parasite-derived apical membrane antigen 1 or passive immunization with a specific monoclonal antibody protects BALB/c mice against lethal *Plasmodium yoelii* YM blood-stage infection [J]. Infect Immun, 2000, 68(5): 2899-2906.

[11] Pradel G. Proteins of the malaria parasite sexual stages: expression, function and potential for transmission blocking strategies [J]. Parasitology, 2007, 134(14): 1911-1929.

[12] Roggero M A, Meraldi V, et al. The synthetic oxidized C-terminal fragment of the *Plasmodium berghei* circumsporozoite protein elicits a high protective response. Eur J Immunol, 2000, 30(9): 2679-2685.

[13] Roggero M A, Weilenmann C, et al. *Plasmodium falciparum* CS C-terminal fragment: preclinical evaluation and phase Ⅰ clinical studies. Parassitologia, 1999, 41(123): 421-424.

[14] Stoute J A, Slaoui M, et al. A preliminary evaluation of a recombinant circumsporozoite protein vaccine against *Plasmodium falciparum* malaria. N Engl J Med, 1997, 33(2): 86-91.

[15] Tewari R, Spaccapelo R, et al. Function of region Ⅰ and Ⅱ adhesive motifs of *Plasmodium falciparum* circumsporozoite protein in sporozoite motility and infectivity. J Biol Chem, 2002, 277(49): 47613-47618.

[16] Wang R, Charoenvit Y, et al. Induction of protective polyclonal antibodies by immunization with a *Plasmodium yoelii* circumsporozoite protein multiple antigen peptide vaccin. J Immunol, 1995, 154(6): 2784-2793.

[17] 陈爱社，王丽娥．疟疾疫苗的研究现状与未来对策．中国寄生虫病防治杂志，1996，9(1)：67-70.

[18] 陈伯华，垄国川．美海军疟疾疫苗研究进展．人民军医，1999，44(1)：5-7.

[19] 陈代雄，陈新宇．鼠源性抗日本血吸虫噬菌体抗体库的构建筛选和鉴定．动物医学进展，2004，25(3)：85-87.

[20] 陈慧红．弓形虫主要表面基因克隆及在大肠杆菌中的表达．山东医科大学学报，1999，37(2)：97-99.

[21] 陈志辉，管惟滨等．核酸免疫及其在寄生虫学领域中的应用．中国寄生虫学与寄生虫病杂志，1998，16(2)：133-137.

[22] 郭虹．编码弓形虫 ROPl 蛋白基因的体外扩增克隆及在 *E coli* 中的表达．中国人兽共患病杂志，2000，13(3)：169-171.

[23] 姜勋平．基因免疫的原理与方法．北京：科学出版社，2004：160-166.

[24] 李贵生．疟原虫某些重要抗原基因的研究进展．国外医学寄生虫病分册，1995，22(1)：5-9.

[25] 李焱．血吸虫疫苗研究面临的问题．国外医学寄生虫病分册，1999，26(5)：101-103.

[26] 刘光明．旋毛虫 P49 抗原基因原核表达产物的纯化．中国人兽共患病杂志，1999，15(3)：24-26.

[27] 潘卫庆．疟疾疫苗研究的现状和展望．第二军医大学学报，2004，25(1)：1-4.

[28] 缪应新，刘述先．编码日本血吸虫大陆株成虫 TPI 抗原基因的克隆测序．中国寄生虫学与寄生虫病杂志，1997，15(6)：349-352.

[29] 孙文宇，刘述先．杆状病毒表达载体的构造及其在疫苗研究中的应用．国外医学寄生虫病分册，1999，26(3)：

97-101.

[30] 唐连飞．日本血吸虫新基因的克隆及分析．中南大学学报医学版，2005，30(2)：167-170.

[31] 王林纤．血吸虫 DNA 疫苗联合免疫研究进展．中国热带医学，2004，4(2)：287-289.

[32] 谢闻悦．血吸虫减毒疫苗的研究进展．医学动物防治，2000，16(2)：106-109.

[33] 杨俊海．曼氏和日本血吸虫副肌球蛋白的抗原肽研究．有机化学，2002，22(6)：423 -427.

[34] 张莉．日本血吸虫疫苗候选分子的研究进展．寄生虫病与感染性疾病，2005，3(1)：31-43.

[35] 张思淼．简介世界上第一个有效疟疾疫苗 SPf66. 贵州医药，1995，19(5)：316.

[36] 周华，孙立新．疟疾疫苗研究的主要进展．国外医学寄生虫病分册，2005，32(2)：72-76.

[37] 朱平安．血吸虫糖蛋白研究进展．国外医学寄生虫病分册，2002，29(1)：4-8.

[38] 彭先楚，汪世平等．日本血吸虫 pcDNA3/SjCWL01 核酸疫苗构建及其对小鼠免疫效果的观察 [J]．中国人兽共患病学报，2007，23(8)：752-756.

[39] 陈方旭，任权等．疟疾疫苗研究进展 [J]．中国医药指南，2011，9(21)：47-48.

[40] 房修罗，蒋就喜．日本血吸虫疫苗候选分子研究进展 [J]．医学综述，2009，15(5)：651-653.

[41] 汪世平，陈秀春等．我国血吸虫疫苗研究进展及应用前景 [J]．中国寄生虫学与寄生虫病杂志，2009，10(5)：402-407.

[42] 柳建发，廖奇．血吸虫病疫苗研究的回顾与展望 [J]．宁波大学学报(理工版)，2012，25(4)：111-114.

[43] 罗四维，周秦．血吸虫疫苗的研究进展 [J]．微量元素与健康研究，2011，28(4)：49-54.

[44] 林丹丹，吴晓华等．我国血吸虫病防治研究的战略重点思考 [J]．中国血吸虫病防治杂志，2009，21(01)：50.

[45] 陈泽涛．血吸虫疫苗研究进展和展望 [J]．热带病与寄生虫学，2008，6(4)：243-246.

[46] 陈佩新，高松等．在毕赤酵母中表达的重组疟疾疫苗(PfCP-2.9)的纯化研究 [J]．中国高新技术企业，2010，13：47-48.

[47] 余光清，刘文琪等．日本血吸虫 Mr26000 谷胱甘肽-*S*-转移酶(Sj26)DNA 疫苗和重组蛋白(rSj26GST)疫苗联合免疫小鼠的保护作用研究 [J]．中国寄生虫学与寄生虫病杂志，2006，24(1)：51-56.

第十章 治疗性疫苗

第一节 概　　述

治疗性疫苗(cure vaccine)是近年建立和发展起来的免疫治疗新概念。传统意义上的疫苗可在健康人体中激活特异性免疫应答，产生特异性抗体和细胞毒 T 淋巴细胞(CTL)，从而获得对该病原体的免疫预防能力，但对已发病的个体却不能诱生有效的免疫应答。多数学者认为治疗性疫苗应为发生疾病后为治疗疾病所采用的疫苗，但对一些感染后免疫用的疫苗也可视为广义的治疗性疫苗。正因为感染后免疫可预防疾病的发生、发展与恶化，启示了人们可用疫苗治疗疾病。

治疗性疫苗旨在打破机体的免疫耐受，提高机体的免疫应答。其机理可能是通过改善和增强对疫苗靶抗原的摄入、表达、处理、提呈和激活免疫应答，从根本上重新唤起机体对靶抗原的免疫应答能力。它能在已患病个体诱导特异性免疫应答，清除病原体或异常细胞，使疾病得以治愈。因此，广义治疗性疫苗是指在已感染病原生物或患某些疾病的机体中，通过诱生机体的特异性或非特异性免疫应答，以达到治疗或防止疾病恶化的天然、人工修饰合成或用基因重组技术表达的产品或生物制品。

最早被应用的治疗性疫苗是巴斯德于 1885 年所用的狂犬病疫苗。用该疫苗免疫被狂犬咬伤但尚未发病的患者，可以防止发生致死性的疾病。反复多次注射狂犬疫苗，通过诱生机体的免疫应答可有效地阻止病毒进入中枢神经系统，达到治疗效果。对母亲为乙型肝炎病毒携带者所娩出的婴儿注射乙肝疫苗，实际上也可作为广义的治疗性疫苗来认识。另外，在细菌方面，已有用麻风菌素治疗麻风菌感染、用布氏杆菌素治疗布鲁菌感染、用灭活的自身菌疫苗治疗金黄色葡萄球菌皮肤反复感染等。此外，还研制了针对自身免疫病、肿瘤等的治疗性疫苗。目前，治疗性疫苗主要应用于尚无有效治疗药物的疾病，如肿瘤、自身免疫病、慢性感染、移植排斥、超敏反应等。

一、治疗性疫苗发展的基础

早在近 100 年前，抗生素还未发明，人们对微生物感染性疾病缺乏有效的治疗手段。但在当时，巴斯德已采用治疗性疫苗，他用狂犬疫苗预防已被狂犬咬伤但尚未发病的患者，防止发生致死性狂犬病。1890 年，Koch 提出用结核菌素和甘油悬液作为背部皮下注射治疗结核病，这种方法类似“以毒攻毒”法，但因治愈率低、全身反应重和死亡率高而告失败。1902 年，Wright 用加热灭活的金黄色葡萄球菌苗治疗复发性疖病，发现菌苗能增强患者血清对葡萄球菌的凝集力，他认为接种相应菌苗可提高对传染性病原体的天然免疫力并首先提出了疫苗疗法学说。Wright 成为现代疫苗疗法的奠基人。20 世纪初期，疫苗疗法得到了广泛应用，主要用于治疗慢性或复发性细菌性疾病如葡萄球菌性皮肤病和慢性淋病。1940 年后，疗效卓著的抗生素成为治疗传染病的主要手段，使疫苗疗法进入低潮。在抗微生物化疗时代，第二次世界大战前对免疫疗法所做的大量研究工作几乎已被全部遗忘。然而，最近几年，由于证实疫苗疗法能增强 AIDS 患者对 HIV 的天然免疫力，使其又成为研究的热点。目前，人们将兴趣再一次转向通过刺激机体免疫防御机制来治疗疾病，其主要原因是由于具备了更好的基础。

20 世纪以来，病毒疫苗获得了迅速发展，特别是近 30 年来，随着分子生物学、分子免疫学、蛋白化学等的发展，疫苗学已进入到使用现代生物技术进行新型疫苗研究的阶段。

近年来，由于微生物持续性感染日益多见及日趋严重，治疗性疫苗重新被重视并已开展了大量的基础性、应用性研究。此外，相关学科科学技术的新发展也为开发及研究治疗性疫苗提供了新的基础，其中最重要的是基因重组技术与抗感染免疫学理论的发展。一方面，基因重组与表达技术的日趋成熟，为不少微生物基因表达产物的生物学特性及功能性研究提供了可用于发展治疗性疫苗的组分，而且对各种抗原成分已可以比较自如地进行拼接与组合。用微生物抗原基因与不同细胞因子基因组成并表达嵌合性疫苗蛋白已获得成功。因此，设计并发展“人工”的新型治疗疫苗已成为可能。另一方面，近年来对抗感染性免疫的研究已出现高潮。其中对人类获得性免疫缺陷病毒(HIV)感染与免疫的大量研究，对微生物抗原加工和提呈、细胞内信号传递、杀伤性T细胞(CTL)、自然杀伤性细胞(NK)、抗体的免疫增强作用以及裸DNA免疫等都有新进展，进一步奠定了发展治疗性疫苗的基础。

1. 微生物的持续性感染日益受到重视

微生物与人类间的相互关系无论在过去、现在与将来，都是重要的科学研究课题。在地球上出现人类前若干亿年，微生物已栖身于地球。当人类出现后，有些微生物与人类共存，甚至成为人类维持正常生命活动的“伙伴”；而另一些病原微生物则入侵人体，引起疾病，甚至“致人于死地”。曾猖獗一时的由微生物引起的烈性或急性传染病，如天花、鼠疫、霍乱、黄热病、流感、白喉、脊髓灰质炎等已基本得到控制或已被消灭。目前，一些新发现或重新“抬头”而再现的传染病，如艾滋病、结核病、病毒性肝炎和朊病毒引起的疾病等正在成为21世纪人类重点研究及制定控制对策的对象。

在控制微生物所致的持续性感染中，为达到杀灭或抑制宿主体内微生物的目的，除采用抗微生物药物外，提高机体免疫应答也已受到关注。虽然被动输入免疫细胞或抗体有短暂的抗微生物或其产物的作用，但对于持续性感染，更受重视的是用治疗性疫苗通过主动免疫诱生机体免疫应答。细菌及病毒均可引起持续性感染，例如结核病、麻风病、反复发作的葡萄球菌感染以及乙型肝炎病毒(HBV)、艾滋病病毒(HIV)和丙型肝炎病毒(HCV)感染等。由于微生物的急性感染较容易通过药物控制，持续性感染已成为棘手的重要问题。人们已逐渐认识到，为控制持续性微生物感染，必须考虑如何提高机体的免疫力。全球已有大量关于细菌和原虫耐药和耐多种药物的报道，有些微生物几乎能耐所有药物。就结核病而言，短程化疗推广应用仅二十几年，就出现了大量耐多种药物的菌株，这严重威胁了许多国家的结核病控制。

2. 基因重组技术的发展与应用

目前基因重组与表达技术已日趋成熟，不少微生物基因的表达产物已获得，并可对其生物学特性进行研究，提供了用于发展治疗性疫苗的组分。各种抗原成分的组合、拼接或用微生物抗原基因与不同细胞因子基因组成表达嵌合性蛋白，或使表达蛋白与药物交联的治疗性疫苗为开发治疗性疫苗提供了广阔的前景。

3. 免疫学理论的发展

基于人们对免疫系统的深入了解，已能合理设计免疫治疗剂以及预防性疫苗。对HIV免疫的研究，大大推动了抗感染免疫的理论发展。对不同感染过程中体液与细胞免疫应答的详细分析、抗原提呈、细胞内信号传递途径的进一步了解、微生物对免疫细胞感染所造成的后果以及裸DNA免疫的机制等均对发展治疗性疫苗起了推动作用。

二、治疗性疫苗的作用机理

疫苗用来治疗疾病虽然已有100多年的历史，但在许多方面治疗性疫苗与预防性疫苗不同，其作用机理尚存在争议。治疗性疫苗分为非特异性和特异性两种。治疗性疫苗是在机体已经感染病毒之后再注射疫苗，此时机体已经具有病毒的抗原，但由于机体免疫反应的部分缺陷，不能发挥作用，治疗性疫苗通过不同途径把微生物抗原提呈给免疫系统，来弥补或激发机体的免疫反应(特别是细胞毒性T细胞CTL的杀伤活性)，从而达到清除病毒的治疗作用。还有一种说法是机体接受治疗性疫苗后，刺激T细胞、B细胞增殖，激活巨噬细胞，促进NK细胞杀伤肿瘤细胞，从而发挥免疫增强作用。但对大多数特异性疫苗的作用机理至今尚未完全阐明，一直存在争议。疫苗疗法的倡导者则认为，治疗性疫苗不同于患者体内的微生物抗原，它通常由大剂量高度纯化的微生物抗原和提高免疫功能的其他成分组合而成，抗原量大，免疫原性强，对免疫系统有较强的刺激作用，并可通过不同途径把微生物抗原提呈给免疫系统，能更有效地诱导免疫应答且可消除免疫耐受。

治疗性疫苗在某些传染病当中的疗效已经得到证实。我国闻玉梅院士等研制的HBsAg-抗体免疫复合物型治疗性疫苗经多年的试验研究发现，其对乙型肝炎治疗有效。通过小鼠试验证明，复合物可增强小鼠巨噬细胞、树突状细胞对抗原的摄取。此外，通过对脾T淋巴细胞的抗原提呈试验结果显示，可使脾T淋巴细胞产生更强的淋巴细胞增殖反应及释放细胞因子。直到目前，治疗性疫苗的作用机理还是不清楚，在学术界主要有下列几种解释。

1. HBsAg-抗体免疫复合物型治疗性疫苗的作用机理

(1) 通过复合物中抗体的Fc段，与抗原提呈细胞表面的Fc受体结合，促进了细胞摄取抗原。如当用酶消化去除抗HBs的Fc段时，虽可形成抗原-抗体Fab段的复合物，但却不能增强巨噬细胞摄取。

(2) 以病原特异性抗体为桥连接HBV表面抗原为靶抗原构建的抗体-抗原复合物分子质量较大，易被吞噬及抗原提呈，复合物一旦被抗原提呈细胞吞噬和内质化，即更容易激活B淋巴细胞和T淋巴细胞，从而引起强烈的体液免疫应答和细胞免疫应答（刺激B淋巴细胞转化为浆细胞，大量分泌抗体。试验证明，复合物在正常小鼠中诱生的抗HBsAg较单纯抗原诱生的抗体高10倍以上；T淋巴细胞致敏后高速增殖并大量分泌淋巴因子，形成了CTL即细胞毒性T淋巴细胞，大量地杀伤HBV抗原)，打破了免疫耐受性，重新唤起机体的免疫应答，治疗持续性慢性感染。

2. 自体细胞回输的治疗性疫苗的作用机理

2010年，美国FDA批准了第一个前列腺癌的治疗性疫苗——Provenge，该疫苗是一种基于自体细胞回输的细胞治疗性疫苗。该疫苗利用病人普遍表达的前列腺酸性磷酸酶与GM-CSF（粒细胞-巨噬细胞集落刺激因子）形成重组的前列腺酸性磷酸酶（PAP)-GM-CSF复合体，在体外活化外周血中的抗原提呈细胞［(主要是树突状细胞（DC)］，然后回输体内，活化机体免疫系统。激活B淋巴细胞和T淋巴细胞，高速增殖并大量地合成特异性抗体，形成CTL细胞，释放大量的淋巴因子，有效地杀伤前列腺癌细胞。

3. 其他治疗性疫苗的可能机理

(1) 治疗性疫苗通过不同途径诱使抗原提呈细胞的活化，进而将静息状态的T/B淋巴细胞致敏，从而提高其免疫力。

(2) 治疗性疫苗可通过不同途径直接或间接地激活巨噬细胞、单核细胞、NK细胞、DC细胞等，从而提高机体免疫系统对抗原的处理与杀伤力。

(3) 治疗性疫苗可激活多种淋巴因子，通过淋巴因子间的相互作用使免疫网络系统的作用进一步发挥，促进抗原的提呈、加工及活化。

目前，在临床上已用特异性疫苗治疗的疾病有麻风、结核、利什曼病、布氏杆菌病、慢性支气管炎、疱疹病毒感染、AIDS、慢性乙型肝炎等，对其治疗效果评价不一。尽管治疗性疫苗有其应用的局限性，但对某些慢性病毒性疾病（如 AIDS、乙肝）的治疗，以及作为传染病综合性治疗中的一种提高免疫应答能力的辅助手段，它仍具有广阔的发展前景。

三、治疗性疫苗与预防性疫苗的比较

目前新型疫苗的研究主要集中在改进传统疫苗和研制传统技术不能解决的新疫苗两个方面，包括肿瘤疫苗、避孕疫苗及其他非感染性疾病疫苗的研究，其中发展治疗性疫苗已成为新型疫苗研究的重要组成部分。

预防性疫苗与治疗性疫苗的主要区别有如下几点：

(1) 对象　预防性疫苗的接种对象是健康群体，对易感人群均可应用，主要起免疫预防作用，它对机体大多无病理损伤，使用安全可靠；而治疗性疫苗的使用对象是感染者，或免疫应答低下的患者，故疫苗疗法属免疫治疗。

(2) 目的　治疗性疫苗与预防性疫苗适用的目的不同，后者是为了防病，而前者是为了治疗或防止病情恶化。

(3) 应用　治疗性疫苗的另一个突出特点是应用时必须考虑适应证与禁忌证，也可根据需要做各种组合和调整。

由于疫苗旨在打破免疫耐受，提高对病原体的特异性免疫应答，因而十分强调佐剂的选用、疫苗的联用及新免疫制剂的开发，如用重组单纯疱疹病毒(HSV)糖蛋白亚单位疫苗加新型佐剂脱壁酰二肽衍生物治疗 HSV 感染；用杀死的麻风杆菌和 BCG 混合菌苗治疗麻风；用抗原-抗体复合物或 DNA 疫苗治疗乙型肝炎；用抗原化抗体重组方法制备 HIV 疫苗治疗 AIDS 等。

总之，治疗性疫苗作为一种新兴的以治疗为目的的疫苗，在设计思路、制备手段和应用技术方面均体现多元化、多层面和与现代分子生物学及细胞学技术密切结合的特点，其复杂程度远远超出传统的预防性疫苗。

四、治疗性疫苗制备与应用的注意事项

治疗性疫苗与预防性疫苗的根本不同点是前者的应用对象为已被感染或患病的机体，后者的应用对象是健康的人群。因此，从选用的疫苗抗原、审定疫苗的标准，包括安全性、有效性等方面看，治疗性疫苗是一种具有更多创新性的制品。研究时应注意以下特点：

1. 免疫原的选择与优化

治疗性疫苗所用免疫原的选择需在深入研究治疗对象的免疫应答基础上选定。根据病原学的特点，一般选用的微生物抗原应为能引起中和性抗体及可诱生杀伤性 T 细胞(CTL)免疫应答的抗原；但还必须考虑患者的免疫应答，即患者已产生和未产生的免疫应答。在非感染性患者，如肿瘤或自身免疫病患者中，常可选择相应的或类似的抗原进行免疫或脱敏。由于微生物抗原特异性高而且免疫原性强，目前认为作为治疗性疫苗更为适合。为了更有效地刺激患者的免疫应答，有学者开展了嵌合免疫原或联合免疫原型的疫苗。这些均有待于进一步考核其优越性。

2. 动物模型的建立

为考核治疗性疫苗的疗效，需要建立模拟人体感染的动物模型，但至今微生物持续性感染的动物模型还很少，均有不足之处。一种是在灵长类动物，如黑猩猩、猿猴中寻找相似的持续感染，如猴免疫缺陷病(SIV)，或是在非灵长类动物中寻找类似感染，如类似人乙肝病毒的土拨鼠或鸭乙肝动物模型；或模拟人 HSVⅡ(单纯疱疹病毒)，在雌性豚鼠中建立生殖道疱疹病毒感染等。另一种建立有病毒基因整合的转基因动物，如用 HBV 基因建立的转基因小鼠。转基因鼠中可持续表达病毒的抗原或可持续有病毒复制，类似天然的持续感染，但因系人工将病毒基因整合入鼠胚胎所获得的动物，毕竟与天然的病毒持续感染不同。

3. 临床应用的重要性

治疗性疫苗和预防性疫苗很重要的区别是前者需要临床医师的积极参与（禁忌证与适应证）。由于治疗性疫苗的对象是患者，因此常伴有免疫低或其他病理变化，在使用疫苗时需较预防性疫苗更为慎重。选择对象时应有严格标准，对每种疫苗的疗效也应用不同的评价标准。在免疫应答出现时还可能伴有免疫损伤而出现不良反应，需要医师协同进行判断。

第二节 治疗性疫苗的种类

近年出现了以免疫方式达到治疗疾病作用的"治疗性疫苗"。近十年来，由于证实疫苗疗法能增强艾滋病患者对人类免疫缺陷病毒(HIV)的天然免疫力，疫苗疗法作为慢性传染病的治疗方法重又引起人们的兴趣。疫苗治疗策略是实用、明智和有吸引力的，在当今抗生素时代，疫苗疗法仍具有使用价值，其理由主要有：对许多疾病，目前尚无有效的药物；疫苗可与药物起协同作用，加速康复；在几个月中注射几针疫苗，远比每天服药方便；疫苗的副作用很少。由于疫苗能增强各种病原体感染患者的免疫应答，因此，许多生物技术公司和大学正在从事治疗性疫苗的研究。

根据治疗性疫苗针对疾病种类的不同，可分为细菌型治疗性疫苗、病毒型治疗性疫苗、肿瘤治疗性疫苗、自身免疫病治疗性疫苗等。根据治疗性疫苗的作用机制，可分为特异性治疗性疫苗和非特异性治疗性疫苗。根据所用免疫原的种类，可分为核酸型治疗疫苗、重组蛋白型治疗疫苗、天然蛋白型治疗疫苗、免疫复合物型治疗疫苗、嵌合型治疗疫苗。下面将综合不同的分类法选择几种治疗性疫苗简述如下。

一、细菌型治疗性疫苗

1. 结核杆菌治疗性疫苗

细菌性感染因有抗生素等治疗，可以控制，故治疗性疫苗仅限于少数几种慢性感染，如结核病、麻风病及布鲁病等。

结核病是由结核分枝杆菌引起的重大传染病，严重危害人类健康。目前全球大约有1/3人口感染了结核分枝杆菌，其中5%～10%转化成活动性结核病。近几年来，结核病的发病率和病死率持续增加。多重耐药菌株的出现是近年来全球结核病疫情肆虐的主要原因之一。针对多重耐药结核病的治疗非常困难，与治疗敏感菌感染引起的结核病相比，失败率要高80倍，且预示着多重耐药结核病有成为不治之症的危险。目前直接监督下的短期化疗(directly observed treatment short course，DOTS)方案治疗周期过长，且现有抗结核药物主要作用于生长活跃的结核分枝杆菌，不能有效杀死生长缓慢或处于休眠期的结核分枝杆菌，容易产生耐药菌株。因此，如何有效地杀死胞内残存的结核分枝杆菌，预防结核病复发，以及有效地治疗耐药结核分枝杆菌感染，是结核病研究面临的重大挑战。疫苗接种可有效激发宿主针对结核分枝杆菌的特异性免疫反应，有助于清除宿主体内残存和休眠期的结核分枝杆菌。传统的结核病疫苗主要用于疾病预防。未来疫苗开发的目标包括研制针对潜伏感染的疫苗，抑制、清除潜伏感染的细菌，阻止结核病复发；同时，要开发接种于已感染结核分枝杆菌（尤其是耐药结核分枝杆菌）个体的新型疫苗，配合化学抗结核药物的使用，彻底清除耐药的以及残留的结核分枝杆菌。接种于已感染个体的疫苗，称为治疗性疫苗，是近年建立和发展起来的免疫治疗新概念。

英国伦敦大学医学院Stanford对BCG预防结核病的效果在某些国家中应用很好，而在一些国家中应用不佳的发现感到疑惑不解。他发现，在这些国家(如乌干达)的环境中也许有某些微生物在起作用，影响了 BCG 的效果。这个推测促使 Stanford 在乌干达土壤中分离到了一株分枝杆菌(*Mycobacterium vaccae*)。之后，Stanford 等用杀死的 *Mycobacterium vaccae* 制成菌苗，在冈比亚和越南对结核病患者进行治疗试验。结果表明，抗结核病药物和菌苗治疗组的治愈率为 89%，而药物和安慰剂治疗组的治愈率为 78%，菌苗治疗使结核病病死率从 8%降至 3%；*Mycobacterium vaccae* 分枝杆菌菌苗能缩短常规药物治疗奏效时间，药物治疗结核病需 6 个月，许多患者不能完成疗程，使病情迁延，给结核杆菌以产生耐药性的机会；如果把疗程缩短至 2 个月，则结核病的治疗就大为改观。Stanford 认为菌苗可以做到这一点；同时，他还报道，对于耐多种药物的菌株引起的结核病患者，菌苗也能够奏效。

20 世纪初，为治疗金黄色葡萄球菌引起的反复发作的疖及痈，Wright 等采用自患者分离的加热灭活的葡萄球菌为治疗性疫苗，获得成功，奠定了细菌型治疗性疫苗的基础。

2. 麻风杆菌治疗性疫苗

麻风是慢性麻风杆菌感染，可引起严重的神经损害和畸形。麻风有有效的治疗药物，但有效的治疗性菌苗可有所帮助。首先，往往需要多种药物治疗数年才能从麻风患者体内清除麻风杆菌；其次，药物治疗不能纠正可能先于感染存在的基本免疫缺损：在有些人中，能杀伤麻风杆菌细胞的细胞介导免疫(CMI)不起作用；最后，有些患者用药物治疗无效。鉴于常规治疗的缺点，1986 年，委内瑞拉生物学研究所 Convit 开始研究菌苗疗法对麻风患者是否有帮助。他用灭活的麻风杆菌和卡介苗(BCG)制成混合菌苗，对 300 例严重麻风病人进行无对照研究，结果表明，菌苗和药物合用，可使 60%麻风患者恢复对麻风杆菌的 CMI 应答。CMI 能从损害中清除麻风杆菌，使一些患者不易复发或再感染。Convit 报道，接种疫苗的患者的麻风损害在两年内得到控制，比单用药物治疗的患者缩短一半时间。此外，疫苗对药物治疗无效的患者亦有效。印度国立免疫学研究所 Talwar 用一种不同的治疗性麻风菌苗进行试验，同样获得了令人鼓舞的结果。

3. 幽门螺旋杆菌治疗性疫苗

幽门螺杆菌(*Helicobacter pylori*，HP)被公认为是慢性活动性胃炎、消化性溃疡等疾病发生的主要病因，并与胃腺癌、胃淋巴瘤的发生密切相关，是一级致癌因子。虽然 HP 确切的致病机制尚未完全阐明，但 HP 必须首先定植于胃黏膜，然后再进一步侵入宿主防御系统，由其毒素的直接作用和诱导的炎症反应等间接作用损伤组织而致病。流行病学调查研究显示，我国幽门螺旋杆菌感染率约为 40%～60%，儿童也有相当高的感染率。由于化学疗法和预防性疫苗的局限性使得幽门螺杆菌的治疗性疫苗研究日益受到重视。HP 疫苗设计多是靶向诱导 Th2 型的免疫应答，主要是诱导产生抗原特异性的黏膜 SIgA 来参与胃内 HP 的清除。据资料记载，全世界 50%以上的人受到幽门螺杆菌的感染，其中约 10%～20%的感染者会导致胃溃疡和胃癌等严重疾病。然而，目前幽门螺杆菌感染的治疗主要基于三联疗法，即用一种质子泵抑制剂和两种抗生素，虽然在临床中已被证明是一种根除 HP 感染的有效方法，但该疗法面临着诸多问题。首先，服用大量的药物会影响病人的依从性；其次，这些治疗的副作用也不罕见；同时，HP 对抗生素耐药性的出现大大地降低了治愈率，在一些地区耐药性已经接近 50%，在高水平传播地区，重新感染的发生率也较高。另外，因为治疗主要是针对有症状的病人，而无症状的病人仍可能发展为严重的 HP 感染并发症，如萎缩性胃炎、胃十二指肠溃疡和胃癌。有效的 HP 治疗性疫苗，既可能通过诱发特异性免疫应答根除感染，且少副作用，又可激发相应的免疫记忆来预防再感染。近年来，已经开始研究针对幽门螺杆菌感染的治疗性疫苗。目前已有的治疗性疫苗有以下几类：幽门螺旋杆菌(HP)抗原蛋白加佐剂、表达尿素酶抗原的减毒沙门菌疫苗、裂解物加佐剂、HP的灭活全菌疫苗、注射用的多成分疫苗等，实验证明，它们均能有效地清除幽门螺旋杆菌，并呈现出一定的优势。因此，研发HP治疗性疫苗面临着巨大挑战，也从另一方面说明治疗性疫苗研究的必要性。以下简单地介绍几类幽门螺杆菌(HP)治疗性疫苗。

(1) HP抗原蛋白加大肠杆菌不耐热肠毒素(heat liable enterotoxin，LT)/霍乱肠毒素(choleratoxin，CT)佐剂　Hp毒素是两种在致病性方面密切相关，而在免疫原性上又相互独立的蛋白质。一种是相对分子质量约为87000的空泡细胞毒素（vacuolating cytotoxin A，VacA)，编码它的基因为*vacA*；另一种是相对分子质量为128000的细胞毒素相关蛋白A（cytotoxin-associated protein A，CagA），编码它的基因称为*cagA*（cytotoxin associated gene A)。Ghiara等（1997）应用重组VacA与毒素相关蛋白作抗原结合大肠杆菌肠毒素LTK63制成疫苗经口服接种已感染HP的小鼠，成功地根除了*H. pylori*的慢性感染，并有效地保护了小鼠免于再感染。Michetti等（1999）用尿素酶抗原加上黏膜佐剂LT口服免疫HP感染患者，结果胃HP定植只有轻微的降低；并诱导了针对尿素酶抗原的血清和抗体分泌细胞（antibody secretion cell，ASC）的IgA应答，而无黏膜局部（唾液和胃）的应答和细胞免疫。

(2) 表达尿素酶抗原的减毒沙门菌疫苗　尿素酶(urease，Ure)是*H. pylori*的主要致病因子，UreB亚基已经通过基因工程在大肠杆菌中表达，并在黏膜免疫佐剂配合下，能引起免疫应答。所有的经口免疫模型必须用霍乱毒素(cholera toxin，CT)或大肠杆菌不耐热肠毒素(*E. coli*heat liable entero toxin，LT)作为免疫佐剂。但是CT和LT都有一定的毒性而不能用于人体，加上目前疫苗大多采用鼠伤寒减毒沙门菌为抗原提呈载体，对免疫力低下的人群危害大，限制了疫苗的使用。

Bumann等(2001)将尿素酶表达在重组沙门菌载体TY21a中，给志愿者口服，12个人中有10个产生了针对沙门菌载体的体液免疫应答，却未检测到针对尿素酶的体液免疫应答，但其中有3个人有较弱的针对尿素酶的细胞免疫应答。之后，Londono Arcila等(2002)先将尿素酶表达在沙门菌载体Typhi中，给小鼠鼻饲，激发了针对尿素酶的Th1型免疫反应，再用尿素酶加铝佐剂增强皮下注射，结果促进免疫反应，导致一个更加平衡的Th1/Th2表型，并产生了很好的保护作用，而单独使用其中一种免疫方式，则无好的保护作用。

(3) HP裂解物加佐剂　Raghavan等(2002)用HP裂解物和黏膜佐剂CT口服免疫小鼠，结果导致了HP细菌载量的明显降低，同时对再感染也有保护作用；Th2型的IgG1和Th1型的IgG2a血清抗体水平增高，其中后者水平比前者更显著一些。但在该研究中还观察到免疫后的小鼠发生了严重的免疫后胃炎。与之相比，单独的CT不能抑制原来的感染，却能在很大程度上降低HP的再感染率，且不引起任何相关性胃炎。另外，Maeda等(2002)用HP的超声裂解产物加上TiterMaxGold或氢氧化铝作为佐剂，腹膜内免疫已感染HP的小鼠，结果细菌数量未降低，并证明该实验诱导了CD4＋Th2型免疫应答，这提示CD4＋Th1型免疫应答可能在降低慢性HP感染中发挥重要作用。

(4) HP的灭活全菌疫苗　目前，口服福尔马林灭活的HP全菌疫苗(*H. pylori whole-cell*，HWC)已进入临床Ⅰ期试验。Kotloff等(2001)将此疫苗用在HP阳性和HP阴性的受试者，同时加上25μg的LTR192G突变体作为佐剂，结果仅在高剂量的疫苗组中检测到HP特异性的抗体。

(5) 注射用的多成分疫苗　Rossi等(2004)用VacA、CagA、中性粒细胞激活蛋白(neutrophil activating protein，NAP)三种抗原加上氢氧化铝作为佐剂免疫毕格犬(beagle dog)，在预防性免疫中取得了很好的保护效果。另外，最新的研究表明，肌内注射这种疫苗用于治疗性免疫，结果产生了针对三种抗原较强的特异性 IgG，在免疫程序结束后细菌的定植和胃炎程度都下降。

总之，随着 HP 感染人数的增加，传统三联疗法的耐药性也在快速地增长，亟须发展新型治疗 HP 感染的方法，而治疗性疫苗将是最好的方式之一。现有的治疗性疫苗，在动物模型上的实验证明了它在消除 HP 的有效性，但在为数不多的几个临床实验中，却都没有重复出在动物实验中较好的效果。在传统的疫苗中，单一组分抗原及黏膜免疫途径都存在着一些缺陷。例如，亚单位疫苗，用尿素酶加 LT 来治疗已存在的 HP 感染，的确明显降低了 HP 的感染，但需要大量纯化的抗原，而且用 LT 作佐剂会伴有严重的腹泻。而多组分疫苗、非肠道途径的免疫方法和混合免疫方法已逐步显现出它的优势。当然，最有效的治疗性疫苗，还要依赖于对 HP 免疫保护机制的深入认识。最近几年来的研究表明，HP 的保护性免疫机制趋向于依赖 $CD4^+$ T 细胞；而且提出，与 Th2 相比，Th1 型反应可能在免疫保护中发挥了更强的作用。Th1/Th2 的平衡也就显得尤为重要了。因此，我们仍需要发展更安全的、免疫原性更强的免疫原和疫苗传输系统，以及更有效的免疫途径。只有阐明了 HP 相关的胃肠道疾病的病原学机制，才会有更有效的治疗战略出现。近来的细菌基因组学和转基因动物的研究进展，将会帮助我们揭开复杂多样的 HP 感染和宿主间的作用，进而促进有效的 HP 治疗性疫苗的早日出现。

二、病毒型治疗性疫苗

在病毒型疫苗中研究的最多的是生殖道单纯疱疹病毒治疗性疫苗、慢性乙肝(HBV)治疗性疫苗、人类免疫缺陷病毒(HIV)感染的治疗性疫苗。目前这些疫苗已有临床研究的资料。此外，也有学者在研究人类的丙肝病毒(HCV)，人类乳头状瘤病毒(HPV)疫苗，并认为有可能用于治疗患者。

1. 单纯疱疹治疗性疫苗

在目前研究的各种候选治疗性疫苗研究中，对疱疹病毒疫苗的研究最为深入。

单纯疱疹病毒(HSV)按血清学分为两型。Ⅰ型主要引起皮肤、黏膜感染，Ⅱ型主要引起生殖器、肛门感染。美国有 20%成人罹患单纯疱疹病毒(HSVⅡ)感染，病毒通常通过生殖器接触传播，引起复发性生殖器损害。HSV 的治疗性疫苗研究情况见表 10-1。

在 20 世纪 50～60 年代，曾有学者用单纯疱疹病毒(HSV)的粗制品作为治疗性疫苗，无明显疗效。Stanberry 等(1987)在豚鼠的生殖道模型中发现，用 HSV 作预防性免疫，不仅可预防 HSV 感染，还可减少 75%的病毒发作的次数与缩短病期。用克隆表达的 HSV 糖蛋白 gD2 也同样有效。1988 年，Stanberry 等报道，用 HSV1 混合疫苗接种豚鼠模型，可使疱疹损害率降低 50%，病情减轻 50%左右。HSV 糖蛋白 D 是一种非常有效的抗原成分，用这种抗原接种已感染动物，可增强抗糖蛋白抗体应答和淋巴细胞增生应答。但是，佐剂、接种时间、途径和剂量都是决定糖蛋白疫苗免疫原性和效力的重要因素。1994 年，Stanberry 等临床试验总结了 98 名患生殖道疱疹病毒感染者随访一年的结果。实验中，疫苗明显地诱生了对 HSVⅡ的中和抗体，并且使对 gD2 的抗体效价增高了 4 倍。由于抗体的效价并不与 HSV 的复发呈相关性，认为疫苗的效果可能与细胞免疫或细胞因子有关。治疗性疫苗可以改变病毒慢性感染(持续性感染)的病程。结果还提示，可进一步修饰 gD2 抗原，或改变佐剂以提高疗效。

美国 Burke 等报道，胞壁酰二肽衍生物 MPT-PE 可显著提高疫苗疗效，加 MPT-PE 的疫苗与不加 MPT-PE 的疫苗相比，可使单纯疱疹复发率降低 80%。1990 年，美国国立变态反应和传染病研究所 Straus 等用这种疫苗对 98 例患者进行安慰剂对照研究，结果表明，接种疫苗的患者复发率降低 30%。1994 年，美国 Nesburn 等用重组 HSV，Ⅱ糖蛋白 B 和 D 对眼部

HSVⅠ潜伏性感染家兔作眼周接种，结果使眼部病毒排出明显减少。到目前为止，尚未取得成功或仅取得了部分成功。

表 10-1 HSV的治疗性疫苗研究情况

疫苗类型/公司	疫苗组分
灭活病毒疫苗	
Eli Lilly	甲醛灭活疫苗，兔肾细胞
"Lupidon"	热灭活疫苗(HSVⅠ，HSVⅡ)
Dundarov 疫苗	甲醛灭活疫苗，兔肾细胞(5 株 HSVⅠ或 HSVⅡ)
灭活蛋白疫苗	
Kutinova 疫苗	甲醛灭活 HSVⅠ凝集素纯化的糖蛋白＋$Al(OH)_3$
DSkinner 疫苗	变性剂提取、甲醛灭活的 HSVⅡ糖蛋白
Cappel	HSVⅡ糖蛋白
Lederle	免疫亲和色谱纯化的 gD1＋$Al(OH)_3$
重组亚单位疫苗	
Chiron-Biocine	GBgD＋MF59，CHO 表达
GlaxoSmithK line Biologicals	CHO 表达的 gD2(20μg)＋$Al(OH)_3$＋3-*O*-脱酰基单磷酰酯 A(3D-MPL 或 d_3-MPL)
Genetech	CHO 表达的 gD2
LederlePraxis Biologicals	杆状病毒表达的 HSVⅡ糖蛋白＋$AlPO_4$＋gD 相关肽
Tekeda	重组＋tgD-IL-2
可复制基因缺陷株	
DISC 疫苗	删除非结构蛋白 ICP4-8-27
5BlackZ 病毒	突变的 HSVⅠICP8 基因重组到 HSVⅡ野生株
基因工程化 HSV 突变株-单循环突变体	
R7017-R7020	删除 HSVⅠ毒性和亲神经序列、添加 HSVⅡ gG 和 gD
ICP34.5 删除的 HSV	删除神经毒性基因 ICP34.5
SC16AgH	删除病毒进入细胞依赖序列的 HSVⅠ突变株
RAV9395	删除 UL55、UL56 和 γ134.5 基因的 HSVⅡ
病毒载体疫苗	痘病毒：VgD52(HAS-1)，VP176(gD1)，VP221(gD2)；腺病毒：gB1
DNA 疫苗	编码 HSVgC、gD、gE 的质粒(50μg)

2. 人类免疫缺陷病毒(HIV)的治疗性疫苗

目前已知艾滋病（AIDS）主要通过性接触、血液和母婴传播，HIV 为单链 RNA 病毒，侵入机体后侵袭、破坏 $CD4^+$ 细胞(主要是 $CD4^+$ T 细胞)，导致机体的免疫功能(主要是细胞免疫)严重受损，最后并发各种机会性感染和肿瘤。HIV 病毒呈球形，电镜下成熟的 HIVⅠ呈现一致密的圆柱状核心和一个病毒包膜。病毒核心由病毒 RNA、核心结构蛋白和病毒复制所必需的酶类组成。病毒的酶类主要包括反转录酶，又称依赖 RNA 的 DNA 多聚酶(p66.p51)；整合酶和蛋白酶以及核心壳蛋白 p9、p7。病毒的最外层为包膜，其主体为磷脂双分子层，包膜表面有 72 个刺突，每个刺突由 3～4 个 gp120(外膜糖蛋白)组成，gp41 为跨膜蛋白。

HIV 感染导致的慢性进行性免疫缺陷，最终发生致死的严重后果。虽然在感染过程中机体可产生中和抗体、病毒受体阻断抗体、天然杀伤细胞、特异性杀伤细胞等，HIV 仍可在免疫系统中造成进行性损伤而导致死亡。从 1985 年开始，国内外研究者进行了十多年的努力，针对 30 多种不同的候选疫苗有 6000 名以上的健康志愿者参加了 60 个不同的Ⅰ/Ⅱ期临床试验，但尚未发现有效的疫苗(表 10-2)。

目前，高效抗反转录病毒治疗（highly active antiretroviral therapy，HAART）运用于临床治疗后，人们意识到 HAART 不仅能抑制 HIV 的复制，而且能使 AIDS 患者的免疫功能得到重建，这是近年来 AIDS 研究领域中的重大进展之一。免疫重建是 AIDS 的重要治疗方法，骨髓移植、过继性免疫细胞治疗能够实现部分免疫重建，包括白介素、干扰素以及一些细胞因子的输注。艾滋病病人免疫功能重建是指经抗病毒治疗后，HIV 所引起的免疫异常改变能恢复正常或接近正常水平。当然免疫重建也包括抗病毒和免疫调节治疗后其他免疫细胞数量和功能的恢复，以及各种临床症状的好转，如各种机会性感染和肿瘤的发生率下降及 AIDS 患者的病死率和发病率降低。目前，结合药物治疗已减少死亡率。

重组亚单位疫苗如 gp160 虽然Ⅰ期临床试验证明是安全的，但不能延缓疾病的进程。DNA 疫苗似乎在动物中可诱发抗体反应并降低病毒载量，在恒河猴及人体采用 DNA 疫苗加用 HAART 治疗取得了较好效果。对 HIV 的包膜抗原成分 gp160 曾经克隆表达后，先用于正常人体，证明无毒性，以后 1991 年用于治疗 30 名处于 HIV 感染第Ⅰ、Ⅱ期的患者。Ⅰ期临床结果为：30 名感染者中，19 名出现了对 gp160 的体液及细胞免疫应答。结论为：不用药物仅用免疫治疗，对 HIV 感染不如药物治疗；但如能将疫苗与药物协同治疗，可能会明显地提高疗效。

表 10-2 抗 HIV 疫苗的研究情况

疫苗种类	抗原蛋白	有效性	合用 HAART 的有效性
灭活 HIV(Remune)	不含 gp120 的 HIV	－	－(Ⅲ期临床)
特定的 HIV 蛋白(VaxSyn)HIV	HIV1ⅢB 的 gp160 蛋白	－	nd
特定的 HIV 核心蛋白(p24VLP)	p24 和 p17	－	nd
DNA 疫苗	HIV1Env 和 Rev	＋	＋
活病毒载体疫苗	HIV1Gag、Pol、Nef、gp120	ALVAC1452：安全；NYVAC：在猕猴有效	＋
热休克蛋白(HSP)	HSP70 和 HSP72 单独或偶联 gp120 或 gp27	nd	nd
结合免疫疗法	抑制 HIV 合用 GM-CSF 和 IL-2	＋	nd

注：GM-CSF：粒细胞-巨噬细胞集落刺激因子；gp：糖蛋白；HAART：高效抗反转录病毒治疗；nd：未确定；VLP：病毒样颗粒；＋：有效；－：无效。

最近，除 gp160 外，其他的 HIV 的包膜抗原，如 gp120、p24 病毒样颗粒、重组的金丝雀痘病毒 gp160 等疫苗均仍在研究中。活病毒载体疫苗如重组金丝雀痘病毒载体疫苗(ALVAC1452，载有 HIV1 *gag*、*pol*、*env*、*nef* 基因)合用 gp120，在健康志愿者中证明安全并产生细胞毒性 T 细胞(CTL)应答；合用 HAART 治疗，在 HIV 感染者中证明效果更好。热休克蛋白偶联 gp120 或 gp27 可增强抗病毒免疫反应，包括 NK、ADCC 细胞和 CTL 细胞活性。GM-CSF、IL-2 作为灭活 HIV 抗原的佐剂研究已进入Ⅱ/Ⅲ期临床试验，证明安全有效。Oleske 等应用患者自身的 HIV 毒株，经过灭活后制备出疫苗用于治疗 10 名病人，每次均用新鲜的血标本中的毒株制备疫苗，从而可解决病毒变异的问题。所有患者均无对血象或器官的毒性反应，也无一例发生自身免疫病。第 12 届世界艾滋病大会，Valentine 等已报道，用多种药物先治疗，再用灭活、但去除了 gp120 的疫苗免疫，可诱生强而显著的对 p24 的细胞增殖应答(Hoff，1999)。这些发现又一次激发了对 HIV 治疗性疫苗的研制热情。HIV 治疗性疫苗的研究明显优于预防性疫苗试验，仅需对少数 HAART 治疗病人进行效力研究，并在较短时间内获得病毒是否反弹的结果。2009 年，法国研究小组运用艾滋病治疗性疫苗治疗艾滋病病毒感染者，取得了令人惊喜的效果。疫苗试剂主要由人体防疫系统的树突状细胞和化学灭活后的艾滋病病毒合成。2002 年 9 月到 2003 年 1 月期间，共有 18 例没有接受过抗病毒治疗的艾滋病病毒感染者接受了该疫苗接种，疫苗接种分 3 次进行，每次间隔 15 天。研究发现，接受疫苗接种的患者血液中的病毒数量都有不同程度的减少，自首次接种 4 个月后，患者血液中的病毒含量可降低 80%，相反，自身 T 淋巴细胞 $CD4^+$ 含量明显上升。$CD4^+$ T 淋巴细胞是艾滋病病毒侵袭人体的主要靶细胞，又是人体免疫反应的中心细胞。一般正常人血液中的 $CD4^+$ 男性 400～1300、女性 500～1600，艾滋病病毒感染者的 $CD4^+$ 一般低于 200。1 年后复检，有 8 例接种者体内的艾滋病病毒被消灭了超过 90%，其中 4 例的血液艾滋病病毒浓度＜1000/mL。虽然该治疗性疫苗的功效还需要通过更大规模的人体对比实验来验证，但此次实验的可喜结果已经给人类探索征服艾滋病的研究带来了新的希望和鼓舞。

近期，西班牙研究小组研究人员开发出了一种治疗性疫苗，能够暂时地抑制感染患者体内的人类免疫缺陷病毒（HIV）生长。这种疫苗是利用接触热灭活 HIV 的免疫细胞研制而成。研究人员针对 36 例 HIV 携带者进行测试，经过 12 周临床试验，在 22 例接种疫苗的患者中，有 12 例 HIV 病毒载量降低了 90%以上；11 例接受对照注射的患者中，只有 1 例获得了相似的结果。24 周后，疫苗的效力开始下降，在剩余的 20 例疫苗接种患者中，有 7 例病毒载量下降了 90%；对照组 10 例无一例病毒量下降。疫苗在 1 年后丧失效力，此时患者必须恢复他们常规的抗反转录病毒药物组合治疗。研究人员说，这些结果与采用单一抗反转录病毒药物阻断 HIV 生长所取得的结果相似。

3. 人类乳头状瘤病毒治疗性疫苗

乳头瘤病毒（PV）是一类具有严格宿主范围和组织特异性的 DNA 病毒，广泛存在于人类和其他多种哺乳动物及鸟类，研究最多的是人乳头瘤病毒（HPV），现如今已发现约 200 型，其中经完整测序并给予完整命名的已有将近 100 型，而且又有新的型在不断发现。由于缺乏合适的细胞培养，对乳头瘤病毒的研究主要在分子水平进行。与其他病毒所不同的是，乳头瘤病毒一开始就用基因型进行分类，一般不用血清型进行表述。HPV 可引起皮肤疣、生殖道疣等，其中某些型感染是引起肛生殖道癌的一个主要因素，特别是子宫颈恶性肿瘤。研究表明，90%宫颈癌的发生与 HPV 感染有关。宫颈癌占妇女癌症死亡率的第二位。疫苗能有效地预防及治疗该病。因此，研究和开发 HPV 治疗性疫苗，以防止 HPV 感染及由其引起的恶性肿瘤有重要意义。

HPV 治疗性疫苗的临床前期研究主要通过在试管内接种 HPV16 E6、E7 癌基因产生的鼠类肿瘤细胞（C3、TC-1）等进行。临床试验也正在开展。以下是近年来关于治疗性疫苗的实验室和临床研究：

① 载体疫苗　Baez-Astua 等将腺病毒表达的 HPV16 E7 癌蛋白附在 HBsAg 表面制成联合病毒疫苗，发现不但不影响病毒的释放，反而增强了 $CD8^+$ T 细胞介导的 E7 特异性细胞免疫，而且抗体浓度也大大增强。

② DC 联合疫苗　Santin 等将自身单核细胞来源的 DC 与 HPV16/18 E7 癌蛋白制成联合疫苗，接种于 4 例宫颈癌患者，患者都能耐受，未发现有局部或全身的副作用及毒性，无法进行标准治疗的患者用该疫苗可以产生 T 细胞、B 细胞反应，但如果晚期患者免疫能力下降会影响疫苗的效果，因此，DC 联合疫苗较适合早期或局限宫颈癌患者。

③ 基因疫苗　Cui 等将 dsRNA 合成 pI：C，作为 HPV16　E7 肽段疫苗的辅佐剂，对建立人宫颈癌模型的小鼠进行试验，产生了强烈的 E7 特异性 CTL 反应，使肿瘤明显缩小，并且抗肿瘤治疗耐受的小鼠 DC 数量恢复到正常水平，表明 RNA 疫苗也是治疗宫颈癌的有效措施。

④ 蛋白质疫苗　Daniel 等用建立人宫颈癌模型的小鼠进行 HPV E7 蛋白疫苗试验，虽因 MHC 限制性未产生 $CD8^+$ T 细胞反应，但产生了 $CD4^+$ T 细胞反应，实验将分枝菌热休克蛋白与蛋白质疫苗结合增强了 $CD4^+$ T 细胞免疫反应。与对照组相比，CINⅢ、宫颈癌的发生率明显下降。

在 HPV 相关肿瘤中，发现肿瘤细胞极少或不表达 HPVL1，因此应用 L1 疫苗治疗 HPV 相关肿瘤是不理想的。而在肿瘤细胞中表达的主要是 E6、E7 蛋白。所以，目前有大量有关 E6、E7 疫苗方面的研究。由于 E6、E7 是癌蛋白，寻找 E6、E7 的 T 细胞和 B 细胞的表位尤为重要。Feltkemp(1993)将 E6 的 117 个氨基酸分成 29 段重叠的九体多肽，发现 E6 中有 3 个区，即 E6 37—45、72—80、109—117 位的氨基酸结合力较强，可作为疫苗的设计对象。Stauss 用 E6 的十体重叠 5 个氨基酸的多肽进行筛选，体外细胞毒性 T 淋巴细胞(CTL)实验发现 E6 41-50、81～90 可诱生良好的 CTL 应答。E6106—115 结合 MHC Ⅱ 刺激 CD4 的产生。E7 的表位主要位于 49—57、57—65 位氨基酸，有报道 44—62 位氨基酸在体外有较强的保护作用，中间 7 个氨基酸(48—54)是 Th 结合的核心位点。将此多肽免疫 B6 小鼠后，接种 HPV16 诱导的转化细胞，结果 12/13 未发生肿瘤。用 E7 49—57 重复实验，肿瘤发生率为 9%(2/21)，是制备疫苗的理想片段。1999 年已报道美国学者用 HPV 的 L2E7 融合基因表达蛋白治疗 25 名生殖道疣的Ⅱ期临床研究结果。应用重组表达的 HPV 蛋白与 Aldrogel(氢氧化铝类)共免疫，25 名患者在治疗后 8 周完全清除了生殖道疣。人类乳头状瘤病毒治疗性疫苗的最大问题之一是免疫方式。由于多肽疫苗的抗原性太差，所以一般要求选用佐剂，如福氏佐剂。另外，也可制备嵌合疫苗。

综上所述，由于 HPV 感染与宫颈癌的发生密切相关，使发展 HPV 疫苗成为一个防治宫颈癌值得研究和探索的领域。尽管目前 HPV 疫苗研制过程中还存在诸多问题，但随着 HPV 致病的分子机理的进一步研究，用于 HPV 引起的治疗性疫苗（表 10-3）会更安全、有效地应用于临床。

表 10-3　HPV 的治疗性疫苗研究情况

疫苗名称/公司	疫苗组分
活载体疫苗	
Xenova	HPV16 和 HPV18 的 E6 和 E7 修饰的重组痘病毒
Sig/E7/LAMP-1	重组痘病毒
蛋白疫苗	
Xeniva/GlaxoSmithKline Biologicals	L2E7 融合蛋白，HPV6
Medimmune	HPV11 L1VLP+$Al(OH)_3$
CLS, Australia	HPV16 E6-E7 蛋白+Isomatrix
StressGene Biotechnologies	HPV16E7+BCGHS/65
Chiron Pharmaceuticals	HPV16E2+MF59
多肽疫苗	HLA H2 限制的 HPV16E7 肽+PADRE
	HPV16 E7 肽+PADRE+佐剂
	HPV16 E7 肽偶联 ISCAR
DNA 疫苗	DNA 质粒表达早期/结构蛋白

三、自身免疫病治疗性疫苗

自身免疫病(autoimmune disease，AID)是临床常见、治疗困难的一大类疾病，是由于机体识别“自我”的耐受机制在某些情况下遭到破坏，机体免疫系统针对自身抗原产生过度应答，破坏正常组织结构，从而导致一系列病变。运用生物学方法特异性地抑制自身反应性淋巴细胞功能是防治 AID 的最理想方法，也是治疗这些 AID 的最终解决途径，其中具有耐受作用的治疗性肽疫苗被认为最具发展前景。

AID 的发病机制复杂，且一些非器官特异性 AID 可能涉及多种自身抗原，因此其自身抗原的确定可能是一些 AID 治疗性肽疫苗研究的障碍。而自身抗原较为单一的器官特异性 AID 肽疫苗的研究则相对简单，进展也比较快，甚至一些治疗性肽疫苗目前已经进入Ⅱ期或Ⅲ期临床试验阶段。

1. 多发性硬化症

多发性硬化症（multiple sclerosis，MS）是由细胞毒T细胞介导的、侵犯中枢神经系统白质的慢性进行性AID。MS免疫攻击焦点是运动神经纤维周围的髓鞘，神经元脱髓鞘后死亡，导致患者运动功能进行性减退。近年来运用肽耐受的方法在实验性变态反应性脑脊髓膜炎（experience autoimmune encephalomyelitis，EAE）和MS临床治疗研究中均获得了令人振奋的结果，甚至有人认为肽疫苗最终可以普遍应用于MS的临床治疗。MS的自身抗原来源于中枢神经的髓鞘，其中髓鞘碱性蛋白（myelin basic protein，MBP）和蛋白脂蛋白（proteolipid protein，PLP）被认为是主要自身抗原，目前MS肽耐受研究多基于这两种抗原。

Copolymer1（Cop1）是丙氨酸、谷氨酰胺、赖氨酸、酪氨酸的随机合成物，以模拟髓磷脂碱性蛋白（MBP）。Copolymer1进入体内首先结合MHCⅡ，并与髓磷脂在结合MHCⅡ和结合T细胞受体（TCR）水平发生竞争。一方面，它可作为TCR拮抗剂，另一方面诱导Th2细胞产生、抑制病变器官炎性细胞因子如IFN-γ的产生。在临床试验中，证明有73%的有效率。Cop1目前已经在北美和欧洲大约40个国家被批准用于复发性MS的临床治疗。

应用Cop1诱导免疫耐受在多种动物的EAE模型（包括几内亚猪、兔、恒河猴和狒狒等）中获得了成功，在随后的Ⅱ期和Ⅲ期临床试验中（Johnson等，1995），也观察到Cop1可以明显减缓MS患者的疾病进程、改善神经系统症状、降低复发率和脱髓鞘斑块的程度，而且作为一种免疫系统的干预措施，长期应用Cop1没有观察到对MS患者免疫和其他系统的损伤。在最近进行的一个多中心、双盲、安慰剂对照研究中（Sela等，2001），Cop1降低MS的复发率达30%，脑部炎症病灶和脑萎缩的比例也有减少。

最近，有实验室对负载MS自身抗原表位的DC诱导耐受也做了探索性研究。用正常的Lewis大鼠骨髓黏附DC在体外装载上MBP表位肽MBP68～86，然后注射到大鼠皮下，4周后用MBP68～86和CFA皮下免疫大鼠，结果表明不能诱导机体产生针对MBP的抗原特异性免疫反应和相应临床症状；而同样的黏附DC负载MOG35～55（髓鞘树突胶质细胞糖蛋白）或PLP139～151则不能阻止MBP68～86和CFA诱导大鼠产生特异性的免疫反应（Viney等，1998），说明该耐受效应是一种特异性的免疫现象。这种DC诱导耐受的具体机制目前还不明确，可能与Fas/FasL途径诱导的Th细胞凋亡有关（Lu等，2002；Min等，2000），另外，也有人认为NO介导的细胞凋亡也可能在其中具有一定的作用（Steinman等，2003；Xiao等，2003）。

2. 重症肌无力

重症肌无力（myasthenia gravis，MG）是由T细胞调节失调引起的疾病。重症肌无力是由乙酰胆碱受体（acetylcholine nicotinic receptor，AchR）抗体介导的AID，这些抗体通过减少肌肉中AchR的数量或阻碍乙酰胆碱与受体的结合、影响突触传递而使骨骼肌变得无力。抗乙酰胆碱受体的抗体发挥病理效应。有多项研究采用肽疫苗治疗MG，其中有3项研究证明有较好前景：一是使用重组表达的多肽通过黏膜系统给药有效诱导了免疫耐受和免疫抑制效应；二是使用一组多肽通过口服和鼻腔给药可预防实验性MG的发生；另外一项研究采用乙酰胆碱受体α-亚基的2个优势T细胞表位（195～212、259～271），证明能抑制MG特异性T细胞株的增殖，诱导T细胞失能。后者在动物模型上已取得良好效果，被认为有希望成为治疗性疫苗。

3. 系统性红斑狼疮

与器官特异性的AID不同，系统性红斑狼疮（systemic lupus erythematosus，SLE）是一种累及多个器官或系统的、由多种自身抗体介导的AID，其发病涉及遗传和环境等多因素。诱导SLE发病的自身抗原来自于凋亡的外周血单一核细胞，种类繁多，对关键或主要自身抗原的确定一直是SLE研究的难点，因此对SLE疫苗的研究也相对复杂，困难也较多。虽然现在没有进入临床试验阶段的疫苗出现，但是一些实验结果令人鼓舞。基于自身抗体互补决定区(CDR)的多肽在体外试验和SLE动物模型上被证明能抑制SLE相关T细胞、B细胞应答以及上调TGF-β，有希望用于SLE的临床治疗。

4. Ⅰ型糖尿病

Ⅰ型糖尿病(type Ⅰ diabetes)也称青少年型糖尿病或胰岛素依赖性糖尿病，是一种慢性的、胰岛β-细胞选择性破坏的AID。热休克蛋白60(HSP60)是非肥胖性糖尿病(NOD)小鼠自身免疫性糖尿病模型的T细胞识别靶蛋白。基于HSP60设计的多肽p277可抑制自身免疫过程和胰岛的炎症。它可将促炎的Th1型细胞因子转换为Th2型细胞因子。疾病进展期的NOD小鼠发挥有效治疗作用。近年来，Raz等(2001)用对刚明确诊断的31例Ⅰ型糖尿病患者进行了为期10个月的随机、双盲Ⅱ期临床治疗实验，结果显示，p277治疗组的Ⅰ型糖尿病患者与安慰组相比，其外源性胰岛素的用量明显降低，说明P277同样可以在一定程度上阻止人类Ⅰ型糖尿病患者胰岛β-细胞的破坏，保护内源性胰岛素的分泌。

最近，国外还有多家生物公司的肽疫苗产品进入了临床试验阶段，有的获得了较好的实验结果，将来很有希望真正应用于Ⅰ型糖尿病的临床治疗。

四、肿瘤治疗性疫苗

除心脑血管疾病之外，肿瘤(tumor)一直是威胁人类健康的严重杀手。肿瘤是机体中的正常细胞在各种外部致病因素和内部遗传因素的长期共同影响和作用下，发生过度增生和异常分化所形成的物质。肿瘤实际上是破坏了或者是逃避了人体正常的免疫系统对它的监视作用所致。

很久以前，人们就开始尝试通过刺激免疫系统来控制肿瘤。随着人们对肿瘤及其免疫机制不断地深入研究和认识以及新的分子生物学技术和方法的产生，逐渐形成了现代肿瘤疫苗(modern tumor vaccine)和免疫治疗(immune treatment)的概念。现代肿瘤疫苗的概念与传统的疫苗显然已不尽相同。传统的疫苗，不论是活疫苗还是死疫苗都是把病原菌或病毒的具有免疫原性的蛋白质部分进行加工处理后注射人体或动物，使免疫系统产生抗体或免疫记忆，从而达到免疫保护的作用。抗体的产生主要依赖体液免疫，而肿瘤免疫则主要以细胞免疫为主，因而它们设计的重点和原理都有所区别。传统的疫苗除了要产生抗体，特别重要的是要产生免疫记忆，以达到预防的目的，而肿瘤疫苗则以治疗为主，激发宿主的细胞免疫系统来杀死肿瘤细胞是它的目的。肿瘤治疗性疫苗是通过激发患者自身的免疫反应而发挥抗肿瘤效应的，其优势在于特异性强、毒性低以及由于免疫系统的记忆而能够产生持续的疗效。细胞免疫和体液免疫反应以调节机体免疫功能，达到治疗肿瘤的目的。治疗性肿瘤疫苗可通过主动免疫诱导全身特异性抗肿瘤效应。根据其制备方法不同，疫苗主要分为细胞疫苗、多肽疫苗和蛋白质疫苗、核酸疫苗、抗独特型抗体疫苗等。病毒载体疫苗大多在临床Ⅰ、Ⅱ期阶段，用来治疗结肠癌的ALVAC-CEA/B7.1疫苗进入临床Ⅱ期。一些已经明确的肿瘤特异性抗原如CEA、gp100、PSA、MUC-1等利用病毒载体作为传递系统来达到高效的免疫率，其中99%为禽痘病毒载体。针对黑色素细胞瘤的腺病毒载体治疗性疫苗进入临床Ⅱ期阶段。此外，单克隆抗体疫苗由于其特异性较高，已用于治疗乳腺癌、结肠癌，目前处在临床Ⅲ期。目前，有一些肿瘤治疗性疫苗已在动物身上进行了试验并应用到人身上，而且取得了初步的令人鼓舞的结果。

据估计，在所有的癌症病人中约33%能够接受治疗性疫苗的治疗，并且每种病人可接受治疗性疫苗治疗的比例各不相同，其中黑素瘤病人为45%，淋巴癌病人为32%，肺癌、乳腺癌和前列腺癌病人均为26%。对于癌症和病毒感染这两种病症，治疗的目标相同，即对入侵机体的肿瘤或病毒抗原诱导免疫原性反应。目前上市的所有治疗性疫苗和有望在近期上市的所有接近临床（临床Ⅲ期试验及其以上）的候选疫苗都是用于治疗癌症的。

用于开发治疗癌症和病毒感染的治疗性疫苗的方法有多种，如以肿瘤细胞为基础的第一代疫苗、转基因肿瘤细胞疫苗、树突细胞疫苗、抗原合成肽疫苗以及肿瘤核酸疫苗等。

1. 以肿瘤细胞为基础的第一代疫苗和树突细胞疫苗

以细胞为组成的疫苗是肿瘤治疗性疫苗设计的热点，主要有肿瘤细胞和树突状细胞（dendritic cell，DC）疫苗。肿瘤细胞中包含着广谱的肿瘤抗原，但缺乏协同刺激分子以有效识别和激活免疫细胞。肿瘤细胞疫苗是以自体或异体的肿瘤全细胞经照射灭活或者用肿瘤裂解物作为粗疫苗输给病人（Rosenberg，1999）。除了在黑色素瘤病人身上的早期实验获得一些令人鼓舞的结果外，随机Ⅲ期临床试验没能进一步验证这种疫苗的效果（Wallack 等，1995；Sivanandham 等，1996）。在一些接受自体肿瘤细胞为疫苗的黑色素瘤、肾癌和结肠癌病人中可观察到小的但有意义的生存率上升和复发率的减低（Hoove 等，1993）。Elliott 等（1993）报道，将自体肿瘤细胞和异体肿瘤细胞的裂解物混合并配以 DETOX 佐剂制成一种疫苗叫做 Melacine，发现它和化疗一样有效，可以增加生存率而毒副作用却很低。若以各种辅助分子修饰肿瘤细胞，可增强其免疫原性，达到治疗目的。修饰可发生于多环节，如偶联表达、共构建、质粒转染、共注射等。Vermorken 等（1999）对处于Ⅱ、Ⅲ期结肠癌切除手术后的患者，进行了自体同源的肿瘤细胞-卡介苗的免疫试验，观察疫苗对术后患者的免疫治疗效果。他们将 254 名受试者随机分成两组，即疫苗辅助治疗组和控制组。疫苗治疗组术后开始注射，每周 3 次，为期 4 周。在平均 5.3 年的随访中，发现接受疫苗治疗的患者在无免疫期复发危险降低 44%。控制组有 40 人复发，疫苗治疗组有 25 人复发，免疫效果不明显。疫苗所产生的免疫治疗反应主要在Ⅱ期结肠癌患者，无复发期明显延长（$P=0.011$），且 61%患者降低了复发的危险，用疫苗治疗的患者生存时间也明显加长。英国牛津生物医药（Oxford BioMedica）公司报道，研究人员利用基因技术制造两种抗癌疫苗 MetXia 和 TroVaxx（商品名），它们可使机体“辨别”出肿瘤细胞表面的一种蛋白质并诱发免疫反应。目前该药已通过英国药品管理局的批准，并有 12 名晚期肠癌患者参加这种疫苗的临床试验。目前，最常用的肿瘤细胞疫苗是协同刺激分子 B7 及主要组织相容性复合体等基因转染的肿瘤细胞以及细胞因子基因转染的肿瘤细胞、半抗原修饰的肿瘤细胞、与细菌佐剂混合的肿瘤细胞和细胞溶破产物等。这些肿瘤细胞疫苗在体外能有效地诱导产生特异性的细胞毒性 T 淋巴细胞（cytotoxic T lymphocytes，CTL）杀伤靶细胞；在体内，也能诱导特异性 CTL 的产生，使肿瘤有所消退，延长患者的生存期。与其他肿瘤治疗性疫苗相比，肿瘤细胞疫苗的免疫原性最强，这主要是由于肿瘤细胞不仅表达多个具免疫原性的表位，而且表达的多个表位可被不同的人类白细胞抗原分子提呈，有许多肿瘤细胞甚至表达多种不同的肿瘤相关抗原或肿瘤特异性抗原。不足的是，肿瘤细胞疫苗的特异性差，自体肿瘤细胞疫苗不易突破免疫耐受，而异体肿瘤细胞疫苗又易被机体清除，这些缺点至今仍无法克服。

树突状细胞（dendritic cell，DC）是免疫系统内最重要的抗原提呈细胞，它能够诱导初始 T 细胞活化，因此是机体特异性免疫应答的始动者。DC 可表达高水平的 MHCⅠ、Ⅱ类分子以及 B7、CD40 等共刺激分子，在体内可启动 $CD4^+$ 和 $CD8^+$ T 细胞反应。其弊端在于制作 DC 疫苗既昂贵又繁琐，需要大规模的培养；且部分病人会有超敏反应发生。2008 年，Santin 等用负载 HPV16 或 HPV18 E7 蛋白的自体 DC 疫苗进行了Ⅰ期临床试验，结果发现，10 名受试者均产生抗体及 CD4 T 细胞反应，8 例产生较强的 CD8 T 细胞反应，但同时 10 例均有迟发型变态反应发生。另外，Ferrara 等在负载 HPV16 或 HPV18 E7 蛋白的自体 DC 疫苗的Ⅰ期临床试验中发现，该疫苗安全、无毒副作用；且受检的 11 例中有 3 例产生了 HPV16 和 HPV18 E7 抗体（ELISA 检测血清），4 例具有细胞免疫反应（细胞增殖实验及 INF-γElispot）。虽然 DC

疫苗的研究取得了一定的进展，但进入临床阶段的还很有限，亟须进一步深入研究。Huang等发现，由 GM-CSF 转染的肿瘤细胞诱导的抗原肿瘤免疫应答是通过骨髓来源的抗原提呈细胞(APC)而不是肿瘤细胞本身提供的。APC 主要包括树突状细胞(DC)和巨噬细胞，而研究较多的是 DC 细胞。由于认识到 DC 在启动抗肿瘤免疫应答中的重要作用，DC 疫苗目前正在临床进行试验。

2. 转基因肿瘤细胞疫苗

(1) 细胞因子的导入　细胞因子，如 IL-1、IL-12 等可以增强病人对肿瘤的排斥反应和免疫力(Marincola 等，1995)。但由于细胞因子的内在毒性问题，使其使用受到限制。后来，学者们又发现从肿瘤组织中分离出来的肿瘤浸润淋巴细胞(TIL)能针对性地杀死肿瘤细胞(Cassian 等，1997)，但很快又发现被动输入 TIL 给肿瘤病人很难使其到达肿瘤部位发挥作用。

细胞因子可以在细胞间提供短暂的信号转导，具有免疫调节作用，因此在抗肿瘤免疫中用反转录病毒或腺病毒载体等使细胞因子表达在肿瘤细胞中，既可以使其发挥作用，更有效地激发免疫功能，又可避免其全身性的不良反应。1991 年，美国 FDA 批准世界第一例肿瘤基因治疗方案，即 TNF-α 基因导入 TIL 治疗黑色素瘤。同年还批准了另一例肿瘤疫苗方案，将 TNF 导入肿瘤细胞治疗结肠癌。

(2) MHC 分子的导入　肿瘤逃避免疫监视的其中一个途径是通过不表达或降低 MHC 抗原。由于 MHC 分子的表达降低，不能进行有效的抗原提呈过程，所以不能激发有效的免疫反应。通过导入 MHC 基因使肿瘤细胞 MHC 抗原表达上调，从而使 CTL 能够识别原来不能识别的抗原而产生有效的应答。但是由于个体差异及 MHC 的多态性，即使同一病人不同部位肿瘤，甚至不同阶段肿瘤的 MHC 都可以各不相同，所以这种方法不太适用于临床治疗。

(3) 癌基因及肿瘤相关抗原的导入　也有试验尝试导入突变的癌基因 *ras*、*p53* 或者一些肿瘤相关抗原基因，以期提高肿瘤抗原的表达，但效果不甚满意。这可能与肿瘤免疫过程、基因间的相互作用以及肿瘤抗原特异性等都有关。

3. 抗原合成肽疫苗

机体对肿瘤抗原应答的主要效应细胞是细胞毒 T 细胞(CTL)，T 细胞受体在提呈肿瘤抗原时是以短肽的形式进行提呈。新的化学方法的引入和使用，使得利用肿瘤细胞表面的抗原决定簇序列合成肽段，进行肿瘤免疫成为可能。目前，利用多肽段进行肿瘤免疫治疗的研究已有不少报道(Rosenberg 等，1998；Dudley 等，1999；Esserman 等，1999)，特别是在黑色素瘤的研究中取得了非常乐观的结果。在多肽苗中佐剂的应用也起到了很重要的作用，例如，利用细胞因子的免疫调节作用使其和肽段一起进行免疫，促进免疫应答；还有利用树突细胞的抗原提呈特点，让它作为佐剂来增强肽段的免疫效果等。

4. 肿瘤核酸疫苗

核酸疫苗又称基因疫苗。它是将编码靶抗原的目的基因经基因重组技术克隆到表达载体中，再用一定方法免疫动物或人体，使其在宿主体内表达相应的蛋白质产物并刺激产生细胞免疫应答和特异免疫应答。基因疫苗的基本原理是通过将编码抗原的重组质粒直接导入机体组织，再表达该抗原，从而诱生抗原特异性体液和细胞免疫应答。

基因疫苗具有诸多优点：

① 体内表达抗原使其在空间构象、抗原性上更接近于天然抗原；

② 可模拟体内感染过程及天然抗原的 MHCⅠ和 MHCⅡ的提呈过程；

③ 可诱生抗体和特异性细胞毒 T 淋巴细胞(CTL)应答；

④ 便于在基因水平上操作和改造；

⑤ 生产周期短，经济实用。

目前，肿瘤核酸疫苗(tumor DNA vaccine)已成为现代免疫学研究的重点和热点，主要包括与肿瘤相关抗原(tumor associated antigen，TAA)有关的全长、表位、独特型(idiotype，Id)、融合脱氧核糖核酸(deoxyribonucleic acid，DNA)疫苗，能够自主复制的核糖核酸(ribonucleic acid，RNA)疫苗，与树突细胞(dendric cell，DC)相关的肿瘤基因疫苗等。近年来，肿瘤基因疫苗在动物基础和临床前研究，甚至Ⅰ、Ⅱ期临床试验取得了可喜的成果，显示出广阔的应用前景。近年来，肿瘤核酸疫苗以DNA疫苗研究较多，但也出现了RNA疫苗。最早是Wolff在1990年报道，发现裸露质粒DNA可以直接给小鼠肌内注射报告基因并表达。随后人们将此方法在流感病毒、HIV、HBV、HCV等许多感染性疾病领域进行了研究并取得了可喜的结果(Fynan等，1993；Wang等，1993；Tuteja，1999)。目前，应用这一方法已经在B细胞淋巴瘤(Ayrengelas等，1996)、结肠癌(Conry等，1994；Tsang等，1995；Smith等，1998)、宫颈癌(Tan等，1999)、乳腺癌(Chen等，1998)、前列腺癌(Kim等，1998)等多种肿瘤中进行了试验并取得了积极的结果。但是，这些结果基本都是以动物模型，特别是以小鼠为研究对象，只有结肠癌基因疫苗已进入临床试验(Zhu等，2000)。因此，肿瘤核酸疫苗也需要更进一步的研究和发展。

目前研制的癌疫苗单独应用效果不理想，手术、放疗或化疗后应用，有一定疗效，如延缓复发、提高生存率和存活时间等。如果将癌疫苗与细胞因子如IL-2、IFN、TNF等制剂合用可产生协同效果。由于可被T细胞识别的癌抗原大多数还不清楚，肿瘤细胞本身是最好的免疫抗原来源，因此，临床试验中的大多数疫苗是全癌细胞疫苗。随着人们对肿瘤特异性抗原(TSA)的识别以及靶向性抗原特异性癌疫苗的研制，癌疫苗的开发研究已进入一个新时期，尤其是树突状细胞基因转染技术和DNA接种等新技术的发展，将进一步促进癌疫苗的临床评价研究。

五、非特异性治疗性疫苗

非特异性治疗疫苗通过提高机体的非特异性免疫应答以达到协助药物清除病原微生物的目的；特异性治疗疫苗则定位于提高诱生针对某一病原微生物抗原的特异性免疫应答，包括细胞免疫及体液免疫。

卡介苗曾被应用于治疗结核病及肿瘤。1890年，Koch已发现对结核病人注入结核菌素后，可在感染的组织内引发炎症，从而认为可进行结核菌素疗法。这一治疗方法确实证明了其具有非特异诱生炎症的作用。以后卡介苗被用来取代结核菌素并被临床用于治疗结核。卡介苗主要用于非特异地提高机体的细胞免疫，但作用较弱而被用作一种协同治疗，联合用于肿瘤病人。除卡介苗外，短小棒状杆菌(革兰阳性杆菌)以及其他的一些细菌均曾被用作非特异的治疗性疫苗。这类疫苗的特点为属非特异地诱生机体的细胞免疫应答，其作用较弱，一般均作为联合治疗的一部分。

六、蛋白质复合重构治疗性疫苗

治疗性疫苗必需靶抗原的结构或组合，使其相似而又有异于传统疫苗的靶抗原，才有可能重新唤起患者的功能性免疫应答。对于蛋白质疫苗而言，改造可从几方面开展：

① 在蛋白质水平上进行修饰，如脂蛋白化；

② 在结构或构型上加以改造，如固相化、交联、结构外显及构象限定等；

③ 在组合上可有多蛋白的复合及多肽偶联等。

七、核酸型治疗性疫苗

在最近10年，世界上用于预防病毒的疫苗较过去的10年几乎增加了10倍，使千百万人通过疫苗的接种，增进了其生活质量，并且已在全球消灭了天花，2000年，即将濒临消灭的脊髓灰质炎、麻风、白喉、百日咳等主要传染病的病死率降低了80%。然而在全球，传染病、寄生虫病仍然是发病率、病死率很高的病因，要采用新的策略和新的设计研究并改进现有的疫苗和开发新型疫苗。

DNA疫苗又称核酸疫苗(nucleic acid vaccine)、基因疫苗(gene vaccine)。这种免疫称为核酸免疫、基因免疫、DNA介导的免疫以及遗传免疫等。

核酸疫苗的概念始于1990年，美国威斯康星大学Wolff等在研究基因导入细胞的方法时意外发现，对照组在注射DNA时未加任何化学试剂，但肌细胞吸收了裸露的质粒DNA并高水平地表达了外源蛋白，且表达量比脂质体介导的DNA质粒还高，于是他们提出了应用编码抗原的基因在细胞内表达，可作为研制新型疫苗的手段。Tang等(1992)将人生长激素基因通过基因枪导入小鼠表皮细胞，几周后88%(30/34)被接种的小鼠产生抗人生长激素抗体。之后，对3只有该抗体反应的小鼠进行二次免疫，结果表明试验组小鼠抗体水平明显升高，而对照组的小鼠抗体水平无明显升高，Tang等的这一研究结果标志着核酸疫苗的出现。1993年，Ulmer等经小鼠肌内注射编码甲型流感病毒核蛋白的载体质粒DNA后，发现可有效地保护小鼠抵抗另一亚型流感病毒的攻击，这一发现使DNA疫苗研究成为全球疫苗研究的最热点。1994年，世界卫生组织全球疫苗和免疫计划委员会(WHOGPV)等3个组织在日内瓦联合召开了核酸疫苗会议，充分肯定了核酸疫苗的优点及应用前景，认为核酸疫苗是未来疫苗研究的方向，是疫苗学研究的新纪元。

总之，核酸疫苗是最近几年从基因治疗研究领域发展起来的一种全新疫苗，其出现被誉为第三次疫苗革命，尤其是有些核酸疫苗不仅能高效诱导免疫应答，而且有明显的治疗作用。随着对核酸疫苗免疫机制认识的不断深入和对核酸疫苗结构及免疫方法的不断改进，这种新型疫苗必将成为有效的治疗性疫苗。

1. 核酸疫苗的免疫机理

目前对核酸疫苗免疫机理的认识还仅仅是个开始，许多实验现象还不能用现有的理论进行解释。就最近的研究资料，可以将核酸疫苗的免疫机理概括为3个方面。含病原体的DNA疫苗被导入宿主的肌细胞或皮肤细胞后，可在肌细胞内表达病原体的蛋白质抗原，经加工后形成的多肽抗原可与宿主细胞MHCⅠ类和MHCⅡ类分子结合，并被提呈给宿主的免疫识别系统，从而引起特异性体液和细胞免疫应答。另一种观点认为肌细胞的直接参与并非必需，目的基因产物从肌细胞分泌出来后，被巨噬细胞或树突状细胞吞噬、提呈，分别在MHCⅠ和MHCⅡ分子的限制下，诱导CTL前体、B细胞和特异性T细胞。大量实验结果表明，树突状细胞是核酸免疫过程中的最重要抗原提呈细胞，而B细胞不参与核酸免疫过程中的抗原提呈(Klinman等，1998)。细菌来源的质粒DNA能刺激抗原提呈细胞分泌多种细胞因子，从而调节T细胞、B细胞功能，发挥强大的免疫佐剂作用。还有一种解释是用DNA免疫时，肌细胞和抗原提呈细胞均被感染，引起细胞亚群的同时活化，从而产生特异性细胞免疫应答。

2. 核酸疫苗的优势

传统用于传染病预防的疫苗主要有减毒疫苗、灭活疫苗、亚单位疫苗、重组活疫苗等，这些疫苗均存在不少弊病，相对于传统疫苗来说，核酸疫苗具有以下几个优点：

① 基因疫苗在接种后，蛋白抗原在宿主细胞内表达，加工处理过程与病毒的自然感染相似，抗原提呈过程也相同，因而可以诱导产生细胞免疫和体液免疫。

② 因外源基因在体内存在较长时间，不断表达外源蛋白，持续给免疫系统提供刺激，因此能够刺激产生较强和较持久的免疫应答。

③ DNA质粒性质相对稳定。疫苗在制成干粉后能在室温保存很长时间，因此运输和储存

非常方便。

④ 质粒构建和生产都比较容易。一旦构建好，就可以转化到大肠杆菌中进行大规模扩增并纯化出来，而且这种生产工艺建立起来以后，几乎对所有质粒都通用。

⑤ 成本低。由于DNA疫苗不存在运输和储存的问题，而且大规模生产简单，所以成本大大降低。

⑥ 使用方便。多种免疫途径对DNA疫苗都适用，而且没有载体或佐剂也可发挥作用。

⑦ 可制成多价疫苗，产生联合免疫。几乎任何DNA片段都可以插入到DNA质粒中做成疫苗，而一个DNA质粒可以同时容纳一个以上的抗原基因，包括一些可以影响免疫反应的分子的基因。

⑧ 由于质粒DNA几乎无免疫原性，使用时不会受到个体已有的免疫反应影响。这一特点对具有母源抗体的婴儿尤为重要。

⑨ 可重复使用。核酸疫苗不会产生针对载体自身的免疫反应，因而同一载体可用于转运不同的目的基因而重复使用。

⑩ 由于它能在体内较长时间的表达，所以强化了效应T细胞并增强免疫记忆。

⑪安全稳定，在迄今所作的核酸免疫试验中未检测到抗DNA的抗体，也未发现DNA整合现象。而减毒活疫苗有毒力恢复的危险性，死疫苗释放的异种蛋白则可引起一定的副作用。

3. 核酸疫苗可能存在的问题

(1) 安全性问题 DNA疫苗目前存在的一个主要问题是它的安全性。作为质粒载体，在理论上最大的风险是整合问题，即核酸疫苗整合到宿主DNA中，导致插入突变的产生，其结果可能有三种：

① 癌基因的插入失活；

② 抑癌基因的插入失活；

③ 宿主染色体因插入而不稳定，产生断裂和重排。另一个问题在于DNA本身，进入体内的DNA是否会造成抗DNA抗体而引起自身免疫病。虽然到目前为止，在动物实验中还没有发现以上这两种现象，但这样的可能性不是不存在，而且人体中是否会存在这些问题只能靠人体实验和临床应用来证明，一旦证实这些问题的存在并影响安全，将对DNA疫苗应用产生非常不利的影响。另外，DNA在体内持续表达外源蛋白可能会产生不良影响，如免疫耐受等情况。

(2) 有待解决的问题 核酸疫苗是一个新生事物，围绕着增强核酸疫苗的免疫效果和安全性、改善纯化工艺等国际热点问题，在理论上还没有真正寻找到理想的解决途径，从而大大限制了核酸疫苗的推广应用，这些问题包括：

① 核酸疫苗的免疫机制尚不太清楚。

② 核酸疫苗的免疫效果在不同动物个体中差异较大，有些疫苗在小个体的动物中免疫和保护效果较好，而在大个体动物中效果较差，确切原因尚不清楚。

③ 核酸疫苗毕竟是一种基因疫苗，其安全性尚需全面、长期观察。

④ 核酸疫苗的大量制备、纯化工艺中尚存在许多理论和实践上较难解决的问题。

⑤ 核酸疫苗的用量和接种次数、间隔时间，接种途径、方法和部位。

⑥ 核酸疫苗对同种病毒的交叉保护作用如何。

⑦ 疫苗接受者的接种年龄。

⑧ 核酸疫苗在体内表达的控制。

⑨ 抗体维持的时间以及如何终止核酸疫苗的作用等都是有待进一步解决的问题。

另外，核酸疫苗打破转基因小鼠的免疫耐受机理尚不清楚；免疫治疗的不良反应可引起免疫介导的肝损害，从而引起肝衰竭，甚至死亡。动物实验中有经疫苗治疗发生暴发性肝炎导致死亡的例证，同时核酸疫苗在应用于人类之前必须在非人类灵长目动物中实验以评价疫苗的可行性。因此，要求有较好的动物模型。我们相信，随着对核酸疫苗免疫机制认识的不断深入、对核酸疫苗结构及免疫方法的不断改进。以及对核酸疫苗基础知识宣传的加强，这种极具优越性的新型疫苗必将在病毒的防治中发挥出越来越大的作用。

4. 核酸疫苗的制备

首先构建携带有抗原基因的表达质粒 DNA，再通过培养含有表达质粒的工程苗使质粒扩增，最后利用一系列的纯化方法获得纯度较高的质粒。

(1) DNA 疫苗工程苗的发酵培养　DNA 疫苗工程菌株，进行发酵培养可依据制备量的多少采用摇瓶或发酵罐培养。取单菌落接种到含合适抗生素的培养基中，37℃振荡培养 8～12h，直到达到合适的培养 OD 值；取生长对数后期培养物(OD_{600} 为 0.6)接种到大的摇瓶或发酵罐中培养 2.5h 左右，至 OD_{600} 为 0.4；加入浓度为 170mg/mL 的氯霉素培养 12～16h，氯霉素可以抑制细菌生长，提高每个细菌中的质粒拷贝数；培养物离心 4000g、15min，取菌体悬于预冷的 STE 溶液中经清洗一次后收集菌体。

(2) DNA 疫苗的纯化　质粒纯化的主要目的是去除与提取物无关的一些杂质，如残余的细胞碎片、蛋白质、脂类物质和 RNA 等，一般采取的方法主要有聚乙二醇(PEG)沉淀法、氯化铯-溴乙锭平衡离心法以及柱色谱法。

① 聚乙二醇(PEG)沉淀法　基本原理：聚乙二醇是一类高分子化合物，在不同的盐离子溶液中，可结合形成孔径不同的网状结构，利用超螺旋状态的双链闭合环状 DNA 与其余各类杂质分子(尤其是 RNA、线状 DNA 等)在该溶液中沉降系数的不同，通过高速离心，使沉降系数较高的质粒 DNA 沉淀下来，而其他的杂质分子和不同构象的质粒 DNA 分子则被网状结构所阻隔，从而达到质粒纯化的目的。该方法经济简单，对碱裂解法提取的质粒纯化效果较好，但损耗较大，产率较低。

② 柱色谱法　根据质粒 DNA 与细菌染色体 DNA、RNA、蛋白质等杂质在相对分子质量、理化性质、带电程度等方面的不同，利用离子交换、反相色谱等方法，可将质粒 DNA 与其他杂质分开。利用该方法可一次处理较大量的样本，获得纯度较高的质粒，适用于较大规模的质粒制备，目前也有商品化的质粒纯化试剂盒。

a. 阴离子交换色谱纯化质粒 DNA　将阴离子交换色谱填料（Q Sepharose Fast Flow，购自 Pharmacia Biotech 公司)，使床体积达到 100mL；以不少于 5 倍柱床体积的起始缓冲液充分平衡柱床，流速为 1.5mL/min；随后以恒流泵将样品加于柱床上，在柱床内添加若干体积的起始缓冲液；之后，在梯度混合杯中分别加入溶液 1（0.7mol/L NaCl，TE，pH8.0）和溶液 2（0.85mol/L NaCl，TE，pH8.0)，开始洗脱。洗脱样品进行琼脂糖电泳后，结合洗脱曲线将含有质粒 DNA 的管数合并到一起，以一定体积的异丙醇再次沉淀后进行下一步操作（程从生等，2004)。

b. 凝胶过滤色谱精制质粒 DNA　填料 Sephacryl S1000 装柱，以至少 5 倍柱床体积的起始缓冲液充分平衡柱床，待基线充分走平后开始加样洗脱，流速 0.5mL/min。根据记录仪绘出的洗脱曲线，结合洗脱流速等参数确定收集管数，将收集的样品上 0.75%琼脂糖凝胶电泳，根据电泳结果收集质粒 DNA 溶液。

(3) 质粒浓缩　经纯化后的质粒浓度较稀，有必要对其进行进一步浓缩。目前，常采用乙醇沉淀和异丙醇沉淀。异丙醇也可使 DNA 沉淀，但由于其不易挥发，且易导致杂质的共沉淀，因此，在核酸疫苗制备的最后一步一般不宜使用。所以乙醇沉淀是最有效且简便的浓缩方法。

在 DNA 溶液中先加入 1/10 体积的盐离子溶液(3mol/L NaAc pH5.2)，混匀；再加入 2～2.5 倍体积的无水乙醇，混匀后于 0℃放置 5～10min；4℃12000g 高速离心 15～20min；去上清，用 70%乙醇漂洗沉淀，于室温晾干；将沉淀溶解于适当体积的PBS(pH7.4)溶液中。

5. 核酸疫苗的应用

(1) DNA 疫苗用于治疗艾滋病　从 1985 年始，针对 30 多种不同的候选疫苗有 6000 名以上的健康志愿者参加了 60 个不同的Ⅰ/Ⅱ期临床试验，但尚未发现有效的疫苗。目前，正在进行结合治疗药物减少死亡率的系列研究。病毒灭活疫苗虽可诱发针对 HIV 的免疫反应，但不论单独使用或是与高效抗反转录病毒治疗(HAART)合用均未证明其有效性。重组亚单位疫苗如 gp160 虽然Ⅰ期临床试验证明是安全的，但不能延缓疾病的进程。DNA 疫苗由于它能诱导构型依赖性抗体，引发细胞免疫 CTL 反应，对变异株产生交叉保护以及方便地构建不同株的多价疫苗的优点，将成为艾滋病理想疫苗的候选疫苗。Shiver 等(1996)以小鼠和恒河猴为动物模型，肌内免疫注射含有编码 HIV1 gp120 或者 Rev 蛋白基因的质粒，用含有 gp120 基因的质粒免疫后的小鼠能诱导产生抗原特异性的抗体反应、T 细胞增殖反应以及 CTL 反应，免疫了 *Rev* 基因的质粒 DNA 同样也诱导了 Th1 类免疫反应。在恒河猴及人体采用 DNA 疫苗加用 HAART 治疗取得了较好效果。

用编码 HIV 的 gp160 的 DNA 疫苗肌内注射免疫，在动物中可诱生抗体。在猴免疫缺陷病毒感染的模型中，HIV DNA 免疫也显示有一定疗效。HIV DNA 疫苗 1998 年首次用于人体进行临床观察，MacGregor 等(1998)对 15 例无症状的 HIV 感染者，用编码 *env* 和 *rev* 的 DNA 疫苗进行了注射。有些患者出现了 gp120 的抗体或对 gp160 的 CTL。临床研究显示了 DNA 免疫的安全性和潜在的免疫原性。Calarota 等(1998)用编码 HIV 调控因子(*nef*、*rev*、*tat*)的基因组建的 DNA 疫苗治疗了 9 名无症状的 HIV 感染者，结果 8 名患者产生了特异的 CTL，并且未发生副反应。在灵长类动物的免疫接种试验表明，使用多价 *env*、*gag*、*pol*、*nef* 基因的 DNA 疫苗进行初次免疫，再用同样抗原的痘苗病毒加强免疫，能诱发有效的免疫保护，7 个月后对 24 只免疫猴子和 4 只对照猴子进行高于人感染剂量及百倍的艾滋病病毒攻击，结果所有 28 只猴子都感染了艾滋病病毒，对照 4 只猴子患病并在 8 周内死亡，而免疫组健康生存，且在感染后一周，艾滋病病毒达到了几乎检测不出来的水平，取得了令人振奋的结果(Haigwood 等，1999)。

(2) DNA 疫苗用于肿瘤治疗　用基因工程的方法修饰肿瘤细胞或免疫细胞，使其分泌某些细胞因子，从而可诱生炎症反应或免疫应答，达到清除肿瘤的效果。大量试验研究显示，注射抗肿瘤 DNA 疫苗，能获得明显的肿瘤保护性免疫反应，具有良好的应用前景。

由于肿瘤中很少具有特异性抗原，因此只能用转染细胞因子的基因进行研究。许多细胞因子如干扰素(IFN)、肿瘤坏死因子(TNF)、白细胞介素 IL-2、白细胞介素 IL-4、白细胞介素 IL-6、白细胞介素 IL-7、白细胞介素 IL-10、白细胞介素 IL-12 以及细胞集落刺激因子 GM-CSF 等都有抑制肿瘤生长的作用，有的已经应用于临床。Horton 等(1999)在 2 种小鼠肿瘤模型中，应用含有编码鼠源性干扰素 α 的基因的 DNA 质粒直接肌内注射，使肿瘤的退缩率分别达到 89%(B16F10 黑色素瘤)、61%(Cloudman 黑色素瘤)和 71%(胶质瘤)。Schultz 等(1999)报道含有编码 IL-12 基因的质粒 DNA 能明显而持久地抑制 B16F10 黑色素瘤的转移。

(3) DNA 疫苗用于治疗自身免疫病　为研究 DNA 免疫是否可用于治疗自身免疫病，学者们用鼠的实验性自身免疫性脑炎(EAE)，一种 T 细胞介导的自身免疫病模型进行了研究。

实验证明，用针对致病病毒基因产物的单克隆抗体，或用致病性 TCRV 区的抗原决定簇合成肽免疫，均有治疗自身免疫性脑炎(EAE)的作用。这一结果显示 DNA 免疫在自身免疫病中可使 Th1 类免疫应答向 Th2 类免疫应答转化，从而具有对多发性硬化症、青少年型糖尿病、类风湿性关节炎等自身免疫性疾病有潜在的治疗作用。

(4) DNA 疫苗用于治疗结核病　BCG 是全球各地当前广泛使用的结核杆菌疫苗，它安全而廉价，但对其效力的怀疑与日俱增，因为结核病(TB)发病率在逐年提高，地球上每 3 个人中就有 1 个人感染了结核杆菌，从而导致每年有 700 万～800 万人处于结核杆菌活动期，大约 300 万人死亡。目前，人们不遗余力地发展新的 TB 疫苗，对于 DNA 免疫预防结核病的研究，在小鼠中显示了很好的效果。1994 年，英国的 Lowrie 等和 Slia 等首先报道以麻风分枝杆菌相对分子质量 65×10^3 热休克蛋白(HSP65)基因的质粒 DNA 肌内注射免疫小鼠，然后用结核分枝杆菌或 BCG 攻击，结果细胞免疫功能显著增强，杆菌菌落形成单位数显著减少，表明 DNA 疫苗与常规 BCG 一样有保护作用。Huygen 于 1996 年用结核分枝杆菌 Ag85 编码基因的质粒 DNA 免疫小鼠，动物不仅可诱生特异的体液免疫与细胞免疫，还可抵抗结核杆菌的攻击。DNA 免疫所获得的免疫保护作用可与用卡介苗免疫的效果相同。用 HSP65 蛋白免疫鼠则无此作用。用编码分枝杆菌另一种蛋白质(相对分子质量为 36×10^3，富含脯氨酸)的 DNA 免疫也对小鼠具有保护作用。当以 HSP65 DNA 和 IL-12 DNA 联合免疫则反而效果下降，说明互相有拮抗作用。当先用化疗，再用 DNA 免疫，则可清除结核菌，诱生特异的体液免疫和细胞免疫。目前，结核分枝杆菌 DNA 疫苗都是在小鼠上进行探索性研究，还需在较大的动物尤其是人体上证实其保护力，才能真正达到替代 BCG 或弥补其不足的目的。

(5) DNA 疫苗用于治疗寄生虫病　疟疾是严重危害人类健康的热带和亚热带传染病，据 WTO 近 5 年的统计，每年平均约有 2.1 亿人发病，100 多万人死于疟疾，疟原虫抗药性及蚊媒耐药性的产生和迅速扩散，是导致疟疾扩散的主要原因。由于疟原虫复杂的生活周期和高度的抗原变异，到目前为止还没有一个成功的疟疾疫苗上市，核酸疫苗具有两个非常显著的优点，即非常方便地组构多价苗并且能诱导全面的免疫反应，所以非常适合于疟疾疫苗的研究。目前，疟疾核酸疫苗主要有红外期核酸疫苗、红内期核酸疫苗、有性期核酸疫苗以及鸡尾酒式核酸疫苗。从 1997 年，Taubes 开始了疟疾 DNA 疫苗的首次临床试验。Butler 等(1997)以 QS21 为佐剂，采用环子孢子疟原虫蛋白基因作为保护性抗原，结果 7 个志愿者经感染有疟原虫的蚊子反复叮咬后，有 6 人获得了保护。Wang 等(1998)的研究也显示了良好的预防效果。2000 年已经开展了大规模的疟疾 DNA 疫苗的人体实验，预期疟疾 DNA 疫苗将是被最早应用于人类的寄生虫 DNA 疫苗。

另外，对利什曼病 DNA 疫苗、血吸虫病 DNA 疫苗、小隐孢子虫 DNA 疫苗、抗囊虫 DNA 疫苗等的研究也取得了可喜的进展。首例以质粒 DNA 形式出现的利什曼病疫苗采用的是重组可溶性原虫抗原(gp63)基因(Xu 等，1994)。核酸疫苗在抗血吸虫感染中的保护作用主要依赖于产生适当的辅助性 T 细胞和抗体反应。Jenkins 等(1995)证实小隐孢子虫核酸疫苗可诱发母羊发生免疫应答，在其血清和初乳中有特异性抗体检出。Rothel 等(1977)报道了核酸疫苗在抗囊虫感染中的应用。

6. 核酸疫苗作为治疗性疫苗的前景

核酸免疫过程中的重要抗原提呈细胞——树突状细胞是抗原提呈能力最强的抗原提呈细胞。树突状细胞分泌多种 T 细胞趋化因子，吸引静止性 T 细胞，通过细胞表面丰富的 MHC Ⅰ-肽、MHCⅡ-肽分子和高表达的 ICAM-1 等黏附分子与 T 细胞紧密结合，树突状细胞还提供 T 细胞活化所必需的 B7-1、B7-2、CD40 等共刺激第二信号，这些第二信号不仅能促进树突状细胞和T细胞的结合，而且协同MHC-肽复合物第一信号刺激静止性T细胞增殖、分化为效应性T细胞。树突状细胞能分泌IL-12、IFN-α、IL-18等细胞因子，这些细胞因子能有效刺激Th1型$CD4^+$T细胞，从而诱生CTL应答和其他Th1型细胞因子的分泌，还能直接驱使$CD4^+$T细胞从Th0细胞甚至Th2细胞分化为Th1细胞(Bancherau，1998)。树突状细胞摄取质粒DNA，表达内源性抗原，经过胞浆蛋白酶的降解，与MHCⅠ分子结合，是诱导CTL的最佳途径。其他抗原提呈细胞提呈抗原时优先诱导Th2型体液免疫应答，而且常与免疫耐受的发生有关，尤其是静止性B细胞，由于其表面有抗原特异性IgG、获取抗原的能力强，故更易诱导大量T细胞的免疫耐受。

细菌来源的质粒DNA含有大量非甲基化的以CpG为核心的核苷酸序列，这些核苷酸序列在树突状细胞和巨噬细胞内能通过核转录因子途径活化多种细胞因子基因如IL-12、IFN-α的转录，这些细胞因子以自分泌或旁分泌的方式刺激抗原提呈细胞的成熟和T细胞的分化。质粒DNA是非常强烈的Th1型免疫佐剂，用重组抗原与含免疫刺激DNA序列的质粒或人工合成的寡核苷酸共同免疫，不仅能增强重组抗原诱导的代表Th1型免疫应答的IgG2a抗体，而且能促进T细胞分泌高水平IFN-γ。质粒DNA还能逆转Th2型免疫应答为Th1型免疫应答，质粒DNA与过敏原共同免疫能明显下调单纯过敏原免疫所诱生的IgE和IL-4，使免疫应答向Th1型偏移(Roman等，1997)。由于树突状细胞的免疫活性和质粒DNA的佐剂功能，核酸疫苗可能逆转慢性病毒感染者病毒抗原特异性Th1/Th2型免疫失衡和打破免疫耐受状态，一些研究结果也表明核酸疫苗能够逆转蛋白质免疫所诱生的Th2型免疫应答为Th1型，激活转基因鼠体内静止的转基因表达产物特异性T细胞(Mancini等，1996)，因此，核酸疫苗可望成为慢性病毒感染的治疗性疫苗。

虽然目前距核酸疫苗作为治疗性疫苗的实际应用阶段尚有距离，但通过不同途径进一步增强核酸疫苗的免疫效力能够最终达到这个目的。

① 改进免疫途径，如用质粒DNA直接转染体外大量扩增的树突状细胞后回输，或用沙门菌、志贺菌等胞内菌为核酸疫苗载体将核酸疫苗输送至肠道淋巴组织内的抗原提呈细胞能将更多的质粒DNA导向树突状细胞(Darji等，1997)。

② 优化核酸疫苗的结构，提高其表达水平，如在病毒启动子与抗原基因之间引入合成的内含子或辛德毕斯病毒(Sindbis virus)非结构基因等，尤其是后者能使抗原mRNA大量复制，使抗原表达水平提高10倍以上(Xiong等，1989)。

③ 在核酸疫苗中多拷贝插入免疫刺激DNA序列，尤其能增强Th1型免疫应答(Bumann等，2001)。

④ 将病原体不同T细胞、B细胞表位基因拼接为包含连续表位的融合基因，这种多表位核酸疫苗能诱生多表位特异性免疫应答(Suhrbier，1997)。

⑤ 以其他蛋白基因为抗原基因载体，如以免疫球蛋白重链可变区基因和破伤风毒素基因为载体都能增强核酸疫苗的免疫应答，这些载体蛋白能增强目的抗原的免疫原性或促进抗原的加工、提呈(Rodriguez等，1998)。

⑥ 根据诱生保护性免疫应答的需要，联合细胞因子、共刺激分子、T细胞趋化因子以及其他免疫分子基因，能通过不同途径促进抗原提呈和刺激T细胞增殖。如联合IL-12、B7-2、CD40配体都能明显增强细胞免疫应答(Chow等，1998)。可以将免疫分子表达质粒与核酸疫苗混合后同时免疫，也可以用多启动子或内部核糖体进入位点将免疫分子基因和抗原基因载入同一载体。

总之，核酸疫苗一经问世即成为免疫学领域的研究热点，并在短短的几年时间内获得迅速发展，相信随着这方面研究的不断深入，会有更多更有效的增强核酸疫苗方法被发现，使这种最简单的基因疗法能早日服务于人类。

第三节 乙型肝炎复合物型治疗性疫苗

乙型肝炎病毒(hepatitis B virus，HBV)是20世纪60年代末被发现的，病毒感染人类可分急性与慢性两种类型。除极少数重症之外，大部分急性感染临床症状轻微，可以自愈，被感染者很少察觉感染过程，对人类健康影响不大；隐性感染的发生初期没有任何临床征兆，成为带毒者，发病初期多为急性乙肝患者，如治疗得当可很快痊愈，否则就会转为亚急性或慢性肝炎患者而成为长期或终生带毒，被感染者不但肝脏内有病毒，病毒血症也可持久存在，成为病毒的传染源，更重要的是，若干年后，发展成为久治不愈的慢性乙型肝炎患者，相当部分可逐渐发展至肝硬化、肝腹水，甚至肝癌，这是我国损害人民健康的重要顽固传染病之一。

全世界大约有3.5亿的慢性HBV携带者，是HBV感染的主要传染源，与HBV感染的相关疾病是当前人类亟须解决的难题。我国是HBV感染的高发区，其中HBV携带者约1.3亿人，25%的HBV携带者将死于乙肝相关疾病(门脉高压、肝功能衰竭和肝癌)。闻玉梅等于1986年发现我国90%以上的乙肝患者肝内无病毒基因整合，提示乙型肝炎有治愈的可能。

乙型肝炎的治疗可分为两大类：一类为抗病毒治疗，另一类为免疫治疗。然而目前抗病毒治疗上常用的两个药物是干扰素和拉米呋啶，前者能使1/3的患者有持续性反应，拉米呋啶能迅速抑制病毒复制，但是停药后易反跳，用药后导致变异株的产生，两种药物治疗均使病毒进入低复制状态。由于在乙型肝炎病毒持续性感染中，宿主免疫应答异常是主要的发病机制，正确地调动宿主的免疫应答，适当地调动宿主自身的免疫应答，使HBV感染者恢复健康是免疫治疗的目的。由于持续性HBV感染者的免疫异常情况各有不同，因此在制定免疫治疗方案时应“个样化”，既要考虑感染者体内病毒复制的程度、病毒株是否已有“复合性变异”，又要了解感染者的细胞免疫状态、体液免疫状态、是否存在自身免疫性损伤或肝外感染及病变等。已开发应用的乙型肝炎病毒疫苗，虽能对HBV感染起到良好的预防作用，但对已感染HBV的机体，却难以发挥治疗和清除病毒的作用。因此，近年来，为了治愈乙型肝炎，由于基因重组技术的发展与应用、免疫学理论和技术的新进展等使得研制既能对HBV感染起到预防作用，又能对HBV感染引起的相关疾病发挥治疗作用的治疗性疫苗，已引起有关学者的兴趣和探索。

一、乙型肝炎发病与免疫机制的基础研究进展

1. 树突状细胞提呈抗原的重要性

近年来发现适应性免疫依赖于天然免疫。天然免疫通过激活树突状细胞(dendritic cell，DC)成为抗原提呈细胞(antigen-presenting cell，APC)，以交叉启动(cross-priming)方式来诱导抗原特异性的适应性免疫。天然免疫是由体内固定表达的“模式识别受体(pattern-recognition receptors，PRR)”介导的，这些受体可以识别特定的微生物配体，即所谓的“病原相关分子模式(pathogen-associated molecular patterns，PAMPs)”。DC是具有最强提呈抗原功能的专职APC，能有效摄取和处理抗原，活化初始T细胞，是机体免疫应答的主要启动者，在免疫应答的诱导中起着关键作用。针对HBV的治疗性DC疫苗是将相关抗原负载于DC上，利用DC把HBV抗原提呈给T细胞，诱导提高$CD8^+$ CTL反应和$CD4^+$ Th功能，对于打破免疫耐受、恢复细胞免疫应答，有效清除HBV具有重要作用。

PRR从功能上可以分为四种类型：(1) 循环在体液中的体液成分，如急性期反应蛋白或补体，它们能够调理微生物或衍生出一些能够标记微生物的物质，使微生物能够被其他受体识别；(2) 细胞表面表达的胞吞受体，如清道夫受体或凝集素受体，它们能直接与微生物表面结

构结合；（3）调理吞噬细胞的受体（Fc 和补体受体），它们能够识别抗体和被补体包被的微粒；（4）信号转导受体，如 Toll-样受体（Toll-like receptors，TLR）和 NOD-样受体（nucleotide-binding oligomerization domain-like receptors，NLR），它们具有完整的传递从识别病原体信号到引起特定的下游效应信号的能力（Fritz 和 Girardin，2005）。所有的 PRR 激动剂都可以作为疫苗佐剂影响适应性免疫，TLR 是其中研究最为深入的一类受体。现已发现的 TLR 共有 13 种，除 TLR3 外的 TLR 都是通过 MyD88（myeloid differentiation factor 88）激活 NFκB（nuclear factorκB）信号通路，产生炎性细胞因子来发挥作用，TLR3 则是通过 TRIF（Toll/IL-1 receptor do main-containing adaptor inducing interferon-β），除激活 NFκB 信号通路外，还可激活干扰素调节因子 3 信号通路诱导干扰素（inter feron，IFN）-β。病毒感染的 PAMP 是其本身或复制过程的中间产物双链 RNA（double-stranded RNA，dsRNA）或单链 RNA（SSRNA），dsRNA 的受体为 TLR3，SSRNA 的受体为 TLD7。dsRNA 除激活 TLR3 外，还可激活 RLR 受体家族的黑色素瘤分化相关基因 5MDA-5（melanoma differentiation-associated gene 5）诱导 IFN-α，激活 NLRP3（NLR family，pyrin domain containing 3）形成炎症小体（inflammasome）产生细胞因子而发挥抗病毒作用。

微生物侵入机体后，被 DC 吞噬形成吞噬小体，抗原通过这些早期吞噬小体或内体（endosome）进入细胞质，被胞质内的蛋白酶体（proteasome）降解而释放出抗原表位（epitope），然后再经过内质网或内体氨基肽酶的剪切，与 MHCⅠ分子结合被提呈给 $CD8^+$ T 细胞（cross presentation）诱导抗原特异性的细胞毒 T 淋巴细胞（cytotoxic T lymphocyte，CTL）反应，清除侵入机体的病原。

Akbar 等（1999）对 43 只 HBV 转基因鼠进行了长期注射乙型肝炎表面抗原（hepatitis B surface antigen，HBsAg）治疗性疫苗，发现有 23 只鼠发生免疫应答，表现为 DC 细胞表面主要组织相容性复合物Ⅱ类抗原及其 CD86 抗原表达上调，产生较高水平的白细胞介素-12（interleukin-12、IL-12）及在 DC-T 细胞混合培养中产生较多的 IL-2 与肿瘤坏死因子 α。这些鼠血清 HBsAg 被清除，血清乙型肝炎 e 抗原及 HBV DNA 水平下降。其他鼠的 DC 无类似改变，则疫苗无治疗效果。认为在特异性免疫治疗前先上调 DC 功能将会有更良好的治疗效果。为改变抗原提呈细胞不能正常地提呈抗原并激活 CD4、CD8 和细胞免疫，You 等用反转录病毒载体作基因修饰使鼠 DC 分泌 HBc 与 Ig G Fc 段的融合蛋白，通过 Fc 受体介导，使抗原可通过 DC 主要组织相容性复合物Ⅰ途径提呈抗原，直接激活细胞毒性 T 淋巴细胞，诱生针对乙型肝炎核心抗原的免疫应答，其效果可增强约 1000 倍。同期，我国李用国等在体外将致敏的 DC 与单核细胞共孵育，诱导 HBsAg 特异性 CTL。然后攻击能表达 HBsAg 的靶细胞模型 HepG2/S。结果表明，致敏 DC 激活的 HBsAg 特异性 CTL 对靶细胞模型 HepG2/S 具有较强的杀伤效应。同时，他们还针对 19 例 HBeAg 阳性慢性乙型肝炎患者进行了研究。所有患者均给予 2 剂 DC 疫苗，间隔 2 周。治疗结束后进行 1 年疗效随访。结果显示，至研究结束时，10 例患者（52.6%）HBeAg 消失；5 例（26.3%）获得了 HBeAg 血清转换；2 例 HBV DNA 水平降至检测水平以下，但未见 HBsAg 血清转换。

虽然 DC 疫苗治疗慢性乙型肝炎显示了良好的安全性及可能的疗效，不失为乙型肝炎免疫治疗的一个新方向，但该策略实施技术复杂，目前尚难以在广大患者人群中推广。

2. $CD8^+$ T 细胞的功能性研究

为了解 $CD8^+$ T 细胞在 HBV 感染中的致病机制，Macini 等（1996）用体外扩增 T 细胞结合人类白细胞抗原-肽-四重体直接计数人外周血及肝内浸润的 HBV 特异性 $CD8^+$ T 细胞的数目，发现在肝脏无病理性损伤和 HBV 复制的患者中，肝内有更高比例的 HBV $CD8^+$ T 细胞；而在肝内有T细胞浸润及出现病变的患者中，肝HBV特异性T细胞的比例相对较低。在后一类患者中，因浸润T细胞较多，故其HBV $CD8^+$ T细胞的绝对数与前一类患者相似。在病毒血症滴度高且有肝脏炎症病变的患者中，$CD8^+$ T细胞经特异性HBV识别并激活后，表现为与抑制HBV复制相关。结果显示，有效的HBV特异$CD8^+$ T细胞应答及抑制病毒复制与肝脏损伤间无直接联系。似乎当HBV特异的$CD8^+$ T细胞应答不能控制病毒复制的情况下，则通过体内非HBV特异的T细胞而造成肝脏损伤。这一结果与在转基因鼠重症肝炎模型中所发现的现象相符，即肝组织损伤是在出现特异性$CD8^+$ T细胞浸润之后，当非抗原特异的$CD8^+$ T细胞浸润时才发生。在黑猩猩感染HBV的研究中也发现当大部分HBV已被清除，肝内及浸润大量$CD8^+$ T细胞后才出现肝组织损伤。因此推测造成肝组织损伤的不是HBV特异的$CD8^+$ T细胞。研究结果说明，不仅需要研究$CD8^+$ T细胞的数目，还需研究其功能，特别是要确定$CD8^+$ T细胞是否为HBV特异的$CD8^+$ T细胞。

进一步研究发现，在慢性乙型肝炎感染中HBV特异的$CD8^+$ T细胞有不同的变化，包括缺失、无反应性或不同程度的功能性改变。在病毒抗原滴度高的慢性乙型肝炎患者中，有一定数量的“非典型耐受”$CD8^+$ T细胞。在体外培养后这些$CD8^+$ T细胞可经激活增殖，裂解靶细胞并产生抗病毒的细胞因子。有意义的是，这种特异性的改变仅限于针对HBsAg。结果显示，$CD8^+$ T细胞功能性改变对不同病毒抗原的应答不同，在慢性乙型肝炎感染者中$CD8^+$ T功能性缺陷主要限于HBsAg。最近在HBV转基因鼠中也比较了动物对病毒包膜抗原及多聚酶抗原特异的$CD8^+$ T细胞的免疫应答，发现用DNA免疫虽可出现对多聚酶抗原的细胞毒性T淋巴细胞应答，但不影响HBV在动物体内的复制，也不与肝功能改善相关。因此对HBV的耐受性只针对病毒包膜抗原而不针对多聚酶抗原，明确了调节HBV患者的免疫应答性主要针对HBsAg。

3. 非特异性免疫细胞的作用

除了对病毒特异性细胞免疫进行研究外，学者们也研究了非特异免疫应答是否也具有抑制HBV复制的功能。在HBV转基因鼠中注射一剂*α*-半乳糖脂酰硝胺(*α*-Gal Cer)，HBV转基因鼠肝内可测及干扰素α、干扰素β和干扰素γ，同时发现肝内HBV停止复制。但是在肝内出现的杀伤性T细胞(CTL)是短暂的，很快消失，其机理可能为活化后导致CTL死亡。在敲除干扰素α/β或干扰素γ基因的小鼠中再注入*α*-Gal Cer则无此作用。因此推测，抑制HBV复制的机制为先有CTL细胞活化并继而活化自然杀伤细胞(NK)，分泌抗病毒的细胞因子。在用缺陷型腺病毒感染的小鼠中，学者们也发现NK细胞可在无T细胞的条件下引起肝细胞凋亡，并诱生干扰素γ。NK细胞还可通过启动病毒特异的T细胞，促进其分泌干扰素γ。

二、乙型肝炎治疗性疫苗

1. 蛋白质疫苗

乙型肝炎治疗性蛋白质疫苗是将HBV重组蛋白制成疫苗，包括现有的重组乙型肝炎表面抗原(HBsAg)疫苗、HBV核心抗原(HBcAg)与HBsAg连用疫苗等。用重组HBsAg疫苗治疗慢性乙型肝炎感染，能引发机体短暂的特异性的抗病毒免疫反应。由古巴哈瓦那遗传与生物技术中心开发研制的NASVAC疫苗，是一种将HBV表面抗原蛋白和核心蛋白连用的疫苗，Ⅰ期临床检验疫苗的安全性和免疫活性。我国复旦大学医学院闻玉梅等以HBsAg与人抗HBsAg免疫球蛋白复合物制成疫苗，通过改变对HBsAg的提呈方式以诱生有效的免疫，消除免疫耐受性。也有国内学者以HBcAg18～27表位为基础，分别引入Th细胞表位Th1、Th2及B细胞表位B1、B2构建了治疗用HBV模拟抗原，该模拟抗原体外刺激慢性乙型肝炎患者外周血单核细胞能有效诱导单核细胞产生抗原特异性CTL反应。

2. 核酸疫苗

乙型肝炎治疗性核酸疫苗主要是指能够编码 HBV 抗原的重组质粒 DNA，该疫苗在免疫健康人群和患者后，能激发机体内的 HBV 特异性 Th1 型 T 细胞反应。由于核酸疫苗在体内能够持续表达抗原并反复激活免疫细胞，能够诱导强烈的细胞免疫应答，核酸疫苗常用的目的基因有 HBsAg、HBcAg 和 HBeAg 等，常用的载体有反转录病毒、腺病毒等。法国 Pasteur 研究所 Mancini 等采用含有 S 及 pre-S2 基因的重组质粒 pCMV-S2/S 免疫携带 HBV 小鼠，发现小鼠体内产生抗 S 和 pre-S2 抗体，并诱导产生特异性分泌干扰素 γ 的 T 细胞，且在体内能够维持数月，小鼠肝细胞病毒表达量得以有效控制。之后，Mancini-Bourgine 等用 pCMV-S2/S 免疫 10 例慢性乙型肝炎携带者，结果显示，5 例携带者的血清中 HBV DNA 水平下降，1 例病毒完全被清除。

3. DC 疫苗

乙型肝炎治疗性 DC 疫苗主要是利用 DC 强大的抗原提呈能力，负载 HBV 相关的抗原，并将 HBV 相关抗原提呈给 T 细胞，激活 CTL 及 Th，打破免疫耐受，启动特异性免疫应答，进而有效清除 HBV。Fazle-Akbar 等最早利用体外培养的方法扩增受试者的自体 DC，通过与 HBsAg 共孵育致敏，使 DC 负载 HBV 相关抗原，之后用负载 HBV 相关抗原的 DC 免疫 5 例受试者，结果显示，2 例抗 HBsAg 阳性者接受 1 次治疗后抗体水平明显升高，2 例 HBV 标志阴性者接种 2 周后出现抗体，证明了自体 DC 疫苗良好的安全性和治疗乙型肝炎的可能疗效。但是该方法实施技术复杂，目前难以在患者中推广。

三、乙型肝炎治疗性疫苗的可行性

由于 HBV 特异性 T 细胞反应低下是造成 HBV 慢性感染的决定性因素之一，如果通过疫苗免疫方法诱导机体产生 CD_4^+ Th1 细胞反应，逆转机体的免疫耐受态，使机体产生针对 HBV 抗原的特异性 CTL 反应，就可能清除病毒。但应用经典的 HBV 疫苗来诱导慢性乙型肝炎患者产生有效的特异性免疫反应的努力并没有获得成功。传统的 HBV 外膜蛋白疫苗虽然在慢性嗜肝病毒感染的动物模型中可以明显减少病毒的复制，但在慢性乙型肝炎患者却未能取得成功。一项有 118 例慢性乙型肝炎患者参与的应用 HBsAg 疫苗或 preS2/S 疫苗的临床试验，结果表明 HBeAg 血清转换率和 HBsAg 清除率都没有提高。这种传统的蛋白质或多肽疫苗主要是诱导 Th2 免疫反应。

近期一项有 195 例患者参与的临床试验，应用以 AS02［葛兰素公司开发的一种免疫佐剂，由 MPL（monophosphoryl lipid A，TLR4 激动剂）、乳化剂和 QS21（一种来源于皂树的疫苗佐剂）组成］为佐剂的 HBsAg 疫苗，可以诱导 HBsAg 特异性的淋巴细胞增殖及抗 HBs 的产生，但并没有提高 HBeAg 的血清转换。这种新佐剂乙型肝炎疫苗可以显著提高肾功能衰竭的透析患者抗 HBs 的产生和持久性。应用 dsRNA 与常规 HBsAg 预防性疫苗可增强实验动物 HBsAg 特异性的细胞免疫和抗 HBs 的产生。因此，TLR 激动剂可以诱发慢性乙型肝炎患者的特异性 T 细胞免疫反应，但仅增加 HBsAg 特异性的细胞免疫反应并不足以清除 HBV 的感染。HBcAg 与 HBsAg 同时作为免疫原可产生协同作用，既可促进 Th1 免疫反应，也可促进抗 HBs 的产生，从而促进 HBV 的清除。以 HBcAg 与 HBsAg 作为联合抗原，以热休克蛋白 gp96（TLR2 和 TLR4 的配体）为佐剂的 HBV 疫苗可以显著减少转基因鼠 HBV 抗原的表达，促进 HBV 特异性细胞免疫反应并抑制 Treg 细胞反应，HBcAg 还有促进 Th1 免疫反应的佐剂效应。小鼠实验表明，HBeAg 可以通过胎盘屏障，导致新生小鼠胸腺中 HBV 特异性的 T 细胞被清除，从而使新生鼠对 HBV 产生免疫耐受，HBeAg 还抑制机体对 HBcAg 的 T 细胞和 B 细胞反应。由于 HBcAg 中含有与 HBV 免疫清除有关的 T 细胞和 B 细胞的大部分免疫表位多肽，因此抑制 HBcAg 的 T 细胞反应对于 HBV 感染的慢性化有重要意义。另外，pre-S 特异性免疫反应也与肝细胞内 HBV cccDNA 的清除有明显的相关性。

四、乙型肝炎治疗性疫苗研究现状

目前的治疗性疫苗研究大致可分为DNA疫苗、细胞疫苗及蛋白质多肽疫苗等三类。DNA疫苗接种进入受者机体后，可以被受者的骨骼肌等细胞摄取，在受者本身的细胞内进行转录表达抗原基因，产生抗原蛋白，经过Ⅰ类HLA途径，可以直接诱导Th1和CTL反应。应用编码pre-S2/HBsAg的DNA疫苗免疫慢性HBV感染者，有部分接种者HBV DNA水平出现暂时性降低，HBV特异性T细胞数量也有一定程度的提高。但由于裸DNA注射后被受者细胞摄取的量并不多，免疫效果不理想，因此多种方法被用来增强DNA疫苗的免疫活性，如采用基因枪技术、微粒技术或电打孔技术来改进细胞对DNA的摄取；应用免疫佐剂来增强DNA疫苗诱导的免疫活性，我们曾经分别应用脂质体、铝佐剂、CpG、Montanide ISA 720等免疫佐剂来增强DNA疫苗的免疫活性，均能在不同程度上增强DNA疫苗的Th1或Th2免疫活性。最近一项应用重组HBs＋preS1和HBc＋preS1质粒DNA疫苗免疫小鼠的报告，提示两种DNA同时皮下接种辅以电打孔技术可显著提高IFN-γ分泌细胞的数量，提示HBs和HBc抗原在促进HBV特异性细胞免疫功能方面有协同作用。

细胞疫苗包括DC疫苗及T细胞疫苗。DC疫苗是将HBV相关抗原加载到DC细胞内，由DC将HBV抗原表位多肽与Ⅰ类HLA一起提呈给Th1细胞，进一步激活CTL，从而打破慢性HBV感染者机体对HBV的免疫耐受，激活HBV特异性的CTL反应，达到清除HBV的作用。动物试验和临床试验都证实DC疫苗在清除HBV方面取得了一定的效果。最近的一项报道用负载HBc抗原多肽及HLA-A*0201的pDC细胞株在体外刺激慢性HBV感染者的外周血单个核细胞或肝脏浸润淋巴细胞，可在45.8%的患者中分别诱导出23.1%和76.1%的HBV特异性$CD8^+$ T细胞，这些HBV特异性$CD8^+$ T细胞可以表达共刺激分子CD107，分泌IFN-γ，并可溶解表达HBV抗原的肝细胞，但HBeAg阳性患者则对此种pDC疫苗刺激无应答反应。将HBV患者的外周血单个核细胞和HBV感染的人肝细胞移植到免疫缺陷小鼠制成模拟人体HBV感染的动物模型，用这种负载HBc/HBs抗原多肽的pDC疫苗进行接种，发现该疫苗可以诱导HBV特异性的T效应细胞，溶解HBV转染的肝细胞，减少动物的病毒载量。T细胞疫苗的提出来源于一种临床现象，即慢性HBV感染者在接受异体造血干细胞移植后，有约2/3的患者HBV被清除。因此通过对T细胞表面的T细胞受体进行修饰或制备人工嵌合抗原受体，制备HBV特异性的T细胞群，体外实验证实这些人工修饰的HBV特异性T细胞可清除HBV感染的人肝细胞及cccDNA阳性的靶细胞。但这种疗法的高昂代价使之难以得到普及应用。蛋白质类疫苗包括多肽疫苗、免疫复合物疫苗及HBV亚单位疫苗。表位多肽疫苗是基于所有抗原都要经过APC处理成为抗原表位多肽后再提呈给T淋巴细胞，激活细胞免疫反应。但既往的HBV表位多肽疫苗的临床试验结果不理想，新的多表位疫苗或许能够打破HBV慢性感染者的免疫耐受状态。免疫复合物疫苗是应用HBsAg和抗HBs结合在一起形成免疫复合物，可以增强APC对HBsAg抗原的摄取，改善APC细胞的功能及增进T细胞的功能，临床试验表明这种免疫复合物疫苗在增加HBeAg/抗HBe血清学转变率和降低患者血清HBV DNA水平方面有一定作用。亚单位疫苗是指用基因工程制备的重组的HBV抗原，包括HBsAg、前S蛋白、HBcAg等。多年的研究表明，某些单纯的亚单位蛋白质疫苗虽然能够诱导HBV特异性细胞免疫反应，但在临床治疗中难以达到抑制HBV复制的功效。将HBV的不同亚单位联合作为复合抗原，是目前HBV治疗性疫苗研究的一个方向。HBsAg和HBcAg重组蛋白混合后可以形成具有强免疫原性的病毒样颗粒，诱导HBV特异性的T细胞和B细胞反应。使用免疫佐剂可以增强这种HBV特异性的免疫反应，有可能打破慢性HBV感染患者体内针对HBV的特异性免疫耐受状态。因此，应用免疫佐剂来增强疫苗所诱导的特异性免疫反应成为近年来研究的热点。

通过免疫佐剂增强免疫反应可以减少抗原的用量或免疫接种的次数，新型的免疫佐剂还可以改变免疫反应的极性，即将蛋白质多肽疫苗的Th2免疫特性转变为Th1为主的免疫反应。在慢性肝炎等情况下，单纯的抗体产生不足以保护机体、消除疾病，这就需要免疫佐剂来改变免疫反应的极性，诱导Th1和CTL细胞免疫反应。铝盐是传统的疫苗佐剂，已应用于临床近80年。近20年来新型佐剂不断涌现，尤其是TLR的发现，新型佐剂的研究得到了极大的发展。目前已有至少6种佐剂应用于临床，21种佐剂在进行临床研究。免疫佐剂的作用机制复杂，某些佐剂可以与抗原结合使后者得以长时间慢性释放，增强免疫反应，如铝盐、乳化剂、脂质体等；有的作为免疫刺激剂，作用于APC，激活天然免疫系统的信号转导，促进免疫，如TLR受体激动剂、细胞因子等。

总之，DNA疫苗虽然可以诱导抗原特异性的细胞免疫反应，但由于其抗原性较弱，引起的免疫反应强度往往不如蛋白质抗原引起的强。蛋白质抗原的缺陷在于诱导的免疫反应是以Th2反应为主，不能诱导Th1和CTL反应以达到清除慢性HBV感染者体内病毒的作用。利用蛋白质抗原的强免疫原性，通过新型免疫佐剂改变其免疫反应的极性，转为以Th1和CTL反应为主，会是HBV治疗性疫苗研究的一个重要方向。

五、免疫复合物型乙型肝炎治疗性疫苗

在国家“863”高技术计划支持下，早在1988年起，我国就已开始了对治疗性乙肝疫苗的研究。根据我国多数乙肝患者是幼龄感染乙肝病毒，加之慢性乙肝患者血清中无有效的抗HBsAg抗体及细胞免疫应答，研究课题组提出了多数患者处于对HBsAg免疫耐受的状态，而治疗性疫苗的抗原应以HBsAg为靶抗原，通过消除机体对HBsAg的免疫耐受性，以产生有效免疫应答的治疗患者的路线。分以下阶段进行（Wen，1994）。

1. 建立动物实验模型

利用鸭乙肝动物模型，研究幼龄感染鸭是否可造成模拟人感染的对HBsAg的免疫耐受状态。在获得确实可建立实验动物模型的基础上，确立了免疫耐受动物模型的标准，规定了观察时间，以及判断消除免疫耐受状态的指标，建立了可供研究人乙肝免疫耐受状态的动物模型并进行了消除免疫耐受性的实验研究。

2. 探讨消除免疫耐受状态的治疗策略

在主动免疫与被动免疫中进行了选择。

（1）主动免疫优点

① 注入有效的免疫原方法简单；

② 安全性较高；

③ 通过调动机体本身的免疫应答，故有效持续的时间可较长。

（2）主动免疫缺点　如患者的免疫应答普遍低下，则效果会较差。

（3）被动免疫　包括输入经细胞因子激活或改造的自身免疫细胞或输入具有对HBsAg强免疫应答的他人免疫细胞等。被动免疫的操作复杂，选择对象严格，需特别防止污染，对医疗环境的要求高。由于已证实被动输入抗HBs仅能短暂使血清中的HBsAg滴度下降，并无治疗作用，故不予应用。鉴于慢性乙肝感染者不同于HIV感染者或肿瘤患者，一般具有对抗原刺激的正常应答，仅为对HBsAg有免疫耐受，因此可定位于主动免疫。

（4）主动免疫策略为：

① 改变抗原组分，使机体从免疫耐受转为识别抗原而产生免疫应答；

② 调节抗原提呈的方式或途径，使机体对经调节后提呈的HBsAg产生免疫应答。

3. 改变抗原组分

在鸭乙肝病毒包膜抗原中用合成肽段及用合成肽免疫动物的方法，选择强免疫原性决定簇。结果发现，鸭乙肝病毒 PreS 的第 125～146 氨基酸的免疫原性强，用该肽段免疫所获得的抗体可与天然鸭乙肝病毒包膜结合。同期，法国、美国学者证实该肽段位于中和性抗原表位中，更明确可用此肽作为候选治疗性疫苗。用该肽段与破伤风类毒素交联免疫耐受鸭，可以使50%鸭的病毒 DNA 转阴，但多次应用后效果未见提高。此后进行了用双肽共免疫的主动免疫法，将鸭乙肝病毒包膜 PreS125～146 肽与破伤风类毒素中的 PreS830～843 肽(能有效地激活 T 细胞的肽)共免疫耐受鸭，试图消除免疫耐受，效果比前一种组分更差。合成肽的结果说明，试图单用合成肽组分制备治疗性疫苗的途径以消除对乙肝病毒的免疫耐受性，成功的机会极少。

4. 调节抗原提呈的途径或方式

对鸭乙肝病毒包膜抗原进行了三种不同的调节抗原提呈实验。

(1) 首先获得了鸭乙肝病毒编码的 DHBsAg＋PreS 的基因克隆，再通过与痘苗病毒基因重组，获得在细胞中可表达鸭乙肝病毒包膜抗原的重组痘苗。在正常鸭中，接种该重组株后，在鸭血清中可测到 DHBsAg 的存在。证明这一重组痘苗可在鸭体内表达抗原后，用以在免疫耐受鸭中进行治疗。结果显示，结合痘苗病毒的复制与抗原调节提呈 DHBsAg，并不能有效地消除免疫耐受性。

(2) 第二种调节的途径为，通过将 DHBsAg 与葡萄球菌 Cowa Ⅰ 株，及抗 DHBsAg 组建成固相抗体-抗原免疫原性复合物(SMAA)，以调节 DHBsAg 的抗原提呈。用 SMAA 免疫耐受鸭后，可在约 50%的耐受鸭中清除 DHBsAg，在 60%～70%鸭中清除病毒 DNA，并在部分鸭中产生了抗 DHBs(Wen，1994)。在 SMAA 实验中发现，单用 DHBsAg＋抗 DHBsAg 组建免疫原性复合物(immunogenic complex，IC)，也具有可以在约 50%耐受鸭中清除病毒及 DHBsAg 的作用。

(3) 第三种对调节 DHBsAg 抗原提呈的研究是用抗原加特异的抗体可提高抗原的免疫原性，但用这种制剂消除免疫耐受的途径未见报道。经多次实验证实，DHBsAg＋抗 DHBsAg 组建成复合物，确能消除部分鸭的免疫耐受性。这一种治疗性疫苗的研制已获我国发明专利(1997 年授权)。

5. 研制并开发可供人体应用的治疗性疫苗

现阶段有关治疗性 HBV DNA 疫苗研究主要在动物模型中进行。Thermet 等(2003)用编码 DHBV 大包膜蛋白的 DNA 疫苗免疫感染 DHBV 的北京鸭，发现可使 23%的北京鸭肝脏中的病毒 cccDNA 完全清除，而结合拉米呋啶治疗组，其清除率更可高达 38%，首次表明 DNA 疫苗不仅可以抑制病毒复制，还有可能完全清除细胞内 cccDNA，从而在根本上防止乙型肝炎复发。戚中田(2001)选用 HBV 包膜蛋白和核心蛋白抗原基因，联合细胞因子人 IL-12 基因，成功构建新型乙型肝炎 DNA 疫苗，用减毒沙门菌为载体进行口服接种，以小鼠和恒河猴为动物模型验证，证明该疫苗能高效免疫，尤其是能诱导强细胞毒性 T 淋巴细胞反应和 T 细胞分泌 IFN-γ、TNF 等细胞因子，具有预防和治疗乙型肝炎的双重作用。

为了尽快开发可供人体应用的治疗性疫苗，选择了乙肝疫苗及人高效价抗乙肝免疫球蛋白(HBIG)组建免疫复合物型治疗性疫苗。在抗原、抗体配比，制备疫苗的工艺，产品标化，效力试验的参比实验等技术方面进行了研究，现已进入中试。

6. 研究复合物型疫苗的作用机制

为研究复合物型疫苗的作用机制，选用了免疫学基础研究较成熟的小鼠为研究模型。结果证明复合物型乙肝治疗性疫苗的作用机制为：

(1) 通过复合物中抗体的Fc段，与抗原提呈细胞表面的Fc受体结合，促进了细胞摄取抗原。如用酶法消化去除抗HBs的Fc段，虽可形成抗原-抗体Fab段的复合物，但不能增强被巨噬细胞所摄取。当用异种动物(如羊)的抗HBs组建复合物时，因与鼠的巨噬细胞的Fc受体不相应，也不能促进抗原的摄入与提呈。

(2) 复合物中的抗原经提呈后可比单纯抗原更有效地激活T细胞增殖，释放更多的干扰素γ和IL-2，属Th1类应答。复合物在正常小鼠中诱生的抗HBS较单纯抗原诱生的抗体高10倍以上。

六、乙型肝炎病毒治疗性疫苗的问题与展望

乙型肝炎病毒治疗性疫苗对慢性持续性HBV感染的治疗花费少，疗效好，对控制HBV感染相关疾病有着重要意义。尽管HBV的DNA较稳定，且抗原较“简单”，只有4种，但构建治疗性疫苗治疗持续性病毒感染的研究报道极少。目前，HBV尚缺乏特异性治疗，于是治疗性疫苗作为一种特异性治疗措施有着广阔的应用前景，虽然研究尚处于探索性阶段，但有很多问题需要解决。

(1) 研制的治疗性疫苗的基本作用是什么？是提高防护性T细胞对HBV特异性反应，还是对病理性T细胞起抑制作用？免疫反应性T细胞是防护性的还是病理性的问题尚不明确，至今，这一至关重要的问题还难肯定。

(2) 要研制的治疗性疫苗是DNA疫苗？还是蛋白质疫苗？还是两者相结合的疫苗？DNA疫苗尽管比其他类型的疫苗有诸多的优越性，但最大的障碍是安全性还未解决。使用细胞因子或细胞因子基因作为佐剂的疫苗，虽然能提高外源性HBsAg的免疫原性，但可能引起被免疫的机体产生免疫耐受的问题还未解决。

(3) HBV感染可导致肝炎的主要表现取决于宿主的免疫反应，而不是HBV的病理效应。有效的治疗性疫苗可短暂加重肝脏疾病。在临床前动物模型实验中，对治疗性疫苗既可控制病毒的有益效应，又可加重肝脏疾病的风险，要利弊权衡，综合考虑来评价治疗性疫苗的使用价值。因此，有必要对治疗性疫苗制定一个评价标准，而且应与以预防为主的疫苗标准有所不同。

(4) 对治疗性疫苗的作用机制，如何发挥免疫调节，怎样抑制持续性HBV感染等，这些问题的解决是研制治疗性疫苗的前提，在设计治疗性疫苗时，选择何种优势抗原以及免疫刺激和免疫抑制剂作为佐剂等技术问题均应比较和推敲。

(5) 新型免疫技术的应用，如抗原化抗体(是一种以抗原表位替换抗体分子中的高度可变区来刺激机体对特异性抗原产生免疫应答)等。由于微生物持续感染机制存在病毒和机体两方面，因此，治疗亦存在抗病毒和提高机体免疫两方面，治疗性疫苗虽作为调动机体的特异性免疫应答措施，在未来的乙型肝炎的治疗方案中仍需与抗病毒治疗和免疫调节治疗相结合。

尽管HBV治疗性疫苗的研究还刚刚开始，还有许多问题和困难有待解决和克服，但令人欣慰的是，已有许多学者致力于这方面的探索。乙肝治疗性疫苗除构建更有效的DNA疫苗、病毒载体疫苗外，还可借鉴肿瘤疫苗的设计理念，研发DC疫苗或热休克蛋白gp96疫苗，设计出能恢复或激活特异T细胞免疫反应的治疗性疫苗。未来治疗目标应着眼于研制出更强的抗病毒药物，采取新的抗病毒药物与免疫治疗联合，根据宿主、病毒和免疫应答等因素设计治疗方案，对免疫耐受患者采取个体化治疗。期望在病毒学、生物学、基础免疫学、临床免疫学等学科共同努力下，使治疗性疫苗的研制有长足的进展。

第四节　治疗性疫苗的开发现状及展望

传统的疫苗设计一般是将病原体杀死、减毒或取其中一部分亚单位，注入健康的人体内，以激活人体内正常的免疫功能，从而达到预防的效果。但对于已经感染的病人，传统的疫苗一般不起任何作用。治疗性疫苗可使机体产生免疫应答或克服免疫耐受状态。现有治疗乙肝的抗病毒药对乙肝病毒携带者疗效不佳，其主要原因是这些抗病毒药可以抑制乙肝病毒复制，但不能清除乙肝病毒；对机体的免疫耐受状态的逆转没有肯定的作用。从发展趋势来看，乙肝病毒治疗性疫苗将成为21世纪对慢性乙肝病毒感染特别是慢性乙肝病毒携带者治疗研究领域的热点，它与现有抗乙肝病毒药物的联合应用，成为一种新的治疗方法。

一、治疗性疫苗的开发现状

近年来，全世界发达国家与发展中国家的多数政府与企业均投入大量人力与物力开发治疗性疫苗。微生物的重组蛋白疫苗，因其抗原性及保护性抗原明确，而且预防性疫苗应用的基础较扎实，容易被批准，是开发的热点，短期内可见效果；肿瘤及自身免疫病的治疗性疫苗中的少数可能会有所发展，以肿瘤的可能较大，并且是作为综合治疗的一部分；DNA疫苗今后在一些微生物感染中的治疗性疫苗的作用不可低估。前列腺癌作为一种特别适合应用免疫治疗的疾病，DNA疫苗在前列腺癌免疫治疗领域也取得了长足的进步，已经有几种DNA疫苗进入到临床试验阶段，并在临床试验中证实能够诱导产生抗原特异性的免疫反应，安全性良好。但是，前列腺癌存在多个抗原作为抗肿瘤疫苗的靶抗原，现在还不清楚哪个抗原是最佳的靶抗原，需要建立统一的平台对各个靶抗原进行评价以确定优劣，靶抗原之间的联合应用也需要进一步评价。此外，一些新技术如电脉冲、基因枪等在前列腺癌治疗性DNA疫苗领域的应用也需要进行系统的评价，因此前列腺癌治疗性DNA疫苗仍需要进一步深入的研究。“Sipuleucel-T”疫苗的上市开启了前列腺癌免疫治疗的新时代。DNA疫苗作为免疫治疗的一种新方式，具有稳定性好、易于工业化生产、给药方式简单、安全性好以及能够与其他治疗方法联用等优点。随着DNA疫苗领域中新的递送方法、优化策略以及免疫佐剂的深入研究，前列腺癌治疗性DNA疫苗的研究将会不断地深入和完善，形成一套科学系统的疫苗评价体系，有望在今后的前列腺癌免疫治疗中发挥更加重要的作用。目前，至少有一种治疗性疫苗——CoPofymer已经用于数千名多发性硬化症（MS）病人的治疗。Ⅰ型糖尿病的治疗性疫苗已成功完成n期临床试验。数种肿瘤治疗性疫苗正在进行或正准备进行临床试验。针对感染性疾病如AIDS、结核、疟疾等的治疗性疫苗正在进行Ⅱ期、Ⅲ期临床试验以考察其在病人的有效性。多数方案与引起疾病的致病因子直接相联系，也有个别方案基于自身抗体CDR、细胞因子或独特型。可以期望在不远的将来会有更多的成功方案报道。治疗性疫苗的研究进展无疑会带动我们对免疫学核心理论问题如保护性免疫、免疫耐受、免疫记忆、免疫识别、免疫效应等的认识。西班牙研究者用接触热灭活HIV的免疫细胞研制出了一种治疗性疫苗，该疫苗能够暂时地抑制感染患者体内的人类免疫缺陷病毒（HIV）生长。该治疗性疫苗用于治疗已存在的艾滋病，非常安全，可使一些患者体内检测到的HIV病毒数量显著降低，相关研究结果已在“Science Translational Medicine”发表。

高血压治疗性疫苗主要是针对肾素-血管紧张素-醛固酮系统（renin-angioten-sin-aldosterone system，RAAS）发挥作用，它通过诱导机体产生特异性的抗体，阻断RAAS，达到降低血压，治疗高血压病的目的。2008年，瑞士Cytos生物公司、英国Protherics公司先后宣布，高血压治疗性疫苗已经研制成功。瑞士Cytos生物公司研制的高血压治疗性疫苗CYT006-AngQb是将血管紧张素Ⅱ（angiotensinⅡ，AngⅡ）肽段嵌合在Qβ噬菌体类病毒颗粒的表面制成的嵌合疫苗。该疫苗能够诱导机体产生抗 AngⅡ的特异性抗体，并对其进行清除，从而阻断RAASⅠ和Ⅱa 期临床试验，结果显示 CYT006 AngQ 具有良好的安全性和有效性，所有受试者在免疫注射一针后，体内均产生了强烈的抗 AngⅡ的特异性免疫反应，2～3 周时，患者体内抗 AngⅡ抗体滴度达到峰值，相对于安慰剂对照组，疫苗组受试者的晨压都有所下降。英国 Protherics 公司研制的抗高血压疫苗会刺激人体免疫系统攻击肾素，从而阻断 RAAS 系统的激活，这种疫苗较易控制高血压，且不良反应少，目前关于该疫苗的相关报道较少。

治疗性疫苗的开发现状见表 10-4。

表 10-4 治疗性疫苗的开发现状

治疗性疫苗针对的疾病	公司或单位	研制或临床研究阶段
疱疹病毒感染	Biocine，Rae Lyn Burke	临床Ⅱ/Ⅲ期
	Smith Kline Beecham	临床Ⅱ/Ⅲ期
	Moncel Slaoul	临床Ⅱ/Ⅲ期
乙型肝炎	上海医科大学（“863”）计划与北京生物制品研究所	临床前期
	巴斯德研究所	临床Ⅱ/Ⅲ期
	Vical	动物实验阶段
	Cytel	临床Ⅰ/Ⅱ期
	Viagene	临床Ⅰ/Ⅱ期
	Smith Kline Beecham	临床Ⅱ期
	第三军医大学全军免疫学研究所与重庆佳辰生物工程公司	临床初期
	复旦悦达联合北京生物制品研究所合作开发治疗苗“乙克”	临床Ⅲ期
	北京地坛医院正式启动	
	广州拜迪生物医药有限公司	药品审评阶段
病毒性疣	Lacey 等	临床Ⅱ期
艾滋病	Oleske（Francis Xavier Bagroud）	临床Ⅱ期
	瑞典 Karolinska 研究所等	临床Ⅰ期
	美国 NIH	临床Ⅰ期
结核病	J. Stanford（美国、英国）	临床Ⅲ期
	英国医学研究委员会	动物实验
	加利福尼亚大学	临床Ⅰ期
	德国马克斯-普朗克研究所	临床Ⅰ期
	法国巴黎巴斯德研究所	研发中
	牛津大学	临床Ⅱ期
	美国科尔	研发中
	丹麦国家血清研究所	临床Ⅰ期
	葛兰素史克生物制品公司	临床Ⅰ期
	丹麦国家血清研究所/诺华制药公司	临床Ⅰ期
	Aeras 全球结核病疫苗基金会	临床Ⅰ期
	中国疾病预防控制中心	研发中
	Nashvile VA 医学中心	研发中
	西班牙，萨拉戈萨大学	研发中
	美国（NIH）	临床Ⅰ期
麻风病	Convit（委内瑞拉）	临床Ⅲ期
	Talwar（印度）	临床Ⅲ期
利什曼体	Convit（委内瑞拉）	临床Ⅲ期
前列腺癌	美国 Dendreon 公司（sipuleucel-T）	2010 年美国 FDA 批准上市

二、对治疗性疫苗的评价及展望

治疗性疫苗可作为非特异性免疫制剂用于肿瘤、慢性感染等疾病的治疗，其作用是非特异性提高机体的免疫功能，但因调节机体免疫功能的药物和方法较多，疫苗不一定作为首选。而作为特异性免疫制剂，疫苗疗法的效果并不十分稳定和理想，目前尚缺乏经过周密设计的大规模远期对照研究以证实其效果和优越性，另外尚需不断进行优化治疗剂量和免疫次数、改进疫苗组成成分、更新附加因子等的研究。但特异性疫苗疗法在抗生素时代仍有其实用价值和吸引力，这可能与以下因素有关(Cohen，1994)：

① 现在对许多疾病尚无有效药物；

② 疫苗可与药物起协同作用，加速康复，防止复发；

③ 使用疫苗治疗疾病简单方便；

④ 疫苗较某些化疗药物的副作用少。

目前，治疗麻风、结核、利什曼病、布氏杆菌病、慢性支气管炎、HSV 感染等疾病均有安全、特效敏感的药物，尽管某些药物有一定副作用，但其杀灭病原体的效果十分肯定。疫苗疗法因不能取代病原治疗而使其发展受到限制。只有当出现微生物持续感染时，才有可能需要既针对控制微生物又提高机体免疫应答的综合治疗措施，即化疗和疫苗疗法相结合的方法。由于病毒性疾病尚缺乏特效药物治疗，故现在治疗性疫苗的研究重点在于慢性病毒性疾病方面。当前治疗性疫苗已成为慢性乙肝、AIDS 等疾病临床治疗研究中的热点。同时，基因重组技术和免疫学理论的迅猛发展，亦为其研制开发提供了有力的技术保障，这方面的理论及应用研究具有十分广阔的发展前景(闻玉梅，1996)。

治疗性疫苗研究可从以下几个方面进行：

① 评价抗原的不同构象，选择最有利的抗原构象进行接种，增强免疫原性。

② 发展不同病毒间的重组抗原、病毒与细胞因子融合的嵌合抗原以及病毒抗原的修饰等，以诱导有效的免疫应答。

③ 把抗原与重组免疫应答基因产物如主要组织相容性复合体 MHC Ⅰ或Ⅱ类蛋白一起接种，以便被 CD8 或 CD4 表面阳性细胞迅速识别。

④ 将编码 MHC Ⅰ或Ⅱ类蛋白的基因直接引入患者细胞，使抗原、细胞因子和其他免疫应答基因产物在体内表达处理，于最佳状态下提呈给免疫系统。

⑤ 增强免疫辅助因子如黏附分子等以及应用新型免疫佐剂。

⑥ 开发新型免疫技术。

目前 DNA 疫苗的研制发展迅速，它的优点在于导入的质粒 DNA 可长期稳定地表达抗原蛋白且与天然的构象更为接近，抗原性更强，它不仅能诱导体液免疫应答，而且能诱导强烈的细胞免疫应答，具有临床治疗疾病的前景(Davis 等，1995)。随着生物科技的进步，一些新技术、新方法也不断在 DNA 疫苗研究领域应用，已经取得很好的抗肿瘤效果。目前 DNA 疫苗优化的技术方法的研究主要集中在以下几个方面：首先，改进 DNA 疫苗本身的设计，包括表达载体和抗原基因本身的优化。质粒载体的改进主要是通过插入更强的启动子和转录控制元件等增强目的基因的表达；另外还有利用甲病毒载体中具有“自主复制”功能的甲病毒的 RNA 病毒复制元件构建一种新的可复制型 DNA 疫苗载体系统；DNA 疫苗的另一优势就是可以对靶抗原基因进行修饰，新增或删除部分基因，对抗原基因的密码子进行优化；还有就是与一些免疫原性分子如 Fc 段、热休克蛋白(HSP)等融合，从而增加抗原基因的表达和增强抗原的免疫原性。第二，一些新的 DNA 疫苗递送技术如电穿孔、基因枪、超声等不断出现，这些新技术的应用大大提高了 DNA 疫苗的递送效率，增加了 DNA 疫苗在体内的表达；但是这些增加质粒递送的方法不一定能像直接注射那样安全或有效，除考虑 DNA 整合的安全性之外，抗原低剂量持久性的表达可能会诱导抗原免疫耐受。最后，应用免疫佐剂改善疫苗的免疫微环境等，增强疫苗诱导的抗肿瘤免疫反应，有利于克服DNA疫苗免疫原性较弱以及诱导的免疫反应处于低水平反应状态等不足。但是，由于免疫佐剂的种类繁多，应用方法也不尽相同，因此DNA疫苗与免疫佐剂的联合应用仍需要在今后的研究中进一步评价。随着这些新技术、新方法的应用，最近一些DNA疫苗临床试验的免疫学检测结果比早期的临床试验的结果更好。

第五节　我国治疗性疫苗的开发战略

传染病仍是危害我国人民健康的重要疾病。微生物引起的持续性感染占很高比重。发展治疗性疫苗将对治疗持续性感染作出有益的贡献。开发治疗性疫苗具有潜在的经济及社会效益：对于许多尚无有效治疗的慢性感染性疾病，治疗性疫苗能够诱发机体本身的免疫防御机制，从而识别并清除细菌或病毒，治疗性疫苗的研发有利于解决目前广泛存在的公共卫生问题，而且在今后开发治疗性疫苗所需经费相对比较低廉，便于推广和应用。我国具有较强的预防性疫苗的研制与生产单位及经验，已在乙肝治疗性疫苗进行了较系统的研究与开发；在国际上治疗性疫苗也仅开始起步，如果我国能抓紧时机，选准目标产品，将能有所创新，并占有一定的市场份额。2004年治疗性疫苗市场的销售额为810万美元。尽管如此，该市场仍处于摇篮期，有着广泛的发展前景。在不远的将来，至少有多种治疗性疫苗可望上市。随着新产品的不断投放市场，该市场很快出现快速的增长，到2009年底，已超过20亿美元，到2010年，已达到43亿美元。2005年全球的治疗性疫苗的销售额将达到9000万美元，2006年为1亿美元，2007年猛增到5.85亿美元，2008年为12.65亿美元，2009年为20.75亿美元，2010年已达到42.9亿美元。

一、我国开发治疗性疫苗应注意的问题

（1）以微生物引起的慢性感染为对象。包括：

① 持续性病毒感染如乙肝、丙肝、人类乳头状瘤病毒感染、人类免疫缺陷病毒感染等。

② 细菌性感染可选择结核及布鲁菌感染等。

③ 先进行蛋白质类疫苗的研制，同时应重视DNA疫苗的开发。可以采取不同模式开发不同的治疗性疫苗，但不宜全面铺开。

（2）为保持后备力量　对选择的微生物必须加强免疫学理论的基础研究。重视抗病毒感染及抗结核感染的免疫，包括抗原表位、免疫原性、抗原提呈、细胞及体液免疫应答。

（3）建立必要的动物模型　包括天然的动物模型和转基因动物模型，以便考核治疗性疫苗的作用与效果。

（4）在较全面地了解免疫学的基础上，根据不同的微生物提出有创新性的发展治疗性疫苗的途径。与药物相比，治疗性疫苗的开发周期可能会略短于新药。

（5）加紧制定我国对治疗性疫苗，特别是有创新性疫苗的临床审批方案或规定。尽早进行小数量人体的临床试验。如能尽快、尽早地获得我国的研制与临床研究资料，我国的治疗性疫苗将可在世界的竞争中占有一定的地位。

二、我国研制治疗性疫苗中值得注意的问题

在今后的研究中，应注意解决如下问题：深入探讨免疫学的核心理论；明确免疫反应性T细胞是防护性的还是病理性的；如何进行免疫调节已实现疫苗的长效性；深入研究疫苗的优势靶抗原、载体以及佐剂的选择；疫苗及免疫治疗的个性化问题。

（1）创新性与可行性　为发展我国的科技事业，设计新型的治疗性疫苗需加强创新性，即尽可能不重复国外已有的疫苗类型或路线。然而在构思时又必须考虑其可行性，即今后是否有

可能用于生产并用于人体。因为实验研究不同于批量生产，后者要求技术的规范化和产品质量的保证。过于复杂化的研究最终只能停留于实验室而不可能进入产业化。

(2) 加强基础性研究　基础研究是开发产品的先决条件，只有长期进行基础性研究才会提出新的思路和策略，否则所谓的 “新”思路只能停留于模仿性或低水平的重复。

(3) 长期评估与考核　虽然治疗性疫苗的研究与应用已有较长期的历史，但是近年新研制或新开发的一些治疗性疫苗来源于新的基础研究，需要长期的考核与评估。对于一种新药物的疗效评估一般需要较长期的考核才能提出适应证与禁忌证，这一原则同样适用于治疗性疫苗。

(4) 重视不同机体的免疫应答类型　由于治疗性疫苗的作用是通过诱生免疫应答而完成的，因此应充分估计不同个体进行治疗性疫苗的特殊性，可能这种“个体”化特征较一般药物应用更为突出。

(5) 防止片面性　对抗微生物的手段包括直接杀死或抑制微生物的药物及促进机体产生有效免疫应答的制品。在研制和开发治疗性疫苗中既要看到发展治疗性疫苗的前景及价值，又需考虑并非所有持续性感染的人群均可用一种治疗方法完全清除病原体。因此，客观、全面地认识与评估治疗性疫苗，是人类成功地运用治疗性疫苗控制持续性感染的关键之一。

尽管治疗性疫苗提供一种有利的市场机会，但开发治疗性疫苗的挑战包括病人的选择、过长的临床试验期和先期的巨大投资等。由于治疗性疫苗仅适合于体质仍较好的病人(如病人的免疫系统未受损，能够对疫苗产生反应)和发展较慢的疾病等，所以，必须谨慎选择临床试验的病人群体。患晚期和发展较快的疾病的病人用治疗性疫苗效果差的原因有两点：一是诱导免疫反应需要一定的时间；二是由于病人的身体状况较差而无免疫应答。

与非疫苗疗法相比，治疗性疫苗的临床试验期和随访观察需要较长的时间，因为其疗效的计算是通过计算病人的存活率进行测定的，所以，在病人接种疫苗后必须观察数年。

由于征招受试病人是一项费时的任务，并且病人的存活终点需要多年的观察，所以，治疗性疫苗的临床试验需要的先期投资要比其他药品的临床试验大得多。

尽管开发治疗性疫苗存在着巨大的挑战，但生物技术公司一旦使其治疗性疫苗成功上市，该公司将获得巨大利润。

参考文献

[1] Akbar S K, Horrike N, et al. Prognostic importance of antigen-presenting dendritic cells during vaccine therapy in a murine hepatitis B virus carrier. Immunology, 1999, 96: 98-108.

[2] Alam S, Douglas G M. DNA vaccines for the treatment of prostate cancer [J]. Expert Rev Vaccines, 2010, 9(7): 731-745.

[3] Amigorena S, Savina A. Intracellular mechanisms of antigen cross presentation in dendritic cells. Curr Opin Immunol, 2010, 22: 109-117.

[4] Anderaen M H, Schrama D, et al. Cytotoxic T cells invest [J]. Dermamatol, 2006, 126 (1): 32-41.

[5] Arbuthnot P, Longshaw V, et al. Opportunities for treating chronic hepatitis B and C virus infection using RNA interference. J ViralHepat, 2007, 14: 447-459.

[6] Baez-Astua A, Herraez-Hernandez E, et al. Low-dose adenovirus vaccine encoding chimeric hepatitis B virus surface antigen-human papillomavirus type 16 E7 protein induces enhanced E7-specific antibody and cytotoxic T-cell responses [J]. J Virol, 2005, 79: 12807-12817.

[7] Bancherau J, Steinman R M. Dendritic cells and the control of immunity. Nature, 1998, 392: 245-252.

[8] Baseman J G, Koutsky L A. The epidemiology of human papilloma-virus infections. J Clin Virol, 2005, 32(S1): 16-24.

[9] Belizaire R, Unanue E R. Targeting proteins to distinct subcellular compartments reveals unique requirements for MHC class Ⅰ and Ⅱ presentation. Proc Natl Acad Sci USA, 2009, 106: 17463-17468.

[10] Bohne F，Chmielewski M，et al. T cells redirected against hepatitis B virus surface proteins eliminate infected hepatocytes. Gastroenterology，2008，134：239-247.

[11] Bolhassani A，Safaiyan S，et al . Improvement of different vaccine delivery systems for cancer therapy [J] . Mol Cancer，2011，10：3.

[12] Brunner R，Jensen-Jarolim E，et al. The ABC of clinical and experimental adjuvants-a brief overview. Immunol Lett，2010，128：29-35.

[13] Bumann D，Metzger W G，et al. Safety and immunogenicity of live recombinant *Salmonella enterica* serovar Typhi Ty21 a expressing urease A and B from *Helicobacter* pylori in human volunteers. Vaccine，2001，20(5-6)：845-852.

[14] Butler D，Uaurice J，et al. Vaccines：a rollercoaster of hopes. Nature，1997，386：537-538.

[15] Calarota S，Bratt G，et al. Cellular cytotoxic response induced by DNA vaccination in HIV-1-infected patients. Lancet，1998，351(9112)：1320-1325.

[16] Cassian Y，Riddell S R，et al. Prospects for adoptive T cell therapy. Curr Opin Immunol，1997，9：702-708.

[17] Chan、S、Y、Delius，H，Halpern A L，et al. Analysis of genomic sequences of 95 papillomavirus types：uniting typing，phylogeny，and taxonomy. J. Virol，1995. 69：3074-3083.

[18] Chang C L，Ma B，et al. Treatment with cyclooxygenase-2 inhibitors enables repeated administration of vaccinia virus for control of ovarian cancer [J] . Mol Ther，2009，17(8)：1365-1372.

[19] Chen H，Wen B，et al. Enhanced effect of DNA immunization plus *in vivo* electroporation with a combination of hepatitis B virus core-PreS1 and S-PreS1 plasmids. Clin Vaccine Immunol，2011，18：1789-1795.

[20] Chen M，Li Y G，et al. Therapeutic effect of autologous dendritic cell vaccine on patients with chronic hepatitis B：a clinical study [J] . World J Gastroenterol，2005，11(12)：1806-1808.

[21] Chisari F V，Isogawa M，et al. Pathogenesis of hepatitis B virus infection. Pathol Biol(Paris)，2010，58：258-266.

[22] Choudhuri B S，Sen S，et al. Isoniazid accumulation in *Mycobacterium smegmatis* is modulated by proton motive force-driven and ATP-dependent extrusion systems [J] . Biochem Biophys Res Commun，1999，256 (3)：682-684.

[23] Chow Y H，Chiang B L，et al. Development of Th1 and Th2 populations and the nature of immune responses to hepatitis B virus DNA vaccine can be modulated by code livery of various cytokine genes [J] . Immunol，1998，160：1320-1329.

[24] Coffman R L，Sher A，et al. Vaccine *adjuvants*：putting innate immunity to work. Immunity，2010，33：492-503.

[25] Cohen J. Vaccines get a new twist. Science，1994，264：503-507.

[26] Coullin I，Pol S，et al. Specific vaccine therapy in chronic hepatitis B：Induction of T cell proliferative responses specific for envelope antigens [J] . Inf Dis，1999，180：15-26.

[27] Cui Z，Qiu F. Synthetic double-stranded RNA poly(I；C) as a potent peptide vaccine adjuvant：therapeutic activity against human cervical cancer in a rodent model [J] . Cancer Immunol Immunother，2005，16：1-13.

[28] Cynecol Oncol，2006，100：469-478.

[29] Daniel D，Chiu C，et al. CD4+ T cell-mediated antigen-specific immunotherapy in a mouse model of cervical cancer [J] . Cancer Res，2005，65：2108-2125.

[30] Darji A，Guzman C A，et al. Oral somatic transgene vaccination using attenuated *S. typhimurium*. Cell，1997，91：765-775.

[31] Das A，Maini M K. Innate and adaptive immune responses in hepatitis B virus infection. Dig Dis，2010，28：126-132.

[32] Davis H L，Schirmbeck R，et al. DNA-mediated immunization in mice induces a potent MHC class Ⅰ-restricted cytotoxic T lymphocyte response to the hepatitis B envelope protein. Human Gene therapy，1995，6：1447-1552.

[33] Depla E，Van der Aa A，et al. Rational design of a multiepitope vaccine encoding T-lymphocyte epitopes for treatment of chronic hepatitis B virus infections. J Virol，2008，82：435-450.

[34] Dudley M E，Nishimura M I，et al. Antitumor immunization with a minimal peptide epitope(G9-209-2M)leads to a functionally heterogeneous CTL response. J Immunother，1999，22：288-298.

[35] Elliott G T，Mcleod R A，et al. Interim results of a t phase Ⅱ multicenter clinical trial evaluation the activity of a therapeutic allogeneic melanoma vaccine(Theraccine)in the treatment of disseminated malignant melanoma. Semin Surg Oncol，1993，9：264-272.

[36] Engler O B，Dai W J，et al. Peptide vaccines against hepatitis B virus：from animal model to human studies. Mol Immunol，2001，38(6)：457-465.

[37] Esserman L J，Lopez T，et al. Vaccination with the extracellular domain of p185neu prevents mammary tumor develop-

ment in neu transgenic mice. Cancer Immunol Immonthe，1999，47：337-342.

[38] Feltkamp M C W，Smith H I，et al. Vaccination with cytotoxic T lymphocyte epitope-containing peptide protects against a tumor induced by human papillomavirus type 16-transformed cells. Eur J Immunol，1993，23(9)：2242-2249.

[39] Ferrara A，Nonn M，et al. Dendritic cell-based tumor vaccine for cervical cancer II：results of a clinical pilot study in 15 individual patients [J] . J Cancer Res Clin Oncol，2003，129(9)：521-530.

[40] García F，Climent N，et al. A dendritic cell-based vaccine elicits T cell responses associated with control of HIV-1 replication [J] . Sci Transl Med，2013，5(166)：166ra2.

[41] Ghiara P，Rossi M，et al. Therapeutic intragastric vaccination against *Helicobacter pylori* in mice eradicates an otherwise chronic infection and confers protection against reinfection. J Infect Immun，1997，65(12)：4996-5002.

[42] Gonzalez G，Crombet T，et al. Chronic vaccination with a therapeutic EGF-based cancer vaccine：a review of patients receiving long lasting treatment [J] . Curr Cancer Drug Targets，2011，11 (1) ：103-110.

[43] Haigwood N L，Pierce C C，et al. Protection from pathogenic SIV challenge using multigenic DNA vaccines. Immunol Lett，1999，66(1-3)：183-188.

[44] Harris KA Jr，Mukundan U，et al. Genetic diversity and evidence for acquired antimicrobial resistance in Mycobacterium tuberculosis at a large hospital in South India [J] . Int J Infect Dis，2000，4 (3)：140-147.

[45] Hoove H J，Brandhorst J S，et al. Adjuvant active specific immunotherapy for human colorectal cancer：6. 5-year mediant follow-up of a phase Ⅲ prospectively randomized trial. J Clin Oncol，1993，11：390-399.

[46] Horton H M，Anderson D，et al. A gene therapy for cancer using intramuscular injection of plasmid DNA encoding interferon-α. Proc Natl Acad Sci USA，1999，96：1553-1558.

[47] Huang Y，Chen Z，et al. Induction of Tc1 response and enhanced cytotoxic T lymphocyte activity in mice by dendritic cells transduced with adenovirus expressing HbsAg. Clin Immunol，2006，119：280-290.

[48] Hui CK，Lie A，et al. A long-term follow-up study on hepatitis B surface antigen-positive patients undergoing allogeneic hematopoietic stem cell transplantation. Blood，2005，106：464-469.

[49] Hui J，Macini M，et al. Immunization with a plasmid encoding a modified hepatitis B surface antigen carrying the receptor binding site for hepatocytes. Vaccine，1999，17(15)：1243-1249.

[50] Huygen K，Content J，et al. Immunogenicity and protective efficacy of a tuberculosis DNA vaccine. Nat Med，1996，2：857-859.

[51] Ishioka G Y，Fikes J，et al. Utilization of MHC class I transgenic mice for development of minigene DNA vaccines encoding multiple HLA-restricted CTL epitopes. J Immunol，1999，162(7)：3915-3925.

[52] Jenkins M，Kerr D，et al. Serum and colostrums antibody responses induced by jet-injection of sheep with DNA encoding a Cryptosporidium parvum antigen. Vaccine，1995，13(17)：1658-1664.

[53] Jeur Issen S H，M Janse E，et al. The working mechanism of an inmune complex vaccine that protects chickens against in fectious bursal disease [J] . Immunology，1998，95 (3)：494-500.

[54] Jiao X，Wang RY，et al. Modulation of cellular immune response against hepatitis C virus nonstructural protein 3 by cationic liposome encapsulated DNA immunization. Hepatology，2003，37：452-460.

[55] Jin B，Sun T，et al. Immunomodulatory effects of dsRNA and its potential as vaccine adjuvant. J Biomed Biotechnol，2010，2010：690438.

[56] Jin B，Sun T，et al. The Effects of TLR Activation on T-Cell Development and Differentiation. Clin Dev Immunol，2012，2012：836485.

[57] Johnson K P，Brooks B R，et al. Copolymer 1 reduces relapse rate and improves disability in relapsing remitting multiple sclerosis：results of a phase Ⅲ multicenter，double blind placebo controlled trial(the copolymer 1 multiple sclerosis study group). Neurology，1995，45：1268-1276.

[58] Kaufmann S H，Hussey G，et al. New vaccines for tuberculosis [J] . The lancet，2010，375 (5)：2110-2119.

[59] Kaufmann S H E. Novel tuberculosis vaccination strategies based on understanding the immune response (Foresight) [J] . J Intern Med，2010，267 (4)：337-353.

[60] Klinman D M，Sechler M G，et al. Contribution of cells at the site of DNA vaccination to the generation of antigen-specific immunity and memory. J Immunol，1998，160：2388-2392.

[61] Kotloff K L，Sztein M B，et al. Safety and immunogenicity of oral inactivated whole helicobacter pylori vaccine with adjuvant among volunteers with or without subclinical infection. Infect Immun，2001，69(6)：3581-3590.

[62] Kutscher S, Bauer T, et al. Design of therapeutic vaccines: hepatitis B as an example. Microb Biotechnol, 2012, 5: 270-282.

[63] Lawn S D, Wilkinson R. Extensively drug resistant tuberculosis [J]. Brit Med J, 2006, 333(7568): 559-560.

[64] Li N, Li Q, et al. Impaired TLR3/IFN-beta signaling in monocyte-derived dendritic cells from patients with acute-on-chronic hepatitis B liver failure: relevance to the severity of liver damage. Biochem Biophys Res Commun, 2009, 390: 630-635.

[65] Liu M A. DNA vaccines: an historical perspective and view to the future [J]. Immunol Rev, 2011, 239 (1): 62-84.

[66] Liu Z, Li X H, et al. Treg suppress CTL responses upon immunization with HSP gp96. European Journal of Immunology, 2009, 39: 1-11.

[67] Livingston B D, Alexander J, et al. Altered helper T lymphocyte function associated with chromic hepatitis B virus infection and its role in response to therapeutic vaccination in humans. J Immunol, 1999, 162: 3088-3095.

[68] Lobaina Y, Palenzuela D, et al. Immunological characterization of two hepatitis B core antigen variants and their immunoenhancing effect on co-delivered hepatitis B surface antigen. Mol Immunol, 2005, 42: 289-294.

[69] Lowire D B, Tascon R E, et al. Towards a DNA vaccine against tuber-culosis. Vaccine, 1994, 12: 1537-1540.

[70] Lu L, Thomson A W. Manipulation of dendritic cells for tolerance induction in transplantation and autoimmune disease. Transplantation, 2002, 73 (1): S19-22.

[71] MacGregor R R, Boyer J D, et al. First human trial of a DNA-based vaccine for treatment of human immunodeficiency virus type 1 infection: safety and host response. J Infect Dis, 1998, 178 (1): 92-100.

[72] Maciag P C, Radulovic S, et al. The first clinical use of a live -attenuated Listeria monocytogenes vaccine: a Phase I safety study of Lm -LLO -E7 in patients with advanced carcinoma of the cervix [J]. Vaccine, 2009, 27(30): 3975-3983.

[73] Malik I R, Chen A, et al. A bi-functional hepatitis B virus core antigen (HBcAg) chimera activates HBcAg-specific T cells and preS1-specific antibodies. Scand J Infect Dis, 2012, 44: 55-59.

[74] Mancini M, Hadchouel M, et al. DNA-mediated immunization in a transgenic mouse model of the hepatitis B surface antigen chronic carrier state. Proc Natl Acad Sci USA, 1996, 93: 12496-12503.

[75] Mancini-Bourgine M, Fontaine H, et al. Induction or expansion of T-cell responses by a hepatitis B DNA vaccine administered to chronic HBV carriers. Hepatology, 2004, 40: 874-882.

[76] Marincola F M, White D E, et al. Combination therapy with interferon alfa-2a and interleukin-2 for the treatment of metastatic cancer. J Clin Oncol, 1995, 13: 1110-1122.

[77] Martinet J, Leroy V, et al. Plasmacytoid dendritic cells induce efficient stimulation of anti-viral immunity in the context of chronic HBV infection. Hepatology, 2012.

[78] Mbow M L, De Gregorio E, et al. New adjuvants for human vaccines. Curr Opin Immunol, 2010, 22: 411-416.

[79] Michel D L, Davis H, et al. DNA-mediated immunization to the hepatitis surface antigen in mice; aspects of the humoral response mimic hepatitis B viral infection in humans. Proc Natl Acad Sci USA, 1995, 92: 5307-5311.

[80] Michel M L, Deng Q, et al. Therapeutic vaccines and immune-based therapies for the treatment of chronic hepatitis B: perspectives and challenges. J Hepatol, 2011, 54: 1286-1296.

[81] Michel M L, Tiollais P. Hepatitis B vaccines: protective efficacy and therapeutic potential. Pathol Biol(Paris), 2010, 58: 288-295.

[82] Michetti P, Kreiss C, et al. Oral immunization with urease and *Escherichia coli* heat labile enterotoxin is safe and immunogenic in *Helicobacter pylori* infected adults. Gastroenterol, 1999, 116: 804-812.

[83] Milich D R, Jones JE, et al. Is a function of the secreted hepatitis B e antigen to induce immunologic tolerance in utero? Proc Natl Acad Sci U S A, 1990, 87: 6599-6603.

[84] Min W P, Gorczynski R, et al. Dendritic cells genetically engineered to express Fas ligand induce donor-specific hyporesponsiveness and prolong allograft survival. J Immunol, 2000, 164 (1): 161-167.

[85] Moore A C, Kong W P, et al. Effects of antigen and genetic adjuvants on immune responses to human immun-odeficiency virus D N A vaccines in mice. J Virol, 2002, 76 (1): 243-250.

[86] Munger K, Baldwin A, et al. Mechanisms of human papillomavirus-induced oncogenesis. J Viml, 2004, 78(21): 11451-11460.

[87] Nebbia G, Peppa D, et al. Hepatitis B infection: current concepts and future challenges. QJM, 2012, 105: 109-113.

[88] Nemunaitis J, Jahan T, et al. Phase 1 /2 trial of autologous tumor mixed with an allogeneic GVAX vaccine in advanced-

stage non-small-cell lung cancer [J] . Cancer Gene Ther, 2006, 13(6) : 555-562.

[89] Okuda K, Ihata A, et al. Protective immunity against influenza A virus induced by immunization with DNA plasmid containing influenza M gene. Vaccine, 2001, 19(27): 3681-3691.

[90] Palm N W, Medzhitov R. Pattern recognition receptors and control of adaptive immunity. Immunol Rev, 2009, 227: 221-233.

[91] Pan J S, Wang X Z, et al. Long-term RNA interference and its application to hepatitis B virus. J Dig Dis, 2009, 10 (3): 165-171.

[92] Pol S, Nalpas B, et al. Efficacy and limitations of a specific immunotherapy in chronic hepatitis B. J Hepatol, 2001, 34: 917-921.

[93] Reed S G, Bertholet S, et al. New horizons in adjuvants for vaccine development. Trends Immunol, 2009, 30: 23-32.

[94] Riezebos -Brilman A, Regts J, et al. Augmentation of alphavirus vector induced human papilloma virus -specific immune and anti-tumour responses by co-expression of interleukin-12 [J] . Vaccine, 2009, 27 (5): 701-707.

[95] Rock KL, Farfán-Arribas DJ, Shen L. Proteases in MHC class I presentation and cross-presentation. J Immunol, 2010, 184: 9-15.

[96] Rodriguez F, An L L, et al. DNA immunization with minigenes: low frequency of memory cytotoxic T lymphocytes and in efficient antiviral protection are rectified by ubiquitination. J Virol, 1998, 72: 5174-5181.

[97] Roman M, Oroxco E M, et al. Immunostimulatory DNA sequences function as T helper-1-promoting adjuvants. Natural Medicine, 1997, 3: 849-854.

[98] Rosenberg S A, Packard B S, et al. Use of tumor-infiltrating lymphocytes and interleukin-2 in the immunotherapy of patients with metastatic melanoma. A preliminary report. New Engl J Med, 1998, 319: 1676-1680.

[99] Rosenberg S A, Yang J C, et al. Immunologic and therapeutic evaluation of a synthetic peptide vaccine for the treatment of patients with metastatic melanoma. Nature Medicine, 1998, 4: 321-327.

[100] Rosenberg S A. A new era for cancer immunotherapy based on the genes that encode cancer antigen. Immunity, 1999, 10: 281-287.

[101] Santin AD, Bellone S, et al. Human papillomavirus type 16 and 18 E7-pulsed dendritic cell vaccination of stage IB or IIA cervical cancer patients: a phase I escalating-dose trial [J] . J Virol, 2008, 82 (4): 1968-1979.

[102] Saveanu L, Carroll O, et al. IRAP identifies an endosomal compartment required for MHC class I cross-presentation. Science, 2009, 325: 213-217.

[103] Schimizu Y, Guidotti L G, et al. Dendritic cell immunization breaks cytotoxic T lymphocyte tolerance in hepatitis B virus transgenic mice. J Immunol, 1999, 181: 4520-4529.

[104] Schlom J. Recent advances in therapeutic cancer vaccines [J] . Cancer Biother Radiopharm, 2012, 27 (1): 2-5.

[105] Schultz J, Pavlovic J, et al. Long-lasting anti-metastatic efficiency of interleukin 12-encoding plasmid DNA. Hum Gene Ther, 1999, 10: 407-417.

[106] Sela M, Teitelbaum D. Glatiramer acetate in the treatment of multiple sclerosis. Expert Opin Pharmacother, 2001, 2: 1149-1165.

[107] Shah S, Federoff H J. Therapeutic potential of vaccines for Alzheimer's disease [J] . Immunotherapy, 2011, 3 (2): 287-298.

[108] Shen E, Li L, et al. PIKA as an adjuvant enhances specific humoral and cellular immune responses following the vaccination of mice with HBsAg plus PIKA. Cell Mol Immunol, 2007, 4: 113-120.

[109] Shiver J W, Davies M E, et al. Humoral and cellular immunities elicited by HIV-1 vaccination. J Pharm Sci, 1996, 85 (12): 1317-1324.

[110] Silva C L, wire D B. A single mycobacterial protein(sp65) expressed by a transgenic antigen-presenting cell vaccinates mice against tuberculosis. Immunology, 94, 82: 244-248.

[111] Sivanandham M, Ditaranto K, et al. Active specific immunotherapy wit vaccinia melanoma oncolysate for patients with melanoma-an overview. Vaccine Res, 1996, 5: 215-222.

[112] Standford J L. The biology of the Mycobacteria. Vol 2. Immunological and environmental aspects. London: Colin Ratedge and John Standford Academic Press Inc Ltd, 1983, 93-95.

[113] Steinman R M, Hawiger D, et al. Tolerogenic dendritic cells. Annu Rev Immunol, 2003, 21: 685-711.

[114] Su JH, Wu AJ, et al. Immunotherapy for Cervical Cancer: Research Status and Clinical Potential [J] . Bio Drugs,

2010, 24 (2): 109-129.

[115] Suhrbier A. Multi-eptope DNA vaccines. Immunol Cell Biol, 1997, 75: 402-408.

[116] Surquin M, Tielemans C, et al. Anti-HBs antibody persistence following primary vaccination with an investigational AS02 (v) adjuvanted hepatitis B vaccine in patients with renal insufficiency. Hum Vaccin, 2011, 7: 913-918.

[117] Taubes G. Salvation in a snippet of DNA. Science, 1997, 278(5344): 1711-1714.

[118] Thermet A, Buronfosse T, et al. DNA vaccination in combination or not with lamivudine treatment breaks humoral immune tolerance and enhances cccDNA clearance in the duck model of chronic hepatitis B virus infection. J Gen Virol, 2008, 89: 1192-1201.

[119] Thermet A, Christine R, et al. Progress in DNA vaccine for prophylaxis and therapy of hepatitis B. Vaccine, 2003, 21: 659-662.

[120] Van Doorslaer K, Reimers L L, et al. Serological response to an HPV16 E7 based therapeutic vaccine in women with high-grade cervical dysplasia [J]. Gynecol Oncol, 2010, 116 (2): 208-212.

[121] Vandepapelière P, Lau G K, et al. Therapeutic vaccination of chronic hepatitis B patients with virus suppression by antiviral therapy: a randomized, controlled study of co-administration of HBsAg/AS02 candidate vaccine and lamivudine. Vaccine, 2007, 25: 8585-8597.

[122] Verreck F A W, Vervenne R A W, et al. MVA.85A boosting of BCG and an attenuated, phoP deficient M. tuberculosis vaccine both show protective efficacy against tuberculosis in rhesus macaques [J]. PLoS One, 2009, 4 (4): e5264.

[123] Vincent IE, Zannetti C, et al. Hepatitis B virus impairs TLR9 expression and function in plasmacytoid dendritic cells. PloS One, 2011, 6: e26315.

[124] Viney J L, Mowat A M, et al. Expanding dendritic cells in vivo enhance the induction of oral tolerance. J Immunol, 1998, 160: 5815-5822.

[125] Vitello A, Ishioka G, et al. Development of a lipopeptide-based therapeutic vaccine to treat chromic hepatitis B virus infection. J Clin Invest, 1995, 95: 341-349.

[126] Von eshen K, Morrison R, et al. The candidate tuberculosis vaccine Mtb72F/AS02A Tolerability and immunogenicity in humans [J]. Human Vaccines, 2009, 5(7): 475-482.

[127] Wallack M K, Sivanandhanm M, et al. A phase Ⅲ randomized, double-blind, multiinstitutional trial of vaccinia melanoma oncolysate-active specific immunotherapy for patients with stage Ⅱ melanoma. Cancer, 1995, 1: 34-42.

[128] Wang R, Doolan D L, et al. Induction of antigen-specific cytotoxic T lymphocytes in humans by a malaria DNA vaccine. Science, 1998, 282(5388): 476-480.

[129] Wang S, Qiu L, et al. Heat shock protein gp96 enhances humoral and T cell responses, decreases Treg frequency and potentiates the anti-HBV activity in BALB /c and transgenic mice. Vaccine, 2011, 29: 6342-6351.

[130] Wang X Y, Zhang X X, et al. Serum HBeAg sero-conversion correlated with decrease of HBsAg and HBV DNA in chronic hepatitis B patients treated with a therapeutic vaccine. Vaccine, 2010, 28: 8169-8174.

[131] Wen Y M, Qu D, et al. Antigen-antibody complex as therapeutic vaccine for viral hepatitis B. Int Rev Immunol, 1999, 18: 251-258.

[132] Wen Y M, Xiong S D, et al. Solid-matrix-antibody-antigen complex can clear viremia and antigenemia in persistent duck hepatitis B virus infection. J Gen Virol, 1994, 75: 335-339.

[133] Wu Y, Zhang J, et al. Frequencies of epitope-specific cytotoxic T lymphocytes in active chronic viral hepatitis B infection by using MHC class Ⅰ peptide tetramers. Immunol Lett, 2004, 92: 253-258.

[134] Xiao B G, Huang Y M, et al. Dendritic cell vaccine design: strategies for eliciting peripheral tolerance as therapy of autoimmune diseases. Bio Drugs, 2003, 17 (2): 103-111.

[135] Xiong C, Levis R, et al. Sindbis virus: an efficient, broad host range vector for gene expression in animal cells. Science, 1989, 243: 1188-1190.

[136] Xu D, Liew F Y. Protection against leishmaniasis by injection of DNA encoding a major surface glycoprotein, gp63, of *L. major*. Immunology, 1995, 84 (2): 173-176.

[137] Yin Y, Wu C, et al. DNA immunization with fusion of CTLA-4 to hepatitis B virus(HBV) core protein enhanced Th2 type responses and cleared HBV with an accelerated kinetic. PLoS One, 2011, 6: e22524.

[138] Yu CI, Chiang BL. A new insight into hepatitis C vaccine development. J Biomed Biotechnol, 2010, 548280: 12.

[139] Yu S, Chen J, et al. Hepatitis B virus polymerase inhibits RIG-I-and Toll-like receptor 3-mediated beta interferon induction in human hepatocytes through interference with interferon regulatory factor 3 activation and dampening of the interaction between TBK1 / IKKepsilon and DDX3. J Gen Virol, 2010, 91: 2080-2090.
[140] 曾雪霞，孙莲英．海南省3例接种乙肝疫苗后不明原因死亡病例分析．中国热带医学，2009，9 (4)：721-722.
[141] 陈瑾，吴金明等．HBeAg特异性细胞免疫反应体外抗乙肝病毒作用．胃肠病学和肝病学杂志，2010，19 (4)：313-316.
[142] 陈芠湖，焦志勇．幽门螺杆菌疫苗研究的现状和展望．临床内科杂志，2003，20 (2)：63-65.
[143] 程从升，李作生等．猪瘟DNA疫苗制备工艺研究．中国生物工程杂志，2004，24(10)：63-69.
[144] 崔颖杰，刘照惠．治疗性疫苗的研究进展．微生物学杂志，2004，24 (5)：99-102.
[145] 董艳珍．核酸疫苗的研究现状．西昌农业高等专科学校学报，2003，17 (2)：48-51.
[146] 窦骏．乙型肝炎病毒治疗性疫苗实验研究与探索．国外医学免疫学分册，2000，23(6)：353-356.
[147] 杜海洲．治疗性疫苗市场蓄"市"待发．医药世界，2005，3：54-55.
[148] 冯建民，王宾．DNA疫苗研究现状和展望．生物工程进展，1997，17(6)：48-50.
[149] 高晶，高雪涛等．治疗性疫苗研究进展．中国生物工程杂志，2003，23 (2)：83-85.
[150] 郝进，郝飞．自身免疫病治疗性肽疫苗的研究现状及展望．中国免疫学杂志，2005，21 (3)：234-238.
[151] 贺治青，赵克开等．乙型肝炎病毒DNA疫苗的研究现状．肝脏，2004，9 (2)：129-132.
[152] 胡辉，彭晓谋．慢性乙型肝炎的治疗性疫苗研究进展．热带医学杂志，2004，4 (3)：336-339.
[153] 胡家露．幽门螺杆菌疫苗研究的现状及展望．中华消化杂志，2000，20 (4)：221-222.
[154] 李丙生，周曾芬．幽门螺旋杆菌疫苗的研究现状．胃肠病学和肝病学杂志，2004，13 (2)：203-206.
[155] 李海霞，吴秉毅等．疫苗相关性血小板减少性紫癜的临床特点 [J]．中国热带医学，2010，10(7)：868-869.
[156] 李杨，王赛锋等．乙肝治疗性疫苗的研制与临床应用 [J]．生物技术通报，2010 (4)：33-37.
[157] 刘克洲．核酸疫苗的研究现状和应用前景．中西医结合肝病杂志，2000，增刊，4-6.
[158] 刘振，崔玉东等．联合使用低剂量环磷酰胺有效增强热休克蛋白gp96免疫佐剂功能．生物技术通报，2009，6：117-121.
[159] 鲁晓伍．治疗性疫苗的研究进展 [J]．中国生物制品学杂志，2011，24 (4)：486-490.
[160] 马大龙主编．生物技术药物．北京：科学出版社，2001.
[161] 戚中田．治疗性乙型肝炎DNA疫苗．中华国际医学杂志，2001，1：1-3.
[162] 邵晓萍，朱建琼等．新生儿接种乙肝疫苗后无(低)应答率及再免效果分析 [J]．华南预防医学，2009，35 (4)：14-16.
[163] 史久华．治疗性疫苗的临床应用．华中医学杂志，1997，21 (5)：193-197.
[164] 孙树汉．核酸疫苗．上海：第二军医大学出版社，2000.
[165] 王宁，邹全明．幽门螺杆菌的治疗性疫苗．生命的化学，2004，24(6)：487-489.
[166] 魏兰兰，谷鸿喜等．16型人乳头瘤病毒疫苗研究进展．国外医学：预防、诊断、治疗用生物制品分册，2001，24 (2)：51-56.
[167] 温顺妮．治疗性疫苗的研究进展．广州医药，1999，30 (1)：8-11.
[168] 闻玉梅．首个乙肝治疗性疫苗将在我国诞生 [J]．中国医药生物技术，2010 (2)：121.
[169] 闻玉梅．微生物持续性感染与治疗性疫苗．中国医学科学院学报，2001，23 (4)：309-311.
[170] 闻玉梅．乙型肝炎治疗性疫苗的研究与应用．中华传染病杂志，1996，8：159-162.
[171] 吴玉章．治疗性疫苗的研究述评．第二军医大学学报，2002，23(10)：1066-1070.
[172] 邢杰，李晓眠等．人乳头瘤病毒疫苗研究进展．国外医学病毒学分册，2002，9 (3)：79-81.
[173] 杨金龙．猪苓多糖合并乙型肝炎疫苗治疗慢性乙型肝炎．中华消化杂志，1995，15：238-239.
[174] 张焕巧，苏伟等．成人血液透析32例乙肝疫苗加强免疫效果分析 [J]．中国误诊学杂志，2010，30(10)：7507.
[175] 张丽君，罗开健．减毒沙门菌在禽用疫苗应用中的研究进展 [J]．动物医学进展．2007，28(8)：73-76.
[176] 张延龄，张晖．疫苗学．北京：科学出版社，2004.
[177] 赵平，戚中田等．核酸疫苗作为治疗性疫苗的前景．免疫学杂志，2000，16 (2)：155-157.
[178] 甄沛林，刘静等．乙肝疫苗无(低)应答加大剂量再免疫效果分析 [J]．热带医学杂志，2010，10 (4)：457-459.
[179] 中华医学会肝病学分会，中华医学会感染病分会．慢性乙型肝炎防治指南(2010年版)．肝脏，2011，16：2-16.

第十一章　治疗性抗体

第一节　概　　述

抗体(antibody，Ab)是机体免疫细胞被抗原激活后，由分化成熟的终末B细胞——浆细胞合成分泌的一类能与相应抗原特异性结合的具有免疫功能的球蛋白。具有特异性结合抗原、激活补体、结合细胞、介导细胞毒、促进吞噬和通过胎盘等功能，可发挥其抗肿瘤、抗感染、免疫调节与监视以及解毒等作用。

公元6世纪，中国首次用人痘苗预防天花，18～20世纪初，人们应用细菌或其外毒素给动物注射，经一定时期后用体外实验证明，发现在其血清中存在一种能特异性中和外毒素的组分，称之为抗毒素，或能使细菌发生特异性凝集的组分，称之为凝集素。将血清中这种具有特异性反应的组分称为抗体(Ab)，而将能刺激机体产生抗体的物质称为抗原或者免疫原(antigen，Ag)，由此建立了抗原和抗体的概念。

从1890年Behring和Kitasato发现白喉抗毒素以来，到目前广泛应用于临床医学方面，经历了很长时间的发展，20世纪70年代以Kohler和Milstein建立杂交瘤技术生产单克隆抗体为代表，抗体技术迅速发展，90年代初期又曾一度跌入低谷。近年来，随着分子杂交技术和分子生物学的迅速发展，抗体再度成为生物技术制药领域的研究热点。目前，抗体已广泛应用于抗肿瘤、抗血小板治疗、自身免疫反应抑制、癌症治疗、感染性疾病治疗和同种异体免疫排斥等方面，市场前景十分可观。单抗药物在临床前期、临床Ⅰ期与临床Ⅱ期的研究与各类生物技术药物中，品种和数量都明显多于其他药物。

1939年，Tiselius和Kabat用电泳鉴定证明抗体是一种γ-球蛋白。当动物在免疫后，血清中γ-球蛋白水平显著增高，证明此部分有抗体活性，因而可将抗体从血清中分离出来，抗体主要存在于γ-球蛋白中。

1959年，Porter和Edelman从多发性骨髓瘤细胞患者的血清中，获得均质性免疫球蛋白，用酶切和多种化学还原法对抗体结构进行了研究后，证明它是由四肽链组成，即两条相同的重链和两条相同的轻链借二硫键连接在一起。抗体的氨基端结合抗原，只能与一个相应的抗原决定簇相结合，决定抗原结合的特异性，称$F(ab')_2$段；抗体羧基端不能结合抗原，但具有抗体的其他功能，此段易产生结晶现象，称Fc段。从而在分子水平上阐明了抗体的基本结构。

应用方面，抗体$F(ab')_2$段，可减少使用中的超敏反应；理论方面，抗体特异性的研究主要集中于分析$F(ab')_2$段氨基酸的组成特点，后来又发现了抗体可变区及其抗原结合部位。

20世纪60年代，为了方便起见，国际上统一了免疫球蛋白的分类和名称：IgG、IgM、IgA，其后发现了IgD和IgE。

1978年，日本的利根川进等应用分子杂交技术，以克隆的cDNA片段作为探针，证明了Ig分子V区和C区基因的存在。同时还证明在细胞分化发育过程中B细胞编码Ig的基因结构，阐明了Ig抗原结合部位多样性的机理，以及遗传和体细胞突变在抗体多样性形成中的作用，解释了抗体多样性的起源问题，因此获得1987年诺贝尔医学奖。

此后，随着白细胞分化抗原系列(CD系列)、细胞因子的研究进展和分子生物学的兴起，1975年英国的科学家 Kohler 和 Milstein 发明了杂交瘤技术，对于免疫学的发展有重要的意义。

1994年，Winter 创立了噬菌体抗体库技术，开创了基因工程抗体的先河，由于可以根据人的意愿在分子水平对 Ig 分子进行剪切、连接或修饰，在基因水平上改变抗体的组成，产生新的抗体，称之为基因工程抗体，又称之为第三代抗体技术。现在，各种抗体和抗体衍生物不断涌现，为治疗人类疾病提供了更多的选择。

中国工程院院士桑国卫在第五届中国生物产业大会高层论坛上的关于我们国家创新药物发展战略的主旨报告中，指出“抗体需要大规模功能化，要做抗端粒酶的疫苗，延长重组蛋白的作用时间等。现在有25%的新药是生物药，抗体占了1/3，在美国 FDA 批准的26种抗体药物中有4种药物的销售超过40亿美元，这是真正的重磅炸弹”。

在2011年《中国生物产业发展报告》中有关抗体药物的内容中提到，抗体药物是生物技术产业的核心产品之一，其年销售额从1997年的3.1亿美元飞速增长到2010年的480亿美元，年复合增长率达到40%以上，创造了继 IT 行业之后又一个增长奇迹。目前超过400种单抗正在进行Ⅰ期、Ⅱ期临床研究，25个单抗和5种 Fc 融合蛋白正在国外进行Ⅲ期临床试验，后者有望近年上市。在美国 FDA 批准上市的32种抗体中，肿瘤治疗性抗体药物12种、免疫性疾病(包括器官移植)治疗性抗体药物15种，其余有2种用于治疗感染性疾病、1种用于治疗心血管疾病、1种用于治疗眼科疾病、1种用于治疗代谢性疾病(骨质疏松症)。美国 FDA 已批准的5个 Fc 融合蛋白均用于治疗免疫性疾病。在2010年全球年销售额前10位的生物技术药品中，就有4种抗体药物(Remicade、Avastin、Rituxan、Humira)和一种 Fc 融合蛋白(Enbrel)，再加上排在第14位的销售额为55亿美元的抗体药物(Herceptin)，共有6种销售额超过50亿美元的超级“重磅炸弹”抗体类药物。我国每年恶性肿瘤新发病例约200万人，类风湿性关节炎、强直性脊柱炎、SLE(系统性红斑狼疮)等免疫性疾病患者超过1000万，预测今后5年我国抗体药物的市场容量将达到50亿～100亿元，未来有望培育成3000亿～5000亿元的产业。

一、抗体分子的结构

免疫球蛋白(immunoglobulin，Ig)是指具有抗体活性或化学结构与抗体相似的球蛋白。过去亦称为γ-球蛋白，主要存在于血液和某些分泌液中，还可以作为抗原(识别)的受体存在于 B 细胞表面，后者称为膜表面免疫球蛋白(surface membrane immunoglobulin，SmIg)。免疫球蛋白不一定都是抗体，但抗体都是免疫球蛋白。如骨髓瘤患者血清中浓度异常增高的骨髓瘤蛋白，其化学结构与抗体相似，但无抗体活性，没有免疫功能，因此不是抗体。总之，免疫球蛋白可以看做是化学结构上的概念，而抗体则是生物学功能上的概念。

抗体的发现很早，但是由于人和其他动物的抗体组成极不均一，有高度异质性，且受方法学和材料的限制，对抗体的研究进展十分缓慢。直到20世纪60年代，由于分离技术的迅速发展，从骨髓瘤病人血清中发现并获得了大量均一性免疫球蛋白(单克隆 Ig)，同时由于蛋白质分离纯化技术和蛋白质消化与酶解方法的建立，人们对免疫球蛋白的研究才取得重大突破。目前对免疫球蛋白的理化性质、基本结构、酶解片段、生物学功能及生物合成的基因控制等均已基本阐明。

1. 基本结构

典型的 Ig 的基本结构(Ig 单体)由四条多肽链，即两条相同的重链和两条相同的轻链通过疏水作用结合在一起，并由二硫键连接。Ig 为糖蛋白，糖基存在于重链上。现以 IgG 基本结构(图 11-1)为例说明。

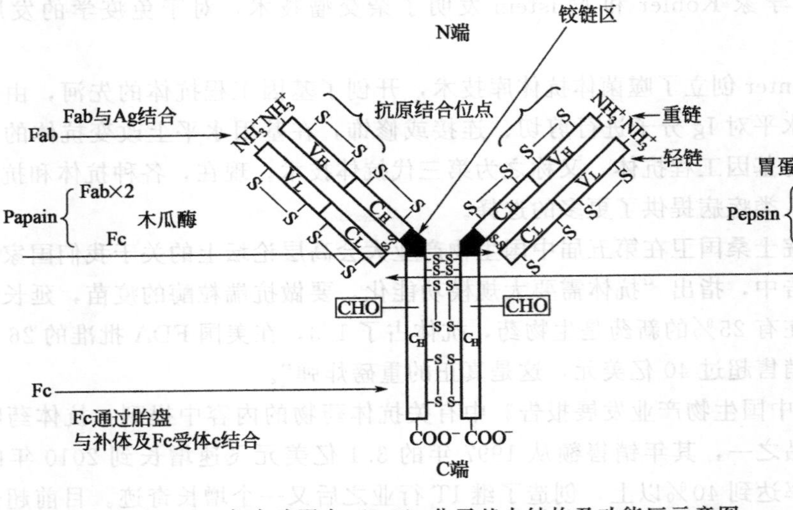

图 11-1　免疫球蛋白（IgG）分子基本结构及功能区示意图

重链(heavy chain，H 链)约由 450 个氨基酸残基组成，相对分子质量较大，约为 50000。其中多肽链的氨基端（N 端）1/4 的区域由于氨基酸组成及排列顺序复杂多变，称为重链可变区(variable region of heavy chain，V_H 区)，该区内第 31～37、51～68、84～91 和 101～110 位置上的氨基酸显示出更大的变异性，所以将这些部位称为超变区(hypervariable region，H_V 区)或互补决定区(complementarity determining region，CDR)，CDR1～CDR3(各 5～16aa)可特异性结合 Ag。在重链可变区非 V_H 区部位的氨基酸组成和排列顺序相对比较保守，称为骨架区(framework region)。重链剩余 3/4 区域因氨基酸组成和排列顺序变化较小且糖的含量相对稳定，称重链恒定区(constant region of heavy chain，C_H 区)。

轻链(light chain，L 链)约由 214 个氨基酸残基组成，相对分子质量较小，约为 25000，其中多肽链的氨基端 1/2 区域因氨基酸组成及排列顺序复杂多变，称为轻链可变区(variable region of light chain，V_L 区)；该区内第 26～32、50～56、89～95 位置上的氨基酸显示出更大的变异性，故将这些部位称为超变区。轻链剩余 1/2 区域因氨基酸组成及排列顺序变化较小且糖的含量相对稳定，故称轻链恒定区(constant region of light chain，C_L 区)。

根据重链恒定区氨基酸组成和排列顺序(即抗原特异性)的不同，可以将 Ig 重链分为五类，以希腊字母表示，将 Ig 分为 IgG(γ)、IgA(α)、IgM(μ)、IgD(δ)和 IgE(ε)五类。

IgA 分为血清型和分泌型两种，其中大多数血清型 IgA 均为单体，而分泌型 IgA 为双体，即两个单体 IgA 由 J 链相连，再加一个分泌片；其中 IgG、IgD、IgE 为单体；IgM 为五聚体，即由 5 个 IgM 单体通过 J 链相连而成。根据轻链恒定区的氨基酸组成和排列顺序(即抗原特异性)不同，可将 Ig 的轻链分为 κ 和 λ 两种类型，在一个 Ig 单体中两条轻链的类型完全相同。

2. 肽链结构

两条相同的重链和两条相同的轻链通过二硫键的作用构成一个 Ig 单体分子，每 110 个氨基酸组成一个亚单位，含有一个链内二硫键。其中每条肽链又可被链间二硫键折叠成几个球状结构，因为这些球形结构具有不同的生物学功能，称为 Ig 的功能区(function domain)。IgA、IgD 和 IgG 的重链含有 4 个功能区，即 V_H、C_H1、C_H2 和 C_H3；IgE 和 IgM 的重链由于多一个亚单位即多一个 C_H4 有 5 个功能区，每个功能区提供一种或多种生理功能；轻链则有 V_L 和

C_L 两个功能区。各区主要功能如下：

① C_H1、C_H2、C_H3 和 C_L 为 Ig 遗传标志所在处；

② V_H 和 V_L 都是抗原特异性结合的部位；

③ IgG 的 C_H2、IgM 的 C_H3 是补体(C1q)结合部位，参与补体活化激活；

④ IgG 的 C_H3、IgE 的 C_H4 有亲细胞活性，能使 Ig 结合固定于具有相应受体的组织细胞表面。

在 C_H1 和 C_H2 功能区之间有一个能自由折叠的区域称为铰链区(hinge region)，约含 30 个氨基酸残基，此区含大量脯氨酸和二硫键，富有弹性，张合自如。此种结构适宜于抗体分子与不同距离的抗原决定簇吻合，也易使补体结合部位暴露在外，为补体活化创造条件。由于该区的肽链不易形成 α 螺旋，所以该区对木瓜蛋白酶和胃蛋白酶敏感。

3. 酶解片段结构

用酶水解免疫球蛋白是目前研究其结构与功能的主要方法。用木瓜蛋白酶水解 IgG，可将其重链区链间二硫键近氨基酸(N 端)处切断，从而获得三个片段。其中有两个片段完全相同，它们含有抗原结合部位(V_L 及 V_H)，能与相应抗原特异性结合，称为抗原结合片段(antigen binding fragment，Fab)；另一个片段在低温下和低离子强度时能够发生结晶现象，称为可结晶片段(crystaliizable fragment，Fc)。

每个 Fab 片段都含有一条完整的轻链和重链 N 端约 1/2 的部分(即 Fd)。由于 Fab 段是单价的，所以只能结合一个相应的抗原决定簇，不能出现沉淀凝聚现象。Fc 由两条重链剩余的部分(即 C 端 1/2 部分)借重链间二硫键连接组成。该片段不能与抗原结合，因其含有 CH_2 和 CH_3 功能区，故仍具有激活补体、特异性结合细胞和通过胎盘等生物学功能，免疫球蛋白对它种动物的免疫原性也主要取决于 Fc 段。

如果用胃蛋白酶水解免疫球蛋白，可将 IgG 从重链区链间二硫键近羧基端(C 端)处断裂，从而获得一个具有双价抗体活性的大片段和很多小分子多肽碎片。大片段保留了铰链区和二硫键，故称 Fab 双体，能与两个相应的抗原决定簇结合，具有双价抗体活性，故称为 $F(ab)_2$。小分子多肽碎片称为 pFc′，失去其生物学活性。

二、抗体分子的生物学功能

1. 特异性的结合抗原

免疫球蛋白的功能主要是与相应抗原发生特异性结合，从而在体内介导各种生理效应，在体外引起各种抗原-抗体反应。抗体能与抗原特异性结合是由于：

(1) IgV 区特别是超变区内的氨基酸构型与相应抗原决定簇的立体构型互补吻合，这个结合过程是可逆的，并受到温度、pH 和电解质浓度的影响；

(2) Ig 与抗原分子间的氢键作用；

(3) Ig(负电荷)与抗原(正电荷)所带电荷相反，彼此相互吸引，发生特异性结合。

2. 激活补体

IgM 和 IgG1、IgG2、IgG3 与相应的抗原结合以后，可通过经典途径活化补体。凝聚的 IgA、IgG4 和 IgE 等可通过替代途径活化补体。通常情况下 Ig 分子呈“T”型，与相应的抗原发生结合后构型改变而呈“Y”型，此时 IgG 分子中 C_H2 功能区即补体结合点所在处暴露，从而使 C1q 与该区补体结合点结合，并由此导致补体经典途径激活。IgM 的补体结合位点则位于 C_H3 功能区。这两类 Ig 激活补体的能力也有所不同，通常一个 IgM 分子就可激活补体经典途径，而 IgG 则至少需要两个以上紧密相邻的分子共同作用才能激活补体经典途径。IgG4、IgA 和 IgE 不能通过经典途径激活补体，但它们的凝聚物能激活补体旁路途径。

3. 结合 Fc 受体，产生多种生物学效应不同细胞表面具有不同 Ig 的 Fc 受体，分别用 FcγR、FcεR 等表示。当抗体与相应抗原结合后，由于构型的改变，其 Fc 段可与具有相应受体的细胞结合，从而发挥不同的生物学作用。

(1) 介导Ⅰ型超敏反应　IgE 具有亲细胞性，可以与嗜碱性粒细胞、肥大细胞表面 IgE 高亲和力受体 FcεRⅠ结合，而使其处于致敏状态，发生脱颗粒并且释放出生物活性介质，引起Ⅰ型变态反应。

(2) 调理吞噬作用

① 抗体在抗原颗粒与吞噬细胞之间“搭桥”，加强了吞噬细胞的吞噬作用。

② 抗体与相应颗粒性抗原结合后，改变抗原表面电荷，降低吞噬细胞与抗原之间的静电斥力。

③ 抗体可中和某些细菌表面的抗吞噬物质。

④ 吞噬细胞 FcR 结合抗原-抗体复合物后，吞噬细胞可被活化。

(3) 发挥抗体依赖的细胞介导的细胞毒作用(ADCC 作用)　当 IgG 抗体通过其抗原部位与带有相应抗原肿瘤或病毒感染的靶细胞结合后，可与嗜中性粒细胞、单核细胞、巨噬细胞、NK 细胞等效应细胞结合，增强对靶细胞的杀伤破坏作用，发挥 ADCC 作用。

(4) 通过胎盘　IgG 是唯一可从母体通过胎盘转移到胎儿体内的 Ig，对于胎儿和新生儿都有抗感染免疫作用。IgG 通过胎盘时有赖于分子的完整性，其水解后的 Fab 片段虽然相对分子质量比较小，但不能通过胎盘。实验表明，IgG 通过胎盘不是被动扩散，而是通过其 Fc(C_H2 功能区)选择性地与胎盘微血管壁可逆性结合后主动通过的。

(5) 结合葡萄球菌 A 蛋白　IgG Fc 片段能够与金黄色葡萄球菌 A 蛋白(staphylococal protein A，SPA)的 Fc 受体发生结合，这一特点已广泛地应用到免疫学的诊断治疗当中。在人体内，A 蛋白与结合细胞的抗菌抗体的 Fc 片段相结合，可抑制调理作用。

(6) 具有抗原性　抗体是一种免疫球蛋白，因此具有刺激机体产生免疫应答的性能。抗体分子的不同片段具有其特异的抗原性。

三、抗体分子的治疗作用

各种抗体目前已被广泛地应用于疾病的诊断、治疗和预防等方面。在体外诊断上，用于检测各种抗原，包括感染性病原体抗原、血清肿瘤可溶性抗原、细胞表面抗原、受体、激素、神经递质、细胞因子等；在肿瘤检测方面，同位素标记的单克隆抗体可与肿瘤组织表面的抗原特异性发生结合，起到“生物导弹”和免疫成像的作用，优于超声波和核磁共振；在预防方面，抗体主要可用于感染性疾病的预防，如流感、乙肝等。

1. 抗体的治疗机制

(1) 中和作用(neutralization)　用于感染性疾病，使病原体或其产生的毒素丧失致病力。

(2) 示踪或导向作用(tracer or targeted effect)　使与其相连的功能性分子特异性地激活或封闭、破坏靶细胞或靶分子

(3) 竞争性抑制作用/拮抗作用(competitive inhibition)　与体内产生或体外进入的物质结合，阻止其对靶分子产生毒性损害。用以治疗自身免疫病。

(4) 抗体依赖性细胞介导的细胞毒效应(Ab dependent cell-mediated cytotoxicity，ADCC)及补体依赖性细胞溶解作用(complementarity dependent cytolysis，CDC)。

(5) 通过内影像作用模拟抗原，使疫苗更具安全性及广泛性。如抗独特型抗体疫苗。

2. 抗体的治疗应用

随着抗体制备技术的不断进步，治疗性抗体已逐渐从实验室走向临床，并在多种疾病的治疗方面显示出了光辉的前景。

(1) 抗肿瘤作用　由于多克隆抗体本身的局限性，所以直到单克隆抗体出现，抗体用于抗肿瘤治疗才得以真正实现。自从 1978 年 Steplewski 成功制备第一株抗黑色素瘤单抗以来，出现了抗胃肠癌、肺癌、乳腺癌、白血病、淋巴瘤、胰腺癌、神经胶质瘤等的单克隆抗体，1983 年 Miller 等报道了一例经单克隆抗体治疗的淋巴瘤患者，在放疗、化疗及干扰素治疗后，使用单克隆抗体治疗存活超过了 4 年。如 ScFv 等具有分子量小、渗透力强、易被体内清除、显像本底低等特点，人们可以在这些抗体分子上连接细胞毒素、破坏细胞结构的酶、药物或放射性同位素等，从而形成对肿瘤具有杀伤作用的复合物，这些复合物统称为免疫毒素或“生物导弹”。其在早期肿瘤的诊疗、手术及化疗后晚期癌症的辅助治疗中具有广泛的应用价值。

单克隆抗体杀伤肿瘤细胞的机制可能是：

① 抗体依赖性细胞介导的细胞毒效应(ADCC)及补体依赖性细胞溶解作用(CDC)。

② 单克隆抗体与药物、毒素或放射性物质偶联，成为一种全新的“生物导弹”，可用于导向治疗。

③ 单抗给予 T 细胞所必需的重要表面信号分子交联的刺激信号和生长信号，体外诱导肿瘤特异性细胞毒 T 淋巴细胞(tumor specific cytolytic T lymphocytes，TS-CTL)，可用于特异性、被动性的免疫治疗。

(2) 抗器官移植排斥反应　抗体主要通过阻断异体抗原的识别及排斥途径和分子机制中的某一环节，产生免疫抑制效应，预防排斥反应发生。器官移植中的排斥反应往往导致器官移植手术的失败，因此，抑制手术后的排斥反应是移植器官成活的关键因素。近年来研究表明，基因工程抗体在器官移植方面取得了不少成果。利用基因工程抗体进行肾移植手术后急性排斥反应的临床Ⅰ期研究表明，在实验的 7 例病人(5 例为肾移植，2 例为肾胰联合移植)中，5 例病人急性排斥反应被逆转，只有 1 例出现再次排斥反应。另外，该抗体似乎不会诱导独特性抗体的产生，具有较好的应用前景，对新生小鼠心脏移植实验表明，二者合用可使术后平均生存期延长至 70 天。其机制主要是 IL-4 和 CD4 抗体导致的免疫耐受，从而减轻手术后急性排斥反应。人们有理由相信，GEAS 的研究将为器官移植的成功提供有力的武器。

在单克隆抗体分子上连接细胞毒素、破坏细胞结构的酶、抗癌药物或放射性同位素等，从而形成对肿瘤细胞有特异性杀伤作用的复合物，称之为“生物导弹”或免疫毒素。它是 20 世纪 80 年代兴起并受到广泛关注的一项新技术，已成为人们梦寐以求的抗癌、治癌、解决骨髓移植(BMT)反应等领域极有希望的手段。第一个被美国批准用于人肿瘤治疗的基因工程抗体——Rit-uxan(r)最初被用于非何杰金淋巴瘤，总有效率达 60%，目前正探索用于治疗艾滋病相关淋巴瘤和中枢神经系统淋巴瘤。有报道将肿瘤坏死因子连接在抗转铁蛋白受体抗体 F(ab)$_2$ 上，用于肿瘤治疗。抗肿瘤血管生成抗体治疗肿瘤的研究最近也取得很大进展，在动物模型中用抗血管内皮生长因子抗体封闭血管内皮生长因子(VEGF)取得了抑制肿瘤生长的作用，此法有待于临床验证；而抗乳腺癌 erbB-2 癌基因产物抗体——Herceptin(r)已经在美国上市，配合化疗用于乳腺癌和卵巢癌的治疗并获得较好疗效。在器官移植时，可采用某些抗体类药物来逆转器官移植引起的排斥反应。如最早批准(1986 年)进入美国市场的治疗性抗体类药物 ORTHO-CLONE OKT3(r)，即被用于肾、心、肝移植排斥的逆转。急性移植抗宿主病(aGVHD)是同种异体骨髓移植的巨大障碍，如用生物导弹(蓖麻毒素-抗 T 细胞单抗)，可除去引起 aGVHD 的 T 细胞从而减轻或阻断 aGVHD 的发生。

(3) 抗感染作用　应用疫苗、免疫球蛋白，预防和治疗感染性疾病，但对不能获得相应疫苗的病毒感染、AIDS 及一些危重情况，如内毒素休克等则无效。被动抗体疗法主要机制是中和病毒，并已证明抗体在体外及体内中和病毒的效应不依赖于Fc介导的功能和双价的存在，但可能受抗体亲和力影响，体外无中和病毒作用的抗 Gag 单抗在体内试验中表现出预防及治疗效应，显著延迟了疾病的发作，降低了中枢神经系统的病毒水平，且与剂量相关，呈单向依赖性。这些结果提示，非中和性抗体的效应与病毒感染的细胞表面表达 Gag 蛋白有关，但机制不清。

(4) 抗血栓形成　封闭血小板糖蛋白Ⅱb/Ⅲa 整合素受体，是血栓性疾病治疗上的突破(Tubeliverst，1999)。近年来，许多关于抗 GPⅡb/Ⅲa 单抗 C7E3 的研究表明，C7E3 能对90%以上的受体产生阻断效应，减少了35%高危的经皮腔冠脉介入治疗(PTCA)后缺血性并发症及27%6个月内的临床再狭窄的发生，并证明 C7E3 能预防动脉但不能预防静脉的血栓再形成。

(5) 解毒　对药物或动物毒素中毒患者，免疫治疗是应用抗该药物或毒素特异性抗体或其片段。抗体与毒素形成复合物，改变了毒素的药物动力学，使毒素与受体解离，从其结合部位呈梯度流出，进入血循环中。这种方法对强心苷中毒有明确疗效。基因工程抗体对百草枯及蛇毒中毒也有一定作用。

(6) 构建抗独特型抗体疫苗　抗独特型抗体在结构和功能上均能模拟抗原(内影像作用)而发挥效应。据此构建的抗独特型疫苗模拟肿瘤相关蛋白抗原，能诱导抗肿瘤免疫反应。

(7) 在自身免疫性疾病及变态反应性疾病中的应用　自身免疫病多与单克隆抗体或寡克隆抗体的异常增多有关。利用基因工程技术制备针对这些异常抗体独特型的抗抗体或与自身抗体结合并抑制其作用；或制备能模拟抗原的内影像抗体用于中和体内的自身抗体。针对不同发病机制，治疗方法趋于多样化。许多变态反应与 IgE 有关。Fcε 片段可与变应原特异性 IgE 竞争结合嗜碱性粒细胞，封闭变应原介导的组胺释放。还可生产出与患者 IgE 竞争结合变应原的 Fab 样分子。

(8) 毒品方面的应用　当今吸毒问题是困扰人们的重大社会问题，有效戒毒治疗方法尚待发展。最近研究发现，构建的抗可卡因催化抗体能够有效地预防可卡因成瘾小鼠模型中可卡因诱导的癫痫和突然致死现象的发生。这对于戒毒治疗或许是可喜的发现。

(9) 血型鉴定　血型鉴定主要通过抗体与红细胞的凝集反应来判定。抗-D 单克隆抗体作为诊断试剂较人血清抗体有很多优点：它能够大量生产；杂交瘤细胞株可冷冻保存，取之不尽，所得抗体特异性高。然而每株单克隆抗体只能识别1个抗原决定簇，易导致血型鉴定错误，因此作为诊断试剂需要将很多抗-D 单克隆抗体按比例混合，配成多种单克隆抗体的混合试剂。目前各血站鉴定D抗原的试剂是 IgM 和 IgG 的混合试剂。

(10) 治疗血液误输反应　随着对抗-D 抗体的研究深入，基因工程抗体还带来了一种全新的治疗方法，即治疗血液误输反应。因为 Fab 段抗体或 ScFv 单链抗体能竞争性抑制人血清的抗-D 与阳性红细胞的结合，但它们缺乏 Fc 段，即使结合在红细胞上也不能诱导免疫反应。这意味着它们的输注能减轻和延缓迟发性溶血性输血反应。虽然目前 Fab 段抗体或 ScFv 单链抗体还未用于临床，但从理论上已经证实它们可治疗再次误输D阳性血的患者。

第二节　抗体的分类及功能特点

一、抗体的分类

抗体分为天然产生的抗体、多克隆抗体、单克隆抗体及基因工程抗体四类。

（1）天然产生 正常个体未经免疫而在血清中存在的抗体称为天然抗体（nature antibody）。典型的实例是ABO血型系统的天然抗体。这些抗体如何产生未完全阐明，有学者推测是婴儿免疫细胞针对肠道中细菌或食物中相关抗原而产生的。人们也可由于隐性感染，虽无明显临床症状而在体内出现针对病原微生物的相应抗体，在某些传染病的地方性流行区，于正常人血清中可测出这类抗体，隐性感染引起的抗体水平称为正常效价或正常滴度（normal titer）。

（2）多克隆抗体 1888年，Emile Roux和Yersin研究白喉的发病机制时，发现白喉菌能产生外毒素。在此基础上，1890年，Behring和Kitasato用白喉毒素给动物进行免疫接种后，发现在该动物血清中存在一种能中和白喉外毒素的物质，若将该物质转移给另一未接种过毒素的动物，能起同样的保护作用，所以他们称之为抗毒素。将具有抗毒素的免疫血清注入正常动物体内，可使后者对白喉毒素产生抵抗力。他们以同样的方法用这种免疫血清成功地治愈了一例患白喉病的女孩。这是第一次用人工被动免疫的方法治疗疾病的病例。由于他们开创了人工被动免疫治疗的方法而荣获1901年诺贝尔奖。由于这些物质大多是由不止一种抗原分子组成，有时即使是一种抗原分子，也是由多种抗原决定簇组成，而因此这种抗原可刺激具有相应抗原受体的不同淋巴细胞，而因此所产生的抗血清是多种抗体，即多克隆抗体（polyclonal antibody）的混合物。

（3）单克隆抗体 1975年，德国的科学家Kohler和英国的Milstein将小鼠骨髓瘤细胞和经绵羊红细胞（sheep red blood cell，SRBC）免疫的小鼠脾细胞在体外进行两种细胞融合，采用合适的培养基进行培养，结果发现部分杂交细胞具有双亲的特性，他们称这种杂交细胞系为杂交瘤（hybridoma）。这种杂交瘤细胞既具有骨髓瘤细胞能大量无限生长繁殖的特性，又具有抗体形成细胞合成和分泌抗体的能力。这是由识别一种抗原决定簇的细胞克隆所产生的均一性抗体，故称之为单克隆抗体（monoclonal antibody）。应用杂交瘤技术可获得几乎所有抗原的单克隆抗体，只要这种抗原能引起小鼠的抗体应答。与多克隆抗体相比，这种用杂交瘤技术制备的单克隆抗体可视为第二代抗体。

单克隆抗体由于具有高度的单一性和均一性，很大程度上提高了各种血清学方法检测抗原的敏感性及特异性，短短几年内在许多不同的领域发挥了巨大的作用，其应用大大提高了对各种传染病诊断的准确性，还可以当做一种药剂治疗多种疾病，还可以用来提纯蛋白质。单克隆抗体亦可与核酸、各种毒素（如白喉外毒素或蓖麻毒素）或药物通过化学偶联或基因重组制备成具有定向作用的生物导弹用于肿瘤的治疗，是一种新型免疫治疗方法，有可能提高对肿瘤的疗效。此外，单克隆抗体亦可用于对各种免疫细胞及其他组织细胞表面分子的检测，这对免疫细胞的分离、鉴定、分类及研究各种膜表面分子的结构与功能都具有重要意义。

（4）基因工程抗体 由于绝大多数单克隆抗体是鼠源的，临床重复给药时体内产生抗鼠抗体，使临床疗效减弱或消失。因此，临床应用理想的单克隆抗体应是人源的，但人-人杂交瘤技术目前未突破，即使研制成功，也还存在人-人杂交瘤体外传代不稳定、抗体亲和力低及产量不高等问题。较好的解决办法是研制基因工程抗体（genetic engineering antibody），以代替鼠源单克隆抗体。基因工程抗体这一技术是在对Ig基因结构与功能充分了解的基础上与DNA重组技术相结合。然后根据研究者的意图在基因水平对Ig分子进行剪切、连接或修饰，甚至是人工全合成后导入受体细胞表达，产生新型抗体，也称为第三代抗体。此后，Winter等人又创建了噬菌体抗体库技术，该方法简单易行，可通过发酵生产大量制备，不用人工免疫动物和细胞融合技术，完全用基因工程技术制备人源性抗体，直接从未经免疫的人或小鼠的淋巴细胞中得到抗体基因或Ig的V区基因，因此可以获得完全人源化的抗体，克服了人杂交瘤细胞不稳定和不能随便免疫的缺点，避开了人工免疫和杂交瘤技术。该技术将抗体基因表达在噬菌体的表面，用固相化抗原对表达产物的载体进行筛选，筛选出阳性克隆并且建立大容量文库，囊括天然抗体全套基因。理论上，可以用基因工程的方法构建任何一种具有高度特异性的抗体，使抗体工程的设想成为现实，但由于技术的发展和实验条件的限制，基因工程抗体的发展也受到了很大的限制。

噬菌体抗体库技术的建立是抗体技术领域和生命科学研究的一项突破性进展，对于肿瘤的治疗以及自身免疫性疾病和感染性疾病的发病机制的研究、诊断和治疗具有极为重要的实验价值。虽然到目前为止已有不少成功的报道，但噬菌体技术的全面推广仍有赖于抗体库构建技术的进一步成熟和筛选方法的不断完善。

二、抗体的功能特点

抗体的不同功能归因于其分子的不同结构域，通过对分子结构的分析，以确定其不同的功能特点。对于恒定区，由于轻链恒定区没有特定效应，所以免疫球蛋白的不同功能也由其重链结构不同所决定。对于可变区，需要考虑两个V区的结构，因它们的基本功能是结合抗原，此外超抗原也是与V区结合。

抗体最基本的生物活性就是特异性识别抗原决定簇，因此具有特异性。分泌性抗体能激活补体的经典途径和旁路途径，穿过胎盘使胎儿和新生儿获得母体的体液免疫，穿过上皮细胞层在黏膜表面对病原体形成一层屏障，通过粒细胞和巨噬细胞的调理过程诱导吞噬作用，促进NK细胞和淋巴细胞引起的抗体依赖性细胞介导的细胞毒作用，促进嗜酸粒细胞引起的脱颗粒。膜表面免疫球蛋白还具有诱导激活、诱导无反应性、诱导分化、诱导B淋巴细胞的凋亡的作用。B记忆细胞的膜表面免疫球蛋白具有识别、降解和将特异性抗原提呈给T细胞高亲和力受体的能力，表明B记忆细胞具有特异性抗原提呈细胞的功能。

1. 可变区的功能

抗体分子中两个V区（V_H/V_λ 或 V_H/V_κ）共同结合组成了抗体的可变区，提供免疫应答的特异性。可变区的这两个V区都有提供高亲和力和高特异性的结合位点的能力，虽然有单个V区能结合抗体的例子，但当重链和轻链协同作用时，能显著提高抗体和抗原间的特异性结合能力。

CDR的氨基酸残基和抗原的主要表位是V区和抗原的结合位点，然而框架残基也与抗原之间存在着很大的结合位点。两个蛋白质表面的相互靠近使大分子蛋白质抗原与抗体结合在一起。有一些非CDR残基（特别是在FR1和FR3）也参与了抗体与抗原的结合，因此，简单地把抗原-抗体结合理解为抗原与CDR“口袋”的结合不是十分准确；超抗原与抗体的结合是典型的抗原-抗体结合区域以外的相互作用。超抗原的最初定义为：能通过在结合槽以外结合特异性T细胞受体p链的V区来激活大量T细胞的完整蛋白质。普通抗原只激活T细胞总数的0.01%，而典型的T细胞超抗原可同时激活T细胞总数的5%～25%。重链和轻链可变区也参与了超抗原与抗体的结合。

2. 恒定区的功能

恒定区（Fc）的功能可概括为以下三个方面：

① 激活补体。

② 提供效应细胞的结合位点。

③ 作为分类的依据并提供转运位点，不同类或亚类的抗体在生物体中具有不同的稳定性。

（1）IgA的功能　IgA是外分泌体液（如唾液、精液、汗液、胃液及泪液）中主要的免疫球蛋白，也是初乳及乳液中主要的免疫球蛋白，因此对于维持婴儿消化道对病原体的防御起重要作用。IgA有血清型和分泌型两种类型。人类IgA有IgA1和IgA2两个亚类，IgA1主要以单体存在于血浆中，IgA2主要以多聚体存在于接触细菌频率较高的部位。

分泌型IgA(secretory IgA，SIgA)广泛分布于泪液、鼻腔液、唾液、初乳以及气管、胃肠道、生殖泌尿道的分泌液中，也是初乳和乳液中主要的免疫球蛋白，由两个IgA、一条连接链(J链)和一个分泌片借二硫键连接组成，相对分子质量约为389169。单体IgA和J链均由呼吸道、胃肠道、泌尿生殖道黏膜固有层中的浆细胞合成，在分泌出浆细胞之前两个单体IgA和一个J链连接在一起，形成双体IgA。分泌片由黏膜上皮细胞合成，当双体IgA经过黏膜上皮细胞时，与分泌片通过二硫键相连组成完整的分泌型IgA，然后分布于黏膜表面及相应部位的分泌液(如唾液、泪液、初乳以及呼吸道、消化道和泌尿生殖道分泌液)中。分泌片本身无免疫活性，但能保护分泌型IgA，使不被分泌液中各种蛋白酶裂解灭活。分泌型IgA能阻止病原微生物对黏膜上皮细胞的黏附，具有抗菌、抗病毒和中和毒素等多种作用，因此是黏膜局部抗感染的重要免疫物质。

IgA通常不引发明显的炎症反应，主要通过隔离、结合以及交联病原体从而阻止病原体穿过黏膜上皮。IgA1可经旁路途径激活补体，因此可调节巨噬细胞、单核细胞、中性粒细胞对抗原的胞吞作用。此外，IgA经FcαR可介导嗜酸粒细胞脱颗粒，在抗蠕虫免疫中发挥作用。血清型IgA和分泌型IgA不能通过胎盘。婴儿在出生后4～6个月才能产生IgA，但可从母亲乳汁中获得分泌型IgA，这对婴儿抵抗呼吸道和消化道病原微生物的感染具有重要意义。因此，应大力提倡母乳喂养。

(2) IgD的功能　IgD因为合成少、降解快的特性，因而在血清含量低，仅占血清Ig含量的1%。在血清中以单体形式存在。和IgM一样，IgD是多种B细胞的表面成分，而且IgD在细胞膜表面的表达要比IgM高10倍，这使它可能在抗原早期的应答中发挥作用。IgD与抗原的结合能独立介导B细胞活化、克隆、增生、无反应性和分化产生调节作用。有报道认为通过表面IgD传递的信号能够诱导APC的功能，上调共刺激分子B7-1和B7-2，诱导IgM、IgG1、IgG2、IgG3和IgA的类型转换，增加IgE的分泌。

(3) IgE的功能　IgE是种系进化过程中最晚出现的Ig，又名反应素抗体，也是含量最低的一种Ig，仅占血清Ig总量的0.002%。但其效应与其浓度极不相称。在过敏性疾病和某些寄生虫感染病人血清中特异性IgE含量显著增高。血清IgE是单体，相对分子质量约为190000，其重链(ε链)比IgG重链(γ链)多一个CH_4功能区。

IgE的基本功能是作为嗜碱粒细胞和肥大细胞的特异性抗原受体介导炎症反应。IgE通过结合高亲和力的Fcε受体发挥生物学效应，组织中(主要为皮肤和肺)的浆细胞分泌的IgE进入血液后，能很快通过Fcε受体结合于细胞膜上。存在多价抗原时，抗原交联位于膜上的IgE，从而间接交联FcεR分子，导致肥大细胞、嗜碱粒细胞释放多种炎性物质和趋化因子，引起生物学效应，出现咳嗽、喷嚏、呕吐、腹泻和炎症等。这些反应虽然在抗蠕虫免疫中发挥重要作用，但也可引起严重的过敏反应。

(4) IgG的功能　IgG主要存在于血液、淋巴、腹腔液及脑脊液中，是血清中含量最高的Ig，相对分子质量为149680，也是血清半衰期最长的Ig(约23天)，主要由脾脏和淋巴结中的浆细胞合成，是机体中重要的抗体。

IgG有四个亚类，小鼠IgG中，抗蛋白质抗体主要为IgG1、抗病毒抗体主要为IgG2a、抗糖类抗体主要为IgG3。在人类IgG中，抗多糖类抗原的活性主要取决于IgG1和IgG2，而抗蛋白质抗体和抗病毒抗体有IgG1、IgG3、IgG4的参与。

IgG最主要的特点之一是其激活补体经典途径和旁路途径的能力。在四个亚类中，其中

IgG1、IgG2、IgG3 能与相应的抗原结合经经典途径激活补体，激活经典途径的能力为 IgG3>IgG1>IgG2。IgG4 不能结合固定补体，其凝聚物经旁路途径激活补体。IgG 亚类激活补体的能力可能与抗体特殊铰链所引起的空间结构的自由度不同或其中发生缺失有关。IgG 另外一些功能则通过与 Fcγ 受体完成。IgG Fc 受体可以分为三种类型，不同亚型受体在不同的细胞表达方式及生物学功能不同。免疫细胞中，IgG 与表面具有相应受体的吞噬细胞、NK 细胞结合，介导各种生物学效应，如胞吞和 ADCC，两者最终都导致结合抗原的解体。其次，通过 Fcγ 受体介导的生物学功能还具有调节淋巴细胞的功能，其途径是影响抗原提呈、影响细胞因子释放、影响细胞因子的表达等。可溶性 Fcγ 受体也能结合 IgG，但其意义还不明了。此外，IgG Fc 受体还能介导抗体穿过胎盘，为胎儿免疫提供高亲和力的免疫球蛋白。

(5) IgM 的功能　IgM 分子是相对分子质量最大的 Ig(900×10^3)，因此又被命名为巨球蛋白，由于不能通过血管壁，几乎全部分布于血液中，占血清 Ig 总量的 5%～10%。IgM 是种系进化中最早出现的免疫球蛋白分子。两种最普通的 IgM 形式是膜结合型的单体和分泌型的五聚体。

细胞膜表达的 IgM 单体作为特异性的抗原受体有利于 B 细胞的活化和引发体液免疫应答，而且对 B 细胞的发育有重要作用。五聚体 IgM 也有其自身的特点。IgM 是受抗原刺激后最先分泌的抗体，且记忆 B 细胞不能大量分泌 IgM，所以 IgM 的升高意味着近期有抗原的出现。在体液免疫应答的早期，IgM 抗体普遍是低亲和力的，因为它们还未经体细胞突变和亲和力的选择过程，但由于单个五聚体 IgM 中含有多个抗原结合位点，使其能有效结合抗原。另外，单个五聚体 IgM 分子能够有效地激活补体，通过与补体成分之间的相互作用，使带有 IgM 的抗原-抗体复合物间接介导胞吞作用。IgM 不仅是初次免疫应答的重要组成部分，而且像 IgA 一样，是黏膜表面重要的分泌型免疫球蛋白，在母乳中也存在分泌型的 IgM，能保护新生儿免受肠内病原菌感染直到婴儿的免疫系统功能完善。

第三节　单克隆抗体

传统的疫苗及诊断试剂由于制作比较麻烦而且专一性水平不高，人们就考虑依靠生物技术来解决。但是长期以来所谓的特异性免疫血清抗体，不论是从人还是从动物获得的，也不论是主动获得还是被动获得的，实际上都是由许多种不同特性的抗体所组成的混合抗体，这是由于进入机体的抗原往往带有若干个抗原决定簇。即使同一个体不同时间接受抗原刺激后产生的抗体也不完全一致。人们无法将体内也受抗原刺激的各种不同的 B 淋巴细胞克隆区分开，即使在体外能将它们分成单细胞，也无法让其继续生长、增殖并分泌抗体。因此，用常规免疫方法制备的免疫血清抗体只能是数目众多的单克隆抗体的混合物，一般称为多克隆抗体。这种多克隆抗体存在效价低、数量有限、特异性差、动物间个体差异大以及难以制备等固有缺陷。

1975 年，德国科学家 Kohler 和英国的 Milstein 合作将已适应于体外培养的小鼠骨髓瘤细胞与绵羊红细胞免疫过的小鼠脾细胞进行融合，发现融合形成的杂交瘤细胞具有双亲细胞的特征：即像骨髓瘤细胞一样在体外培养时能够无限的快速增殖，又能持续的分泌特异性抗体，通过克隆化可使杂交细胞成为单纯的细胞系由此单克隆系就可以获得结构与各种特性完全相同的高纯度抗体。上述方法创立了一项具有划时代意义的新技术——利用细胞杂交瘤产生单克隆抗体。这一技术的创立和迅速推广，为所有需要制备和使用抗体的研究领域提供了全新的手段和制剂，促进了生命科学诸学科的发展。两位科学家也由于这一杰出贡献荣获 1984 年诺贝尔医学和生理学奖。骨髓瘤细胞可以在体外培养生长，而且比正常细胞生长繁殖的速度要快。但是这种细胞不会产生抗体。用特定的抗原刺激正常小鼠的脾脏 B 淋巴细胞就会产生相应单一特异性抗体，但这种 B 淋巴细胞难以在体外培养。利用杂交瘤技术可以将这两种各具功能的细胞融合在一起，培养成既能产生单一抗体，又能在体外快速生长的杂交瘤细胞。正是因为杂交细胞生产单一抗体的特异性与高纯度，从而使该技术被广泛应用于生物学、医学、药物及蛋白质制造业等领域。

一、单克隆抗体产生的原理

制备单克隆抗体的方法，目前有两种：一是融合杂交瘤细胞法；二是噬菌体（病原体）展示技术法。

1. 传统的融合杂交瘤细胞法

动物的脾脏有成千上百万种 B 淋巴细胞，而每个 B 淋巴细胞只含有合成一种抗体的遗传基因，不同的 B 淋巴细胞合成不同的抗体。当机体受到抗原刺激时，抗原许多不同的决定簇分别激活具有不同基因的 B 细胞。被激活的 B 细胞分裂增殖形成该细胞的子孙，即克隆由许多个被激活 B 细胞的分裂增殖形成多克隆系，合成多种不同的抗体。如果能选出一个分泌一种专一抗体的细胞进行培养，就可得到由单细胞经分裂增殖而形成的细胞群，即单克隆。单克隆细胞将合成针对某一种抗原决定簇的抗体，称为单克隆抗体。制备单克隆抗体首先需获得能合成专一性抗体的单克隆 B 淋巴细胞，但这种 B 淋巴细胞不能在体外生长。实验发现，骨髓瘤细胞可在体外生长繁殖，细胞杂交技术使骨髓瘤细胞与免疫的淋巴细胞两者相融合，得到杂种骨髓瘤细胞。这种杂种细胞有两种亲代细胞的特性，既能像 B 淋巴细胞那样合成专一抗体，也能像骨髓瘤细胞那样在体外无限繁殖，用这种杂交瘤细胞可以培养成无限增殖的细胞群，分泌与一种抗原决定簇特异性结合的单克隆抗体。其制备原理示意如图 11-2 所示。

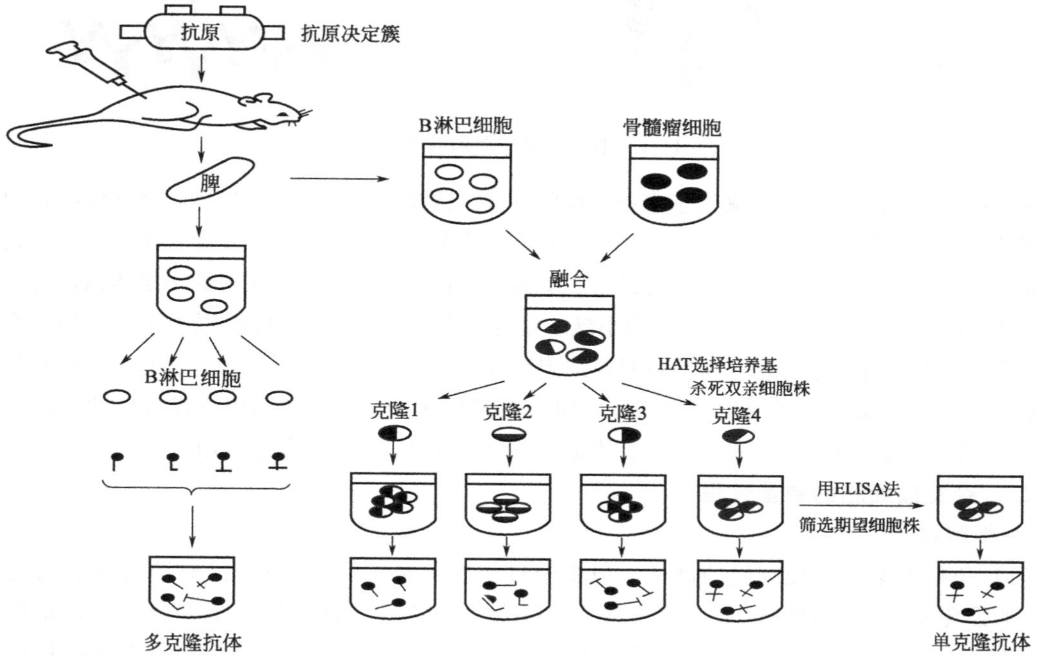

图 11-2 利用杂交瘤技术制备单克隆抗体示意图

2. 噬菌体细菌展示技术法

噬菌体细菌展示技术法的基本程序如下（见图 11-3）：

(1) 将遗传因子编码后转入细菌，然后用噬菌体感染此细菌来编码可与抗原融在一起的各种抗体碎片。

(2) 被感染的细菌会产生新的噬菌体，而且每个噬菌体尖端携带有不同的抗体片段。

(3) 利用展示技术将携带有特定抗体片段的转导噬菌体筛选出来，它的内部含有针对某种靶标抗原的特异性抗体基因。再重复这一过程 2～3 次。

(4) 将挑选出的噬菌体基因再浸染细菌，以便产生更多的特定的抗体碎片。

(5) 将这些抗体碎片整合到抗体主链上，从而形成完整的抗体分子。

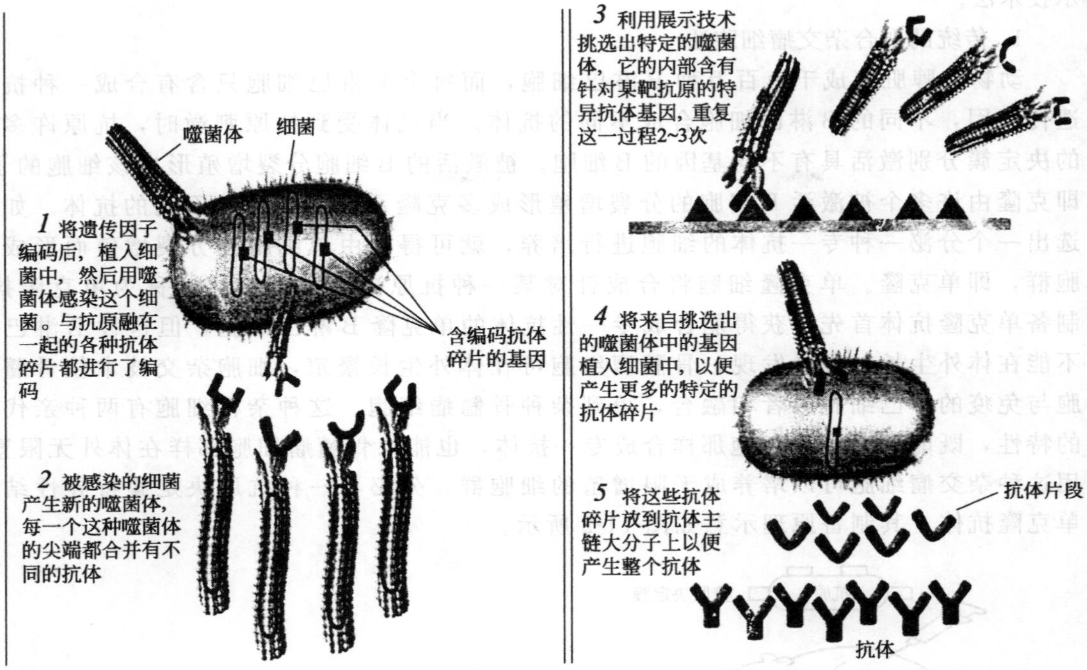

图 11-3　细菌噬菌体展示技术示意图

制备单克隆抗体包括细胞融合前准备、细胞融合、选择杂交瘤、检测抗体、杂交瘤细胞的克隆化、冻存以及单克隆抗体的大量生产等，一般要经过几个月的一系列实验步骤，才能生产出大量的单克隆抗体。单克隆抗体的制备大致是按以下步骤进行：首先取得抗原注射到小鼠体内，大约注射 4 次，使小鼠免疫并产生相应的抗体；取小鼠的血清与抗原作用，产生抗原-抗体凝集反应；取出免疫鼠的脾脏制成脾细胞悬浮液，与鼠骨髓瘤细胞混合，加入聚乙二醇形成融合细胞。它既有分泌单克隆抗体的功能，又有能迅速生长的特性，叫单克隆抗体杂交株。利用单克隆抗体的诊断方法很多，如酶联免疫吸附法、荧光抗体法、胶体金银染色法等已在临床诊断上应用。

二、杂交瘤细胞的制备过程

1. 细胞融合前准备

(1) 免疫方案　免疫细胞的制备一般要经过初次免疫、第二次免疫（向动物腹腔内注射抗体），加强免疫（向动物静脉内注射），然后选择合适的免疫方案进行细胞融合杂交，获得高质量的 McAb。一般要在融合前两个月左右确立免疫方案并开始初次免疫，免疫方案应根据抗原的特性不同而定。如果还需要免疫脾细胞，一般取加强免疫 3 天后的脾脏，制成细胞悬液。

① 可溶性抗原免疫原性弱，一般要加佐剂，常用佐剂有福氏完全佐剂和福氏不完全佐剂。

将抗原和佐剂等体积混合在一起，研磨成油包水的乳状液，在水面上放一滴不易马上扩散成小滴状，则表明已达到油包水的状态。佐剂在使用前须摇晃，使沉淀在底部的分枝杆菌充分混匀。免疫方案如下：

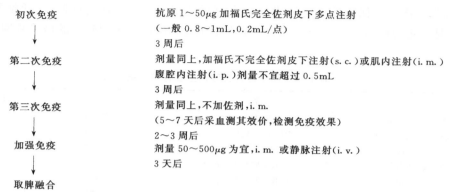

初次免疫　　抗原 1～50μg 加福氏完全佐剂皮下多点注射（一般 0.8～1mL，0.2mL/点）

↓　　3 周后

第二次免疫　　剂量同上，加福氏不完全佐剂皮下注射（s. c.）或肌内注射（i. m.）腹腔内注射（i. p.）剂量不宜超过 0.5mL

↓　　3 周后

第三次免疫　　剂量同上，不加佐剂，i. m.（5～7 天后采血测其效价，检测免疫效果）

↓　　2～3 周后

加强免疫　　剂量 50～500μg 为宜，i. m. 或静脉注射（i. v.）

↓　　3 天后

取脾融合

② 颗粒性抗原免疫性较强，不加佐剂就可获得很好的免疫效果。下面是以细胞性抗原为例的免疫方案：

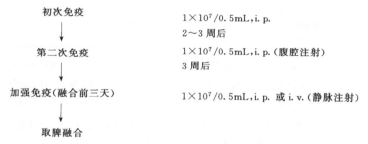

初次免疫　　1×10^7/0.5mL，i. p.

↓　　2～3 周后

第二次免疫　　1×10^7/0.5mL，i. p.（腹腔注射）

↓　　3 周后

加强免疫（融合前三天）　　1×10^7/0.5mL，i. p. 或 i. v.（静脉注射）

↓

取脾融合

（2）饲养细胞　加饲养细胞的主要目的在于可以分泌一些细胞生长因子，促进细胞生长和繁殖，同时还可以吞噬一些衰老的细胞和微生物。在制备单克隆抗体过程中，添加饲养细胞（feeder cell），对于杂交瘤细胞筛选、克隆化和扩大培养的过程是十分必要的。

目前实验室常用的饲养细胞有：小鼠腹腔巨噬细胞（较为常用）、小鼠脾脏细胞或小鼠胸腺细胞、大鼠或豚鼠的腹腔细胞，也有人用小鼠成纤维细胞系 3T3 经放射线照射后作为饲养细胞，照射后液氮低温保存。

小鼠腹腔巨噬细胞的制备过程为：小鼠要与免疫小鼠的品系相同，常用饲养 6～10 周 BALB/c 小鼠，拉颈处死以后以酒精浸泡消毒 3～5min，剪刀消毒，剪开皮肤，使腹膜暴露，用无菌注射器注入 6～8mL 培养液，反复冲洗，吸出冲洗液，然后放入 10mL 离心管，1200r/min 离心 5～6min，再用 20%小牛血清（NCS）或胎牛血清（FCS）的培养液混悬，调整细胞数为 1×10^5/mL 加入 96 孔板中，100μL/孔，最后放入 37℃ CO_2 孵箱培养。

饲养细胞一般在融合前一天制备，一只小鼠可获得（5～8）$\times10^6$ 腹腔巨噬细胞。小鼠脾细胞为 1×10^6/mL，小鼠的成纤维细胞为 1×10^6/mL，用小鼠胸腺细胞作为饲养细胞时，细胞浓度为 5×10^6/mL，均为 100μL/孔。在制备饲养细胞时，如果针头刺破动物的消化器官，则会造成严重的细胞污染。

（3）骨髓瘤细胞　为提高杂交融合率，骨髓瘤细胞系和免疫动物应属于同一品系，也便于接种杂交瘤细胞在同一品系的小鼠腹腔内产生大量 McAb。常用骨髓瘤细胞系见表 11-1。

骨髓瘤细胞的培养一般用 RPMI1640 培养液或 DMEM 培养基。小牛血清的浓度一般在 10%～20%之间，细胞的最大密度不得超过 10^6/mL，一般扩大培养以 1∶10 稀释传代，细胞的倍增时间为16～20h，每3～5天传代一次。骨髓瘤细胞大量繁殖时用悬浮液培养或贴壁生长，用弯头滴管轻轻吹打管壁即可悬起细胞。一般在准备融合前的两周就应开始复苏骨髓瘤细胞，为确保该细胞对HAT的敏感性及防止细胞的突变返祖，每3～6个月应用8-氮杂鸟嘌呤(8-AG)筛选一次。为保证骨髓瘤细胞处于良好的生长状态（对数生长期），活细胞计数高于95%，这是决定细胞融合的关键步骤。一般在细胞融合的前一天用新鲜的培养基调整细胞浓度为2×10^5/mL。

表11-1 用于融合实验的主要骨髓瘤细胞系

名称	来源	耐受药物	H	L
P3/X63-Ag8(X63)	BALB/c骨髓瘤MOPC-21	8-氮鸟嘌呤	γ1	κ
P3/X63-Ag8.653(X63-Ag8.653)	P3/X63-Ag8	8-氮鸟嘌呤	—	—
P3/NSI-1-Ag4-1(NS-1)	P3/X63-Ag8	8-氮鸟嘌呤	—	κ
P3/X63-Ag8.UI(P3U)	(X63×BALB/c脾细胞)杂交瘤	8-氮鸟嘌呤	—	—
SP2/0-Ag14(SP2/0)	(X63×BALB/c脾细胞)杂交瘤	8-氮鸟嘌呤	—	—
F0	BALB/c骨细胞	8-氮鸟嘌呤	—	—
S194/5.XXO.BU.1	P3/X63-Ag8	5-溴脱氧尿嘧啶核苷	—	—
MPC11-45.6TG1.7	BALB/c骨髓瘤MPC-11	6-巯鸟嘌呤	γ2b	κ
210.RCY3.Ag1.2.3	LOU大鼠骨髓瘤R210	8-氮鸟嘌呤	—	κ
GM15006TG-A12	人骨髓瘤GM1500	6-巯鸟嘌呤	γ1	κ
U-266AR	人骨髓瘤U-266	8-氮鸟嘌呤	ε	λ

(4) 免疫脾细胞　免疫脾细胞指的是处于免疫状态的脾脏中的B淋巴母细胞或浆母细胞。一般取最后一次加强免疫3天以后的脾脏，制成细胞悬液，此时由于B淋巴母细胞比例大，融合的成功率较高。脾细胞悬液的制备要在完全无菌条件下取出脾脏，防止污染，然后以不完全的培养液洗涤一次，置平皿中不锈钢筛网上，用注射器针芯研磨成细胞悬液后计数。一般免疫后脾脏细胞数为2×10^8个左右，体积约是正常鼠脾脏体积的2倍。

2. 细胞融合，选择杂交瘤

(1) 细胞融合流程

① 取对数生长期的骨髓瘤细胞SP2/0，1000r/min离心5min，弃上清液，用不完全培养液混悬细胞后计数，取所需的细胞数，用不完全培养液洗涤2次。同时制备免疫脾细胞悬液，用不完全培养液洗涤2次。

② 将骨髓瘤细胞与脾细胞按1∶10或1∶5的比例混合在一起，在50mL塑料离心管内用不完全培养液洗一次，1200r/min离心8min。一般骨髓瘤细胞与脾细胞的比值可从1∶2到1∶10不等，常用1∶4的比例，应保证两种细胞在融合前都具有较高活性。弃上清液，用滴管吸净残留液体，以免影响PEG的浓度。

③ 轻轻弹击离心管底，使两种细胞充分混匀成糊状。

④ 30s内加入预热的1mL 45%PEG(Merek，相对分子质量4000)，含5%DMSO，边加边搅拌，作用90s，若冬天室温较低时可延长至120s。加预热的不完全培养液，终止PEG作用，每隔2min分别加入1mL、2mL、3mL、4mL、5mL和10mL。

⑤ 离心，800r/min、6min。弃上清液，先用6mL左右20%小牛血清RPMI 1640轻轻混悬，切记不能用力吹打，以免使融合在一起的细胞散开。

⑥ 根据所用96孔培养板的数量，补加完全培养液，10mL一块96孔板。将融合后的细胞悬液加入含有饲养细胞的96孔板中，100μL/孔，37℃、5%CO_2孵箱培养。一般一块96孔板含有1×10^7个脾细胞。

(2) 融合率　融合过程中许多种因素（如PEG的毒性、细胞特性和操作过程等）都会影响细胞的融合，降低细胞融合率。常用的几种方法有可能提高融合率。

① 将 50ng/mL 秋水仙胺处理融合前骨髓瘤细胞，使细胞周期发生一定的变化，有助于提高融合率。

② PEG 与二甲基亚砜(DMSO)联合用作融合剂，可提高融合率。

③ 加入饲养细胞，释放生长因子，有助于促进杂交瘤细胞的生长，提高融合率。

(3) 融合剂 能使细胞融合的任何生物或化学试剂都称为融合剂(fusogen)，而杂交瘤融合剂(hybridogen)仅仅是指像聚乙二醇那样使细胞能稳定融合且保持细胞有增殖能力的有关化合物及其衍生物。

① 化学融合 可作为杂交瘤融合剂的化学试剂主要是聚乙二醇(polyeth lene glycol，PEG)及其衍生物，或在结构上与 PEG 相似的化合物。它们共同的特点是具有很高的亲水性。融合率的高低会因 PEG 的分子量和浓度的不同而有很大的差别，一般平均相对分子质量在 400～6000 的 PEG，在 10%～60%的浓度范围内都能使细胞发生融合，而相对分子质量在 1000～4000 之间的 PEG 在浓度为 30%～50%时，即可获得最佳的融合效果。需要注意的是，PEG 有一定的毒性，可使细胞膜变得不稳定。在使用前将 PEG 溶于 PBS 或 Hank's 液中，pH 调整到 7.5～7.8 以后才能用于融合细胞。因此，分子量、浓度、作用时间及 pH 等因素可能直接影响 PEG 融合细胞的效率。

② 病毒融合 可以用作融合的病毒约有十多种，其融合机制主要依靠病毒表面含有神经氨酸酶的一些突起(spikes)的作用。当病毒位于两种细胞之间时，病毒突起上的神经氨酸酶即可降解细胞膜上的糖蛋白，使细胞膜局部凝集在病毒颗粒的周围，易于使细胞融合，在高 pH、钙离子条件下，局部细胞质膜即可发生融合。目前最有效的是副黏病毒，其中副流感病毒Ⅰ号、仙台病毒也可融合小鼠艾氏腹水癌细胞。

③ 电细胞融合 电细胞融合(electrical mediated cell fusion) 起始于 20 世纪 80 年代初，包括非特异性和特异性电融合两种方法。电融合现象的基本原理是对融合室施加一定的正弦交变电场时，当细胞位于电融合室电解质溶液中时，由于在融合室正负电极之间形成的电场，电解质溶液中的细胞在电场中沿电力线排成串状，即所谓珠串状态。紧密排列成串的细胞如果进一步在瞬时作用下，施加高幅脉冲电场，当电场压力超过细胞膜局部区域的脂双层有序排列的弹性作用时，则该区域膜结构变得紊乱，许多膜微孔、细胞膜的通透性增加，与临近细胞紧密接触部位的微孔就有物质的交流，形成膜桥(membrane bridge)和质桥(cytoplasmic bridge)，继发产生细胞融合。

电融合技术克服了病毒或化学介导细胞融合的一些缺点，B 淋巴细胞的需要量可以相对减少，与 PEG 介导的融合率相比，融合率要高 10～100 倍。由于不存在残留毒性，重复性好，操作简便，过程较易控制，是目前较为理想的细胞融合技术。

(4) HAT 选择杂交瘤 细胞融合的选择培养基中含有三种关键成分：次黄嘌呤(hypoxanthine，H)、甲氨蝶呤(aminopterin，A)和胸腺嘧啶核苷(thymidine，T)，取三者的字头称为 HAT 培养基。细胞 DNA 合成一般有两条途径：主途径是由氨基酸和糖合成核苷酸，进而合成 DNA，叶酸作为重要的辅酶参与这一合成过程；另一替代途径是在次黄嘌呤和胸腺嘧啶核苷存在的情况下，经次黄嘌呤磷酸核糖转化酶(HGPRT)和胸腺嘧啶核苷激酶(TK)的催化作用合成 DNA。甲氨蝶呤是叶酸的拮抗剂，可阻断瘤细胞正常合成 DNA，而融合所用的瘤细胞是经毒性培养基选出的 $HGPRT^-$ 细胞株，所以不能在 HAT 培养基中存活。因为融合细胞具有亲代双方的遗传性能，所以可在 HAT 培养基中长期存活与繁殖，从而达到细胞分离和纯化的目的。

HAT 选择培养液筛选杂交瘤细胞的原理为：由于细胞融合是一个随机的物理过程，小鼠脾细胞和小鼠骨髓瘤细胞混合细胞悬液中，经融合后细胞可能有多种形式，不一定就是需要的杂交瘤细胞，如融合的脾细胞和瘤细胞、融合的脾细胞和脾细胞、融合的瘤细胞和瘤细胞、未融合的脾细胞、未融合的瘤细胞以及细胞的多聚体形式等。正常的脾细胞在培养基中存活仅5～7天；无需特别筛选，细胞的多聚体形式也容易死去。而未融合的瘤细胞则需进行特别的筛选去除。

操作过程为：一般在融合 24h 以后，加入 HAT 选择培养液。HT 和 HAT 均有商品化试剂 50×储存(50×HAT 组成为 H：5×10^{-3} mol/L、A：2×10^{-5} mol/L、T：8×10^{-4})，用时将 1mL 加入 50mL 20%小牛血清完全培养液中。在培养板内提前加入饲养好的细胞、融合后的细胞，200μL/孔。因此在加选择培养液时应加 3 倍量的 HAT。融合后最初补加的量用全量的 2/3 进行选择，可得到满意的筛选结果。一般选择 HAT 选择培养液维持培养两周后，改用 HT 培养液，再维持培养两周，改用一般培养液。如果融合后杂交瘤不生长，在保证融合技术没有问题的前提下主要考虑下列因素：

① PEG 有毒性或作用时间过长；

② 小牛血清的质量太差，用前没有进行严格的筛选；

③ 骨髓瘤细胞污染了支原体；

④ HAT 有问题，主要是 A 含量过高或 HT 含量不足。

3. 抗体的检测

筛选杂交瘤细胞通过选择性培养而获得的杂交细胞系中，仅少数能分泌针对免疫原的特异性抗体。一般在杂交瘤细胞布满孔底 1/10 面积时，即可开始检测特异性抗体，筛选出所需要的杂交瘤细胞系。

检测抗体的方法应根据抗原的性质、抗体的类型不同，选择不同的筛选方法，以选用快速、简便、特异、敏感的方法为原则。

常用的方法有：

① ELISA 用于可溶性抗原(蛋白质)、细胞和病毒等单克隆抗体 McAb 的检测。

② RIA(放射免疫分析)用于可溶性抗原、细胞 McAb 的检测。

③ FACS(荧光激活细胞分类仪)用于细胞表面抗原的 McAb 检测。

④ IFA(免疫荧光分析)用于细胞和病毒 McAb 的检测。

三、单克隆抗体的大量生产与鉴定

1. 制备方法

杂交瘤细胞系建立以后，可根据需要大量制备单克隆抗体。目前制备单克隆抗体的方法主要有：

(1) 体外培养法　体外使用旋转培养管大量培养杂交瘤细胞，从上清液中获取单克隆抗体。一般包括悬浮培养法和固相培养法，前者和常规的静置培养相比，增加了细胞生长空间，使单位体积内的细胞数量增多，抗体数量也增加；后者是将单层培养和悬浮培养相结合的一种培养方式，主要用于贴壁性能较强的杂交瘤细胞，以小的固体颗粒作为细胞生长的载体，细胞固定在载体表面上生长。体外培养生产工艺简单、易控制，可以大规模生产，因此目前国际上上市的单克隆抗体多采用此种方法制备，但该种方法制备的单克隆抗体浓度不高，一般只有 200～500μg 左右。

(2) 动物体内诱生法　动物体内诱生法是一种操作简便、经济的常用方法，主要用于生产科研或诊断用的单克隆抗体，是一般用途单克隆抗体制备的首选方法。常用的体内诱生法有实体瘤法、腹水制备法等，其中腹水制备法腹水中的单克隆抗体浓度可达 2～5mg/mL，是体外培养法的 100～1000 倍左右。

① 实体瘤法 对数生长期的杂交瘤细胞按（1～3）$\times 10^7$/mL 接种于小鼠背部皮下，每处注射 0.2mL，共 2～4 点。待肿瘤达到一定大小后（一般为 10～20 天）则可采血，从血清中测的单克隆抗体含量可达到 1～10mg/mL，但采血量有限。也可以无菌摘取肿瘤组织，研磨成细胞悬液，然后用淋巴细胞分离液洗涤 2 次，再加入含 20%DMEM 的培养液，置 37℃、5% CO_2 孵箱中培养。

② 腹水制备法 常规是先腹腔注射 0.5mL 降植烷（pristane，2,6,10,14-四甲基五癸烷）或液状石蜡于 BALB/c 鼠，1～2 周后腹腔注射 1×10^6 个杂交瘤细胞，接种细胞 7～10 天后可产生腹水，密切观察动物的健康状况与腹水征象，待腹水尽可能多，而小鼠濒于死亡之前，处死小鼠，用滴管将腹水吸入试管中，一般一只小鼠可获 1～10mL 腹水。也可用注射器抽取腹水，可反复收集数次。腹水中的单克隆抗体含量可达 5～20mg/mL，这是目前最常用的方法。还可将腹水中的细胞冻存起来，复苏后转种小鼠腹腔则产生腹水快，且量多。

(3) 生物反应器 由于临床上对治疗用单抗的质量要求高、需求量大，而实体瘤法和腹水制备法由于自身的局限性，无法大规模制备单抗，因此有必要建立采用生物反应器大规模培养杂交瘤细胞生产单抗的设备和工艺技术。下面以我国“八五”科技攻关项目——WuT3 单克隆抗体的生物反应器生产为例，介绍相关技术。

① 杂交瘤细胞 为抗 CD3 的 WuT3 杂交瘤细胞，由我国武汉生物制品研究所建株。

② 生物反应器 采用 3.5L、14L、75L 搅拌式生物反应器，具有自动消毒以及控制温度、转速、DO 和 pH 等功能。

③ 培养液 RPMI1640 中添加庆大霉素至 100U/mL、胎牛血清或健康人血清（HuS）、添加剂 HEN（蛋白胨和糖类）。

④ 培养方式 控制温度在 37℃、pH7.1、转速 40～60r/min、溶解氧在 30%～50%，分批和半连续培养。产物用管式连续流离心机除去细胞，收集上清液用于单抗浓度、免疫活性以及热原质等的分析测定。

⑤ 注意事项 3.5L 搅拌式生物反应器分批培养，WuT3 杂交瘤细胞经 48h 适应期后进入对数生长期，维持 24h 后进入平衡期，这一阶段持续约 48h，分泌单抗。该阶段葡萄糖等基本耗尽，在进入生长对数期后补充营养利于单抗的分泌。实验得出适合体外大规模培养 WuT3 杂交瘤细胞的培养液为 RPMI 1640+1%HuS+HEN。采用该培养基配方，在 14L 生物反应器中进行半连续培养，培养周期为 35 天，收获时细胞活性大于 90%，上清液中单抗产量稳定在 50μg/mL 左右，热原合格。继续放大至 75L 生物反应器，半连续生产，细胞浓度达到 1.5×10^6/mL，单抗产量为 50～70μg/mL，这样每间隔 2 天收获 1 批，获得上清液 40L，平均日产单抗达 1g。

动物细胞大规模工业化生产最大的障碍是血清供给问题。血清浓度过高，培养液中杂蛋白含量增多，为分离纯化带来困难。但又不可缺少血清，因此必须建立合适的血清浓度需求或者寻找替代品。添加蛋白质水解物和碳水化合物能有效支持细胞生长，提高单抗产量，并可以降低血清需求，仅采用 1%的血清，就能达到 10%血清培养的效果，从而降低生产成本，同时也便于单抗的分离纯化。

利用生物反应器分批培养杂交瘤细胞，在收获时细胞的凋亡比例很高（约占细胞总量的 90%），这主要是由于反应器内葡萄糖、谷氨酰胺等营养缺乏以及有毒代谢产物积累所致。如果采用半连续培养方式，及时补充葡萄糖、谷氨酰胺等营养，同时及时排出代谢产生的有毒物质(尤其是氨)，能有效地抑制细胞凋亡，最终促进了细胞生长，有效维持了抗体的合成与分泌，并且可以连续收获单抗产品。

2. 鉴定

对制备的McAb进行系统的鉴定是十分必要的。应对其做如下方面的鉴定：

(1) 特异性的鉴定　除用免疫原(抗原)进行抗体的检测外，还应用与其抗原成分相关的其他抗原进行交叉试验，方法可用ELISA、IFA法。例如：

① 制备抗黑色素瘤细胞的McAb，除用黑色素瘤细胞反应外，还应用其他脏器的肿瘤细胞和正常细胞进行交叉反应，以便挑选肿瘤特异性或肿瘤相关抗原的单克隆抗体。

② 制备抗重组的细胞因子的单克隆抗体，应首先考虑是否与表达菌株的蛋白质有交叉反应，其次是与其他细胞因子间有无交叉反应。

(2) McAb的Ig类与亚类的鉴定　一般在用酶标或荧光素标记的第二抗体进行筛选时，已经基本上确定了抗体的Ig类型。如果用的是酶标或荧光素标记的兔抗鼠IgG或IgM，则检测出来的抗体一般是IgG类或IgM类。至于亚类则需要用标准抗亚类血清系统做双扩或夹心ELISA来确定McAb的亚类。

(3) McAb中和活性的鉴定　用动物的或细胞的保护实验来确定McAb的生物学活性。例如，如果确定抗病毒McAb的中和活性，则可用抗体和病毒同时接种于易感的动物或敏感的细胞，来观察动物或细胞是否得到抗体的保护。

(4) McAb识别抗原表位的鉴定　用竞争结合试验、测相加指数的方法，测定McAb所识别的抗原位点，来确定McAb识别的表位是否相同。

(5) McAb亲和力的鉴定　用ELISA或RIA竞争结合试验来确定McAb与相应抗原结合的亲和力。

3. 影响因素

在制备单克隆抗体时有很多注意事项，由于制备McAb的实验周期长、环节多，所以影响因素也就比较多，稍不注意就会造成失败。其主要的失败原因和影响因素有：

(1) 污染　包括细菌、真菌和支原体的污染，这是杂交瘤工作中最棘手的问题。一旦发现有真菌污染就应及早将污染板弃之，以免污染整个培养环境。支原体的污染主要来源于牛血清，此外，其他添加剂、实验室工作人员及环境也可能造成支原体污染。在有条件的实验室，要对每一批小牛血清和长期传代培养的细胞系进行支原体的检查，查出污染源应及时采取措施处理。对于污染的杂交瘤细胞可以采取生物学的过滤方法，将污染的杂交瘤细胞注射于BALB/c鼠的腹腔，待长出腹水或实体瘤时，无菌取出分离杂交瘤细胞，一般可除去支原体污染。

(2) 杂交瘤细胞不分泌抗体或停止分泌抗体

① 融合后虽然有细胞生长，但无抗体产生，可能是HAT中A失效或骨髓瘤细胞发生突变。

② 有可能是免疫原抗原性弱，免疫效果不好。

③ 对于原分泌抗体的杂交瘤细胞变为阴性，可能是细胞支原体污染，或非抗体分泌细胞克隆竞争性生长，从而抑制了抗体分泌细胞的生长。也可能发生了染色体丢失。

(3) 为防止杂交瘤细胞停止分泌抗体，采用如下的措施可能会起到一定的作用：

① 要保存在大量补充液氮冻存的细胞原管中。

② 要应用倒置显微镜经常检验细胞的生长状况。

③ 要定期进行再克隆。

④ 不要让细胞“过度生长”，因为非分泌的杂交瘤细胞将成为优势，压倒分泌抗体的杂交瘤细胞。

⑤ 要让培养不加检查地任其连续培养几周或几个月。

⑥ 不要不经克隆化而使杂交瘤在机体内以肿瘤生长形式连续传好几代。

4. 单克隆抗体的研发与应用实例

(1) 紫杉醇提取　本教材主编周东坡教授及其课题研究组在以微生物发酵法生产抗癌药物紫杉醇的工程菌株中试中应用具有自主知识产权的紫杉醇单克隆抗体作配基，采用亲和色谱的下游提取技术，得到了非常满意的分离提取效果。被鉴定会上的与会专家一致鉴定为国际领先水平。

(2) 骨桥蛋白单克隆抗体　本教材编写组周晓辉教授曾于 2002 年研发过骨桥蛋白的单克隆抗体，拟用于心血管疾病的防治和心血管损伤的修复，论文发表于美国“Hybridoma and Hybridomics”杂志。

第四节　基因工程抗体

自杂交瘤技术问世以来，单克隆抗体已广泛地应用于疾病的诊断和治疗中。但绝大多数单克隆抗体是鼠源的，临床重复给药时体内产生抗鼠抗体，使临床疗效减弱或消失。因此，临床应用理想的单克隆抗体应是人源的，但人-人杂交瘤技术目前未突破，即使研制成功，也还存在人-人杂交瘤体外传代不稳定、抗体亲和力低及产量不高等问题。较好的解决办法是研制基因工程抗体，以代替鼠源单克隆抗体。

自 1984 年国外首次报道了人-鼠嵌合抗体(chimeric antibody，CA)在骨髓瘤细胞中表达成功，以后又出现了各种形式的小分子抗体和抗体融合蛋白。20 世纪 90 年代以来出现的噬菌体表面展示技术(phage surface display technique，PSDT)，以及近两年发展起来的核糖体展示技术(ribosome display technique，RDT)，使基因工程抗体技术发展到一个崭新的阶段。另外，最近有报道法国已建立国际免疫基因数据库(international immuno genetics database，IMGT)，该数据库包容了抗体工程的许多最新发展，它将为抗体工程研究提供便利的信息资源和广阔的网络空间。这一技术是将对抗体基因结构与功能的了解与 DNA 重组技术、蛋白质工程相结合，根据研究者的意愿在分子水平上对抗体分子进行剪切、连接或修饰，甚至人工全合成后导入受体细胞表达，产生新型抗体，也称第三代抗体。

本节介绍鼠单克隆抗体的人源化、小分子抗体、特殊类型的基因工程抗体、人源性抗体和核糖体展示技术，对基因工程抗体的原理、制备及近年的进展加以详细介绍。

一、鼠单克隆抗体的人源化

鼠单克隆抗体的人源化(humanization of mouse McAb)，就是为克服鼠源 McAb 的免疫原性而将其进行改造，使之和人体内的抗体分子具有极其相似的轮廓，从而逃避人免疫系统的识别，避免诱导人抗鼠免疫反应。因而抗体的人源化有两个基本原则：保持或提高抗体的亲和力和特异性；大大降低或消除抗体的免疫原性。

第一代人源化抗体是将鼠 McAb 的可变区和人抗体的恒定区组成嵌合抗体(Billeta，1993)。其独特的抗原亲和力保持得很好，但因为有鼠单抗可变区的存在，仍有强烈的 HAMA 反应(人抗鼠抗体反应)。

进一步将鼠 McAb 可变区中相对保守的 FR 换成人的 FR 框架区(framework region)，仅仅保留抗原结合部位 CDR(即 CDR 互补决定区)，这才是真正意义上的抗体人源化，该种抗体又称为 CDR 移植抗体或改型抗体。

1. 人-鼠嵌合抗体(human-mouse chimeric Ab)

由于人抗鼠抗体反应（HAMA）90%是针对C区的，如果用人的C区代替鼠抗体的C(constant)区，则可能使鼠源性单克隆抗体的免疫原性明显减弱。嵌合抗体的基本原理就是从分泌某种鼠单克隆抗体的杂交瘤细胞基因组中分离并鉴定出重排的功能性鼠IgV区基因，经基因重组与人IgC 区基因按一定方式相拼接，克隆到表达载体中构建鼠-人嵌合的轻重链基因表达载体，并转入适当的宿主细胞表达来制备特异性嵌合抗体。通过构建嵌合抗体，用人C区取代鼠C区，可以较好地解决鼠源性单克隆抗体诱发HAMA等不良反应，延长单克隆抗体的半衰期，改善单克隆抗体的药物动力学。有目的地改变抗体的类型或亚类，可以增强体内治疗的效果。嵌合抗体已经用于抗肿瘤、抗感染、抗自身免疫等疾病的治疗，并已显示出良好的治疗效果。嵌合抗体诱发HAMA率仍较高，在导向诊断、导向治疗等方面的应用将会受到限制。嵌合抗体的构建方法如下所述。

(1) 嵌合基因的构建

① 从杂交瘤细胞的基因组文库中筛选功能性可变区基因。

a. 破碎杂交瘤细胞，用离心沉淀提取其总的RNA，酶切以后，以琼脂糖凝胶电泳分离大小为15～20kb的DNA。

b. 离心提取λ噬菌体EMBL3的DNA并且制备双臂。

c. 过夜连接杂交瘤细胞的DNA和λDNA双臂，在体外包装后，感染受体菌Q359，铺平板进行λ噬菌斑培养。

d. 制备探针，杂交筛选阳性噬菌斑。

e. 用同一酶切的肝DNA作对照，利用Southern杂交分析基因重组情况。确定所获得的功能性可变区基因，并进一步酶切分析和进行亚克隆。

② PCR扩增V_H、V_L基因。

a. 设计数对简并PCR引物，用于后续的DNA合成。

b. 从杂交瘤细胞中离心提取出基因组DNA或RNA，反转录成cDNA。

c. PCR扩增或RT-PCR扩增V_H、V_L基因并克隆、鉴定。

③ 嵌合基因的构建　从杂交瘤细胞株基因文库中筛选并鉴别出功能性重链和轻链的可变区基因，将它们分别置换质粒pSV2HneoDNSVhhuG3和质粒pSV184 HneoDNSVKHuK中的*Eco*RⅠ-*Eco*RⅢ片段和*Hind*Ⅲ-*Hind*Ⅲ片段，酶切鉴定置换片段的方向，取插入方向正确的质粒。

(2) 轻链、重链抗体嵌合基因共感染受体细胞

① 将培养的SP2/0细胞接种于6孔板中，至铺满孔底，用无血清的PRMI1640培养液洗涤细胞3次，并加入适量无血清培养液约3mL。

② 将用无菌水稀释好的各20μg轻链、重链嵌合基因质粒DNA，与预先稀释的4μg脂质体混合，总体积为100μL，室温放置15min。共感染SP2/0/0细胞，摇晃的同时加入DNA-脂质体混合物。

③ 37℃、5% CO_2温箱中培养10h以上，然后每孔加入3mL含20%胎牛血清的培养液，轻轻吹打细胞，分装一半到另一空白的孔内，培养24h后，换成选择培养液（含毒酚酸1μg/mL、G418 1μg/mL、次黄嘌呤6.8μg/mL、黄嘌呤2μg/mL、胸苷1.9μg/mL），培养两周以后，换成次黄嘌呤、黄嘌呤和胸苷的培养液，并降低三者含量直到换成正常的培养液。

④ 一般感染5天后便可观察到由少量细胞组成的集落，待细胞集落长满2/3孔底时，即可用ELISA检测上清液的抗体活性，用稀释法亚克隆阳性孔细胞。

⑤ 用抗人轻链特异性抗体、抗人重链特异性抗体、抗小鼠 Fab 抗体做 ELISA 和 Western blot 鉴定表达产物是否为人-鼠嵌合抗体，制备足够的抗体做检测和鉴定。

⑥ 进一步纯化表达抗体，测定其抗体亲和力、特异性、活性等生物活性。

2. 改型抗体

改型抗体(humanization antibody，人源化 Ab)又称人源化抗体或重构型抗体，尽管绝大多数 HAMA 反应是针对 C 区的，但有些单克隆抗体作用于人体时，其 HAMA 反应则主要是针对 V 区的，如果再把嵌合抗体的鼠 FR 区替换成人 FR 区，则有可能减少单克隆抗体的免疫原性。抗体与抗原结合的特异性和亲和力主要取决于其 V 区的 6 个互补 CDR 区(互补 Ag 决定区)。如果把人单克隆抗体的 CDR 区置换成鼠单克隆抗体 CDR 区，这样的重组抗体的人源化可达 97%，在保留鼠源单克隆抗体特异性与亲和力的同时，又可大大降低单克隆抗体的免疫原性，发挥更佳疗效。但是，由于人源化抗体的构建需要替换 CDR 区，而且还得预先得到抗体基因序列，技术相当复杂。

目前人源化抗体已经在临床治疗方面取得了很大的成果。

(1) 抗肿瘤治疗　人源化抗 CDw52 抗体用于治疗两例非何杰金淋巴瘤，43 天后未发生 HAMA 反应，不抑制骨髓的正常增殖，且血液及骨髓中的淋巴瘤细胞全部消失，脾肿消退。

(2) 抗移植反应　人源化抗体，包括抗 IL-2T、CD3 等抗体现已广泛用于抗移植反应的治疗。抗 IL-2R 人源化抗体抗-Tac-H 用于异体心脏移植，抗-Tac-H 是一种比较理想的抗排斥药物，CD3 抗体也同样具有抗移植反应的作用。

(3) 抗类风湿性关节炎 (RA)　人源化抗体可用于 RA 的临床治疗，但具有轻度到中度的毒性，因此只能短暂改善 RA 症状，技术尚需进一步的改进。

(4) 抗病毒　人源化抗 HSV gB 及 gD 糖蛋白抗体具有很强的亲和力，中和 HSV 以及细胞保护力等明显高于其亲本单克隆抗体，如人源化的抗 RSV 抗体 RSHZ19，保护性明显优于人免疫血清球蛋白。

(5) 抗 TNF　人源化抗 TNF-α 抗体 Mab780 具有部分中和 TNF-α 的能力，并能竞争性拮抗其亲本单克隆抗体或嵌合抗体对 TNF-α 的结合。

(6) 抗过敏反应　人源化抗 IgE MaE11 抗体已经显示了这方面的能力，对于过敏反应的治疗具有很大的潜力。

(7) 治疗白血病　在治疗白血病的临床试验中表明，抗体无明显的毒性及抗原性。

目前，改型抗体可变区基因的构建　方法有化学合成法和定点诱变法两种：

① 化学合成法　包括全部合成双链片段，然后通过 T4　DNA 连接酶来连接完整基因，部分合成基因片段，应用 PCR 技术或 Klenow 大片段酶补平再连接的方式组装完整基因。

② 定点诱变技术　以人的单链 DNA 为模板，化学合成含有鼠 CDR 序列的三个引物，进行三轮突变，获得 CDR 移植可变区基因。

CD3 重链改型抗体构建的方法如下。

(1) 鼠 McAb　OKT3 结合位点的结构模拟及改型设计　以抗人 CD3 的鼠源性 McAb OKT3 为研究对象。构建改型抗体 OKT3 的目的是保留鼠源 CDR 区，然后以适当的人源 FR 代替鼠源的 FR，获得更接近人抗体的改型抗体分子，减少排斥反应。

根据鼠 OKT3 可变区的核苷酸序列，确定该抗体可变区的 FR 区和 CDR 区。在用人源 FR 取代鼠源 FR 的改型设计中，必须考虑到可能严重影响 CD 空间结构的一些 FR 残基。一般可通过以下步骤来发现这些残基：

① 比较鼠 McAb、人 McAb 与各自家族的保守序列，进行取舍。

② 分析鼠 McAb 抗原结合位点的空间结构。

Is 序列的 FR 区即对应于 L 链的结构保守区（structurally conserved regions，SCR），CDR 则对应于 loops 区。对 FR 区，可固定其主链，优化其侧链尤其是替换残基的侧链；对于 CDR 区，可先固定其主链而优化侧链，再放宽此束缚条件，限制主链在其初始位置附近移动，进行能量优化。最后对 6 个 CDR 区进行分子和力学模拟，结果可显示那些在空间上与 CDR 相邻的 FR 残基。选取 LS1 和 Nd 作为人目标抗体的重链和轻链。对 FR 区残基进行取舍，设计出改型抗体序列。

根据抗体序列和结构的保守性，用“同源建筑”的方法模拟其结构。采用 BIO-sym 公司的 InsightⅡ软件中的 Homology 和 Discover 以 PDB 文库中的 2FVB 结构作为 OKT3 的初始构象来模拟其结合位点的空间结构：先用 2FVB 的构象做残基替换后得到 OKT3 的初始构象，这时有些被替换残基侧链上的原子与其他残基的范德瓦尔斯半径和大于它们原子之间的距离，然后利用 InsightⅡBuild 模块的 Rotate 命令调整该残基侧链的不合理接触。

(2) 重链改型单域抗体基因的构建

① 根据所设计的改型重链氨基酸序列，用 *E. coli* 嗜好的三联体遗传密码，导出改型重链基因核苷酸序列 将人源化 V_H 基因（hV_H）分成长度大约为 25～80bp 的 8 个片段，具有 20bp 重叠寡核苷酸来部分合成，在 3′端和 5′端分别设计 *Spe*Ⅰ和 *Xho*Ⅰ位点，以方便克隆、测序和表达。

② 寡核苷酸片段的合成、分化和定量

a. 将合成的寡核苷酸片段溶于适量浓氨水中并于 65℃过夜氨解，冻干氨解产物并溶于适量水中。

b. 以聚丙烯酰胺凝胶电泳回收、纯化寡核苷酸片段。加入等体积的甲酰胺于寡核苷酸溶液中，于 55℃加热 5min，再加入适量的 0.2%橙黄 G 作示踪染料。制备含 8mol/L 尿素的 15%聚丙烯酰胺凝胶，加样，800V 电泳至橙黄 G 达到 2/3 胶长度时，停止电泳。EB 染色凝胶，并在长波紫外线下切下目的条带，将凝胶加入 5mL 离心管中，用 Tip 头挤压碎，加入含 0.1% SDS、0.5mol/L $MgSO_4$ 和 10mmol/L $Mg(CH_3COO)_2$ 的洗脱液。37℃浸泡 2h，离心回收上清液并过滤；用 2 倍体积的乙醇沉淀寡核苷酸片段，再用 70%酒精洗涤，吹干后溶于适量水中，紫外定量。

③ 重叠 PCR 构建完整的 hV_H 基因

a. 取出纯化片段，分成两组进行首次 PCR 扩增。片段 P1、P2、P3、P8 混合以后，加入 PCR 反应试剂，在 55℃下退火进行循环。电泳检测 PCR 产物并简称 P38；同样将片段 P4、P5、P6、P7 混合，进行 PCR 扩增。PCR 产物简称 P47。

b. 在 10%的聚丙烯酰胺凝胶电泳中回收上述两种 PCR 扩增产物，并溶于适量 H_2O 中，用于下次 PCR 反应。

c. 将片段 P38、P47 的引物混合，加入 PCR 反应试剂，45℃条件下先扩增 10 个循环，温度升高至 55℃再扩增 25 个循环。电泳检测并回收扩增产物。

d. hV_H 基因克隆及测序。将 hV_H 基因克隆平连至 pUC19 中，克隆、筛选、测序，得到的重组子命名为 phV_H。

④ 重组单域改型抗体基因的表达

a. 用 *Xho*Ⅰ-*Spe*Ⅰ酶切表达载体 $pCOMB_3$ 和重组子 phV_H。凝胶电泳回收基因和载体片段，并于 16℃过夜连接，转化，筛选并进行酶切鉴定，表达质粒简称 phV_HCD3。

b. 用 IPTG 诱导质粒 phV_HCD3 表达并用超声波破碎细菌，制备融合蛋白，以未经 IPTG

诱导的菌体经相应超声波处理的上清液做阴性对照样品，用免疫竞争抑制 ELISA 法测定表达蛋白活性。

⑤ 竞争抑制 ELISA 法测定抗体活性

a. 制备外周血淋巴细胞：抽取正常人的血液 5mL，肝素抗凝。用 1～2 倍体积的 Hank's 液稀释后，沿着管壁加入含有 2mL 淋巴细胞分离液的试管，400*g* 离心 20min，吸出中间乳白色的细胞层放入另一离心管，用 Hank's 液洗 1～2 次后，将淋巴细胞重悬于适量的 Hank's 液中，调整细胞浓度为 10^7 细胞/mL。

b. 用适量含 10%灭活兔血清和 1%BSA 细胞封闭液悬浮细胞，以每孔 100μL 加入 96 孔酶标免疫反应板，37℃封闭 1h，离心并弃上清液，用 PBS 反复洗涤 3 次。

c. 取 100μL 待测样品加入上述细胞中，37℃保温 2h，用 PBS 反复洗涤 3 次，用 0.5%戊二醛室温下固定 3min，再用含 0.05%　Tween-20 的　PBS 离心洗涤 3 次。

d. 加入 100μL 鼠抗人 CD3 McAb，37℃温育 1h，洗涤 6 次。

e. 加入 100μL 兔抗鼠-HRP 抗体，37℃温育 1h，洗涤 6 次。

f. 加入 100μL HRP 显色底物(H_2O_2-OPD)，反应 5～15min，用 2mol/L H_2SO_4 终止反应。在 492nm 波长测定 OD 值。同时以 PBS 和未经 IPTG 诱导的细胞样品做阳性和阴性对照。根据阳性对照和系列稀释样品测得的 OD 值，计算出样品的抑制百分比，并用计算机绘制出抑制曲线。

二、小分子抗体

完整的抗体分子，由于其相对分子质量较大，难以穿过血管壁，影响了靶部位对其的摄取。特别是肿瘤细胞，血供本来就不丰富，对抗体的摄取量就更少了。因此，对抗体分子进行改造，使之成为小分子抗体(small molecular Ab)。小分子抗体可分为 Fab 抗体、单链抗体、单域抗体、超变区多肽等四种。

1. Fab 抗体

抗体的 Fab 段由重链 V 区(V_H)及 C_H1 功能区与轻链间以二硫键形式连接而成，主要发挥抗体的抗原结合功能。Fab 抗体是对 Fab 段进行改造而获得的基因工程抗体。即将淋巴细胞分离纯化以后，提取细胞总的 RNA 和 cDNA，然后把抗体分子的重链 V_H 区和 C_H1 功能区的 cDNA 与轻链完整的 cDNA 连接在一起，克隆到适当的表达载体后，在大肠杆菌等宿主中表达出有特异性抗原结合能力的 Fab 抗体，最后用噬菌体毒种鉴定。Fab 抗体大小只有完整 IgG 的 1/3。下面介绍几个已应用于临床试验的治疗性 Fab 抗体：

(1) 抗地高辛 Fab 抗体　具有明显的抗地高辛中毒作用，可用于洋地黄中毒患者，可恢复房室传导阻滞。

(2) 抗去郁敏 Fab 抗体　在去郁敏(desipramine，DMI)心肌中毒的小鼠模型中应用羊抗去郁敏 Fab 后，可明显改善 QRS 间隙时间及心律，而且大剂量的效果更佳。

(3) 抗血小板 GPIIbII/IIIa 受体 Fab 抗体　用不同剂量的抗血小板 GPIIbII/IIIa 受体 Fab m7E3 抗体治疗稳定型心绞痛患者，发现 Fab 抗体以依赖性方式抑制血小板凝聚。

(4) 抗 HSV Fab 抗体　抗 HSV Fab19 可特异识别多株不同的 HSVⅠ及 HSVⅡ，有 100%的中和作用。

2. 单链抗体

在重链 V 区 cDNA 3′端(V_H 端)与轻链 V 区 cDNA 5′端(V_L 端)之间，用一寡聚核苷酸接头(linker，14～25 个 aa 为宜)连接成单链可变区基因片段，表达出一具有抗原结合能力的单链抗体(single chain Ab)多肽，其大小只为完整抗体的 1/6（见图 11-4）。

V_H→cDNA3′端
V_L→cDNA5′端 } +寡核苷酸 linker→重组 DNA

+分子载体（vector）$\xrightarrow[\text{连接酶}]{\text{限制酶}}$体外重组 DNA 分子

$\xrightarrow{\text{转化}}$ *E. coli* ⟶表达 ScAb

图 11-4 单链抗体的制备流程图

(1) 放射免疫疗法 放射性免疫疗法的原理与体内成像相似，必须有足够量的放射性标记 ScFv(单链可变区片段)定位于靶部位，达到发挥放射性治疗的水平。ScFv 的快速清除使非结合的放射性标记 ScFv 迅速排出，这也是 ScFv 有别于 Fab 片段的重要优点之一。

(2) 免疫毒素治疗 ScFv 免疫毒素的细胞毒作用有时比化学合成的免疫毒素高 15～100 倍以上，其效应功能区可与 ScFv 免疫毒素融合，加强对靶细胞的杀伤作用。

(3) 体内药物解毒作用 由于 ScFv 的清除率比 Fab 快，因此 ScFv 可能具有更强的解毒作用，如 26～10ScFv 可用于治疗地高辛中毒。ScFv 作为小分子抗体，保留了亲本单克隆抗体结合抗原的特异性，又使其抗原性大大降低，其药物动力学优于 Fab 抗体或 IgG 等完整抗体。ScFv 相对分子质量很小，能有效进入完整抗体无法到达的靶部位，如病毒的“峡谷”部位及肿瘤内部。

3. 单域抗体

抗体结合抗原主要由 V 区决定，只含有 V 区基因片段表达的小分子抗体，即只有 V_H 或 V_L 一个功能结构域，也能保持原单克隆抗体的特异性。这种小分子就称为单域抗体(single domain Ab)，其相对分子质量仅为完整抗体分子的 1/12，故也称之为小抗体。

单域抗体仅有一个结构域，制备相当简单，表达出有活性的抗体片段，因此也不失为一种有良好应用前景的基因工程抗体。与 Fab、ScFv 相比，单域抗体的相对分子质量更小，更容易穿过靶组织，可以阻断病毒表面的“峡谷”部位，加强对实体瘤的渗透，得到分辨率更高的成像图谱。但由于 V_H 单域抗体不含有 V_L 片段，V_H 的疏水面暴露较大面积，致使其抗原亲和力大幅度下降，非特异性吸附有所增加，因此将单域抗体作为一种治疗性抗体应用还有许多问题需要解决。

4. 超变区多肽

抗体结合抗原都要通过 CDR 来实现，因此 CDR 是抗体结合抗原的最小结构单位。经晶体结构等分析，发现抗体分子中 6 个 CDR 所起的作用是不同的。可以设计出那些在抗原识别及亲和力方面有重要意义的 CDR 多肽，直接用于诊断或治疗，可望获得理想的结果。这种只含有一个 CDR 多肽的抗体，就称之为超变区多肽(hypervariable region polypeptide)。超变区多肽的氨基酸序列与 CDR 区完全一致，大小只有 16～30 个氨基酸，相对分子质量很小，对组织细胞具有极强的穿透性，能达到其他抗体不能到达的部位。所制备的 87、92、6McAb V_H 功能区的 CDR2 多肽，其特异性与亲代抗体相似，能与某些细胞表面的呼肠孤病毒Ⅲ型受体有效结合，使该受体表达下降，并抑制细胞内 DNA 的合成。超变区多肽可用同位素、荧光素标记或与毒素、药物等结合，用于疾病的诊断及治疗，已经用于临床检测肿瘤。

应该看到，由于只含有一个 CDR 区，它的结合抗原能力是不完全及不稳定的，其亲和力及非特异性吸附都可能明显增加，相对分子质量极小，在体内相当不稳定，可能在还没有完全发挥其生物学效应时已被清除。

三、特殊类型的基因工程抗体

根据构建方式的不同主要分为三种：

1. 双特异性抗体

天然的抗体分子为双价单特异性，如果对天然的抗体分子进行改造，把其他的效应物质如毒素、酶、细胞因子、受体分子通过一定方法与两种杂交抗体 Fab 片段或 V 区（V_H 与 V_L）连接起来，使之既可与靶细胞结合，又可介导其他一些效应功能，从而最大限度地杀伤靶细胞。

这种具有双特异性的抗体分子就称为双特异性抗体(bispecific Ab，BsAb)或双功能抗体。BsAb(双特异性抗体)是基因工程抗体研究的重点，已经构建了大量的BsAb，在基础研究、临床诊断以及治疗等方面发挥了重要的作用。

(1) 抗肿瘤

① 介导活化的T淋巴细胞。

② 介导巨噬细胞的肿瘤免疫疗法。

③ 除了介导肿瘤细胞与效应细胞的结合外，BsAb还可用于向肿瘤细胞输送免疫毒素。

④ BsAb还用于介导其他药物的肿瘤杀伤作用。

(2) 抗血栓形成　通过化学交联物制备完整抗纤维蛋白单克隆抗体与抗组织纤溶酶原激活物抗体(抗tPA)BsAb。在体内外均能有效地介导纤溶酶原激活物与纤维血栓的结合，通过特异聚集tPA于血凝块处，在明显减少tPA量的情况下诱发了其强有力的治疗效应，可以对抗血栓形成，同时也避免纤维蛋白原的溶解及出血的副作用。

(3) 抗感染作用　BsAb一样适用于介导病原体的代谢，起到抗病毒感染的作用。

BsAb的构建法有：

① 化学交联法　SPDP(琥珀酰胺吡啶二硫酚丙酸)随机交联2个Ig分子表面上的巯基构建出双功能Ab。②生物学法(杂种-杂交瘤法)。③基因工程法　构建出的小分子双特异性Ab(双功能Ab)将不同Ab的V_H和V_L区的基因用接头(linker)连接，生成原Ab的分子内配对(不能形成链内的分子配对)Bs Ab。

2. 免疫粘连素

人细胞受体或黏附分子等基因通过一定的方式与抗体的恒定区基因(主要是Fc段)的N端连接起来，在真核细胞中表达出正确折叠的融合抗体样蛋白质分子，这种分子可同时发挥抗体的效应功能及其他效应功能。与双特异性抗体不同的是，免疫粘连素(immunoadhesin)由于不含有抗体的Fab段，但可发挥抗体的特异性效应功能，还含有细胞受体的结合位点，可特异性地与受体阳性细胞高亲和结合，发挥新的效应功能。

其优点为：①亲和力强；②半衰期长；③大大降低了其工作浓度；④减少非特异副作用及HAMA发生率，应用上比亲本单克隆抗体更为安全可靠。

3. 催化抗体

抗体能与抗原特异结合，酶也能与其底物特异结合，但这两种结合过程本质不同。天然的抗体不具有酶结合活性，而酶则无抗原结合能力。如果能人工设计一类新型蛋白质，使之同时具有抗原结合的专一性及催化底物的特异性，这种高效的抗体催化剂将可能应用于化学、生物学、临床医学等领域，为生物催化提供新的理论基础。

根据免疫学及生物化学的基本原理，利用基因工程技术，目前已经成功制备了这类催化抗体或抗体酶(catalytic Ab or Ab enzyme)。抗体酶的高效催化特性及位点特异性蛋白裂解酶活性为临床疾病治疗提供了新的途径，并非常有可能成为肿瘤导向治疗的新方法。基因工程催化抗体的构建是通过在轻链V区中插入能与金属离子结合的氨基酸序列，再与重链V区重组，这种重组抗体的重链V区可识别抗原并选择性结合底物，轻链则可通过促进底物反应过渡态的形成而发挥催化作用。

四、人源性抗体

由于鼠源性抗体治疗应用中存在着程度不一的人抗鼠的Ab的HAMA反应，由于人-人杂交瘤的不稳定等缺点使得通过传统的杂交瘤技术分离高亲和力的稳定人抗体克隆变得十分困难。近年来，创建了噬菌体抗体库技术和基因敲除、置换技术，并利用这两种技术成功地制备了完全人源化的抗体片段及全抗。

1. 噬菌体抗体库

利用基因工程的方法可将全套人抗体重链和轻链V区基因克隆出来，并在噬菌体表面表达、分泌，经筛选后获得特异性抗体，这种技术称为噬菌体抗体库(phage antibody library)，所构建的抗体库称为全套抗体库(repertoire antibody)或组合抗体库(combinatorial antibody library)。

其基本原理为：该技术以噬菌体为载体，将抗体基因(Fab或ScFv基因等)与噬菌体编码的外壳蛋白Ⅲ(CPⅢ)或Ⅷ(CPⅧ)相连，在噬菌体表面以抗体-外壳蛋白融合蛋白的形式表达。经辅助病毒感染后，借助CPⅢ的信号肽穿膜作用，进入宿主细胞的外周基质，再正确折叠后被包装于噬菌体尾部，随后携带有表达载体的宿主菌就会释放出带有抗体片段的噬菌体颗粒，可以特异识别抗原，又能感染宿主进行再扩增，因此可以采用类似于亲和色谱原理从噬菌体抗体库中筛选出特异性抗体。

1990年，Mullinax等首次从受破伤风毒素免疫的供者外周血B细胞中组建了人抗体库，容量达10^7，筛选出10株抗TT单抗。这是首例用抗体库技术获得的全人源化抗体，开创了单抗制备的新纪元。噬菌体抗体库技术与传统的杂交瘤技术相比具有明显的优越性：

① 简便易行，节省时间。

② 筛选的容量大，用杂交瘤技术只能在数月内筛选数千个克隆，而噬菌体抗体库技术则可以在数周内筛选出10^6～10^8个克隆。

③ 抗体库技术直接得到抗体基因，避免了杂交瘤细胞克隆不稳定的缺点。

④ 抗体库抗体可用原核细胞表达，无需组织培养，可大大降低单克隆抗体生产的成本。噬菌体抗体库技术在不久的将来有可能取代杂交瘤技术。

2. 异源性或转基因鼠产生的人源性抗体

噬菌体抗体库制备的抗体通常为Fab片段或ScFv抗体，由于没有Fc段，亲和力受到极大影响，人们试图通过基因工程的手段来制备人源性抗体全抗。1997年，Abgenix公司在这方面取得了重大突破，研制成功了转基因鼠（Xenomouse），利用这种小鼠可制备高亲和力的人源性抗体全抗。其原理就是：将小鼠的全套抗体基因去除，同时将人的大部分轻链、重链基因插入到小鼠的染色体当中，这样用抗原刺激小鼠时就可以发生人抗体基因的重排，从而产生人源性抗体。

五、核糖体展示技术

虽然噬菌体展示技术较之杂交瘤技术有显著的改善，是应用最为广泛的一种筛选技术，但其自身无法克服的缺点给具体应用造成了许多障碍，表现在以下几个方面：

① 由于在噬菌体展示和筛选过程中必须经过细菌转化的步骤，抗体库的容量不能超过10^{10}，而且在表达某些候选抗体分子时，大肠杆菌宿主菌的生长被抑制或者由于其毒性作用而不能生长，导致亲和筛选的偏差。

② 亲和筛选时，具有极高亲和力的抗体分子与抗原结合后，很难被洗脱，所以无法捕获其编码基因。

③ 采用噬菌体展示技术进行抗体分子定向进化时，除了以上各种限制之外，基因突变与表型筛选之间的转换也很烦琐。如果以高突变率的大肠杆菌作为宿主菌，会在质粒和宿主基因组中引入不必要的突变，同样造成亲和筛选的偏差；采用体外突变的方法，每次突变之后必须重新进行连接和转化，而由于转化效率的限制，每次转化都会造成抗体库多样性的损失。

核糖体展示技术(ribosome display，RD)的出现在很大程度上弥补了噬菌体展示技术的不足，它是一种新兴的蛋白质工程技术，其特点是：

① RD是一种无细胞系统的完全体外展示系统，不受宿主细胞及转染效率的限制。

② 正确折叠的完全蛋白质和编码它的mRNA同时结合在核糖体上，利用抗原-抗体或配体-受体特异性结合的特性进行筛选，省时省力。

目前，核糖体展示技术的应用主要有两种方式：一种是以mRNA-核糖体-蛋白质三元复合物的形式将基因型和表型联系起来；另一种是以mRNA-蛋白质融合物的形式直接将两者联系在一起。下面就这两种方式中核糖体展示文库的构建及筛选方法分别加以介绍。

1. mRNA-核糖体-蛋白质三元复合物的构建

（1）构建用于核糖体展示的基因片段　在设计核糖体展示系统时，首先要对基因片段进行改造，使基因产物在体外能有效地转录和翻译，并且转录后的mRNA较稳定，可以防止核酸酶的降解。为了使基因片段能有效转录和翻译，5′端应接上T7启动子序列和SD序列，前者使T7聚合酶能有效转录，后者是核糖体结合位点，促进蛋白质有效翻译。在核糖体展示技术中，如何形成稳定的蛋白质-核糖体-mRNA三聚体且目标蛋白能在核糖体上以正确空间构象进行展示是该技术的关键问题。为了使核糖体翻译终止并且停留在mRNA 3′末端，可以设法去掉3′端的终止密码子，使核糖体停留在mRNA 3′末端，将蛋白质和mRNA连接在一起。在mRNA 3′末端设计密码子AGG，AGG可延缓核糖体翻译的速度，有利于稳定核糖体复合物。由于核糖体肽糖要覆盖蛋白质C末端20～30个氨基酸位点，影响蛋白质折叠，因此，在目标蛋白阅读框架序列3′端下游至少要融合一段编码20～30个氨基酸的间隔序列，从而使其余氨基酸序列能正确折叠。

利用噬菌体M13基因Ⅲ区编码的部分氨基酸序列，融合到单链抗体ScFv的C末端，并对不同长度的间隔序列(57～116个氨基酸)进行比较，提示116个氨基酸长度的间隔序列更有利于ScFv在核糖体上的正确展示。利用抗体κ型轻链的恒定区作为间隔序列，建立起抗体-核糖体-mRNA复合物(ARM)，抗体重链能够在核糖体上形成正确的空间构象。利用大肠杆菌*E. coil*的TonB作为间隔序列，成功地展示出ScFv。如果以*E. coil*的ToLa作为间隔序列，在核糖体上正确展示出β-内酰胺酶。根据实验研究目的不同，间隔序列可各不相同，但基本原则是，间隔序列所编码的蛋白质不会影响欲展示的蛋白质的空间构象，间隔序列长度应当合适，既能使目标蛋白自由展示，又能提高蛋白质体外转录和翻译的效率。为了增加mRNA的稳定性，防止核酸外切酶的降解，为mRNA设计了5′端、3′端茎环状结构，使mRNA的稳定性得到进一步提高。在对基因片段改造时，常进行两次延伸PCR，先将基因片段和间隔序列拼接在一起，连接产物进行第一次延伸PCR，上游引物含有SD序列，下游引物含有3′端茎环结构序列，PCR产物再进行第2次延伸PCR，上游引物含有T7启动子序列和5′端茎环结构序列，下游产物同前。最后得到的PCR产物，5′端接上T7启动子和茎环结构以及SD序列，3′端则融合了间隔序列并含有3′端的茎环结构。

（2）体外转录和翻译　经过修饰加工的基因片段，可在*E. coil* S30提取液或网织红细胞裂解液中进行体外转录和翻译，形成蛋白质-核糖体-mRNA三聚体，构建出蛋白质展示文库。*E. coil* S30提取液是一种原核表达系统，网织红细胞裂解液是真核表达系统，至于何种系统更适合于核糖体展示，尚有争论。蛋白质体外转录、翻译系统中，mRNA的稳定性至关重要，避免系统中核酸酶的存在和使用核酸酶抑制剂可提高mRNA的稳定性。氧钒核糖核苷复合物(VRC)作为过渡阶段类似物，能有效抑制核酸酶，实验表明，在核糖体展示系统中，1mg/mL VRC可提高mRNA的稳定性，但同时也发现VRC对蛋白质合成有一定程度的抑制性。在*E. coil*系统中，发现如果RNA没有终止密码子，其编码蛋白质C′末端可被11个氨基酸标记短肽所修饰，这种短肽是SsrA RNA产物，修饰后的末端可被特异性C′末端蛋白酶降解，影响蛋白质-核糖体-mRNA复合物聚集，据这一观点，Hanes等设计出anti SsrA寡核苷酸，加入到体外转录、翻译系统中，抑制SsrA RNA功能，防止标记短肽连接到目标蛋白质C′端，实验结果表明，anti SsrA可明显促进蛋白质-核糖体-mRNA三聚体形成。真核细胞的很多蛋白质都有二硫键形成，使蛋白质能够正确折叠，形成有功能的蛋白质。

通过实验还发现蛋白二硫化异构酶(protein disulfide isomerase，PDI)在谷胱甘肽氧化还原缓冲对存在情况下，可以提高功能蛋白质合成；同时发现分子伴侣Dnak和Dnal混合使用，可以增加可溶性蛋白质产量，但对功能性蛋白质形成影响不明显。他们在实验中发现，当PDI和分子伴侣同时运用时，具有活性功能蛋白质的产量达最大值。PDI可明显促进蛋白质在核糖体上正确展示，提高筛选效率。体外转录、翻译系统有一步法和二步法之分，前者把体外转录、翻译系统合二为一，在同一反应液中进行，故称为一步法，二步法把体外与翻译过程分开进行，在不同反应液中进行，如果蛋白质在氧化环境中才能进行正确折叠，应用二步法，如果蛋白质在还原环境中也可正确折叠则可选用一步法。

(3) 体外筛选　当蛋白质和核糖体、mRNA形成三聚体后，就可通过目标蛋白质与相应配体的结合特性对核糖体展示文库进行筛选，筛选方法主要有ELISA和磁珠法。用两种方法对核糖体展示文库进行筛选，将溶菌酶作为抗原包被ELISA板或偶联在磁珠上，通过筛选，两种方法都得到抗溶菌酶特异性抗体。至于何种方法更优，ELISA方法中抗原包被在塑料表面，而塑料表面的疏水作用有可能影响蛋白质空间构象，严重情况下靶蛋白和配体失去结合特性导致筛选失败，而磁珠法筛选是在溶液中进行，不存在上述问题，故认为磁珠法优于ELISA法。

(4) RT-PCR　筛选后得到的复合物，可用EDTA进行降解，使复合物中的mRNA释放出来，也可加入游离配基，使特异性结合的核糖体复合物得到分离，但亲和力较高的复合物分离效率较低。对分离纯化后的mRNA进行反转录聚合酶链式反应(RT-PCR)，使分离得到的基因型得到扩增，PCR产物又可体外转录为mRNA，进行下一轮核糖体展示和筛选。经过多轮筛选后，将PCR产物连接到载体上，进行序列分析，转化原核细胞或真核细胞，并表达和分离目标蛋白做进一步的功能鉴定。

(5) 筛选效果的判定　筛选效果可据筛选后分离得到的mRNA、反转录扩增出的cDNA、cDNA体外转录翻译出的蛋白质进行分析。在体外转录、翻译过程中加入标记物标记mRNA和核糖体复合物，经亲和筛选后分离得到的mRNA与空白组进行放射性强度比较，可以判断每轮筛选的富集效果。对筛选后的PCR产物进行体外转录、翻译，反应过程中用^{35}S蛋氨酸标记蛋白质，对翻译后的复合物进行RIA分析，可以得到每轮筛选后特异性靶蛋白的富集效果。利用荧光相干光谱法对核糖体复合物与配体的结合特性进行分析以后，可根据扩散时间的不同来判定游离态的配体和结合态的受体-配体复合物量的大小，从而可推测出受体和配体的结合特异性和亲和性，可对核糖体复合物进行定量分析，为核糖体展示系统提供快捷、准确的监测指标。

2. RNA-多肽融合物的制备

“mRNA-核糖体-多肽”三元复合物的核糖体展示技术在筛选时必须保持三元复合物的完整。为解决这一问题，Roberts等设计了一个更为简单的系统，将mRNA与其编码的蛋白质通过共价键直接连接起来。

一般情况下，在翻译时，一个mRNA的3′端可以与相关的tRNA连接而导致mRNA-肽复合物的形成，但连接键却是不稳定的氨酰酯键。嘌呤霉素能模拟tRNA的氨酰基末端进入核糖体A位，在核糖体肽酰转移酶的作用下产生新生肽段，从而发挥翻译抑制子的作用。

肽酰嘌呤霉素含有一个位于肽段和嘌呤霉素的 *O*-甲基酪氨酸之间的酰胺键，这样，腺苷部分修饰的嘌呤霉素的 3′-氨基端可以通过稳定的酰胺键与 *O*-甲基酪氨酸相结合。这样，合成的 mRNA 就可以与结合在其 3′末端的嘌呤霉素形成稳定的 mRNA-多肽融合体。

下面就 mRNA-多肽融合物的制备及筛选过程简述如下。

(1) 可控孔径玻璃(controlled pore glass，CPG)-嘌呤霉素的制备　嘌呤霉素盐酸盐溶于水后与碱性碳酸盐混合，再用氯仿进行抽提。干燥后在吡啶/乙腈(体积比为 50/50)中与过量的三氟醋酸酐于 25℃反应 1h，制备 *N*-三氟乙酰嘌呤霉素。用二甲氧三苯甲基(DMT)盐酸盐制备 *N*-三氟乙酰-5′-DMT 嘌呤霉素，并连接到氨基己基 CPG 载体上，制成 CPG-嘌呤霉素。

(2) 3′嘌呤霉素寡核苷酸及模板的合成　用 CPG-嘌呤霉素作为固相载体，用 DNA 和 RNA 合成的标准步骤合成 30-P(5′-dA27dC dCP)和 43-P(连接到 30-P 的 RNA 序列：5′-GGAGGACGAAAUG)LP77 的 RNA 部分为 5′GGG AGG ACG AAA UGG AAC AGA AAC UGA UCU CUG AAG AAG ACC UGA AC，由部分单链寡核苷酸经 T7 转录而成。LP154 的 RNA 部分为 5′-GGG ACA AUU ACU AUU UAC AAU UAC AAU GGC UGA AGA ACA GAA ACU GAU CUC UGA AGA AGA CCU GCU GCG UAA ACG UCG UGA ACA GCU GAA ACA CAA ACU GGA ACA GCU GCG UAA CUC UUG CGC U，LP160 的 RNA 部分为 5′-GGG ACA AUU ACU AUU UAC AAU UAC AAU G$(NNS)_{27}$ CA GCU GCG UAA CUC UUG CGC U，是由 PCR 制备的 dsDNA 转录而成。翻译模板为：43-P(Met 模板)、LP77(短 myc 模板)和 LP154(长 myc 模板)。

3. mRNA-多肽融合物的合成

CPG-嘌呤霉素用来合成寡核苷酸接头(dA_{27} dCdCP)，其 3′端为嘌呤霉素。然后将该接头连接到三个合成的 mRNA 模板的 3′端。模板含有编码 1 个氨基酸(Met 模板，43-P)、12 个氨基酸(短 myc 模板，LP77)和 33 个氨基酸(长 myc 模板，LP154)的可读框(ORF)。每一模板的 ORF 直接与接头的 dA_{27} 相连，这样 DNA 的接头可作为核糖体的间歇位点，在新生肽链解离前，能有足够的时间让 3′-嘌呤霉素进入 A 位。Met 和短 myc 模板以 SD 序列起始，而长 myc 序列包含烟草花叶病毒 5′非翻译区序列，其中含起始密码子，可有效地起始翻译。

体外兔网织红细胞裂解液中进行翻译时，三个模板都能引导 RNA-多肽分子的合成。这可由 ^{35}S-甲硫氨酸掺入模板来证实。为了研究融合物中多肽的性质，分离模板后，用 RNase A 消化以移去模板，除去可变的 RNA 部分，所产生的接头-多肽分子仅在肽链部分不同。一个编码子模板的产物的迁移率与单独接头相同，表明只有一个氨基酸连接到 3′末端。从短 myc 模板和长 myc 模板分离出的接头融合蛋白的迁移率较 30-P 有明显的下降，表明连接了较长的肽段。用蛋白酶 K 和 RNase A 消化模板以移去所有的 ^{35}S 标记，进一步说明迁移率的下降是由于吸附了肽段所致。接头-多肽融合分子通过变性 PAGE 电泳比较是均一的，表明在大多数实验中，核糖体翻译到 ORF 的末端，由于新生链被转移到 mRNA 的 3′末端而终止。

4. RNA-多肽融合物的纯化和特征

RNA-多肽分子的纯化应避免游离多肽和未连接 b 多肽的 mRNA 的干扰。连接分子分两步纯化：用寡核苷酸亲和色谱纯化所有的 RNA，这些 RNA 带有接头序列；用活化的硫代丙基-琼脂糖凝胶纯化所有携带游离巯基的分子。长 myc-接头融合物用寡核苷酸亲和色谱和二硫键共价连接的亲和色谱纯化。通过对二硫键形成的融合物的分离可以确证核糖体到达了信使 RNA 的 ORF 末端，因为半胱氨酸是多肽的次末端残基。

可进一步通过免疫沉淀实验来证明 mRNA 与多肽的结合。用能识别 myc 表位的单克隆抗体去沉淀长 myc 模板。在对照实验中，该抗体能有效地沉淀长 myc 模板的 RNA 部分所翻译的游离肽段。当长 myc（LP154）被翻译后，RNA-多肽产物生成并被免疫沉淀。定量测量未修饰接头和接头-myc 多肽融合物的比例，可以发现以 0.2%～0.7%投入的 RNA 被翻译成融合蛋白产物。当核糖体/模板比例较高时，则较多的投入 mRNA 被翻译成融合蛋白。mRNA 的浓度超过上述范围时，每毫升翻译抽提物中大约有（0.8～1.0）× 10^{12}个融合蛋白分子。

连接到 mRNA 上的多肽分子必须是由该 mRNA 编码而成，即新生肽链不与其他 mRNA 上的嘌呤霉素结合。当接头（30-P）与长 myc 模板在翻译抽提物中以 20∶1 的比例共育时，没有明显的交叉转录现象发生。游离的接头也不会明显降低长 myc 融合物的产量。同样，当短模板 43-P 与长模板 LP154 共同翻译时，仅观察到模板与其相应的反应产物形成融合物，没有见到短模板与长 myc 肽段的融合物形成。这些结果表明，融合物的形成是发生在新生肽链和与其结合到同一核糖体上的 mRNA 之间。

5. RNA-多肽融合物的选择性富集

翻译反应用的 myc 模板（LP154）及库模板（LP160）分别按 1∶0、1∶20、1∶200 及 1∶2000 的比例进行。模板从 dT_{25} 琼脂糖中分离并洗脱，加入硫代丙基琼脂糖凝胶后置 4℃旋转 1h。固相载体用 TE 洗数遍，加入 DTT 后孵育数小时，然后再用水洗几次。每一样品均用反转录酶反转录 1h，取少量未经筛选的产物进行 PCR。剩余的反应物与稀释缓冲液和蛋白 G/A 偶联物混合并在 4℃旋转 1h。分离出的洗脱液中加入抗 myc 单抗 9E10 和蛋白 G/A 偶联物，于 4℃旋转 2h。免疫沉淀物通过离心分离并用冷的稀释缓冲液洗几次，经过筛选的物质用 4%乙酸洗脱并低压冻干。

为进一步证实用 RNA-多肽融合物筛选的可能性，制备了不同稀释度的长 myc 模板（LP154）和随机序列库模板（LP160）的混合物，翻译这些混合物，用寡核苷酸亲和色谱和二硫化物亲和色谱纯化 RNA-多肽融合产物。myc-模板融合物用抗 myc 单抗进行免疫沉淀。为测量这一选择过程的富集程度，取免疫沉淀前后的一定量的 RNA-多肽融合物进行反转录和 PCR 扩增（用放射性标记的引物）。扩增后的 DNA 产物经限制性核酸内切酶消化，定量检测切除和未切除的 DNA 比例，发现与经免疫沉淀的随机库相比，myc 序列被富集了 20～40 倍。

以 mRNA-多肽融合物的形式进行核糖体展示较其他需要通过细胞内步骤的方法相比有明显的优越性，该法构建的库具备更丰富的多样性，这对于从一个完全随机的序列库中筛选出稀有的功能性序列是一个重要的优势。此方法可以构建库容量为 10^{12}～10^{13} 的 mRNA-多肽融合文库。目前已构建了一个库容为 10^{12} 的 mRNA-多肽融合文库，多肽部分包含一个含 27 个氨基酸的随机序列。通过提高转录反应的效率，库容可增加到 10^{15}，下一步工作是要确定能有效连接到 mRNA 上的多肽或蛋白质的最大长度。

6. 基因工程抗体宿主表达系统

(1) 细菌（*E. coli*）表达系统　由于细菌缺乏糖基化能力，不能催化 Ig Fc 上糖基转移，不能装配完整抗体，不利于抗体分子形成适当的链内、链间二硫键，所以主要用来表达 Fab、Fv 和 ScFv 等抗体片段。该系统分胞内装配和胞外分泌 2 种，胞内装配指抗体在大肠埃希菌胞质中表达形成一种不溶无活性包涵体，然后破碎细胞将抗体释放出来。其优点在于防止宿主酶类对抗体的降解，但抗体产量和抗原结合活性较低。胞外分泌指在重组 Ig 基因上连接编码分泌肽的引导序列，此时大肠埃希菌表达和分泌完整功能抗体。分泌肽可将抗体片段引向胞周，抗体在此折叠，形成适当二硫键并与二聚体联系，而可变区内的二硫键对于稳定 Fab、Fv、ScFv 及其早期折叠有重要意义。

目前有两种类型载体用于抗体表达：

① PACtacIPTG诱导型 其启动子tac2受IPTG或半乳糖诱导控制；

② 温度诱导型 如PAM1，其启动子λPL受CI基因抑制。应用PACtac和PAM1，细菌中Fab的表达量可高达1～2g/L，分泌到培养基中的抗体浓度可达100～500mg/L。

(2) 酵母表达系统 酵母属真核微生物。与大肠埃希菌相比，酵母提供了较高级的异源蛋白折叠途径，减弱了异源蛋白降解问题，并且Asn-X-Ser/Thr基序蛋白质能腺苷酰化。当提供酵母信号序列时，酵母能分泌正确折叠并有效加工的蛋白质。与哺乳动物表达系统相比，酵母能在简单培养基上快速生长，作为临床和工业重要蛋白质的表达系统，具有诱人的前景。在酵母中，异源启动子不能发挥作用，故只有酵母启动子才被用作基因表达。常用酵母启动子为Gal-1、Gal-2和Gal-3，均被葡萄糖抑制，而被半乳糖诱导。在酵母表达系统可获得高水平分泌抗体。抗CD7和抗DMI 2种单链抗体在大肠埃希菌表达量为0.2mg/mL，但当相同片段在毕赤酵母表达时，其产量分别为60mg/mL和100～250mg/mL。

(3) 哺乳动物细胞表达系统 用哺乳动物细胞表达抗体最初见于将抗体基因重组导入淋巴细胞，在病毒(如SV40)或IgG的启动子或增强子引导下，淋巴细胞能正确加工和翻译后修饰免疫球蛋白，产生具正常生物学特性和效应功能的适于人体诊断和治疗用抗体。但总体来讲，淋巴细胞表达水平较低，培养上清中抗体含量为1～300μg/mL；杂交瘤一般为200μg/mL。早期对神经胶质细胞、CHO及Hela细胞等的研究中，其抗体生产水平与淋巴细胞相似或更低。目前已建立了一套较为成熟的CHO抗体表达系统，它采用最有效的启动子系统——来自人巨细胞病毒(CMV)启动子成分，现已开发出含该启动子的表达载体，用于引导Ig基因在CHO细胞的表达。最新研究的一种变异CHO细胞系，表达经过修饰的人腺病毒Ela转录激活因子，此因子可增加许多病毒启动子的转录，使重组蛋白表达增强。提高抗体产生还可利用某些促进基因扩增的放大性遗传标记，如DHFR和GS基因，它们与抗体基因偶联或共转染宿主后表达。在选择性药物氨甲蝶呤(MAX)存在时，可显著提高抗体基因的表达。

哺乳动物细胞表达系统的特点是：

① 能将抗体正确装配、折叠和糖基化成有活性的分子；

② 能在无血清培养基中生长，分泌水平高，宜大规模生产；

③ 其瞬时表达系统可表达足量抗体，以便对抗体特异性和亲和力做快速鉴定。

(4) 植物表达系统 转基因植物生产抗体的成功，开辟了基因工程抗体在植物学领域的先河，已证实植物能合成全功能抗体分子。将抗体轻链、重链基因导入土壤根瘤农杆菌质粒，并被引入不同的烟草植物中表达，再将表达轻链、重链抗体的植株进行有性杂交，后代中能产生全功能的抗体。将抗体可变区基因连接，也可在植物中表达。植物表达系统的特点有：

① 能大规模生产，成本低；

② 有望成为农作物抗病育种的新途径；

③ 作为环保手段，表达抗有毒物质抗体；

④ 用于研究植物生理、生化的有效成分；

⑤ 植物抗体易于保藏，有时作为食品疫苗口服使用而不需提取。但由于植物能产生不同于哺乳动物的糖类残基，从而产生某些不正常的生物学特性，如糖基化的不同会影响抗体的生物学分布、在血液中的半衰期和某些效应功能等。

近年来，处于研发状态和已经应用于临床的治疗性抗体如表11-2所示。

表 11-2 治疗性抗体

名称	属性	研制单位	用途	开发现状
2B1	双特异鼠 Mab	National Cancer Institute	乳腺癌	Ⅰ/Ⅱ期
4197X-RA	免疫毒素	Houston Biotech	预防继发性白内障	Ⅱ期
AD-439MAb	中和抗 HIV-gp130 蛋白	Tanox Biosystems	HIV 感染，艾滋病	Ⅰ/Ⅱ期
AD-439	全抗	Tanox Biosystems	HIV 感染，艾滋病	Ⅰ/Ⅱ期
AD-519MAb	中和抗 HIV-gp210 蛋白	Tanox Biosystems	HIV 感染，艾滋病	Ⅰ/Ⅱ期
AL-901	抗人 IgE	Tanox Biosystems	过敏性疾病	Ⅰ/Ⅱ期
ALG-991	嵌合 Mab	Allergene	有毒常春藤	Ⅰ/Ⅱ期
Herceptin	抗-HER-2 人源化 Mab	Genetech	乳腺癌	Ⅰ/Ⅱ期
抗 IgE	人源化 Mab	Genetech	哮喘	Ⅰ/Ⅱ期
Avicidin	Mab 结合物	NeoRx	各种实体瘤	Ⅰ期
Biostent		NeoRx	消除血管成形术后血管痉挛	Ⅰ期
RB96	阿霉素结合物	Bristol-Myers Squibb	癌症	Ⅰ期
BTI-322	Mab	MedImmune，BioTransplant	急性肾排斥，移植物抗宿主病	Ⅰ期
C225	抗 EGFR 嵌合 Mab	ImClone System	表皮生长因子受体阳性癌症	Ⅰ期
Centara	嵌合抗 CD4 抗体	Centocor	风湿性关节炎，T 细胞淋巴瘤	Ⅰ期
Cen TNF	嵌合抗 CD4 抗体	Centocor	风湿性关节炎，炎性肠道疾病	Ⅰ期
CMA-676		Wyeth-Ayerst Lab	复发的急性髓性白血病	Ⅰ期
CMB-401		Wyeth-Ayerst Lab	卵巢癌	Ⅰ期
Rsevin M 12D10-Fab	Fab 抗体	Centocor，Corvas	PTCA 的溶血栓并发症	Ⅰ期
E5Mab		Pizer，XOMA	革兰阴性脓毒症	Ⅰ期
Enlimomab	抗 ICAM-1 Mab	Bochringer Ingelhein	中风，热损伤	Ⅰ期
Hu23F2G	重组人源化单抗	ICOS	出血性休克，多发性硬化	Ⅰ期
人抗乙肝抗体	工程的全-B 抗体	Protein Design Labs	肝炎患者	Ⅰ期
IDEC-Y2B8		IDEC 制药公司	非何杰金 B-细胞淋巴瘤	Ⅱ/Ⅲ期
IDEC-InB8		IDEC 制药公司	非何杰金 B-细胞淋巴瘤	Ⅱ期
IDEC-Y2B8		IDEC 制药公司	非何杰金 B-细胞淋巴瘤	Ⅱ期
Immu RAIT-CEAI	^{131}I-完整的 IgG	Immunomedics	结直肠癌	Ⅱ期
Immu RAIT-LL2	^{131}I-完整的 IgG	Immunomedics	非何杰金 B-细胞淋巴瘤	Ⅱ期
L54565		Pharmacia and Upjoh	结直肠癌和胰腺癌	Ⅱ期
LYM-1		Techniclone International	淋巴瘤	Ⅱ期
MAb 14.18		National Cancer Institute	神经母细胞瘤（儿科）	Ⅱ期
MAb 14G2a		National Cancer Institute	实体瘤	Ⅱ期
MAb B3		National Cancer Institute	转移的癌症	Ⅱ期
MAbCC-49		National Cancer Institute	实体瘤	Ⅱ期
MAbCOL-1		National Cancer Institute	胃癌和结直肠癌	Ⅱ期
MAK 195F		Knoll Pharmaceuticals	脓毒败血症	Ⅱ期
MDX-11		Medarex	急性髓性白血病	Ⅱ期
MDX-22		Medarex	急性髓性白血病	Ⅲ期
MDX-210		Medarex	所有 Her2/ neu 阳性恶性肿瘤	Ⅲ期
MDX-447		Medarex	所有 EGFR 阳性恶性肿瘤	Ⅲ期
MEDI-493	人源化 RSV	MedImmune	呼吸道融合病毒病	Ⅲ期
MEDI-500，T10B9	Mab	MedImmune	肾移植排斥反应	Ⅲ期
Oncolym	Mab	Alpha Therapeutic	不应性 B 细胞非何杰金淋巴瘤	Ⅲ期
Oncolysin B	抗-B4-封闭的蓖麻蛋白	ImmunoGen	T 细胞恶性肿瘤的治疗	临床试验
Oncolysin S	N901-封闭的蓖麻蛋白	ImmunoGen	小细胞肺癌的治疗	上市

第五节 我国治疗性抗体的开发战略

一、政策方针开发战略

1. 21 世纪初的发展目标

采取“基础性研究与应用研究相结合”的方针，形成一套能尽快使科研成果产业化的转化机制。形成自我发展与完善的良性循环机制。在 2015 年达到：

① 若干基础较好的抗体研究领域能达到或超过世界发展的水平，同时有重点地扩展新的

抗体研究领域。

② 对我国有较好研究基础的治疗性抗体的应用，如肿瘤单抗的免疫生物学治疗，应予重点加强，使我国在此领域内的抗体工程研究与开发能跨入世界领先行列。

③ 加大支撑领域的研究力度，包括各种研究用化学及生物试剂、实验动物研究、精密医学仪器研制等方面，力争在2020年有一个较大的发展。

2. 发展原则

为了实现上述战略目标，我们应遵循以下发展原则：

① 坚持“突出重点、有限发展”，力争在某些领域取得突破，如肿瘤单抗的生物导向治疗。发展具有我国资源特色的研究和发展项目，跻身于世界领先行列。

② 加大支持具有产业化前景项目的力度，把市场定位、学术水平、经济效益和社会效益统一起来，为生物高技术产业的发展做出贡献。

③ 点面结合，储备项目。其前提是必须处在学科前沿；我国有较好的基础和研究积累；具有后续发展潜力；具有我国独有资源特色。

对这些课题的研究应给予强度较大的资助，使我国在抗体研究与开发的某些领域和项目形成特色，进入世界先进行列。尤其是那些具有创新思路的课题应给予充分的重视和必要的支持。

二、技术方针开发战略

1. 鼠抗体人源化和人源抗体制备技术日趋完善

随着抗体结构的阐明和分子生物学技术的发展，人们利用DNA重组技术可从杂交瘤细胞的基因文库中克隆出带有完整上游转录调控序列的抗体轻链、重链可变区基因，插入含有人抗体恒定区的表达载体中，即可获得鼠-人嵌合抗体基因。但随着PCR方法的建立和推广，克隆抗体基因变得更为简便，因为抗体分子的多样性主要存在于与抗原结合部位的互补决定区(CDR)即高变区内，抗体骨架区基因序列相对保守，因此用第1骨架区序列或前导序列作为5′端引物，以J区或恒定区序列设计3′端引物，用杂交瘤细胞总RNA为模板，通过反转录PCR，很容易克隆出抗体可变区基因。由鼠抗体可变区和人抗体恒定区组成的嵌合抗体，人源化程度达到70%左右，大量的实验和应用证明嵌合抗体确实保留了亲本鼠单抗的抗原结合能力，并降低了免疫原性。美国FDA批准的抗体药物中有4个是嵌合抗体。

为了制备高亲和力的人源抗体，除了构建大容量抗体库外，还可以利用转基因鼠的方法。该方法首先利用基因敲除技术，将小鼠内源性免疫球蛋白基因敲除，然后向小鼠胚胎干细胞导入人Ig基因座，获得含人免疫球蛋白纯合小鼠后，通过小鼠体液免疫系统产生完全人源的高亲和力抗体。在此过程中，保留了完整、有效地完成抗体种类转换和亲和力成熟的天然机制，不需要对抗体进行基因工程改造。目前鼠单抗人源化、抗体库技术及转基因小鼠技术成为人源化和人源抗体制备的三大主要技术，在抗体用于疾病治疗中起了关键作用。

2. 深入了解疾病发生的分子机制和抗体作用机制

由于许多与疾病相关的靶分子的发现，目前可用抗体治疗的疾病有白血病、淋巴瘤、乳腺癌、大肠癌、移植物抗宿主病、类风湿性关节炎、节段性回肠炎、冠状动脉再狭窄、呼吸道合胞病毒感染等。更多类型的肿瘤、自身免疫性疾病和感染性疾病的抗体治疗正在临床进行试验。许多情况下抗体治疗的机制是多方面的，有些还不完全清楚，但主要有以下几种：

(1) 通过阻断或中和作用产生治疗效果，如抗TNF-α抗体治疗类风湿性关节炎，抗RSV抗体治疗呼吸道合胞病毒感染等。

(2) 通过抗体Fc部分的免疫效应机制。人类Ig能通过其Fc段与多种细胞表面的Fc受体结合，不同类别的 Ig 可与不同的细胞结合，产生不同的效应。IgG 的 Fc 段能与吞噬细胞、NK 细胞、B 细胞等表面的 Fc 受体结合，分别介导调理作用、抗体依赖性细胞介导的细胞毒作用(ADCC)以及胞饮作用等。此外，抗体上的 Fc 与细胞上的相应受体结合增加了靶抗原上与抗体交联的分子密度。

(3) 利用抗体的靶向性，将细胞毒性物质，如放射性核素、细胞毒药物、毒素及全药带到靶部位。

(4) 通过对信号转导途径的影响达到治疗目的，例如抗 CD20 抗体 Rituxan 是通过 BCR 交联诱导一系列信号事件，包括增加蛋白酪氨酸磷酸化、蛋白激酶 C 激活、上调 Myc 然后影响 B 细胞生长和凋亡。随着人类功能基因组和蛋白质组研究的深入和蛋白质芯片技术的发展，越来越多的与人类疾病相关的靶分子将被发现，它们的抗体有可能成为治疗性抗体。

3. 应用分子生物学技术改良抗体性能

分子生物学技术在鼠抗体人源化中起了决定性作用，在抗体性能改良中也起十分重要的作用。

(1) 根据需要改变抗体分子大小和价数。抗体分子大小与其穿过血管壁或组织屏障到达靶部位的难易、在体内的廓清率有直接关系。一般用于免疫显像诊断的抗体可以用相对分子质量较小的由抗体轻链、重链可变区构成的 Fv 或单链抗体 ScFv，它们较易通过血管壁到达靶部位，在血池中的清除率也较快。而用于治疗的抗体则需要有 Fc 的完整抗体，它们在体内停留的时间长。

(2) 提高抗体亲和力。抗体的亲和力与抗体生物活性直接相关，高亲和力的抗体，使用价值也高，但体内亲和力成熟所能达到的程度有限。利用错配 PCR、遗传缺陷型大肠杆菌、计算机辅助设计下定点突变关键氨基酸等突变策略和链替换技术，与各种高亲和力克隆筛选方法相结合，可在体外完成抗体亲和力成熟的过程。

(3) 提高抗体效应功能。单独抗体(裸抗体)的效应功能有限，除了以抗体为载体，连接放射性核素、药物或毒素，提高抗体的效应功能外，双特异性抗体是提高抗体效应功能的策略之一。利用分子生物学技术构建一个双价抗体，使其两个抗原结合部位分别结合不同的靶分子，例如一个特异性结合肿瘤细胞、另一个特异性结合免疫活性细胞(T 细胞、中性粒细胞、单核-巨噬细胞等)，将体内的效应细胞导向肿瘤部位，达到杀伤肿瘤细胞的治疗目的。提高抗体效应功能的策略之二是构建抗体融合蛋白，将抗体 Fv 段基因与生物活性蛋白，如毒素、酶、细胞因子等基因融合，表达的抗体融合蛋白能通过抗体的特异性，将这些生物活性物质导向特定的靶部位，提高靶向治疗效应。

诺贝尔奖获得者 J. B. Goldgenstain 曾说："回顾过去几百年人类发展的历史，我们可以这样总结，19 世纪是以蒸汽机为代表的工业革命的世纪，20 世纪是以计算机和通讯为代表的信息技术的时代，而 21 世纪将是以生物制药为代表的生命科学与技术的世纪"。生物技术是 21 世纪科技领域令人瞩目的高新技术，为人类解决疾病防治、人口膨胀、食物短缺、能源匮乏和环境污染等一系列关系国计民生的问题带来了希望。随着现代基因抗体的发展以及人类基因组计划的完成和遗传病基因的不断发现，越来越多的人类功能基因得到克隆、表达和应用，对医药领域产生了巨大影响。可以预测，有关新基因抗体药物的申报、临床和使用将越来越多，基因抗体制药产业不仅将成为利润丰厚的支柱产业，也将为人类健康提供更多更好的保障。

参考文献

[1] Bei R, Schlom J, et al. Baculovirus expression of a functional single-chain immunoglobulin and its IL-2 fusion protein. J

Immunol Methods, 1995, 186: 245-255.

[2] Chaudhary V, Jancndra K, et al. A rapid method of cloning functional variable region antibody geneso in Escherichia coli as single-chain immunotxxiins. Proc Natl Acad USA, 1990, 87: 1066-1070.

[3] Clarkson T, Hoogenboom H R, et al. Making antibody fragments using display libraries. Nature, 1991, 353: 624-628.

[4] Clita-Eid P M, Camille N, et al. A RANTES antibody fusion protein retains antigen specificity and chemokine function. J Immunol, 1998, 161: 3729-3736.

[5] Goldstien J, Graziano R F, et al. Cytolytic and cytostatic properties of an anti-human FcrR1 (cD64) Epidermal growth factor bispecific fusion protein. J Immunol, 1997, 160: 872-879.

[6] Jong F W, Roserberg A H, et al. Use of T7 RNA polymerase to direct expression of cloned gene. Meth Enzym, 1995, 185: 60-67.

[7] Kruid J D, Logtenberg T. Leucine zipper dimerized bivalent and bispecific scFv antibodies from a semi-synthetic antibody phage display library. J Biochem, 1996, 271(13): 7630-7634.

[8] Mahiouz D L, Aichinger G, et al. Expression of recombinant anti-E-selectin single-chain Fv antibody fragments in stable transfected insect cell lines. J Immunol Methods, 1998, 189: 149-160.

[9] Ridgway J T, Titus J A, et al. Redirection of T cell-mediate cytotoxicity by a recombinant single chain Fv molecule. J Immunol, 1996, 152: 1802-1809.

[10] Tonge J D, Heirman C, et al. *In vivo* retargeting of T cell effector function by recombinant bispecific single chain Fv(anti-CD3 x anti-idiotype) induces long term survival in the murine BCL1 lymphoma model. J Immunol, 1998, 161: 1454-1461.

[11] Zheng P Z, Gerardo Z, et al. High level secretion of a Humanized bispecific diabody from *Escherichia coli*. Biotechnology, 1996, 14: 192-196.

[12] Aaron L, Eugen D, et al . Development trends for human monoclonal antibody therapeutics [J] . Nature Reviews Drug Discovery, 2010, 9(10): 767-774.

[13] Andrew B, Nileena V, et al. Antibodies in proteomics II: screening, high-throughput characterization and downstream applications [J] . Trends Biotechnol, 2003, 21(7): 312-317.

[14] Babel I, Barderas R, et al. Antibodies on demand: A fast method for the production of human scFvs with minimal amouts of antigen [J] . BMC Biotechnology, 2011, 11: 61.

[15] Dall'Era M, Wofsy D. Connective tissue diseases: belimumab for systemic lupus erythematosus: breaking through? [J] . Nature Reviews Rheumatology, 2010, 6: 124-125

[16] Hansel T T, Kropshofer H, et al. The safety and side effects of monoclonal antibodies [J] . Nat Rev Drug Discov, 2010, 9(4): 325-338.

[17] Hodi F S, O'Day S J, et al. Improved survival with ipilimumab in patients with metastatic melanoma [J] . N Engl J Med, 2010, 363(8): 711-723.

[18] Julien D C, Behnke S, et al. Utilization of monoclonal antibody-targeted nanomaterials in the treatment of cancer [J] . MAbs, 2011, 3(5): 467-478.

[19] Leavy O. Therapeutic antibodies: past, present and future [J] . Nat Rev Immunol, 2010, 10(5): 297.

[20] Ledón N, Casacó A, et al. Comparative analysis of binding affinities to epidermal growth factor receptor of monoclonal antibodies nimotuzumab and cetuximab using different experimental animal models [J] . Placenta, 2011, 32(7): 531-534

[21] Lo A S, Zhu Q, Marasco W A. Intracellular antibodies (intrabodies) and their therapeutic potential [J] . Handb Exp Pharmacol, 2008, 181: 343-373.

[22] Long A A, Ch M B B. Immunomodulators in the treatment of asthma [J] . Allergy Asthma Proc, 2009, 30(2): 109-119.

[23] Mathew J, Aronow W S, et al. Therapeutic options for severe asthma [J] . Arch Med Sci, 2012, 8(4): 589-597.

[24] Moon SA, Ki M K, et al. Antibodies against non-immunizing antigens derived from a large immune scFv library [J] . Molecules and cells, 2011, 31(6): 509-513.

[25] Nelson A L, Dhimolea E, et al. Development trends for human monoclonal antibody therapeutics [J] . Nat Rev Drug Discov, 2010, 9(10): 767-774.

[26] Reichert J M. Antibodies to watch in 2010 [J] . M Abs, 2010, 2(1): 84-100.

[27] Saif M W, Syrigos K I, et al. Clincal development an future direction [J]. MAbs, 2010, 2: 129-136.
[28] Saif M W. Successful desensitization with cetuximab after an infusion reaction to panitumumab in patients with metastatic colorectal cancer [J]. Cancer Chemother Pharmacol, 2009, 65(1): 107-112.
[29] Tazi I, Nafil H, et al. Monoclonal antibodies in hematological malignancies: past, present and future [J]. Cancer Res Ther, 2011, 7(4): 399-407.
[30] Puja Sapra, Boris Shor. Monoclonal antibody-based therapies in cancer: Advances and challenges [J]. Pharmacology & Therapeutics, 2013, 138(3): 452-469.
[31] Lauren J Schwimmer, Betty Huang, et al. Cotter, et al. Discovery of diverse and functional antibodies from large human repertoire antibody libraries [J]. Journal of Immunological Methods, 2013, 39(1-2): 60-71.
[32] Mark J Adler, Dimiter S Dimitrov. Therapeutic Antibodies Against Cancer [J]. Hematology/Oncology Clinics of North America, 2012, 26, (3): 447-481.
[33] Janice M. Reichert, Eugen Dhimolea. The future of antibodies as cancer drugs [J]. Drug Discovery Today, 2012, 17 (17-18): 954-963.
[34] Dominique Charron, Caroline Suberbielle-Boissel, et al. Anti-HLA antibodies in regenerative medicine stem cell therapy [J]. Human Immunology, 2012, 73(12): 1287-1294.
[35] Louis M Weiner, Joseph C Murray, et al. Antibody-Based Immunotherapy of Cancer [J]. Cell, 2012, 148 (6): 1081-1084.
[36] Zhou X H, Han M, et al. Anti-Osteopontin(OPN). Hybridoma and Hybridomics 2002, 21(3): 222.
[37] 安云庆．免疫学基础．北京：科学技术出版社，2001，51-55.
[38] 陈宇萍，王琰等．抗 HBsAg 和抗红细胞双特异 Diabody 的构建及表达．中华微生物免疫学杂志，1998，18(6)：482-486.
[39] 董志伟，王琰．抗体工程．北京：医科大学/中国协和医科大学联合出版社，1997：20-80.
[40] 冯蕾．人治疗抗体的研究进展．细胞与分子免疫学杂志，2005，21(6)：49-51.
[41] 顾健人，曹雪涛．基因治疗．北京：科学出版社，2001.
[42] 郭勇．生物制药技术．北京：中国轻工业出版社，2001.
[43] 胡显文，汤仲明．生物制药的现状与未来．中国生物工程杂志，2004，24(12)：95-101.
[44] 金涌．单克隆抗体技术的发展基因工程抗体．延边大学农学学报，2003，25(3)：222-224.
[45] 李津，俞泳霆等．生物制药设备和分离纯化技术．北京：化学工业出版社，2003.
[46] 李有全，刘光远．基因工程抗体的研究进展．中国农业科学院，2004，33(6)：36 -41.
[47] 李志勇．细胞工程．北京：科学技术出版社，2005：161-242.
[48] 刘喜福，黄华梁．基因工程抗体研究进展．中国科学院遗传研究所，2004，20(5)：640-642.
[49] 马大龙主编．生物技术药物．北京：科学出版社，2001.
[50] 毛春生，于长明．人源基因工程抗体技术的进展与展望．中国肿瘤生物治疗杂志，1999，6(4)：327-329.
[51] 任红．基因工程抗体．中华肝病学会肝脏病杂志，1994，2(1)：58.
[52] 沈倍奋．抗体药物研究进展．第二军医大学学报，2002，23 (10)：1047-1049.
[53] 沈倍奋．治疗性抗体的基础研究．中国药理学与毒理学杂志，2001，15(4)：241-244.
[54] 宋思扬，楼士林．生物技术概论．北京：科学出版社，1999：75-105.
[55] 王廷华，李官成．抗体理论与技术．北京：科学出版社，2005：64-181.
[56] 熊宗贵．生物技术制药．北京：高等教育出版社，1999：121-196.
[57] 杨和平，黄宗之．基因工程抗体的生产技术．中国动脉硬化杂志，1994，2(4)：152-161.
[58] 于长明．基因工程抗体表达系统的研究进展．生物技术通讯，2003，9．
[59] 岳建华，唐家琪．抗 Rh(D)血型抗体制备的研究进展．细胞与分子免疫杂志，2005，21(2)：46-48.
[60] 甄苏永，邵荣光．抗体工程．北京：北京医科大学出版社，2002：45-185.
[61] 郑朝共．治疗性单克隆抗体的研究．国外医学预防诊断治疗用生物制品分册，1998，21(6)：257-259．
[62] 何金生，张莹等．靶向 PrP 及 A_β 的治疗性抗体研究进展 [J]．中国科学：生命科学，2010，40(8)：679-684.
[63] 胡迪超，张爱华等．人 CD4 分子及其治疗性抗体的研究进展 [J]．中国生物制品学杂志，2010，23(8)：896-900.
[64] 王旻．治疗性抗体药物研究与发展趋势 [J]．药物生物技术，2011，18(2)：95-99.
[65] 孙巍，林珩等．治疗性抗体：炎性免疫性疾病治疗的新选择 [J]．药学学报，2012，(10)：1306-1316.
[66] 宋凤丽，张玉林等．抗 ICAM-5 单克隆抗体的制备与实验研究 [J]．北京医学，2013，35(3)：207-209.

[67] 郭夕源，杨江华等．人源性治疗性抗体的应用与制备进展［J］．海南医学，2013，24(1)：107 -110.
[68] 张弢，陈卫等．抗体药物研究进展与趋势［J］．中国新药杂志，2008，17(9)：713.
[69] 刘萍，陈苗苗等．单克隆抗体研究进展［J］．中国畜牧兽医，2012，39(1)：67-70.
[70] 吴永强，董关木．人源化单克隆抗体研究进展［J］．微生物学免疫学进展，2008，36(2)：73-77.
[71] 孙志伟，陈惠鹏．国内外抗体药物最新进展［J］．高科技与产业化，2011，185：57-60.
[72] 何远，张娟等．抗肿瘤人源化抗体药物的研究进展［J］．药学学报，2012，47 (10)：1269 -1274.
[73] 孙思凡，张部昌等．治疗性单克隆抗体研究进展［J］．生物技术通讯，2009，20(2)：258-262.

第十二章 重组细胞因子

第一节 概 述

在机体免疫应答活动过程中，有多种细胞因子参与，如白介素、干扰素、肿瘤坏死因子等，它们作为免疫活性细胞间相互作用的介质，对免疫应答的发生、调节及效应等均起着十分重要的作用。细胞因子(cytokine)的研究对免疫应答及调节免疫细胞之间的信息传递和相互关系等都有重要意义，是当今免疫学、遗传学、细胞学以及分子生物学研究最活跃的领域之一。

一、细胞因子和重组细胞因子的概念和作用

1. 细胞因子

细胞因子(cytokine)是一组有机体的免疫细胞并非免疫细胞合成并分泌的小分子或中等分子量的可溶性蛋白质(多肽)或糖蛋白。细胞因子包括淋巴细胞产生的淋巴因子和单核-巨噬细胞产生的单核因子等，具有强大的和多方面的生物效应。它们作用于特异的靶细胞表面受体，通过细胞内信号和第二信使介导，调节细胞的增殖、分化、生长、出血、骨发生、免疫过程、创伤的愈合、炎症反应等。不少疾病的发生与细胞因子生成失衡有密切联系，它们异常过度的分泌可诱发和延长病理过程，甚至使疾病可能恶化。细胞因子的生成异常亦与一些免疫介导的疾病有关，它广泛地介入恶性肿瘤的增殖分化、转移。研究细胞因子有助于阐明分子水平的免疫调节机制，有助于疾病的预防、诊断和治疗，特别是利用细胞因子治疗肿瘤、感染、造血功能障碍以及自身免疫疾病等已收到初步疗效，具有非常广阔的应用前景。因此，近年来，细胞因子的分泌表达及其作用引起了多方面专家的关注和研究。

2. 重组细胞因子

天然细胞因子是通过免疫细胞或肿瘤细胞株体外培养，从培养上清液中获取微量的细胞因子制剂，不但纯度很难保证，而且价格昂贵。

20 世纪 80 年代以来，随着基因工程技术的发展，细胞因子的研究也进入基因水平。为研究细胞因子的结构与功能，必须要有大量的细胞因子纯品。现在可以利用大肠杆菌、酵母菌、昆虫细胞、哺乳动物细胞等工程细胞大规模生产重组的细胞因子纯品，其产量、纯度、成本等指标均优于天然来源的细胞因子。这不仅大大促进了细胞因子的结构与功能研究，也促进了细胞因子作为生物应答调节剂治疗各种疾病的应用研究。重组细胞因子作为药物具有很多优越之处，例如细胞因子为人体自身成分，可调节机体的生理过程和提高免疫功能，很低剂量即可发挥作用，因而疗效显著，副作用小，是一种全新的生物制剂，已称为某些疑难病症不可缺少的治疗手段。目前利用基因工程技术生产重组细胞因子，作为生物应答调节剂（BRM）治疗肿瘤、造血障碍、感染等已收到良好疗效，成为新一代的药物。

二、细胞因子的发展历程

细胞因子大体经过了下面的几个时期或阶段。

1957 年，Isaacs 等人发现病毒感染的细胞产生一种因子，可抵抗病毒的感染，干扰病毒的复制，因而命名为干扰素，这是发现的第一个细胞因子。

20 世纪 60 年代初，Bloom、Bennett 和 David 等人在阐明迟发型超敏反应机理的研究中，发现淋巴细胞活化后可分泌一种完全不同于免疫球蛋白的可溶性分子，它不仅介导迟发型超敏反应，还介导各种其他型的细胞免疫。不久，Ceorge 和 Vaughan 首次发现免疫动物的巨噬细胞在体外培养时，因特异性抗原和免疫动物淋巴细胞的存在，巨噬细胞的移动受到抑制。20世纪中叶，David 等证实特异性抗原刺激淋巴细胞活化，分泌一可溶性因子称巨噬细胞移动抑制因子(macrophage migration inhibitory factor，MMIF)。1969 年，Dumonde 归纳将这种由活化淋巴细胞合成和分泌的、在免疫反应和炎症反应中有多种生物学活性的、非免疫球蛋白的可溶性因子，称之为淋巴因子(lymphokines，LK)。除淋巴细胞能合成和分泌 LK 外，单核-巨噬细胞、成纤维细胞、大颗粒淋巴细胞等也能合成和分泌 LK 样因子，称之为单核细胞因子(monokines，MK)，它们在免疫吞噬和炎症反应中同样起重要作用。1977 年，Cohen 将 LK、MK 和 EPO 等统称为细胞因子(cytokine，CK)，它是由多种细胞产生的一类非抗体非补体，能调节细胞生长分化，调节免疫功能，参与炎症发生及创伤愈合的微量而高效的可溶性激素样小分子多肽类物质。迄今为止，科学家们已从各自的研究中描绘出 100 多种细胞因子，而且还在不断发现之中。

20 世纪 70 年代，在细胞因子研究工作早期，因 CK 含量极微，难以提纯获得足够数量和纯度，且 CK 的相应抗体特异性差而难以鉴别；而且只限于按生物活性命名的特点，在命名上引起了混乱，如白细胞介素-1(interleukin-1，IL-1)就有多种不同的名称，使概念上也造成混乱；同时，又因为细胞因子功能的多样性和一种因子可被多种不同的细胞产生等复杂情况，因此限制了对 CK 基础理论和实验的深入研究以及临床应用研究。

进入 20 世纪 80 年代以后，随着分子生物学技术的发展，为细胞因子的研究提供了新的契机。利用 cDNA 克隆技术，一个又一个的细胞因子结构被阐明；利用外源基因表达技术，可获得大量的重组细胞因子纯品，使细胞因子的功能研究获得明确结果。在短短的十几年时间内，细胞因子研究领域获得惊人的成果，分子克隆成功并阐明结构与功能的细胞因子已达数百种，有上百种重组细胞因子在进行临床研究，治疗肿瘤、感染、造血功能障碍等疾病，其中数十种细胞因子或其抑制剂已被批准作为药物正式上市，一些细胞因子基因治疗的研究也已进入临床。

进入 21 世纪，包括 IL-1～IL-18 以及 IL-19、IL-20、IL-21、IL-23、集落刺激因子(colony stimulating factor，CSF)、干扰素(interferon，IFN)、肿瘤坏死因子(tumor necrosis factor，TNF)、转化生长因子(transforming growth factor，TGF)、干细胞生长因子(stem cell factor，SCF)、白细胞抑制因子(leukemia inhibition factor，LIF)等十几种与免疫有关的细胞因子被相继发现和克隆，极大地促进了细胞因子的结构与功能研究。目前，新细胞因子的分子继续被克隆出来，特别是递减杂交技术和 PCR 技术的应用，将在新细胞因子的克隆化中发挥更大的作用。

三、细胞因子的研究近况

目前，细胞因子的研究成果巨大，分子克隆成功并阐述了其结构和功能的细胞因子有数百种之多，很多细胞因子已经进入临床，用于治疗疑难杂症，近 15 年内，生物技术在新型生物药物开发应用中取得了长足的进展，特别是基因重组技术的广泛应用，使重组细胞因子药物的品种不断出现。在世界范围内销路最好的细胞因子药物有干扰素、白细胞介素、集落刺激因子、促红细胞生成素以及肿瘤坏死因子。有的已经广泛用于医疗卫生事业，例如基因工程干扰素和白细胞介素-2 在肿瘤、多发性硬化病和病毒性传染病等方面取得了可喜的进展。集落刺激因子、促红细胞生成素以及肿瘤坏死因子等重组细胞因子正在进行临床观察，已有大量的实验资料可以证实它们在临床治疗上有很大的潜力，将来很有可能作为治疗威胁人类的重大疾病的首选药物。但随着传统技术药物的开发和临床应用，也出现了一些新的问题，迫使科学家和医疗工作者努力探索和研制新型的基因工程药物，特别是细胞因子药物以改善药物的疗效。例如第 2 代集落刺激因子重组融合蛋白 PIXY-321(Pixykine)的诞生就是一个很好的例子，利用基因操作技术将粒细胞-巨噬细胞集落刺激因子(GM-CSF)与白细胞介素-3(IL-3)的基因通过重组的方法构建到宿主酵母菌中，然后经过表达得到的融合蛋白质对造血细胞的活性大大增强，极大地增加了白细胞和血小板的数目。另外，使用该融合蛋白后可以加大抗癌药的药效剂量，减少抗癌药导致的中性粒细胞和血小板减少而产生的副作用。细胞因子药物的研究与开发是医药生物技术领域最为成功和引人注目的领域。

我国近年来对细胞因子的研究也发展很快。20世纪90年代研制成功的基因工程细胞因子有干扰素、白细胞介素、肿瘤坏死因子(TNF)等20余种。已经有十几种重组细胞因子药物上市(见表12-1)。

表12-1　目前我国批准上市的基因工程细胞因子药物

中文名	缩写名	适应证
干扰素α1b(外用)	rhuIFN-α1b,1989年	病毒性角膜炎
干扰素α1b	rhuIFN-α1b,1996年	慢性活动性肝炎,白血病,尖锐湿疣,带状疱疹
干扰素α2a	rhuIFN-α2a,1996年	带状疱疹,尖锐湿疣
干扰素α2b	rhuIFN-α2b,1996年	HBV,HCV
干扰素γ	rhuIFN-γ,1994年	类风湿关节炎
白细胞介素-2	rhuIL-2,1995年	抗肿瘤
白细胞介素-3	rhuIL-3,正在研制	骨髓功能低下,骨髓移植病人
白细胞介素-4	rhuIL-4,正在研制	抗感染,抗肿瘤
白细胞介素-6	rhuIL-6,正在研制	血小板减低
粒细胞集落刺激因子	rhuG-CSF,1997年	癌症放疗、化疗生白细胞
粒细胞-巨噬细胞集落刺激因子	rhuGM-CSF,1997年	化疗生白细胞,骨髓移植
红细胞生成素	rhuEPO,1997年	肾性贫血
重组牛碱性成纤维细胞生长因子	Rb-bFGF,2001年	烧伤,神经溃疡,肌肉萎缩

四、几种常见的细胞因子

以下介绍几种常见的细胞因子，根据细胞因子的生理功能可将其大概地分为以下种类。

1. 干扰素

1957年，Isaacs和Lindernann在研究病毒的干扰现象时，发现一种具有干扰活性的因子，即干扰素(interferon，IFN)。干扰素是最先发现的细胞因子，是由干扰素诱生剂诱导生物细胞后所产生的一类高活性多功能糖蛋白，可抵抗病毒感染，能够干扰病毒的复制，因而命名为干扰素。它是一种具有广谱抗病毒、抗肿瘤的蛋白质。根据其来源和结构，可将IFN分为IFN-α、IFN-β、IFN-γ。1980年，国际干扰素命名委员会对干扰素命名做了规定，先根据动物来源确定分类系统，再按抗原特异性分型，以α、β、γ表示，α相当于过去的白细胞干扰素(Le)，β相当于过去的成纤维细胞干扰素(F)，二者合称为Ⅰ型干扰素。干扰素γ由灭活的或活病毒作用于致敏的T细胞和NK细胞产生，相当于免疫干扰素即Ⅱ型干扰素。它们分别由白细胞、成纤维细胞和活化的T细胞产生。IFN-α为多基因产物，生物活性基本相同，但存在约213种不同的亚型，IFN-β和IFN-γ只有单一亚型。IFN除有抗病毒作用外，还有抗肿瘤、免疫调节、控制细胞增殖、引起发热等作用。目前已批准生产的品种有IFN-α1b、IFN-α2a、IFN-α2b、IFN-γ四种。其中IFN-α1b系我国首创的一种新型重组干扰素，临床证明它对慢性活动性肝炎、白血病、尖锐湿疣、带状疱疹等疗效明显。IFN-α2a与IFN-α2b相比仅相差一个氨基酸，即在第23位是Arg而不是Lys，其余结构相同，性质也相似。但IFN-α2b来自正常细胞系，而IFN-α2a来源于恶性化细胞系，故其免疫原性较强，与IFN-α2b相比作用机理、疗效相似，但毒副作用较小，临床应用中产生中和抗体的概率为12%，而IFN-α2b仅为6%。IFN-γ主要调节免疫系统活性，可治疗类风湿性关节炎。

2. 集落刺激因子

集落刺激因子(colony stimulating factor，CSF)为一类刺激骨髓多能造血干细胞向粒单系祖细胞集落分化，并使其发育为成熟粒细胞、巨噬细胞的体液性造血因子。其化学本质是一组能控制粒细胞、单核-巨噬细胞和某些造血细胞繁殖和分化的糖蛋白。各种集落刺激因子的作用范围不相同，因而其名称也不相同，分别为粒细胞集落刺激因子(granulocyte colony stimulating factor，G-CSF)、巨噬细胞集落刺激因子(macrophage colony stimulating factor，M-CSF)、粒细胞-巨噬细胞集落刺激因子(granulocyte-macrophage-CSF，GM-CSF)、多重集落刺激因子(multi-CSF 或 IL-3)等。一般来讲，凡是刺激造血细胞的细胞因子都可统称为CSF，例如刺激红细胞的红细胞生成素(erythropoietin，EPO)、刺激造血干细胞的干细胞因子(stem cell factor，SCF)、刺激胚胎干细胞的白血病抑制因子(leukaemia inhibitory factor，LIF)以及刺激血小板的血小板生成素等均有集落刺激活性。1987 年，Yang 发现多重集落刺激因子(multi-colony stimulating factor，multi-CSF 或 IL-3)。2004 年，我国干细胞工程技术研究中心在国际上首次发现新的干细胞因子——人血液血管细胞生成素(HAPO)。它是一个新的生长因子，主要作用于血液和血管共同的干细胞，它将为血液病和血管性疾病的治疗带来一些新的药物。由于生物工程技术的进步，目前 CSF 已经进入临床，在临床使用的多为基因工程重组的产品，如重组人粒细胞-巨噬细胞集落刺激因子，通过基因工程技术生产的由 127 个氨基酸组成一种非糖基化的水溶性蛋白质，是人体内存在的内源性生物活性物质，可刺激单核细胞杀真菌，促进巨噬细胞吞噬超氧化物以及摄取和杀灭病原虫等作用。

3. 促红细胞生成素

促红细胞生成素(erythropoietin，EPO)是 1977 年从人尿中纯化获得的，1984 年获得了 EPO 基因的 cDNA 克隆。1985 年，Jacob 等又发现由肾小管内皮细胞合成的 EPO，也可由肝细胞、巨噬细胞等产生，相对分子质量为 30k～39k。他又成功地从胎儿肝中克隆出 EPO 基因，使通过基因工程手段大量生产重组 EPO 成为可能。EPO 作为一种造血因子，不仅可治疗一般的贫血，而且可治疗正常人手术后的贫血反应，尤其对癌症化疗后造血功能受到损害的患者更加有利。EPO 可促进血液中的红细胞增殖，大大地提高了癌症病人的生活质量和存活率。另外，EPO 凭借其不可替代的促红细胞生成作用和实际上的替代输血疗效，使其不论在临床还是销售上都获得了极大的成功，此外，EPO 亦可用于其他多种难治性贫血患者，并且可在一定程度上纠正恶性肿瘤、化疗及类风湿性关节炎引起的贫血。因此它是目前最成功的重组细胞因子药物之一。目前国内已有 7 家单位获准生产。国外的 EPO 市场是基因药品最大的市场，而国内目前由于消费水平的影响等，市场尚处于发展阶段。

4. 白细胞介素

白细胞介素(IL)是一类介导白细胞间相互作用的细胞因子，是一种调节蛋白，可用于癌症等的治疗，刺激机体免疫力。白细胞介素的主要作用是促使 T 细胞和 B 细胞增殖和分化；增强 NK 细胞以及单核细胞的杀伤活性；刺激造血细胞参与炎症反应；诱导抗体的产生；促进血小板的生成等。第二届淋巴因子的国际会议上，将这类介导白细胞间相互作用的细胞因子命名为白细胞介素，并以阿拉伯数字排列，如 IL-1、IL-2、IL-3。

此外，许多 IL 不仅介导白细胞相互作用，还参与其他细胞等的相互作用，如造血干细胞、血管内皮细胞、纤维母细胞、神经细胞、成骨和破骨细胞等相互作用，在机体的多系统中发挥作用。目前已发现 IL-1、IL-2、IL-3 等 33 种以上白细胞介素，前 18 种是通过传统方法获得，后 15 种白细胞介素(属于近年新发现的基因工程细胞因子药物)的结构和功能见表 12-2 所示。

5. 肿瘤坏死因子

肿瘤坏死因子(TNF)是能直接造成肿瘤细胞死亡的细胞因子，可直接诱导肿瘤细胞的凋亡。TNF 除有杀肿瘤作用外，还可引起发热和炎症反应，大剂量 TNF-α 可引起恶液质，发生进行性消瘦，因而 TNF-α 又称恶液质素(cachectin)。TNF 根据其来源和结构不同可分为两种，即 TNF-α 和 TNF-β，前者由单核-巨噬细胞产生，后者由活化的 T 细胞产生，又名淋巴毒素 α(lymphotoxinα，LT-α)。最近还发现了 TNF 家族的一些新成员，包括淋巴毒素 β

表 12-2　近年新发现的白细胞介素的结构和功能

名称	结　构	功　能
IL-19	成熟区 153 个氨基酸，与 IL-10 有同源性；基因定位于 1q32	对抗原提呈细胞具有调节和促增殖效应；活化 Stat3，受体为 IL-20R1/IL-20R2
IL-20	成熟区 164 个氨基酸，与 IL-10 有同源性；基因定位于 1q32	结合 IL-20R1/IL-20R2，重组 IL-20 小鼠腹腔注射可明显刺激中性粒细胞的移动；参与上皮细胞发育，活化角质细胞 Sata，与牛皮癣有关
IL-21	成熟区 131 个氨基酸，与 IL-2、IL-4、IL-15 空间结构同源，受体包括 IL-2Rγ 链；基因定位于 4q26-q27	促进骨髓 NK 细胞的增殖与分化，与抗 CD40 抗体协同刺激 B 细胞的增殖，与抗 CD3 抗体协同刺激 T 细胞的增殖
IL-22	成熟区 146 个氨基酸，与 IL-10 有同源性；基因定位于 12q15	活化多种细胞系的 Stat1、Stat3，包括 TP-10（肾癌细胞系）和 SW480（肠癌细胞系）；促进炎症时的急性期蛋白质产生；结合 IL-22R/IL-10R2 或 IL-22BP
IL-23	与 IL-12 有同源性，异源双聚体，α 链为 p19，含 189 个氨基酸，与 IL-12 的 p35 同源；基因定位于 12q13；其 β 链为 IL-12 的 p40	经 Stat4 活化 PHA 刺激的 T 细胞，促进其增殖和干扰素 γ 产生，并诱导记忆 T 细胞的增殖
IL-24	与 IL-10 有同源性，含 161 个氨基酸；基因定位于 1q32	结合 IL-22R1/IL-20R2 或 IL-20R1/IL-20R2，活化 Stat3 信号转导途径，促进肿瘤细胞凋亡
IL-25/IL-17E	与 IL-17 有同源性，含 161 个氨基酸；基因定位于 14q11.2	Th2 细胞产生，刺激 Th2 细胞功能，参与速发型变态反应；支持淋巴样细胞增殖，刺激 FDCP2 的增殖
IL-26/AK155	与 IL-10 有同源性，含 171 个氨基酸；基因定位于 12q15	T 细胞产生，可能参与 T 细胞抗病毒作用
IL-27/IL-30	与 IL-12 有同源性，异源双聚体，α 链为 p28，与 IL-12 的 p35 同源；其 β 链为 EB13（Epstein-Bar 病毒诱导的基因 3）	由抗原提呈细胞活化早期阶段产生，促进幼稚 T 细胞增殖，与 IL-12 协同刺激 T 细胞的干扰素 γ 产生，促进早期 Th1 细胞
IL-28A/IFN-2 IL-28B/IFN-3	与干扰素及 IL-10 有低水平同源性，IL-28A 与 IL-28B 有 96%同源性，基因定位于 19q13.13； IL-28A 含 200 个氨基酸，IL-28B 含 198 个氨基酸	抗病毒效应
IL-29/IFN-1	与干扰素及 IL-10 有同源性，含 200 个氨基酸；IL-28A 与 IL-29 有 81% 的同源性；基因定位于 19q13.13	抗病毒效应
IL-30/IL-27	参见 IL-27	参见 IL-27
IL-31	成熟 IL-31 分子由 141 个氨基酸组成，含 4 个 α 螺旋结构；基因定位于 12q24.31	Th2 细胞表达的细胞因子，活化多种 Stat 分子，参与变态反应和炎症性疾病
IL-32	有 4 种不同剪切体形式，分别命名为 IL-32α、IL-32β、IL-32δ、IL-32γ；基因定位于 16p13.3	诱导 TNF-α 和 MIP-2 的表达；活化 NFκB；诱导 p38MAPK 的磷酸化
IL-33	全长 270 个氨基酸，caspase-1 转化产生 18kDa 成熟蛋白；基因定位于 9p24.1	结合 IL-1 受体家族成员 ST2，活化 NFκB 和 MAPK，促进产生 Th2 细胞因子，参与变态反应

（lymphotoxinβ，LT-β）、TRAIL（TNF-related apoptosis-inducing ligand）等。TNF 是至今发现的杀伤力最强的一种生物活性因子，具有很强的抗癌作用。我国研制的新型重组人肿瘤坏死因子（rhTNF-NC）（2000）是第二军医大学研究开发的，它是在原型肿瘤坏死因子（TNF）基础上，

利用重组 DNA 技术进行分子结构改造，点突变获得新型肿瘤坏死因子，对肿瘤细胞有着特异性杀伤作用，而对正常细胞则无杀伤作用，具有抗肿瘤、抗病毒和免疫调节等多种生物学活性，是目前最有潜力的生物抗癌药物之一。与原型肿瘤坏死因子相比，新型重组人肿瘤坏死因子抗癌活性提高 100 倍，毒性反应降低到原来的 1/10，在人体内半衰期为 60min，其在人体内的降解速度、药物停留时间、功效均优于国外同类型产品，且对病人的副作用小。经国际联机检索证实，这一成果系国际首创，已申请国家发明专利。

6. 趋化因子

趋化因子(chemokine)是一组具有趋化作用的细胞因子，能吸引免疫细胞到免疫应答局部，参与免疫调节和免疫病理反应。它们多为小于或等于 100 个氨基酸的小分子多肽。根据结构不同可主要分为 4 个趋化因子亚家族：CXC(Cys-X-Cys)、CC(Cys-Cys)、C(Cys)、CX3C(Cys-X_3-Cys)亚家族，其中 C 代表半胱氨酸，X 代表任一氨基酸。CXC 家族成员多数基因定位于第 4 对染色体。趋化因子家族中的 CXC/α 亚族，主要趋化中性粒细胞，主要的成员有 IL-8、炎症蛋白 10(IP-10)、黑素瘤细胞生长刺激活性因子(GRO/MGSA)、血小板因子-4(PF-4)、血小板碱性蛋白、蛋白水解来源的产物 CTAP-Ⅲ和 β-thromboglobulin、IP-10、ENA-78。CC/β 亚族定位于 17 号染色体上，主要趋化单核细胞，这个亚族的成员包括巨噬细胞炎症蛋白 1α(macrophage inflammatory protein-1α，MIP-1α)、巨噬细胞炎症蛋白 1β(macrophage inflammatory protein-1β，MIP-1β)、RANTES(regulated upon activation normal T expression and secreted)、单核细胞趋化蛋白-1(macrophage chemotactic protein，MCP-1/MCAF)、MCP-2、MCP-3 和 I-309。另外，C 家族只有一个成员 Lymphotactin，基因定位于 1 号染色体上。CX3C 家族也只有一个成员 Fractalkine(neurotatin)，基因定位于第 16 号染色体上。

7. 生长因子

生长因子(growth factor)是由机体不同组织细胞产生的一类多肽类细胞因子，可以特异地与细胞表面的专一受体结合而发生作用。在细胞培养中，培养基之所以要加入血清是因为血清中含有多种生长因子的缘故。生长因子包括转化生长因子-α(transformting growth factor-α，TGF-α)和转化生长因子-β(transformting growth factor-β，TGF-β)、表皮生长因子(epidermal growth factor，EGF)、血管内皮生长因子(vascular endothelial growth factor，VEGF)、成纤维细胞生长因子(fibroblast growth factor，FGF)、神经生长因子(nerve growth factor，NGF)、血小板衍生生长因子(platelet derived growth factor，PDGF)以及肝细胞生长因子(hepatic growth factor，HGF)等。

转化生长因子-α(TGF-α)可刺激细胞的增殖，TGF-β 为多功能细胞因子，具有双重作用，既可刺激也可抑制细胞的增殖。转化生长因子-β 属于一组新近发现的调节细胞生长和分化的 TGF-β 超家族。这一家族除 TGF-β 外，还有活化素(activins)、抑制素(inhibins)、缪勒抑制物质(Mullerian inhibitor substance，MIS)和骨形成蛋白(bone morpho-genetic proteins，BMP)等。TGF-β 与早先报道的从非洲绿猴肾上皮细胞 BSC-1 所分泌的生长抑制因子是同一物质。它是一组富含半胱氨酸的同源二聚体蛋白质。TGF-β 具有免疫抑制效应，对一些增殖分化也有促进效应，包括 TGF-β1、TGF-β2、抑制素(inhibin)、骨形成蛋白 2-15(bone morphogenetic protein 2-15，BMP-2-15)等，对骨骼的形成有促进作用。

表皮生长因子(EGF)具有多种生物学功能，对多种细胞增殖有刺激作用，其受体为跨膜蛋白，两者结合后引起后者变构使受体 C 末端的三个酪氨酸残基自身磷酸化，随后激活酪氨酸激酶，通过信号传递诱导原癌基因的表达。

血管内皮生长因子(VEGF)是促进恶性肿瘤进展的关键因子之一。VEGF 与其受体

(VEGF receptor)的作用是促进血管新生及肿瘤进展。

早期研究使用的成纤维细胞生长因子(FGF)主要来自牛脑和脑垂体的提取液，是大约150个氨基酸结构的酸性成纤维细胞生长因子(aFGF 或 FGF)或碱性成纤维细胞生长因子(bFGF 或 FGF2)。其后分离的癌基因产物的细胞增殖因子与上述 FGF 结构类似，也被分类在 FGF 家族，并依次命名为 FGF3～FGF9。

神经生长因子(NGF)是一种经典的神经营养因子。NGF 在周围神经系统(peripheral nervous system，PNS)参与交感神经元、神经嵴起源的感觉神经元的发育、存活，其维持及损伤修复等作用已逐渐为人们所认识。人们发现 NGF 对中枢神经系统(central nervous system，CNS)中基底前脑(basal forebrain)胆碱能神经元有作用。而作用于该部位胆碱能神经元的 NGF 主要由靶区(海马与新皮质)产生，经逆行运输到胆碱能神经元胞体，发挥其靶源性营养作用。大量的研究表明，这类神经元亚群在学习和记忆中具有特殊功能。

血小板衍生生长因子(PDGF)是由血小板 α 颗粒产生的，与特异性受体结合后激活受体的酪氨酸激酶，经过系列信号传递引起与增殖有关的原癌基因的表达。

肝细胞生长因子(HGF)最早于1984年从肝切除后的残余肝组织中被发现，后从大鼠血小板中分离提纯，其活性不具种属特异性，因最初被发现可刺激肝细胞合成 DNA 而得名。

五、目前细胞因子研究开发的热点问题

目前，高达数百种的细胞因子药物已经被分子克隆成功，其结构和功能已经被阐明。有数十种细胞因子及其抑制剂已经被批准作为生物技术药物上市，用于治疗肿瘤、感染、造血功能障碍、超敏反应、自身免疫疾病等。预计国内外将进一步开展基础与临床结合的研究，促进更多细胞因子相关药物和诊断方法进入临床。细胞因子的热点问题包括以下几个方面。

(1) 新细胞因子及其受体的发现　人类基因组计划的完成，为发现新细胞因子提供了重要基础。目前国际上利用反向生物学技术，通过高通量筛选，从人类基因组中发现新的细胞因子及其受体的编码基因。这一原创性研究对于了解免疫调控机制和开发新生物学技术药物具有重要的价值。

(2) 细胞因子信号转导和表达调控机理　细胞因子是研究细胞信号转导和表达的最佳模型之一。其研究热点是开展系统生物学研究，结合计算生物学和实验生物学数据，建立细胞因子调控的信号网络模型，指导信号通路的关键分子的发现，为新药靶标发现提供基础。

(3) 基因打靶技术在细胞因子研究中的应用　基因打靶技术正在广泛用于细胞因子研究中，是细胞因子生理功能研究的必备技术。新细胞因子的基因打靶将成为热点的研究领域。探索细胞因子基因敲除小鼠的新表型也是目前研究的热点。

(4) 细胞因子基因单核苷酸多态性(SNP)和复制数量变异(CNV)研究　不同个体的细胞因子基因的变异在很大程度上影响个体免疫功能高低和疾病的易感性。目前已经有大量细胞因子基因的 SNP 与疾病关联的研究，预计在不远的将来，细胞因子基因复制数量变异与疾病关联的研究将成为又一热点。

(5) 细胞因子的临床应用　包括细胞因子药物、重组细胞因子抑制剂药物、细胞因子基因治疗、细胞因子作为疾病诊断标志和易感性标志的临床应用。此外，大量的细胞因子药物正在进入更新换代的开发阶段，通过 PEG 修饰或基因融合等技术，延长体内半衰期和提高疗效。

第二节　细胞因子及其受体的结构与功能特点

一、细胞因子的结构

细胞因子种类繁多，不同细胞因子在结构上有很大的差异，但大多数细胞因子的化学成分为小分子的分泌型多肽，一般分子质量不超过 60kDa，多由 100 个左右的氨基酸组成。少数细胞因子能以与膜结合的形式存在于细胞表面。多数细胞因子以单体形式存在，少数细胞因子以双体形式存在，下面从染色体位置、肽链结构及化学成分和结构上对细胞因子进行分述。

从染色体定位来看，一些细胞因子的基因是连锁的，如 IL-3、IL-4、IL-5、IL-9、IL-13、GM-CSF、M-CSF 等都位于第 5 对染色体长臂上，它们的缺失与某些白血病及造血功能不良有关。

从肽链结构来看，多数细胞因子为单链结构，部分细胞因子为同源双体结构，如 IL-5、IL-8、IL-10、M-CSF 等；此外，IL-12 的结构比较特殊，为异源双体结构，两条肽链分别由不同的基因编码。不同细胞因子之间无明显的氨基酸序列的同源性。

从一级结构来看，不同的细胞因子在氨基酸序列上有很大的差异，但它们的基因调控序列却有许多共同之处，这表明它们的基因表达受某些共同因素调节。

从化学结构来看，绝大部分细胞因子为糖蛋白，含有不同程度的糖基侧链，但体内外生物活性研究证明，多数细胞因子的糖基并不影响其功能的发挥，这些糖基多与细胞因子的生物活性无关，可能起延长细胞因子体内半衰期的作用。因而，大肠杆菌表达的重组细胞因子可取代天然来源的细胞因子而用于结构和功能研究及临床治疗应用。

二、细胞因子受体的结构

细胞因子只有同细胞表面的特异性受体相结合才能发挥生物学效应。因此对细胞因子受体结构的研究是十分必要的。由于大多数细胞因子受体基因已克隆化成功，因此目前对其结构和信号传递也已有初步的了解。

从功能上看，细胞因子受体与其他类型的细胞膜表面受体一样，均由 3 个功能区组成，即膜外区(IL 结合区)、跨膜区(疏水性氨基酸富有区)和膜内区(信号转导区)。它有不同形式的结构，包括单链、双链或三链不同形式。

从多肽链的使用上看，一些细胞因子受体共同使用同一条多肽链，如 IL-3、IL-5 和 GM-CSF 共同使用同一 β 链(CD131)，IL-2、IL-4、IL-7、IL-9、IL-15 等共同使用同一 IL-2 受体 γ 链(CD132)；IL-6、IL-11、G-CSF、LIF、抑瘤素 M(oncostatin M)、睫状神经营养因子共同使用同一 gp130 蛋白(CD130)的受体链。

从细胞因子产生的生物学效应上看，尽管大多数细胞因子受体本身不包含内部的酪氨酸激酶活性，因而当没有同细胞因子结合时，受体不会出现酪氨酸磷酸化。但当与细胞因子结合后其效应开始发挥，不但细胞因子受体本身出现酪氨酸磷酸化，而且会引起多种细胞内的蛋白质出现酪氨酸磷酸化，细胞内部发生改变。

从参与细胞因子受体信号转导的酪氨酸激酶上看，目前研究已发现多种酪氨酸激酶参与细胞因子受体的信号转导，包括 Src 家族的 Lyn 和 Fyn、非 Src 家族的 JAK1、JAK3、TYK2 等。JAK 激酶家族可进一步活化以非活性形式存在于信号转导及转录激活因子 STAT(signal transducers and activators of transcription)。STAT 一旦活化后出现酪氨酸磷酸化，即形成双体形式，进入核质与 DNA 结合，行使转录功能。从核酸水平上看，STAT 家族结合的 DNA 序列也已发现多与 GAS 序列有关，所谓 GAS 即 IFN-γ 活化位点(gamma interferon activated site)，为一种在 IFN-γ 诱导基因启动子的调控元件。

随着细胞因子受体及基因的确认，人们发现多数细胞因子受体属于几个较大的多基因家族(multigenefamilies)(表 12-3)。每个家族的成员具有独特的结构特征，相互之间在进化上可能有一定关系。但细胞因子受体家族的划分不是绝对的，有些受体可归于多个家族。例如，IL-6 受体既属于造血生长因子受体家族，又属于免疫球蛋白超家族，而且还是 IL-6 受体家族的原型。

表 12-3　细胞因子受体的结构特征

细胞因子(受体的配体)	细胞因子受体	细胞因子受体结构特征
IL-2,IL-3,IL-4,IL-5,IL-7,IL-9,G-CSF,GM-CSF,EPO,LIF,生长因子,催乳素	造血生长因子家族	Trp-Ser-X-Trp-Ser 功能段;4 个细胞外半胱氨酸残基
IL-1,IL-6,M-CSF,G-CSF,SCF	Ig 超家族	Ig 样的细胞外功能区
TNF,CD27,CD30,CD40,fas 抗原,神经生长因子	TNF 家族	4 个富含半胱氨酸的细胞外区
IL-3,IL-5,GM-CSF	IL-3 家族	共同的 β 亚单位
IL-6,IL-11,LIF,OSM	IL-6 家族	共同的 β 亚单位
IL-8,GRO,PF-4,TG,C3a,IP-10,MIP-1β,MCP-1,血管活性肠肽,P 物质,PAF	IL-8 家族	具有 7 个穿膜区的嗜紫红质样蛋白质
M-CSF,SCF,PDGF,成纤维细胞生长因子	酪氨酸激酶家族	细胞内功能区具有独特的酪氨酸激酶活性
TGF-β,缪勒抑制物质,骨形成蛋白,抑制素,活化素	TGF-β 家族	细胞内功能区具有独特的苏氨酸/色氨酸激酶活性
IFN-α,IFN-β,IFN-ω,IFN-γ,IL-10	IFN 家族	Ⅰ型和Ⅱ型 IFN

三、细胞因子的生物学活性

细胞因子种类繁多、结构复杂，这是它具有广泛的生物学活性的基础，它能促进靶细胞的增殖和分化，增强抗感染和细胞杀伤效应，促进或抑制其他细胞因子和膜表面分子的表达，促进炎症过程，影响细胞代谢等。细胞因子的作用具有“多相性”和“网络性”的特点，即每种细胞因子可与多种免疫细胞或非免疫细胞作用，每种免疫细胞可受多种细胞因子的调节，不同细胞因子之间具有相互协同或相互制约的作用，细胞因子本身受到体内多种因素的影响，由此构成了复杂的细胞因子免疫调节网络。众多的细胞因子生理活性的发挥有以下共同的作用特点。

(1) 绝大多数细胞因子为相对分子质量小于 25k 的糖蛋白，分子质量低者如 IL-8 仅为 8k。多数细胞因子以单体形式存在，少数细胞因子如 IL-5、IL-12、M-CSF 和 TGF-β 等以双体形式发挥生物学作用。大多数编码细胞因子的基因为单拷贝基因(IFN-α 除外)，并由 4～5 个外显子和 3～4 个内含子组成。

(2) 常以旁分泌(paracrine)或自分泌(autocrine)的形式作用于附近的细胞或细胞因子产生细胞本身。在生理状态下，绝大多数细胞因子只在产生的局部起作用。

(3) 作用的高效性，一般在 pmol/L(10^{-12}mol/L)水平即有明显的生物学作用。

(4) 由多种细胞产生，一种 IL 可由许多种不同的细胞在不同条件下产生，如 IL-1 除单核细胞、巨噬细胞或巨噬细胞系产生外，B 细胞、NK 细胞、成纤维细胞、内皮细胞、表皮细胞等在某些条件下均可合成和分泌 IL-1。

（5）存在于细胞表面的相应高亲和性受体数量不多，每个细胞在 10～10000 个受体。近年来，细胞因子受体的研究进展相当迅速，根据细胞因子受体基因 DNA 序列以及受体细胞胞膜外区氨基酸序列、同源性和结构上的不同可分为四个类型：免疫球蛋白超家族、造血因子受体超家族、神经生长因子受体超家族和趋化因子受体。

（6）多重的调节作用，细胞因子不同的调节作用与其本身浓度、作用靶细胞的类型以及同时存在的其他细胞因子种类有关。有时动物种属不一，相同的细胞因子的生物学作用可有较大的差异，如人 IL-5 主要作用于嗜酸性粒细胞，而鼠 IL-5 还可作用于 B 细胞。

（7）重叠的免疫调节作用(overlapping regulatory action)，如 IL-2、IL-4、IL-9 和 IL-12 都能维持和促进 T 淋巴细胞的增殖。

（8）以网络形式发挥作用，细胞因子的网络作用主要是通过以下三种方式进行。

① 一种细胞因子诱导或抑制另一种细胞因子的产生，如 IL-1 和 TGF-β 分别促进或抑制 T 细胞 IL-2 的产生。

② 调节同一种细胞因子受体的表达，如高剂量 IL-2 可诱导 NK 细胞表达高亲和力 IL-2 受体。

③ 诱导或抑制其他细胞因子受体的表达，如 TGF-β 可降低 T 细胞 IL-2 受体的数量，而 IL-6 和 IFN-γ 可促进 T 细胞 IL-2 受体的表达。

（9）细胞因子与激素、神经肽、神经递质共同组成了细胞间信号分子系统。主要与调节机体的免疫应答、造血功能和炎症反应有关，同时还有抗病毒、抗肿瘤等生物学活性。另外，许多细胞因子参与机体不同系统的功能，包括心血管系统、神经内分泌系统、骨骼系统，例如 VEGF、bFGF、IL-8 等具有促进新生血管形成的作用；M-CSF 可降低血胆固醇；IL-1 刺激破骨细胞、软骨细胞的生长；IL-6 促进肝细胞产生急性期蛋白质等。这些作用为免疫系统与其他系统之间的相互调节提供了新的证据。

四、细胞因子的病理效应

在病理情况下，由于细胞因子的表达和分泌没有受到有机体的严格控制，这将出现异常表达，表现为细胞因子和受体的缺陷，细胞因子过分表达，可溶性细胞因子受体的水平增高。细胞因子表达过高或使用大剂量的细胞因子药物治疗疾病时，将对机体造成不良影响。应用细胞因子抑制剂可治疗细胞因子亢进或用药量过大而导致的副作用发生(表 12-4，引自马大龙主编的《生物技术药物》)。目前已经在临床上收到了满意的效果。

表 12-4　细胞因子可能导致的病理反应

细胞因子	病理反应	拮抗剂适应证
IL-1	发热，炎症，休克，低血压，β-胰岛细胞毒性	炎症性疾病，休克，类风湿性关节炎，糖尿病，白血病等
IL-2	发热，渗漏综合征，贫血，低血压	移植排斥，自身免疫病
IL-3	发热，流感样症状，刺激肥大细胞和嗜碱粒细胞，刺激白血病细胞	白血病
IL-4	发热，促进 IgE 产生，Ⅰ型变态反应	哮喘等Ⅰ型变态反应
IL-6	发热，炎症，刺激骨髓瘤细胞	骨髓瘤，炎症性疾病
IL-8	炎症	炎症性疾病
IL-9	哮喘	哮喘
GM-GSF	发热，流感样症状，刺激白血病细胞	白血病
TNF-α	发热，炎症，恶液质，休克	休克，炎症性疾病，恶液质，类风湿性关节炎

续表

细胞因子	病理反应	拮抗剂适应证
IFN-α	发热，流感样症状，炎症	炎症性疾病
TPO	骨髓纤维化，微血栓形成	
EGF	刺激某些肿瘤细胞增殖	肿瘤
bFGF	刺激某些肿瘤细胞增殖、转移	肿瘤

五、几种重要的细胞因子及其受体的分子结构和功能

1972 年，Gery 等发现人白细胞培养的上清液中含有一种可溶性物质，这种物质可促进小鼠胸腺细胞对植物血凝素（PHA）的有丝分裂反应。起初命名为淋巴细胞激活因子（lymphocyte-activating factor，LAF）或内源性热原质（endogenous pyrogen）、破骨细胞激活因子（osteoclast activating factor）、黑素瘤细胞生长抑制因子（melanoma growth inhibitory factor）等。在 1979 年第二届国际淋巴因子专题讨论会上，将来自单核-巨噬细胞、T 淋巴细胞所分泌的某些非特异性发挥免疫调节和在炎症反应中起作用的因子称为白细胞介素（interleukin，IL）。目前已知许多 IL 是来自单核-巨噬细胞和淋巴细胞以外的其他细胞。

1. 白细胞介素-1（IL-1）及其受体（IL-1 Rt）的分子结构和活性

（1）白细胞介素-1 分子结构和基因　完整的人 IL-1α 和 IL-1β 基因组分别为 10.5kb 和 7.8kb。IL-1 在不同种属中有较高同源性。在氨基酸水平上，IL-1α 和 IL-1β 在不同种属同源性分别为 60%～70%和 75%～78%；但在同一种属中 IL-1α 与 IL-1β 同源性只有 25%。人和小鼠 IL-1 基因定位于 2 号染色体，均含 7 个外显子。IL-1 前体（ProIL-1）为 31k，通过蛋白水解酶裂解形成成熟的 IL-1 分子。人 IL-1α（p*I*5.0）和 IL-1β（p*I*7.0）分别由 159 个和 153 个氨基酸残基组成，分子质量约 17.5kDa，同源性为 28%。IL-1 对糜蛋白酶敏感。不同细胞所产生 IL-1 的等电点可有所差异。

（2）IL-1 受体　T 细胞、成纤维细胞表面 IL-1 受体相对分子质量为 80k，而 B 细胞则为 68k。编码这两种 IL-1 受体是不同的基因。P80IL-1R 称为 IL-1RtⅠ（CDw121a），P68IL-IR 称为 IL-1RtⅡ（CDw121b）。

① IL-1RtⅠ　IL-1RtⅠ cDNA 克隆在人和鼠均已获得成功（1988，1990）。IL-1RtⅠ为穿膜蛋白，胞膜外区有 3 个结构域属于免疫球蛋白超家族，穿膜区有 20 个氨基酸残基，胞浆区含有丝氨酸和苏氨酸残基，当 IL-1 与 IL-1RtⅠ结合后，丝氨酸和苏氨酸很快被磷酸化。通过基因转染 Hela 细胞实验证明，IL-1RtⅠ N 端 2 个结构域与配体结合有关。针对 N 端 17 个氨基酸片段的 McAb 能阻断 IL-1RtⅠ与 IL-1 结合。IL-1 与 IL-1RtⅠ结合后即发生内化（internalization）。成纤维细胞、平滑肌细胞主要表达 IL-1RtⅠ。一般来说，IL-1RtⅠ可与 IL-1α 和 IL-1β 相结合，但 IL-1α 与Ⅰ型受体结合能力较强，而 IL-1β 与Ⅱ型受体结合能力较强。IL-1 与不同种属、不同细胞结合后的生物学效应有所差别，如人和鼠 IL-1α 结合到人内皮细胞上的亲和力相同，但产生的生物学效应不完全相同。抗 IL-1RtⅠ McAb 在体内和体外均可抑制 IL-1 的生物学效应。

② IL-1RtⅡ　主要分布于 EBV 转化的 B 细胞、Raji 细胞、巨噬细胞、胎盘、Th2 克隆、活化 T 细胞、PMN 和骨髓细胞等。胞膜外区有 3 个结构域属于免疫球蛋白超家族，与 IL-1RtⅠ之间有 28%氨基酸同源性，穿膜区有更高的同源性，但胞浆区要比Ⅰ型受体短，可能在介导信号传递上有差别。IL-1 与 IL-1RtⅡ结合后易发生降解而不像 IL-1RtⅠ那样发生内化。IL-1RtⅡ经蛋白水解酶水解后可形成可溶性的 IL-1 结合蛋白（soluble IL-1 binding protein，sIL-

1BP)，46kDa，与 IL-1β 有较高亲和力，在自然情况下，sIL-1BP 是 IL-1β 的抑制剂。可溶性 IL-1R(soluble IL-1 receptor，sIL-1R)可有效防止小鼠心脏移植排斥反应，减轻 Lewis 大鼠的实验性关节炎和过敏性大脑炎。

(3) IL-1 的生物学作用　IL-1 具有广泛的免疫调节作用，并有致热和介导炎症的作用，它的生物学功能是通过与相应高亲和力受体结合而介导的，IL-1 生理条件下的浓度仅在 $10^{-12} \sim 10^{-14}$ mol/L 之间。IL-1 作用无明显的种属特异性，人 IL-1 可作用于小鼠源性的细胞。主要表达 IL-1RtⅡ的细胞似乎比 IL-1RtⅠ细胞相对有种属特异性。IL-1 主要有下述生物学作用：

① 促进胸腺细胞、T 细胞的活化、增殖和分化　T 细胞经抗原、有丝分裂原或抗 TCR/CD3 刺激后表达 IL-1 受体，在 IL-1 作用下 T 细胞被活化，由 G0 期进入 G1 期。活化后的 T 细胞分泌 IL-2、IFN-γ、GM-CSF、IL-4 等细胞因子，并表达 IL-2 受体进而 T 细胞发生增殖和分化。IL-1 还可增加 T 细胞表面 MHCⅡ类抗原的表达。IL-1 能诱导杀伤性 T 淋巴细胞(CTL)的分化，在混合淋巴细胞培养(MLC)中，IL-1 诱导 CTL 的产生可能是通过促进 T 细胞分泌 IL-2 和 IFN-γ。IL-6 可协同 IL-1 活化 T 细胞和刺激 IL-2 的产生。

② 促进 B 细胞功能　协同 IL-4 等细胞因子刺激 B 细胞的增殖和分化，促进免疫球蛋白的合成和分泌，这种作用可能是通过 IL-1 诱导 PBMC 产生 IL-6 而介导的。

③ 刺激骨髓多能干细胞的增殖　现已证实 IL-1 与 Stanley(1986)报道的血细胞生成素是同一种分子。IL-1 刺激造血细胞和成纤维细胞产生 CSF，增加造血细胞 CSF 受体的数量，并协同 IL-3、IL-6、G-CSF、M-CSF、GM-CSF、SCF 等细胞因子刺激造血功能，对单粒系祖细胞和巨核系祖细胞均有刺激作用。此外，IL-1 可刺激干细胞产生 SCF，IL-1 本身可作用早期干细胞，激活干细胞从 G0 期进入增殖周期。IL-1 能预防化疗造成的骨髓抑制，已进入临床Ⅱ期验证。

④ 增强 NK 细胞的杀伤活性　通过提高 NK 细胞对 IL-2 等细胞因子的敏感性而增强其杀伤活性，IL-1 与 IL-2 或 IFN 有协同刺激 NK 细胞活性的作用。

⑤ 促进多种免疫分子的基因表达　如 IL-1、IL-2、IL-3、IL-4、IL-5、IL-6、IL-7、IL-8、TNF-α、TNF-β、IFN-β、G-CSF、M-CSF、GM-CSF，IL-2Rα 链(Tac)，补体 C2、Bf，黏附分子以及 *c-fos*、*c-myc* 和 *c-jun* 等原癌基因的表达。C-fos 和 C-jun 组成活化蛋白-1(AP-1)，活化 IL-2 基因的启动子，诱导 B 细胞 κ 链核因子(NFκB)活化免疫球蛋白 κ 链基因，诱导 NF-IL-6 转录因子活化 IL-6 启动子。

⑥ 刺激单核细胞和巨噬细胞产生细胞因子　可以刺激 IL-6 和 TNF 并通过单核细胞和巨噬细胞产生 IL-8，介导对中性粒细胞的趋化作用。此外，IL-1 诱导内皮细胞活化，刺激中性粒细胞释放炎症蛋白和炎症介质，直接参与炎症发生过程。

2. 白细胞介素-2(IL-2)及其受体(IL-2 Rt)的分子结构和活性

1976 年，Morgan 等发现丝裂原刺激的小鼠脾细胞培养上清液中含有一种刺激胸腺细胞生长的因子，由于这种因子能促进和维持 T 细胞长期培养，称为 T 细胞生长因子(T cell growth factor，TCGF)，1979 年统一命名为白细胞介素-2(interleukin 2，IL-2)。

(1) IL-2 的分子结构和基因　人 IL-2 含有 133 个氨基酸残基，相对分子质量为 15.5k。天然 IL-2 在 N 端含有糖基，但糖基对 IL-2 的生物学活性无明显影响，等电点在 6.6～8.2。IL-2 分子含有 3 个半胱氨酸，分别位于第 58 位、105 位和 125 位氨基酸，其中 58 位与 105 位半胱氨酸之间所形成的链内二硫键对于保持 IL-2 生物学活性起重要作用。在 IL-2 基因产物的提纯和复性过程中，如二硫键配错或分子间形成二硫键都会降低 IL-2 的活性。现已有应用点突变，将第 125 位半胱氨酸突变为亮氨酸或丝氨酸，使只能形成一种二硫键，保证了在 IL-2

复性过程的活性。还有报道用蛋白质工程技术生产新型 rIL-2，将 IL-2 分子第 125 位半胱氨酸改为丙氨酸，改构后 IL-2 比活性比天然 IL-2 明显增加。人 IL-2 基因定位于第 4 号染色体，长约 5kb，由 4 个外显子和 3 个内含子组成。人和小鼠 IL-2 基因 DNA 序列有 63%同源性。

(2) IL-2 的受体　IL-2R 是由 α、β 和 γ 三条链组成。

① IL-2R 的 α 链　1981 年 Uchiyama 首次制备了抗活化 T 细胞抗原(Tac)的 McAb，与 IL-2 相互竞争结合到 Tac 阳性细胞。Tac 的相对分子质量为 55k。1984 年，Leonard 将 Tac 分子的 cDNA 克隆成功。Tac 分子为糖蛋白，由 272 个氨基酸残基组成，包括 21 个氨基酸残基信号肽，成熟分子含 251 个氨基酸，含有多个半胱氨酸，2 个 N-糖基化位点，穿膜区和胞浆区分别含 19 个和 13 个氨基酸残基。人 Tac 的基因定位于第 10 号染色体，包括 8 个外显子和 7 个内含子，长约 25kb。Tac(p55)即为 IL-2 受体 α 链(或亚单位)，又称 CD25，是活化 T 淋巴细胞的标志。在骨髓移植中如除去 Tac 阳性供体细胞可以降低移植物抗宿主反应(GVHR)，现已进入Ⅱ期临床验证。也可用抗 IL-2R McAb 选择性地封闭、消除活化的效应细胞，从而治疗同种异体移植物排斥反应及某些自身免疫性疾病。

② IL-2R 的 β 链　相对分子质量为 70k，故又称 p70，在人白细胞分化抗原中编号为 CD122。人 IL-2Rβ 链基因定位于 22 号染色体。成熟 IL-2Rβ 链有 525 个氨基酸、5 个 *N*-糖基化位点，包括胞膜外区、穿膜区和胞浆区。胞膜外区由 214 个氨基酸组成，有 8 个 Cys，其结构上有 1 个红细胞生成素(EPO)受体超家族特征性的结构域，还有 1 个Ⅲ型纤维粘连蛋白结构域。穿膜区有 25 个氨基酸。胞浆区有 286 个氨基酸，与 EPO 受体胞浆区有一定的同源性。IL-2Rβ 链本身无酪氨酸激酶区，但胞浆区中有两个结构域：一个是靠近膜端的丝氨酸富含区，在 IL-2 诱导的增殖信号传递中起重要作用；另一个是与酪氨酸激酶相联的酸性区域。缺乏酸性区域的 IL-2Rβ 链突变体能传导增殖信号，并诱导转录 *c-myc*，不能介导诱导转录因子 Fos 的作用；缺乏丝氨酸富含区的 IL-2Rβ 链突变体不能诱导细胞增殖及 *c-myc* 的转录。因此，酪氨酸激酶途径似乎与 *c-fos* 基因的诱导有关，而非激酶依赖的途径与 *c-myc* 基因的诱导有关。IL-2Rβ 链主要分布于 T 细胞、大颗粒淋巴细胞(LGL)、B 细胞、pre-T 细胞。

③ IL-2R 的 γ 链　是一种糖蛋白，含 347 个氨基酸，相对分子质量为 64k。胞膜结构特征属于红细胞生成素家族成员，胞浆区含 86 个氨基酸，从 288～321 位氨基酸序列似乎同源于 *src* 同源区 2(SH2)，此区能与一些磷酸化蛋白的中的磷酸化酪氨酸残基相连，参与信号的转导。IL-2Rγ 链表达于多种淋巴样细胞表面，如 Molt-β、Molt-4、Jurkat、MT-1、MT-2 以及 EB 病毒感染的 Raji 细胞。

④ 可溶性 IL-2R　可溶性 IL-2R(soluble IL-2 receptor，sIL-2R)是膜结合形式 IL-2Rα 链的脱落物，相对分子质量为 45k。在人类 T 细胞白血病Ⅰ型病毒感染的 HUT102B2 细胞培养上清液中，含有大量 sIL-2R。PBMC 经丝裂原、CD3 McAb 和同种异体抗原刺激后可释放 sIL-2R。正常人血清和尿液中亦可检出少量 sIL-2R。sIL-2R 可能与膜表面 IL-2R(mIL-2R)竞争结合 IL-2，从而成为一种免疫抑制物质。sIL-2R 增高可见于某些恶性肿瘤、自身免疫病、病毒感染性疾病以及移植排斥等。

(3) IL-2 的生物学作用　IL-2 的作用具有沿种系谱向上有约束性、向下无约束性的特点，如人的 IL-2 能促进小鼠 T 细胞的增殖，而小鼠的 IL-2 不能维持人 T 细胞的生长。IL-2 体内的半衰期只有 6.9min。有报道用 PEG 对 IL-2 加以修饰，对生物学活性无影响，半衰期可延长 7 倍左右。目前关于 IL-2 的生物学作用大都是体外实验的结果。具有中和活性的抗 IL-2 抗体可抑制 IL-2 的生物学活性。它们的作用有如下几个方面。

① 刺激 T 系细胞并产生细胞因子　Th、Tc 和 Ts 细胞都是 IL-2 的反应细胞，IL-2 对静

止 T 细胞作用较弱。胸腺细胞和 T 细胞，经抗原、有丝分裂原或同种异体抗原刺激活化后在有 IL-2 存在的条件下进入 S 期，维持细胞的增殖。IL-2 可刺激 T 细胞转铁蛋白受体（TfR，CD71）、胰岛素受体、MHC Ⅱ 类抗原的表达，并产生多种淋巴因子如 IFN-γ、IL-4、IL-5、IL-6、TNF-β 及 CSF 等。

② 诱导杀伤细胞产生细胞因子，增强相关基因表达　诱导 CTL、NK 和 LAK 等多种杀伤细胞的分化和效应功能，并诱导杀伤细胞产生 IFN-γ、TNF-α 等细胞因子。IL-2 可增强 CTL 细胞穿孔素（perforin）基因的表达。

③ 刺激和调节 B 细胞，活化巨噬细胞　可直接作用于 B 细胞，促进其增殖、分化和 Ig 分泌。已发现活化的 B 细胞也可具有 IL-2R，IL-2 对 B 细胞的调节作用除通过刺激 T 细胞分泌 B 细胞增殖和分化因子外，还可能有直接的调节作用，活化巨噬细胞。

3. 多重集落刺激因子（IL-3）及其受体（IL-3 Rt）的分子结构和活性

1981 年，Ihle 等发现 ConA 刺激小鼠脾细胞的培养上清液中含有一种因子，能使裸鼠脾脏淋巴细胞成熟提高标志淋巴细胞成熟的 20-α-羟固醇脱氢酶的阳性率，命名为白细胞介素-3（interleukin-3，IL-3）。由于 IL-3 可刺激多能干细胞和多种祖细胞的增殖与分化，又称为多重集落刺激因子（multi-CSF）。

（1）IL-3 的分子结构和基因　1984 年，Yokota 和 Fung 先后独立完成了小鼠 IL-3 的 cDNA 克隆和序列分析，他们分别从 ConA 刺激小鼠 T 细胞和 WEHI-3B 细胞中提取高活性部分 mRNA，反转录成 cDNA，进行克隆化和 DNA 序列分析。编码小鼠 IL-3 和 GM-CSF 的基因都定位于第 11 号染色体。IL-3 的基因组由 5 个外显子和 4 个内含子组成。cDNA 编码 166 个氨基酸残基，N 端 26 个氨基酸残基为信号肽，此外 N 端另有数个氨基酸残基可能被血清蛋白酶水解切除。成熟小鼠 IL-3 由 131 个氨基酸残基组成，含有糖基，相对分子质量为 25k～28k。

1986 年，美籍华人杨育中（Y. C. Yang）从长臂猿 T 白血病细胞株 MLA144 中提取 IL-3 mRNA，成功地获得长臂猿 IL-3 cDNA（gIL-3cDNA），后又用 gIL-3 cDNA 作为探针筛选人 IL-3 基因组 DNA，并克隆成功。人 IL-3 基因结构与小鼠相似，由 5 个外显子和 4 个内含子组成，人与鼠 IL-3 DNA 约有 45%同源性、氨基酸有 29%同源性，但人鼠间 IL-3 生物学作用无交叉反应。人和长臂猿 IL-3 有高度同源性、成熟的 IL-3 分子都由 133 个氨基酸残基组成，仅 11 个氨基酸残基不同，在第 16 位和第 84 位上 2 个半胱氨酸残基在分子内形成二硫键，此外还有 2 个 N-糖基化位点。在体外，糖基不影响 IL-3 的生物学活性。hIL-3 启动基因上游调控区含有多个转录调控子同源位点，如 AP-1（TGAGTCA）、CREB（TTACGTCT）、NFAT-1（GATGAATAAT）、CK-1（GAAGGTTCCA）、CK-2（TCAGATAA）等。hIL-3 转录调控主要受上游两个顺式调控元件调控。第一个位于 −121 到 −161 之间，它对于 hIL-3 转录激活最为重要，其间除含有 CREB、NFAT-1 外，新发现了对 hIL-3 表达起决定作用的转录调控蛋白结合位点，该位点被命名为 NF-IL-3-A（ATGAATAA）。第二个调控区位于 −301 处的 AP-1 位点，AP-1 位点可强有力地增强 hIL-3 基因的转录。此外，最近还发现了 hIL-3 转录抑制调控区，位于 −250 到 −271 之间，称为 NIP 位点。目前认为位于其上游 −301 处的 AP-1 对 hIL-3 的转录增强作用是通过消除 NIP 对 hIL-3 基因转录的抑制来实现的。

人 IL-3 以及 IL-4、IL-5、IL-13、GM-CSF、M-CSF、M-CSF 受体（*c-fms* 编码产物）、PDGFR（血小板衍生的生长因子受体）、β_2-肾上腺素能受体（β_2AR）、内皮细胞生长因子（ECGF）和 CD14 的基因都定位于第 5 号染色体。这种在一定区域内连锁的现象可能与协同调节造血过程有关，并可能与骨髓发育异常综合征（MDS）、原发性急性非淋巴细胞白血病（ANLL）、顽固性巨幼红细胞贫血等疾病的发病有关。

(2) IL-3受体　分子质量为140kDa，属于红细胞生成素受体超家族成员，而且具有2个该家族的结构域，IL-3R胞浆区是酪氨酸激酶的底物。2001年，Munoz L. 研究发现IL-3受体α链广泛表达在AML及B细胞ALL细胞表面，而在正常淋巴祖细胞则缺乏此受体表达。

(3) IL-3的生物学活性　IL-3与其他集落刺激因子的生物学作用见表12-4。除具有多重集落刺激作用外，最近发现IL-3可刺激皮肤上皮细胞、CD4-CD8-TCRαβ细胞、肥大细胞、嗜碱性粒细胞的增殖，阻止肥大细胞发生程序性细胞死亡。

4. 促红细胞生成素(EPO)及其受体(EPO Rt)的分子结构和活性

(1) EPO的分子结构和基因　1906年，Carnot和Delflandre发现注射贫血动物血清的兔子血液中红细胞数量增加了20%～40%，根据这一现象，他们提出存在一种体液因子，它可以调节红细胞的生成。1948年Bonsdorff与Jalavisto提出了“促红细胞生成素”(erythropoietin，EPO)的概念，以表明该因子对红细胞生成的特异性刺激作用。目前已知人促红细胞生成素以两种形式存在，即人促红细胞生成素-α(EPO-α)和人促红细胞生成素-β(EPO-β)，二者氨基酸组成及顺序相同，都含有166个氨基酸残基。1985年，Jacobs等先后克隆了人、猴、小鼠EPO的基因，从而开始采用基因工程大批量生产重组人促红细胞生成素(rhEPO)并应用于临床。目前，在许多国家，rhEPO已成为治疗肾性贫血的常规药物。人EPO基因组为单拷贝，5.4kb长，有5个外显子和4个内含子。EPO基因上游有TATA盒，5UTR处有AP-1、SP-1、NF-IL-6、GRE和NFκB的结合序列。EPO cDNA编码193个氨基酸，包括27个氨基酸先导序列，成熟EPO分子由166个氨基酸组成，分子质量为18kDa，在CHO细胞中表达rEPO为30kDa，糖占39%，在人尿中的EPO为34kDa糖蛋白。

(2) EPO受体　1989年，V. C. Broudy等从MEL细胞745表达文库中EPOR cDNA克隆成功。人EPOR基因位于19号染色体，裸肽分子质量为55k，糖基化后为66kDa，由508个氨基酸残基组成，包括24个氨基酸残基的先导序列，成熟EPOR为484个氨基酸残基，其中，胞膜外区226个、穿膜区22个、胞浆区236个氨基酸残基，胞膜外结构属促红细胞生成素/细胞因子受体超家族。还可能存在着66kDa与其他膜分子的复合物。EPOR有高亲和力和低亲和力两种，至今对EPOR组成的确切结构和信号转导还不清楚。目前至少已发现3种在自然状态下由于膜受体裂解脱落的可溶性EPO受体(sEPOR)。

(3) EPO的生物学作用　EPO特异地作用于红细胞样前体，对其他细胞系几乎没有作用。EPO刺激骨髓中红细胞样前体细胞产生红细胞样集落形成单位(CFU-E)和红细胞样爆发形成单位(BFU-E)。CFU-E为迅速分裂的红细胞样前体细胞，对低浓度EPO即有反应；BFU-E则为更不成熟的红细胞样前体细胞，对EPO反应后，其分裂速度较慢。EPO主要用于肾功能衰竭有关的贫血，还可用于类风湿性关节炎、多发性骨髓瘤、非Hodgkin氏淋巴瘤、AIDS、化疗等原因引起的贫血。

5. 趋化因子(IL-8)及其受体(IL-8 Rt)的分子结构和活性

由组织细胞和微生物产生的趋化剂(chemoattractants)对白细胞的趋化作用(chemotaxis)是炎症发生过程中重要的起始步骤，也是机体防御和清除入侵病原体等异物先天性免疫功能的一个重要方面。1986年以前，“经典”的(classical)白细胞趋化物质主要有补体片段C5a、白三烯B4(leukotrinin B4，LTB4)、血小板激活因子(platelet-activating factor，PAF)和fMLP(*N*-formylmethionyl-leucyl-phenyl-alanine，N-甲酰甲硫氨酰-亮氨酰-苯丙氨酸)，这些趋化物质的受体同属于G蛋白偶联受体(GTP-binding regulatory protein coupled receptor)。1988年，IL-8基因克隆成功以来，已形成了称之为趋化因子(chemokine)的一个家族。到目前为止，趋化因子家族的成员至少有23个。部分趋化因子的受体已基本搞清，它们都属于G蛋白偶联受体(GTP-binding protein coupled receptor)，由于此类受体有 7 个穿膜区，又称 7 个穿膜区受体超家族(seven predicated transmembrane domain receptor superfamily，STR superfamily)。

(1) IL-8 的分子结构和基因　IL-8 的相对分子质量为 8.3k，不成熟的 IL-8 为 99 个氨基酸，单核细胞产生的成熟 IL-8 分子主要形式为 72 个氨基酸，而内皮细胞产生的成熟 IL-8 分子主要为 77 个氨基酸。在 α 亚族中，IL-8 与 GROα、GROβ、GROγ、ENA-78 和 NAP-2 相对有较高同源性。IL-8 分子含 4 个 Cys，无 *N*-糖基化位点，导电点为 8.0～8.5，耐热、耐碱，但对巯基化合物敏感。1988 年，Matsushima 首次获得 IL-8 cDNA 克隆，并在大肠杆菌和中国仓鼠卵母细胞中表达成功。人 IL-8 基因定位于第 4 号染色体，基因组有 4 个外显子和 3 个内含子。5′端上游有典型的“CAT”和“TATA”盒以及 AP-1 结合序列和糖皮质反应元件(GRE)等结构。IL-8 基因与 CXC 亚族中 PF-4、GROα、γIP-10 基因相连。成熟的 IL-8 分子可有 6 种不同形式，分别由 69 个、70 个、71 个、72 个、77 个和 79 个氨基酸组成，其差异在 IL-8 分子的 N 端，是由蛋白酶水解的不同所致。在体外，凝血酶或血纤维蛋白溶酶可将 77 个氨基酸形式裂解为 72 个氨基酸形式的 IL-8，后者较前者的生物学活性要高 2～10 倍。

(2) IL-8 受体　IL-8 受体有两型：IL-8R A 型(或 IL-8RⅠ)和 IL-8R B 型(或 IL-8RⅡ)，两型受体在氨基酸水平上有 77%同源性，最近命名为 CDw128。IL-8R A 特异性结合 IL-8，为高亲和力，受体主要分布于中性粒细胞、单核细胞、T 细胞和黑素瘤细胞。IL-8R　B 除与 IL-8 结合外，还可结合 GROα、GROβ、GROγ 和 NAP-2，与 IL-8、GROα、GROβ 和 GROγ 结合为高亲和力。与 IL-8R B 结合的这 5 种配体分子近 N 端均具有一个 Glu-Leu-Arg(ELR)序列，可能是与 IL-8R B 结合的一个重要结构。此型受体主要分布于中性粒细胞和髓样细胞前体细胞系，如 HL60 细胞系。IL-8R 属于 G 蛋白偶联受体，与 fMLP 受体和 C5a 受体有 29%～34%同源性。IL-8 与相应受体结合后可使细胞内 Ca^{2+} 浓度短暂升高，百日咳杆菌毒素(IAP)可抑制 IL-8 的这种刺激作用，表明 IAP 敏感的 G 蛋白与 IL-8 受体的信号转导有关。此外，细胞膜磷酸肌醇脂代谢和 PKC 也与 IL-8R 的信号转导有关。最近证实人红细胞膜表面 Duffy 抗原(gpD)可结合包括 IL-8 在内的多种趋化因子，这种受体还分布在肾脏和大脑，可能具有清除循环中 IL-8 等趋化因子的功能，在炎症发生过程中具有重要的调节作用。

(3) IL-8 的生物学活性

① 作用于中性粒细胞　IL-8 的这种效应无明显种属特异性。动物腹腔或静脉注射 IL-8 可引起外周血中性粒细胞数量的增加。IL-8 可使中性粒细胞外形改变，促进其脱颗粒，激活中性粒细胞并使其产生呼吸爆发(respiratory burst)、释放超氧化物(O_2^-、H_2O_2)和溶酶体酶。局部注射 IL-8 可趋化中性粒细胞，并刺激中性粒细胞产生白三烯 B4(LTB4)而使皮下血浆渗出，IL-8 还能诱导中性粒细胞上调 Mac-1 抗原(CD11b/CD18)的表达，促进中性粒细胞黏附到内皮细胞和内皮细胞下的基质蛋白。

② 作用于嗜碱性粒细胞和嗜酸性粒细胞　趋化嗜碱性粒细胞，并刺激其释放组胺，可能与速发型超敏反应的发生有关。此外，还可刺激 GM-CSF 或 IL-5 预先处理的嗜酸性粒细胞的脱颗粒作用。

③ 作用于 T 淋巴细胞和 NK 细胞　趋化 T 淋巴细胞，可趋化部分静止的 $CD4^+$ 或 $CD8^+$ T 细胞，这种趋化作用需要单核细胞的同时存在。局部注射 IL-8 可使局部和引流区淋巴结 T 细胞明显增多。IL-8 还可明显趋化 IL-2 活化的 NK 细胞。另外，IL-8 也是角化细胞的复合促有丝分裂原(co-mitogen)，也是黑素瘤细胞的自分泌生长因子。

6. 肿瘤坏死因子　(TNF)及其受体(TNF Rt)的分子结构和活性

TNF 是 Carswell 和 Oldy 于 1975 年首次发现，小鼠经卡介苗(BCG)注射和内毒素(LPS)

处理后，其血清中含有一种能杀伤某些肿瘤细胞或使体内肿瘤组织发生出血坏死的因子，称为肿瘤坏死因子(TNF)。血清中所含 TNF 有两种形式，即 TNF-α、TNF-β，1985 年，Shalaby 将巨噬细胞产生的 TNF 命名为 TNF-α，把 T 淋巴细胞产生的淋巴毒素(lymphotoxin，LT)命名为 TNF-β。TNF-α 又称恶液质素。

(1) TNF 的分子结构和基因

① 人的 TNF-α 基因长约 2.76kb，小鼠为 2.78kb，结构非常相似，均由 4 个外显子和 3 个内含子组成，与 MHC 基因群紧密连锁，分别定位于第 6 对和第 17 对染色体上。1984 年从 HL-60、U937 等细胞中克隆成功 rHu TNF-α cDNA，并在大肠杆菌中获得高表达。人 TNF-α 前体由 233 个氨基酸残基组成，含 76 个氨基酸残基的信号肽，切除信号肽后成熟型 TNF-α 为 157 个氨基酸残基，非糖基化，第 69 位和第 101 位两个半胱氨酸形成分子内二硫键。rHu TNF-α 相对分子质量为 17k。小鼠 TNF-α 前体为 235 个氨基酸残基，信号肽为 79 个氨基酸残基，成熟的小鼠 TNF-α(rMuTNF-α)分子质量为 17k，由 156 个氨基酸残基组成，第 69 位和第 100 位两个半胱氨酸形成分子内二硫键，有一个糖基化位点，但糖基化不影响其生物学功能。rHu TNF-α 与 rMu TNF-α 有 79%氨基酸组成同源性，TNF-α 的生物学作用似无明显的种属特异性。最近有人报道，通过基因工程技术表达了 N 端少 2 个氨基酸(Val、Arg)的 155 个氨基酸的人 TNF-α，具有更好的生物学活性和抗肿瘤效应。此外，还有用基因工程方法，将 TNF-α 分子氨基端 7 个氨基酸残基缺失，再将 8Pro、9Ser 和 10Asp 改为 8Arg、9Lys 和 10Arg，或者再同时将 157Leu 改为 157Phe，改构后的 TNF-α 比天然 TNF 体外杀伤 L929 细胞的活性增加 1000 倍左右，在体内肿瘤出血坏死效应也明显增加。TNF-α 和 TNF-β 发挥生物学效应的天然形式是同源的三聚体。

② 人和小鼠 TNF-β 基因分别定位于第 6 号和第 17 号染色体。HuTNF-β 分子由 205 个氨基酸残基组成，含 34 氨基酸残基的信号肽，成熟型 Hu TNF-β 分子为 171 个氨基酸残基，分子质量为 25kDa。rMu TNF-β 分子由 202 个氨基酸残基组成，包括 33 个氨基酸残基的信号肽，成熟分子 169 个氨基酸残基，与 Hu TNF-β 有 79%的同源性。Hu TNF-β 与 Hu TNF-α DNA 同源序列达 56%，氨基酸水平上同源性为 36%。

(2) TNF 的受体

① TNFR 的分型　TNFR 可分为两型。Ⅰ型 TNFR，55kDa，CD120a，439 个氨基酸残基，此型受体可能在溶细胞活性上起主要作用；Ⅱ型 TNFR，75kDa CD120b，426 个氨基酸残基，此型受体可能与信号传递和 T 细胞增殖有关。两型 TNFR 均包括胞膜外区、穿膜区和胞浆区三个部分，胞膜外区有 28%的同源，但在胞浆区无同源性，可能与介导不同的信号转导途径有关。TNFR 属于神经生长因子受体(NGFR)超家族。TNF-α 和 TNF-β 的受体可能是同一的。TNFR 存在于多种正常及肿瘤细胞表面，一般每个细胞受体数目在 10^3～10^4，如 ME-180 肿瘤细胞系 TNF-αR 约 2000/个细胞，K_d 为 2×10^{-10} mol/L。不同细胞表面 TNF-αR 的数目和亲和力似乎与细胞对 TNF-α 的敏感性并不平行。TNF-α 与相应受体结合后信号传递的机理尚不清楚，可能与活化蛋白激酶 C(PKC)、催化受体蛋白磷酸化有关。

② 可溶性 TNFR　TNF 结合蛋白(TNF-BP)是 TNFR 的可溶性形式，有 sTNF RⅠ(TNF-BPⅠ)和 sTNF RⅡ(TNF-BPⅡ)两种。一般认为 sTNFR 具有局限 TNF 活性，或稳定 TNF 的作用，在细胞因子网络中有重要的调节作用。Seckiner 1988 年发现发热患者尿中有 TNF 抑制物，分子质量为 33kDa。Olsson 1989 年在慢性肾功能不全患者血和尿中也发现有 TNF-BP。TNF-BP 可与 TNF 特异结合，抑制 TNF 活性，如抑制其细胞毒活性和诱导 IL-1 产生，可促进皮下接种 Meth A 肉毒的生长，可能为肿瘤逃逸宿主抗肿瘤的机制之一。正常人血

清中 TNF-PB 为 1～2ng/mL，也可见于正常妊娠尿中。炎症、内毒素血症、脑膜炎双球菌感染、SLE、HIV 感染、肾功能不全时以及肿瘤时可升高。可溶性 TNFR 可有效地减轻佐剂性关节炎的病理改变以及败血症休克。

（3）TNF 的生物学活性　TNF-α 与 TNF-β 的生物学作用极为相似，这可能与分子结构的相似性和受体的同一性有关。但在某些生物学作用方面也有不同之处。

① 杀伤或抑制肿瘤细胞　TNF 在体内、体外均能杀死某些肿瘤细胞(cytolytic action)，或抑制增殖作用(cytostatic action)。肿瘤细胞株对 TNF-α 敏感性有很大的差异，TNF-α 对极少数肿瘤细胞甚至有刺激作用。用放线菌素 D、丝裂霉素 C、放线菌酮等处理肿瘤细胞(如小鼠成纤维细胞株 L929)可明显增强 TNF-α 杀伤肿瘤细胞活性。体内肿瘤对 TNF-α 的反应也有很大的差异，与其体外细胞株对 TNF-α 的敏感性并不平行。同一细胞系可能有敏感株和抵抗株，如 L929-S 和 L929-R。此外，靶细胞内源性 TNF 的表达可能会使细胞抵抗外源性 TNF 的细胞毒作用，因此，通过诱导或抑制内源性 TNF 的表达可改变细胞对外源性 TNF 的敏感性。巨噬细胞膜结合型 TNF 可能参与对靶细胞的杀伤作用。

TNF 杀伤肿瘤的机理还不十分清楚，与补体或穿孔素(perforin)杀伤细胞相比，TNF 杀伤细胞没有穿孔现象，而且杀伤过程相对比较缓慢。TNF 杀伤肿瘤组织细胞可能与以下机理有关。

a. 直接杀伤或抑制作用　TNF 与相应受体结合后向细胞内移动，被靶细胞溶酶体摄取导致溶酶体稳定性降低，各种酶外泄，引起细胞溶解。也有认为 TNF 激活磷脂酶 A2，释放超氧化物而引起 DNA 断裂，磷脂酶 A2 抑制剂可降低 TNF 的抗病效应。TNF 可改变靶细胞糖代谢，使细胞内 pH 降低，导致细胞死亡。

b. 调节机体免疫功能　通过 TNF 对机体免疫功能的调节作用，促进 T 细胞及其他杀伤细胞对肿瘤细胞的杀伤。

c. 作用于血管内皮细胞　TNF 作用于血管内皮细胞，损伤内皮细胞或导致血管功能紊乱，使血管损伤和血栓形成，造成肿瘤组织的局部血流阻断而发生出血、缺氧坏死。

② 促进中性粒细胞的吞噬、黏附作用和相关抗原的表达　提高中性粒细胞的吞噬能力，增加过氧化物阴离子产生，增强 ADCC 功能，刺激细胞脱颗粒和分泌髓过氧化物酶。TNF 预先与内皮细胞培养可使其增加 MHCⅠ类抗原、ICAM-1 的表达，IL-1、GM-CSF 和 IL-8 的分泌，并促进中性粒细胞黏附到内皮细胞上，从而刺激机体局部炎症反应，TNF-α 的这种诱导作用要比 TNF-β 为强。TNF 刺激单核细胞和巨噬细胞分泌 IL-1，并调节 MHCⅡ类抗原的表达。

③ 抗感染　如抑制疟原虫生长，抑制病毒复制(如腺病毒Ⅱ型、疱疹病毒Ⅱ型)，抑制病毒蛋白质合成、病毒颗粒的产生和感染性，并可杀伤病毒感染细胞。TNF 抗病毒机理不十分清楚。

④ 引起发热，诱导特殊情况下蛋白质合成　TNF 是一种内源性热原质，引起发热，并诱导肝细胞急性期蛋白质的合成。TNF 引起发热可能是通过直接刺激下丘脑体温调节中枢和刺激巨噬细胞释放 IL-1 而引起，还可通过 IL-1、TNF-α 刺激其他细胞产生 IL-6。

⑤ 诱导髓样白血病细胞分化　促进髓样白血病细胞向巨噬细胞分化，如促进髓样白血病细胞 ML-1、单核细胞白血病细胞 U937、早幼粒白血病细胞 HL60 的分化，机理不清楚。TGF-β 可抑制 TNF-α 多种生物学活性，但不抑制 TNF-α 对髓样白血病细胞分化的诱导作用，甚至还有协同效应。

⑥ 促进细胞增殖、分化和相关基因表达　TNF 促进 T 细胞 MHCⅠ类抗原表达，增强 IL-

2依赖的胸腺细胞、T细胞增殖能力，TNF-α对某些肿瘤细胞具有生长因子作用，并协同EGF、PDGF和胰岛素的促增殖作用，促进EGF受体表达。TNF也可促进*c-myc*和*c-fos*等与细胞增殖密切相关原癌基因的表达，引起细胞周期由G0期向G1期转变。最近报道TNF-β(LT)是EB病毒转化淋巴母细胞的自分泌生长因子，抗LT抗体、sTNF R以及TNF-α能抑制EB病毒转化淋巴细胞的增殖。

IL-1、IFN-γ和GM-CSF对TNF的生物学作用有明显的增强作用，可能与增加细胞TNF受体的表达有关。已报道一种抗TNF-α单克隆抗体，可模拟TNF-α的某些生物学作用，这种现象在其他因子中还尚未见到。

7. 干扰素(IFN)及其受体(IFN Rt)的分子结构和活性

1957年，Isaacs和Lindenmann首先发现了病毒干扰现象，即病毒感染的细胞能产生一种因子，作用于其他细胞干扰病毒的复制，因而命名为干扰素。目前已知干扰素并不能直接杀伤病毒，而是诱导宿主细胞产生数种酶，干扰病毒的基因转录或病毒蛋白组分的翻译。根据产生干扰素细胞来源不同、理化性质和生物学活性的差异，可分为干扰素α(interferon α，IFN-α)、干扰素β(interferon β，IFN-β)和干扰素γ。

(1) IFN-α/β的分子结构和基因　IFN-α和IFN-β基因均位于人9号染色体和小鼠4号染色体，并连锁在一起。IFN-α基因至少有20个，成串排列在一个区域，无内含子，同一种属IFN-α不同基因产物其氨基酸同源性≥80%。人和小鼠IFN-β基因只有一个，无内含子，与IFN-α基因连锁在一起。IFN-β与IFN-α氨基酸组成有26%～30%同源性。IFN-α由2个亚族(subfamily)组成，分别称为IFN-α1和IFN-α2，其中IFN-α1至少由20个有功能的基因组成，彼此间有90%左右的同源性；IFN-α2亚族有5～6个基因成员，目前只发现1个有功能的基因，其余是假基因。

IFN-α分子由66～172个氨基酸组成，无糖基，相对分子质量约为19k，不同种属之间同源性在70%左右。IFN-α分子含有4个Cys，Cys1—99、Cys29—139之间形成两个分子内二硫键。IFN-α的生物学作用有一定的种属特异性。

人IFN-β分子含166个氨基酸，有糖基，相对分子质量为23k，含有3个半胱氨酸，分别在17位、31位和141位氨基酸。31位与141位半胱氨酸之间形成的分子内二硫键对于IFN-β的生物学活性非常重要，141Cys被Tyr替代后则完全丧失抗病毒作用，而Cys17被Ser替代后不仅不影响生物学活性，反而使IFN-β分子稳定性更好。糖基对生物学活性无影响。小鼠IFN-β分子只有一个Cys17，分子内无二硫键。IFN-β的生物学作用有较强的种属特异性。

(2) IFN-α/β受体　一般认为，IFN-α和IFN-β结合相同的受体，IFN-α/β R基因定位于21号染色体，受体的亲和力K_d在10^{-10}～10^{-9}mol/L之间，受体胞膜外结构属细胞因子受体中干扰素受体家族。IFN-α/β受体分布相当广泛，包括单核细胞、巨噬细胞、多形核白细胞、B细胞、T细胞、血小板、上皮细胞、内皮细胞和肿瘤细胞等。

(3) IFN-α/β的生物学作用

① 抗病毒作用　IFN-α/β具有广谱的抗病毒作用，其作用机理是：a. 通过抑制某些病毒的吸附(如VSV)、脱衣壳和最初的病毒核酸转录(如流感病毒和VSV)、病毒蛋白合成(如SVS)以及成熟病毒的释放(如反转录病毒)等不同环节；b. 通过NK细胞、巨噬细胞和CTL杀伤病毒感染靶细胞。

② 抑制某些细胞的生长　如抑制成纤维细胞、上皮细胞、内皮细胞和造血细胞的增殖，其机理可能通过使细胞停留在G0/G1期，降低DNA合成，下调*c-myc*、*c-fos*等细胞原癌基

因转录水平，下调某些生长因子受体表达。

③ 免疫调节作用　促进大多数细胞 MHCⅠ类抗原的表达，活化 NK 细胞和 CTL。

④ 抑制和杀伤肿瘤细胞　IFN-α/β 杀伤肿瘤细胞主要是通过促进机体免疫功能，提高巨噬细胞、NK 细胞和 CTL 的杀伤水平。不同的 IFN-α 亚型的诱生、抗病毒和免疫调节活性可有所不同，例如：a. 同一病毒在不同细胞中诱生 IFN-α 亚型种类有很大差别。b. IFN-α 的不同亚型对于不同靶细胞表现出不同的抗病毒活性。c. 不同 IFN-α 亚型对不同病毒的抗病毒作用有很大差异。d. 不同 IFN-α 亚型对 MHC 抗原表达、NK 细胞活性以及细胞因子产生的调节作用也有较大的差异。

8. 转化生长因子-β(TGF-β)及其受体(TGF-βRt)的分子结构和活性

转化生长因子-β(transforming growth factor-β，TGF-β)是属于一组新近发现的调节细胞生长和分化的 TGF-β 超家族。这一家族除 TGF-β 外，还有活化素、抑制素、缪勒抑制物质(Mullerian inhibitor substance，MIS)和骨形成蛋白(bone morphogenetic proteins，BMP)。TGF-β 的命名是根据这种细胞因子能使正常的成纤维细胞的表型发生转化，即在表皮生长因子(EGF)同时存在的条件下，改变成纤维细胞贴壁生长特性而获得在琼脂中生长的能力，并失去生长中密度依赖的抑制作用。TGF-β 与早先报道的从非洲绿猴肾上皮细胞 BSC-1 所分泌的生长抑制因子是同一物质。

(1) TGF-β 的分子结构和基因　1985 年，TGF-β 的基因克隆成功，并在大肠杆菌内得到表达。在哺乳动物至少发现有 TGF-β1、TGF-β2、TGF-β3、TGF-β1β2 四个亚型。在鸟类和两栖类动物还分别存在着 TGF-β4 和 TGF-β5，对后两者的生物学作用所知甚少。TGF-β 是由两个结构相同或相近的、相对分子质量为 12.5k 亚单位借二硫键连接的双体。人 TGF-β cDNA 序列研究表明，单体的 TGF-β 112 个氨基酸残基是由含 400 个氨基酸残基的前体分子(per-pro-TGF-β)从羧基端裂解而来。pre-pro-TGF-β N 端含有一个信号肽，在分泌前被裂解掉，成为非活性状态的多肽链前体(pro-TGF-β)，通过改变离子强度、酸化或蛋白酶水解切除 N 端部分氨基酸残基，所剩余的羧基端部分形成有活性的 TGF-β。TGF-β1 与 TGF-β2 有 71%氨基酸同源性，TGF-β1 与 TGF-β3 有 77%同源性，TGF-β2 与 TGF-β3 有 80%同源性。TGF-β 与 TGF-β 超家族其他成员有 30%～40%同源性。人 TGF-β1、TGF-β2 和 TGF-β3 的基因分别定位于染色体 19q3、1q41 和 14q24，均含有 7 个外显子，核苷酸序列有高度同源性，所编码的前体分子 C 端都有 9 个保守的 Cys，提示 TGF-β1、TGF-β2 和 TGF-β3 基因可能来自一个共同的祖先基因。人和小鼠 TGF-β1 的同源性高达 99%，表明在不同种属中 TGF-β 都具有重要的生物学功能。对人 TGF-β1 基因调控区进行了研究，发现该基因 5′端序列包含 5 个明显的调控区：1 个类增强子(enhancer-like)活性区、2 个负调控区和 2 个启动子区。

(2) TGF-β 受体　许多细胞表面都有 TGF-β 受体。大鼠成纤维细胞系 NRK-49F 和 BALB/c 3T3 细胞表面 TGF-β 受体亲和力 K_d 值为 $(5.6\sim14)\times10^{-11}$ mol/L，每个细胞 TGF-β 结合点约 $(1.6\sim1.9)\times10^4$。在淋巴细胞表面，TGF-βRK_d 值为 $(1\sim5.1)\times10^{-12}$ mol/L。T 细胞、B 细胞每个细胞 TGF-βR 数约 250，活化后受体数量可增加 5～6 倍，但 K_d 值无明显变化。造血细胞表面 TGF-βR 对 TGF-β1 亲和力要比 TGF-β2 明显为高，这可能解释了造血细胞对 TGF-β1 反应要比 TGF-β2 更为敏感。TGF-β1、TGF-β2 和 TGF-β3 结合细胞表面相同的受体。

最近发现 TGF-βR 存在着Ⅰ型、Ⅱ型、Ⅲ型三种形式，分子质量分别为 53kDa、70～85kDa 和 250～350kDa。Ⅰ型、Ⅱ型 TGF-βR 均为糖蛋白，它们和 TGF-β1 的亲和力要比和

TGF-β2 的亲和力大 10～80 倍；Ⅲ型受体是一种蛋白聚糖，它与 TGF-β1、TGF-β2、TGF-β3 的亲和力近似，为 TGF-β 主要的受体，可能在 TGF-β 发挥生物学功能中起着主要作用。TGF-βRⅢ又名 Endoglin，CD105，TGF-β1 和 TGF-β3 为其主要配体。Ⅱ型 TGF-βR 胞浆区具有丝氨酸/苏氨酸激酶区。这种结构也见于活化受体Ⅱ（ActRⅡ）和 ActRⅡB。Ⅲ型 TGF-β 受体本身缺乏蛋白激酶活性，对于其如何参与信号的传递还不清楚。当 TGF-β 诱导增殖时，G 蛋白可能参与诱导过程，此外，TGF-β 促进 Ca^{2+} 内流和胞内 IP-3 水平的升高，激活 PKC。

(3) TGF-β 的生物学作用　起初对 TGF-β 的生物学功能研究主要在炎症、组织修复和胚胎发育等方面，近年来发现 TGF-β 对细胞的生长、分化和免疫功能都有重要的调节作用。TGF-β1、TGF-β2 和 TGF-β3 功能相似，一般来说，TGF-β 对间充质起源的细胞起刺激作用，而对上皮或神经外胚层来源的细胞起抑制作用。

① 抑制免疫活性细胞的增殖

a. 抑制 IL-3、GM-CSF、M-CSF 所诱导小鼠造血前体细胞和 LTBMC 的集落形成，并降低巨核细胞对 IL-3 和 CSF 的反应性。

b. 抑制 ConA 诱导或 ConA 与 IL-2、IL-6 联合诱导的胸腺细胞增殖。

c. 抑制丝裂原、同种异体抗原刺激的 T 细胞增殖或 IL-2 依赖的 T 细胞生长。

d. 抑制 SAC 刺激后 IL-2 依赖的 B 细胞增殖。

② 对细胞表型的调节

a. 抑制 IL-2 诱导的 T 细胞 IL-2R、TfR 和 TLiSA1 活化抗原的表达，对 CD3 表达未见有影响。

b. 抑制 IFN-γ 诱导黑素瘤细胞 MHCⅡ类抗原表达。

③ 抑制淋巴细胞的分化

a. 抑制 IL-2 和 BCDF 依赖的 B 细胞分泌 IgG 和 IgM，促进 B 细胞分泌 Ig 类型转换为 IgA 和 IgE。

b. 抑制混合淋巴细胞培养（MLC）中 CTL、NK 细胞和 LAK 功能，这种抑制作用可被 TNF-α（小鼠 MLC）或 IL-2（人 MLC）所逆转。

c. 抑制 PBMC 中 NK 细胞活性以及 NK 细胞对 IFN-α 的反应性。

d. 抑制 ConA 和 IL-2、IL-6 协同诱导小鼠胸腺 MHC 非限制杀伤性细胞的活性。

④ 抑制细胞因子产生　如抑制外周血单核细胞 PBMC 中 IFN-γ 和 TNF-α 的产生。

⑤ 其他调节作用

a. 促进成纤维细胞、成骨细胞和雪旺细胞的生长。TGF-β1、TGF-β2 促进人成纤维细胞 IL-6 的产生，其机理可能是通过对 IL-6 基因转录的调节。

b. 抑制上皮细胞、破骨细胞、内皮细胞生长和脂肪、心肌、骨骼肌的形成。TGF-β 可拮抗 EGF 的某些生物学功能。

c. 促进细胞外基质（ECM）如胶原蛋白、纤粘连蛋白的表达和抑制 ECM 的降解，对细胞的形态发生、增殖和分化过程起着重要作用，有利于胚胎发育和细胞修复。动物体内实验表明，局部注射 TGF-β 可以促进伤口愈合和典型肉芽组织形成。

d. 单核细胞和成纤维细胞的趋化剂，但不引起脱颗粒和氧化物的产生。

e. 抑制淋巴细胞与内皮细胞的黏附。

f. 促进嗜碱性粒细胞释放组胺。

⑥ TGF-β1 与原癌基因表达　TGF-β1 能诱导 *c-sis* 的表达，但抑制 *c-myc* 的表达，这种诱导或抑制作用与作用细胞种类及 TGF-β 的不同功能有关。如 TGF-β 诱导成纤维细胞中 *c-sis* 基

因表达，与促进其在软琼脂中生长有关；而对上皮角朊细胞生长的抑制则与抑制 *c-myc* 基因表达有关。TGF-β1、TGF-β2 和 TGF-β3 在大多数生物学作用方面非常相似，但在有些作用方面可有很大差异，如 TGF-β2 对血管内皮细胞和造血祖细胞的生长抑制作用仅为 TGF-β1 和 TGF-β3 的 1%。TGF-β 在治疗伤口愈合、促进软骨和骨修复以及通过免疫抑制治疗自身免疫性疾病和移植排斥等方面具有潜在的应用前景。

六、细胞因子目前的研究与临床应用

1. 重要的细胞因子的开发与临床应用

细胞因子有些已经应用于临床，对生物学治疗具有深远的应用价值。多种效应细胞释放的炎症介质是造成 ARDS（急性呼吸窘迫症）的中心环节，其中 TNF-α、IL-1、IL-8、IL-10、CXC 趋化因子等细胞因子在 ARDS 发病中的作用尤其重要。创伤修复是一个复杂的生物学过程，伴随伤口愈合而产生增生性痕迹，影响美观，导致组织和器官不同程度的功能性障碍。痕迹形成过程中致纤维化因子有：转化生长因子、结缔组织生长因子、血小板衍生因子等，减少致纤维化细胞因子可抑制瘢痕的形成。干细胞因子（stem cell factor，SCF）是一种重要的造血细胞因子，1990 年 D. W. William. K. M. Zsebo 和 E. W. Huang 同时发现。根据其刺激细胞生长、结合受体特性被称为干细胞因子、steel 因子、Kit 配体等。人造血增效因子（hHSF）是 CXC 类趋化因子 GROβ N 末端截短 4 个氨基酸残基的变异体（GRO β5-73），由 69 个氨基酸组成。研究发现，其 N 端结构特点对保持其生物学功能十分重要。研究表明，hHSF C 末端结构特别是 α 螺旋结构对维持和稳定 hHSF 的空间构象起重要作用。

2. 重组细胞因子的开发和临床应用

细胞因子是免疫系统的重要调节因子，具有明显的免疫佐剂效应。研究表明，原核、真核载体或者病毒构建的细胞因子重组质粒或表达的重组蛋白，能很好地发挥免疫佐剂的活性。

厦门大学的郑建华等对人重组干细胞因子的一级结构进行了研究，结果表明，rhSCF 的一级氨基酸序列和二硫键形成的位置与理论上一致，糖基化特性符合毕赤酵母表达蛋白质的糖基化特点。2012 年，中国医学科学院范洁成功建立了 rhSCF 原核表达、复性和纯化体系，为造血干细胞体外扩增体的优化研究奠定了基础，同时为干细胞的临床应用提供了有价值的参考。

重组人粒细胞-巨噬细胞刺激因子（rhGM-CSF）作用于造血祖细胞，促进其增生和分化，增强单核细胞抗原提呈能力，提高粒细胞和单核细胞抗体依赖的细胞介导的细胞毒作用。临床用于治疗肿瘤病人因放射治疗或化学治疗引起的白细胞减少症，单独或与抗真菌药联合使用可增强抗菌作用，具有提高免疫、抗炎和促进创伤愈合的功能。在大鼠和 Beagle 犬阴道给予重组人粒细胞-巨噬细胞刺激因子（recombinant human granulocyte-macrophage colony-stimulating factor，rhGM-CSF）栓 3 个月的长期毒性实验中，研究给药后动物血清中是否产生抗 rhGM-CSF 抗体和抗体的中和活性。发现大鼠（啮齿类动物）血清中均产生抗 rhGM-CSF 抗体，且有中和活性，但是 Beagle 犬（非啮齿类动物）未检测到抗 rhGM-CSF 抗体，rhGM-CSF 对大鼠具有免疫原性。

rhG-CSF 对病人化疗 WBC（白细胞）减少症的疗效确切，并无明显毒副作用，有利于化疗周期的继续进行，可以作为肺癌治疗中的辅助药物。通过研究重组人白细胞介素-1α（rhIL-1α）对体外培养人牙周膜成纤维细胞（HPDLFs）核因子 κB 受体活化因子配基（RANκL）和骨保护素（OPG）表达的影响发现，重组人白细胞介素-1α 可以在体外影响 HPDLFs 表达 RANκL 和 OPG 的 mRNA，并调节 RANκL/OPG 的比值，与牙槽骨改建密切相关。

重组人白细胞介素-1α 作用于牙周细胞是促进破骨吸收作用而非抑制作用。通过核运输因子（NTF2）在体外培养的人视网膜微血管内皮细胞（RCECs）中的表达，研究其高表达对血管内皮生长因子(VEGF)表达的影响时发现，重组腺相关病毒(rAAV2)将外源NTF2导入培养的RCECs内，转染后NTF2可稳定表达，VEGF表达下降，NTF2可能通过调节VEGF的表达参与新生血管的发生。

rhSCF包括膜型和可溶型两种。它在造血干细胞动员、肿瘤放疗化疗的辅助治疗、贫血、放射病及其他血液病的治疗等方面具有重要的应用前景。

应用基因工程技术，将细胞因子、蛋白质分子重组成一种融合蛋白分子。这种新型融合蛋白分子，可以发挥超越其单因子的生物学活性和(或)具有便于分离纯化、检测的特性。在理论和应用上具有潜在广泛的前景。

3. 重组细胞因子应用的不良反应

重组细胞因子药物的不良反应时有发生，引起的皮肤型不良反应包括红斑皮炎样药疹、血清病样药疹、严重型原发皮肤损害。大多数细胞因子引起的药物不良反应与其本身的生物学活性有关。随着基因工程研究的广泛开展和重组细胞因子在临床上的大量应用，临床上将会遇到许多不测的不良反应。

第三节　重组细胞因子药物开发

重组细胞因子是利用基因工程技术生产的细胞因子产品，利用基因工程技术生产的重组细胞因子作为生物应答调节剂(BRM)治疗肿瘤、造血障碍、感染等疑难病症已收到了良好疗效，成为新一代的药物。近十多年来，重组细胞因子类药物的研制有较快发展，相关的新药陆续上市，目前重组细胞因子作为药物具有很多优越之处，例如细胞因子为人体自身成分，可调节机体生理过程和提高免疫功能，在很低剂量即可发挥作用，因而疗效显著，副作用小，是一种全新的生物疗法，已成为某些疑难病症不可缺少的治疗手段。

在欧美市场上，对现有重组药物进行分子改造而开发的某些第二代基因药物已经上市，如重组新钠素、胞内多肽等。另外，重组细胞因子融合蛋白、人源单克隆抗体、反义核酸，以及基因治疗、新的抗原制备技术、转基因动物生产等，均取得了实质性的进展。

一、美国FDA批准的重组细胞因子药物

美国拥有全球最发达的生物制药产业，无论在生物技术药物的研究、开发与生产，还是在生物技术药物的种类和数量，或是生物技术药物的市场和临床使用等方面，都遥遥领先于其他国家，绝大多数生物技术药物都是美国FDA批准上市后，而后再在其他国家获准上市，只有极少部分生物技术药物在其他国家获准上市而在美国没有上市，因此从中可以看到，目前重组细胞因子药物开发的基本现状。美国重组细胞因子药物的总体概况如下。

1. 原核表达系统应用空间不断萎缩

大肠杆菌表达的基因重组细胞因子药物有干扰素α、干扰素β和干扰素γ，G-CSF、白介素-1Ra、白介素-2、白介素-11、rPA、白喉毒素-IL-2融合蛋白等。这些产品都是结构相对简单、分子量较小的蛋白质，并且FDA在2000年1月至2004年2月只批准了4种大肠杆菌表达的产品，并且都是多肽类、分子量为几千道尔顿（kDa）的产品，表明细胞因子类药物的开发空间越来越小，而且*E. coli*表达系统的应用空间也极其有限。

2. 真核酵母表达系统缺乏活力

酵母表达的基因重组细胞因子药物有GM-CSF、重组人血小板衍生生长因子(rhPDGF-BB)等。由于酵母表达系统是一种真核表达系统，其表达的蛋白质可以正确折叠，表达的蛋白相对*E. coli*表达系统分子量较大、结构较复杂。不过，虽然酵母表达系统表达的蛋白质有糖

基化修饰，但是糖链结构和组成与天然糖蛋白相差甚远，对于糖链极大影响生物活性的蛋白质如 EPO 等，仍无法用酵母表达系统表达。

3. 哺乳动物细胞已成为生物技术药物最重要的表达或生产系统

哺乳动物细胞表达或生产的细胞因子药物有干扰素 α-N3、干扰素 α-n1、干扰素 β-1a、EPO-α 和 EPO-α 突变体 Aranesp、重组人骨形成蛋白 2(rhBMP-2)和重组人骨形成蛋白 7(rhBMP-7)。哺乳动物细胞已成为最重要的表达或生产系统，这种局面仍将持续并且其所占比例有逐年扩大趋势。FDA 在 2000 年以后批准的创新生物技术药物，通过动物细胞培养生产的生物技术产品则有 22 种，除了两种组织工程产品外，其余都是蛋白类产品，这些蛋白质都是分子量大、二硫键多、空间结构复杂的糖蛋白，只有使用 CHO 等哺乳动物细胞表达系统，这些蛋白质的生产才成为可能。

截止 2004 年 2 月美国 FDA 批准的所有细胞因子药物如表 12-5 所示。

表 12-5 截止 2004 年 2 月美国 FDA 批准的细胞因子药物

产品	商品名	公司	首次批准时间	适应证
大肠杆菌表达的产品				
rhG-CSF，粒细胞-集落刺激因子	Neupogen Neulasta(PEG 化)	Amgen Amgen	1991 年 2 月 2002 年 1 月	白细胞减少
rh IL-1Ra(重组人 IL-1 拮抗剂)	Kineret	Amgen	2001 年 11 月	类风湿性关节炎
interleukin eleven，IL-11	Neumega	Wyeth	1997 年 11 月	血小板减少
interleukin two，IL-2	Proleukin	Chiron	1992 年 5 月	肾瘤、黑素瘤
interferon alfacon-1	Infergen	InterMune/Amgen	1997 年 10 月	丙肝
interferonα-2a，干扰素 α-2a	Roferon-A	Hoffmann-La Roche	1986 年 6 月	乙肝、丙肝、白血病、Kaposi's 肉瘤等
	Pegasys(PEG 化)	Roche/Nektar	2002 年 10 月	
interferonα-2b，干扰素 α-2b	Intron A	Schering-Plough	1986 年 6 月	乙肝、丙肝、非甲非乙型肝炎、白血病、Kaposi's 肉瘤等
	PEG-Intron (PEG 化)	Enzon/Schering-Plough	2001 年 8 月	
	Rebetron(联合病毒唑)	Schering-Plough	1998 年 6 月	
interferonβ-1b，干扰素 β-1b	Betaseron	Berlex/Chiron	1993 年 8 月	多发性硬皮病
interferonγ-1b，干扰素 γ-1b	Actimmune	InterMune	1990 年 12 月	慢性肉芽肿病；重度恶性骨骼石化症
酵母表达的产品				
rhGM-SCF	Leukine (sargarmostim)	Berlex Laboratories	1991 年 3 月	自体骨髓移植；急性髓性白血病化疗引起的白细胞中毒
rhPDGF-BB，血小板衍生生长因子	Regranex Gel (gel becaplermin)	Chiron	1997 年 12 月	糖尿病足溃疡
哺乳动物细胞表达的产品(商品名中括号中为宿主细胞)				
interferonα-n3 (干扰素 α-n3)	Alferon (人白细胞培养诱导)	Interferon Sciences	1989 年 10 月	生殖器疱疹
interferonα-n1 (α-n1 干扰素)	Wellferon(人类淋巴母细胞培养与诱导)	GlaxoSmithKline	1999 年 3 月	丙肝
interferon β-1a (干扰素 β-1a)	Avonex(CHO) Rebif(CHO)	Biogen/Idec Serono S. A. /Pfizer	1996 年 5 月 2002 年 3 月	多发性硬皮病
EPO 突变体	Aranesp(CHO)	Amgen	2001 年 9 月	肾性贫血

续表

产品	商品名	公司	首次批准时间	适应证
EPO(促红细胞生成素)	Epogen(CHO) Procrit	Amgen Ortho Biotech	1989年6月 1990年12月	肾性贫血
rh Bone morphogenetic protein-2, rhBMP-2	INFUSE Bone Graft /LT-CAGE(CHO)	Wyeth and Medtronic Sofamor Danek	2002年7月	脊骨退行性病变的脊骨融合
rh Osteogenic protein 1, BMP-7	Osigraft(CHO)	Stryker	2001年8月	胫骨骨折

二、我国批准的重组细胞因子药物

我国批准的细胞因子药物反映了我国细胞因子类药物的发展现状。目前国内市场上主要的国产重组细胞因子类药物包括乙肝疫苗、IFN、IL 2、G-CSF、重组链激酶（recombinant streptokinase，rSK）、重组表皮生长因子（recombinant endothelial growth factor，rEGF）等15种基因工程药物。组织纤溶酶原激活剂（tissue plasminogen activator，t-PA）、IL-3、重组人胰岛素、尿激酶等十几种多肽药物正处于临床Ⅱ期试验阶段，单克隆抗体的研制已从实验阶段进入临床阶段。正在开发研究中的项目包括采用新的高效表达系统生产重组凝乳酶等40多种基因工程新药。中国的生物制药经过二十多年的发展，取得了很大的成绩，但是与美国相比，还是有很大差距。

截止到2004年中旬，我国SFDA批准上市的细胞因子药物有干扰素，包括IFN-α1b、IFN-α2a、IFN-α2b、IFN-γ；白介素2(IL-2)，包括125Ala IL-2、125Ser IL-2；G-CSF；GM-CSF；rhTNF-α；促红细胞生成素（EPO）；碱性成纤维细胞生长因子（bFGF），其中包括人bFGF、牛bFGF；融合蛋白表皮生长因子（EGF）、EGF衍生物和白介素-11（IL-11）。这基本反映了我国生物制药的现状。

下面是截止至2004年5月所有在中检所完成或正在进行的细胞因子药物。

①重组人干扰素类包括rhIFN-α、rhIFN-β、rhIFN-γ、rIFN-con和rhGH。②白细胞介素以及受体拮抗剂类有rhIL-2、rhIL-3、rhIL-11、rhIL-1ra、重组人PEG-IL-6。③集落刺激因子，包括rhG-CSF、rhGM-CSF。④重组生长因子，包括rhsGF、rhEGF、r-bFGF、rhPDGF。⑤重组肿瘤坏死因子，包括rhTNF-α、rhTNF-β。⑥其他因子，包括Endostatin、rhBPM-2、TRAIL突变体、vMIP（抗HIV）、rhEPO、rhTPO等。这不仅反映了我国细胞因子药物的现状，也基本反映了我国细胞因子药物的发展状况：①大肠杆菌表达的产品还处于占绝对统治地位；②同一产品生产厂家多、生产规模小，低水平重复建设浪费了大量宝贵资源；③动物细胞大规模培养技术的限制阻碍了我国细胞因子药物产业的发展；④我国以细胞因子等激动剂为主，而美国已出现以拮抗作用为主的药物；⑤缺乏创新能力。

生物制药是21世纪最核心的高技术之一，没有理由再次丧失生物技术带来的一次飞跃式发展的机会。只要清醒地认识到差距，并找出限制我国生物制药发展最主要的瓶颈，尤其要发展动物细胞大规模培养技术和治疗性抗体研究与开发的上中下游技术，就一定能够把握机会，实现跨越式发展。

第四节　我国重组细胞因子药物开发的新战略

在国际医药生物技术领域，细胞因子基因工程药物是迄今开发最成功的产品之一，在临床上治疗疑难病症已收到明显疗效，每年的产值已达数十亿美元。目前，我国细胞因子药物的开发落后于美国等先进国家，应看清我国与国际上的这种差距，寻找有利于我国重组细胞因子药物开发的新路。由于目前从生物学活性线索寻找细胞因子的传统路线已经很难发现新的生物活性分子，在21世纪的细胞因子研究中，应该加强生物信息学的研究，争取利用计算机克隆化的技术发现我国自主知识产权的新细胞因子，使得我国在这一领域能够有创新性的成果。

一、从现有的常规细胞因子研究开发向寻找细胞因子克隆的新策略过渡

1. 细胞因子的常规克隆化策略

即通过活性筛选完成克隆，大体的步骤是：①发现细胞因子的活性线索→②细胞因子表达细胞→③提取mRNA→④反转录成为cDNA→⑤克隆化至真核表达载体→⑥转化大肠杆菌→⑦细胞因子活性筛选→⑧鉴定。例如，在克隆猴IL-3时，我们知道猴T细胞系UCD-144MLA可刺激CML细胞增殖。提取UCD-144MLA细胞mRNA，构建含30000个克隆的cDNA表达文库，提取质粒DNA，分成100份，每份200个克隆，分别转染COS-7细胞，上清液测定刺激活性，8份具有活性，其中只有1份不被抗GM-CSF抗体所抑制，进一步有限稀释法筛选，获得猴IL-3 cDNA，再经杂交筛选人的基因文库，获得人IL-3序列(1986)。另外，促红细胞生成素、干扰素、IL-2等均首先通过发现其蛋白质所具有的生物活性，以此为线索，通过基因表达、药理药效研究，从而开发成为新药。由于这一路线的缺点是发现新药的概率较低，只有人体内较高表达的蛋白质才有可能被发现。

2. 细胞因子产生细胞cDNA的大规模测序和生物信息学分析

这种策略是：①建立产细胞因子cDNA文库→②大规模随机测序→③基因和蛋白质数据库同源性比较→④与已知细胞因子有同源性的克隆→⑤全长cDNA克隆化→⑥真核、原核表达→⑦活性筛选→⑧鉴定。例如，骨髓造血祖细胞抑制因子-1(myeloid progenitor inhibitory factor-1，MPIF-1)的基因克隆：从动脉内皮细胞cDNA文库大规模随机测序，发现其中之一编码氨基酸与巨噬细胞炎性蛋白-1α(MIP-1α) 有51%同源性，昆虫细胞表达蛋白具有趋化T细胞和单核-巨噬细胞的活性，抑制骨髓细胞集落形成活性(J. Exp. Med，1997，185：1163)。现已作为造血细胞保护剂进入Ⅱ期临床试验。国内已经成功地利用此策略发现一些新细胞因子。另外，新白细胞介素的克隆化已经引起人们的广泛关注，从1999年11月开始到2000年底，仅仅一年的时间至少有5个新的白细胞介素被报道(IL-19、IL-20、IL-21、IL-22、IL-23)，1999年美国HGS公司的Rosen等人在专利中报告了IL-19的序列。2000年6月，美国HGS公司的Shi等人报道了一种新细胞因子(IL-20)及其受体的克隆化结果，Shi等人的技术路线是利用EST数据库检索与IL-17同源的EST序列，发现了IL-20 cDNA。2000年11月，ZymoGenetics公司的Parrish-Novak等人在“Nature”杂志发表了IL-21及其受体的论文，利用EST数据库首先发现了含有信号肽和穿膜区的IL-21受体，全长cDNA，进一步通过配体功能筛选，从CD3阳性T细胞cDNA文库克隆出人IL-21 cDNA。2000年10月，Genentech公司的Xie等人在“JBC”发表了人IL-22及其受体的论文，利用Incyte公司的EST数据库检索到与IL-10具有同源性的IL-22 cDNA。2000年11月，DNAX研究所的Oppmann等人在“Immunity”发表了人IL-23的论文，利用计算机克隆的技术，发现了与IL-12 p35亚单位具有同源性的cDNA。上述所有的新白细胞介素的发现均利用商业化的EST数据库，通过计算机同源性分析，克隆、表达及功能分析，最终获得新的白细胞介素。这种技术路线实质上是采用了反向生物学的原理，从基因到蛋白质再到体外功能和体内功能研究的途径来发现新的生物活性分子。

3. 染色体中细胞因子聚集区的大规模测序

例如17对染色体存在CC趋化因子Cluster，通过适当的YAC克隆测序和生物信息学分析，克隆了MIP-4，与MIP-1α有49.5%的同源性，可以趋化T细胞(1999)，在7q11.23发现

Eotaxin-3 也是根据此方法(1999)。

4. 差异显示技术克隆细胞因子

利用同一细胞在不同条件下表达细胞因子的差异克隆新细胞因子，例如T细胞活化前低表达细胞因子，活化后则高表达细胞因子，利用DD-PCR、RDA、SSH等技术可克隆T细胞活化后高表达的基因，其中可能含有新细胞因子cDNA。例如，2001年克隆的CKLF1利用IL-10为广谱细胞因子抑制因子的特点，通过SSH技术克隆U937细胞被IL-10抑制的cDNA，发现新的细胞因子CKLF1及其变异体CKLF2、CKLF3，CKLF4。CKLF1具有趋化效应、促进骨髓细胞集落形成效应和刺激骨骼肌细胞效应。

5. 基于基因组的新型药物

所谓基因组药物(genomic drug)是指利用反向生物学原理，依据基因序列数据，经生物信息学分析、高通量基因表达、高通量功能筛选和体内外药效研究开发得到的新药候选物。这一新的技术路线不同于常规的生物技术药物开发手段，基因组药物的开发实际上利用了反向生物学的原理，沿着从基因序列→蛋白质→功能→药物的途径研制新药，其优势是取自庞大的人类基因资源及其编码蛋白质作为原材料，具有巨大的开发潜力。

基因组药物开发流程为：①人类基因序列→②蛋白质序列→③生物信息学→④重组蛋白质表达→⑤高通量生物活性筛选→⑥功能研究→⑦基因工程药物开发→⑧药物靶标→⑨研究先导化合物筛选→⑩化学新药。

据估计，人类基因组编码10万以上的蛋白质，其中将有1000种以上的基因编码蛋白质可能具有药物开发前景，而目前利用常规技术开发的人类重组蛋白质药物已上市的只有10余种，进入临床试验的不足100种。由此可见，基因组药物开发前景广阔。目前，我国在人类基因组计划中已取得了令人瞩目的成就，克隆出了1000个以上的cDNA全序列，发现了一批疾病相关基因，但在功能基因组研究中尚处于落后状态。

二、对我国自主发现的新基因进行系统性的功能和开发研究

1. 通过技术创新寻找新生长点

我国在生物技术药物研究与开发领域，一直苦于缺乏自主创新产品，绝大多数上市药物为仿制药，我国的基因工程药物大部分停留在仿制水平上，重复过多、水平不高、浪费太大，创新药物的开发一直未能打开局面。面对严峻形势，在21世纪，对我国自主发现的新基因进行系统性的功能和开发研究将可能成为我国生物技术领域知识创新和技术创新的新生长点。我国在这一领域应以功能基因组研究为重点，以基因组药物开发为目标，从我国自主克隆的人类基因和公共数据库的人类基因中寻找新药，开发出具有自主知识产权的基因组药物，特别是细胞因子药物。希望能够发现具有药物开发前景的新基因编码蛋白质。

2. 注重源头的创新

21世纪新药研究的特点是建立在通过对基因和分子水平的基础研究，进一步认识生命过程和疾病机制。人的一切生命过程和活动及疾病的产生和发展都是有一定物质基础的，因此从结构分子学着手，研究生物大分子的空间结构与功能关系，研究基因在转录前、转录、转录后、翻译和翻译后等整个基因表达过程的调控系统的动态过程，再结合预防、诊断和治疗疾病的需要，将为新药的分子设计与模拟奠定理论基础。展望21世纪新药研究与开发应该采用的基本路线是新的人类基因全长cDNA→真核瞬间表达→功能初筛→功能验证→重组蛋白表达→体内外药效分析→临床前研究→临床验证→新药证书。在细胞因子药物开发领域，我国应注重不同层次的创新，特别是源头的创新。

3. 大力采用新技术、新方法

近年来，研究生物大分子结构的新技术、新方法和新设备正在不断改进和涌现，如DNA重组技术、基因自动合成和测序技术、计算机技术、X射线晶体学分析技术、核磁共振技术、酶逐步降解技术以及不同高技术的组合。通过这些新技术，可获得高清晰度的结构图像，使了解生物学过程中蛋白质构象的动态变化以及对生物大分子结构进行贮存、比较和结构-功能预测成为可能。

4. 加强细胞因子的下游工程技术研究

下游工程技术是我国生物工程制药的薄弱环节，应加强研究，提高生产率、降低成本，使同品种在国际上具有竞争力。另外，还应开发现有生物产品的新剂型或新变异体，这种途径既能缩短新药研究开发周期，使之较快进入生产阶段，又能申请专利保护。

5. 重视重组细胞因子药物，进行分子改造和融合

先进国家已开始对现有的重组药物进行分子改造，将天然蛋白质的活性中心人工合成，使其在体内外的稳定性、耐热性优于天然蛋白质。另外，重组细胞因子融合蛋白亦是研究的热点，它是应用基因工程技术，将细胞因子蛋白质分子组成一种融合蛋白分子，这种新型的融合蛋白分子可发挥超越其单因子生物学活性等特点。它的研究范畴包括细胞因子间融合蛋白，具有双功能的融合蛋白分子，可发挥其双因子抗癌和增强免疫的综合效应，如IFN-γ/IL-2；还包括细胞因子/抗原、抗体融合蛋白，如Id/GM-CSF，此融合蛋白中的细胞因子部分可极大地提高Id部分的抗原性；细胞因子/毒素、抑制因子融合蛋白，如白喉毒素/IL-2等。我国亦应加强这方面的研究工作。

新药研究属于高科技领域，它是一个国家基础研究和各前沿学科研究进展的具体体现。新药研究又是一项系统工程，它受到来自经济、社会、管理和技术等方面的制约和影响。总之，尽管我国基因工程药物发展较晚，但一开始就受到国家的重视，将现代生物技术列为“863计划”，现正式批准生产的已有干扰素α1、干扰素α1b、干扰素α2a、干扰素α2b、干扰素γ、EPO、GM-CSF、G-CSF及成纤维细胞生长因子、白介素-2等。近年来已有我国自己的知识产权品种初露头角，如肝细胞生长因子等。另外，通过技术合作，国外著名制药企业正在将新品种、新生产线引入我国。我国应重点创建能具有国际专利保护的全新基因，为生物技术发展奠定基础。

参考文献

[1] Altaratz H, Zick Y, et al. Phosphorylation of erythropoietin receptors in the endoplasmic reticulum bypervanadate-mediated inhibition of tyrosine phosphatases. Biochem, 1997, 327: 391-397.

[2] Bachelder R E, Crago A, et al. Vascular endothelial growth factor is an autocrine survival factor for neuropilinexpressing breast carcinoma cells. Cancer Res, 2001, 61(15): 5736-5740.

[3] Baggiolini M, Dewald B, et al. Human chemokines: An update. Annu Rev Immunol, 1997, 15: 675-705.

[4] Barton JL, Herbst R, et al. A tissue specific IL-1 receptor antagonist homolog from the IL-1 cluster lacks IL-1, IL-1ra, IL-18 and IL-18 antagonist activities. Eur J Immunol, 2000, 30: 3299-3308.

[5] Bhalla K, Tourkina E, et al. Effect of hemopoietic growth factors G-CSF and pIXY 321 on the activity of high-dose Ara-C in human myeloid leukemia cells. Leuk Lymphoma, 1993, 10(1): 123-131.

[6] Bloom BR, Bennett B. Mechanism of a reaction in vitro associated with delayed-type hypersensitivity. Science, 1966, 153(731): 80-82.

[7] Bonsdorff E, Jalavisto E. A humoral mechanism in anoxicerythrocytosis. Acta Physiol Scand, 1948, 16: 150-170.

[8] Broudy V C, Lin N, et al. Identification of the receptor for erythropoietin on human and murine erythroleukemia cells and modulation by phorbol ester and dimethyl sulfoxide. Proc Natl Acad Sci U S A, 1988, 85(17): 6513-6517.

[9] Brown L F, Berse B, et al. Increased expression of vascular permeability factor(Vascular endothelial growth factor) and its

receptors in kidney and bladder carcinomas. Am J Pathol，1993，143(5)：1255-1262.

[10] David J R. Delayed hypersensitivity in vitro：its mediation by cell-free substances formed by lymphoid cell-antigen interaction. Proc Natl Acad Sci USA，1966，56(1)：72-77.

[11] Dong Mao-long，Hu Da-hai，et al. The effects of PDGF-AB on fibroblasts expression of a -SM action [J]. Fourth Military Medical University Journal，2006，27(2)：123-124.

[12] Dumonde D C. 'Lymphokines'：molecular mediators of cellular immune responses in animals and man. Proc R Soc Med，1970，63(9)：899-902.

[13] Eisenberg S P，Evans R J，et al. cDNA Cloning of an Intracellular Form of the Human Interleukin 1 Receptor Antagonist Associated with Epithelium，Nature，1990，343：341-346.

[14] Fung M C，Hapel A J，et al. Molecular cloning of cDNA for murine interleukin-3. Nature，307(5948)：233-237.

[15] George M，Vaughan J H. Observations on the nature of the antigen in tanned red cell hemagglutination. J Immunol，1962，88：191-198.

[16] Gery I，Waksman B H. Potentiation of the T-lymphocyte response to mitogens. II. The cellular source of potentiating mediator(s). J Exp Med，1972，136(1)：143-155.

[17] Guan P，Burghes A H，et al. Genomic organization and biological characterization of the novel human CC chemokine DC-CK-1/PARC/MIP-4/SCYA18. Genomics，1999，56(3)：296-302.

[18] Hu X，Sun H，et al. Topically applied rhGM-CSF for the wound healing：a systematic review [J]. Burns，2011，37(5)：729-741.

[19] Ihle J N，Peppersack L，et al. Regulation of T cell differentiation：In vitro induction of 20 alpha-hydroxysteroid dehydrogenase in splenic lymphocytes from athymic mice by a unique lymphokine. J Immunol，1981，126：2184.

[20] Isaacs A，Lindermann J. VirusinterferenceI [J]. Theinterferon，1957，147：258-267.

[21] Jacobs K，Shoemaker C，et al. Isolation and characterization of genomic and cDNA clones of human erythropoietin [J]. Nature，1985，313：806.

[22] Jacobson L O，Goldwasser E，et al. Role of the kidney in erythropoiesis. Nature，1957，179：633-634.

[23] Kitaura M. Molecular cloning of a novel human CC chemokine (Eotaxin-3) that is a functional ligand of CC chemokine receptor 3. J Biol Chem，1999，274：27975-27980.

[24] Leal D P，Souto R B，et al. Granlocyte-macrophage colony stimulating factor：Evaluation of biopharmaceutical formulations by stability-indicating RP-LC method and bioassay [J]. Biologicals，2011，39(4)：211-216.

[25] Morgan B A，Ruscetti F W，et al. Selective in riot，growth of T lymphocytes from normal human bone marrows. Science，1976，193：1057-1058.

[26] Munoz L，Nomdedeu J F，et al. Interleukin-3receptor alpha chain(CD123)is widely expressed in hematologic malignancies. Haematologica，2001，86(12)：1261-1269.

[27] Nakamura T，Nawa K，et al. Partial purification and characterization of hepatocyte growth factor from serum of hepatectomized rats. Biochem Biophys Res Comm，1984，122：1450-1459.

[28] Nicol D，Hii S I，et al. Vascular endothelial growth factor expression is increased in renal cell carcinoma. J Urol，1997，157(4)：14821-486.

[29] Nicolac N A，Vadas M. Hemopoietin colony-stimulating factors. Immunnol Today，1984，5：76.

[30] Parrish-Novak J，Dillon S R，et al. Interleukin 21 and its receptor are involved in NK cell expansion and regulation of lymphocyte function. Nature，2000，408：57-63.

[31] Robinson C J，Zhang J，et al. A Novel Cytokine Receptor-Ligand Pair Identification，Molecular Characterization，And in Vivo Immunomodulatory Activity. J Bio Chem，2000，275：19167-19176.

[32] Shalaby M R，Aggarwal B B，et al. J Immunol，1985，135：2069.

[33] Sims J E，March C J，et al. cDNA expression cloning of the IL-1 receptor，a member of the immunoglobulin superfamily. Science，1988，241(4865)：585-589.

[34] Soker S，Kaefer M，et al. Vascular endothelial growth factor 2 mediated autocrine stimulation of prostate tumor cells coincides with progression to a malignant phenotype. AmJ Pathol，2001，159(2)：651-659.

[35] Sugimura K，Yamasaki N，et al. Antigen-specific T cell suppressor factor(TsF)：isolation of a cDNA clone encoding for a functional polypeptide chain of phosphorylcholine-specific TsF. Eur J Immunol，1985，15(9)：873.

[36] Uchiyama T，Broder S，et al. A monoclonal antibody (anti-Tac) reactive with activated and functionally mature human T

cells. I. Production of anti-Tac monoclonal antibody and distribution of Tac（＋）cells. J Immunol，1981，126（4）：1393-1397.

[37] Wenling H A N，Yaxin L O U，et al. Molecular cloning and characterization of chemokine-like factor 1（CKLF1），a novel human cytokine with unique structure and potential chemotactic activity . Biochem J，2001，357：127-135.

[38] Xie M H，Aggarwal S，et al. Interleukin（IL)-22，a Novel Human Cytokine That Signals through the Interferon Receptor-related Proteins CRF2-4 and IL-22R. J Bio Chem，2000，275：31335-31339.

[39] Yang Y C，Ciarletta A B. Human，IL 3（Multi-CSF）：Identification by expression cloning of a novel hematopoietic growth factor related to mouse IL 3. Cell，1986，47：3.

[40] Yokota T，Lee F，et al. Isolation and characterization of a mouse cDNA clone that expresses mast-cell growth-factor activity in monkey cells. Proc Natl Acad Sci USA，1984，81(4)：1070-1074.

[41] Zhang X R，Zheng Y，et al. Formulation of sustained-release microspheres of granulocyte macrophage colony stimulating factor by freezing-induced phase separation with dextran and encapsulation with blended polymers [J] . J Microencapsul，2011，28(8)：734-751.

[42] 蔡永明，张春云等．重组人粒细胞巨噬细胞刺激因子栓在大鼠和 Beagle 犬中的免疫原性，2012，33(3)：345-349.

[43] 陈良娇，兰泽栋等．重组人白细胞介素-1α 对人牙周膜成纤维细胞表达 RANK 和 OPG 影响荧光定量 RT-PCR 研究．口腔医学研究，2010，26(4)：197-120.

[44] 范洁，丁欣欣等．重组人体干细胞因子的表达＼复性＼纯化及其对脐带血干细胞体外扩增作用研究，2012，16(15)：20-31.

[45] 顾兴，金发光等．细胞因子在 ARDS 发病机制中的作用．现代生物医学进展，2007，7(9)：1383-1386.

[46] 何玲，陈瑞爱等．重组细胞因子在禽类疫苗中的应用进展．动物医学进展，2009，30(7)：88-90.

[47] 胡显文，陈惠鹏等．美国、欧盟和中国生物技术药物的比较．中国生物工程杂志，2005，25(2)：82-94.

[48] 罗丝，杨克恭等．人造血增效因子 C 端结构与其趋化活性的关系．基础医学与临床，2008，28(2)：144-148.

[49] 马大龙．细胞因子．科学观察，2009，4(3)：43.

[50] 马大龙主编．生物技术药物．北京：科学出版社，2001.

[51] 史煜，陈春生等．重组 AAV2-NTF2 对人视网膜微血管内皮细胞中血管内皮生长因子表达的影响．眼科研究，2010，(7) .

[52] 孙晓军．细胞因子信号抑制因子在骨关节炎患者软骨细胞表达．细胞与分子免疫杂志，2013，29(2).

[53] 王世若．现代动物免疫学．吉林：吉林科技出版社，2001.

[54] 吴军，赵志虎等．人造血干细胞因子．生物产业技术，生物产业技术，2009，(1)：44-48.

[55] 杨林．重组细胞因子引起的皮肤型药物不良反应．医学综述，2006，12(7)：425-442.

[56] 张刚，谭军等．细胞因子抗瘢痕的研究进展．现代生物医学进展，2008，18(6)：1175-1177.

[57] 赵利红，汪海岩．晚期肺癌化疗后重组人粒细胞刺激因子对骨髓抑制的临床疗效．中国老年学杂志，2011，30(23)：4559-4560.

[58] 周晴，马志章．重组细胞因子融合蛋白的研究进展．中国肿瘤生物治疗杂志，1998，5 (4)：313-316.

[59] 郑建华，张平等．液质联用研究人重组干细胞因子一级结构．厦门大学学报(自然科学版)，2011，50(3)：612-616.